DIE KLINISCHE
RÖNTGENDIAGNOSTIK
DER INNEREN ERKRANKUNGEN

VON

PROF. DR. HERBERT ASSMANN

SECHSTE AUFLAGE

ZWEITER TEIL

MIT 859 ABBILDUNGEN

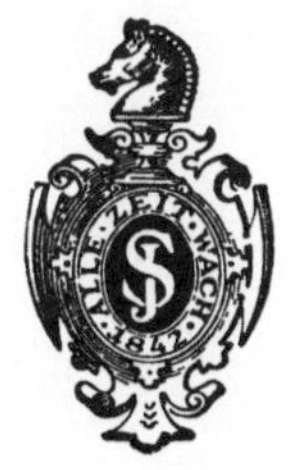

SPRINGER-VERLAG BERLIN HEIDELBERG GMBH 1950

ISBN 978-3-662-21796-2   ISBN 978-3-662-21795-5 (eBook)
DOI 10.1007/978-3-662-21795-5

Inhaltsverzeichnis.

Zweiter Teil.

	Seite
V. Magen-Darmkanal	421
Methodik	421
Normale Anatomie und Physiologie des Verdauungskanals	427
A. Ösophagus	427
B. Magen	428
C. Duodenum	445
D. Dünndarm	448
E. Valvula Bauhini	449
F. Dickdarm	450
Pathologie des Verdauungskanals	458
A. Ösophagus	458
B. Magen	484
C. Duodenum	590
D. Dünndarm	628
E. Ileocöcalgegend	663
F. Dickdarm	681
VI. Verschiedene Bauchorgane	710
A. Leber und Gallenwege	710
B. Milz	733
C. Pankreas	739
D. Nebennieren	748
E. Peritoneum	749
F. Weibliche Genitalorgane	762
VII. Harnorgane	763
VIII. Nervensystem	805
A. Gehirn und Schädel	806
B. Rückenmark und Wirbelsäule	827
C. Periphere Nerven und zugehörige Knochen	833
D. Neurosen, angio- und trophoneurotische Störungen	834
IX. Knochen und Gelenke	878
X. Muskeln, Sehnen, Unterhautzellgewebe	995
Nachtrag	1003
Sachverzeichnis	1006

Inhalt des ersten Teils.

I. Kreislauforgane. 1. Herz. 2. Herzbeutel. 3. Gefäße.
II. Mediastinum.
III. Atmungsorgane. 1. Luftröhre. 2. Lungen. 3. Brustfell.
IV. Zwerchfell.

V. Magen-Darmkanal.

Methodik.

Ohne die Anwendung besonderer Hilfsmittel erscheinen die verschiedenen Teile des Magen-Darmkanals für die Röntgenuntersuchung ungeeignet, da sie sich von den Weichteilen der Umgebung nicht durch eine verschiedene Dichte unterscheiden. Nur an wenigen Stellen finden sich normalerweise Gasansammlungen, welche sich im Röntgenbilde von der Umgebung als helle Flecken abheben, nämlich am Scheitelpunkt des Magens (Magenblase) sowie in verschiedenen Teilen des Dickdarms, und zwar besonders an dessen Umbiegungsstellen, der Flexura hepatica und gewöhnlich noch mehr an der höher gelegenen Flexura lienalis, weniger an der Flexura sigmoidea, außerdem bisweilen noch am höchsten Punkt des aufsteigenden Astes des Duodenums.

Es war ein naheliegender Gedanke, noch andere Teile des Magen-Darmkanals durch *künstliche Luftfüllung* mit Hilfe der Röntgenstrahlen kenntlich zu machen. So wurden der Magen und der Dickdarm mittels eines eingeführten Schlauches und Luftgebläses aufgebläht oder auch der Magen durch eine Brausepulvermischung von je 4 g Natrium bicarbonicum und Acidum tartaricum mit Gas gefüllt. Diese Methode hat aber manche Unzuträglichkeiten, indem sie den Patienten belästigt, ja bei plötzlicher Gasentwicklung durch Brausepulver gefährden kann. Es sind hiernach schon schwere Blutungen aus gedehnten Geschwüren und sogar Todesfälle beobachtet. Deshalb kann diese Untersuchungsart trotz neuerer günstigerer Berichte von Röpke, Koll, Clauss Hoffmann u. a. nicht allgemein empfohlen und höchstens mit besonderer Vorsicht für einzelne bestimmte Zwecke als zulässig bezeichnet werden. So werden Tumoren an der kleinen Kurvatur dicht unterhalb der Kardia und im Fornixteil des Magens sowie auch in manchen Abschnitten des Dickdarms bisweilen auf diese direkte Weise besonders gut dargestellt. Auch hebt sich zwischen luftgefülltem Magen und dem geblähten Colon der Milzschatten oft sehr deutlich ab. Gegen eine allgemeine Anwendung der Luftaufblähung spricht aber außerdem der Umstand, daß die passive Dehnung der Magenwandungen besondere Verhältnisse schafft und keine sichere Beurteilung der peristolischen und peristaltischen Kontraktionskräfte gestattet. Ferner ist die erforderliche vollständige Aufblähung des Magens wegen des Auftriebes der leichten Luft nicht immer zu erzielen.

Im Anschluß an die Aufblähung des Magen-Darmkanals selbst ist die von Rautenberg eingeführte *Lufteinblasung in die Bauchhöhle* zu erwähnen, die mit der Luftfüllung des Magens und des Darmes kombiniert werden kann. Auf diese Weise lassen sich einzelne bestimmte Veränderungen, namentlich umschriebene Wandverdickungen durch Tumoren, peritoneale Adhäsionsstränge usw. außerordentlich deutlich darstellen. Es ist aber zu betonen, daß diese Methode einen Eingriff bedeutet, wenn er auch in den meisten Berichten als ungefährlich dargestellt wird, und einer Indikationsstellung bedarf. Für die allgemeine Untersuchung des Magen-Darmkanals kommt sie nicht in Betracht.

Bestimmte Teile des Verdauungskanals, namentlich die Speiseröhre und der Magen, ferner auch ein Teil des Dickdarms sind mit Hilfe der Röntgenstrahlen durch eingeführte *Sonden* kenntlich gemacht worden, die an sich oder durch Füllung mit Quecksilber oder anderen strahlenabsorbierenden Stoffen schattengebend wirken. Die Röntgendurchleuchtung wird auch zur Prüfung der richtigen Lage der Einhornschen Duodenalsonde benutzt.

Allen diesen nur für besondere Zwecke geeigneten Methoden gegenüber besitzt das Verfahren, den Magen-Darmkanal durch direkte Einführung von *Kontrastmitteln* kenntlich zu machen, den Vorzug einer allgemeinen leichten und bequemen Anwendbarkeit.

Wie ORTNER in seinem Nachruf an NEUSSER erwähnt, hat dieser geniale Forscher sofort bei der Kunde von der Entdeckung der Röntgenstrahlen den Gedanken ausgesprochen, daß man nunmehr mit Hilfe von *Wismut* den Magen-Darmkanal sichtbar machen könne. Nach unzulänglichen Vorversuchen durch verschiedene Autoren hat aber erst das RIEDERsche *Wismutbrei*-Verfahren die Grundlage für die Röntgenuntersuchung des Magen-Darmkanals geschaffen und damit die klinische Diagnostik in außerordentlicher Weise gefördert.

Als *Kontrastmittel* kommen diejenigen Schwermetalle in Betracht, welche unlöslich, ungiftig und nicht zu teuer sind. Zuerst wurde in Anlehnung an die bekannte therapeutische Verwendung bei Magengeschwür das *Bismutum subnitricum* benutzt. Während in der überwiegenden Mehrzahl der Untersuchungen bei Gaben von 50 g und mehr keine Störungen auftraten, wurden in vereinzelten Ausnahmefällen leichtere und schwerere, sogar einige tödliche Vergiftungen beobachtet. Der erste Gedanke war, diese dem Wismut zuzuschreiben, welches tatsächlich mehrfach bei Einführung der BECKschen Wismutpaste in granulierende Fisteln usw. die typischen Symptome einer Schwermetallvergiftung (Speichelfluß, Wismutsaum der Zähne, diphtherische Dickdarmentzündung, Nierenepithelnekrose, nervöse Störungen, periphere Lähmungen und Koma) hervorgerufen hat. Die Vergiftungsfälle jedoch, welche sich im Anschluß an die Einführung des *Bismutum subnitricum* in den Magen-Darmkanal ereignet haben, zeigten nicht diese Symptome der Wismutintoxikation, sondern andere Erscheinungen, namentlich Dyspnoe, Cyanose und kleinen Puls. Durch die Untersuchungen von HEFFTER wurde erwiesen, daß es sich um eine Nitritvergiftung mit Methämoglobinbildung handelte, indem das Nitrat durch die reduzierende Einwirkung von Darmbakterien in Nitrit verwandelt wurde. Dementsprechend betrafen die meisten tödlichen Vergiftungen Fälle von Darmstenose, die zu einer Stagnation von Darminhalt geführt hatte.

Dies war auch bei einem 1906 an der LICHTHEIMschen Klinik von mir mitbeobachteten Kinde der Fall, welches zur Darstellung der HIRSCHSPRUNGschen Krankheit einen Einlauf von Bismutum subnitricum erhalten hatte, der nicht vollständig hatte entleert werden können. Etwa 16 Stunden später wurde das Kind plötzlich blau, kalt und pulslos und starb kurz darauf. Es wurden im Stuhl und Urin Nitrite und spektroskopisch im Blutserum die Methämoglobinstreifen nachgewiesen.

Auf Grund dieser Erfahrungen, die zuerst von HILDEBRAND, ERICH MEYER, BÖHME u. a. veröffentlicht wurden, schaltet man die schädliche Nitritkomponente aus und verwandte *Bismutum carbonicum*, nach welchem keinerlei Störungen beobachtet worden sind.

Wegen seines teuren Preises ist das Wismut jetzt größtenteils durch das viel billigere *Bariumsulfat* verdrängt worden, welches durch KRAUSE, GÜNTHER und BACHEM eingeführt wurde. Es ist streng darauf zu achten, daß nicht dem Präparat lösliche Bariumverbindungen beigemengt sind, welche schwere Schädigungen des Organismus herbeiführen. Durch Verwechslung des zu verordnenden Barium sulfuricum mit dem irrtümlich verschriebenen Barium sulfuratum kam ein Todesfall zustande. Es darf daher nur chemisch reines Barium sulfuricum für Röntgenzwecke verwandt werden.

Gegenüber diesen verbreiteten Kontrastmitteln spielen die selteneren Metalle der Cer- und Thoriumverbindungen (GRUNMACH) und auch das billigere Zirkonoxyd (KAESTLE) sowie auch gewisse Eisenverbindungen keine große Rolle. Eine eingehende Besprechung der verschiedenen Kontrastmittel findet sich bei KRAUSE und SCHILLING.

Neuerdings wird das kolloidale Kontrastmittel *Umbrathor* für besondere Zwecke, namentlich zur Darstellung der Oberfläche des Dickdarms und auch von Tumoren des Magen-Darmkanals, auf welcher es in feiner Verteilung niedergeschlagen wird, von FRIK, BLÜHBAUM und KALKBRENNER sowie in Verbindung mit Luftfüllung von REGELSBERGER und SANDERA empfohlen.

Das *Barium* hat vor dem Wismut noch den erheblichen Vorzug, daß es die physiologische Magen-Darmpassage nicht nennenswert beeinflußt, während das *Wismut* sowohl die Magenentleerung als auch den Durchgang durch den Dünndarm etwas verzögert, und zwar ist nach den Versuchen von BEST und COHNHEIM an Magenfistelhunden die Verzögerung der Magenentleerung als reflektorischer Vorgang anzusehen, der durch das

Wismut im Dünndarm ausgelöst wird. Dieser Schluß ergab sich daraus, daß Wismutbrei, der durch das Duodenum ausgestoßen wurde, nicht länger im Magen verweilte als wismutfreier Speisebrei, dagegen auch reiner Brei ohne Wismut dann länger im Magen zurückgehalten wurde, wenn von der Duodenalfistel aus wismuthaltiger Inhalt in den Dünndarm eingespritzt wurde. Zur Entfaltung der gleichen Schattenwirkung ist die Verwendung der doppelten Menge von Barium als von Wismut erforderlich.

Zur Auffüllung dieser Kontraststoffe auf eine den physiologischen Bedingungen entsprechende *Mahlzeit* sind Nährmittel verschiedener Art benutzt worden. Da diese die einzelnen Abschnitte des Magen-Darmkanals in sehr verschiedenen Zeiträumen passieren, ist für Vergleichsresultate die Verwendung einer einheitlichen Röntgenmahlzeit dringend erforderlich. Nach dem Vorschlag von RIEDER wurde meist ein *Grießbrei* von 300—400 g mit Beimengung von 40—50 g Bismutum carbonicum oder 80—100 g Barium sulfuricum purissimum verwandt. Ein zur Erhöhung des Wohlgeschmacks vielfach gereichter Zusatz von Kakao oder Fruchttunke soll den Verdauungsvorgang nicht in merklicher Weise verändern. Zum Zwecke der Durchleuchtung der Speiseröhre wird eine zähe *Marmelade* von SCHWARZ u. a. vorgezogen.

An Stelle des Breies wird jetzt gewöhnlich eine halbflüssige *Aufschwemmung von Barium* verwandt. Durch eine größere Menge derselben von etwa 400 ccm wird ein praller Ausguß des Magens erzielt. Eine geringe Menge, wie sie etwa durch einen Schluck eingenommen wird, dient zur *Darstellung des Schleimhautreliefs*, an welchem Buchten und Nischen oft klarer hervortreten als bei praller Füllung des Magens.

Die Untersuchung wird wesentlich gefördert durch manuelle Palpation oder durch Verwendung des Distinktors, eines von HOLZKNECHT eingeführten Holzlöffels, mit dem der Magen komprimiert wird. Hierdurch werden an der Stelle des Druckes die vordere und hintere Magenwand aneinandergepreßt und erscheinen frei von Kontrastschatten, während das Kontrastmittel in allen Furchen und Buchten erhalten bleibt und hierdurch sowohl die Furchen zwischen den Magenfalten wie auch kleine Hohlräume (Nischen) deutlich dargestellt werden. Besonders gute Schleimhautbilder werden oft bei den Restfüllungen 1—2 Stunden nach Einnahme der wäßrigen Aufschwemmung erzielt.

Die systematische Darstellung des Schleimhautreliefs, welche durch v. ELISCHER angebahnt und durch FORSSELL und BERG weitgehend ausgebaut ist, ermöglicht die Erkennung vieler Einzelheiten, die im prallen Füllungsbilde gar nicht zum Ausdruck kommen. Andererseits werden manche Konturveränderungen bei diesem wieder besser dargestellt und sind oft mit größerer Sicherheit von dem Normalzustande zu unterscheiden als in den sehr veränderlichen Bildern des Schleimhautreliefs, so daß bei allen wichtigen Fällen am besten beide Methoden nebeneinander angewandt werden.

Sofern flüssiger oder fester Inhalt, wie Nahrungsreste, Schleimflocken usw., im Magen vorhanden ist, durch welche das Schleimhautbild gestört wird, ist es zweckmäßig, den Magen vorher zu spülen bzw. Schleimflocken durch eine Sonde abzusaugen. DREY empfiehlt diese Vorbereitung in jedem Falle, um mit Sicherheit klare Reliefbilder der Schleimhaut zu erhalten.

Eine Verbindung der Darstellung des Schleimhautreliefs mit Gasfüllung, die Herstellung eines sog. „Pneumoreliefs", auf dem Einzelheiten der Oberfläche sehr scharf hervortreten, ist von HILPERT vorgeschlagen, hat aber bisher wohl aus den gegen die Luftfüllung des Magens vorher angegebenen Gründen keine allgemeine Verbreitung gefunden. Ein entsprechendes Verfahren an der Speiseröhre ist von PALUGYAY empfohlen; es gründet sich darauf, daß beim Schluckakt eine gleichzeitige Einführung von Luft und Kontrastflüssigkeit zustande kommt; die günstigsten Reliefbilder werden 2 bis 6 Sek. nach dem Schlucken einer etwa kinderlöffelgroßen Menge einer Mischung von Roebaryt und Wasser erhalten.

Als *Einlauf* wird eine Aufschwemmung des Kontrastmittels, und zwar von 100 g Bismutum carbonicum oder 200—300 g Barium sulfuricum auf 1 Liter Wasser verwandt, dem zur Vermeidung von Sedimentation ein Bindemittel (Bolus oder Stärkemehl) zugefügt

werden kann, oder 750 cm³ Roebaryt auf 1500 cm³ Wasser. Für einen Einlauf, welcher
den ganzen Dickdarm bis zur BAUHINschen Klappe füllt, ist je nach der Größe des
Patienten 1, höchstens 2 Liter, durchschnittlich etwa $1^1/_2$ Liter Flüssigkeit normalerweise
erforderlich. Bei Ausweitung des Dickdarms, z. B. bei der HIRSCHSPRUNGschen Krankheit, kann die dazu nötige Menge bis 10 Liter betragen.

Zur Darstellung des Schleimhautreliefs am Dickdarm, die von KNOTHE eingeführt
ist, werden Bilder gleich nach Entleerung der Einlaufflüssigkeit angefertigt; alsdann sind
oft noch feine Wandbeschläge in einzelnen, wenn auch nicht immer in allen Teilen des
Dickdarms vorhanden. Um einen vollständigen Überblick über das gesamte Schleimhautbild des Dickdarms zu erhalten, sind bisweilen wiederholte Füllungen und Entleerungen desselben notwendig.

Die Abbildung feiner Einzelheiten an den Wandkonturen des Dickdarms, welche
sonst bei völliger Füllung des Lumens durch den Kontrasteinlauf häufig verdeckt werden,
kann nach dem Vorschlag von FISCHER dadurch
gefördert werden, daß außer einer mäßigen Menge
des Kontrasteinlaufs Luft in den Darm eingeblasen
wird. Alsdann bildet das Kontrastmittel einen feinen
Wandbeschlag, dessen Konturen sich scharf gegenüber dem hellen lufthaltigen Darmlumen abheben.
Da sich die Luft stets in den höchstgelegenen Teilen
ansammelt, ist der Patient auf die entgegengesetzte
Seite zu lagern, also bei Darstellung des Coecum und
Colon ascendens auf die linke, bei Untersuchung
des Descendens auf die rechte Seite.

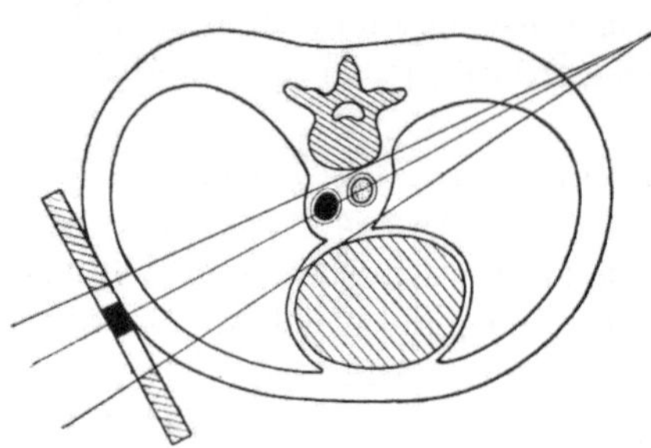

Abb. 502. Durchleuchtung im ersten
schrägen Durchmesser zur Darstellung des
mit Kontrastspeise gefüllten Ösophagus
im hellen Mittelfelde.

Sowohl der Röntgenmahlzeit wie besonders der
Einlaufuntersuchung muß eine *Reinigung des Magen-
Darmkanals* vorhergehen. Diese wird am besten durch
die Verabreichung einer leichten Kost am Vortage und eines Reinigungseinlaufs am Vor-
abend bzw. am Morgen des Untersuchungstages erreicht. Dagegen ist von der Verwendung von Abführmitteln abzusehen, da diese eine unphysiologische Reizung des
Darmes hervorrufen, welche die folgende Untersuchung beeinflussen könnte. Am Tage
der Untersuchung selbst muß der Patient nüchtern sein und darf auch bis zur Beendigung
der Magenentleerung keinerlei Speise oder Getränk zu sich nehmen.

Die *Unteruchung der einzelnen Abschnitte des Verdauungskanals* gestaltet sich folgendermaßen:

Die *Speiseröhre* kann im sagittalen Durchmesser nicht gut erkannt werden, da sie
vom Wirbelsäulen- und Herzgefäßschatten gedeckt wird. Deshalb wird der Patient
nach dem Vorschlag von HOLZKNECHT in der Fechterstellung im ersten schrägen sowie
im frontalen Durchmesser untersucht. Hierbei ist der Ösophagus in den hellen Raum
zwischen den Herzgefäßschatten und Wirbelsäule gerückt und bei der Füllung mit Kontrastmitteln gut zu übersehen (vgl. Abb. 502). Der Durchgang der Kontrastspeise durch
den Ösophagus wird nicht nur bis zum Zwerchfell, sondern auch durch den unterhalb
des Zwerchfells gelegenen Speiseröhrenabschnitt und weiterhin durch die Kardia bis in
den Magen verfolgt. Der subdiaphragmale Teil, der innerhalb des Abdominalschattens
schwerer zu übersehen ist, ist besonders sorgfältig zu untersuchen, zumal er am häufigsten Sitz von Erkrankungen ist. Er ist oft am deutlichsten im zweiten schrägen Durchmesser darzustellen. PALUGYAY empfiehlt zu demselben Zwecke Beckenhochlagerung des
Patienten auf dem Durchleuchtungstisch unter Neigung des Körpers gegenüber der
Horizontalebene um 45⁰, weil hierbei der untere Ösophagusabschnitt und die Kardia
außerhalb des sonst störenden Fornixteiles des Magenschattens projiziert werden.

Auch für die oberen Abschnitte des Ösophagus ist zur vollständigen Übersicht über
alle Wandkonturen eine Durchleuchtung sowohl in dem hauptsächlich in Betracht kommenden ersten als auch im zweiten schrägen Durchmesser zu empfehlen. Für die Erkennung

von manchen Wandveränderungen, insbesondere Divertikeln, ist die Untersuchung im Liegen mehr geeignet als im Stehen (HAUDEK, FLEISCHNER).

Der *Magen* wird gewöhnlich in sagittaler dorsoventraler Richtung beim stehenden Patienten durchleuchtet. Zur Übersicht über die genauen Konturen der kleinen Kurvatur sowie über die Bewegungsvorgänge am Pylorus sind Drehungen des Patienten nach rechts und links erforderlich. Sie lassen sich auch bei schwerkranken Patienten am bequemsten bei Verwendung eines Drehstuhles (ALBERS SCHÖNBERG) oder des für alle Stellungen geeigneten Omniskops ausführen. Zur Vervollständigung der körperlichen Vorstellung von der Magenform und zum Überblick über die Vorder- und Hinterwand ist bei den jetzt vorhandenen starken Lichtquellen auch eine Durchleuchtung bei frontalem Strahlengang wünschenswert. Der Untersuchung im Stehen lasse ich sehr häufig eine Betrachtung im Liegen bei *Rückenlage*, oft auch bei Halbrechts- und Halblinkslage und unter Umständen bei Beckenhochlage folgen, wenn es sich um die Darstellung der Fornix-(Fundus-)Region bei einem erschlafften Magen handelt. Die *Rechtsseitenlage* dient dazu, die Pyloruspartie und das Duodenum deutlich darzustellen (vgl. S. 447).

Die Betrachtung vor dem Durchleuchtungsschirm wird zweckmäßig durch gleichzeitige *Palpation* zum Nachweis von Tumoren sowie zur Prüfung einer örtlichen Druckempfindlichkeit unterstützt. Über die Verschieblichkeit des Magens unterrichtet sowohl die Palpation als auch die Untersuchung in verschiedenen Körperlagen und bei Baucheinziehen nach HOLZKNECHT oder in der von CHILAIDITI empfohlenen Abänderung, daß der Patient zunächst ausatmet und dann bei geschlossener Glottis tief einatmet.

Bei der Magenuntersuchung ist zunächst das Eindringen der Kontrastflüssigkeit durch die Kardia in den Magen sowie die Entfaltung des Magens bei weiterem Nachtrinken vor dem Schirm zu verfolgen. Alsdann wird das Schleimhautrelief bei der Durchleuchtung beobachtet und erforderlichenfalls auf Aufnahmen festgehalten. Diese werden am zweckmäßigsten mittels Buckyblende in Bauchlage ausgeführt, bei welcher eine zwischen Vorder- und Hinterwand des Magens gleichmäßig ausgebreitete dünne Kontrastmittelschicht alle Einzelheiten am besten erkennen läßt. Nach Einnahme größerer Mengen des Kontrastmittels wird das Bild des gefüllten Magens dargestellt. Weitere Untersuchungen sind erforderlich nach $1^1/_2$ bzw. 2 Stunden, um eine beschleunigte, nach 6 Stunden, um eine verzögerte Magenentleerung festzustellen, wenn man eine mäßig konsistente Breimahlzeit verwendet. Bei halb flüssiger Beschaffenheit der Mahlzeit sind entsprechend kürzere Zeiten zu wählen. Zum Überblick über die Darmbewegung oder zur Feststellung, ob beim Nachweis eines Restes eine noch stärkere Hemmung der Magenentleerung vorliegt, ist in den meisten Fällen eine Untersuchung nach 24 Stunden vorzunehmen. Selbstverständlich ist der Gang der Untersuchung je nach Umständen des Einzelfalles zu verändern. Zu einer Beurteilung der Darmpassage sind bisweilen mehrtägige Untersuchungen notwendig.

Bei Untersuchung des *Duodenums*, namentlich zum Nachweis von Duodenalgeschwüren, cholecystitischen Adhäsionen usw. sind besonders sorgfältige Durchleuchtungen bzw. mehrfache Aufnahmen nach Einnahme von Bariumaufschwemmung notwendig. Zu der oft erörterten Frage, ob Durchleuchtungen oder Aufnahmen den Vorzug verdienen, möchte ich meine Ansicht dahin äußern, daß gerade auch bei dieser Aufgabe sich beide Untersuchungsarten gegenseitig in wertvoller Weise ergänzen und demnach nach Möglichkeit beide nebeneinander anzuwenden sind. Keinesfalls darf eine genaue Durchleuchtung unterlassen werden, da diese allein die Bewegungsphänomene klar erkennen läßt und ferner die für die Aufnahme wichtigsten Phasen und Stellungen anzeigt. Die Herstellung von Aufnahmen empfiehlt sich deshalb, weil erst diese oft feine Einzelheiten enthüllen, und zwar ist die Anfertigung mehrerer Bilder wünschenswert, weil das Duodenum besonders im Bulbusteil auch unter normalen Verhältnissen häufig wechselnde, mitunter etwas unregelmäßige Konturen zeigt und deshalb auf die pathologische Bedeutung einer abweichenden Zeichnung oft erst bei mehrfach in gleicher Weise erhobenem Befund geschlossen werden darf. Zu empfehlen ist die Verwendung einer Wechselkassette, in der mehrere Bilder kleinen Formates nacheinander ohne Lageänderung hergestellt werden können (BERG). Durch kurz vorher vorgenommene Durchleuchtungen werden die besten Phasen zur Aufnahme ausgewählt (sog. gezielte Aufnahmen).

Zur Erkennung krankhafter Veränderungen ist eine möglichst vollständige, aber nicht pralle *Füllung des Duodenums*, insbesondere des Bulbus duodeni herbeizuführen. Dies wird am besten durch Verwendung einer dünnflüssigen Bariumaufschwemmung, weniger durch einen konsistenten Brei erreicht. Wesentlich begünstigt wird die Bulbusfüllung dadurch, daß man den Patienten Rechtslage und unter Umständen Beckenhochlage vor oder bei der Untersuchung einnehmen läßt, ferner durch Ausdrücken des Mageninhalts nach dem Bulbus hin und durch Abklemmen der Pars inferior duodeni gegen die Wirbelsäule, wodurch der ganze oberhalb der Druckstelle gelegene Teil des Duodenums gefüllt wird. Die Abklemmung des Duodenums kann durch Druck mittels des Distinktors (HOLZKNECHT) bzw. einer Pelotte (AKERLUND) auf das Abdomen in aufrechter Stellung oder durch Druck auf Bauch und Rücken in Rechtsseitenbauchlage (CHAOUL) erzeugt werden. SKINNER und DAVID füllen den Zwölffingerdarm durch Einspritzung einer Kontrastmittelaufschwemmung mittels der Duodenalsonde. PRIBRAM bläst außerdem nach Einspritzung einer geringen Menge von Bariumaufschwemmung durch die Duodenalsonde Luft ein und erreicht so sehr kontrastreiche Bilder mit klarer Zeichnung der Schleimhautfalten; mir scheint diese Methode bei Ulcus duodeni nicht ungefährlich zu sein.

HOLZKNECHT und seine Mitarbeiter sowie AKERLUND und BERG, denen ich mich anschließe, bevorzugen die *Untersuchung am stehenden*, gegen eine feste Rückwand gelehnten *Patienten*. Oft ist es zweckmäßig, den Kranken vorher auf die rechte Seite zu lagern und gleichzeitig Beckenhochlage einnehmen zu lassen, um dadurch eine bessere Bulbusfüllung herbeizuführen, die nachher auch im Stehen erhalten bleibt (HAUDEK). AKERLUND, der die Untersuchungstechnik des Duodenums zu einer großen Vollkommenheit ausgebildet hat, handelt hierbei nicht schematisch, sondern bedient sich je nach der Lage des Falles verschiedener Methoden und Griffe der mit Bleihandschuhen geschützten Hände. So wird der Quermagen zwischen den von der Seite der großen und kleinen Kurvatur eingesetzten Fingerspitzen unter gleichzeitigem Druck des Daumens auf den untersten Magenabschnitt (Sinus) ins Duodenum ausgedrückt und entweder sofort oder nach mehreren Expressionsversuchen oder auch nach ruhigem Zuwarten eine vollständige Füllung des Bulbus duodeni erzielt. Die klare Darstellung von Einzelheiten des Bulbus wird oft am besten durch einen Druck auf den Bulbus selbst erreicht. Die bei der Durchleuchtung erhobenen Befunde werden in sofort angeschlossenen „gezielten Blendenaufnahmen" (BERG) festgehalten.

Da der *Dünndarm* nach einer Mahlzeit von den portionsweise eintretenden Breimengen schnell durcheilt wird, kommt eine zusammenhängende Ausgußfüllung hierbei in der Regel nicht zustande. Dagegen kann diese nach der Empfehlung von PANSDORF dadurch erreicht werden, daß kleinere Mengen von Kontrastflüssigkeit in $^1/_4$stündigen Pausen wiederholt getrunken werden.

Bei der Untersuchung des *Dickdarms* ist der *Rectaleinlauf* an erster Stelle zu nennen, weil er in vielen Fällen schneller als die langwierige Verfolgung einer per os genommenen Kontrastspeise durch den ganzen Verdauungskanal Klarheit über Art und Sitz einer Erkrankung des Dickdarms verschafft. Entsprechend dem sehr beherzigenswerten Rat von HÄNISCH soll dabei das Fortschreiten des Einlaufs durch den Darm auf dem Trochoskop bei der Durchleuchtung beobachtet werden. Das Eindringen des Einlaufs in die höheren Dickdarmabschnitte, welches bisweilen schon unter normalen Verhältnissen an einzelnen Stellen auf Widerstand stößt, wird durch Anwendung von Beckenhochlagerung und Seitenlage erleichtert. Die Beurteilung allein auf Grund von Aufnahmen kann leicht sowohl zur irrtümlichen Annahme wie zum Übersehen von Darmstenosen führen. Außerdem ist aber nach Entleerung des Einlaufs die Verabfolgung einer *Kontrastspeise* per os in solchen Fällen, welche keine bedrohlichen Krankheitserscheinungen zeigen, zu empfehlen, da die auf diese Weise erreichte Darmfüllung am meisten den physiologischen Bedingungen entspricht und hierdurch die Verweildauer der Speise in den einzelnen Darmabschnitten und Transporthemmungen im Bereiche des gesamten Darmkanals erkannt werden.

Bei *Ileus*erscheinungen oder Ileusverdacht ist zunächst die schonendste Untersuchung des stehenden Patienten im *nüchternen Zustand* vorzunehmen, um etwa vorhandene Gas blasen und Flüssigkeitsspiegel in den Därmen nachzuweisen. Sofern der Zustand des Patienten es gestattet, ist hieran eine Durchleuchtung nach Einlauf anzuschließen, um festzustellen, ob die Gasfüllung, und nach Möglichkeit auch, ob das Hindernis selbst im Dickdarm gelegen ist oder höhere Darmabschnitte betrifft. Erweist sich der Dickdarm als frei, so kann je nach der Lage des Falles noch eine dünne Kontrastspeise per os verabfolgt werden, um den genaueren Sitz einer Passagehemmung im Dünndarm nachzuweisen (vgl. S. 639).

Zur Feststellung schwer analysierbarer Bewegungsvorgänge, so insbesondere zur Klärung der Streitfrage über die Natur der Antrumperistaltik, hat die *Röntgenkinematographie* bereits wertvolle Unterlagen geliefert. Auch zur Unterscheidung und näheren Darstellung krankhafter Bewegungsvorgänge ist dies Verfahren in Fällen von Adhäsionen, von sonst nicht erkennbaren Schleimhautgeschwüren und Infiltrationen in der Magenwand durch beginnende Tumorentwicklung mit Erfolg herangezogen worden (A. FRÄNKEL).

In einfacherer Weise können einzelne Bewegungsphasen miteinander verglichen werden, indem mehrfache in gewissen Abständen einander folgende Aufnahmen desselben Objekts auf dem gleichen Film festgehalten werden. Der Wert dieser von BACHEM und GÜNTHER sowie LEVY-DORN und SILBERBERG geschaffenen *Polygramme* für die Erkennung feiner örtlicher Bewegungsstörungen, z. B. beim Carcinom und Ulcus des Magens, ist später erneut im Anschluß an die kinomatographischen Studien von FRAENKEL durch BERNSTEIN sowie TAMIYA und NOSAKI hervorgehoben worden.

Für die Schlüsse, die aus der Entleerungszeit des Magens gezogen werden, ist die Kenntnis der Säurewerte des Magensaftes erforderlich, sofern es sich nicht um eine ausgesprochene Retention handelt. Überhaupt bin ich der Ansicht, daß möglichst keine speziellen „Röntgendiagnosen" gestellt werden sollen, wenn dies auch gerade am Magen-Darmkanal in ausgesprochenen Fällen zweifellos nicht selten möglich ist, sondern daß der objektive *Röntgenbefund* sachlich beschrieben und zusammengefaßt werden soll und dann nach altem klinischem Brauch sämtliche Untersuchungsergebnisse im Verein mit der Anamnese zur Bildung der Diagnose zu verwerten sind.

Normale Anatomie und Physiologie des Verdauungskanals.

Die Kenntnis der physiologischen Bewegungsvorgänge am Verdauungskanal ist durch die Röntgenologie wesentlich vertieft worden. Teils sind an Tieren gewonnene experimentelle Erfahrungen durch die Röntgendurchleuchtung für den Menschen bestätigt worden, teils wurden aber auch neue Erkenntnisse gewonnen und alte Irrtümer beseitigt.

A. Ösophagus.

Über die Vorgänge beim normalen *Schluckakt* standen sich lange verschiedene Anschauungen gegenüber. Die alte Annahme, daß der Schluckvorgang eine peristaltische, vom Pharynx durch den Ösophagus sich fortsetzende Bewegung sei, wurde durch die Untersuchungen von KRONECKER und MELTZER umgestoßen. Diese lehrten, daß sowohl flüssige als breiige Nahrung ohne aktive Anteilnahme der Pharynx- und Ösophagusmuskulatur im wesentlichen nur durch die Wirkung gewisser Zungenbeinmuskeln, namentlich des Mylohyoideus und Hyoglossus in einem Akte in nur 0,1 Sek. bis zur Kardia gespritzt werden. Erst später nach Vollendung des eigentlichen Schluckaktes erfolge durch eine langsam fortschreitende peristaltische Welle die Abwärtsbeförderung und vollständige Ausräumung der an der Wand haften gebliebenen Reste. Demgegenüber verfocht

Schreiber wieder die alte Anschauung eines komplizierten peristaltischen Schluckvorganges. Nach ihm wird der Bissen zunächst in der vorderen Mundhöhle aufgenommen, dann vermittels Zungen- und Zungenbeinmuskulatur in die hintere Rachenhöhle geschoben, hier durch die Pharynxmuskulatur zusammengepreßt und nicht eher, als bis infolge einer Auf- und Vorwärtsbewegung des Larynx der Speiseröhreneingang freigeworden ist, in den Ösophagus hineingeschleudert, um hier durch die peristaltische Kontraktion der Ösophagusmuskulatur bis zur Kardia befördert zu werden. Die Gesamtdauer des Schluckvorganges berechnet Schreiber auf etwa 8 Sek.

Durch die röntgenologischen Untersuchungen von Cannon und Moser wurde zunächst festgestellt, daß je nach der Konsistenz der Nahrung und bei verschiedenen Tierarten Unterschiede in der Art des Schluckmechanismus vorhanden sind. Für den Menschen sind die röntgenkinematographischen Untersuchungen von Kraus besonders wertvoll. Hiernach sind zwei Perioden des Schluckaktes, die buccopharyngeale und die ösophageale zu unterscheiden. Bei der ersten wird der Bissen im Munde geformt, in den hinteren Rachenraum geschoben und mit großer Kraft und Geschwindigkeit in den Ösophagus hineingetrieben. Dieser Vorgang dauert nach Kraus 0,7—1 Sek. Alsdann wird die Beförderung durch den Ösophagus selbst gemäß der Schilderung von Schreiber durch eine peristaltische Welle ausgeübt und dadurch der Inhalt der Speiseröhre nach dem Magen zu gewissermaßen ausgestreift. Diese Phase dauert nach Kraus etwa 5—6, der ganze Schluckvorgang also etwa 7 Sek.

Bei der Verfolgung der Kontrastspeise durch die Speiseröhre am Durchleuchtungsschirm sieht man entsprechend dieser Schilderung ein mäßig schnelles, nicht ganz plötzliches Hinabgleiten der Kontrastschatten und kann dabei wahrnehmen, daß diese häufig an einzelnen Stellen kurze Zeit aufgehalten werden. Das geschieht besonders an den sog. physiologischen Engen des Ösophagus, am Ausgang des Pharynx, in Bifurkationshöhe und namentlich dicht oberhalb der Kardia. Oft ist mir auch eine vorübergehende Hemmung in Höhe des Aortenbogens aufgefallen, ohne daß an diesem oder am Ösophagus eine Erkrankung vorlag. Häufiger konnte man bei der früher gebräuchlichen Verwendung von Wismutboli in Oblaten ein längeres Steckenbleiben an den bezeichneten Punkten wahrnehmen. Die Boli, die sich wie Fremdkörper verhalten, gleiten erst auf Nachtrinken von Wasser herunter. Jetzt ist diese unphysiologische Untersuchungsmethode mit Recht durch Verwendung von zähflüssigem Brei ersetzt worden. Im Schleimhautreliefbild des Ösophagus, welches gleich nach Entleerung der Hauptmenge des Kontrastmittels erhalten wird, treten parallel verlaufende Längsfalten hervor, die sich ohne Unterbrechung in den Magen fortsetzen können (vgl. Abb. 572).

B. Magen.

1. Form und Lage des Magens.

Die Vorstellungen, die man sich über die Form und Lage des Magens nach Sektionen und den Abbildungen besonders älterer anatomischer Werke gebildet hatte, fanden durch das Röntgenbild auffallenderweise keine Bestätigung. Allerdings ist hierbei gleich einschränkend zu bemerken, daß auch unter den Anatomen sehr verschiedene Ansichten über die Magenform und Lage verbreitet sind. Auf Grund neuerer anatomischer Untersuchungen betont Simmonds ausdrücklich die tatsächlich vorhandene große Verschiedenheit in Form und Lage der Leichenmägen. Es finden sich auch im anatomischen Schrifttum Abbildungen, welche dem Röntgenbilde des Magens sehr ähnlich sehen (vgl. Abb. 503 von Jonnescu). Im allgemeinen bestehen aber ziemlich erhebliche Unterschiede zwischen dem Leichenmagen und dem Röntgenbilde des lebenden Magens. Sie sind hauptsächlich zurückzuführen auf den Wechsel der Körperlage, des Füllungszustandes und des Tonus der Muskulatur. Von großer Bedeutung ist insbesondere der Einfluß der Lage, der auch bei der Röntgenuntersuchung des Magens in aufrechter und liegender Stellung deutlich in Erscheinung tritt.

Die Form und Lage des *leeren* Magens kann im Röntgenbilde nicht erkannt werden, da keine Dichtigkeitsunterschiede gegenüber den Weichteilen der Umgebung vorhanden sind. Aber auch dieses negative Ergebnis ist insofern nicht unwichtig, als es anzeigt,

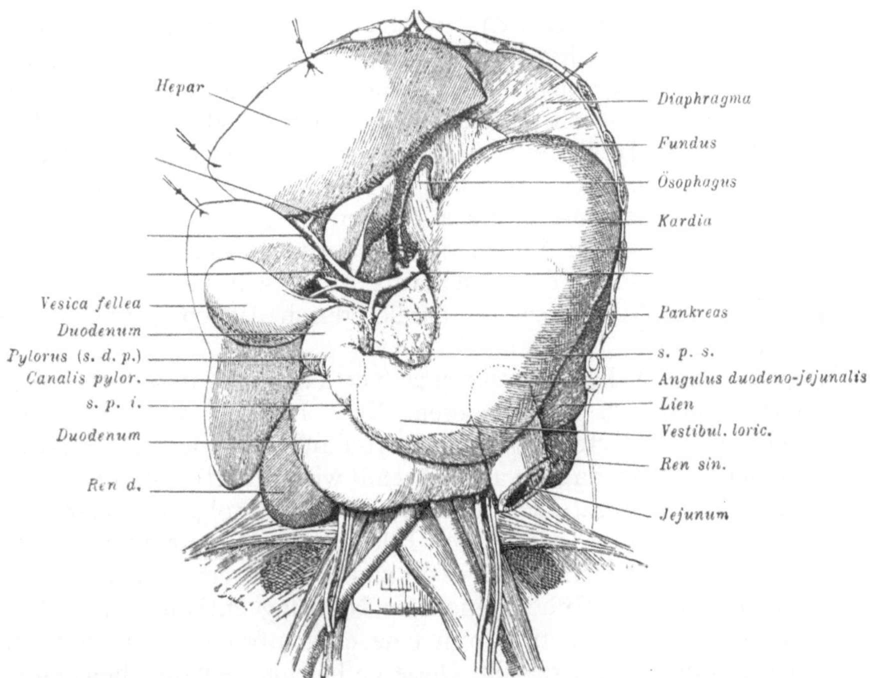

Abb. 503. Anatomischer Situs des Magens nach JONNESCU (aus FORSSELL).
s. d. p. Sillon duodeno-pylorique = Pylorus; *s. p. i.* Sillon pylorique inferieur; *s. p. s.* Sillon pylorique supérieur. (Abkürzungen der Bezeichnungen von JONNESCU.)

daß abgesehen von der gelegentlich vorhandenen Magenblase im Fornix-(Fundus-)Abschnitt normalerweise der Magen nicht mit Luft gefüllt ist. Da auch die Ausheberung des nüchternen Magens keine wesentlichen Flüssigkeitsmengen ergibt, müssen mithin die Wandungen des Magens ohne Lichtung dicht aneinander liegen. HOLZKNECHT zieht hieraus den Schluß, daß der nüchterne Magen bei Lebenden ein dünnes, einem kollabierten Dünndarm ähnliches Gebilde darstelle. GROEDEL wies bei Hunden nach, daß der leere Magen die Form einer glatten Scheide hat, indem er die große und kleine Kurvatur durch angenähte Silberperlen kenntlich machte; auf diese Weise war im Röntgenbilde auch bei nüchternem Zustande zwischen beiden Perlenreihen ein erheblicher Abstand sichtbar.

Bei der schluckweisen *Füllung des Magens mit Kontrastspeise* breitet sich diese nicht sofort gleichmäßig im Magen aus, sondern es wird der erste Bissen dicht unterhalb der Kardia von den Magenwandungen festgehalten. Er bildet die Form eines Keiles mit nach

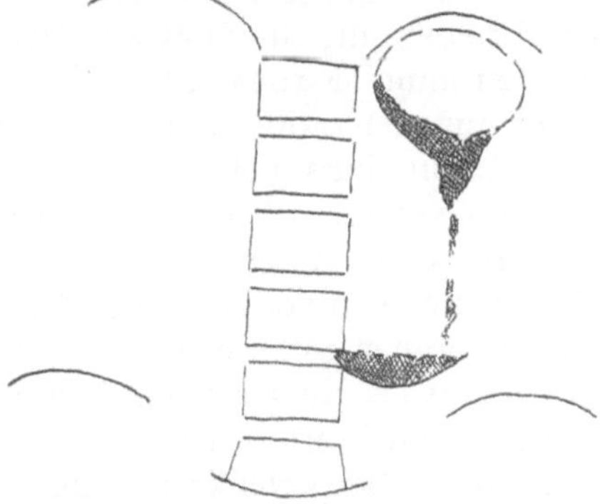

Abb. 504. Beginnende Magenfüllung.
Ein keilförmiger Kontrastmittelschatten im oberen Magenabschnitt, von dort streifenförmiger Schatten hinabziehend zu einer Masse, die sich in den untersten Magenteilen angesammelt hat.

unten gerichteter Spitze. Oberhalb dieses Schattens ist in den meisten Fällen eine Luftansammlung in dem kuppelförmigen Magenabschnitt, die sog. Magenblase, erkennbar. Durch den nachfolgenden zweiten Bissen rückt die Spitze des Keiles etwas tiefer. Nach einiger Zeit löst sich bereits nach Einnahme des ersten oder der folgenden Bissen ein länglicher Tropfen von der Spitze des Keiles ab und gleitet zunächst entlang der kleinen Kurvatur, dann senkrecht abwärts bis zum tiefsten Punkt der großen Kurvatur, an welcher er sich ausbreitet. Es entstehen so bei den ersten Bissen zwei getrennte Depots, von denen das eine oben unterhalb der Magenblase, das andere am tiefsten Punkt des Magens gelegen ist. Zwischen beiden liegt ein schattenfreier Zwischenraum. Höchstens werden beide Depots durch längsgestellte Schattenstreifen verbunden, die den in den Längsfurchen liegengebliebenen Resten entsprechen. Erst allmählich nach etwa 8 bis 10 Bissen, die nun immer schneller hinabgleiten, tritt eine zusammenhängende Füllung des Magens auf, welche oben von der Magenblase bis zum tiefsten Punkt reicht. Bei weiter zunehmender Füllung wächst zunächst die Längenausdehnung des Magens, indem der untere Pol tiefer tritt. In späteren Stadien wird die Vermehrung des Inhalts hauptsächlich durch Vergrößerung der Breitenausdehnung erreicht. Aus dieser Schilderung ergibt sich, daß die Magenwandungen gleich dem ersten Bissen sowie auch den folgenden einen Widerstand entgegensetzen, indem sie sich aktiv um den Inhalt zusammenziehen. Wäre dieses nicht der Fall, so würde die Kontrastspeise sich wie in einem schlaffen Sack zuerst am Boden ansammeln und erst allmählich durch Aufschichtung von unten nach oben den Hohlraum füllen.

Bei der Magenfüllung ist die Lage der einzelnen Portionen innerhalb des gleichmäßig schwarzen Schattens nicht zu differenzieren. Doch haben KAUFMANN und KIENBÖCK sowie später GROEDEL ein Urteil über die Verteilung der einzelnen Bissen im Magen dadurch zu gewinnen gesucht, daß sie abwechselnd wismuthaltige und wismutfreie Speise einnehmen ließen. Hierbei ergab sich, daß anfangs jeder folgende Bissen keilförmig in den vorhergegangenen eindringt, so daß das Bild ineinandergesteckter Trichter entsteht, welche allmählich entlang der kleinen Kurvatur zum Pylorus vordringen. In den folgenden Stadien breitet sich dann die früher genossene Nahrung entlang der großen Kurvatur zum Teil rückläufig aus, und es tritt nun eine etagenförmige Auflagerung der später genossenen Schichten auf die früheren ein. Diese Verhältnisse entsprechen den Ergebnissen, die ELLENBERGER, SCHEUNERT und GRÜTZNER bereits früher bei Verabreichung verschieden gefärbter Nahrung in Tierversuchen gewonnen hatten.

Nach Einnahme von *Kontrastflüssigkeit* werden ähnliche Bilder wie bei der Kontrastspeise beobachtet. Nur fließt die Flüssigkeit schneller hinab als ein zäherer Brei, welcher von den Magenwandungen fester umschlossen wird. Es wird nach dem Vorgang von WALDEYER meist angenommen, daß die hinuntergleitenden Speisen und Flüssigkeiten die kleine Kurvatur als „Magenstraße" benutzen. RETZIUS hat bereits 1857 eine Rinne beschrieben, die durch Kontraktion der Fibrae obliquae des Magens entstanden gedacht werden kann (KAUFMANN). An Ausgüssen des mit erhitztem flüssigem Stearin gefüllten Leichenmagens, die unmittelbar post mortem angefertigt wurden, haben HITZENBERGER und REICH einen gleichsam als Fortsetzung des Ösophagus entlang der kleinen Kurvatur abwärts verlaufenden Wulst dargestellt. Er wird von ihnen als Abdruck der WALDEYER-RETZIUSschen Magenrinne betrachtet, welche durch parallele Längsfalten gegen das Magenlumen unvollkommen abgeschlossen erscheint. Ihre Befunde sind am Magen des Neugeborenen mit derselben Methode von VOGT bestätigt. Am lebenden Menschen ist der Nachweis einer solchen Rinnenbildung bisher nicht erbracht worden. Jedoch wiesen LOSSEN und SCHNEIDER am Hundemagen, dessen kleine und große Kurvatur durch eingenähte Silberperlenketten kenntlich gemacht waren, durch Röntgendurchleuchtung nach, daß Bariumbrei in dem vorher mit Wasser oder Fleisch gefüllten Magen entlang der kleinen Kurvatur abwärts gleitet. Ebenso schienen dafür zunächst die von COHN-HEIM an Hunden angestellten Beobachtungen zu sprechen, nach welchen Wasser, das auf gefüllten Magen getrunken wurde, sogleich durch den Pylorus ohne Vermischung mit dem übrigen Mageninhalt abfließt. Beim Menschen ist dagegen im Röntgenbilde zu sehen, daß eine nach der Breimahlzeit genossene Flüssigkeit sich oberhalb des Kontrastbreies als wellenschlagender Spiegel anhäuft. KATSCH und v. FRIEDRICH fanden durch Beobachtungen an kontrastmittelhaltiger Flüssigkeit, die sie nach Füllung des Magens mit gewöhnlichem Brei zu trinken gaben, und andererseits von reinem Wasser, welches nach Einnahme von Wismutbreiklößen gereicht wurde, daß nachgetrunkene Flüssigkeit sich im Magen auf verschiedenen Wegen, besonders entlang den Magenwandungen ausbreitet und nicht nur der kleinen Kurvatur folgt. Im präpylorischen Teil sammelte sich zum Teil die Flüssigkeit oberhalb des Breies und wurde deshalb unvermischt angestoßen, obwohl sie die „Magenstraße" nicht allein benutzt, sondern den kompakten Mageninhalt auf verschiedenen Wegen um- bzw. durchflossen hatte.

Die durch die vorigen Beobachtungen erwiesene *Kontraktion der Magenwand um den Inhalt* und die hierdurch hervorgerufene Magenform, welche mit den älteren anatomischen Anschauungen in Widerspruch steht, wurde von STILLER als ein künstliches Produkt der spezifischen Wismutwirkung erklärt. Dagegen sahen die Röntgenologen hierin einen physiologischen, eben erst durch das Röntgenverfahren kenntlich gewordenen Vorgang. Der lebhafte Streit, welcher hierüber geführt wurde, wurde durch folgende Argumente zugunsten der letzteren Auffassung entschieden. HESSE machte durch Zusatz von geraspelten Knochen zu einer wismutfreien Breimahlzeit den Magen am Röntgenschirm sichtbar und stellte hierbei dieselbe Schattenform fest wie nach Einnahme des Wismutbreies.

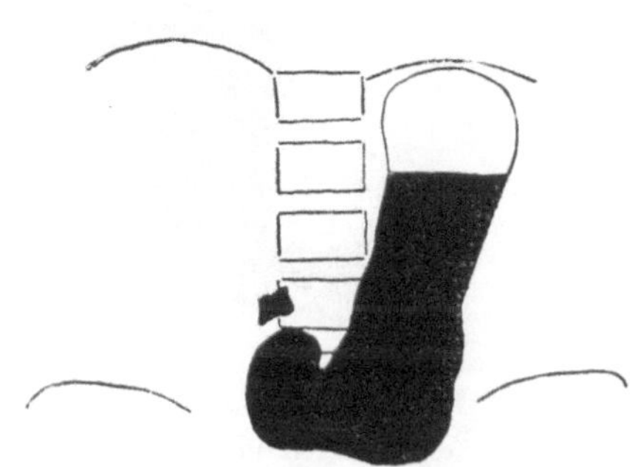

Abb. 505. Angelhakenform des Magens.

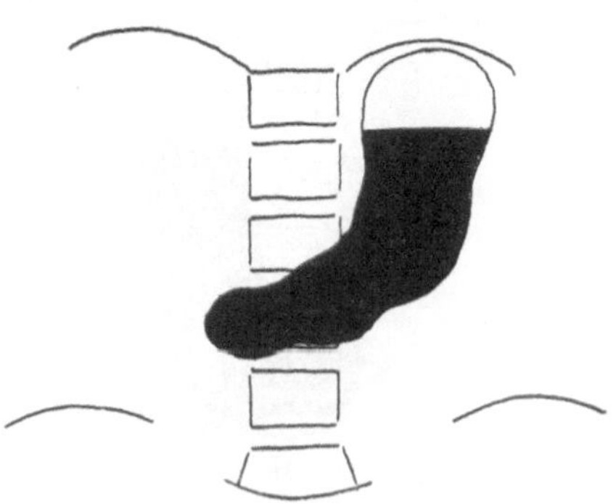

Abb. 506. Stierhornform des Magens.

Die beiden Magenkurvaturen, die durch Silberperlen in den Versuchen von GROEDEL an Hunden kenntlich gemacht waren, zeigten bei Füllung mit wismuthaltiger und wismutfreier Mahlzeit die gleichen Abstände. KAESTLE ließ Flüssigkeit und Wismutkapseln schlucken, von denen die eine durch ihre Schwere zum tiefsten Punkt des Magens hinabsank, während eine andere lufthaltige auf der Flüssigkeit schwamm und damit die obere Grenze derselben bezeichnete. Beide Kapseln blieben sowohl bei geringer wie bei großer Flüssigkeitsaufnahme durch einen großen Abstand voneinander entfernt, und zeigten damit an, daß stets eine beträchtliche Flüssigkeitssäule vorhanden war. Dies ist nur durch einen aktiven Kontraktionszustand der Magenwandungen zu erklären, welche sich um den Inhalt zusammenziehen. Es handelt sich also hierbei um einen normalen physiologischen Vorgang und nicht um eine spezifische Wismutwirkung.

Die *Form* des mit Kontrastbrei gefüllten Magens im Röntgenbilde ist zuerst von RIEDER als Angelhakenform beschrieben worden. Mit dieser Bezeichnung soll zum Ausdruck gebracht werden, daß das Magenbild aus einem längeren absteigenden und einem kürzeren aufsteigenden Schenkel besteht, die beide mit einer scharfen Krümmung ineinander übergehen. Der Magenausgang (Pylorus) liegt demnach höher als der untere Magenpol. Der Abstand zwischen diesen beiden Punkten wird als Hubhöhe des Magens bezeichnet. Demgegenüber erklärte HOLZKNECHT zunächst als einzige Normalform die Stierhornform des Magens, bei welcher eine Hubhöhe nicht besteht und der Pylorus den tiefsten Punkt des Magens bildet oder mit dem unteren Pol der großen Kurvatur in gleicher Höhe liegt. In ausgedehnten Nachuntersuchungen sind beide Formen des Magenschattens als normal erkannt worden; doch ist die Angelhakenform von RIEDER sehr viel häufiger, während die Stierhornform von HOLZKNECHT sich weit seltener, und zwar namentlich bei Männern mit breitem Brustkorb, kräftigen Bauchdecken und fettreichem Abdomen und dadurch hervorgerufenem Zwerchfellhochstand findet. Vielfach kommen Übergangsformen zwischen beiden Typen vor. Zu beachten ist, daß die verschiedenen

Formen des Magenschattens bei sagittalem Strahlengang nur mit einer gewissen Einschränkung als Ausdruck der Magenform selbst angesehen werden dürfen. Da der Magen
eine schräge, von hinten oben nach vorn unten gerichtete Stellung im Abdomen einnimmt,
gibt das bei sagittaler Durchleuchtung erhaltene Projektionsbild die wahre Magenform
in einer gewissen Verkürzung wieder, die um so stärker ausfällt, je stärker die Schrägstellung des Magens im Abdomen ausgesprochen ist; diese wird bei frontalem Strahlengang erkannt (vgl. Abb. 509). Bei der Angelhakenform reicht der Magen gewöhnlich
nur wenig, etwa um 1—2 Querfinger über die Mittellinie nach rechts hinüber, ungefähr
bis zum rechten Wirbelsäulenrand. Dagegen kann der Pylorus bei der Stierhornform,
ohne daß anatomische Veränderungen vorliegen, etwa 3 Querfinger nach rechts über die
Mitte hinüberreichen. Der untere Magenpol an der großen Kurvatur liegt bei der Angelhakenform wesentlich tiefer als bei der Stierhornform, gewöhnlich etwa 1—2 Querfinger
unterhalb des Nabels. Obgleich die Nabelhöhe sehr wechselnd und namentlich nach dem
Zustande der Bauchdecken erheblichen Schwankungen unterworfen ist, hat man sich

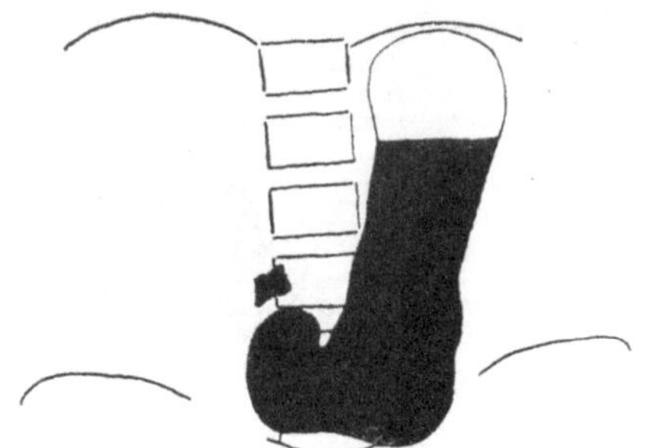

Abb. 507. Magen im Stehen.

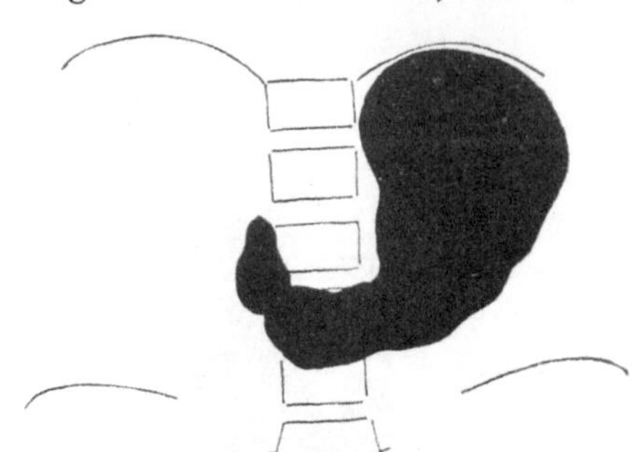

Abb. 508. Derselbe Magen in Rückenlage.

in der Praxis daran gewöhnt, den Nabel als Orientierungspunkt zu benutzen. Durchschnittlich entspricht die Nabelhöhe dem dritten Lendenwirbel. Exakter ist die Bestimmung der Höhe des Magens nach dem Abstand von der Symphyse oder von dem oberen
Rande der Darmbeinschaufeln.

Der Magen zeigt eine deutliche Verschieblichkeit mit der Atmung, indem er mit dem
Zwerchfell, mit welchem er durch den Ösophagus sowie unter Vermittlung der Leber
durch das Lig. hepatogastricum und hepatoduodenale verbunden ist, bei der Atmung
auf- und absteigt.

Die *Lage* des Magens ist ferner veränderlich je nach dem Kontraktionszustand der
Bauchdecken. Durch Baucheinziehen treten die beweglichen Abdominalorgane und mit
ihnen der Magen aufwärts. Die große Kurvatur erfährt hier auch eine Lageveränderung
von 7—16, durchschnittlich von 9 cm. Auch das Dünndarmpolster, auf welchem der
Magen ruht, sowie der Füllungszustand des anliegenden Dickdarms sind von wesentlichem Einfluß auf die Magenlage und Form. Durch Meteorismus der Därme wird der
Magen emporgehoben. Durch Blähung des benachbarten Colons kann er einen weitgehenden Gestaltwechsel erleiden, der unter Umständen organische Magenveränderungen
vortäuschen kann. Doch ist dies nicht so aufzufassen, daß der Magen von den Verhältnissen der Umgebung allein passiv abhängig ist. Wie FORSSELL nachgewiesen hat, hat
vielmehr die Muskulatur der Magenwand die Fähigkeit, aktiv den unteren Magenpol
zu heben oder zu senken. Auf diese Weise paßt sich die Magenform nach FORSSELL
aktiv den Verhältnissen der Umgebung an. Bei starkem Druck von außen, welcher beim
Meteorismus infolge Darmstenose die höchsten Grade erreicht, ist freilich wohl die passive
Verdrängung überwiegend. Es ist aber anzunehmen, daß bei der Entstehung der hierbei
oft beobachteten bizarren Magenformen teilweise auch aktive Kontraktionen der Magenwand mitbeteiligt sind (vgl. Abb. 591 und 593).

Einen wesentlichen Unterschied zeigt die Magenform und -lage bei *aufrechter Stellung*
und in *Horizontallage*. Die im Stehen tiefer hinabreichende große Kurvatur rückt im

Liegen viel weiter hinauf, die Angelhakenform geht annähernd in die Stierhornform über, ohne daß allerdings der Pylorus gleichzeitig so weit nach rechts hinüberrückt, wie dies bei der letzteren Form gewöhnlich der Fall ist. Diese wesentlichen Formunterschiede bei Lagewechsel sind hauptsächlich auf die Wirkung der Schwerkraft zurückzuführen. Bei aufrechter Stellung lastet das Gewicht des Mageninhalts hauptsächlich auf der großen Kurvatur in der Gegend des unteren Magenpols und zieht diesen abwärts. In Rückenlage zieht das Gewicht den Magen nicht caudal- sondern dorsalwärts; andererseits drängt das Gewicht der Bauchorgane das Zwerchfell in die Höhe, dem der Magen nach oben folgt. Die große Kurvatur sieht nicht wie im Stehen nach unten caudalwärts, sondern teilweise nach vorn ventralwärts. Dies geht zwar nicht aus den Röntgenbildern, aber aus den anatomischen Untersuchungen hervor, die F. W. MÜLLER an unmittelbar nach dem Tode fixierten Leichen Hingerichteter angestellt hat. Infolgedessen erscheint das Schattenbild des Magens im Liegen bei sagittalem Strahlengang in einer gewissen Verkürzung. Diese Tatsache ist zu berücksichtigen, beeinträchtigt aber nicht den Wert der Untersuchung in Horizontallage, in welcher Einzelheiten oft besonders deutlich dargestellt werden. In Rückenlage macht sich der Einfluß der in die Abdominalhöhle weit vorspringenden Wirbelsäule oft dadurch bemerkbar, daß der Brei von den medialen Partien nach beiden Seiten, besonders aber in die geräumigen linken Partien hinabsinkt. Dadurch kann der Magenschatten in der Mitte einen großen

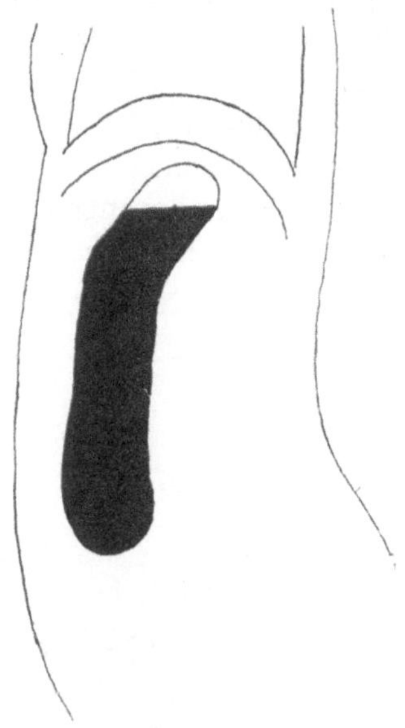

Abb. 509. Profilbild des Magens bei frontalem Strahlengang.

Defekt erleiden. Dasselbe kann auch bei Bauchlage eintreten, indem durch den Druck der Unterlage einerseits und die vorstehende Wirbelsäule andererseits der Brei nach den Seiten ausweicht. Rechte und linke Seitenlage verändern die Lage des Magens, indem dieser beträchtliche seitliche Verschiebungen erleiden kann. Beim Sitzen mit vorgeneigtem Oberkörper tritt eine stumpfwinklig nach vorn gerichtete Knickung des Magens und an dessen Vorderfläche eine der Taillenfurche entsprechende, manchmal ziemlich tiefe Eindellung auf (HITZENBERGER und REICH).

Auf die Veränderungen der Magenform durch Wechsel des *Tonus* der Wand wird später eingegangen werden.

Im Durchschnitt bestehen gewisse leichte Unterschiede der Magenform zwischen beiden Geschlechtern, wenn auch die Form des Einzelfalles nicht immer charakteristische Merkmale aufweist. Durchschnittlich ist der Männermagen kürzer und mehr schräg gestellt, der weibliche Magen länger und vertikal verlaufend.

Im *Profilbild* bei frontaler Durchleuchtung zeigt der Magen eine in den einzelnen Fällen verschieden

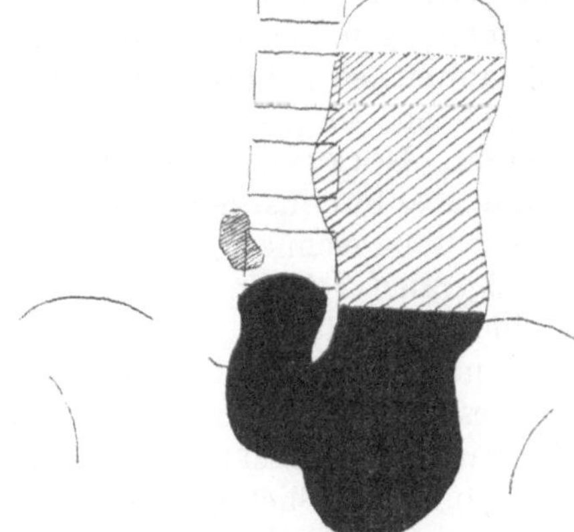

Abb. 510. Flüssigkeitsschicht oberhalb des Kontrastbreies im Magen.

stark ausgesprochene Schrägstellung von hinten oben nach vorn unten und bisweilen eine geringe Einschnürung in den mittleren Partien, so daß hierdurch eine biskuitähnliche Form entsteht.

Außer der Füllung mit Kontrastmitteln kann auch die Füllung mit *Luft* und *Flüssigkeit* röntgenologisch erkannt werden. Die sich am höchsten Punkte bildende Luftansammlung, welche als *Magenblase* bezeichnet wird, erleichtert die Entfaltung des Magens beim Speiseeintritt. Eine *Flüssigkeitsschicht* unterhalb der Gasblase wird durch eine horizontale,

bei Schütteln wellenschlagende Grenzlinie erkannt. Da sich die schwereren Kontrastmittel innerhalb einer Flüssigkeit schnell zu Boden senken, ist der Schatten der Flüssigkeitsschicht nicht so tief und hebt sich durch seine graue Farbe von dem darunter befindlichen tiefen Schatten des Kontrastbreies ab. Diese in der Mitte zwischen Gasblase und
Breischatten liegende Flüssigkeitsschicht hat SCHLESINGER *Intermediärschicht* benannt.
Die Feststellung ihrer Ausdehnung ist deshalb von Interesse, weil sie ein Urteil
über die Menge des abgesonderten Magensaftes erlaubt. Dabei muß natürlich ausgeschlossen werden können, daß der Patient vor oder während der Untersuchung
Flüssigkeit trinkt.

Die Veränderungen der Anschauungen über die Magenform und -lage durch die Einführung der Röntgenuntersuchung haben zur Folge gehabt, daß für die einzelnen Teile

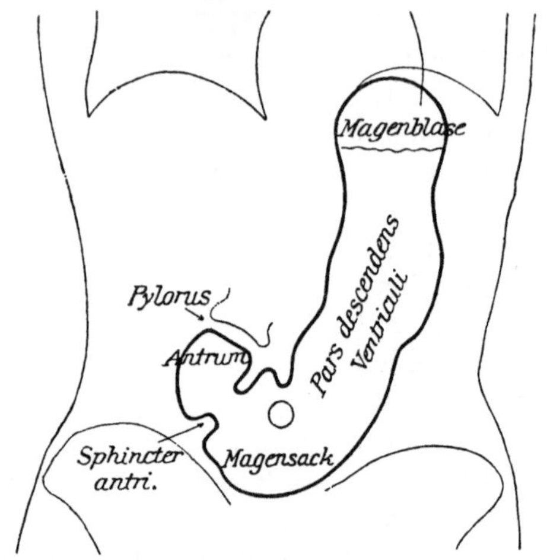

Abb. 511. Bezeichnung der Magenteile nach
GROEDEL.

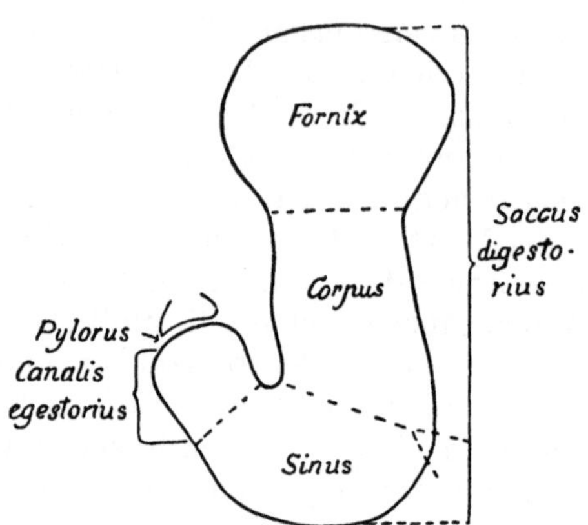

Abb. 512. Bezeichnung der Magenteile nach
FORSSELL.

neue *Bezeichnungen* eingeführt wurden. Infolge der wenigstens bei oberflächlicher Betrachtung geringen Gliederung der Magenform sind die einzelnen Abschnitte, welche besondere
Bezeichnungen tragen, nicht immer deutlich voneinander abzugrenzen, so daß angesichts
der zahlreichen gebrauchten Benennungen vielfach Unklarheiten darüber bestehen, für
welche Teile sie gelten sollen. Es seien hier die wichtigsten und klarsten Einteilungen
genannt. HOLZKNECHT unterscheidet einen cephalen und einen caudalen Pol, eine Pars
cardiaca = Fundus, eine Pars media = Korpus, einen caudalen Teil und eine Pars pylorica.
GROEDEL bezeichnet den obersten Abschnitt nach seinem Gasinhalt als Magenblase, den
absteigenden Schenkel als Pars descendens, den aufsteigenden als Pars ascendens, die
Umbiegungsstelle an der großen Kurvatur als Magensack und den vor dem Pylorus
gelegenen Teil den bisherigen anatomischen Anschauungen entsprechend als Antrum,
welches gewöhnlich durch eine tiefe Ringfurche (Sphincter antri) von dem übrigen Magen
getrennt ist. FORSSELL führte folgende Benennungen ein, die vielleicht nicht so schnell
auf den ersten Blick einleuchten, aber auf dem guten Grunde sehr wertvoller und eingehender Untersuchungen über die Architektonik der Muskulatur der Magenwand ruhen.
Mit Recht verwirft er die alte Bezeichnung Fundus = Magengrund für den höchsten
Teil des Magens und führt dafür den Namen Fornix ein, welcher das hauptsächlich von
zirkulären Fasern gebildete Gewölbe des Magendaches sehr anschaulich bezeichnet. Dem
mittleren Teil beläßt er den alten Namen Korpus. Den an der Umbiegungsstelle gelegenen
untersten Magenabschnitt bezeichnet er als Sinus und den anschließenden schmäleren
vor dem Pylorus gelegenen Teil als Canalis egostorius (Entleerungskanal). Damit betont
er die funktionelle Verschiedenheit dieses Teiles gegenüber den drei erstgenannten der
Verdauung dienenden Abschnitten, die er als Saccus digestorius zusammenfaßt. Die
Grenze zwischen Korpus und Fornix einerseits und Sinus andererseits wird durch die

Ansatzstellen besonders hervortretender langer Muskelzüge bezeichnet, die er obere und untere Segmentschlinge nennt. Die Abgrenzung zwischen Sinus und Canalis egestorius endlich ist durch die Verschiedenheit im Verlauf der Querfasern charakterisiert, welche im Sinus etwas unregelmäßig radiär angeordnet sind, während sie im Canalis egestorius ein enges zylindrisches Rohr mit regelmäßig aneinanderliegenden Querringen bilden. Auch die am lebenden Magen auftretenden funktionellen Zustände, nämlich sowohl die Bewegungsvorgänge als die bisweilen an der Grenze einzelner Abschnitte auftretenden stehenden Kontraktionen, sprechen für das Einteilungsprinzip von FORSSELL. Besonders hervorzuheben ist, daß FORSSELL den Begriff eines Antrums und eines

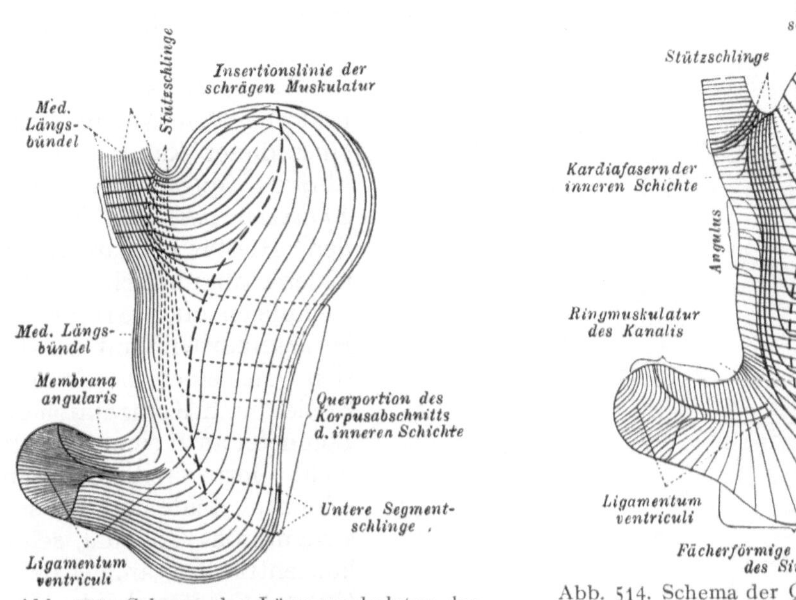

Abb. 513. Schema der Längsmuskulatur des menschlichen Magens nach FORSSELL.

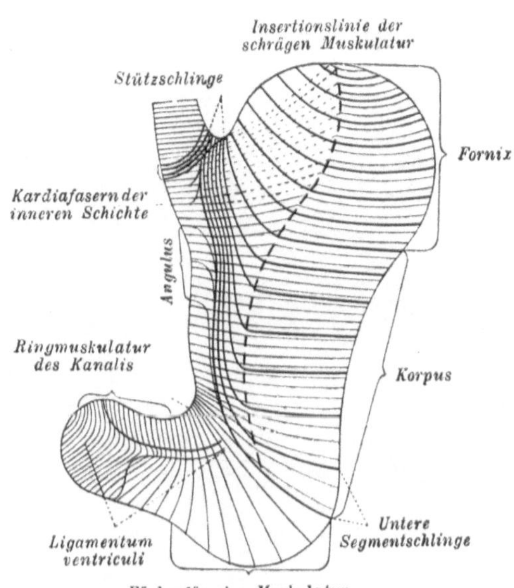

Abb. 514. Schema der Quer- und Schrägmuskulatur des menschlichen Magens nach FORSSELL.

Sphincter antri ablehnt, weil diese Bezeichnungen seiner Ansicht nach einer anatomischen und physiologischen Grundlage entbehren.

2. Bewegungsvorgänge am Magen

können durch fortlaufende Schirmbeobachtungen, ferner durch kymo- und kinematographische Aufnahmen verfolgt werden.

Die *Fortbewegung des Mageninhalts* geschieht durch ziemlich regelmäßig pyloruswärts fortschreitende zirkuläre Kontraktionen, sog. *peristaltische Wellen*. Sie sind an den äußeren Konturen als fortschreitende Einkerbungen sichtbar. Sie beginnen als zarte Eindellung an der Grenze vom oberen und mittleren Magendrittel an der großen Kurvatur und nehmen nach abwärts allmählich an Tiefe zu. An der kleinen Kurvatur sind die Einschnürungen viel weniger tief und schreiten langsamer fort, scheinen insbesondere an der Umbiegungsstelle, dem sog. Angulus ventriculi, fast still zu stehen, da sie hier einen viel kleineren Weg zurückzulegen haben als an der großen Kurvatur. Gegen den Pylorus hin hinter der Umbiegungsstelle, entsprechend der Einteilung von FORSSELL an der Grenze von Sinus und Canalis egestorius, nehmen die Wellen oft plötzlich derart an Tiefe zu, daß von manchen Autoren von einer hier lokal auftretenden neuen Kontraktion gesprochen wird. Sie schreiten dann weiter pyloruswärts fort, bis sich zuletzt in dem vor dem Pylorus gelegenen Endabschnitt eine allseitig oder in querer Richtung erfolgende Kontraktion einstellt, durch welche der Breiinhalt entweder durch den sich öffnenden Pylorus oder in der anderen Richtung durch den rückwärtig liegenden Kontraktionsring hindurch in den übrigen Magenteil bzw. gleichzeitig nach beiden Richtungen hin ausgepreßt wird. Diese Schilderung entspricht der berühmten, auch hier abgebildeten kinematographischen Bilderserie von Kästle, Rieder, Rosenthal und deren eingehender Analyse durch Forssell. Gleichzeitig gebe ich damit auch den freilich weniger maßgeblichen Eindruck wieder, den ich bei zahlreichen Durchleuchtungen von dem Ablauf dieser schwer genau zu bestimmenden Bewegungen gewonnen habe. Dagegen steht die Darstellung teilweise im Widerspruch mit anderen Anschauungen, die auf Grund der Lehre eines anatomisch präformierten Antrums und eines diesen Raum von dem übrigen Magen trennenden *Sphincter antri* geäußert wurden. Hierfür tritt auf Grund neuerer anatomischer Untersuchungen auch Stieve ein. Holzknecht nimmt an, daß sich an einer bestimmten Stelle durch Kontraktion des Sphincter antri eine stehende, nicht fortschreitende Einschnürung bilde und daß sich alsdann das Antrum selbst konzentrisch zusammenziehe. Groedel unterscheidet eine *Auspreß-* und eine *Mischbewegung* des Antrums. Er beschreibt die Vorgänge etwa folgendermaßen: Bei der *Auspreßbewegung* bildet sich eine Ringwelle, die bis zum proximalen Ende des Antrum zum Sphincter antri wandert. Hat diese Ringwelle bei ihrer Ankunft am Sphincter eine gewisse Tiefe erreicht, so tritt eine konzentrische oder besser allseitige Kontraktion des Antrum pylori auf, welches sich vollkommen teils vorwärts, teils rückwärts entleert. Bei der *Mischbewegung* kontrahiert sich der Sphincter nicht, die peristaltische Welle bzw. die Ringfurche überschreitet in diesem Fall den Sphincter und wandert bis zum Pylorus, welcher oft geschlossen bleibt. Es sollen auch Übergangsformen zwischen diesen beiden Bewegungstypen am Antrum vorkommen.

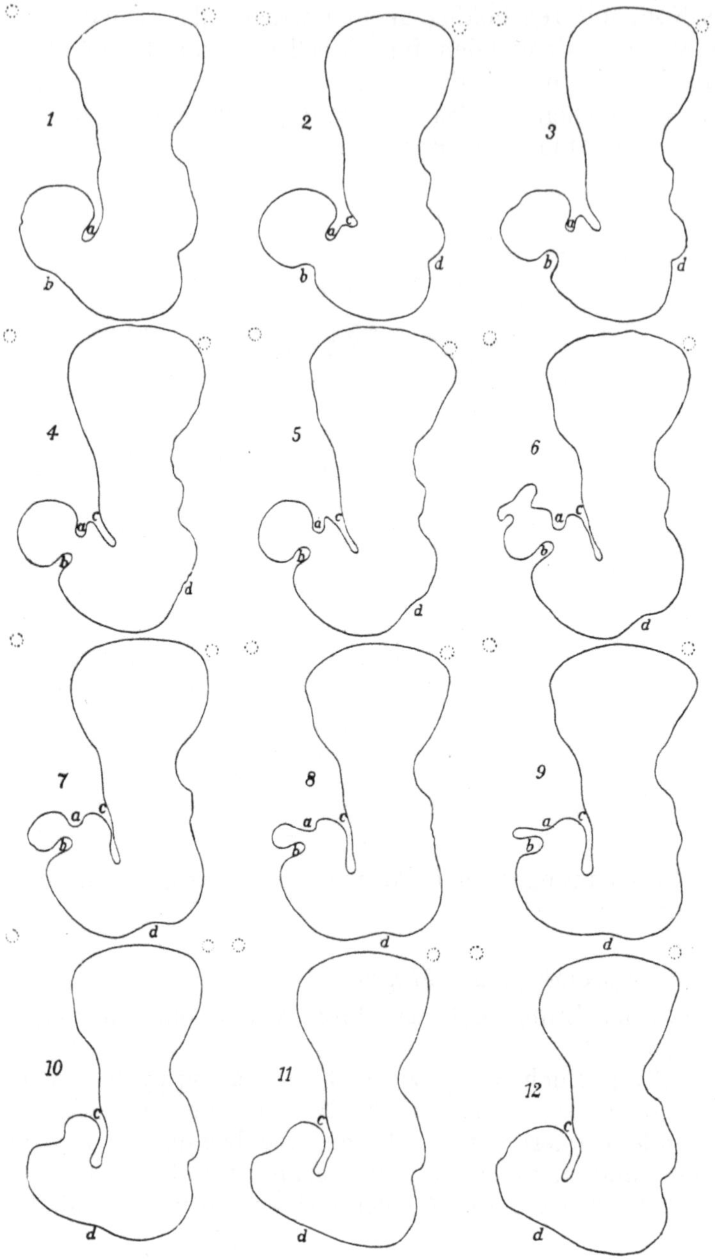

Abb. 515. Röntgenkinematographische Bilderserie einer Bewegungsperiode des Magens von Kästle-Rieder-Rosenthal. *a b* erste, *c d* zweite Welle.

Die kinematographischen Serienbilder von Kästle, Rieder und Rosenthal und die Beobachtungen am Durchleuchtungsschirm sprechen für ein regelmäßiges Fortschreiten der von den oberen Magenabschnitten herkommenden peristaltischen Wellen auch über den vor dem Pylorus gelegenen sog. Vorraum (Antrum). Dagegen ist insofern eine Besonderheit der Wellen in diesem Abschnitt zu erkennen, als sie sich hier wesentlich vertiefen und als gleichzeitig in dem letzten vor dem Pylorus gelegenen Teil eine hauptsächlich in transversaler Richtung erfolgende bzw. allseitige Kontraktion eintritt. Daraus schließt FORSSELL, daß nicht von einem feststehenden anatomischen Gebilde eines Antrum und eines Sphincter antri gesprochen werden darf. Er sieht in dem Ausdruck Antrum höchstens eine funktionelle Bezeichnung für den jeweils vor dem Pylorus gelegenen, durch die nachfolgende Welle abgeschnürten und an Form und Ausdehnung stets wechselnden Magenabschnitt.

Diese Bewegungsphänomene am Magen, welche sowohl an einem beliebigen Punkte, den die peristaltischen Wellen überschreiten, als an dem eben geschilderten vor dem Pylorus gelegenen Abschnitt (sog. Antrum) beobachtet werden können, gehen in regelmäßigen Abständen vor sich. Sie folgen sich nach KAUFMANN und KIENBÖCK, SCHICKER, WENDT u. a. in Intervallen von durchschnittlich 21 Sek., in der Regel zwischen 18 und 22 Sek. Es werden aber auch größere Abweichungen von diesen mittleren Werten (zwischen 12 und 26 Sek.) namentlich unter krankhaften Verhältnissen beobachtet. Besondere regelmäßige Beziehungen zu den Säurewerten des Magensaftes oder zur Herzschlagfolge sowie zu anderen Umständen, die für einen veränderten Vagus- oder Sympathicustonus sprechen, stellten KAUFMANN und KIENBÖCK nicht fest. Dagegen fand SCHICKER einen Rhythmus von 21—30, durchschnittlich von 22,5 Sek. bei Hyperacidität, sowie von 13—22, durchschnittlich 18,5 Sek. bei Achylie.

Mit diesem *Rhythmus* der Peristaltik nicht zu verwechseln ist die Länge der Zeit, welche der *Ablauf einer peristaltischen Welle* vom Korpus bis zum Pylorus erfordert. Auch diese Dauer eines Wellenablaufs wurde von DIETLEN zu durchschnittlich 21 Sek. bestimmt. SCHICKER hat hierfür Werte bis zu 40 Sek. und darüber gefunden. Wenn die Dauer einer peristaltischen Welle durchschnittlich 21 Sek. und das Intervall zwischen zwei aufeinanderfolgenden Wellen ebenfalls durchschnittlich 21 Sek. beträgt, so dürfte jedesmal nur eine Welle bzw. in einem kurzen Augenblick je eine Welle am Ursprung und am Pylorus sichtbar sein. Tatsächlich sind aber oft, besonders bei gesteigerter Peristaltik, so namentlich bei Neurosen, bei Ulcus duodeni und bei Pylorusstenose mehrere, sogar 4 und 5 Wellen gleichzeitig sichtbar, so daß hieraus erheblich von den vorhergenannten Werten abweichende Zahlen folgen. Dementsprechend habe ich unter solchen Umständen, bei denen eine vertiefte und langsam fortschreitende Peristaltik besteht, bei zwei bis drei gleichzeitig sichtbaren Wellen, z. B. beim Ulcus duodeni oder bei vier gleichzeitigen Wellen bei der Pylorusstenose Ablaufszeiten von 40—80 Sek. beobachtet. Es sei deshalb ausdrücklich auf die Notwendigkeit einer Unterscheidung zwischen *Rhythmus* und *Dauer des Gesamtablaufes* der peristaltischen Wellen hingewiesen, die im Schrifttum oft durcheinander gebraucht werden.

Eine *Beeinflussung der Peristaltik* durch Anwendung *lokaler thermischer Reize* auf die Haut am Oberbauch wurde von RUHMANN beobachtet. Auf parasympathisch wirkende Wärme trat Förderung einer weichwelligen Peristaltik, auf sympathicuserregende Kälte und ebenso auf Adrenalineinspritzung teils Aufhebung der Peristaltik, teils Bildung kurzer unregelmäßiger „stochernder" Wellen auf. Die gleichzeitig beobachteten Änderungen des Tonus sind S. 442 geschildert.

Unter krankhaften Verhältnissen, namentlich bei Pylorusstenose, wird oft eine rückläufig gerichtete Wellenbewegung, sog. *Antiperistaltik*, beobachtet, die unbegreiflicherweise längere Zeit von vielen Röntgenologen angezweifelt wurde, obwohl sie eine dem Kliniker längst bekannte und schon durch die Bauchdecken hindurch mit bloßem Auge sicher festzustellende Erscheinung ist.

3. Verhalten der Magenschleimhaut.

Außer diesen peristaltischen Einschnürungen können am Magenrande, besonders an der großen Kurvatur oft unregelmäßig gestaltete kleine Einkerbungen wahrgenommen

werden, die eine *feine Zähnelung der Kontur* hervorrufen (vgl. Abb. 516). Sie wurden
von GROEDEL als sog. arrhythmische oberflächliche Wellen gedeutet, aber von FORSSELL,
STOCKADA u. a. mit Recht auf Fältelung der Schleimhaut bezogen und diese wiederum
auf erhöhte Kontraktionszustände der Muscularis mucosae zurückgeführt. Besonders
stark ist die Zähnelung der Magenkonturen oft auch in ganz normalen Fällen an den Stellen
ausgesprochen, an denen ein Druck von außen auf den Magen einwirkt, z. B. bei Einbuchtung der großen Kurvatur durch das anliegende gasgeblähte Colon. Ferner ist ebenfalls normalerweise oft eine ausgeprägte Zähnelung der Konturen sowohl an der großen
Kurvatur als auch an der oberen Be-
grenzung des Fornixteiles in Rückenlage sichtbar. Hierbei springen die

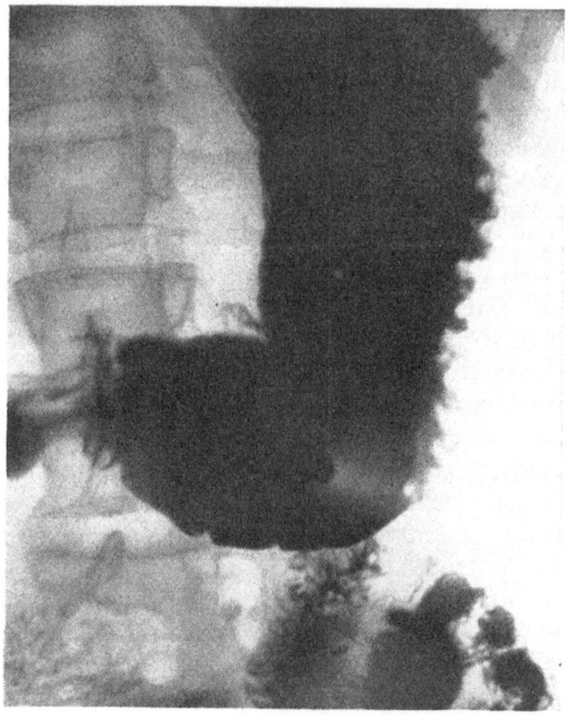

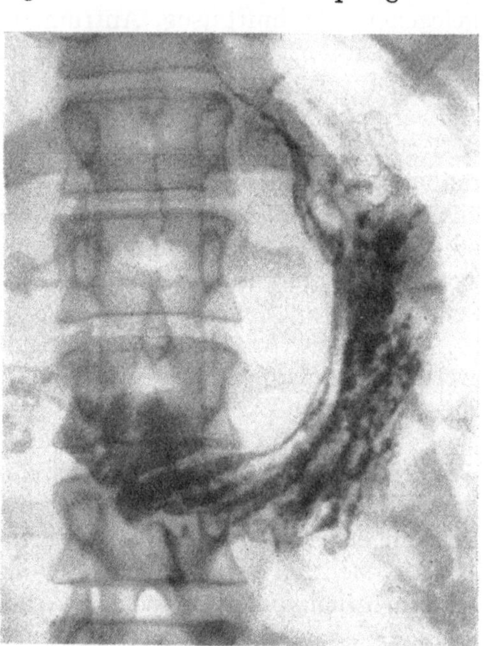

Abb. 516. Gezähnelte große Kurvatur infolge starker
Schleimhautfältelung (Gastroenterostomie wegen Ulcus
duodeni).

Abb. 517. Normales Schleimhautbild des Magens.
Leichte Schummerung durch Nuchternsekret.

Magenfalten stark ins Lumen vor, während sie im Stehen durch Längsdehnung des
Magens infolge der Schwere der Kontrastmahlzeit ausgeglichen werden.

Das *Schleimhautrelief* des normalen Magens zeigt verschiedenartige Bilder. Das
Hauptmerkmal bilden die hauptsächlich an der Hinterwand des Magens ausgeprägten
Längsfalten, die in paralleler Anordnung den Magen in der Längsrichtung von den obersten
bis zu den untersten Abschnitten durchziehen und von dem Umbiegungspunkt der kleinen
Kurvatur (Angulus) nach verschiedenen Richtungen hin sich verteilen, wobei einige
parallel zur Achse des Magens durch die Regio praepylorica zum Pylorus ziehen und sich
zum Teil ins Duodenum hin fortsetzen können. Im Antrumteil werden gelegentlich auch
Querfalten beobachtet.

FORSSELL unterscheidet bei der Verdauung ein Anfangs- und ein Endrelief und dazwischen ein Arbeitsrelief, bei welchem sich die Schleimhaut dem Mageninhalt je nach
Form und Beschaffenheit desselben anpaßt. Während FORSSELL die Veränderlichkeit
des von funktionellen Einflüssen stark abhängigen Schleimhautreliefs betont, heben
CHAOUL und ADAM eine weitgehende Konstanz des anatomisch präformierten Falten-
systems hervor. Dem Erregungszustand der Nerven sind aber beträchtliche Einflüsse
auf die Konfiguration des Schleimhautreliefs beizumessen. Dies ist u. a. durch die Beobachtungen des Schleimhautreliefs nach Reizung einerseits des Vagus und andererseits

des Sympathicus sowie nach Einwirkung verschiedener pharmakologischer Stoffe durch
WESTPHAL und Mitarbeiter sowie durch VELDE erwiesen. Eine wesentliche Änderung
des Bildes vermögen Schleimbeimengungen, die nach BERG körnige Aufhellungen bewirken, und Verflüssigung des Inhalts durch Abscheidung von Magensaft hervorzurufen, durch welches ein unregelmäßig verwaschenes, von BERG als „Schummerung" bezeichnetes Bild entsteht.

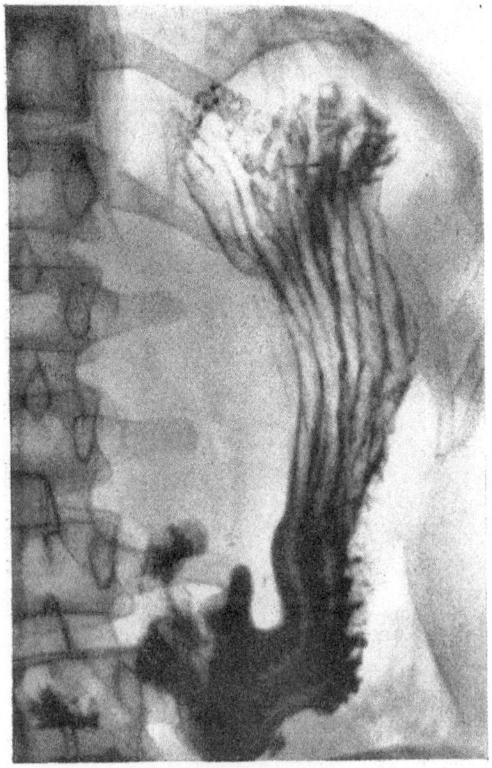

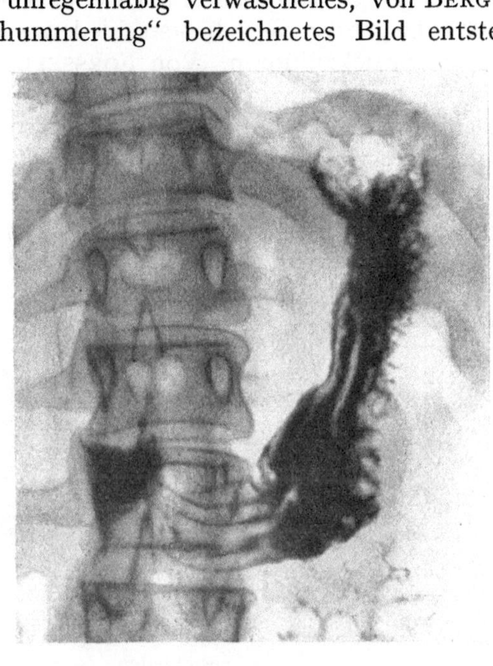

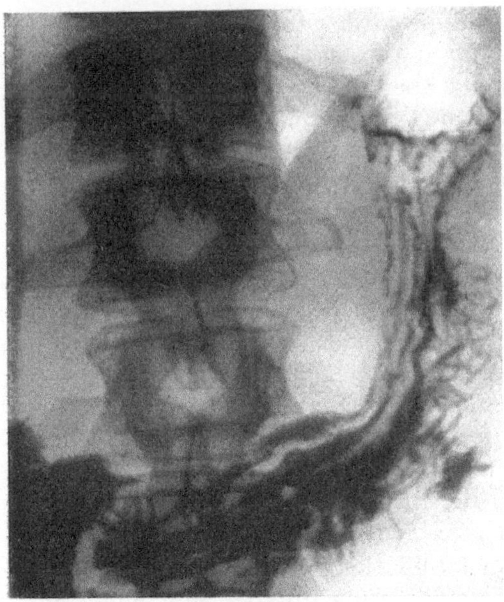

Abb. 518. Normales Schleimhautrelief bei
etwa ptotischem Magen.

Abb. 519. Normales Schleimhautbild bei Achylia gastrica.
Ausgeprägte Faltenzeichnung.

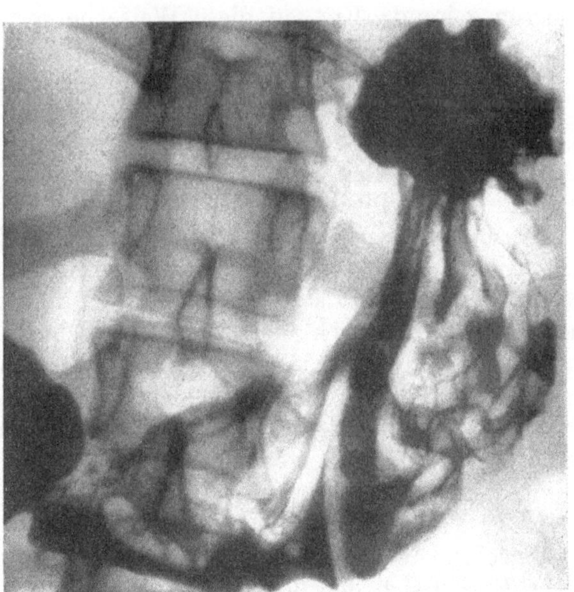

Abb. 520. Normale Magenschleimhaut
Darstellung in Bauchlage.

Abb. 521. Normale Magenschleimhaut.
Darstellung in Rückenlage. Breite Schleimhautfalten.

Nahrungsreste im Magenlumen erzeugen entsprechende Aussparungen im Füllungsbilde,
die von pathologischen Schattendefekten wohl unterschieden werden müssen.

4. Magentonus.

Von der Peristaltik zu unterscheiden ist die sog. *peristolische* Funktion, das ist diejenige Kraft, welche die Magenwandungen um den Inhalt zusammenzieht und die früher besprochene Gleichmäßigkeit der Magenfüllung unabhängig von der Menge der eingeführten Mahlzeit hervorruft. Dieser Tonus der Muskulatur kann in verschiedenen Fällen und in dem gleichen Falle zu verschiedenen Zeiten eine sehr verschiedene Stärke haben. Die Folge davon kann auch eine erhebliche Verschiedenheit der Magenform sein. SCHLESINGER geht so weit, die verschiedenen Magenformen in erster Linie auf Unterschiede des Tonus zurückzuführen. Von FORSSELL u. a. wird dies bestritten mit dem Hinweis, daß hierfür Änderungen des anatomischen Baues maßgeblich sind. Der unleugbar große Einfluß, welchen der Tonus auf die Gestaltung der Magenform hat, geht aus den sehr wichtigen Experimenten von KLEE hervor, welche dieser an dezerebrierten Katzen vornahm. Bei diesen ist sowohl der Vagus- als auch der Sympathicustonus erhöht. Bei Ausschaltung des Tonus des einen dieser Antagonisten machte sich der erhöhte Tonus des

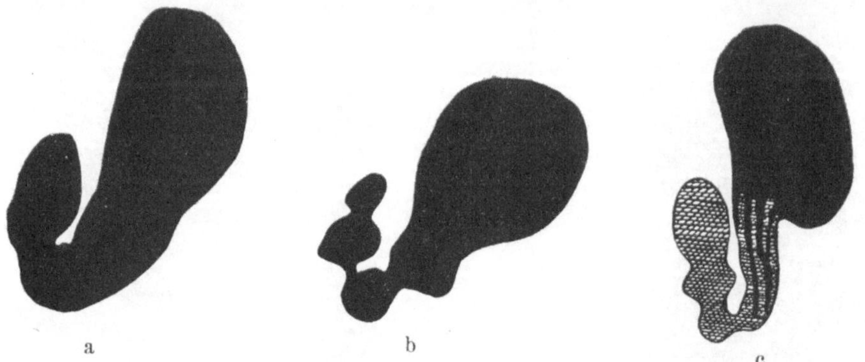

Abb. 522a—c. Verschiedene Formen des Magens einer dezerebrierten Katze bei Tonusänderung durch verschiedene Nerveneinflüsse nach KLEE.

a Sympathicustonus (nach Kühlung des Vagus); b Vagus- und Sympathicustonus (nach Erwärmung des Vagus); c Vagustonus (Nervi splanchnici durchschnitten).

anderen geltend. Ein auf diese Weise hergestellter Sympathicustonus verwandelte die vorher normale Form des Magens in einen schlaffen, regungslosen Sack, die Pars pylorica war erweitert und ging ohne Absatz in die Pars media über. Eine Peristaltik war nicht sichtbar. Dagegen traten bei Herstellung des Vagustonus eine Kontraktion des Magens, insbesondere eine tiefe Dauereinschnürung der Pars media und pylorica, und lebhafte peristaltische Wellen auf. Zugleich setzte eine schnelle Entleerung des Mageninhalts in den Dünndarm ein, in dem gleichfalls eine schnelle Beförderung zustande kam. Auch an der Muscularis mucosae konnten krankhafte Kontraktionen erkannt werden, wodurch die Ansicht eine Stütze erfährt, daß eine sehr ausgeprägte Zähnelung der großen Kurvatur als ein Verdachtsmoment auf Ulcus im Sinne der Neurosentheorie des Magenulcus anzusehen ist. Die gleichfalls beobachtete scharfe Absetzung tonischer Kontraktionen der unteren und mittleren Magenabschnitte bei Vagusreizung schuf eine wichtige experimentelle Parallele für den partiellen Gastrospasmus, der bei Nicotinabusus, bei tabischen Krisen und anderen Zuständen von HOLZKNECHT und LUGER u. a. beschrieben wurde.

Die große Abhängigkeit der Magenform vom Tonus, der durch verschiedene Nerveneinflüsse beherrscht wird, geht ferner aus verschiedenen Beobachtungen von LÜDIN hervor. Dieser sah in einem Ohnmachtsanfall einen vorher normal geformten Magen mit gewöhnlicher Peristaltik in einen bewegungslosen schlaffen Sack sich verwandeln, dessen Boden sich deutlich tiefer senkte. Die Übereinstimmung mit den von KLEE an dezerebrierten Katzen beschriebenen Bildern nach Erhöhung des Sympathicus- und Ausschaltung des Vagustonus war hierbei unverkennbar. Ferner stellte LÜDIN bei Frauen kurz vor und im Beginn der Menstruation häufig eine schlaffe atonische Magenform mit verringerter Peristaltik und eine erhebliche Verzögerung der Magenentleerung über

6 Stunden hinaus fest, während der Magen zu anderen Zeiten normale Form und Entleerung zeigte. HEYER beobachtete bei Frauen, die unter schwerem psychischem Druck infolge unangenehmer Erlebnisse standen, zunächst Schlaffheit und Tiefstand des Magens und sodann bei einer unmittelbar folgenden Nachuntersuchung in Hypnose, durch welche die unangenehmen Empfindungen fortsuggeriert wurden, besseren Tonus und Hebung des

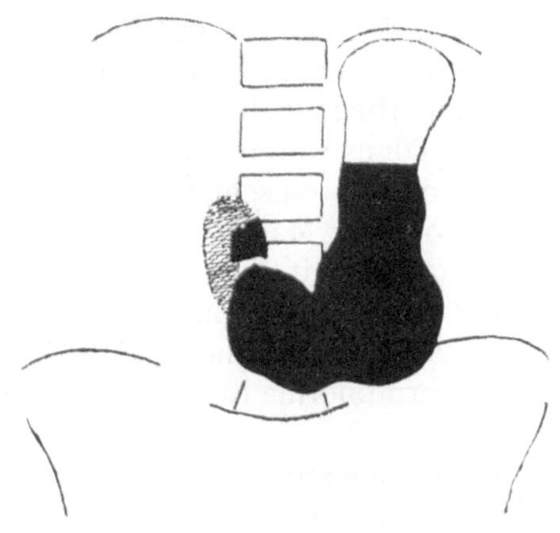

Abb. 523. Außerhalb der Anfälle.

Normale Angelhakenform des Magens und Entleerung in weniger als 4 Stunden.

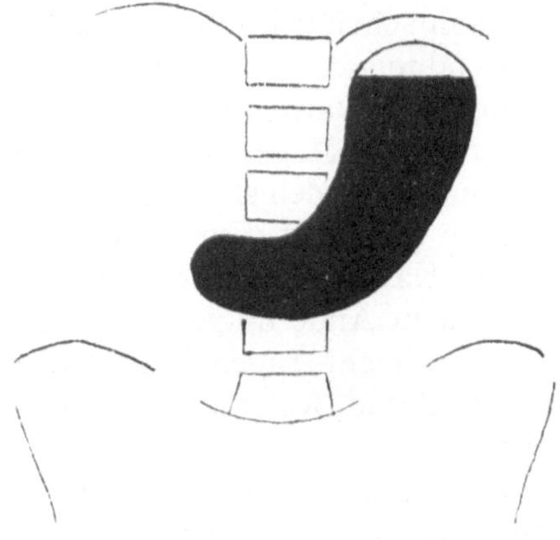

Abb. 524. Während eines Anfalles.

Hochstehende hypertonische stierhornähnliche Magenform.

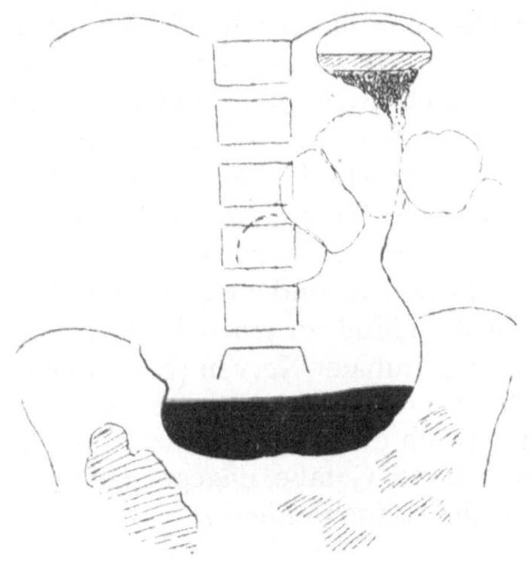

Abb. 525. Während desselben Anfalles 8 Stunden nach Mahlzeit.

Hochgradige Erschlaffung, Senkung und Rechtsdehnung des Magens. Halbmondförmiger Breischatten wie bei einer Gastrektasie infolge Pylorusstenose. Auch im Fornixteil kleines Breidepot, welches durch einen lokalen Spasmus abgeschnürt ist. Möglicherweise ist auf die Entstehung desselben das stark gasgeblähte Colon, welches quer über den Magen hinwegzieht, neben einer erhöhten nervösen Reizbarkeit von Einfluß.

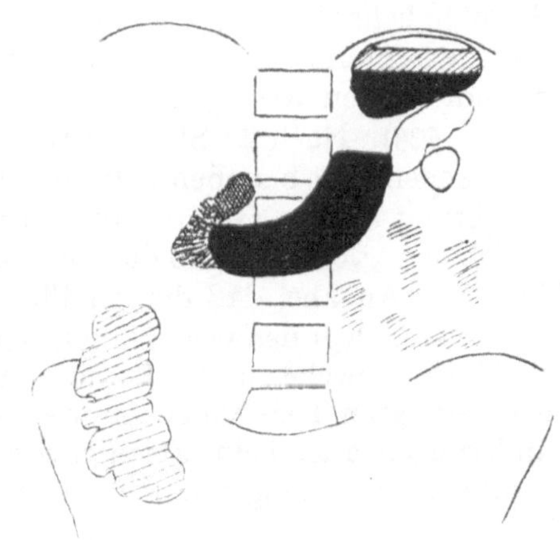

Abb. 526. Derselbe Fall während des gleichen Anfalles 24 Stunden nach Mahlzeit.

Der Magen enthält noch beträchtliche Breimengen, wieder hochstehend, bis oben gefüllt. Im Fornix- bzw. oberen Korpusabschnitt quere Einschnürung, lateralwärts davon das geblähte Colon. Auch Duodenum und obere Dünndärme sind mit Kontrastbrei gefüllt. Der übrige Teil des Breies im Colon ascendens.

Abb. 523—526. Starke Änderungen des Magentonus während einer abdominalen PALschen Gefäßkrise.

Klinisch: 36jähriger Büchereigehilfe. Angeblich seit einem vor 5 Jahren erlittenen Bauchschuß häufig anfallsweise auftretende sehr heftige Bauchschmerzen von 2—3tägiger Dauer mit wäßrigem oder galligem Erbrechen und Stuhlverhaltung. Leib dabei eingezogen. Während der Anfälle Steigerung des Blutdruckes von 120 auf 220 mm Hg. Keine Anhaltspunkte für Tabes (Nervensystem o. B., Wassermann — , Liquor o. B.) oder Blei (das Geschoß wurde sofort entfernt, eingehende Röntgenuntersuchung des ganzen Körpers läßt keine Geschoßschatten erkennen. Die Gallenblase war bei einer früher ergebnislos unternommenen Laparotomie normal befunden.

Magens. CHARMANDARJAN, PLATONOW und BESTSCHINSKAJA bewirkten durch Suggerierung verschiedenartiger Empfindungen bei geeigneten Personen im wachen und hypnotischen Zustand im Röntgenbilde sichtbare Änderungen des Magens, die in Erhöhung oder Herabsetzung des Tonus, Steigerung oder Verringerung der Peristaltik und der Motilität bestanden und in mannigfaltiger Kombination und Intensität auftraten.

In systematischer Weise wurde die Abhängigkeit des Tonus und gleichzeitig auch der Peristaltik des Magens von chemischen und thermischen Einflüssen, die einerseits von der Mundhöhle, andererseits von der Haut des Abdomens zur Wirkung kamen, von Ruhmann und Walinski geprüft. Von der Mundhöhle aus, ohne daß die angewandten Mittel in den Magen gelangten, wirkten tonussteigernd und peristaltikfördernd Salzsäure, Kochsalz, verschiedene scharfe Gewürze, dagegen erschlaffend Alkali, Öl und Asa foetida, letzteres wahrscheinlich auf psychischem Wege (Walinski). Ruhmann fand, daß örtliche Kälteanwendung auf der Haut des Oberbauches im allgemeinen ein sympathisch betontes Hemmungsbild, Wärmereiz dagegen einen mehr parasympathisch beherrschten Zustand der Förderung am Magen hervorrief. Die Änderungen des Tonus waren dabei verschieden je nach seiner Grundeinstellung. Der Tonus des ortho- und hypotonischen Magens wurde durch Kälte erschlafft, durch Wärme erregt; der hypertonische Magen antwortete umgekehrt auf Kälte mit stärkerer Straffung, auf Wärme dagegen mit Tonusabnahme. Die entsprechenden Änderungen der Peristaltik sind S. 437 geschildert. Zusammenfassend läßt sich vielleicht sagen, daß Wärme ausgleichend und die normalen Bewegungsvorgänge fördernd, Kälte dagegen hemmend wirkt oder aber abnorme Erregungsvorgänge hervorruft.

Die stärksten Verschiedenheiten der Form und Entleerungszeit des Magens durch Änderung des Tonus sah ich in einem Falle von abdominalen Gefäßkrisen (Pal), welche mit heftigsten Bauchschmerzen und gleichzeitiger Steigerung des Blutdruckes von 120 auf 220 mm Hg einhergingen. Außerhalb des Anfalles wurde eine gewöhnliche Angelhakenform des Magens und eine Entleerungszeit von weniger als 4 Stunden festgestellt (vgl. Abb. 523). Im Anfall bestand dagegen zunächst eine hochstehende hypertonische stierhornähnliche Form (vgl. Abb. 524) und im Gegensatz dazu nach 8 Stunden eine tiefe Magensenkung und -erschlaffung mit starker Rechtsdehnung und einem großen halbmondförmigen Rest ganz ähnlich wie bei einer Gastrektasie infolge Pylorusstenose (vgl. Abb. 525). Nach 24 Stunden war noch eine beträchtliche Breimenge in dem wieder hochstehenden und bis oben gefüllten Magen vorhanden. Außerdem bestand eine quere Einschnürung an der Grenze von oberem und mittlerem Magendrittel (vgl. Abb. 526). Bezüglich der Ätiologie ergab die Untersuchung für Tabes, Blei und Nicotin keine Anhaltspunkte. Die Angabe, daß die Anfälle erstmalig im Anschluß an einen Bauchschuß aufgetreten waren, legt den Gedanken an eine Reizung abdominaler Nerven (N. splanchnicus) durch Narbengewebe nahe. Bei der Autopsie, die nach dem später aus ganz anderer Ursache erfolgten Tode vorgenommen wurde, fanden sich am Magen keinerlei organische Veränderungen, auch keine Zeichen von Arteriosklerose der Gefäße, dagegen eine strahlige feste alte Verwachsung am Peritoneum als Folge des Bauchschusses.

5. Pylorusreflexe.

Der Übertritt von Speisen aus dem Magen in den Darm wird durch das Spiel des Pylorus geregelt. Dieser wird periodisch geöffnet, sobald die peristaltischen Wellen des Magens ihn erreichen bzw. die verstärkten Kontraktionen des Antrums erfolgen. Wie Cannon bei Tieren beobachtete und Groedel auch für den Menschen annimmt, findet aber nicht regelmäßig bei jeder Kontraktion des sog. Antrums eine Öffnung des Pylorus statt; alsdann fließt bei geschlossenem Pylorus der Speisebrei wieder in den Magen zurück. Abgesehen von dieser Abhängigkeit der Pylorusöffnung von den andrängenden Antrumwellen unterliegt das Pylorusspiel verschiedenartigen nervösen Einflüssen und wird auf reflektorischem Wege durch Reize, die auch an entfernter Stelle einsetzen, geregelt. Allgemein bekannt ist der Hirsch-Meringsche Salzsäurereflex, der darin besteht, daß Berührung der Duodenalschleimhaut durch Salzsäure Pylorusschluß herbeiführt. Hierfür sprechen auch folgende röntgenologische Beobachtungen. Bei Hyperacidität des Magensaftes sieht man eine Verstärkung, bei einer Verminderung der Säurewerte eine Abschwächung des Pylorusschlusses. Bei Achylie steht der Pylorus dauernd offen und der Kontrastbrei fließt ununterbrochen ins Duodenum ab, das hierdurch vollständig dargestellt wird.

DIETLEN und TABORA sahen auf Salzsäuregaben verstärkte peristaltische Wellen des Magens und Pylorusverschluß. Auf Darreichung von Öl trat dauernde Öffnung des Pylorus ein, zugleich aber auch Sistieren der Peristaltik. Der Effekt auf den Speisentransport war in beiden Fällen, sowohl auf Einführung von Salzsäure als von Öl der gleiche, nämlich eine Verzögerung der Entleerung. Nur war diese auf verschiedenem Wege, nämlich bei Säureeinwirkung durch Pylorusschluß, auf Ölgaben durch Aufhebung der Peristaltik bei offenem Pylorus zustande gekommen. Vielleicht spielen auch mechanische Reflexe unter Umständen eine Rolle, wenn sie auch im röntgenologischen Schrifttum früher kaum erwähnt sind. Im physiologischen Experiment am Hund erzielte TOBLER bei Aufblähung eines in das Duodenum eingelegten Gummiballons Pylorusschluß. Ich halte es für möglich, daß ein in den späteren Stadien der Verdauung angetroffener isolierter Magenrest in einem von mir beobachteten Falle von infrapapillärer Duodenalstenose auf einem verstärkten Pylorusschluß beruhte, der vom Duodenum aus reflektorisch ausgelöst wurde.

Im Gegensatz zu der allgemeinen Anerkennung, welche die Lehre vom HIRSCH-MERINGschen Reflex bisher sonst gefunden hat, bestreiten BARSONY und seine Mitarbeiter in zahlreichen Mitteilungen völlig dessen Vorhandensein. Sie sahen nach Einführung der doppelläufigen Gastro-Duodenalsonde, deren Mündungen teils im Magen, teils im Duodenum endigen, weder auf den mechanischen Reiz der Sondierung noch auf chemische Reizung des Duodenums mittels eingespritzter 0,2- und 0,36%iger Salzsäurelösung irgendeine Veränderung der motorischen Magenfunktion und insbesondere niemals Änderung des Pylorusspiels im Röntgenbilde. Nähere einwandfreie physiologische Untersuchungen sind erforderlich, bevor das auch nach den Forschungen von KIRSCHNER und MANGOLD gesichert erscheinende Bestehen des duodenalen Pylorusreflexes angezweifelt werden kann. Freilich ergeben auch deren Untersuchungen, die übrigens am querresezierten Hundemagen angestellt wurden, daß der Chemoreflex vom Duodenum nicht direkt den Pylorus schließt, sondern die Antrumperistaltik und dadurch die mit der Antrumwelle erfolgende Pylorusöffnung hemmt, und daß dieser Hemmungsreflex lediglich die Stärke, aber nicht den Rhythmus und die Folge ihrer Frequenz betrifft.

Von *pharmakologischen Wirkungen* ist der auf *Morphiumgaben* mittlerer Dosis von 1—2 cg eintretende Pylorusschluß zu nennen, auf den nach MAGNUS die Verzögerung des Speisetransportes durch den Verdauungskanal in erster Linie zu beziehen ist. Außer dem Pylorusschluß sahen VON DEN VELDEN, DIETLEN, STIERLIN und SCHAPIRO u. a. nach Morphium Vertiefung der peristaltischen Wellen, Erhöhung des Magentonus und Dauerkontraktionen des Magens eintreten. Nach HOLZKNECHT bewirkt auch *Papaverin* bei normalem Magen eine Verzögerung der Magenentleerung durch Verstärkung des Pylorusschlusses. Dagegen kann es einen bestehenden Pyloruskrampf aufheben. Nach Atropininjektion beobachtete KLEE am Tier stets Hemmung der Peristaltik, Schließung des Sphincter pylori und daher Verzögerung der Entleerung sowie Tonuserschlaffung und Lösung spastischer Erscheinungen, letztere aber nur bei erhaltener, nicht bei unterbrochener Splanchnicusleitung. Am Menschen fand OETVÖS beim Gesunden keine Beeinflussung der Austreibungszeit durch Atropingaben. Dagegen beobachtete er bei Geschwüren des Magens und Duodenums, besonders, wenn diese in der Nähe des Pylorus saßen, eine Verzögerung der Entleerung, welche er auf Steigerung eines Pylorusspasmus durch die Atropinwirkung zurückführt.

6. Magenentleerungszeit.

Die *Magenentleerungszeit* ist von einer Summe der vorher genannten Faktoren der anatomischen Lageverhältnisse und verschiedenen physiologischen Vorgänge abhängig. Von großem Einfluß ist das Verhalten des Pylorus, ferner die Peristaltik, der Spannungszustand (Tonus) sowie die Menge des Magensaftes. Von geringerer Bedeutung sind die Körperlage sowie die Hubhöhe des Magens vom unteren Magenpol bis zum Pylorus. Verringerter Pylorusschluß, rege Peristaltik, erhöhter Tonus, verminderte Hubhöhe,

Rechtslage des Patienten beschleunigen die Entleerung, die entgegengesetzten Einflüsse sowie starke Absonderung von Magensaft, welcher eine Sedimentierung der Speisen und besonders der schweren Kontrastmittel bewirkt, verzögern sie. Die einzelnen Faktoren von fördernder und hemmender Wirkung können sich in verschiedener Weise miteinander kombinieren und sich bezüglich der Entleerung des Mageninhalts unterstützen oder auch entgegenarbeiten. So wird bei Hyperacidität gewöhnlich eine rege Peristaltik, aber gleichzeitig auch Hypersekretion und oft verstärkter Pylorusschluß angetroffen; das Ergebnis ist meist eine das Durchschnittsmaß übertreffende Entleerungszeit. Ein besonders langes Verbleiben von Restschatten am Magengrunde kommt dann zustande, wenn gleichzeitig Hypersekretion und große Hubhöhe vorhanden sind, weil alsdann durch die Magenbewegungen nur die obenstehende Flüssigkeit herausbefördert wird und das sedimentierte schwere Kontrastmittel am Grunde liegenbleibt. Anderseits entleert sich ein Magen mit herabgesetzten oder fehlenden Säurewerten und mangelnder Sekretion von Magensaft in der Regel recht schnell, selbst wenn die Hubhöhe bei tiefstehender großer Kurvatur ziemlich groß ist. Außer den mechanischen Verhältnissen, auf die EGAN das Hauptgewicht legt, sind auch nervöse Einflüsse, welche die Wandspannung, Peristaltik und das Pylorusspiel regeln, von großer Bedeutung. Es sei nochmals an die eindrucksvollen Versuche von KLEE bei Veränderung des Sympathicus- und Vagustonus an dezerebrierten Katzen und an die Beobachtungen von LÜDIN erinnert, welcher bei Frauen kurz vor und im Beginn der Menstruation häufig einen 6-Stundenrest von über der Hälfte der Probemahlzeit fand, die sonst in normaler Zeit entleert wurde. Einer genauen systematischen Prüfung bedarf noch die Wirkung *psychischer Faktoren*, insbesondere der Lust- und Unlustgefühle (Appetit, Ekel) auf den Ablauf der Entleerung. Vereinzelte Untersuchungen, die von HAUDEK und STIGLER angestellt wurden, ergaben, daß die Magenentleerungszeit bei einer gesunden Versuchsperson im Stadium des Sättigungsgefühls $5^1/_2$ bis mehr als 6, dagegen wenn Hungergefühl (Appetit) bestand, nur 3—4 Stunden betrug. Es erscheint nicht ausgeschlossen, daß die allgemeine psychische Stimmung und auch die besonderen psychischen Eindrücke, welche das Aussehen und den Geschmack, ferner die Temperatur und Konsistenz der Probemahlzeit sowie das Vorhandensein und die Beschaffenheit oder das Fehlen von Korrigentien erzeugen, gewisse Abweichungen von der sonst zu erwartenden Entleerungszeit hervorrufen. Einige Hinweise darauf geben einzelne S. 441 angeführte Beobachtungen (HEYER u. a.).

Endlich wechselt die Magenentleerungszeit etwas je nach der Art des verwandten *Kontrastmittels*. Sie wird meist für Bariumbrei zu 1—2, für Wismutbrei zu 3—4 und für Kontrastinmischung (Zirkonoxyd-Mondaminbrei) zu $2^1/_2$—$3^1/_2$ Stunden angegeben. Nach meinen Erfahrungen trifft die kurze Entleerungszeit von 1—2 Stunden nur für sehr dünnflüssigen Bariumbrei zu; bei Verwendung eines mäßig konsistenten Breies ist sie auch bei Zusatz von Barium wesentlich länger, nämlich durchschnittlich 3—4 Stunden, für Wismutbrei etwa ebenso lange, vielleicht ein wenig länger. Für wichtig halte ich die gleichzeitige Kenntnis der Aciditätswerte und der Menge des Magensaftes. Bei einer Anacidität ist eine Entleerungszeit von mehr als 3 Stunden zum mindesten ungewöhnlich, während bei vermehrten Säurewerten und gleichzeitiger Hypersekretion von Magensaft eine Verweildauer von über 4 Stunden nichts Besonderes zu bedeuten hat. Nach übereinstimmenden Mitteilungen wird eine Zeit von 6 Stunden als obere Grenze der Magenentleerung bei der RIEDERSchen Probemahlzeit unter normalen Verhältnissen angegeben. Grundbedingung für vergleichende Untersuchungen ist die Verwendung der gleichen Speisemischung (Grieß- oder Mondaminbrei) von genau gleicher Menge und Konsistenz. WOLF, der vergleichende Untersuchungen mit verschiedenen Breimahlzeiten an normalen Personen angestellt hat, kommt bezüglich der Zeiten fast zu den gleichen Schlüssen und mißt den wesentlichsten Einfluß auf die Entleerungszeit der Konsistenz des Breies zu, worin ich ihm beipflichte.

Viel länger als für Kohlehydrate (durchschnittlich $2^1/_2$ Stunden) ist nach WULACH die Entleerungszeit für Eiweiß (5—6 Stunden) und für Fette (7—$8^1/_2$ Stunden). Nach den

Beobachtungen von BEST und COHNHEIM an Duodenalfistelhunden wurde ein aus pflanzlichen Nahrungsmitteln wie Mondamin, Kartoffeln, Brot hergestellter Brei von Anfang an als Brei ausgestoßen, dem auch gleich in den ersten Schüssen Wismut beigemengt war. Dagegen wurde bei Fleischnahrung in den ersten 24 Min. nur klare wismutfreie Flüssigkeit ausgestoßen. Bei Milchgaben wurden zunächst einige Schüsse wismuthaltiger Milch, dann Molken ohne Wismut, zum Schluß mit Wismut untermischte Caseinklumpen ins Duodenum entleert.

Derartige Untersuchungen mit Zusatz von bestimmten Nahrungsmitteln zum Kontraststoff können auch zu Funktionsproben ausgebaut werden, die Störungen noch unter solchen Verhältnissen aufdecken, bei welchen die übliche Kontrastspeise keine Veränderungen erkennen läßt. So fanden KOLTA und SCHOLTZ besonders bei Patienten, die Beschwerden nach Aufnahme eines bestimmten Nahrungsmittels geäußert hatten, Verzögerung der Magenentleerung, Erhöhung von Tonus und Peristaltik, Auftreten von Pylorusspasmus und anderen spastischen Erscheinungen am Magen, während die übrige Röntgenuntersuchung und auch die chemische Untersuchung des Magensaftes keine Abweichungen ergeben hatten.

7. Brechakt.

Auch der Brechakt ist röntgenologisch untersucht worden. Nach den Beobachtungen verschiedener Autoren an Menschen (LEVY-DORN und MÜHLFELDER, CHYLARZ und SELKA, SCHLESINGER u. a.) und an Tieren (HESSE) wird hierbei der Magen nicht nur durch die Bauchpresse unter Unterstützung verschiedener Atembewegungen passiv entleert, sondern es sind auch Kontraktionen der Magenwand selbst wirksam. Insbesondere wurden starke Zusammenziehungen des Pylorusteils und der unteren Magenabschnitte bei gleichzeitiger stärkerer Füllung der Funduspartie (Fornix) unter ruckartiger Hebung des unteren Magenpols beobachtet, worauf der Übertritt des Mageninhalts durch die geöffnete Kardia in den Ösophagus erfolgte. Zuweilen, keineswegs immer, wurde Antiperistaltik gesehen. KLEE stellte an der großhirnlosen Katze folgende Stadien des Brechaktes im Röntgenbilde fest: 1. Pylorusschluß, 2. totale Hemmung der Peristaltik, 3. Kontraktion des präpylorischen Teiles, Fundusfüllung, 4. Kardiaöffnung und Ösophagusfüllung. Er wies in eingehenden Experimenten nach, daß hieran sowohl der Vagus als der Sympathicus beteiligt ist. Der am Halsvagus gesetzte Reiz, welcher den Brechakt auslöst, verläuft zunächst zentralwärts zur Medulla oblongata und erregt reflektorisch den Sympathicus. Hierdurch wird die erste Phase des Brechaktes, nämlich Pylorusschluß mit totaler Hemmung der Peristaltik, bewirkt. Erst die folgenden Stadien, Kontraktion des präpylorischen Teiles, Funduserschlaffung und sodann Kardiaöffnung, werden durch Vaguserregung hervorgerufen. Die Notwendigkeit einer Mitwirkung des Sympathicus am Brechakt ist dadurch erwiesen, daß nach seiner Durchschneidung auf die sonst Brechen erregende Reizung des Halsvagus kein Erbrechen, sondern eine beschleunigte Entleerung des Magens in den Darm durch den nunmehr geöffneten Pylorus erfolgt.

C. Duodenum.

Das *Duodenum* wird im Röntgenbilde normalerweise gewöhnlich nicht vollständig dargestellt, da der bei jeder Pylorusöffnung mit großer Gewalt aus dem Magen geschleuderte Mageninhalt sich im Duodenum sofort verteilt und es insbesondere sehr rasch durcheilt. Nur in dem oberhalb des Pylorus gelegenen Anfangsteil, dem von HOLZKNECHT so benannten *Bulbus duodeni*, pflegt sich ein dreieckiger oder haubenförmiger Schatten längere Zeit zu halten. In einigen Fällen sieht man außerdem hin und wieder auch in anderen Teilen des Duodenums kurze Breischatten abgebildet, die eine feine Rippung als Ausdruck der KERCKRINGschen Schleimhautfalten aufweisen. Eine vollständige und länger dauernde Füllung des Duodenums ist dann zu erzielen, wenn der reflektorische Pylorusschluß aufgehoben ist und alsdann der Mageninhalt dauernd abfließt. Dies tritt nach Einnahme von Wasser ein. Deshalb empfiehlt HOLZKNECHT zur röntgenologischen

Darstellung des Duodenums die Verwendung einer kontrastmittelhaltigen Flüssigkeit unter gleichzeitiger manueller Effleurage des Magens. Aus dem gleichen Grunde, weil auch

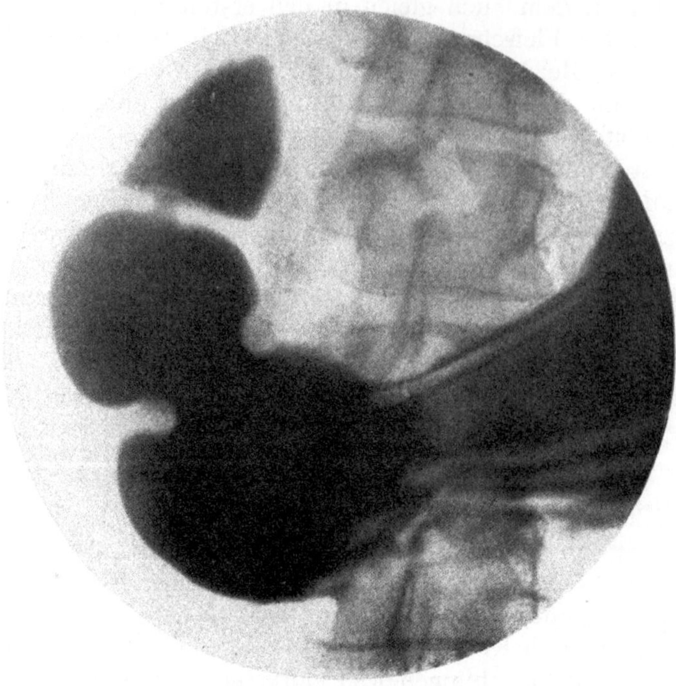

Abb. 527. Pralles Füllungsbild des normalen Bulbus duodeni in Rechtsseitenbauchlage nach Kompression der Pars transversa inferior. (Verfahren von CHAOUL.)

hierbei der Pylorus dauernd offensteht, ist sowohl bei Durchleuchtungen als bei Aufnahmen eine vollständige und dauernde Füllung des Duodenums bei Achylia gastrica und bei starrer

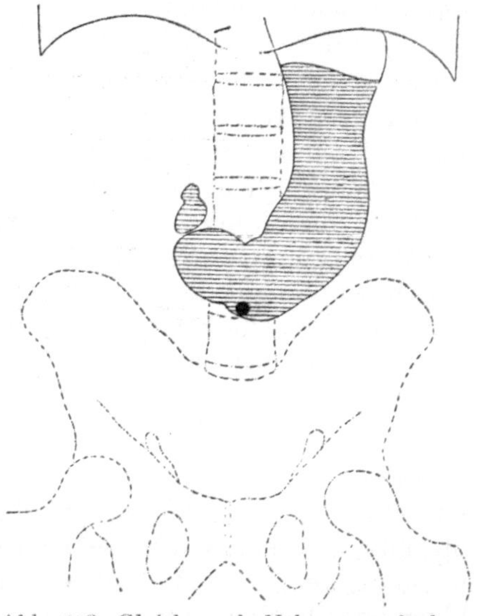

Abb. 528. Gleich nach Nahrungsaufnahme.
Magen und Anfangsteil des Duodenums gefüllt.

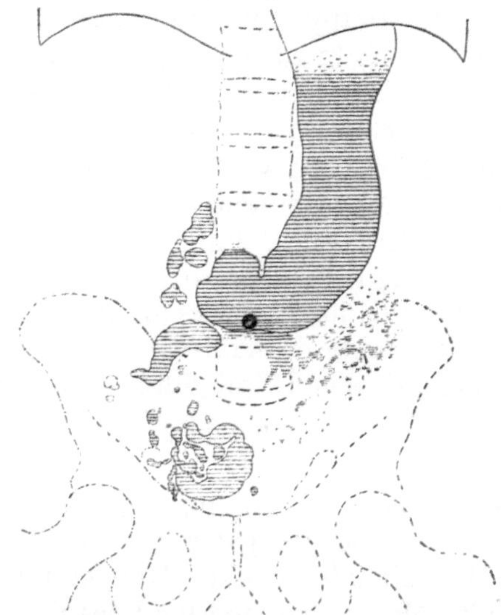

Abb. 529. ½ Stunde p. c. (post coenam).
Magen fast vollständig, Duodenum teilweise gefüllt. Im Jejunum links oben schneeflockenartig zerstreute Schatten. An einigen Stellen mehr zusammenhängend gefüllte Dünndarmschlingen.

krebsiger Infiltration des Pylorus zu sehen. Auch nach Öldarreichung tritt nach TABORA ein dauernder Abfluß durch das Duodenum auf, aber wegen des gänzlichen Fehlens peristaltischer Wellen nur dann, wenn der Patient gleichzeitig auf die rechte Seite gelegt wird.

Die *Rechtslage* begünstigt auch unter sonstigen Bedingungen das Zustandekommen einer stärkeren Füllung des Duodenums. Ein vollständiger Ausguß des Duodenums wird dann erzielt, wenn gleichzeitig der Abfluß an der Flexura duodeno-jejunalis oder der Pars

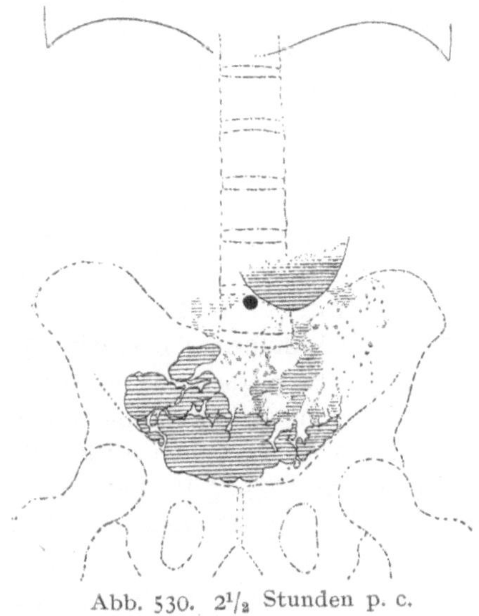

Abb. 530. 2¹/₂ Stunden p. c.

Magenrestfüllung am unteren Magenpol. Links oben schneeflocken-artig verteilte, in der Mitte und rechts unten mehr zusammenhängende Dünndarmfüllung.

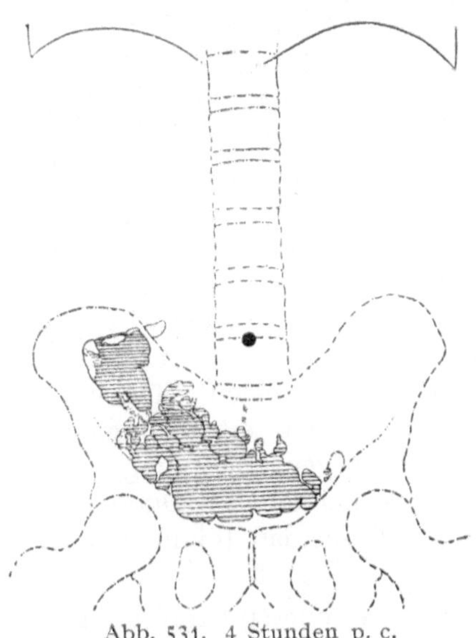

Abb. 531. 4 Stunden p. c.

Magen leer. Zusammenhangende Füllung der unteren Ileumschlingen. Beginnende Füllung des Coecum-Ascendens, welches hier wahrscheinlich infolge kongenitaler Anlage auffallend kurz ist.

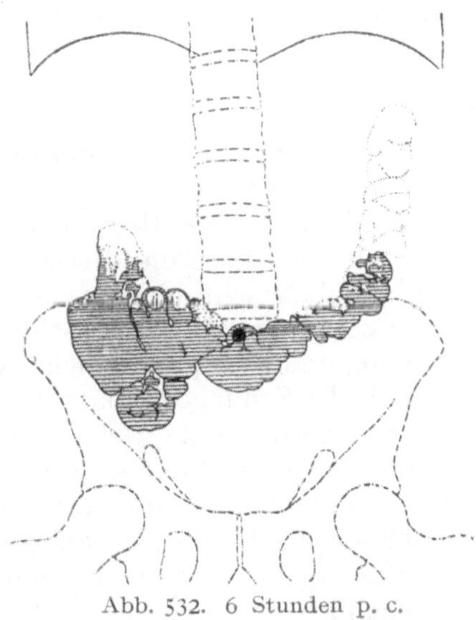

Abb. 532. 6 Stunden p. c.

Nur noch geringe Füllung der letzten Ileumschlinge. Coecum-Ascendens und die beiden ersten Drittel des Colon transversum gefüllt. Gasblasen besonders an der Flexura lienalis.

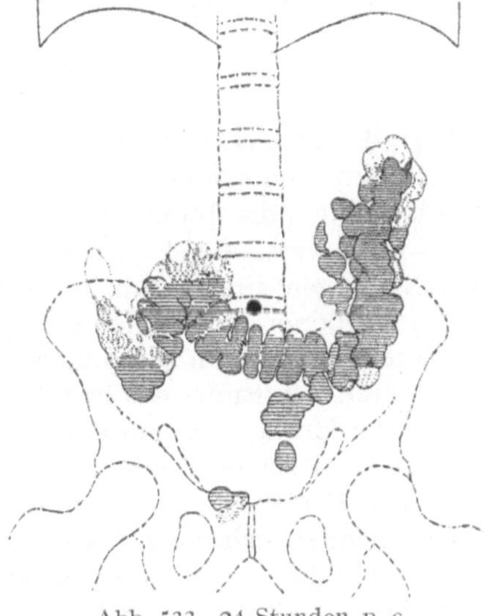

Abb. 533. 24 Stunden p. c.

Coecum-Ascendens nur noch wenig, Transversum, Descendens und Flexura sigmoidea vollständig gefüllt. Deutliche Haustrenzeichnung. Gasblasen an beiden Flexuren.

Abb. 528—533. Normalserie einer Wismutbrei-Probemahlzeit.
(Nach RIEDER: Fortschritte der Röntgenstrahlen, Bd. 18.)

inferior duodeni durch Druck der Bauchwand gegen die Wirbelsäule in Bauchlage oder durch eine besondere Kompression mittels einer Pelotte gehemmt wird. Hierauf beruht das von HOLZKNECHT begründete und in ähnlicher Weise von CHAOUL angewandte Verfahren der Duodenaluntersuchung.

Das gefüllte Duodenum zeigt gewöhnlich eine nach links offene *C-Form*. Besonders dann, wenn der Pylorus durch irgendwelche Umstände weiter als gewöhnlich nach rechts verlagert ist, kann der Verlauf des Zwölffingerdarmes auch hakenförmig gekrümmt sein. Während der Pylorus bei gewöhnlicher Lage als spaltförmige Einschnürung zwischen Magen und Duodenum sichtbar ist, kann diese Zeichnung bei gerader Durchleuchtung dann verdeckt werden, wenn der Anfangsteil des Duodenums mehr sagittal von vorne nach hinten gerichtet und der Pylorus auf diese Weise nahezu in einer Frontalebene gelegen ist. Besonders der an den Magen anschließende oberste Duodenalschnitt ist von der Gestalt und Lage des Magens sehr abhängig. Er kann bei tief gesenkter Hakenform des Magens steil aufwärts, fast senkrecht von unten nach oben verlaufen, andererseits bei der Stierhornform und tiefstehendem Pylorus einen annähernd horizontalen, von vorn nach hinten gerichteten Verlauf aufweisen, so daß alsdann die bisweilen auch hierfür gebrauchte Bezeichnung als Pars ascendens nicht mehr gerechtfertigt ist und besser durch Pars superior ersetzt wird. Dagegen ist der Verlauf der anderen Abschnitte, der Pars descendens oder media und der wieder schräg ansteigenden Pars inferior, in der Regel ziemlich konstant. Es kommen aber gerade hier auf angeborener Grundlage auch starke Abweichungen vom normalen Bilde vor. DAVID und FREUD haben verschiedene Arten von abnormen Schleifen mit Bildung eines vollen Ringes, in Form eines ε (einer umgekehrten 3) oder anderweitiger Krümmungen beschrieben. Dabei kann es auch zu einer außergewöhnlichen Beweglichkeit des Duodenums kommen (*Duodenum mobile* SANDERA). Die Umbiegungsstelle in das Jejunum liegt gewöhnlich in Höhe des zweiten Lendenwirbels an dessen linkem Rande.

Eine an der oberen Umbiegungsstelle des Duodenums am höchsten Punkte des Bulbus bisweilen anzutreffende kleine *Luftblase* darf nicht als Zeichen einer krankhaften Höhlenbildung aufgefaßt werden, wie dies schon irrtümlich geschehen ist.

Das Schleimhautrelief des Bulbus duodeni ist entweder faltenfrei oder zeigt eine zarte Längsfaltung. Die Bildung von Querfalten beginnt erst in der Pars descendens duodeni.

D. Dünndarm.

Die Lage der *Dünndarmschlingen* läßt im allgemeinen eine Anordnung von links oben nach rechts unten entsprechend dem Verlauf der Radix mesenterii erkennen, und zwar sind im allgemeinen die Jejunumschlingen links und mehr horizontal, die Ileumschlingen rechts und mehr vertikal gelagert (CORNING). Nähere Regeln über Lage und Verlauf der einzelnen Schlingen sind kaum aufzustellen. Eine Ausnahme macht hiervon nur die erste an das Duodenum anschließende und die letzte ins Coecum einmündende Schlinge. Diese letztere setzt sich am Blinddarm an dessen linker Seite, und zwar gewöhnlich etwas oberhalb des unteren Endes des Blindsackes an. Die Gestalt der Schlinge ist nach DAVID entweder hakenförmig gekrümmt oder gerade zum Coecum ansteigend. Bei Dehnung durch eine tiefer sitzende Stenose ist die unterste Dünndarmschlinge als breites, horizontal quer über dem Beckeneingang verlaufendes Schattenband erkennbar. Von dem übrigen Dünndarm zeichnen sich die *Jejunumschlingen* als ziemlich stark gebogene, fiederspaltige zarte Schattenbilder, die *Ileumschlingen* als mehr kompakte, weniger fein gerippte oder auch glattrandige kürzere oder längere, nach unten allmählich an Länge zunehmende Schattenbänder und Flecken ab. Bei feinerer Verteilung des Darminhaltes kommt oft eine schneeflockenartige Zeichnung von verstreuten kleinen Kontrastflecken besonders in den oberen Dünndarmabschnitten zustande. Gewöhnlich sind die einzelnen Schatten voneinander durch Zwischenräume getrennt, nur in den unteren Ileumschlingen drängen sich die Schatten häufig zu geschlossenen größeren Knäuelbildungen zusammen. Wenn man im linken oberen Bauchquadranten zahlreiche zusammenhängende Schattenschlingen antrifft, die durch eine auffällig feine Fiederung eine vollständige Füllung des faltenreichen Jejunums anzeigen, so weist dies auf einen kontinuierlichen Zufluß von Speisebrei hin, wie er bei dauernd geöffnetem Pylorus, z. B. bei Achylie oder bei Ulcus duodeni und ganz besonders bei einer direkten Verbindung von Magen und Dünndarm durch eine Gastroenterostomie auftritt.

Die *Bewegungen des Dünndarmes* sind bei eröffneter Bauchhöhle im Ringerbad von BAYLISS und STARLING und MAGNUS sowie röntgenologisch von CANNON beim Tier und von KÄSTLE und BRÜGEL beim Menschen durch kinematographische Aufnahmen näher studiert worden. Es sind zweierlei Arten von Bewegungen zu unterscheiden, erstens sog. *Pendelbewegungen*, welche auf rhythmisch alternierender Kontraktion und Wiederausdehnung sowohl der Längs- als auch der Ringmuskelschichten beruhen und rhythmische Segmentation des Inhalts an Ort und Stelle hervorrufen, ohne ihn weiter zu verschieben, und zweitens *peristaltische Bewegungen*, welche den Speisebrei weitertransportieren. KÄSTLE und BRÜGEL bezeichnen die von den Physiologen so genannten *Pendelbewegungen* als *Misch-* und *Knetbewegungen* und beschreiben sie folgendermaßen: „Eine häufchenförmige Inhaltsmasse wird in einigen Sekunden zu einem breiten Bande ausgewalzt und wieder zusammengeballt; dann kommt eine kurze Ruhepause und hierauf Wiederholung des Vorgangs, der sich dreimal in 18 Sek. abspielt. Ein andermal geht die Knetbewegung so vor sich, daß eine bandförmige Masse in mehrere kugelige Segmente geteilt wird; betrifft diese Aufteilung größere Dünndarmstücke, so resultiert ein perlschnurartiges Aussehen. Die Misch- und Knetbewegungen gehen in verschieden schnellem Rhythmus vor sich, aber sie haben alle das gemeinsam, daß der Darminhalt dabei an Ort und Stelle bleibt, höchstens etwas hin- und herbewegt wird. Dagegen wird bei der Förderungsperistaltik der Darminhalt ein Stück weit colonwärts bewegt. Eine häufchenförmige Masse, die vordem der Knetbewegung unterlegen hatte, wird zu einem Bande ausgezogen; dann setzt sich die Inhaltsmasse in Bewegung, passiert eine Umbiegungsstelle des Darmes und hält nach Zurücklegung von etwa 12 cm an, indem das Band colonwärts zum Knäuel zusammenläuft." Auch der Übertritt von Dünndarminhalt ins Colon soll nach KÄSTLE und BRÜGEL rhythmisch erfolgen. Die wechselnde feine Verteilung der Breischatten am selben Ort, die zu verschiedenen Zeiten häufig ein verschiedenes Aussehen zeigen, wird nach der Ansicht von FORSSELL durch Bewegung der Muscularis mucosae hervorgerufen, ähnlich wie die gleichfalls wechselnde Zähnelung der großen Kurvatur am Magen durch Bewegung der Schleimhaut infolge wechselnder Kontraktionszustände der Muscularis mucosae zustande kommt.

Die Bewegungen der Darmmuskulatur stehen hauptsächlich unter dem Einfluß des AUERBACHschen und MEISSNERschen Nervenplexus, welche ihrerseits fördernde und hemmende Impulse vom Vagus und Sympathicus empfangen. Experimentell ist eine genauere Erforschung der Wirkungen dieser Nerven durch isolierte Durchschneidung derselben und ferner durch Exstirpation des Ganglion coeliacum und spätere röntgenologische Verfolgung des Speisentransportes durch den Darm von KÖNNECKE und MEYER angebahnt worden. Nach Vagotomie fanden sie Tonusherabsetzung, nach Splanchnicotomie Tonussteigerung, nach Exstirpation des Ganglion coeliacum Hypermotilität ebensowohl am Magen als am Dünndarm, dagegen keine wesentliche Beeinflussung des Dickdarms. Demnach kommen in Übereinstimmung mit den Ergebnissen der physiologischen Forschung dem Vagus hauptsächlich fördernde, dem Sympathicus hemmende Impulse auf Magen und Dünndarm zu.

Die *Zeit des Speisentransportes* durch den Dünndarm ist von der Zufuhr durch den Magen abhängig. Durchschnittlich treten die ersten Brocken im Coecum zu Beginn der 3. Stunde auf und ist die Dünndarmentleerung nach 8—9 Stunden beendet. Um den Dünndarmtransport unabhängig von dem Einfluß des Magens auf die Speisenzufuhr zu beobachten, hat DAVID das Duodenum mittels Sonde gefüllt und gefunden, daß die ersten Breischatten im Coecum nach $1\frac{1}{2}$—3 Stunden auftraten und die letzten den Dünndarm in 4—$6\frac{1}{2}$ Stunden verließen.

E. Valvula Bauhini.

Der Dünndarm wird vom Coecum durch die *Valvula Bauhini* geschieden, die nach den Anschauungen der Physiologen einen Rücktransport von Dickdarminhalt in den Dünndarm bei Erwachsenen verhindert. Bei kleinen Kindern ist noch kein Verschluß vorhanden.

HESS hat über die *Schlußfähigkeit der Valvula Bauhini* Versuche an der Leiche angestellt, indem er das Coecum unter verschiedenem Druck mit Wasser füllte und beobachtete, ob und wann sich Wasser in die Ileumschlingen entleerte. Er fand, daß die Klappe unter normalen Verhältnissen bei niederen Druckwerten von etwa 20 cm Wasser gewöhnlich fest schloß, bei 40 cm dagegen häufig nachgab. Doch beobachtete er auch bisweilen Schlußfähigkeit bis zu einem Druck von 160 cm Wasser. Ebenso wie Wasserdruck kann starke Aufblähung mit Luft eine Insuffizienz der Klappe herbeiführen. Der Verschluß kommt nach der Anschauung von HESS durch eine mechanische Ventilwirkung der Lippen zustande, welche durch Duplikaturen der eingestülpten Darmwand gebildet sind.

Außerdem ist nach der Anschauung von ELLIOT ein *Schließmuskel* vorhanden, dem dieser Autor ebenso wie HERTZ die wesentlichste Bedeutung für den Klappenschluß beimißt. KATSCH führt als Bestätigung dieser Ansicht seine Beobachtung an, daß er im Röntgenbilde nach Atropineinspritzung eine sonst nicht bestehende Insuffizienz der Klappe fand, einmal sogar einige Zeit nach der Atropingabe den Kontrasteinlauf aus dem vorher völlig abgeschlossenen Coecum in die unterste Ileumschlinge hineinschießen sah. In demselben Sinne sprechen folgende Beobachtungen an Tieren. HANNES untersuchte die Frage des Rücktritts eines Einlaufs an Hunden und Katzen, die eine Ileum- und eine Duodenalfistel hatten. Es wurde beim hungernden Tier immer ein Offenbleiben, beim Tier, das gefressen hatte, immer ein Schluß der Klappe gefunden. Eine rein mechanische Dehnung des Dünndarmes durch den Darminhalt nach Nahrungsaufnahme wurde dadurch ausgeschlossen, daß die getrunkene Flüssigkeit aus der Duodenalfistel herauslief, also gar nicht in den Dünndarm gelangte. Demnach muß hier angenommen werden, daß der Verschluß der Klappe nach Nahrungsaufnahme reflektorisch ausgelöst wurde.

Bei der Röntgenuntersuchung mittels *Einlauf* erweist sich die Klappe unter normalen Verhältnissen bei Verwendung von Wassermengen bis $1^1/_2$ l und mäßigem Druck bis zu 50 cm gewöhnlich schlußfähig. Auch unter normalen Verhältnissen und ohne Anwendung höheren Druckes ist von verschiedenen Seiten (KATSCH, DIETLEN, ASSMANN u. a.) ein Rückfluß des Kontrasteinlaufes in den Dünndarm beobachtet. STRÖM sah dies bei etwa jedem vierten normalen Falle, HAMMER bei 70 % der von ihm untersuchten gesunden Menschen. Hiernach ist nicht anzunehmen, daß diese Feststellung allein zur Diagnose eines pathologischen Zustandes berechtigt, wie dies GROEDEL angibt. Andererseits findet sich aber eine stärkere Insuffizienz häufiger unter besonderen krankhaften Verhältnissen und kann deshalb im Verein mit anderen klinischen Zeichen doch eine gewisse bedingte Bedeutung haben, die später erörtert werden wird.

Außer beim Einlauf kann sich die *Insuffizienz* der Klappe auch bei Verabfolgung der *Kontrastmahlzeit* bemerkbar machen, wenn durch Rücktransport von Coecum der Inhalt durch die offene Klappe in die unterste Dünndarmschlinge zurückfließt. Hierauf ist vielleicht in manchen Fällen die Restfüllung in den unteren Ileumschlingen über 9 und 12 Stunden hinaus zu beziehen. Ebensogut kann diese aber auch die Folge einer organischen Stenosierung der Klappe oder auch eines abnormen Kontraktionszustandes der Ringmuskulatur der untersten Dünndarmschlinge sein. Eine Unterscheidung ist bei alleiniger Verfolgung des Kontrastbreies von oben her mit Sicherheit nicht zu treffen. Diese kann nur durch *Einlauf* erfolgen, wobei aber der Druck nicht über den im Coecum normalerweise vorhandenen Wert zu erhöhen ist. Wo hier die Grenze zu ziehen ist, ist noch nicht sicher festgestellt. Dieser Einschränkung muß man eingedenk sein, wenn man aus einem röntgenologisch beobachteten Rückfluß aus dem Coecum in den Dünndarm nach Einlauf auf das Vorkommen der gleichen Erscheinung unter gewöhnlichen Bedingungen schließen und darauf Beschwerden und Krankheitszustände beziehen will.

F. Dickdarm.

Der *Dickdarm* zeigt sich im Röntgenbilde bei Füllung mit Kontrastbrei als breites Band, das gegenüber dem Dünndarm durch die charakteristischen Einkerbungen der

Haustren ausgezeichnet ist (vgl. Abb. 534). Das Füllungsbild ist oft nicht ganz zusammenhängend, sondern durch Lücken unterbrochen. In der zweiten Hälfte des Dickdarmes findet bisweilen eine Abschnürung voneinander getrennter Skybala statt. Die haustralen

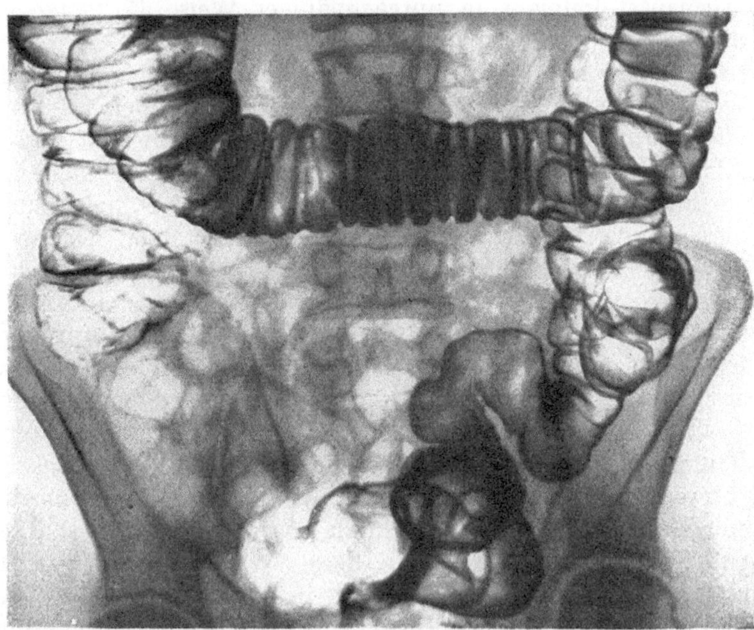

Abb. 534. Normaler Dickdarm bei leichter Füllung mit Bariumaufschwemmung durch Einlauf und Gasaufblähung.

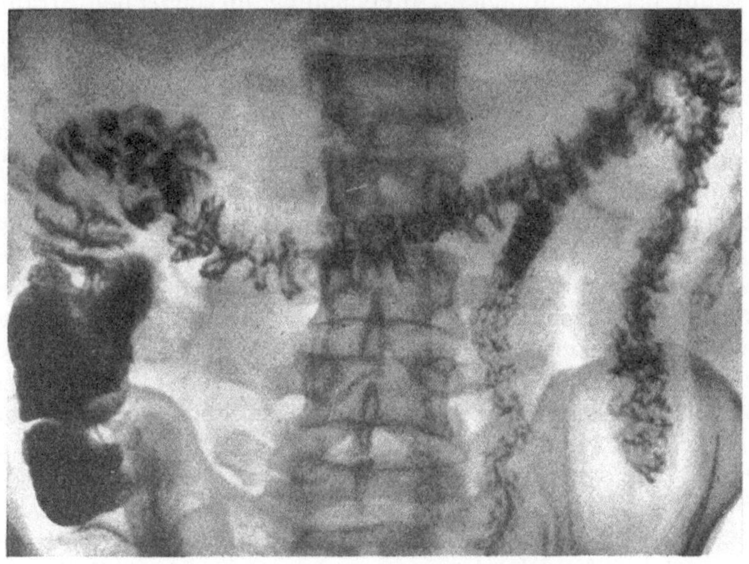

Abb. 535. Schleimhautdarstellung des Dickdarmes.
Oberhalb des Coecum quere Einschnürung entsprechend dem Hirschschen Sphincter (bei Ulcus pylori).

Einkerbungen sind im aufsteigenden Teil flach, im querliegenden besonders regelmäßig und tief, im absteigenden Ast und im Sigma weniger regelmäßig, im Rectum gar nicht ausgeprägt. Während man früher in den Haustren anatomisch präformierte Gebilde gesehen hat, werden diese von v. BERGMANN und KATSCH, sowie auch von STIERLIN als vorübergehende funktionelle Bildungen aufgefaßt, die infolge von Raffung des Darmes durch die angespannten Längsmuskelzüge *(Tänien)* entstehen. v. BERGMANN und

KATSCH gründen diese Anschauungen auf Beobachtungen am lebenden Tiere durch ein Bauchfenster, in dem sie bei der sog. isomorphen Haustration eine fortschreitende seitliche Verschiebung der Ausstülpungen der Darmwand sahen, welche sie „Haustrenfließen" nennen. Hiervon unterscheiden sie eine polymorphe Haustration, wobei die einzelnen Darmausstülpungen in unregelmäßiger Weise Fortsätze entsenden und wieder einziehen.

Von den verschiedenen Teilen des Dickdarmes haben diejenigen Abschnitte, welche retroperitoneal gelegen sind und kein Mesenterium besitzen, eine feststehende Lage, während die Teile mit eigenem Mesenterium leicht beweglich und verschieblich sind. Dementsprechend ist die Lage von *Coecum* und *Colon ascendens*, die ineinander übergehen, einigermaßen konstant, sofern nicht die zuweilen bestehende Anomalie eines *Mesenterium commune* auch diesen Teilen eine größere Beweglichkeit gestattet. Dagegen ist die Lage und Form des *Transversum* außerordentlich wechselnd. Es bildet zwischen den beiden Umbiegungsstellen, der an der Unterfläche der Leber befestigten Flexura hepatica und der hoch unter dem linken Zwerchfellbogen durch das Ligamentum phrenico-colicum angehefteten Flexura lienalis, bald eine leicht bogenförmige, nach links aufwärts ziehende Girlande, bald eine mehrfache Knickung in W- oder V-Form oder hat auch einen mehr unregelmäßig gestalteten Verlauf. Es zeigt auch in demselben Falle während des Ablaufs der Verdauung häufig einen erheblichen Lagewechsel. Das *Colon descendens* zieht von der Flexura lienalis abwärts. Es ist eng benachbart dem aufsteigenden Schenkel des Transversum und kann von ihm bisweilen nur durch Palpation oder in schräger bis querer Durchleuchtungsrichtung getrennt werden. Sehr wechselnd ist wiederum die Lage, Ausdehnung und Form des *S romanum*, welches in manchen Fällen allein den größten Teil der Bauchhöhle ausfüllen kann und bisweilen so weit nach rechts hinüberreicht, daß seine Abgrenzung vom Coecum erst durch gleichzeitige Palpation gelingt. Der untere Abschnitt der stark gewundenen Sigmaschlinge verläuft zum Teil in annähernd sagittaler Richtung und kann bei der üblichen Untersuchung im sagittalen Strahlengange nicht vollständig übersehen werden. Zur Ergänzung ist daher die Durchleuchtung in ungefähr frontalem bzw. leicht schrägem Durchmeser heranzuziehen und bei Aufnahmen wegen der Breite und Mächtigkeit der zu durchdringenden Weichteilschatten die bewegte BUCKY-Blende zu verwenden (HOLZKNECHT). Das *Rectum* hat eine feststehende Lage und Form; die gefüllte Ampulle stellt eine ovaläre Erweiterung seines unteren Abschnittes dar. Am breitesten ist gewöhnlich das Coecum-Ascendens, am schmalsten das Descendens, während das S romanum eine sehr verschiedene Breite und Längenausdehnung aufweisen kann.

Im Bereich des Dickdarmes sind hauptsächlich zwei Stellen hervorzuheben, an denen wenn auch nicht immer, so doch keineswegs selten eine leichte Verengerung wahrzunehmen ist. Bei Auftreten von Spasmen, die sich mit Vorliebe gerade hier einzustellen pflegen, kann es sogar zu einer erheblichen Einschnürung kommen. Es ist dies einerseits eine von CANNON, BÖHM, ELLIOT, SMITH, ROITH beschriebene Stelle in der ersten Hälfte etwa zwischen dem ersten und mittleren Drittel des Colon transversum; von diesem Punkte geht die namentlich an der Katze von BÖHM beobachtete oralwärts gerichtete, antiperistaltische Bewegung aus, auf welche bei Besprechung der Obstipation näher eingegangen werden wird. Eine zweite zum Auftreten von lokalen Spasmen neigende Partie befindet sich am aufsteigenden Dickdarmast etwa 7—10 cm oberhalb des tiefsten Punktes des Coecum und etwa 4—5 cm oberhalb der Einmündungsstelle des Ileum und umfaßt selbst eine Ausdehnung von 3—4 cm. Sie ist durch eine stärkere Muskulatur ausgezeichnet und entspricht nach den Darlegungen von SETH HIRSCH dem auch entwicklungsgeschichtlich bedeutsamen „*coecocolischen Sphinctertrakt*", welcher das Coecum vom Colon ascendens scheidet und namentlich bei Pflanzenfressern eine noch stärkere Ausbildung zeigt. Seine Kenntnis ist vor allem aus differentialdiagnostischen Gründen wichtig, um Verengerungen pathologischer, insbesondere carcinomatöser Art, die gerade an dieser Stelle nicht selten entstehen, vom physiologischen Verhalten trennen zu können. Außerdem treten örtliche Einschnürungen auf den Reiz eines Einlaufs hin nicht selten im Bereiche des Colon descendens auf. Balli zählt auf Grund der häufigen Beobachtungen lokalisierter Zusammenziehungen 8 Sphincteren am Dickdarm auf, nämlich 1. an der Ileocöcalklappe (Varolius), 2. am Coecum unterhalb der Einmündung des Ileums (Busi), 3. am Coecum ascendens oberhalb der Einmündung des Ileums (Hirsch), 4. an der Grenze zwischen erstem und zweitem Drittel des Colon transversum (Cannon), 5. an der Flexura lienalis (Payr), 6. an der Grenze von Colon descendens und Sigma (Balli), 7. etwa in der Mitte der Sigmaschlinge (Moutier) und 8. an der Grenze von Sigma und Rectum (Moutier).

Über die röntgenologische Darstellbarkeit des *Wurmfortsatzes* sind sehr verschiedene Ansichten geäußert worden. Nach dem Urteil der meisten Autoren aus früherer Zeit

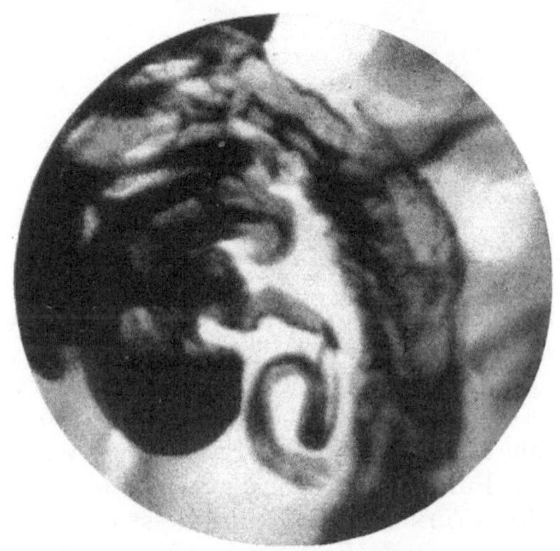

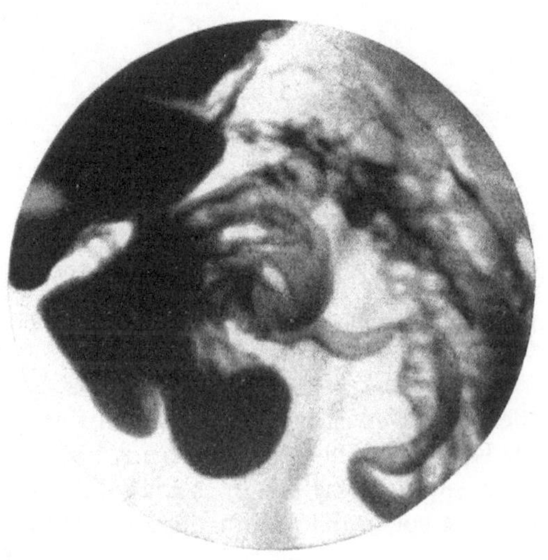

<table>
<tr><td>

Abb. 536. Normaler Wurmfortsatz mit Kontrastbrei gefüllt.

Außerdem Coecum und untere Ileumschlinge gefüllt.

</td><td>

Abb. 537. Normaler Wurmfortsatz mit Kontrastbrei gefüllt.

Außerdem Coecum und untere Ileumschlinge gefüllt. Derselbe Fall wie in Abb. 536. Etwas veränderte Lage des Wurmfortsatzes.

</td></tr>
</table>

ist der Wurmfortsatz bei dem üblichen Verfahren ohne eine besonders auf den Blinddarm gerichtete Untersuchungstechnik gewöhnlich im Röntgenbilde nicht sichtbar; doch habe ich ihn auch hierbei gelegentlich deutlich gefüllt gesehen in Fällen, bei denen kein Anlaß zur Annahme einer krankhaften Darmveränderung vorlag. Ich kann daher Groedel nicht beistimmen, der eine Appendixfüllung nur bei krankhaften Verhältnissen des Darmes angetroffen hat bzw. darin zum mindesten eine Anomalie sieht. Im Gegensatz zu der früher herrschenden Ansicht haben namentlich amerikanische Röntgenologen die Appendix in überraschend großer Häufigkeit dargestellt gesehen, z. B. Case in 50% George und Gerber in 70% der Fälle, allerdings meist, aber nicht immer unter pathologischen Verhältnissen. Ich halte es nicht für ausgeschlossen, daß hierbei die von ihnen geübte Technik eine Rolle spielt, indem sie eine flüssige Mischung von 500 g Buttermilch und Wasser mit einem verhältnismäßig starken Kontrastmittelgehalt von 90 g Wismut verwandten. Aber auch mittels des Kontrastbreies kann man nach den Untersuchungen von Cohn den Wurmfortsatz häufig, nach Grigorieff sogar stets darstellen, wenn man etwa 4 Stunden nach der Mahlzeit zur Zeit der beginnenden Füllung des Coecums und gleich nach dessen Entleerung wiederholt unter Anwendung von Blenden durchleuchtet. Hierbei ist unter Umständen das überlagernde Coecum durch geeignete Palpationsmaßnahmen wegzudrängen. Nach den Mitteilungen von Henszelmann und Ström, denen ich auf Grund eigener Erfahrungen beistimme, ist der gefüllte Wurmfortsatz bei einer besonders darauf gerichteten Untersuchungstechnik häufig unter normalen Verhältnissen im Röntgenbilde sichtbar.

Die Lage und Länge des Wurmfortsatzes ist recht wechselnd in verschiedenen Fällen, aber auch zu verschiedenen Zeiten bei demselben Falle, woraus auf eine *Eigenbewegung des Wurmfortsatzes* zu schließen ist. Behält ein Wurmfortsatz dauernd seine Lage und auch seine Form in allen Einzelheiten bei, so ist seine Fixierung durch Adhäsionen anzunehmen.

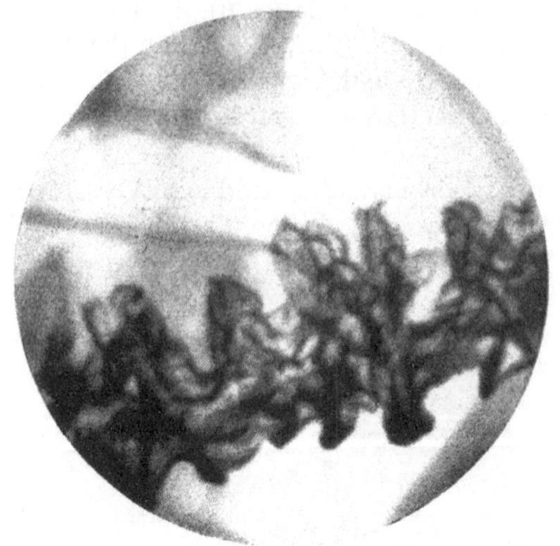

Abb. 538. Normale Schleimhautfalten des Colon transversum.

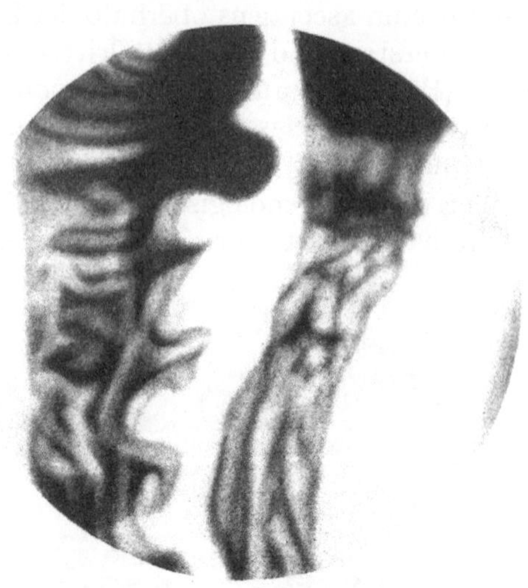

Abb. 539. Normale Schleimhautfalten des Colon transversum und descendens.

Außer den Bewegungen des Wurmfortsatzes in toto an seinem Mesenteriolum können auch Kontraktionen seiner Wand- bzw. Schleimhautmuskulatur wahrgenommen werden, die zu einer mehrfachen Lückenbildung seines Füllungsbildes Anlaß geben. Häufig sind 3—4 solche Einschnürungen vorhanden. Von Cohn und Grigorieff ist eine mehrfach abwechselnde Füllung und Entleerung des Wurmfortsatzes während der Dauer der Coecumfüllung beobachtet worden.

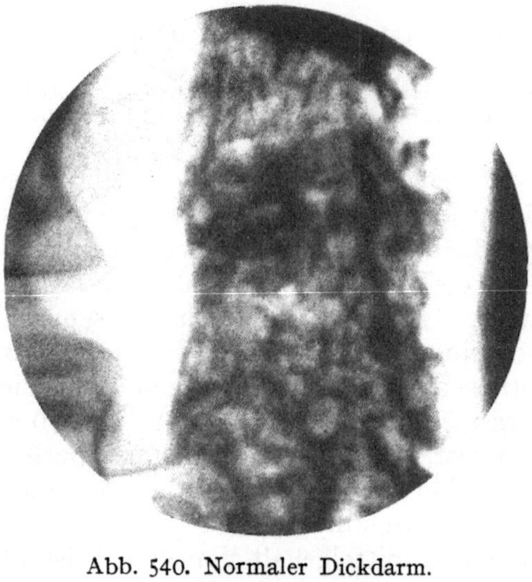

Die *Bilder des Schleimhautreliefs des Dickdarmes* sind recht mannigfaltig. Größtenteils finden sich parallel laufende Längsfalten, von denen Querstreifen zu den Haustren ausgehen; in anderen Fällen ist eine Querfaltenzeichnung mehr ausgesprochen; in wieder anderen sind vielfach verschlungene Schattenstreifen und Aufhellungen sichtbar. Am Descendens und Sigma herrscht meist die Längsfaltung vor. Die Gestaltung des Schleimhautreliefs ist von dem jeweiligen Kontraktionszustand der Wandungen stark abhängig. Durch Kotreste werden entsprechend geformte Aussparungen im Füllungsbilde der Schleimhaut hervorgerufen.

Die Feststellung der *Bewegungen des Dickdarmes*, welche von den Physiologen an Tieren

Abb. 540. Normaler Dickdarm. Schleimhautdarstellung.
Die unregelmäßige Zeichnung ist durch Kotfüllung hervorgerufen.

mit eröffneter Bauchhöhle (Bayliss und Starling, Magnus) und auch röntgenologisch (Cannon) studiert waren, bereitete der Forschung beim Menschen eine erhebliche Schwierigkeit, da bei Durchleuchtungen und auf Aufnahmen lange Zeit keinerlei Änderungen an dem scheinbar ruhenden Dickdarm erkannt werden konnten. Erst die Aufsehen erregende Mitteilung von Holzknecht über große, rasch innerhalb weniger Sekunden vor sich gehende Verschiebungen der Kotsäule im Dickdarm regte die Erforschung dieser Frage an, an der besonders RIEDER, SCHWARZ, v. BERGMANN und seine Schüler und STIERLIN Anteil haben. Nach den Untersuchungen dieser Autoren, deren Ergebnisse sich untereinander allerdings nicht vollständig decken, sind folgende Arten von Bewegungen am Dickdarm zu unterscheiden:

1. Sog. *große Colonbewegungen*, bei welchen nach Verstreichen der Haustrierung größere Inhaltsmassen rasch eine bisweilen beträchtliche Strecke vorrücken. Wahrscheinlich

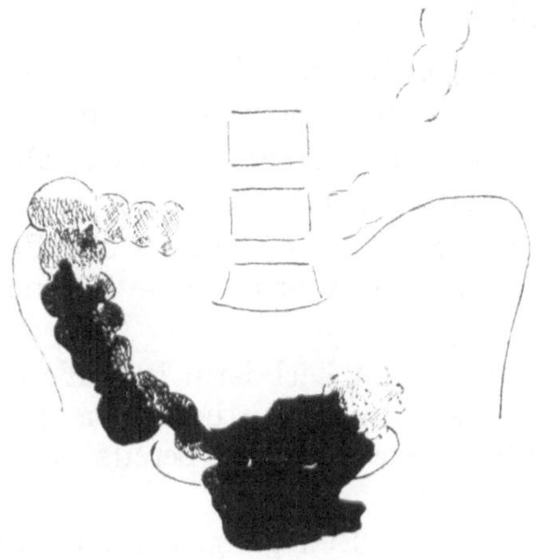

Abb. 541. Bild vor der Colonbewegung.
Dünndarmschlingen und Colon ascendens gefüllt.

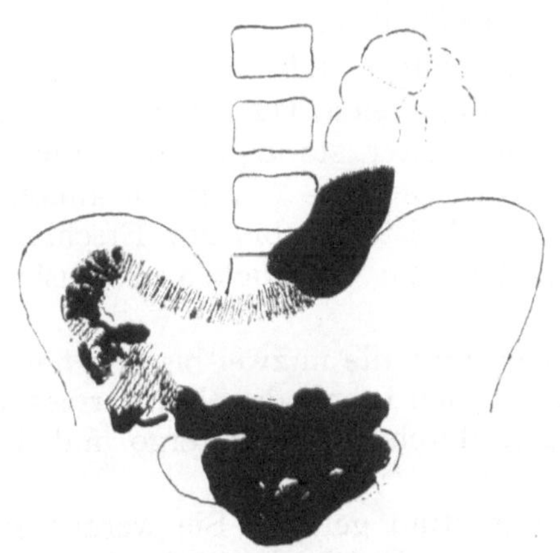

Abb. 542. Wenige Minuten später.
Anfangsteil des Transversum kontrahiert, nur als schmaler dünner Schattenstreifen dargestellt. Dahinter im 2. Teil des Transversum zusammenhängende, breite wurstförmige Füllung ohne jede Haustrenzeichnung. Wurmfortsatz gefüllt.

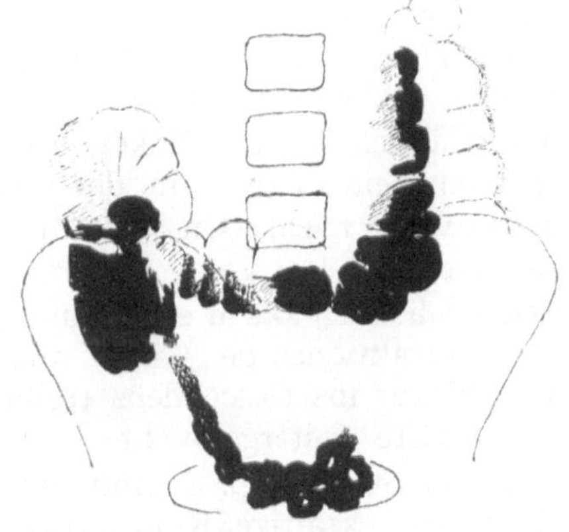

Abb. 543. Wenige Minuten später.
Der vorher kontrahierte 1. Teil des Transversum ist erschlafft und verbreitert. Haustrenzeichnung im ganzen Colon wieder aufgetreten. Gegenüber dem 1. Bilde (Abb. 541) hat eine erhebliche Vorwärtsbewegung des Darminhaltes bis in den 2. Teil des Transversum hinein stattgefunden.

Abb. 541—543. Große Colonbewegung.
Im Abstand von wenigen Minuten beobachtete Phasenbilder 4 Stunden nach der Mahlzeit bei anatomisch normalem Darm (autoptische Kontrolle). Abb. 541 nach Skizze, Abb. 542 und 543 als Pausen nach Aufnahmen hergestellt.

identisch mit diesen großen Colonbewegungen, die auch außerhalb der Darmentleerung auftreten, sind die sog. Defäkationsbewegungen, welche besonders von v. BERGMANN und LENZ und von SCHWARZ nach Reizklysmen beobachtet wurden. Es wurde hierbei der Inhalt des Rectums und Sigmas, bisweilen auch des Colon descendens, seltener des Transversums und Ascendens in raschem Zuge durch eine fortschreitende Kontraktionswelle ausgetrieben. Dem Entleerungsvorgang voran ging auf den Reiz der Klysmen ein Hin- und Zurückfluten des Darminhalts in ausgedehnten Dickdarmpartien.

2. Ein *retrograder Transport* von Dickdarminhalt. Er ist sowohl durch zuverlässige röntgenologische Untersuchungen, z. B. durch die Serienaufnahmen von RIEDER, als auch durch die Beobachtungen an Darmfistelkranken sichergestellt. So füllte sich bei Verbindungen, die operativ zwischen Dünndarm und dem proximalen Colon transversum hergestellt wurden, rückläufig das Coecum (ROITH, DE QUERVAIN). Ob es sich um eine echte Antiperistaltik handelt, wie sie bei vielen Tieren im Ascendens und proximalen Transversum durch physiologische Untersuchungen erwiesen ist, wird nicht als ganz sicher, aber doch als höchstwahrscheinlich betrachtet.

3. Sog. *große Pendelbewegungen*, bei denen Lageveränderungen, aber keine Inhaltsverschiebungen größerer Colonabschnitte stattfinden, und

4. *kleine Pendelbewegungen*, die in unregelmäßigen Gestaltveränderungen, namentlich Ein- und Ausstülpungen der Haustren bestehen.

5. Außerdem beobachteten v. BERGMANN, KATSCH und BORCHERS am Tier das schon früher erwähnte „*Haustrenfließen*", bei welchem eine regelmäßige Haustrierung wellenförmig analwärts fortschreitet.

Die Aufenthaltsdauer des Kotes im Dickdarm ist außerordentlich verschieden. Bei geregelter Verdauung beträgt sie durchschnittlich etwa 20 Stunden. Längere Zeiten werden nicht selten beobachtet, ohne daß man bereits von krankhaften Verhältnissen sprechen könnte.

Das Zusammenspiel der einzelnen Bewegungen des Dickdarmes, welche sowohl die Mischung als den Weitertransport des Inhalts besorgen, ist von OPPENHEIMER eingehend beobachtet und wird von ihm zusammenfassend folgendermaßen beschrieben: Die Dickdarmmotorik verläuft in drei örtlich und zeitlich scharf abgegrenzten Stadien: Haustrenperistaltik, große Colonbewegung, Sigmafüllung mit Defäkation.

1. Die peristaltischen Schübe der letzten Ileumschlinge füllen das Colon langsam. Sobald Brei ins Coecum gelangt, setzt die aus vielen verschiedenen Einzelbewegungen bestehende Haustrenperistaltik ein, die unter ständiger Mischung den Inhalt allmählich bis zur linken Flexur schiebt, wo er nach 6—7 Stunden ankommt. Nun entsteht eine Pause, in der sowohl Tonus wie Peristaltik bis zur Erschlaffung und Inaktivität nachlassen, so daß etwa 24 Stunden p. c. im Dickdarm muskuläre Ruhe herrscht.

2. Den ruhenden Darm erfaßt die große Colonbewegung, die in zwei bis drei heftigen raschen Kontraktionen der Längs- und Ringmuskulatur den Inhalt des Querdarmes über die linke Flexur ins Descendens treibt. Dort wird er durch die vis a tergo und durch statische Kräfte weitergebracht.

3. 30—36 Stunden p. c. sind auch Sigma und Rectum gefüllt. Sie werden ebenfalls durch eine kräftige Kontraktion entleert, nach der Defäkation erfolgt. Der im Coecum oder Ascendens zurückgebliebene Rest wird erst mit dem nächsten Schub der Verdauung mitbefördert.

Pharmakologische Wirkungen auf den Darm.

Die Kenntnis der Wirkung der *Abführmittel* und namentlich die Bestimmung der einzelnen Darmabschnitte, an denen sie angreifen, ist durch die Röntgenuntersuchung wesentlich gefördert worden. Nach den übereinstimmenden Beobachtungen von MAGNUS und PADTBERG an Tieren und von MEYER-BETZ und GEBHARDT an Menschen können folgende Wirkungsarten unterschieden werden:

1. *Senna* wirkt ausschließlich auf den Dickdarmtransport beschleunigend.

2. *Ricinusöl* beschleunigt die Dünndarm- und Dickdarmbewegung.

3. *Koloquinten* und *Resina Jalapae* bewirken eine starke Flüssigkeitsausscheidung in den Darm und steigern hauptsächlich die Dünndarm-, aber auch die Dickdarmbewegungen.

4. *Calomel* beschleunigt den Transport sowohl im Dünn- als im Dickdarm, ohne eine Flüssigkeitssekretion zu erzeugen.

5. Bei den *salinischen* Abführmitteln *Magnesiumsulfat* usw. ist die bekannte Wasserretention und dadurch bewirkte Verflüssigung des Darminhaltes im Röntgenbilde durch ein gesprenkeltes Aussehen der Därme gekennzeichnet, das von den in der Flüssigkeit verteilten Brocken des Kontrastkotes herrührt.

Von *Stopfmitteln* ist die Wirkung des *Opiums* und seiner Derivate auf den Magen-Darmkanal von verschiedenen Seiten durch das Röntgenverfahren untersucht. Doch ist eine Einigung unter den Ansichten nicht erzielt worden, die namentlich bezüglich der Dickdarmwirkung auseinandergehen. Wichtig ist bei Bewertung dieser Versuche, ob von normalen Verhältnissen oder künstlich herbeigeführten diarrhoischen Zuständen ausgegangen wird. MAGNUS führt die Verzögerung der Entleerung fast ausschließlich auf die

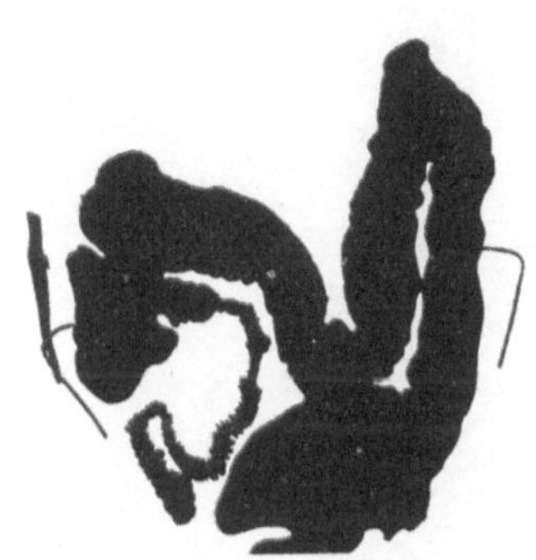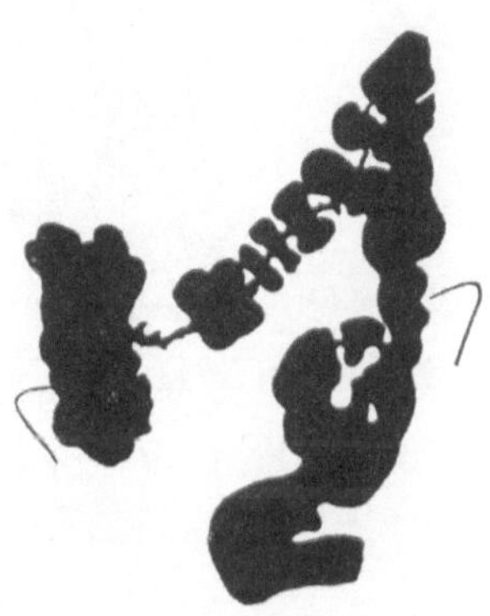

Abb. 544. Atropindarm.
Abb. 545. Pilocarpindarm auf Einlauf.

(Halbschematische Darstellung nach v. BERGMANN und KATSCH.)

Verlängerung des Speiseaufenthaltes im Magen (Pylorospasmus) zurück und nimmt keine wesentliche Behinderung der Dünndarm-, gar keine Verzögerung der Dickdarmpassage an. Dagegen erkennt er den stopfenden Einfluß auf den Dickdarm bei einem vorher bestehenden Koloquintendurchfall an. Andere Autoren wie STIERLIN und SCHAPIRO sowie ZEHBE bestätigten die Hemmung der Magenentleerung, beobachteten aber außerdem auch eine Verzögerung des Dünndarm- und auch des Dickdarmtransports unter sonst normalen Verhältnissen.

Von großem theoretischen Interesse sind die namentlich von KATSCH studierten Veränderungen des röntgenologischen Darmbildes, die nach Gaben von Giften eintreten, welche auf die Darmnerven in verschiedener Weise einwirken. *Pilocarpin* und *Physostigmin*, welche den Vagus reizen, bewirken eine ungemein starke Vertiefung, aber zugleich auch vielfach unregelmäßige Gestaltung der Haustrenzeichnung. Bisweilen verbindet nur ein dünner Zentralfaden die abgeteilten Abschnitte. Trotz der Tonussteigerung der Darmwand wird die Inhaltsverschiebung wohl wegen der krampfhaften Beschaffenheit der Kontraktionen und der Unregelmäßigkeit der Bewegungen meist nicht gefördert. Im Gegensatz dazu bewirkt das vaguslähmende *Atropin* eine Verminderung, sogar ein völliges Verstreichen der Haustrenzeichnung und eine Verbreiterung des ganzen Dickdarmbandes sowie eine Herabsetzung aller Bewegungen. Infolge Herabsetzung des Tonus der Längstänienmuskulatur durch Atropin sinkt das verlängerte Colon transversum ptotisch herunter, während es sich unter der reizenden Wirkung des Pilocarpins verkürzt und hebt. Die Bedeutung des Tonus der Darmwand auf die Gestalt des Darmes wird hierdurch klar beleuchtet. Außerdem kann Atropin nach KATSCH auf eine Lähmung des Sphincter ileocoecalis und dadurch eine Insuffizienz der BAUHINschen Klappe hervorrufen. Das die Sympathicusfasern erregende *Adrenalin* bewirkt eine Hemmung der Dickdarmmotilität.

Pathologie des Verdauungskanals.

A. Ösophagus.

1. Kompression der Speiseröhre von außen.

Die *Speiseröhre* kann durch die verschiedensten Gebilde, besonders Mediastinaltumoren, Strumen, Aneurysmen, Abscesse, pleuritische Exsudate *verdrängt* und *komprimiert*, durch schrumpfende Prozesse auch *verzogen* werden, aber nur selten wird

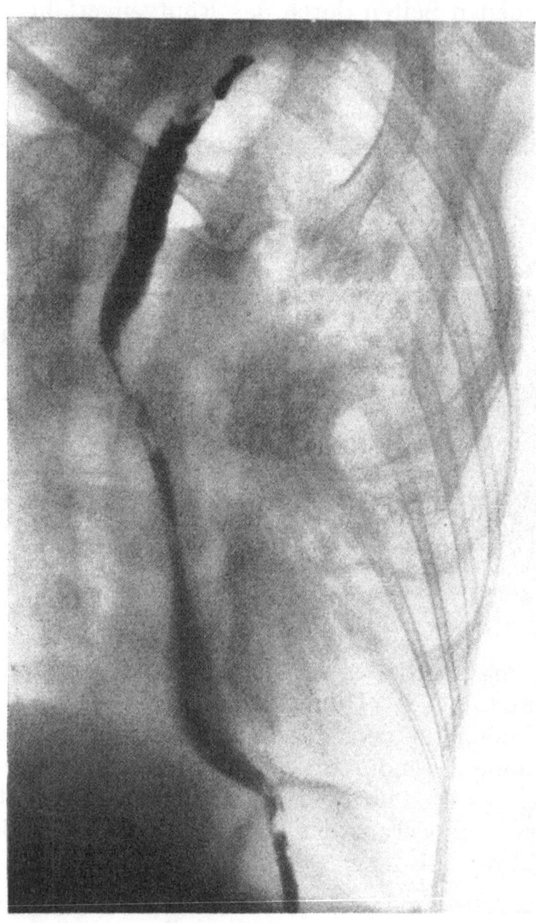

Abb. 546. Verziehung des Ösophagus durch ein vom rechten Hilus ausgehendes Bronchialcarcinom (Sektion).
Hierdurch wird eine mäßige Passagestörung für den Speisebrei etwas oberhalb der Hilushöhe hervorgerufen.

dadurch eine Passagestörung hervorgerufen, welche schwerere klinische Symptome macht. Dagegen kann bei der Röntgenuntersuchung unter diesen Umständen häufig ein Steckenbleiben des Breies oberhalb des Hemmnisses und oft eine Biegung des Weges, die der Bissen nimmt, sowie unter Umständen die Natur des Hindernisses erkannt werden.

Aus *kongenitaler* Ursache geben hierzu *Gefäßanomalien* Anlaß, welche den Ösophagus in eine abnorme Lage versetzen. In manchen, wenn auch keineswegs in allen Fällen, entstehen hierdurch Schluckbeschwerden, welche als *Dysphagia lusoria* bezeichnet werden. Es kommt hierbei vor allem eine abnorme Entstehung der rechten oder der linken Arteria subclavia in Betracht, die zum Teil aus Abschnitten der dorsalen Aortenwurzel entsteht und den Ösophagus nach vorn verdrängt, so daß dieser einen halbkreisförmig gewundenen Verlauf neben und vor dem Aortenbogen nimmt. Häufiger findet sich diese Anomalie bei abnormer Entstehung der rechten als der linken Arteria subclavia. Die abnorme

Entwicklung der linken Arteria subclavia ist mitunter mit einer Persistenz des rechten Aortenbogens verbunden, an dessen vorderer und linker Seite der Ösophagus eine Schlinge

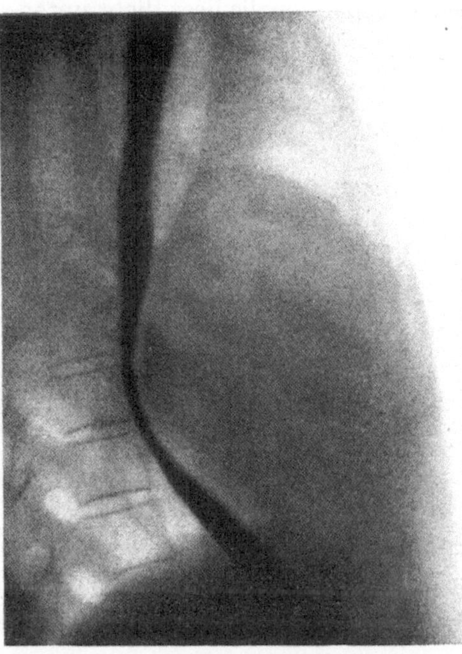

Abb. 547. Verdrängung des Ösophagus nach hinten durch den erweiterten linken Vorhof bei Mitralstenose. Aufnahme im queren Durchmesser. Die Aufnahme ist während des Schluckaktes gemacht, während der Brei hinuntergleitet.

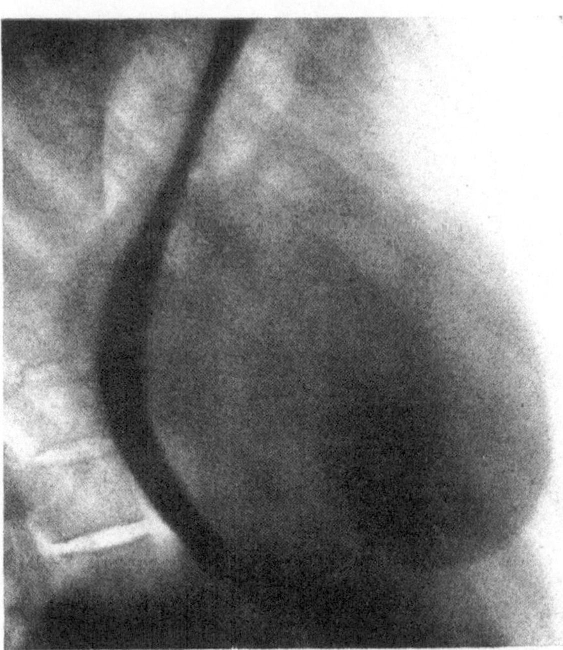

Abb. 548. Verdrängung des Ösophagus nach hinten und rechts durch den stark erweiterten linken Vorhof bei schwerer Mitralstenose. Aufnahme im ersten schrägen, der Querstellung genäherten Durchmesser. Der Vorhofschatten überragt nach hinten noch den Ösophagus, der zum Teil seitlich nach rechts verlagert ist (vgl. Abb. 551). Die Aufnahme ist während des Schluckaktes gemacht.

bildet. Derartige röntgenologisch untersuchte Fälle sind von RENANDER, ARKIN, SAUPE und LOEWENECK beschrieben worden (vgl. Abb. 118 und 119).

Von *erworbenen* Zuständen können Erweiterungen der Aorta und in geringerem Grade auch der Arteria pulmonalis Einbuchtungen im Ausgußbilde des Ösophagus verursachen, ohne daß jedoch hierdurch in der Regel Schluckstörungen hervorgerufen werden; die Eindellung der Arteria pulmonalis liegt dicht unter der der Aorta (PARKINSON

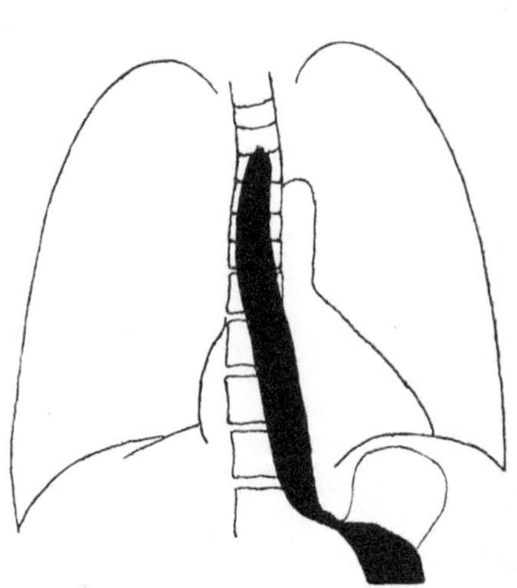

Abb. 549. Lage des normalen Ösophagus.
Aufnahme während des Schluckaktes.

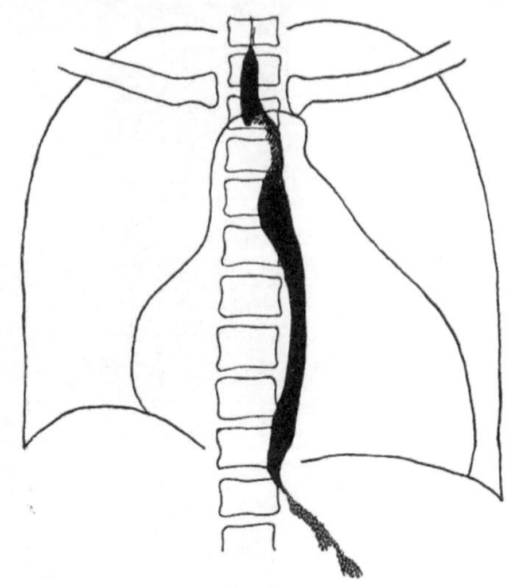

Abb. 550. Nach links verdrängter Ösophagus bei Mitralstenose.
Dieses Verhalten ist seltener als die in Abb. 551 abgebildete Rechtsverdrängung.

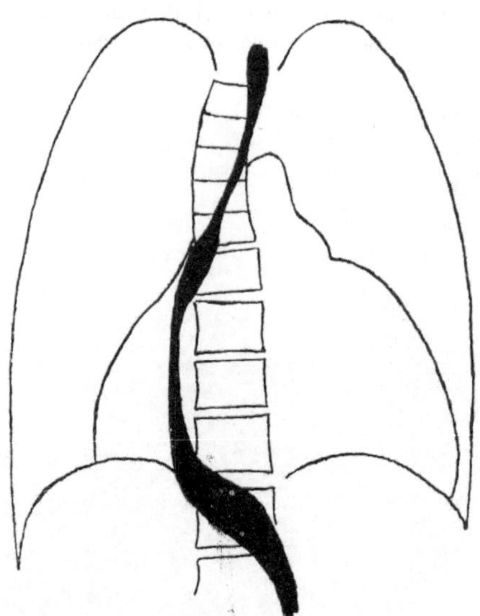

Abb. 551. Nach rechts verdrängter Ösophagus bei schwerer Mitralstenose.
Aufnahme während des Schluckaktes in demselben Falle von Abb. 548.

und BEDFORD). Ferner ist die *Erweiterung des linken Vorhofes* zu nennen, welche bei Mitralfehlern und ganz besonders bei *Mitralstenosen* mitunter sehr hohe Grade erreicht und den benachbarten Ösophagus nach hinten und bei der Enge des prävertebralen Raumes auch zur Seite drängt. Zuerst haben v. KOVACZ und STÖRK auf diese Verkrümmung und säbelscheidenartige Verengerung des Ösophagus durch den erweiterten linken Vorhof hingewiesen. Eine seitliche Verlagerung wird häufiger nach rechts (GÄBERT) als nach links (RÖSLER und WEISS) beobachtet und kann im Röntgenbilde deutlich sichtbar gemacht werden (vgl. Abb. 550 und 551). Gewöhnlich werden hierdurch keine wesentlichen

Passagestörungen verursacht. v. FALKENHAUSEN beobachtete in einem solchen Falle jedoch erhebliche Schluckbeschwerden, die nach Rückgang der Herzdilatation wieder verschwanden.

Auch bei *Aortenaneurysmen* kommen Verdrängungen des Ösophagus vor, die aber nur selten schwerere Schluckstörungen hervorrufen (vgl. Abb. 166 und 552).

Bei *Kyphoskoliosen* wird der Ösophagus nach anatomischen Untersuchungen von v. HACKER und röntgenologischen Beobachtungen von BITTORF und HÜBNER nur wenig verdrängt; er folgt dabei gewöhnlich nicht den Krümmungen der Wirbelsäule, sondern

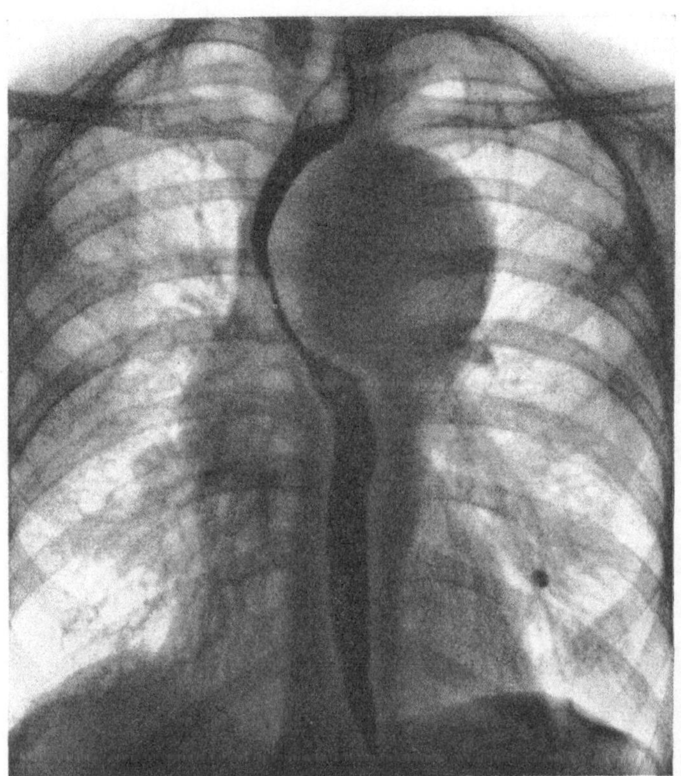

Abb. 552. Verdrängung des Ösophagus bei Aneurysma des Arcus aortae.

zieht im allgemeinen auf kürzestem Wege gerade zum Zwerchfell abwärts. Nur bei höheren Graden der Skoliose erleidet er manchmal eine meist nicht sehr erhebliche winklige Knickung und ferner dort, wo infolge der Kyphoskoliose eine stärkere Herzvergrößerung besteht, eine gewisse Verschmälerung.

2. Funktionelle Störungen.

a) Schlucklähmung.

Infolge von *Schlucklähmung* bleibt der Kontrastbrei am Zungengrunde und im Schlunde, bisweilen auch in den oberen Ösophagusabschnitten liegen. Das Füllungsbild zeigt bei seitlicher Betrachtung am vorderen Rande eine scharf begrenzte Eindellung, welche der nach hinten den Kehlkopfeingang überragenden Epiglottis entspricht (vgl. Abb. 556).

Nachdem die Hauptmenge des Breies herabgeflossen ist, bleiben Reste an einzelnen Stellen mit Vorliebe haften, so besonders in den Valleculae über der Epiglottis und in den Sinus piriformes zu beiden Seiten des Schildknorpels. Die Breireste in den Valleculae rufen nach unten konvex begrenzte Schatten hervor, die durch eine scharfe lineare mediane Aussparung entsprechend der Plica glosso-epiglottica getrennt sind (vgl. Abb. 553 und 554). Die Breiniederschläge in den Sinus piriformes bilden sich beiderseits als längliche, nach unten zu sich verschmälernde und spitz zulaufende Schattenstreifen in Höhe des Schildknorpels ab (vgl. Abb. 554).

Der Brei kann auch in die Trachea und die Bronchien hinabfließen und dort ein verzweigtes Schattenbild hervorrufen. Solche Bilder sind von REICHE bei diphtherischer Schlinglähmung und gleichzeitiger Herabsetzung der Reflexerregbarkeit in den Nerven der Schleimhaut der Luftwege beobachtet und von WEINGÄRTNER bei Ösophaguscarcinom beschrieben, bei welchem der Nervus recurrens durch den Druck der Tumormassen gelähmt war. Eine Ösophago-Trachealfistel, welche häufiger zur

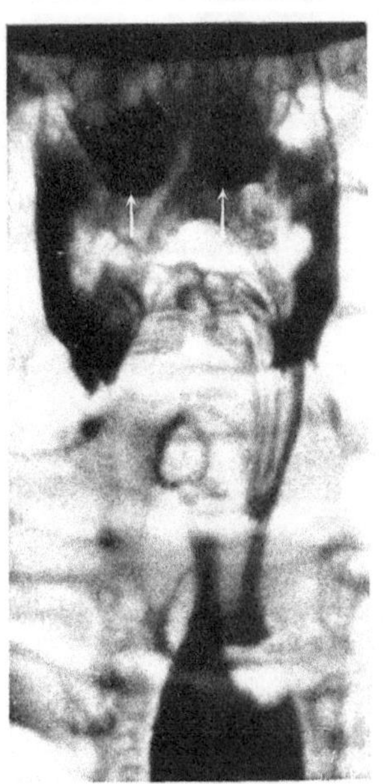

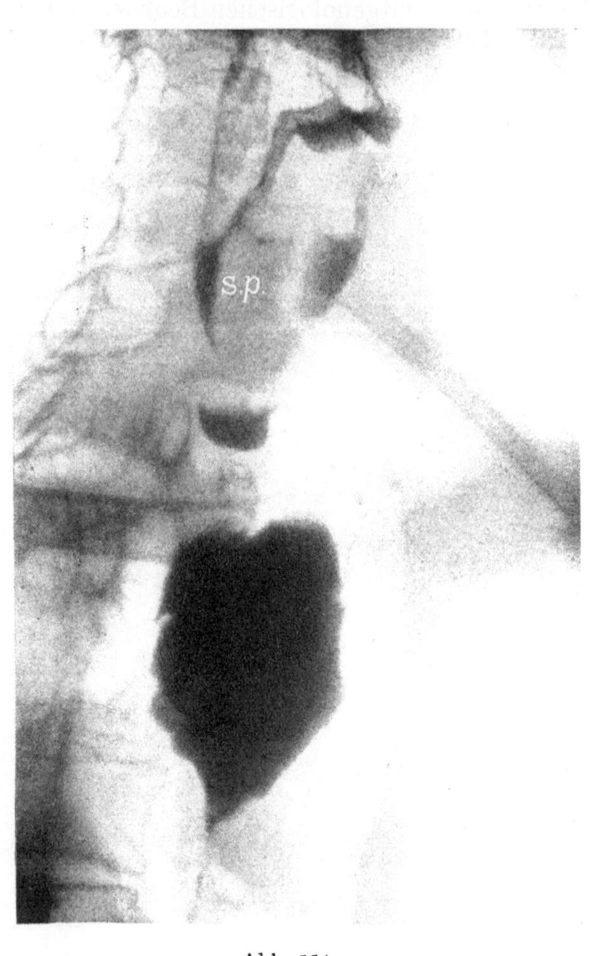

Abb. 553.   Abb. 554.

Abb. 553. Schlucklähmung bei Botulismus.
Bei Pfeilen Valleculae. Dazwischen Einkerbung durch Plica glosso-epiglottica.

Abb. 554. Schluckstörung infolge von Ösophaguscarcinom und rechtsseitiger Vaguslähmung.
Der Brei bleibt zwei Querfinger unterhalb des Jugulums stecken und bildet im oberen Ösophagus einen Klumpen, der sich nach unten zu konisch verjüngt und in einen feinen Streifen ausläuft. Breireste bleiben in den Valleculae (*v. v.*) und den Sinus piriformes (*s. p.*) liegen und bilden außerdem ein kleines Depot in Höhe des Ringknorpels. Autopsie: Ösophaguscarcinom, welches den rechten Vagus umwachsen hat.

Füllung der Bronchien mit Kontrastbrei Anlaß gibt, konnte in beiden Fällen durch den klinischen Verlauf bzw. die spätere Autopsie ausgeschlossen werden. Genau die gleichen Verhältnisse bestanden auch in dem in Abb. 242 dargestellten Falle, bei welchem gleichfalls ein dicht unterhalb des Kehlkopfeinganges sitzendes Ösophaguscarcinom und Recurrenslähmung infolge Druck durch Tumormassen vorlag und auch autoptisch keine Ösophago-Trachealfistel festgestellt wurde. Weitere Fälle einer neurogenen Schluckstörung, in welchen der Brei teils an den beschriebenen Stellen im Schlunde liegenblieb, teils durch die Trachea in die Bronchien hinabfloß, sind von LANDAU und von DESSECKER beschrieben. v. PANNEWITZ hat eine partielle Schlucklähmung, die am Liegenbleiben von Bariumniederschlägen in den Valleculae und Sinus piriformes erkennbar ist, in einem großen Prozentsatz von Fällen bei Ösophaguscarcinom beobachtet, auch ohne daß sonstige Zeichen auf eine Nervenläsion hinwiesen.

In den mittleren und unteren Ösophagusabschnitten bleibt gleichfalls oft lange Zeit ein kontinuierliches Schattenband sichtbar. In einem Falle von *Vaguslähmung bei Tabes* sah ich außer einem Wandbeschlag am Zungengrunde eine dauernde Schattensäule im Ösophagus, die oben und in der Mitte recht breit war, unten von der Vorhofsenge an

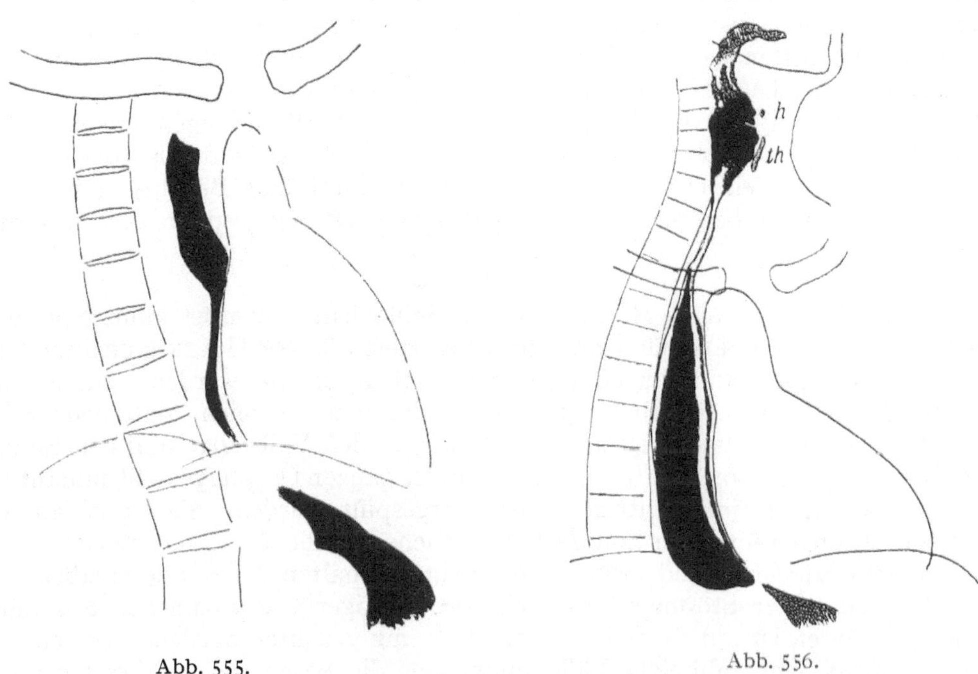

Abb. 555.   Abb. 556.

Abb. 555. Schluckstörung infolge Vagusschädigung bei Tabes.

Klinisch: Schluckstörung, deshalb hochgradige Abmagerung. Tachykardie. Röntgenbefund: Der Kontrastbrei bleibt zunächst am Zungengrunde und am Larynxeingang stecken und hinterläßt hier einen kleinfleckigen Wandbeschlag. Weiterhin staut sich der Brei oberhalb des Vorhofes. Diesem liegt ein schmaler gebogener Breistreifen an, der schnelle mitgeteilte Pulsationen ausführt.

Abb. 556. Schluckstörung infolge linksseitiger Glossopharyngeus- und Vaguslähmung. Kompression dieser Nerven durch ein Sarkom der Schädelbasis (autoptische Kontrolle).

Klinisch: Seit 3 Jahren Schluckbeschwerden. Die Speisen bleiben im Halse stecken und kommen oft unter Husten in den Mund zurück, können am besten durch Nachtrinken von Wasser hinabbefördert werden. Außerdem andere nervöse Erscheinungen, u. a. Stimmbandlähmung (N. recurrens, N. X), halbseitige Zungenatrophie (N. XII), Atrophie des linken M. cucullaris und sterno-cleido-mastoideus (N. XI). Röntgenbefund: Der Kontrastbrei haftet zunächst am Zungengrunde und bildet einen dauernden Ausguß der oberen Ösophagusabschnitte, an dessen vorderem Rande eine der Epiglottis entsprechende Einkerbung sichtbar ist. In dem mittleren und unteren Teil der Speiseröhre fallen einzelne Brocken schnell wie in einem schlaffen Sack bis zur Kardia hinunter, bilden oberhalb derselben vorübergehend eine verbreiterte Ausfüllung des untersten Ösophagusabschnittes, gleiten dann rasch in den Magen hinunter. Beim Essen größerer Breimengen (vgl. Abb. 556) bilden diese eine hohe breite Schattensäule im Ösophagus. Zu beiden Seiten davon, durch helle Zwischenräume getrennt, parallele Begleitstreifen in dem verbreiterten hochgradig erschlafften Ösophagus. Nach kurzer Zeit größtenteils Entleerung in den Magen; ein Wandbeschlag der Speiseröhre bleibt aber dauernd bestehen. *h* Schatten des verkalkten Zungenbeins, *th* des Schildknorpels.

schmäler wurde (vgl. Abb. 555). Bei einer schweren toxischen Vagusschädigung durch *Botulismus*, die sich durch Trockenheit im Munde und Mydriasis kundgab, beobachtete ich ein vorübergehendes Steckenbleiben des Breies in den Valleculae und Sinus piriformes, wie es schon vorher beschrieben war (vgl. Abb. 553) und ferner eine mäßige Erweiterung des Ösophagus, an dessen erschlafften Wänden ein Breibeschlag einige Zeit haften blieb. Der größte Teil glitt aber bis zur Kardia herunter, staute sich oberhalb derselben in mäßiger Höhe an und floß langsam in den Magen ab, ein Teil blieb einige Zeit im unteren Ösophagusabschnitt oberhalb der Kardia liegen (vgl. Abb. 1128). Bei einer gleichfalls schweren Läsion des linken Nervus vagus sowie des Glossopharyngeus und der anliegenden letzten Hirnnerven infolge von Kompression durch ein Sarkom der Schädelbasis am Foramen jugulare nahm ich eine schwere Passagestörung im Schlunde und in den oberen Ösophagusabschnitten wahr, in welchen die Breimassen lange Zeit stecken blieben (vgl. Abb. 556). In dem mittleren und unteren Teile des Ösophagus fielen die Breibrocken größtenteils schnell wie in einem schlaffen Sack bis zur Kardia herunter und glitten dann rasch durch diese hindurch in den Magen. Außerdem blieb aber ein mäßig breites Schattenband im Ösophagus erhalten, das offenbar von einem Wandbeschlag herrührte. Dieser wurde durch normalsinnig ablaufende peristaltische Wellen teilweise, aber nicht vollständig nach unten ausgestreift, so daß immer noch ein Schattenrest zurückblieb. Ließ man größere Breibissen schnell schlucken, so war eine deutliche Verbreiterung des Ösophagus zu bemerken. Es traten dann neben dem zentralen Schattenbande zu beiden Seiten parallele Begleitstreifen auf, die auf Beschläge zwischen Längsfalten des verbreiterten, hochgradig erschlafften Ösophagus zu beziehen waren. Es wurde also bei Vaguslähmung eine beträchtliche Erschlaffung der Wandungen und eine Erweiterung des Lumens des Ösophagus ohne ein gröberes Hindernis an der Kardia festgestellt. Dieser Nachweis ist vielleicht von einer gewissen theoretischen Bedeutung für die Auffassung der später zu besprechenden idiopathischen Ösophagusdilatation (vgl. S. 467).

b) Atonie.

Die Annahme einer *Atonie* als Ursache von Schluckstörungen ist klinisch wenig verbreitet, aber von ROSENHEIM schon ausführlich erörtert und von HOLZKNECHT und OLBERT auf Grund von Röntgenuntersuchungen eindringlich betont worden. Diese Autoren fanden bei *Dysphagien* namentlich von neuropathischen Personen, daß beim Schluckversuch Teile des Kontrastmittels am Kehldeckel, in den Valleculae und den Sinus piriformes sich ablagerten, sowie daß Reste entlang der ganzen Ösophagusschleimhaut haften blieben, welche erst beim Nachtrinken heruntergespült wurden. Sie traten auf Grund dieser Beobachtungen sowie der Sondierungsversuche, welche im Gegensatz zu spastischen Störungen kein Hindernis und insbesondere kein Festhalten der Sonde ergaben, für die atonische Natur dieser Störungen an Stelle des häufiger angenommenen Spasmus ein. Von anderen Seiten ist auf derartige Zustände wenig geachtet worden. Ich selbst kann auf einige, nicht sehr zahlreiche Fälle hinweisen, die wegen Schluckbeschwerden zur Röntgenuntersuchung überwiesen waren und bei denen sich keine schwere Passagestörung, dagegen ein längere Zeit nach dem Schlucken bestehen bleibender schmaler Kontraststreifen in größeren Ösophagusabschnitten nachweisen ließ, welcher erst auf Nachtrinken von Wasser verschwand. PALUGYAY betont die schon von HOLZKNECHT und OLBERT hervorgehobene Häufigkeit der Speiseröhrenatonie auf Grund von Untersuchungen, die bei Beckenhochlagerung der Patienten angestellt wurden. In dieser Lage bedarf die Weiterbeförderung der eingenommenen Flüssigkeit oder Speise, welche der Schwerkraft entgegengesetzt erfolgt, einer stärkeren Peristaltik und eines kräftigeren Tonus der Speiseröhrenwand. Schon geringe Verminderungen dieser Kräfte werden hierbei dadurch kenntlich, daß eine Kontrastspeise in Pastenform und sogar eine Kontrastflüssigkeit im oberen Abschnitt des Ösophagus stecken bleibt oder auch etwas tiefer hin, aber nicht mehr bis zur Kardia gelangt. Auf diese Weise stellte PALUGYAY häufig eine Hypotonie der Speiseröhre bei Personen fest, die geringe oder auch gar keine Schluckbeschwerden hatten. Bemerkenswerterweise fand er sie mitunter mit einem Kardiospasmus vereinigt; einige Male waren gleichzeitig Magengeschwüre vorhanden, die besonders im Pylorusabschnitt saßen. Es besteht nur die Frage, ob geringgradige derartige Erscheinungen dann, wenn keine Schluckbeschwerden bei der einzig natürlichen Passage der Nahrung in aufrechter Körperstellung bestehen, schon als leichte Störung der Innervation oder noch als innerhalb der physiologischen Breite liegende Vorkommnisse anzusehen sind. Mir ist dies weitaus wahrscheinlicher. Die gleiche Ansicht vertritt PRATJE, der in zahlreichen genauen Beobachtungen an gesunden, beschwerdefreien Menschen auch in aufrechter Stellung stets das Liegenbleiben kleinerer oder größerer Reste einer dicken Kontrastmittelpaste länger als 1 Min. im Ösophagus feststellte und diese Erscheinung daher für einen normalen Vorgang erklärt.

c) Spasmus.

Spastische Zustände des Ösophagus können zu *Schluckstörungen* sehr verschiedenen Grades führen. Sie kommen in verschiedener Höhe, und zwar ebenso wie die Verätzungsstrikturen und auch die Carcinome besonders an den sog. *physiologischen Engen* des Ösophagus vor. Physiologische Engen werden gewöhnlich in Höhe des Ringknorpels, der Bifurkation bzw. des Aortenbogens und des Hiatus oesophageus angegeben. Die Theorie von MEHNERT, daß es 13 derartige Engen gibt, die in regelmäßigen Abständen von 2 cm untereinander liegen und entwicklungsgeschichtlich den verschiedenen Segmenten des Vorderdarmes entsprechen, wird von PRATJE auf Grund genauer anatomischer und röntgenologischer Untersuchungen abgelehnt. Am häufigsten werden spastische Zustände an den Stellen ausgelöst bzw. finden Verätzungen dort statt, wo härtere Teile der Umgebung der Ausdehnung des Ösophagus beim Schluckakt einen gewissen Widerstand entgegensetzen. Das sind in erster Linie die obengenannten Punkte. Außerdem möchte ich besonders auf die meiner Erfahrung nach häufige Lokalisation von *Passagestörungen in Höhe des Arcus aortae* hinweisen. Es ist hier schon normalerweise oft eine Einengung (vgl. Abb. 557) und ein kurz vorübergehender Aufenthalt des hinuntergleitenden Bissens festzustellen. Gerade in dieser Höhe habe ich mehrfach spastische Zustände beobachtet, so bei einem alten, äußerst herabgekommenen Manne, dem die meiste Nahrung und auch der Kontrastbrei bei der Röntgendurchleuchtung an dieser Stelle steckenblieb. Gleichzeitig war eine Lungentuberkulose vorhanden, die aber zunächst wenig Erscheinungen verursachte und erst später größere Fortschritte machte. Bei Unterlassung einer Sondierung war die Diagnose auf Ösophaguscarcinom gestellt worden. Die später erfolgte Autopsie ergab eine vollständig normale Speiseröhre, aber genau der Höhe· des Hindernisses entsprechend eine schwere Sklerose und geringfügige Erweiterung der Aorta. Auch in mehreren Fällen von sog. idiopathischer Dilatation der Speiseröhre, bei welchen gewöhnlich nur der Spasmus an der Kardia hervorgehoben zu werden pflegt, habe ich ein vorübergehendes, bisweilen aber auch dauerndes Steckenbleiben des Breies in höher gelegenen Abschnitten, und zwar besonders in Höhe des Aortenbogens, manchmal auch etwas höher, festgestellt.

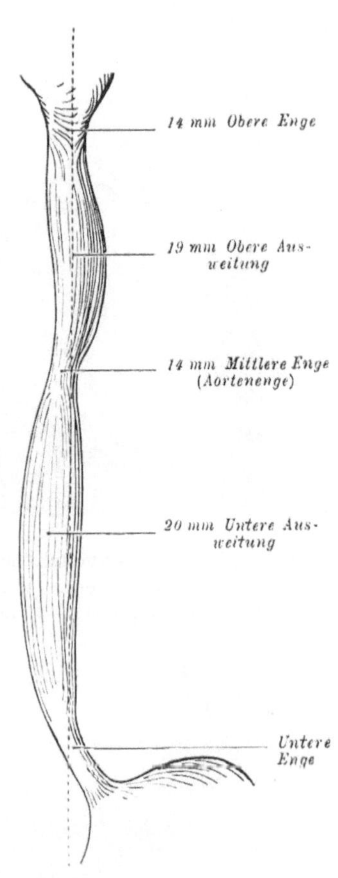

Abb. 557. Physiologische Engen des Ösophagus nach CORNING.

Als Ursache einer spastischen *Passagestörung in Höhe der Bifurkation* fand ich in einem anderen Falle einen dicht neben dem Ösophagus liegenden und auch ohne Breifüllung sichtbaren Schatten, der durch verkalkte Lymphdrüsen hervorgerufen war (vgl. Abb. 558 und 559). In dem ähnlich liegenden Falle von QUIERING hatte eine plötzlich im Anschluß an das Verschlucken eines kleinen Knochenstückchens aufgetretene schwere Schluckstörung und der röntgenologische Nachweis eines intensiven Schattens zunächst zur irrtümlichen Annahme eines Fremdkörpers und Fehloperation geführt, die Autopsie ergab aber eine normale Ösophagusschleimhaut und als Ursache des Schattens ein Paket verkalkter Lymphdrüsen, dagegen keinen Fremdkörper.

Einen Spasmus in dem unteren, aber etwas oberhalb des Zwerchfells gelegenen Abschnitt des Ösophagus zeigt Abb. 561. Es bestand hier eine schwere Schluckstörung bei einem alten, stark abgemagerten Manne und ein dringender Verdacht auf ein Ösophaguscarcinom. Die Breisäule, welche 2—3 Querfinger oberhalb des Zwerchfells endete, ließ

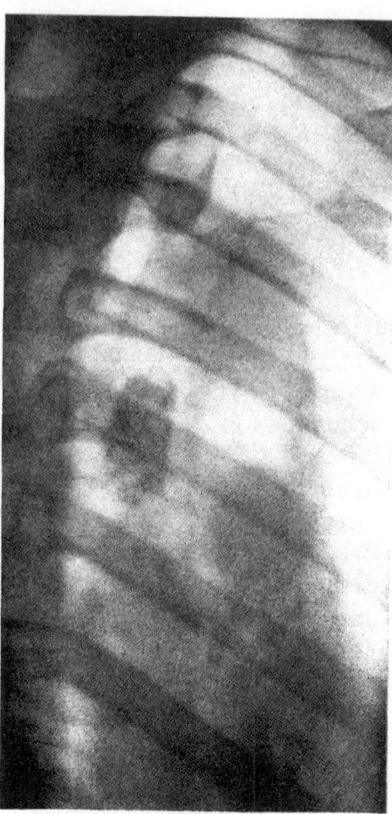

Abb. 558. Verkalkte Lymphdrüse dicht oberhalb der Bifurkation als Ursache eines lokalen Ösophagusspasmus. Aufnahme im ersten schrägen Durchmesser.

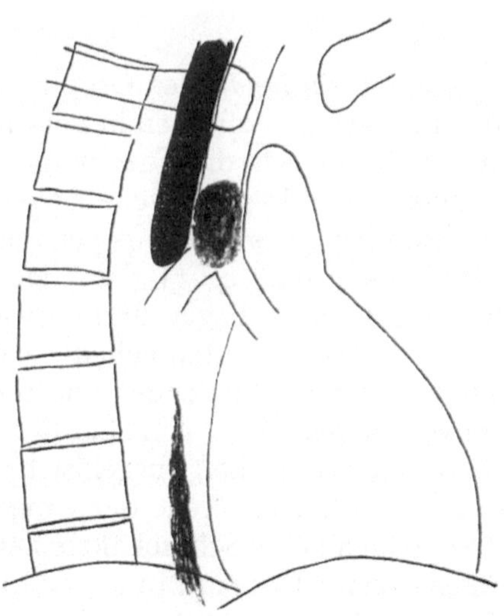

Abb. 559. Derselbe Fall wie in Abb. 558. Der Brei bleibt in Höhe des Drüsenschattens stecken.
Seit 3 Jahren Schluckbeschwerden von wechselnder Intensität.

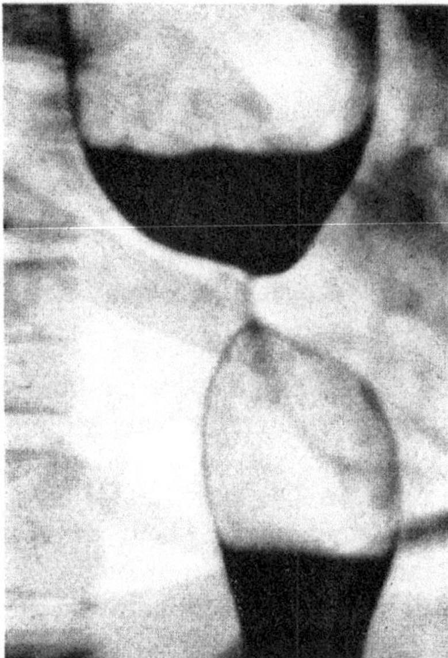

Abb. 560. Ösophagusspasmus (Ösophagoskopie).

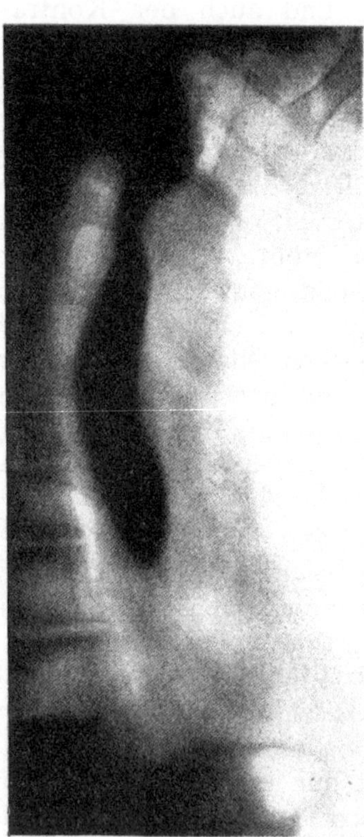

Abb. 561. Spasmus des Ösophagus oberhalb des Zwerchfells.
Klinisch: 70jähriger Mann, seit Jahren wechselnde Schluckstörungen, starke Abmagerung. Verdacht des Ösophaguscarcinoms. Autopsie: Tod an Inanition. Normaler Ösophagus. Ins Pankreas penetriertes Ulcus duodeni. NB. Nervi vagi makroskopisch o. B.

freilich keine Unregelmäßigkeit der Konturen erkennen. Wie die Autopsie zeigte, war die Ösophagusschleimhaut ganz normal. Es handelte sich also hier offenbar um einen lokalen Spasmus, der vermutlich mit einem ins Pankreas penetrierten Ulcus duodeni in ursächlichem Zusammenhang stand. Am wahrscheinlichsten ist es, daß das Duodenalgeschwür reflektorisch den Ösophagusspasmus ausgelöst hat. Bei der Annahme einer neurogenen Entstehung der Geschwüre könnte auch daran gedacht werden, daß sowohl das Ulcus als der Ösophagusspasmus auf eine Vagusstörung zurückzuführen sind; die Autopsie ergab hierfür freilich keine Anhaltspunkte. Über ähnliche Fälle von Kardiospasmus bei Ulcus ventriculi berichten HEYROWSKY und MANDL.

Auch von einem kardiafernen Magencarcinom können Spasmen des Ösophagus in verschiedener Höhe ausgelöst werden und im klinischen Bilde so hervortreten, daß das ursächliche Magencarcinom leicht übersehen wird; doch sind dies seltene Vorkommnisse (SCHLESINGER). Ein Ösophaguscarcinom erzeugt selten einen in gleicher Höhe auftretenden lokalen Spasmus (SUERMONDT).

Der *Kardiospasmus* ist verhältnismäßig häufig (vgl. Abb. 562). Oft, aber nicht immer, ist er mit einer Erweiterung der darüberliegenden Abschnitte verbunden. Dieser Zustand, welcher als idiopathische Ösophagusdilatation bezeichnet wird, wird im nächsten Abschnitt besprochen werden.

d) Sogenannte idiopathische Ösophagusdilatation.

Die sog. *idiopathische Ösophagusdilatation* kann mit einem gewissen Recht unter den funktionellen Zuständen aufgeführt werden, da ein gröberes anatomisches Hindernis als Ursache der Passage-

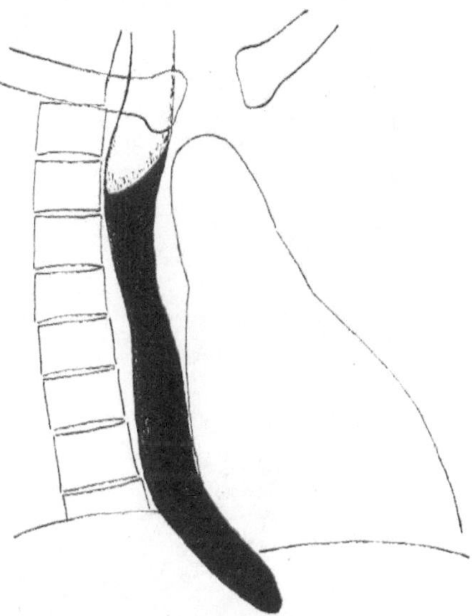

Abb. 562. Kardiospasmus ohne wesentliche Dilatation.

Klinisch: Seit 5 Jahren Schluckstörungen und nervöse Herzbeschwerden.

störung meist nicht aufzufinden ist. Doch sind von KRAUS in einem Falle anatomische Veränderungen in beiden Nervi vagi festgestellt worden. Auch in den beiden einzigen zur Autopsie gelangten Fällen unter einer größeren Zahl von mir gesehener idiopathischer Ösophagusdilatationen waren die Nervi vagi auf einer oder auf beiden Seiten mit großen Lymphdrüsenpaketen am Hilus verbacken (vgl. Text zu Abb. 564 und 566). Auf diesen anatomischen Befund sowie auf physiologische Experimente, nach welchen dem Vagus eine zusammenziehende Wirkung auf die höhergelegenen Ösophagusabschnitte, dagegen ein hemmender Einfluß auf den durch lokale Ganglienhaufen innervierten Schließmuskelmechanismus der Kardia zugeschrieben wird, gründet KRAUS seine Theorie von einer Herabsetzung des Vagustonus als Ursache der idiopathischen Ösophagusdilatation. Diese Annahme hat den Vorzug, eine einheitliche Erklärung für die Entstehung der beiden gleichzeitig vorhandenen gegensätzlichen Erscheinungen, nämlich der krampfhaften Kontraktion der Kardia bzw. des untersten epikardialen Abschnittes und der Erschlaffung der übrigen Ösophaguswandungen zu geben. Denn es kann kaum einem Zweifel unterliegen, daß die sonst übliche Auffassung von der Dilatation als einer bloßen Stauungserscheinung oberhalb der Stenose hier nicht ausreicht. Gegen eine solche Annahme spricht der außergewöhnliche Grad und die meist frühzeitige Entwicklung dieser Erweiterung, namentlich auch die starke Zunahme in der Längenausdehnung, während derartig schlaffe Dilatationen selbst bei hochgradigen und auch lange Zeit bestehenden organischen Stenosen gewöhnlich nicht beobachtet werden. Andererseits ist nicht zu verhehlen, daß die physiologischen Experimente über den Einfluß der Vagusfasern auf den Ösophagus und die Kardia bisher nicht ein so einheitliches Ergebnis geliefert haben, wie es oben im Sinne der KRAUSschen Theorie dargestellt wurde, sondern im Gegenteil zu vielfach widersprechenden Resultaten führten, die einer Klärung dringend bedürftig sind. Besonders beachtenswert erscheinen die Versuche von TAMIJA, OKA und KAWASHIMA, welche nach Exstirpation des doppelseitigen Ganglion nodosum oder der beiderseitigen Durchschneidung des vagosympathischen Truncus beim Hund ein totales Verschwinden der Peristaltik im thorakalen und subphrenischen Teile des Ösophagus feststellten. Infolge der vollkommenen Lähmung der Ösophaguswand entwickelte sich gleich nach der Operation eine Erweiterung des Ösophaguslumens unterhalb des Brustbeins, die sich im weiteren Verlauf verstärkte und sowohl nach röntgenologischer Beobachtung als nach der später

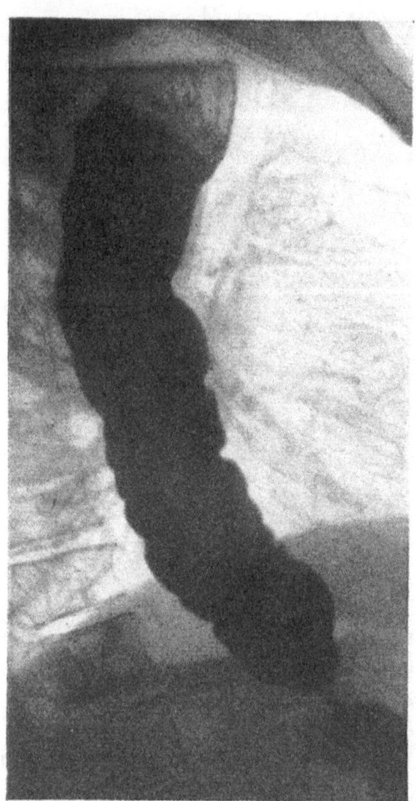

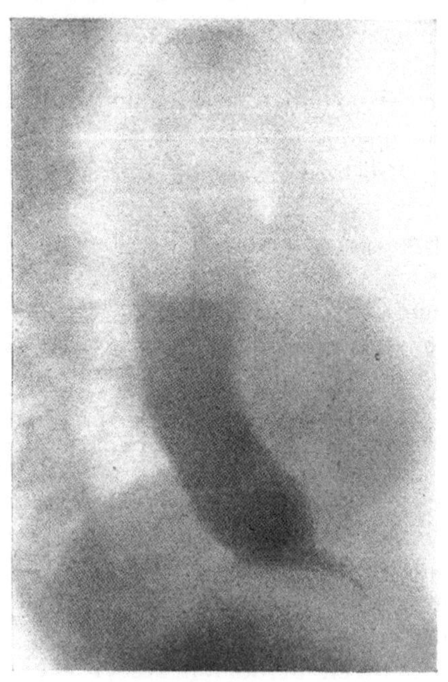

Abb. 563.   Abb. 564.

Abb. 563. Idiopathische Ösophagusdilatation.

Abb. 564. Dilatatio oesophagi und spastische Kontraktion des untersten epikardialen Ösophagusabschnittes.
Das Bild zeigt gewisse Ähnlichkeit mit einem Carcinomzapfen. Autopsie: Ösophagus frei von organischen Veränderungen. Linker Nervus vagus am Lungenhilus mit anthrakotischen Lymphdrüsen verbacken.

vorgenommenen Sektionskontrolle zum Bilde der schlaffen spindelförmigen Dilatation führte. Die Passage an der Kardia war gestört, was aber zunächst nicht einer spastischen Kontraktion, sondern dem Ausfall des reflektorisch erregten Öffnungsvermögens der Kardia zugeschrieben wurde. Durch einseitige experimentelle Schädigung des Vagusimpulses wurde nur eine vorübergehende, keine dauernde Passagestörung und eine gewisse Ermüdbarkeit des kompensatorisch eintretenden Vagus der anderen Seite hervorgerufen. Auch durch diese Versuche nicht ohne weiteres geklärt erscheint das Auftreten eines Kardiospasmus, der nach klinischen Beobachtungen und der in manchen Fällen im Röntgenbilde sichtbaren Zusammenziehung des epikardialen Ösophagusabschnittes (vgl. Abb. 564 und 567) kaum zu bezweifeln ist. TAMIYA und TAMURA führen ihn auf eine reizbare Schwäche der Innervation des Ösophagus zurück.

Die *klinischen Symptome*, welche wegen der noch nicht genügend verbreiteten Kenntnis dieses Leidens wenigstens kurz gestreift werden sollen, sind so charakteristisch, daß oft schon aus der Anamnese die Vermutungsdiagnose gestellt werden kann. Die Patienten können plötzlich eine bestimmte Speise, z. B. Apfelstücke oder ähnliches nicht schlucken, während andere, auch gröbere Stoffe zunächst glatt hinuntergehen. Der steckenbleibende Bissen löst oft einen lebhaften Schmerz aus. Er kann zuweilen durch Nachtrinken von Wasser, durch Luftschlucken oder durch Anwendung bestimmter Kunstgriffe, welche die Patienten bald von selbst erlernen, hinabbefördert werden. Der Grad der Schluckstörung ist sehr wechselnd, oft stark abhängig von psychischen Einflüssen, nimmt z. B. in Gesellschaft, infolge von Scheu aufzufallen, zu. Bei Einnahme der Rückenlage fließt die vorher genossene Nahrung, ohne

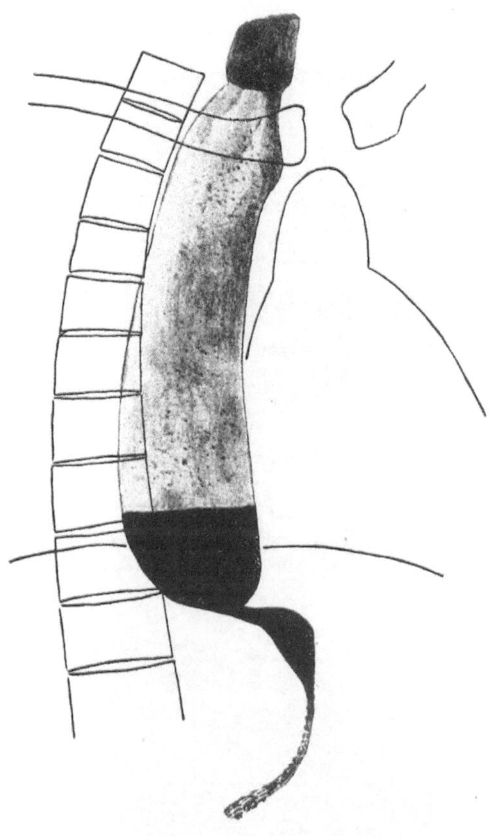

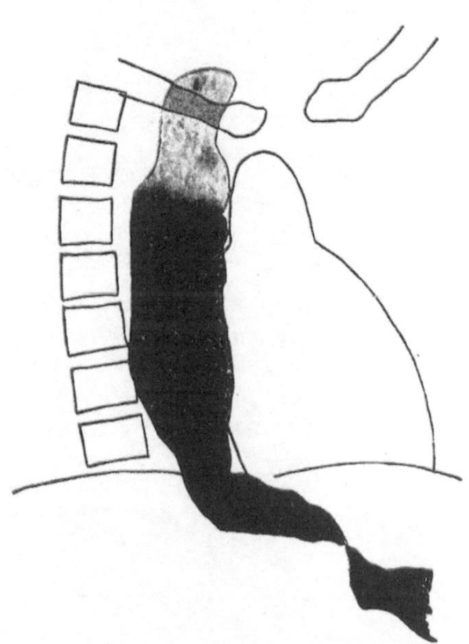

Abb. 565. Dilatatio oesophagi und Kardiospasmus.

Hier tritt die horizontale Abbiegung des subdiaphragmalen Abschnittes nach links am deutlichsten hervor. Auch hier blieb der Bissen erst in Höhe des Aortenbogens, später oberhalb der Kardia stecken. Bei Darreichung der gleichen Breimenge nach Atropinwirkung ist die Schattensäule wesentlich breiter und höher. Infolge Verstärkung des Kardiospasmus ist weniger Brei in den Magen abgeflossen. Klinsch. 41jähr. Mann. Vor 5 Jahren schwere Brustquetschung. 1 Jahr später traten allmählich zunehmende Schluckbeschwerden auf. Zuletzt „Erbrechen" von Speisen, die nicht bis in den Magen gelangt waren, namentlich im Liegen. Gewichtsabnahme.

Abb. 566. Dilatatio oesophagi und Kardiospasmus.

Hochgradige Erweiterung des Ösophagus mit unterem stumpfen Ende. Auch hier zunächst Steckenbleiben des Breies im obersten Abschnitt, später oberhalb der Kardia. Klinisch: 42jähriger Mann, Schluckstörungen seit 2 Monaten, hochgradige Abmagerung, daher Verdacht auf Ösophaguscarcinom. Autopsie: Dilatatio oesophagi. An beiden Lungenwurzeln große Pakete tuberkulöser Lymphdrüsen, in die beide Nervi vagi eingebettet sind. Mikroskopisch: Degeneration der Nervenfasern.

eigentliches Erbrechen hervorzurufen, in den Mund zurück und kann zu Hustenanfällen und zum „Verschlucken" im Schlafe führen. Infolge dieser Schluckstörung kommt es bisweilen zu schweren Inanitionszuständen, ja sogar zum Verhungern.

Die *Röntgenuntersuchung*, welche vielfach erst zur Aufdeckung dieser gar nicht so seltenen Krankheit geführt hat, ergibt folgendes Bild: Der Kontrastbrei gleitet nicht wie gewöhnlich in gleichmäßiger Weise ziemlich schnell herunter. Entweder ist die Bewegung verlangsamt, wie dies MOHR ausschließlich beschreibt und besonders für die mittleren und unteren Partien angibt, oder es fallen die Breibrocken im Gegenteil ohne Anzeichen irgendwelcher Peristaltik wie in einem schlaffen Sack etwa von der Aortenenge an bis zur Kardia herunter, wie ich dies in mehreren Fällen sah. Alsdann sammelt sich der Brei oberhalb der Kardia in einer 2 — 4 Querfinger breiten und je nach der Stärke des Kardiaverschlusses verschieden hohen Säule an. Bisweilen steigt der Inhalt durch Kontraktion der untersten Abschnitte wie in einem Steigrohr in die Höhe. Nicht nur die

Breite, sondern meist auch die Länge des Ösophagus ist erheblich vermehrt. Infolgedessen kann die Speiseröhre einen geschlängelten Verlauf zeigen. Der subdiaphragmale Abschnitt ist nach links gerichtet und hat ein allmählich konisch sich verjüngendes Ende. In manchen Fällen läuft dieses spitz pfriemenähnlich zu, bei schwerer Erschlaffung

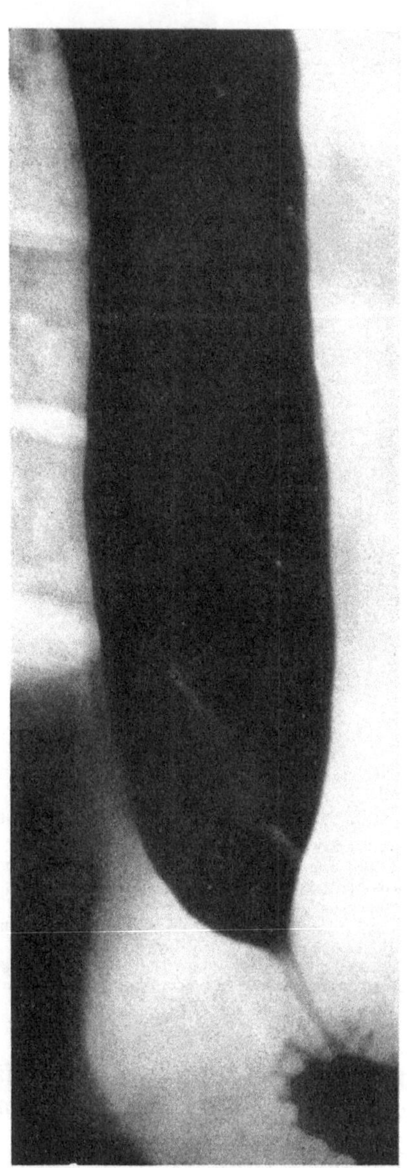

Abb. 567. Kardiospasmus. Idiopathische Ösophagusdilatation.

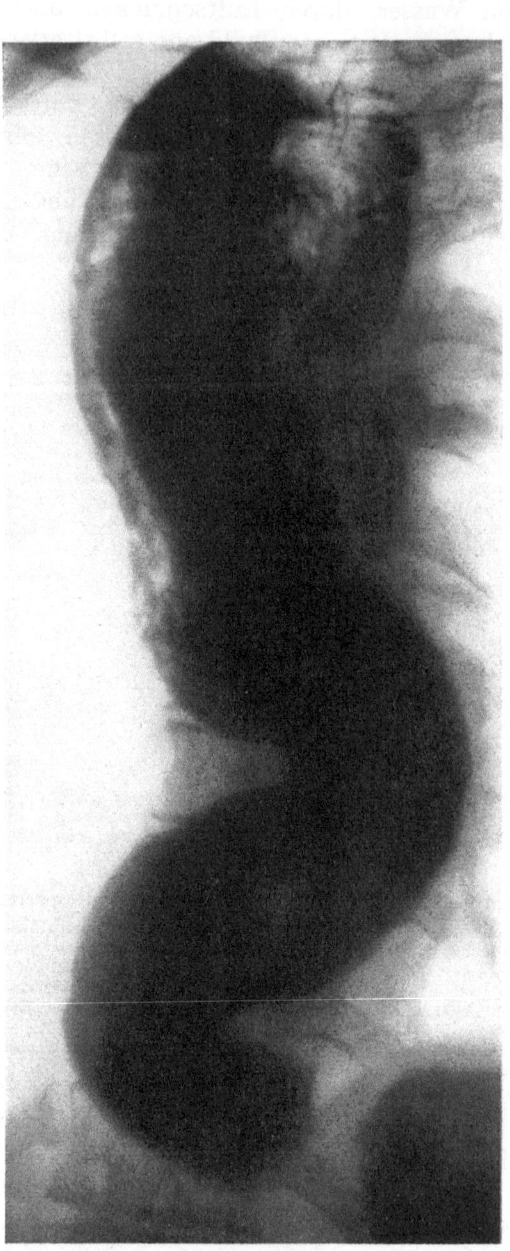

Abb. 568. Idiopathische Ösophagusdilatation und starke Elongation.

ist es mehr abgerundet wie die Spitze eines Eies. Die Wandkonturen sind im allgemeinen regelmäßig im Gegensatz zu der unregelmäßigen Beschaffenheit der Randlinien bei carcinomatöser Stenose; sie können allerdings glatte Einkerbungen aufweisen, die durch Kontraktionen oder durch Fältelungen infolge der Längsdehnung zustande kommen. In selteneren Fällen ist nicht nur die Kardia, sondern der gesamte epikardiale Abschnitt des unteren Ösophagusendes in größerer Ausdehnung kontrahiert. Alsdann zeigt das Röntgenbild im Bereiche dieses subdiaphragmal gelegenen Teiles des Ösophagus einen längeren schmalen Fortsatz, welcher unten der breiten Breisäule der im übrigen erweiterten Speiseröhre ansitzt. Hierdurch kann eine erhebliche Ähnlichkeit mit dem schmalen zapfenförmigen Ausguß eines stenosierenden Carcinoms entstehen (vgl. Abb. 564).

Außer dem Hindernis an der Kardia war in mehreren von mir beobachteten Fällen schon vorher weiter oberhalb, meist in Höhe des Arcus aortae oder auch etwas höher, bisweilen auch tiefer in Vorhofshöhe, eine vorübergehende oder dauernde Passagestörung der Bissen nachweisbar. Damit stimmte auch die Angabe mancher Patienten überein, daß die Speisen an zwei Stellen, nämlich einmal am oberen und dann am unteren Ende des Brustbeins steckenblieben. Diese Feststellung scheint mir nicht unwichtig für die theoretische Auffassung der Entstehung dieser Zustände. Durch eine alleinige Herabsetzung des Vagustonus ist sie zunächst nicht ohne weiteres verständlich, da ja angenommen wird, daß der Vagus auf die oberen Ösophagusabschnitte constrictorisch wirkt, also eine Vaguslähmung zur Erweiterung derselben führt. Eine Erklärung würde vielleicht die Annahme bieten, daß es sich hier um eine Mischung von nervöser Erschlaffung und andererseits von erhöhter Reizbarkeit handelt, die an den Stellen, wo gewisse Widerstände auftreten, so an den Engen, namentlich an der Aortenenge und an der Kardia, zum Auftreten von Spasmen führt.

Durch die Annahme einer bloßen Herabsetzung des Vagustonus ist auch die nach den Mitteilungen verschiedener Autoren bisweilen entgegengesetzte Wirkung des Atropins schwer erklärlich. Unverständlich wäre hiernach die von vielen Seiten, so von KIENBÖCK u. a. berichtete *Besserung* der Schluckstörung durch *Atropin*, welches die Erschlaffung des Vagustonus noch verstärkt. Dagegen stimmen mit dieser Theorie die Beobachtungen einer *Verschlimmerung* des Zustandes durch *Atropin* überein, da nach den oben geschilderten physiologischen Experimenten Vaguslähmung einen Schluß der Kardia bewirkt. Um einen objektiven Anhaltspunkt für die Wirkung des Atropins zu gewinnen, beobachtete ich die Höhe der Kontrastbeisäule, die oberhalb der Kardia stehenblieb, vor und nach der Atropinwirkung. Zunächst stellte ich fest, daß bei einem bestimmten Druck der Überschuß des eingenommenen Breies unten durch die Kardia abfloß und die Höhe der Breisäule unabhängig von weiterer Zufuhr annähernd konstant blieb. Auf diese Weise beobachtete ich in zwei Fällen, daß nach einer Atropininjektion auf erneute Breifüllung die Breisäule höher und breiter war als vor dieser Einwirkung. In anderen Fällen ließ sich ein deutlicher Unterschied nicht feststellen, jedenfalls nahm aber die Stagnation nicht ab. Dementsprechend sah ich auch keine klinische Besserung in einigen mit Atropin behandelten Fällen im Gegensatz zu manchen anderen Autoren. Ebenso vermißte ich einen Erfolg von *Papaveringaben*, welchen meist eine günstige Wirkung zugeschrieben wird. Systematische pharmakologische Prüfungen vor dem Röntgenschirm hat BÖHM bei idiopathischer Ösophagusdilatation vorgenommen. Auch er sah keinen Einfluß von Atropin- und Papaveringaben. Dagegen beobachtete er nach Pilocarpin eine Verkürzung und Verschmälerung der Breisäule, die zum Überfließen nach oben führte, aber keine Lösung des Kardiaverschlusses. Eine prompte Öffnung der Kardia und schnelle Entleerung des Ösophagus in den Magen trat dagegen nach Adrenalin ein; die Wirkung war aber stets schnell vorübergehend und führte keine dauernde Besserung des Zustandes herbei. Die besten Erfolge sah BÖHM nach einer längere Zeit fortgesetzten Hypnosebehandlung, STARCK nach gewaltsamer Sprengung des Sphincterkrampfes durch den von ihm angegebenen Dilatator.

Auch *Kombinationen von idiopathischer Ösophagusdilatation und Carcinom* kommen vor. In einem klinisch verfolgten und autoptisch kontrollierten Falle beobachtete ich die Entstehung eines Carcinoms bei einer seit langen Jahren bestehenden Ösophagusdilatation, deren Beginn nach der Anamnese bis in die Kindheit hinein zurückzuverlegen war. Die Dilatation betraf den gesamten Ösophagus bis zur Kardia hinab, das Carcinom saß an der Bifurkation der Trachea. Das Zusammenvorkommen von Ösophagusdilatation

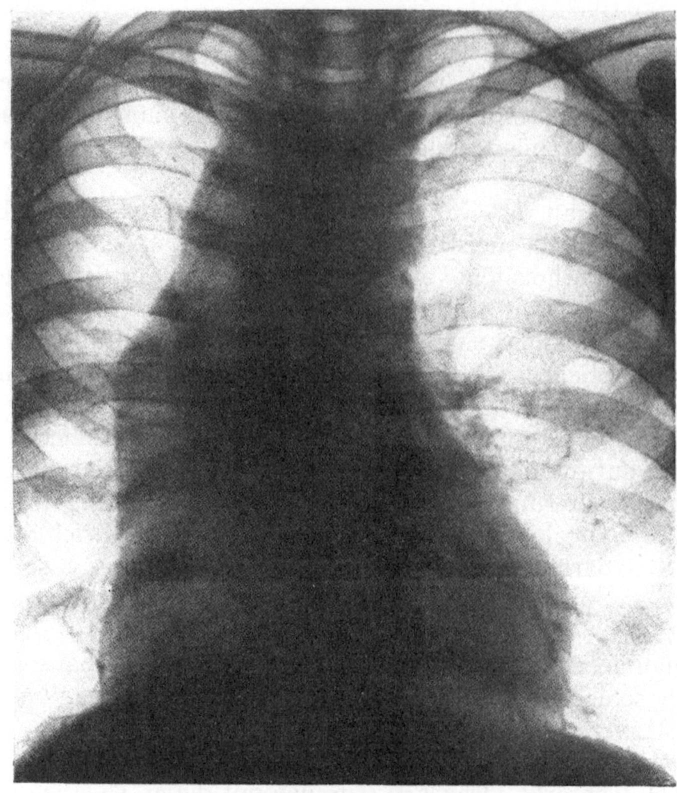

Abb. 569. Enorme idiopathische Ösophagusdilatation.
Das Bild ohne Kontrastfüllung mit der Verbreiterung des Mediastinalschattens nach rechts und der bogigen Unterteilung seines rechten Randes erinnert an einen Mediastinaltumor, welcher von anderer Seite auch zunächst angenommen worden war. Die Aufklärung bringt die Kontrastfüllung (vgl. Abb. 570).

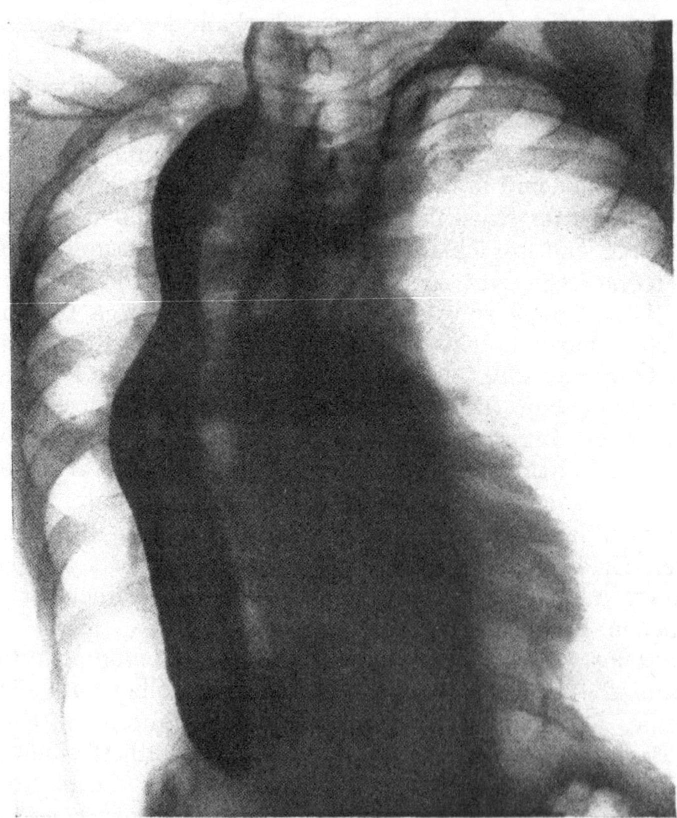

Abb. 570. Der gleiche Fall von idiopathischer Ösophagusdilatation wie in Abb. 569 nach Kontrastfüllung in rechter Seitenlage.
Das Bild zeigt, daß die Verbreiterung des Mediastinalschattens nach rechts vom enorm erweiterten Ösophagus herrührt. Beachte die **sehr** verstärkte Wanddicke des Ösophagus (Schattenband zwischen Lungenfeld und Kontrastfüllung).

und Krebs, der meist etwa an der Stelle der größten Erweiterung sitzt, ist wiederholt, so von HOLFELDER, MATTHES u. a. beobachtet worden, so daß ein zufälliges Zusammentreffen wohl ausgeschlossen werden kann und ein ursächlicher Zusammenhang gesucht werden muß. Es ist mit WOHLWILL anzunehmen, daß eine durch den stagnierenden Inhalt hervorgerufene Entzündung der Schleimhaut den Reiz zur Carcinombildung erzeugt.

3. Organische Veränderungen.

a) Kongenitale Mißbildungen,

die nicht wie die völlige *Atresie* mit oder ohne Kommunikation mit den Luftwegen zum baldigen Tode nach der Geburt führen, sind selten. Mit einer längeren Lebensdauer vereinbar sind kongenitale *Erweiterungen,* die meist oberhalb des Zwerchfells *(Vormagen)* oder subdiaphragmal oberhalb der Kardia liegen *(Antrum cardiacum* LUSCHKA). Ferner kommen angeborene *Stenosen,* unter anderem ringförmige *membranöse Strikturen* in der Höhe der Bifurkation vor. Diese Stenosen können früh oder auch erst im fortschreitenden Lebensalter klinische Erscheinungen machen. In dem in Abb. 571 dargestellten Falle traten stärkere Schluckbeschwerden erst im 16. Lebensjahre auf. Im Ösophagoskop war ein diaphragmaartiges Gebilde sichtbar, das sich leicht nach oben vorwölbte und in der Mitte eine stricknadeldicke Öffnung hatte. Das Röntgenbild zeigte oberhalb der Stenose eine Erweiterung und von deren unterem Pol ausgehend einen feinen hinabziehenden Breistreifen. Ein ähnlicher Fall ist von LINK bei einem 6jährigen Kinde beschrieben.

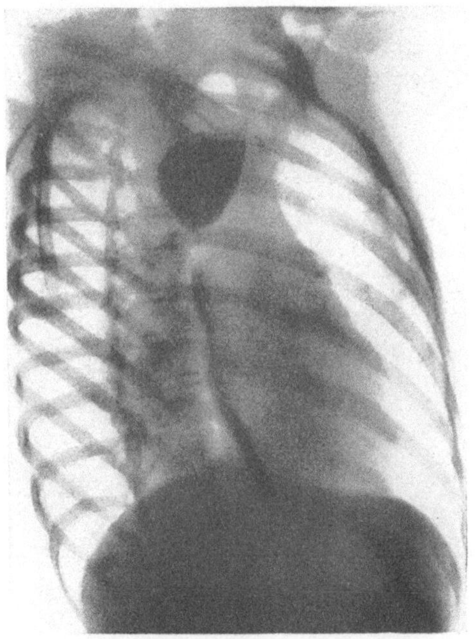

b) Ösophagitis.

Eine entzündliche Schwellung der Schleimhautfalten kann sich in einer breiten wulstigen Faltenzeichnung im Bilde des starren Schleimhautreliefs ausprägen (SCHATZKI). Zur Erzielung besonders deutlicher Bilder empfiehlt PRÉVÔT die Untersuchung des liegenden Patienten.

Bei chronischer Ösophagitis beschreibt LÜDIN ein Schleimhautrelief mit dicht aneinandergereihten Aussparungen und unregelmäßigem Randeinkerbungen, welche er auf eine starke Pachydermie bezieht.

WELIN fand eine längliche dütenförmige Verengerung mit zackiger Kontur in den distalen Partien der Speiseröhre mit verhältnismäßig scharfer oberer Begrenzung sowie eine Erweiterung kranial von dem erkrankten Bereiche. Er hebt die trotz gutartiger histologischer Struktur ernste Prognose der Fälle hervor, deren klinisches Bild sehr an das bei malignen Geschwülsten erinnert.

c) Sideropenische Schluckstörung.

Eine eigenartige Schluckstörung im oberen Bereich des Ösophagus, die als PLUMMER-VINSONsches Syndrom bekannt ist, wird bei Patienten, in der Regel Frauen mit achlorhydrischer Anämie, die oft außerdem an Störungen der Nagelbildung und Rhagaden in den Mundwinkeln leiden, beobachtet und durch Eisengaben meist zum Verschwinden gebracht. Im Röntgenbilde zeigt der Schatten des in den oberen Ösophagus eingedrungenen Kontrastmittels etwa in Höhe der Cartilago cricoidea eine wenige Millimeter breite,

Abb. 571. Angeborene Stenose des Ösophagus in Bifurkationshöhe.
(Beobachtung von Prof. RINDFLEISCH-Dortmund). Vgl. Text.

glattrandige Einkerbung von verschiedener Tiefe, die am besten auf seitlichen Aufnahmen an der Vorderfläche sichtbar ist (WALDENSTRÖM). Nach VIEDEBOEK ist die Ursache in einem vorspringenden membranösen Bande zu suchen, welches aus hyperkeratotischer und entzündeter Schleimhaut besteht.

d) Ösophagusvaricen.

Ösophagusvaricen, welche infolge starker Beanspruchung des Kollateralkreislaufes bei Pfortaderstauung am häufigsten bei Lebercirrhose und ferner bei Pfortaderthrombose

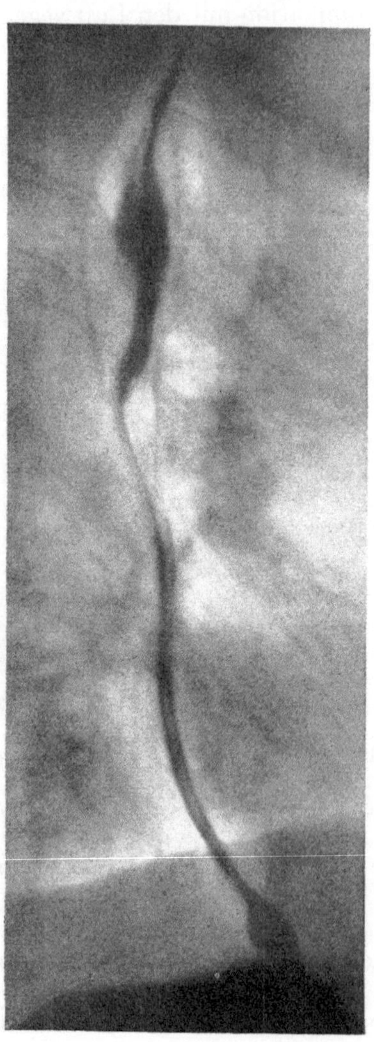

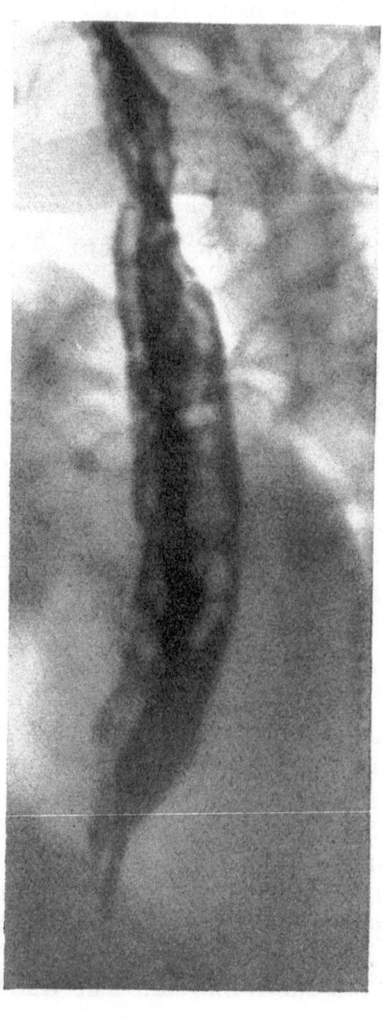

Abb. 572. Normales Schleimhautbild des Ösophagus.
Abb. 573. Ösophagusvaricen bei Lebercirrhose.
(Aufnahme von Dr. SCHATZKI, Leipziger Med. Klinik Prof. MORAWITZ.)

auftreten, können nach der Beschreibung von WOLF, die später durch HJELM, BERG und SCHATZKI, BRDICZKA und TSCHAKERT u. a. bestätigt ist, im Röntgenbilde erkannt werden. Zu ihrer Darstellung eignet sich am besten eine mit Schleimzusatz versehene Bariumaufschwemmung von mittlerer Konsistenz, die den Wandungen des Ösophagus anhaftet. An Stelle der parallelen Schattenstreifen, welche das normale Schleimhautrelief der Speiseröhre kennzeichnen, sind bei Ösophagusvaricen gewundene und geschlängelt verlaufende bandförmige Aufhellungen sichtbar. Durch Verästelung der Gefäße, vor allem auch durch Übereinanderprojektion der Gebilde der Vorder- und Hinterwand entsteht häufig ein unregelmäßig gestaltetes Aufhellungsmuster, das an das Schattenbild eines Flechtwerks erinnert (SCHATZKI) (vgl. Abb. 573 und 574). Der Durchmesser des von den erweiterten Venen erfüllten Ösophaguslumens ist verbreitert. Bei ausgeprägten Varicen wird oft ein auffällig langes Haften der Wandbeschläge beobachtet. Gleichzeitig mit Ösophagusvaricen hat SCHATZKI als Ausdruck erweiterter Venen in den oberen Magenabschnitten wulstige helle Bänder im Reliefbilde des Magens beschrieben.

e) Ulcus pepticum oesophagi.

Das an sich nicht häufige *Ulcus pepticum oesophagi*, dessen Entstehung auf Rückfluß von saurem Magensaft in den unteren Ösophagusabschnitt zurückgeführt wird, ist

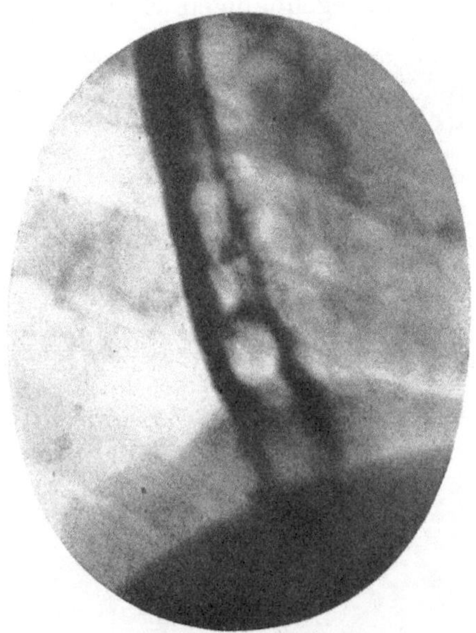

Abb. 574. Ösophagusvaricen bei Pfortaderthrombose.

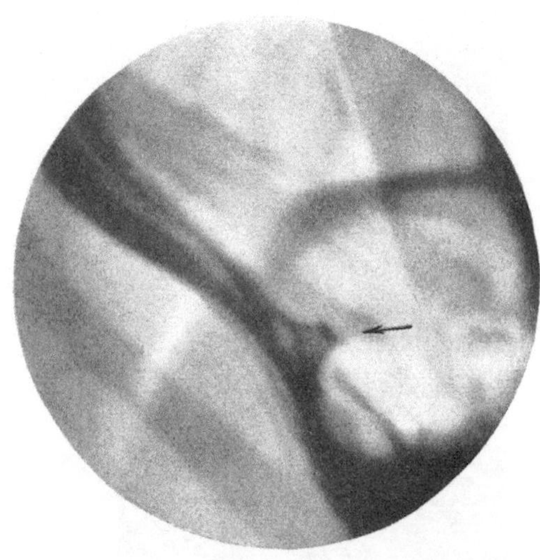

Abb. 575. Ulcus pepticum oesophagi.
Klinisch: heftige Schmerzen unter dem Brustbein.

röntgenologisch nur selten beobachtet worden. BRUNETTI fand bei einem Manne, der beim Schlucken brennende Schmerzen hinter dem Brustbein und dauernde Schmerzen in der Gegend des Schwertfortsatzes hatte, im hinteren Mediastinum neben dem flüchtigen Füllungsbilde des unteren Ösophagusabschnittes einen konstanten unregelmäßig begrenzten Schattenfleck mit darüberstehender Luftblase, ähnlich wie bei einem Ulcus penetrans ventriculi. FLEISCHNER beschrieb in einem zweiten Falle an derselben Stelle einen konstanten kleinen runden Fleck, der nach Anlage einer Magenfistel allmählich verschwand. Zwei weitere Fälle eines Ulcus pepticum am unteren Ende des Ösophagus mit operativer Kontrolle sind von CHAOUL mitgeteilt. Auch dabei fanden sich ausgesprochene Nischenflecken, in einem Falle mit konvergierender Faltenzeichnung, im anderen mit starker Deformierung der Konturen, ferner Dilatation und hochgradige Funktionsstörungen des Ösophagus. In einem von NORGAARD beobachteten Falle, der durch wiederholte schwere Blutungen ausgezeichnet war, fand sich bei mehrfacher Untersuchung zunächst nur ein dauernder Spasmus und oberhalb desselben eine Erweiterung des Ösophagus, erst bei wiederholter Untersuchung in dieser Höhe ein Nischenfleck. SCHMITT beschreibt am Ösophagus eine deutliche Ulcusnische zusammen mit mehreren funktionellen Divertikeln. Das Bild eines selbst beobachteten Falles, bei welchem heftige Schmerzen in der Gegend des unteren Brustbeins bestanden, ist in Abb. 575 dargestellt.

f) Verätzungen.

Röntgenbilder bei frischen *Verätzungen* sind von BEUTEL beschrieben. Er sah bei Laugenverätzung eine Weitstellung des Ösophagus auf Grund von Atonie und einen Verlust der Längsfalten infolge Schleimhautzerstörung. Bei frischer Säureverätzung beschreibt er eine eigenartige Granulierung, die er auf eine kleieartige Verschorfung, vielleicht auch auf Schleimflockenbildung bezieht.

Abb. 576, die $2^1/_2$ Wochen nach Trinken von konzentrierter Seifenlauge gemacht ist, zeigt ein stark verschmälertes Schattenband mit leicht unregelmäßigen Konturen.

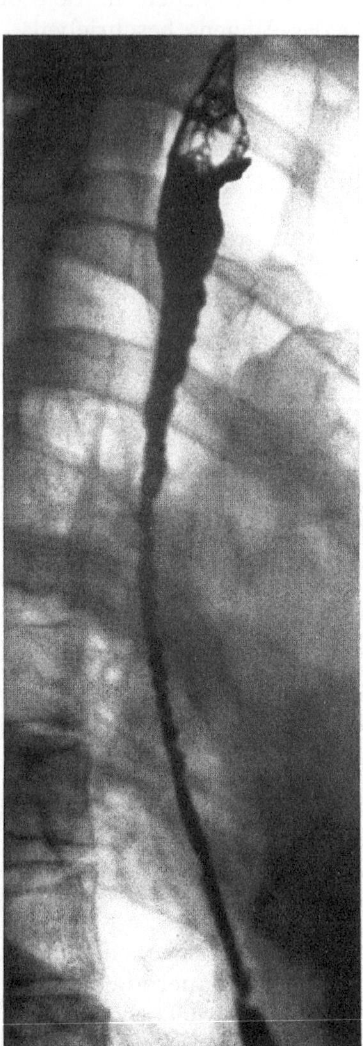

Abb. 576. Ösophagusverätzung.
$2^1/_2$ Wochen nach Trinken von konzentrierter Seifenlauge.

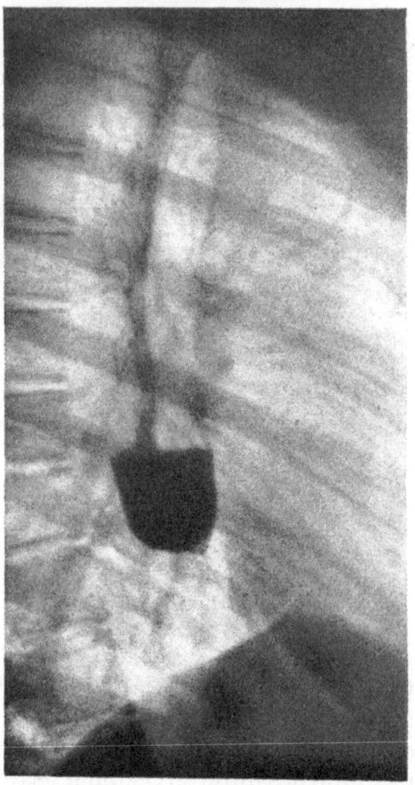

Abb. 577. Striktur infolge Ösophagusverätzung.

g) Narbenstrikturen.

Narbenstrikturen, die sich an Verätzungen anschließen, kommen meist an den physiologischen Engen des Ösophagus und an oder oberhalb der Kardia, zuweilen multipel vor. Der darüber stagnierende Kontrastbrei zeigt meist ein nach unten konisch zugespitztes Ende, welches im Gegensatz zur carcinomatösen Striktur gewöhnlich eine ziemlich regelmäßige Kontur aufweist (vgl. Abb. 577). Der oberhalb der Striktur gelegene Ösophagusabschnitt kann erheblich erweitert sein, ist aber nicht derartig erschlafft und insbesondere nicht verlängert wie bei einer idiopathischen Dilatation.

h) Luische Stenosen.

Luische Stenosen kommen am Ösophagus sehr selten vor. Sie zeigen, wie an den übrigen Teilen des Verdauungskanals das Bild einer engen Röhre mit glatten starren Wandungen (ENGELSTAD).

i) Divertikel.

Die Ösophagus*divertikel* werden anatomisch in Traktions- und Pulsionsdivertikel eingeteilt. Die Pulsion ist allein maßgeblich bei den auf angeborener Schwäche der Muskulatur entwickelten Divertikeln (ZENKER). Bei den Traktionsdivertikeln gibt Zug von außen auf die Ösophaguswand den ersten Anlaß zur Bildung einer Aussackung; doch spielt hierbei auch Pulsion durch die über die Speiseröhre hinweglaufenden peristaltischen Wellen eine Rolle, so daß eine einseitige Betonung nur eines der bei der Entstehung beteiligten Faktoren und demgemäß eine völlig scharfe Trennung zwischen Traktions- und Pulsionsdivertikeln kaum allgemein gerechtfertigt erscheint. Zur Übersicht über die Hauptmerkmale jeder Art soll hier aber die gewohnte anatomische Einteilung beibehalten werden.

Die *Traktionsdivertikel* führen nicht oder nur dann zu einer Stenose, wenn sich sekundär ein größeres Pulsionsdivertikel daran anschließt. Sie werden deshalb bei der Röntgenuntersuchung ohne besondere Maßnahmen leicht übersehen. Dagegen werden sie dann gut kenntlich, wenn eine zähflüssige Paste statt des gewöhnlichen Breies verwandt wird, oder wenn der Ösophagus von einer Breisäule erfüllt ist, die, wie in einem Falle von HAUDEK, oberhalb eines spastischen Kardiaverschlusses stagniert (vgl. Abb. 578). In einem von HELM beobachteten Falle bildete das Traktionsdivertikel, das später autoptisch nachgewiesen wurde und in der üblichen Weise durch Narbenzug einer benachbarten tuberkulösen Tracheobronchialdrüse entstanden war, nach Füllung mit Kontrastpaste einen kleinen „sägezahnartigen" Fortsatz des Schattens der Speiseröhre, während ein leicht flüssiger Brei die Stelle glatt passierte, ohne eine Spur zu hinterlassen. Einen ähnlichen Befund erhob PALUGYAY bei einem gleichfalls autoptisch sichergestellten Traktionsdivertikel in Höhe der Bifurkation. Er konnte einen Ausguß des Divertikels, welches schräg kranialwärts vom Ösophagus abging, nur bei Beckenhochlagerung erzielen,

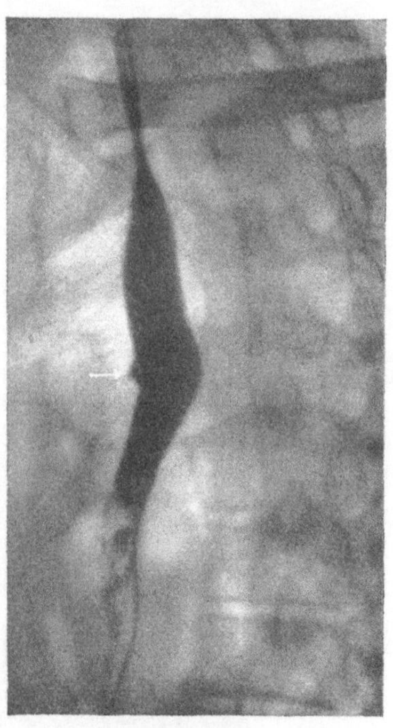

Abb. 578. Traktionsdivertikel des Ösophagus.

während die Durchleuchtung in aufrechter Stellung eine ganz glatte Passage des Ösophagus ergeben hatte. Er empfiehlt diese Untersuchungsmethode allgemein zum Nachweis sonst schwer darstellbarer Divertikel. Häufiger werden Traktionsdivertikel, die an sich gewöhnlich symptomlos verlaufen und nur bei Komplikationen wie Haften von Gräten usw. Beschwerden machen, dann gefunden, wenn bei Tuberkulosekranken mit tuberkulösen Drüsen und Verziehung des Mediastinums in systematischer Weise darnach gesucht wird (HAUDEK und FLEISCHNER).

Die *Pulsionsdivertikel* ergeben typische Bilder. Verhältnismäßig am häufigsten ist das ZENKERsche Divertikel, welches von der Hinterwand des Halsteiles der Speiseöhre ausgeht, bei größerer Ausdehnung sich aber auch seitlich ausbreitet. Es kann eine schon äußerlich sicht- und fühlbare sackförmige Vorwölbung am Halse verursachen, deren charakteristisches Merkmal darin besteht, daß ihr Inhalt durch Druck in die Mundhöhle entleert werden kann. Die röntgenologische Darstellung stößt dann auf Schwierigkeiten, wenn das Divertikel mit Speisen gefüllt ist und den Kontrastbrei nicht mehr aufnimmt. Alsdann muß erst eine Entleerung durch Ausdrücken oder Sondenspülung vorangehen. Der eingefüllte Kontrastbrei bildet einen unten regelmäßig bogenförmig begrenzten Schatten, dessen unteres Ende gewöhnlich in Höhe der Drosselgrube oder etwas darunter liegt (vgl. Abb. 579). Es ist aber hervorzuheben, daß auch carcinomatöse Strikturen, oberhalb deren sich eine Dilatation ausgebildet hat, sehr ähnliche Bilder hervorrufen

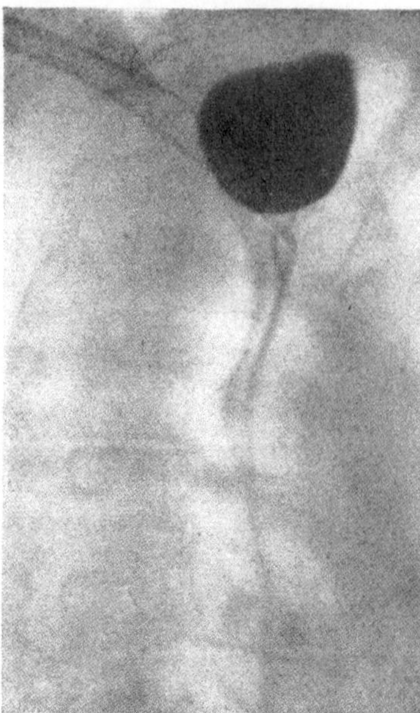

Abb. 579. Zenkersches Pulsationsdivertikel (Operation).
Klinisch: 65jähriger Mann, Schluckbeschwerden seit 15 Jahren. Ein Teil
der Speisen tritt in völlig unverdautem Zustande wieder in den Mund
zurück. Erhebliche Abmagerung.

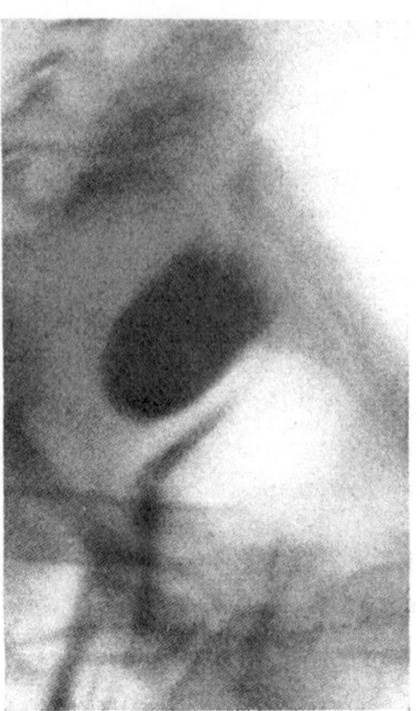

Abb. 580. Pulsionsdivertikel.
Bei stärkerer Drehung nach links ist der schmale Schatten des
Ösophagus vor dem prävertebral liegenden Divertikelschatten
sichtbar.

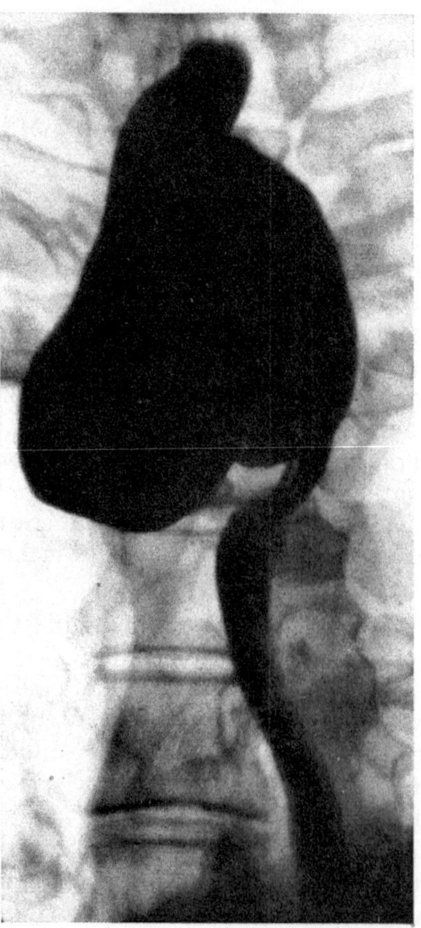

Abb. 581. Zenkersches Ösophagusdivertikel.

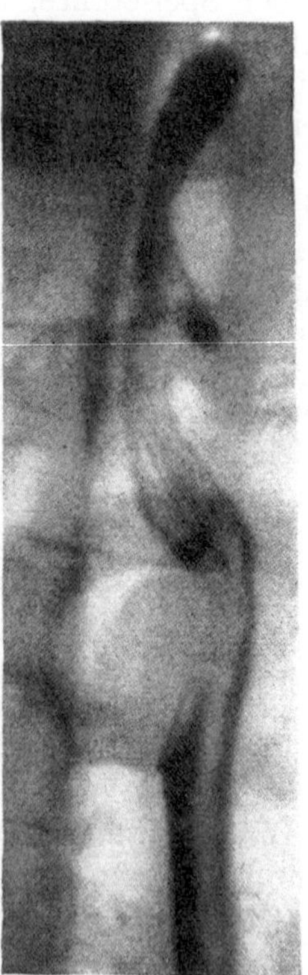

Abb. 582. Kleines Ösophagusdivertikel der
Vorderwand oberhalb der Bifurkation.

können, wie nachstehende Abbildung eines durch die Ösophagoskopie als Carcinom sichergestellten Falles zeigt (vgl. Abb. 589). KEPPLER und ERKES betonen, daß ein großer Teil der ursprünglich als Divertikel aufgefaßten Fälle sich später als Carcinom erwiesen haben; und zwar war hierbei anzunehmen, daß es sich von vornherein um Carcinome, nicht um Divertikel gehandelt hat. Außerdem kommt freilich nicht ganz selten eine Carcinomentwicklung auf dem Boden von Divertikeln vor.

Als *röntgenologisches Unterscheidungsmerkmal zwischen Carcinom und Divertikel* wird angegeben, daß das Schattenband des Ösophagus beim Carcinom am unteren Pol des beschriebenen bogenförmigen Schattens ansetzt, während es beim Divertikel von der Wand desselben eine Strecke weit oberhalb des Grundes abgeht. Damit der Schattenstreifen des Ösophagus nicht innerhalb des Divertikelschattens verschwindet und somit doch der darunterliegende Abschnitt der Speiseröhre als gerade Fortsetzung am unteren Pol des erweiterten Sackes erscheint, ist der Patient in verschiedenen schrägen Durchmessern zu untersuchen, bis eine Stellung gefunden wird, in der das Schattenband des Ösophagus neben dem Divertikel sichtbar ist. Am klarsten ist ein Divertikel dadurch nachzuweisen, daß eine daneben in den Ösophagus eingeführte Sonde, welche zweckmäßig mit abgebogener Spitze gewählt wird, als bogenförmiger Schattenstreifen neben dem rundlichen Divertikelschatten erkennbar ist. Als weitere röntgenologische Merkmale, welche auch ohne die bisweilen schwierige Sondierung sichtbar sind, geben KAUFMANN und KIENBÖCK an: der Kontrastbrei füllt zuerst das Divertikel, dann steigt er auf und zieht auf einem anderen Wege herunter; der Schatten gabelt sich einerseits nach dem Divertikel, andererseits nach der Speiseröhre hin; endlich

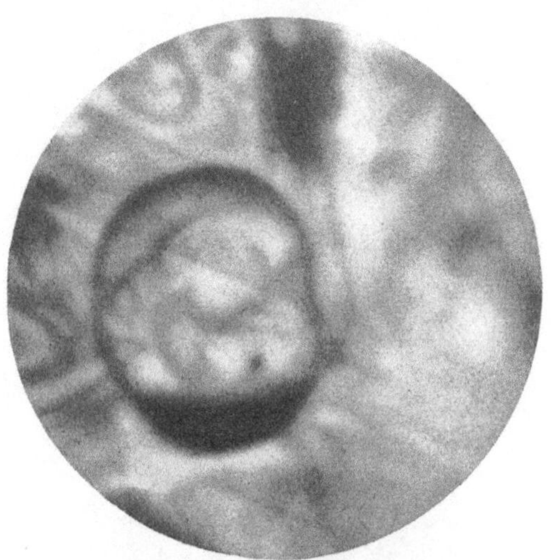

Abb. 583. Epiphrenales Ösophagusdivertikel.

können zwei getrennte Breidepots nachweisbar sein, von denen das eine am Grund des Divertikels, das andere weiter oben über dessen Abgangsstelle im Ösophagus gelegen ist. Sehr kleine, knopfartig an der Hinterwand der Speiseröhre zur Wirbelsäule vorspringende ZENKERsche Divertikel sind im seitlichen Bilde von HOLMGREN dargestellt.

Seltener kommen Pulsionsdivertikel an anderen Stellen der Speiseröhre vor. Die danach verhältnismäßig häufigste Lokalisation ist in Höhe der Bifurkation (vgl. Abb. 582) und sodann dicht oberhalb des Zwerchfells (sog. *epiphrenale* Divertikel). In scharf abgegrenzten Divertikeln kann die Bildung eines oberen lufthaltigen Raumes und einer Flüssigkeitsschicht am Grunde einen sehr markanten Ausdruck im Röntgenbilde finden (vgl. Abb. 583).

Multiple Divertikel an verschiedenen Stellen des Ösophagus sind von BARSONY und POLGAR beschrieben. Da die dabei gefundenen Vorwölbungen des Ösophagus bei mehrfachen Untersuchungen verschiedene Größe zeigten und oft nur im Zeitpunkt der regionären Muskelkontraktion der Speiseröhre auftraten, nehmen die Autoren eine funktionelle Entstehung auf nervösem Wege an. FLEISCHNER führt die Entstehung der Divertikel mit gleichartigem Röntgenbilde dagegen darauf zurück, daß die Ösophaguswand durch entzündliche, meist von tuberkulösen Drüsen ausgehende Prozesse an der Umgebung angeheftet wird und an den Haftpunkten durch Druck der über die Speiseröhre hinziehenden peristaltischen Wellen eine Ausbuchtung entsteht, welche nach deren Ablauf wieder verschwinden kann; er spricht daher von Adhäsions- oder Haftdivertikeln des Ösophagus; in einem Teil der Fälle wies er die Schatten verkalkter Lymphknoten in dichter Umgebung der Divertikel nach.

Barsony und Polgar beobachteten in manchen Fällen gleichzeitig Divertikel und ein Ulcus duodeni; ähnlich ist das Zusammentreffen von epiphrenalem Ösophagusdivertikel und penetrierendem Magengeschwür in einem von Vogel beschriebenen, autoptisch kontrollierten und in einem weiteren von Panhuysen mitgeteilten Falle. Bezüglich der theoretischen Deutung etwaiger innerer Zusammenhänge solcher Vorkommnisse sei auf das bei der Beschreibung von Ösophagusspasmus zusammen mit Ulcus ventriculi und duodeni Gesagte verwiesen. Hier. wurde bereits die Möglichkeit einer gemeinsamen Verursachung beider Zustände durch eine nervöse Erregung oder ihrer Verknüpfung auf reflektorischem Wege hervorgehoben (vgl. S. 467).

Ähnliches gilt auch für die mehrfach beobachteten *Kombinationen von Divertikeln*

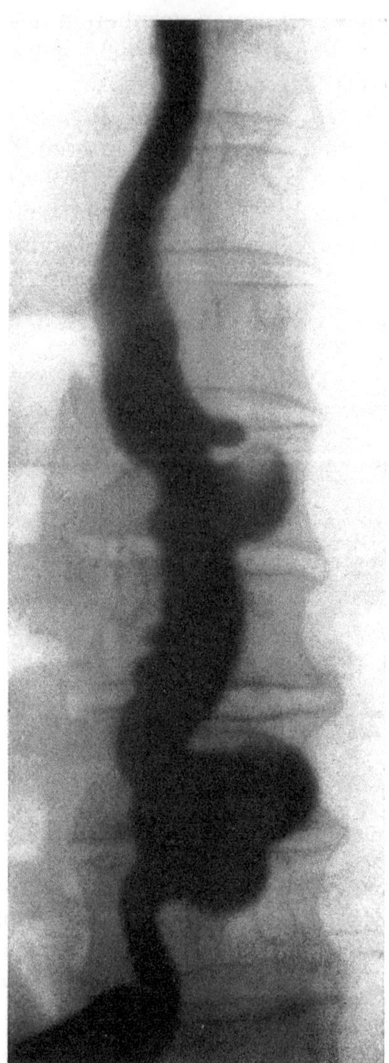

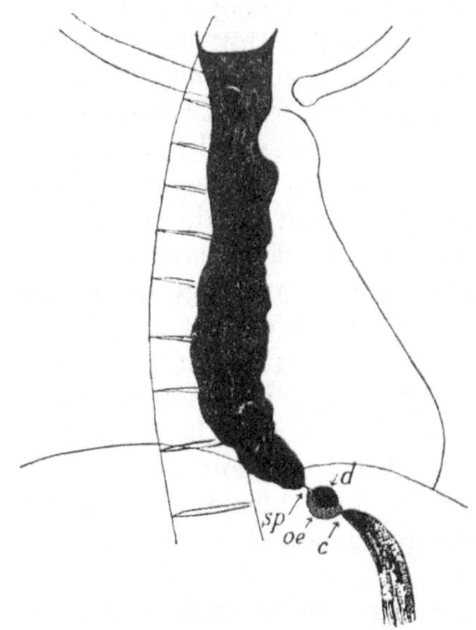

Abb. 584.　　　　　　　　　　　　　　　　　　　Abb. 585.

Abb. 584. Multiple „funktionelle" Ösophagusdivertikel.

Abb. 585. Kleines epikardiales Ösophagusdivertikel, darüber ein schwerer Spasmus.

Klinisch: 51jährige Frau. Seit 6 Jahren intermittierende Schluckbeschwerden. Die Speisen bleiben im Halse stecken und können nur mit Hilfe größerer Flüssigkeitsmengen hinuntergespült werden. Häufig Regurgitation. Die Sonde stößt bei 40 cm auf einen unüberwindlichen Widerstand. Höchstgradige Abmagerung. Tod an Inanitionsschwäche kurz nach Anlegung einer Magenfistel. Röntgenbefund: Der Kontrastbrei bleibt zunächst eine Zeitlang oberhalb der Aorta stecken, dann fällt er ganz schnell wie in einem schlaffen Sack hinunter und sammelt sich in der Speiseröhre zu einer hohen Breisäule an. Im oberen Teil sind normalsinnige, im unteren antiperistaltische Bewegungen sichtbar. Dicht unterhalb des Zwerchfells endet die Breisäule. Darunter, von ihr durch eine Lücke (*sp*) getrennt, ein haselnußgroßer intensiver Schattenfleck (*d*) und teils daneben, teils von ihm gedeckt ein ziemlich schmaler Schattenstreifen, der dem untersten epikardialen Anteil des Ösophagus (*oe*) entspricht. Darunter in Höhe der Kardia (*c*) eine Einengung, aber gewöhnlich keine völlige Unterbrechung des Schattens. Ein Teil des Breies fließt in den Magen ab. Injektionen von 1 mg Atropin und 8 cg Papaverin haben keinen nennenswerten Einfluß auf die Gestalt und Entleerung des Ösophagus. Autopsie: Dicht oberhalb der Kardia (*c*) ein haselnußgroßes Divertikel (*d*), dessen Wand nur von Schleimhaut gebildet wird, mit schmalem schlitzförmigem Eingang innerhalb einer Muskellücke. Dicht oberhalb des Divertikels, aber noch unterhalb des Zwerchfells ist der Ösophagus noch an der Leiche spastisch zusammengezogen (*sp*); an der aufgeschnittenen Speiseröhre ist keine Verengerung sichtbar. Darüber ist das Lumen des gesamten Ösophagus bis obenhin erheblich erweitert, seine Wandungen sind stark verdickt. Der linke Nervus vagus zieht gerade über die Wand des Divertikels hinweg; seine Nervenfasern auf ober- und unterhalb des Divertikels angefertigten Schnitten bei mikroskopischer Untersuchung o. B.

und Spasmen. Ein Zusammenhang zwischen beiden kann in verschiedener Weise gedeutet werden. Zunächst ist zu erwähnen, daß die oberhalb eines Spasmus auftretenden Erweiterungen namentlich vor Anwendung der Röntgenuntersuchung häufig irrtümlich für Divertikel gehalten wurden. Nach der Ansicht von STIERLIN kann aber die Stauung oberhalb der Kardia auch bei der Entstehung der echten epiphrenalen Ösophagusdivertikel eine Rolle spielen. In anderen Fällen bzw. nach einer anderen Auffassung, die z. B. KIENBÖCK in mehreren Beobachtungen vertritt, gibt das Divertikel Anlaß zur Entstehung von Spasmen, die entweder in Höhe des Divertikels oder auch entfernt von ihm, am häufigsten an der Kardia, aber auch an anderen Stellen sitzen können. Dabei kann das Haupthindernis für den Speisendurchgang durch den Spasmus und nicht durch das Divertikel selbst gebildet werden.

Dieser Zusammenhang ist mir bei einem selbst gesehenen, autoptisch kontrollierten Falle am wahrscheinlichsten, in dem ein kaum haselnußgroßes, dicht oberhalb der Kardia sitzendes Divertikel und *oberhalb* desselben ein schwerer Spasmus bestand. Im Röntgenbilde war an der Stelle des Divertikels ein intensiver Schattenfleck und daneben ein schmales Band des epikardialen Ösophagusabschnittes sichtbar. Dicht oberhalb des Divertikels, aber noch unterhalb des Zwerchfells, war eine Schattenlücke vorhanden, die durch den Spasmus hervorgerufen wurde; zuweilen war hier auch ein schmaler fadendünner Schattenstreifen sichtbar. Oberhalb der spastischen Einschnürung war der Ösophagus im Leben und an der Leiche beträchtlich erweitert. Bei der Durchleuchtung wurde beobachtet, daß die Speisen wie in einem schlaffen Sack ganz wie bei der idiopathischen Ösophagusdilatation hinunterfielen und sich oberhalb des Hindernisses zu einer breiten und hohen Säule anstauten. In den oberen Abschnitten wurden normalsinnige, in den unteren aufwärtsgerichtete antiperistaltische Wellen beobachtet (vgl. Abb. 585). Ein ähnlicher Fall, bei dem gleichzeitig ein tiefsitzendes Pulsionsdivertikel und Kardiospasmus vorhanden waren, ist von POKROWSKY beschrieben.

Perforationen von Divertikeln können durch Durchtritt von Bariumbrei aus dem Divertikel in die Umgebung erkannt werden, wie ein von SIGORA beschriebener Fall zeigt.

k) Tumoren.

Gutartige Tumoren und Cysten. *Gutartige Tumoren des Ösophagus* sind seltene Befunde, die früher nur ausnahmsweise im Leben festgestellt wurden, jetzt aber schon mehrfach auf Grund der Röntgenuntersuchung erkannt und beschrieben worden sind. Es handelt sich hierbei einerseits um *Fibrome, Myome, Lipome* und Mischgeschwülste, die teils in der Ösophaguswand selbst gelegen sind, teils nach Art von Polypen durch einen Stiel mit ihr verbunden sind, und andererseits um die noch seltener vorkommenden *cystischen Tumoren.*

Die *Fibrome* nehmen meist ihren Ausgangspunkt von dem kehlkopfnahen Teil des Ösophagus; ebenso gehen die großen *Fibromyome* in der Regel vom Hypopharynx aus oder inserieren in der Höhe der Bifurkation. Die im unteren Teile des Ösophagus lokalisierten Fibromyome und vor allem die Myome wachsen in der Ösophaguswand zirkulär unter Bildung von knolligen, die Schleimhaut vorwölbenden Tumoren; sie können auch divertikelartige Ausstülpungen der Schleimhaut hervorrufen (BEUTEL).

In den Fällen von HAENISCH, ZEHBE und DALICHO lagen große gurkenartige Gebilde vor, die oben mit einem Stiel der Ösophaguswand anhafteten und von hier nach unten herabhängend das Lumen fast des ganzen Ösophagus bis dicht oberhalb des Zwerchfells erfüllten. Histologisch handelte es sich in diesen Fällen um gutartige polypöse Tumoren, im Falle von DALICHO um ein Myxofibrom, in einem entsprechenden von SOMMER beschriebenen Falle dagegen um ein Carcinosarkom. Das Röntgenbild zeigte bei sagittalem Strahlengang eine mäßige Verbreiterung des Mediastinalschattens nach rechts; im schrägen Durchmesser wurde von HAENISCH schon ohne Füllung des Ösophagus eine beutelförmige Verschattung innerhalb des sonst hellen retrokardialen Raumes gefunden. Die Untersuchung der Speiseröhre mit Kontrastbrei ergab in diesen Fällen übereinstimmend eine Stagnation des Breies oberhalb des Tumors und davon nach unten hinabziehend randständige Schattenstreifen, die in der Mitte zwischen sich eine durch den Tumor hervorgerufene Aussparung einfaßten.

Die *Myome* können rundliche Aussparungen des Füllungsbildes oder ausgedehntere Schattendefekte, die von Randstreifen eingefaßt werden, hervorrufen (PAPE und SPITZNAGEL). In einem von den gleichen Autoren beschriebenen Fall wurde durch ein großes Myom des Ösophagus eine schon im Thoraxbilde bei sagittalem Strahlengang sichtbare Verbreiterung des Mediastinalschattens erzeugt.

Als Merkmale der Röntgenbefunde *polypöser Tumoren*, wie sie in den Fällen von SOMMER, ZEHBE, HAENISCH und TAMIJA und auch in einem von ihm selbst beobachteten Falle hervorgehoben werden, beschreibt PALUGYAY zusammenfassend Verlangsamung bzw. Sistieren der Kontrastmittelpassage in einem nicht verengten oder sogar erweiterten Anteil der Speiseröhre, fast allseitig scharfe äußere Begrenzung der Kontrastsäule bei

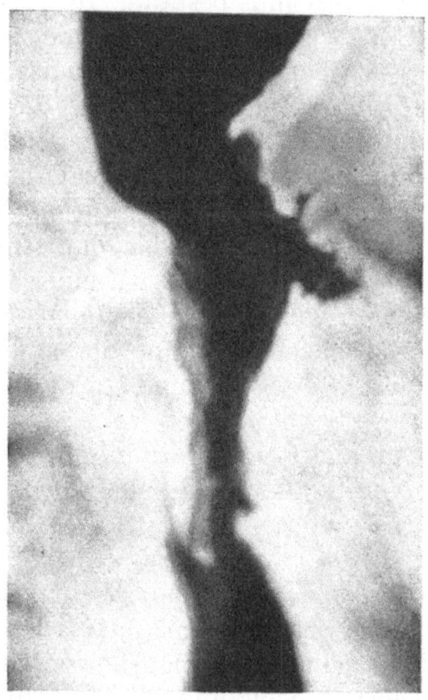

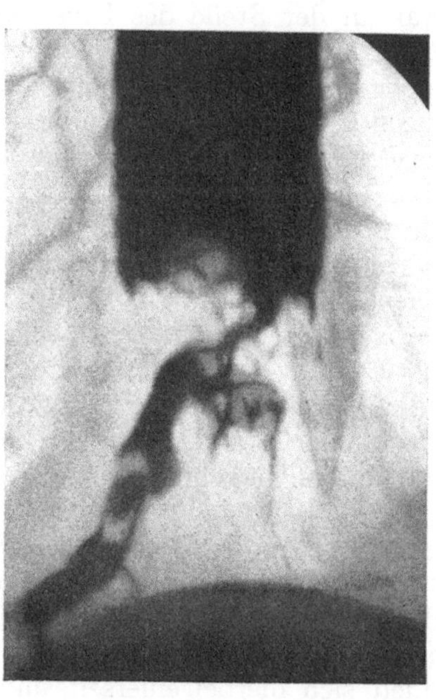

Abb. 586. Stenosierendes Ösophaguscarcinom.   Abb. 587. Stenosierendes Ösophaguscarcinom.

zentraler Aufhellung und Marmorierung des Schattens durch Auflagerung feiner Kontrastmittelniederschläge auf der Oberfläche des Tumors.

Noch seltener sind die *cystischen Tumoren des Ösophagus*, die in der Regel im unteren Ösophagusabschnitt etwas oberhalb der Kardia sitzen. Dementsprechend wurde ein Fall, dessen Röntgenbild einen glattwandigen Füllungsdefekt im unteren Ösophagusende zeigte und im ösophagoskopischen Bilde eine prall elastische Schleimhautvorwölbung erkennen ließ, von BEUTEL als *Ösophaguscyste* angesprochen.

Carcinome. Das *Carcinom* bildet die häufigste Ursache einer Ösophagusstenose. Es findet sich ebenfalls gewöhnlich an den physiologischen Engen. Das Füllungsbild des oberhalb der Stenose gelegenen Abschnittes ist durch gröbere und namentlich feinere Unregelmäßigkeiten der Kontur am unteren Ende an der Stelle der carcinomatösen Wandinfiltration gekennzeichnet. Häufig läuft das Schattenband in einen feinen, unregelmäßig gekrümmten Streifen aus, der den Ausguß der Carcinomenge bildet und gleichfalls oft unregelmäßige Konturen zeigt. Handelt es sich um den seltenen Fall, daß ein scharf abgegrenzter Tumor ins Lumen vorspringt, was namentlich bei Sarkomen bzw. Carcinosarkomen (SOMMER), unter Umständen aber auch bei Carcinomen vorkommt, so entspricht der Geschwulst ein Schattendefekt, welcher seitlich von herabziehenden Schattenstreifen eingerahmt sein kann.

Auch der unterhalb des Carcinoms befindliche normale Ösophagusabschnitt ist bisweilen durch Breifüllung dargestellt, aber gewöhnlich nicht prall gefüllt. Der vollständige

Ausguß dieses Abschnittes ist nach STIERLIN manchmal dadurch zu erreichen, daß unmittelbar nach dem Verschlucken des Breies eine Aufnahme in Bauchlage mit gesenktem Kopf und hochgelagertem Unterkörper gemacht wird, oder es wird Kontrastbrei durch ein feines, durch die Stenose hindurchgeführtes Schlundrohr eingespritzt und sofort danach eine Aufnahme im Liegen hergestellt. SGALITZER empfiehlt sowohl beim Ösophaguscarcinom als hauptsächlich bei den sonst schwer darstellbaren Geschwülsten des Meso- und Hypopharynx eine Kontrastpaste im Liegen schlucken zu lassen, wobei diese viel langsamer weiterbefördert wird als im Stehen und schon bei geringer Hemmung eher

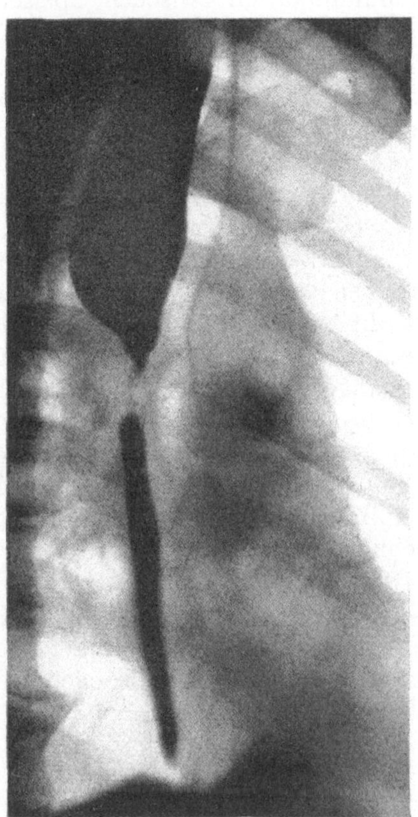

Abb. 588. Ösophaguscarcinom in Bifurkationshöhe.
Erweiterung oberhalb der Stenose, die als ganz dünner, leicht gewundener Kanal dargestellt ist, darunter schmale Fullung.

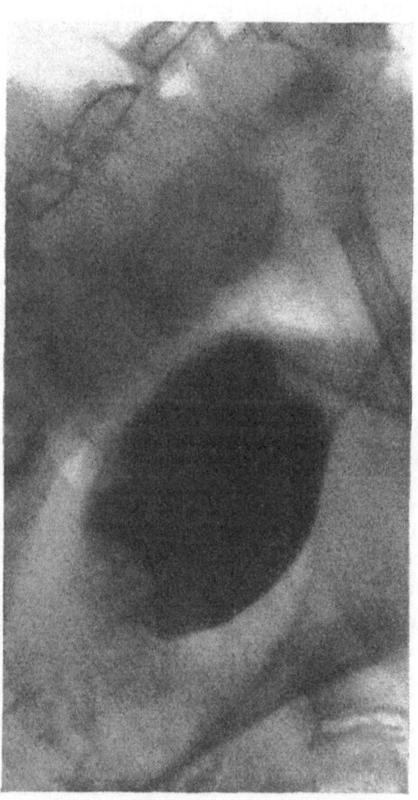

Abb. 589. Divertikelähnliche Erweiterung des Ösophagus oberhalb eines Carcinoms.
Am unteren Rande des Breischattens sind einige leichte Unregelmäßigkeiten der Kontur sichtbar. Ösophagoskopie: Zerklüftetes Carcinom.

liegenbleibt. Bilder einer möglichst vollständigen Füllung dieser sonst schnell vom Bissen durcheilten Pharynx- und obersten Ösophagusabschnitte werden nach LAURELL am besten dadurch erhalten, daß das Schlucken des Kontrastmittels auf Kommando nach Zählen stattfindet und gleich nach dem Schlucken die Aufnahme gemacht wird.

Der Abschnitt oberhalb der Stenose ist bisweilen erweitert, aber gewöhnlich nicht in erheblichem Maße, weil die Entwicklung des Carcinoms meist nur eine geringe Zeit umfaßt. In selteneren Fällen kommen aber auch ganz beträchtliche Erweiterungen vor. Oberhalb der Enge wird oft ein plötzliches Wiederansteigen der Schattensäule beobachtet, welches wohl durch lebhafte Kontraktionen der dicht oberhalb der Stenose gelegenen Abschnitte hervorgerufen wird. So leicht erkennbar die typischen Bilder auch sind, so kann doch in den Fällen, bei welchen keine deutlichen Unregelmäßigkeiten der Konturen am unteren Ende erkennbar sind, die Abgrenzung gegenüber spastischen Zuständen (vgl. Abb. 588), Divertikeln (vgl. Abb. 589) und auch Narbenstrikturen erhebliche Schwierigkeiten bereiten. Mitunter, namentlich dann, wenn keine größeren Stenosenerscheinungen ausgeprägt sind, kann das Bild des Schleimhautreliefs zur Klärung beitragen, indem die

regelmäßig verlaufenden Streifen der normalen Schleimhaut an der Grenze der Tumorbildung einen Abbruch zeigen und in deren Bereich eine unregelmäßige Struktur hervortritt. In manchen Fällen ist die Entscheidung nur auf Grund der übrigen Hilfsmittel, der
Sondierung und Ösophagoskopie, sowie auch der Anamnese und des Verlaufs zu stellen.

Auch eine nicht ganz seltene Komplikation des Ösophaguscarcinoms, die *Perforation
in die Trachea oder einen Bronchus*, kann durch die Röntgenuntersuchung erkannt werden,
indem der Kontrastbrei durch die Öffnung in die Luftröhre oder ihre Äste hineinfließt
und zarte, dichotomisch geteilte Schattenstreifen im hellen Lungenfelde hervorruft.
Allerdings kann dies Bild auch ohne abnorme Kommunikation zwischen Speiseröhre
und Luftwegen dadurch zustande kommen, daß der Brei infolge „Verschluckens" bei
Schlucklähmung (REICHE, WEINGÄRTNER, ASSMANN, DESSECKER, vgl. Abb. 242) oder infolge carcinomatöser Versteifung des Kehldeckels (HEMSEN) in die Trachea gelangt.

Der Carcinomtumor selbst ist gewöhnlich im Röntgenbilde nicht sichtbar. Bisweilen
wird durch ihn eine meist nicht klar abzugrenzende Verschattung im hellen Mittelfelde
vor der Wirbelsäule bei schräger oder frontaler Durchleuchtungsrichtung erzeugt. Selten
breitet sich der Tumor seitlich so weit aus, daß er auch bei sagittaler Durchleuchtung
als eine unregelmäßig begrenzte, ins Lungenfeld vorspringende Verschattung sichtbar
wird. Es sind einige wenige derartige Fälle beschrieben worden (PERUSIA, KUCKEIN),
bei denen die Deutung des Röntgenbildes erhebliche differentialdiagnostische Schwierigkeiten gegenüber Mediastinaltumor und Aneurysma bereitete. Häufiger werden bei
Ösophaguscarcinom Verschattungen des Lungenfeldes angetroffen, die auf Veränderungen
des Lungengewebes selbst zu beziehen sind und durch bronchopneumonische und gangrä-
nöse Infiltrationen in der Umgebung des Tumors zustande kommen. Hierbei kann wiederum die Entscheidung gegenüber einem Bronchuscarcinom schwer zu treffen sein, welches
nicht ganz selten infolge direkter Verziehung (vgl. Abb. 546) oder Kompression des Ösophagus durch mediastinale Metastasen auch erhebliche Schluckstörungen hervorruft
(mehrere eigene Beobachtungen).

Ein gleichzeitiges Vorkommen eines Ösophaguscarcinoms und einer in gleicher Höhe
gelegenen *Wirbelexostose* ist anatomisch von WOLF beschrieben und röntgenologisch
intra vitam und später auch autoptisch von FRIEDRICH und HÄUBER beobachtet.

B. Magen.

1. Lage- und Formveränderung durch extraventrikuläre Ursachen.

Der *Magen* ist an der Kardia durch den Ösophagus mit dem Zwerchfell verbunden
und am Pylorus bzw. dem Anfangsteil des Duodenum durch das Ligamentum hepato-
duodenale an der Leber befestigt. Außerdem stehen zwar die kleine und die große Kurvatur mit den benachbarten Organen durch Peritonealduplikaturen in Verbindung;
diese sind aber so dehnbar, daß der Magen, abgesehen von den beiden Fixationspunkten,
der Kardia und dem Pylorus, erhebliche Verlagerungen und Formveränderungen durch
Einfluß der Umgebung erfahren kann. So wird bisweilen eine Einkerbung der großen
Kurvatur und auch der bei frontalem Strahlengang zu übersehenden Vorderwand des
Magens durch einen einspringenden Rippenbogen hervorgerufen. Sehr häufig ist eine
Einbuchtung der großen Kurvatur durch die benachbarten gasgefüllten Colonteile in der
Gegend der Flexura lienalis. Es können allein hierdurch sanduhrähnliche Einschnürungen
des Magens entstehen, die allerdings etwas breiter und sanfter gebogen sind als die scharfen
Einkerbungen beim organischen oder auch spastischen Sanduhrmagen. Ein allgemeiner
Meteorismus der Därme kann den Magen in sehr wechselnder Weise verlagern und seine
Form fast bis zur Unkenntlichkeit verändern (vgl. Abb. 591, 592, 593). Derartige bizarre
Bilder, bei welchen der Magen gewöhnlich nach oben gedrängt ist und eine schmale
Schlauchform annimmt oder in selteneren Fällen hakenförmig zwischen gasgeblähten
Darmschlingen zwischengelagert oder in mehrere Abschnitte mit getrennten Breidepots
bzw. verschiedenen Flüssigkeitsspiegeln abgeteilt ist, sieht man am häufigsten bei

Darmstenosen, namentlich im Bereiche des Dünndarmes, und bei tuberkulöser Peritonitis. Ein Beweis dafür, daß der Magen selbst hierbei frei von organischen Veränderungen ist, ist der Wechsel der Bilder und die Feststellung, daß er unter anderen Umständen eine ganz

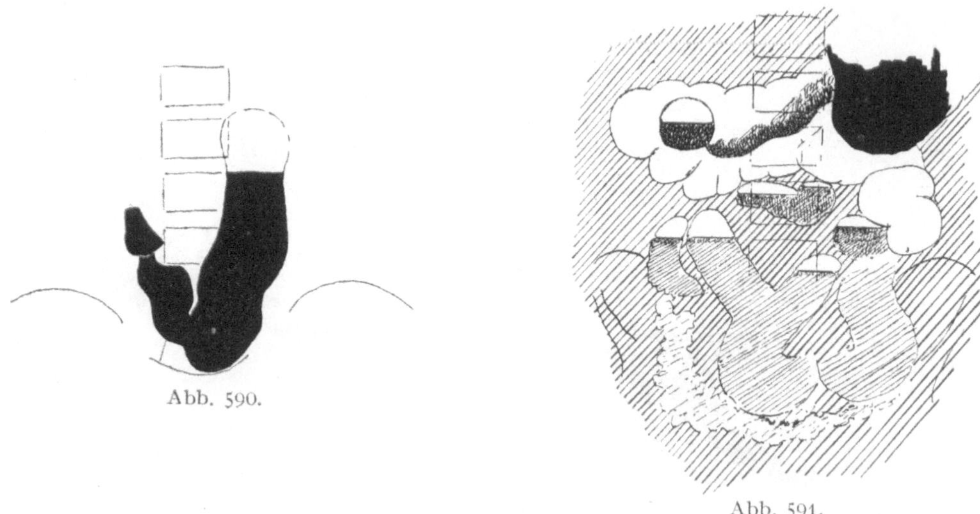

Abb. 590. Normale Magenform.

Wegen des Röntgenbefundes einer einzigen Gasblase im Dünndarm im linken oberen Quadranten des Abdominalschattens wird trotz normaler Dünndarmentleerung bereits jetzt der dringende Verdacht einer Darmstenose ausgesprochen, aber nicht beachtet.

Abb. 591. Hochgradige Veränderung der Magenform infolge von starkem Meteorismus bei Darmstenose. Aufnahme desselben Falles wie in Abb. 590, 8 Monate später.

Der obere Magenteil ist sackförmig gestaltet, die mittleren und unteren Abschnitte sind stark zusammengezogen. In dem weit rechts stehenden Bulbus duodeni breite Füllung und große Gasblase darüber. Das stark meteoristisch geblähte Colon transversum zieht quer über den Magen hinweg. Zahlreiche Gasblasen und horizontale Flüssigkeitsspiegel in den oberen Dünndarmschlingen. Autopsie: Magen normal. Sigmacarcinom, welches in eine Jejunumschlinge durchgebrochen ist und das Jejunum teilweise komprimiert.

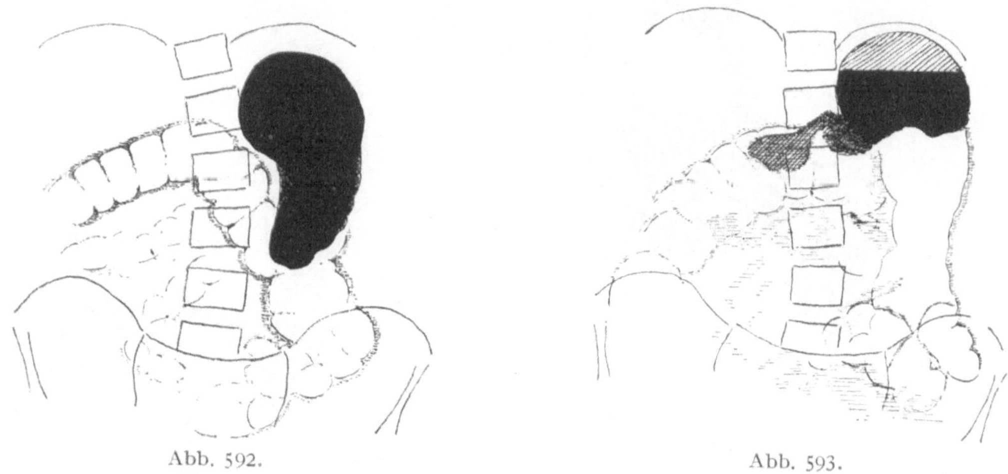

Abb. 592 und 593. Magendeformation durch hochgradigen Meteorismus des Dickdarmes.

Bei zwei verschiedenen Untersuchungen gemachte Aufnahmen desselben Falles. Klinisch: Wegen allgemeiner Kachexie Verdacht auf Magencarcinom. Anacidität des Magensaftes. Röntgenbefund: Stark wechselnde Magenform je nach Lage der meteoristisch geblähten Därme und wahrscheinlich beeinflußt durch dadurch hervorgerufene Kontraktionszustände bestimmter Magenabschnitte. Zum Teil sind hierdurch schmale Einschnürungen und Defekte hervorgerufen. Erheblicher Magenrest nach 7½ Stunden. Autopsie: Latente Lungentuberkulose. Wirbelcaries und Senkungsabsceß. Magen und Darm o. B.

normale Form und Lage zeigt. Dagegen ist hiermit nicht gesagt, daß die veränderte Magenform durch den Druck von außen rein passiv zustande kommt. Wie schon bei Schilderung der normalen Verhältnisse erwähnt wurde, nimmt FORSSELL eine *aktive Anpassung* der Magenwandungen an die äußeren Druckverhältnisse durch einen verschiedenen Spannungszustand der verschiedenen Muskelgruppen an. Insbesondere spielen nach ihm die langen Faserzüge der sog. Segmentschlingen für die aktive Hebung des

unteren Magenpols eine große Rolle. Die genannten schmalen Einschnürungen, die bei
hochgradigem Meteorismus aus den erwähnten Ursachen in größeren Magenabschnitten,

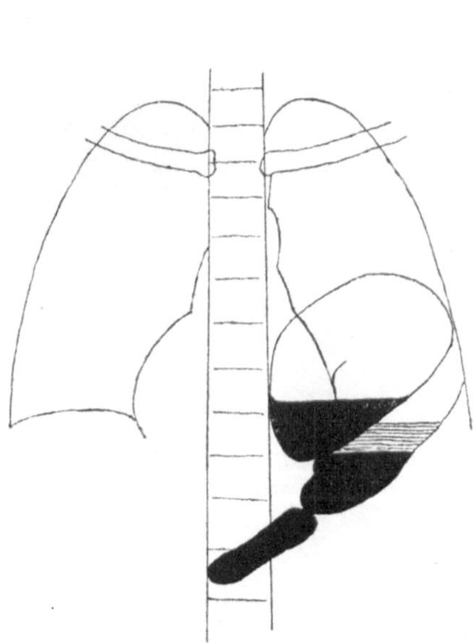

Abb. 594. Kaskadenform des Magens bei Relaxatio
diaphragmatica.
Hochstand des linken Zwerchfells. Herz nach rechts verdrängt.

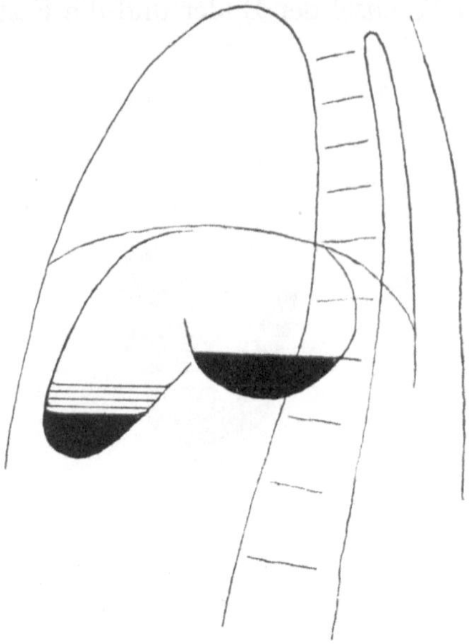

Abb. 595. Kaskadenform des Magens.
Frontalaufnahme desselben Falles wie in Abb. 594.

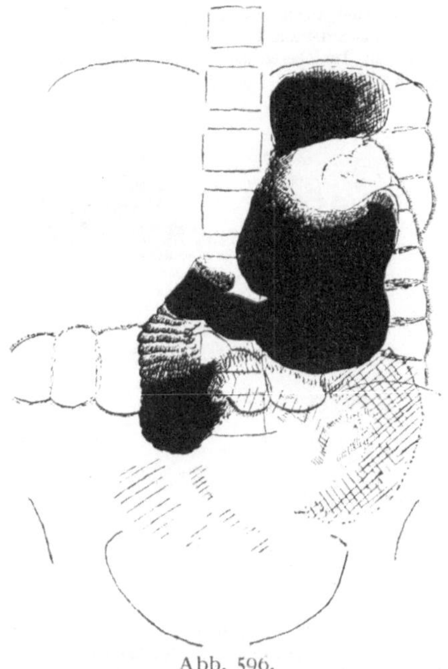

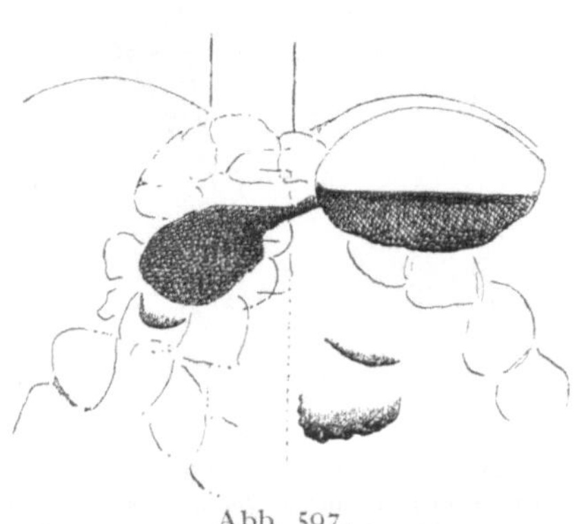

Abb. 596. Einbuchtung der großen Kurvatur und Duodenalkompression durch meteoristisch geblähte
Colonschlinge bei Gärungsdyspepsie.
Klinisch: Gärungsdyspepsie mit hochgradigem Meteorismus. Prf.: A = 27, HCl = 7. In Rückenlage tritt eine völlige Durchschnürung des
Magens ein, in deren Höhe das Colon quer über den Magen hinwegzieht. In Rechtsseitenlage verschwindet die Einbuchtung fast völlig.

Abb. 597. Kaskadenmagen bei Tetanie.
Einschnürung in der Mitte des Magens, durch welche zwei nebeneinanderliegende Säcke abgeteilt werden. Stark meteoristisch geblähtes
Colon, das quer über den Magen hinwegzieht. Autopsie: Anatomisch normaler Magen

am häufigsten in den unteren und mittleren Partien, oder auch an scharf umschriebener
Stelle zu beobachten sind, machen es mir gleichfalls sehr wahrscheinlich, daß hierbei oft

aktive Kontraktionszustände neben der rein passiven Verdrängung von außen her an der Gestaltung der Magenform beteiligt sind. Um einen vollständigen Überblick über die körperliche Gestalt des Magens zu bekommen, ist eine Durchleuchtung im frontalen und und unter Umständen auch in schrägen Durchmessern notwendig.

Besonders ist dies bei den sog. *Kaskadenformen* des Magens geboten, bei welchen der Magen durch einen leistenartigen Vorsprung in zwei voneinander getrennte Abschnitte geteilt wird. Wie die Untersuchung im frontalen Durchmesser ergibt, ist der obere schüsselförmige Abschnitt, der unterhalb der Gasblase an der Magenkuppe einen horizontalen Spiegel erkennen läßt, mehr dorsalwärts, der untere medialwärts sich erstreckende oft

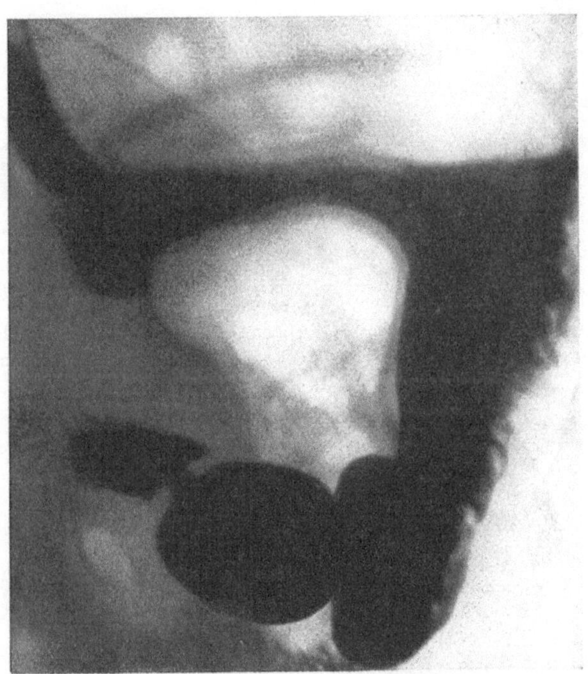

Abb. 598. Kaskadenmagen bei Meteorismus.

mehr schlauchförmige Teil weiter ventralwärts gelegen (ZEHBE); die leistenartige Vorwölbung schiebt sich an der Hinterwand des Magens von unten her zwischen beide Abschnitte ein. Solche Formen, bei denen früher in der Regel an eine organische Entstehung gedacht wurde, finden sich nach meinen eigenen Erfahrungen und anderen neueren Angaben auch gar nicht so selten und sogar häufiger bei anatomisch normalen Mägen, namentlich bei kräftigen Männern mit breiter unterer Thoraxapertur (LAURELL), aber auch in anderen Fällen, vor allem bei gleichzeitigem starken Gasgehalt der Därme, der auf den Magen einen Druck ausübt. Ich selbst sah derartige Kaskadenmägen bei einer Relaxatio diaphragmatica mit gleichzeitiger starker Gasfüllung des Colons in der Gegend der Flexura lienalis (vgl. Abb. 594 und 595) und bei Meteorismus der Därme infolge tuberkulöser Peritonitis. Eine Wiederholung der Untersuchung zu anderer Zeit ergab in diesen Fällen ganz normale Verhältnisse. In einem Falle von adhäsiver tuberkulöser Peritonitis wurde später autoptisch am Magen ein intakter Befund erhoben. Ein sehr ausgesprochenes Beispiel eines Kaskadenmagens liefert auch der in Abb. 597 abgebildete und auf S. 836 besprochene Fall von Tetanie. Bei diesem spielt eine abnorme nervöse Reizbarkeit der Magenwandungen eine besondere Rolle. Wahrscheinlich war aber auch hier ein gleichzeitig vorhandener, außerordentlich starker Meteorismus von Bedeutung. Durch die enorme Gasblähung der Därme wurde der Magen emporgehoben und gegen die Wirbelsäule gepreßt. Genau entsprechend dem linken Wirbelsäulenrande fand sich eine konstante Einschnürung, die den Magen zeitweise in zwei getrennte Säcke mit zwei verschiedenen

Flüssigkeitsspiegeln trennte (vgl. Abb. 597). Bei der Sektion erwies sich auch dieser Magen frei von anatomischen Veränderungen. Eine nervöse Übererregbarkeit wird auch in anderen Fällen für das Zustandekommen eines Kaskadenmagens von REGELSBERGER und von RATKOCZI in den Vordergrund gestellt.

Meist nicht so hochgradige, aber konstantere und örtlich deutlich ausgeprägte Formveränderungen des Magens werden durch *Vergrößerung der anliegenden festen Organe*

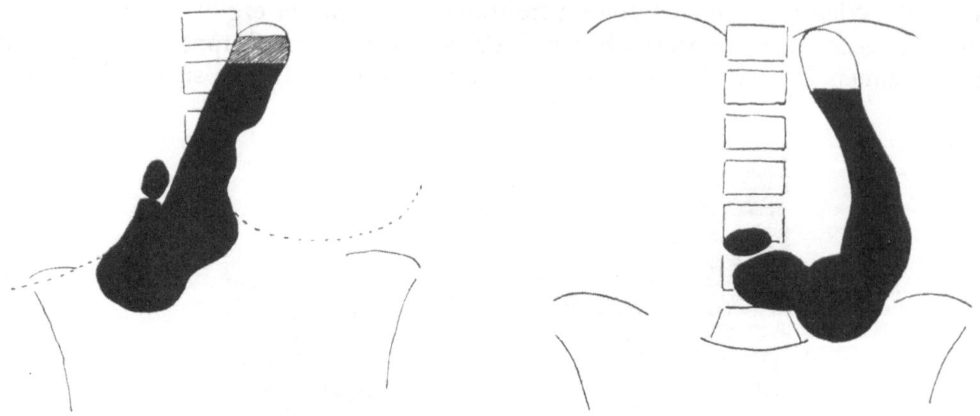

Abb. 599. Verdrängung des Magens nach rechts durch Milztumor.

Abb. 600. Verdrängung des Magens nach links durch Lebertumor.

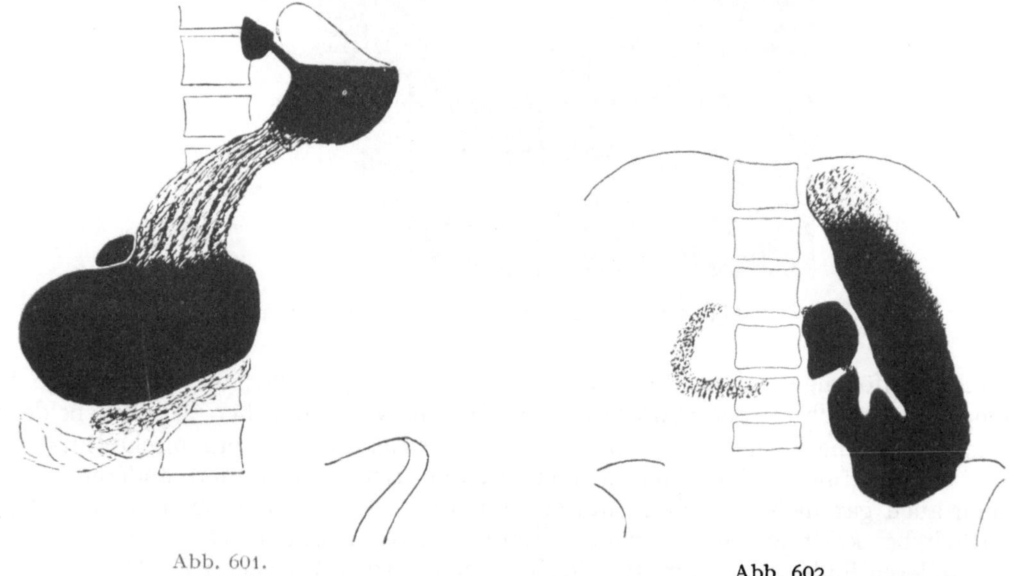

Abb. 601.

Abb. 602.

Abb. 601. Verdrängung des Magens nach rechts durch linken Nebennierentumor.

Abb. 602. Verdrängung des Magens nach links durch faustgroßen Tumor des Pankreaskopfes (Operation).
Außerdem Schattendefekt und vermehrte Distanz zwischen Antrum des Magens und Duodenum, das C-förmig gekrümmt ist.
Vgl. Darstellung desselben Pankreastumors im Pneumoperitoneum in Abb. 1000.

hervorgerufen. So kommt bisweilen eine Einkerbung an der großen Kurvatur durch die normale *Milz* zustande. Stärkere Einbuchtungen und eine Verdrängung des ganzen Magens nach rechts werden durch größere *Milztumoren* bewirkt (vgl. Abb. 599). Diese Verlagerung sowie eine glatte, regelmäßige Beschaffenheit der Wandkonturen und des Schleimhautreliefs ist bei der mitunter schwierigen Differentialdiagnose gegenüber einer Geschwulst des Magens selbst von Bedeutung. Der alleinige Nachweis eines palpablen Tumors unter dem linken Rippenbogen kann hierbei oft nicht ausschlaggebend verwertet werden, da er sowohl der Milz als dem Magen angehören kann.

Lebertumoren, besonders solche, die vorzugsweise den linken Lappen betreffen, können den Magen nach links verdrängen und eine Einbuchtung an seiner kleinen Kurvatur hervorrufen. Mehrfach ist mir dabei eine auffällig rechtwinkelige Stellung des absteigenden Magenteils zum querliegenden unteren Abschnitt begegnet (vgl. Abb. 600, 605 und 700). Auch Geschwülste im Omentum minus sowie Drüsenpakete und Tumoren, die vor und links neben der Wirbelsäule gelegen sind, bewirken bisweilen eine Verdrängung des Magens oder rufen eine konkave Einbuchtung der kleinen Kurvatur hervor. Hier ist oft die Unterscheidung gegenüber einem der kleinen Kurvatur selbst angehörenden Tumor schwierig. Entscheidend ist der Umstand, daß die Kontur an der Stelle der Einbuchtung bei Verdrängung von außen glatt, dagegen bei Tumorinfiltrationen der Magenwand selbst gewöhnlich unregelmäßig gestaltet ist und dies auch bei Lagewechsel, namentlich auch in Seitenlage bleibt. Von besonderer Bedeutung ist hierbei die Untersuchung des Schleimhautreliefs, welche bei Verdrängung des Magens durch außerhalb desselben gelegene Körper regelmäßige Schleimhautfalten, bei ventrikulären Tumoren dagegen Unregelmäßigkeiten im Verlaufe der Schleimhautfalten erkennen läßt. Auch *Pankreasvergrößerungen*, insbesondere *Cysten*, können die kleine, zuweilen auch die große Kurvatur einbuchten und den Magen je nach den besonderen Lageverhältnissen entweder nach links oder nach rechts verdrängen (vgl. Abb. 602, 981 und 982).

In dem in Abb. 669 abgebildeten, operativ kontrollierten Falle rief die an der großen Kurvatur in der Nähe des Pylorus adhärente *Gallenblase* eine örtliche Einbuchtung der Magenkonturen hervor.

Große Abdominaltumoren wie *Ovarialcysten* und auch der *schwangere Uterus* drängen den Magen nach oben.

In ähnlicher Weise kann die Magenform und -lage durch Vergrößerungen und *Tumoren der linken Niere* (vgl. Abb. 604) *und Nebenniere* (vgl. Abb. 607) sowie durch retroperitoneale und mesenteriale *Lymphdrüsenpakete* und *Geschwülste* (vgl. Abb. 608) verändert werden.

Auch die normale und besonders die lordotisch gekrümmte *Wirbelsäule* kann die Form und Lage des Magens *namentlich in Rückenlage* des Patienten erheblich beeinflussen. Es kann dabei sowohl der Pylorusteil links von der Wirbelsäule herabsinken als die Magenfüllung in einen rechten und linken Teil getrennt werden, während der Inhalt aus dem medialen Abschnitt nach beiden Seiten verdrängt wird. Auch wird bisweilen durch den Druck der Wirbelsäule ein verwaschenes Füllungsbild an der kleinen Kurvatur mit unscharfen Konturen hervorgerufen, das einer carcinomatösen Wandinfiltration ähnlich sehen kann. Die Untersuchung in aufrechter Stellung, bei welcher eine pralle Füllung und glatte Konturen sichtbar werden, bewahrt vor der falschen Annahme eines durch einen Tumor erzeugten Füllungsdefektes. Umgekehrt ist bei einer *Kyphose* die Magenform häufiger im Stehen und Sitzen als im Liegen verändert, indem bei aufrechter Stellung die unteren Magenabschnitte in dem verkürzten vorgewölbten Abdomen ventralwärts verlagert sind, während im Liegen die Bauchorgane zurücksinken und dabei oft ein normales Magenbild hergestellt wird. Die bei einer Kyphose durch Annäherung des Rippenbogens an das Becken entstehende tiefe Taillenfurche erzeugt oft eine Einbuchtung an der großen Kurvatur. Bei seitlicher Verkrümmung im Sinne einer *Skoliose* oder *Kyphoskoliose* weicht der Magen zunächst aus; ist eine stärkere Raumbeengung vorhanden, so entstehen die verschiedensten Änderungen der Lage und Form des Magens sowie auch Einkerbungen der Konturen namentlich an der großen Kurvatur, an welcher außer dem Druck des Rippenbogens und der dem Magen anliegenden Bauchorgane selbst auch dadurch hervorgerufene Kontraktionszustände der Magenmuskulatur beteiligt sind. Eine nähere Schilderung des Magenbildes bei *Kyphoskoliose* haben HITZENBERGER und REICH sowie VATERNAHM gegeben.

Bei allen Zuständen, bei welchen die *Entscheidung zwischen intra- und extraventrikulären Tumoren* in Betracht kommt, ist die von HOLZKNECHT und JONAS zuerst eindringlich empfohlene *Palpation* vor dem Durchleuchtungsschirm, und zwar, wie ich betonen möchte, am besten in Rückenlage, unter Umständen sogar bei erhöhtem

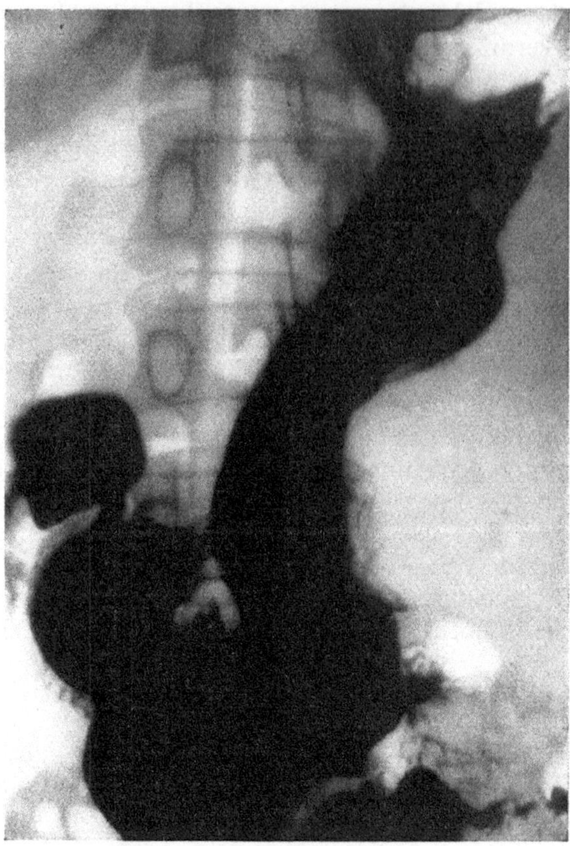

Abb. 603. Eindellung des Magens durch Milztumor.

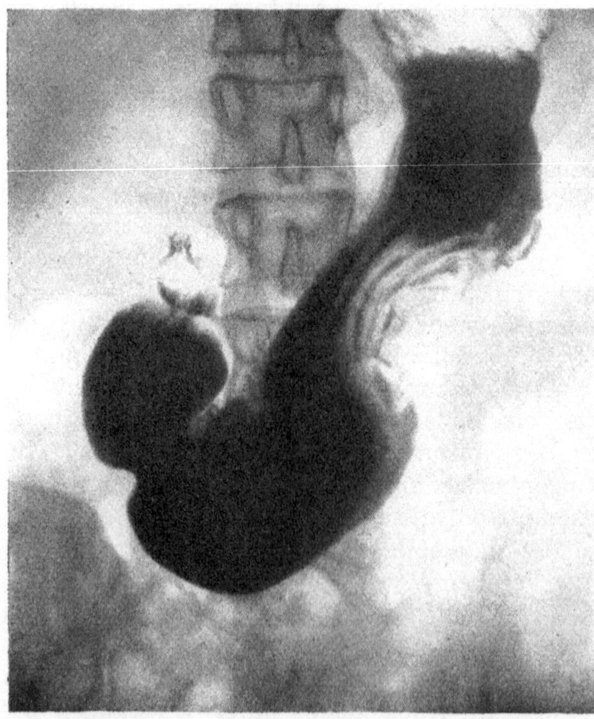

Abb. 604. Eindellung der großen Kurvatur des Magens durch Nierentumor.

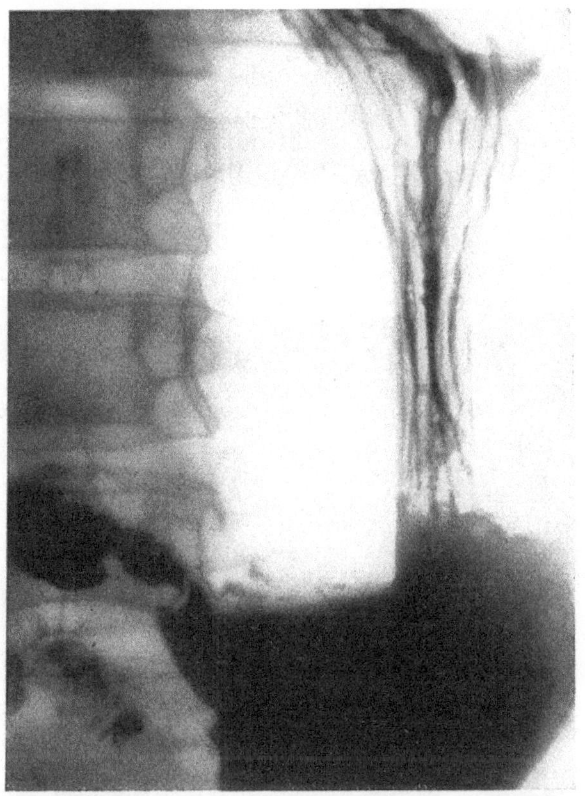

Abb. 605. Eindellung des Magens durch vergrößerte Leber (primäres Lebercarcinom).

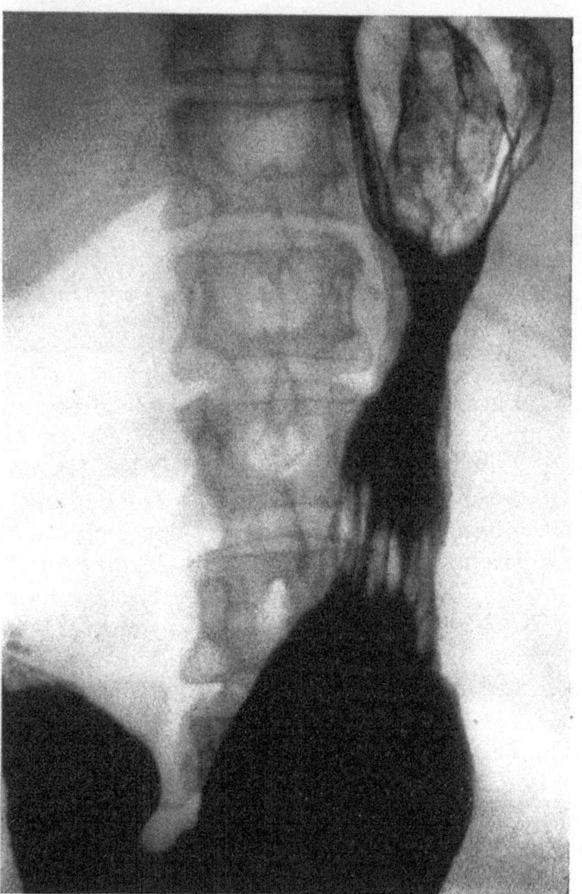

Abb. 606. Kompression des Magenkorpus durch Leber- und Milztumor.

Becken und tiefliegendem Oberkörper, sowie die Untersuchung bei Lagewechsel (Seitenlage) anzuwenden. Besonders ist auf die glatte oder unregelmäßige Beschaffenheit der
Konturen und des Faltenverlaufs im Schleimhautrelief sowie auf das Vorhandensein
und den Ablauf oder das Fehlen einer Peristaltik an den Stellen der Formveränderung
zu achten.

Lageveränderungen des Magens werden ferner durch Adhäsionen hervorgerufen, welche
entweder den Magen selbst oder auch nur andere mit dem Magen zusammenhängende

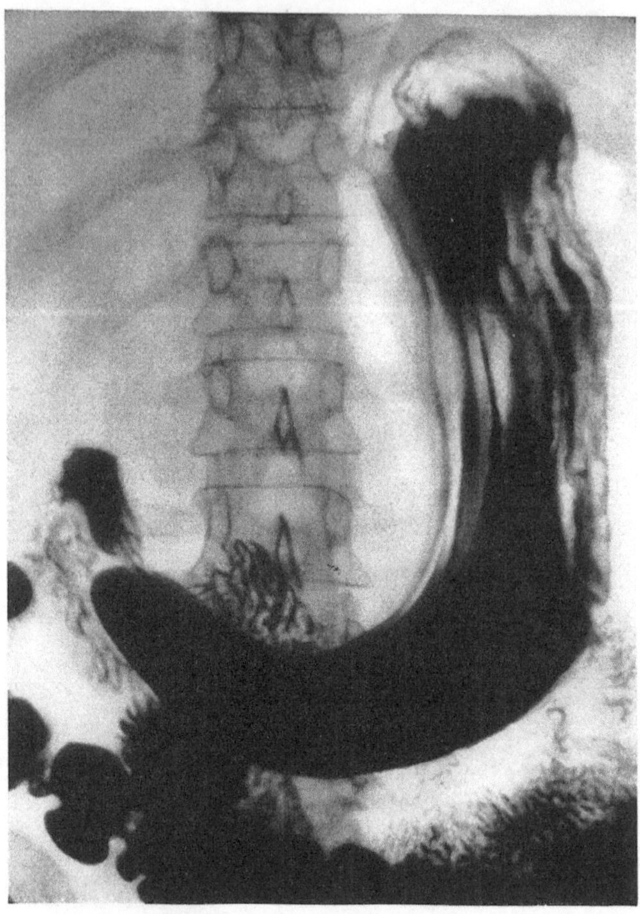

Abb. 607. Eindellung des Magens durch linksseitigen Nebennierentumor.

Organe betreffen und auf diese Weise mittelbar auf den Magen einwirken. In erster
Linie kommt ein Zug durch Verwachsungen des Duodenums mit der Gallenblase
in Betracht. Bei *pericholecystischen Adhäsionen* findet sich nicht selten, wenn auch
keineswegs immer eine Verziehung des Duodenums und damit auch des Pylorus sowie des
übrigen Magens nach rechts, die erhebliche Grade erreichen kann. Durch *Adhäsionen
des Quercolons* mit der Nachbarschaft kann gleichfalls der Magen mitgezogen werden.
So war in mehreren selbst beobachteten Fällen durch Adhäsionen des Colons oder
auch des großen Netzes mit einer Schenkelhernie, der Blase oder der vorderen Bauchwand eine fixierte Ptose des Colon transversum und des mit ihm zusammenhängenden
Magens zustande gekommen. Zum Teil war dadurch auch eine Linksverlagerung des
Pylorus hervorgerufen (vgl. S. 506). Die Linkshochlagerung des Pylorus, welche auf
Schrumpfung des kleinen Netzes infolge eines Magengeschwürs, also auf eine ventrikuläre
Ursache selbst zurückzuführen ist, wird in einem besonderen Abschnitt näher besprochen
werden (vgl. S. 534).

a) Torsion und Volvulus des Magens.

Nur in seltenen Fällen findet bei allen bisher beschriebenen Lage- und Formveränderungen eine Verschiebung der einzelnen Teile des Magens um seine Achse statt. Es kommen aber auch Achsendrehungen, *Torsionen*, vor; sie können bei hohem Grade zu einem *Volvulus* des Magens führen. Dabei kann die große Kurvatur vor oder hinter der am Omentum minus angehefteten kleinen Kurvatur über diese herübergeschlagen sein und gleichzeitig der mit der großen Kurvatur verbundene Querdarm mit nach oben verlagert werden. Die Ursachen solcher Drehungen liegen einerseits in einer abnorm

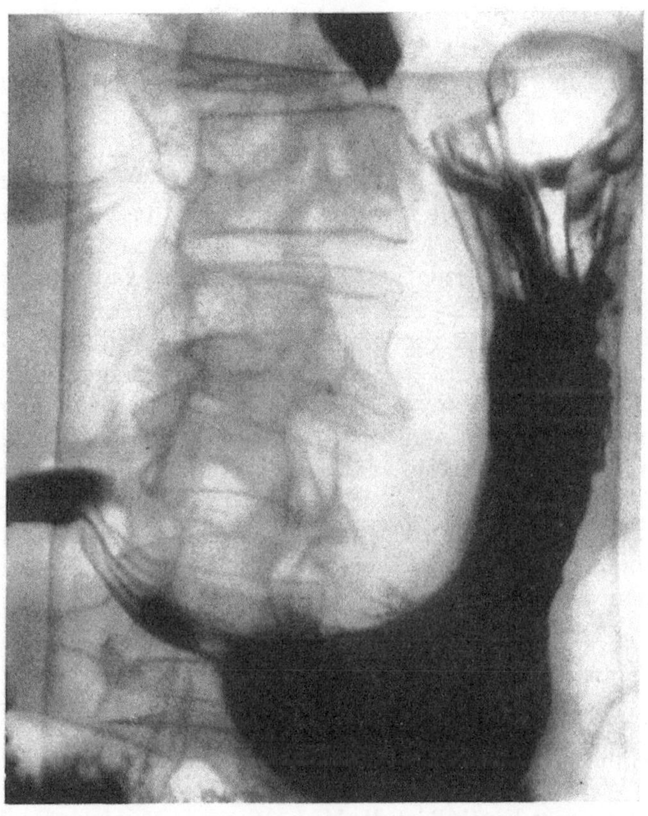

Abb. 608. Eindellung des Magens durch retroperitoneales Lymphosarkom (Autopsie).

leichten Verschieblichkeit der einzelnen Magenteile gegeneinander, die durch Ptose und Erweiterung des Magens sowie durch Lockerung seiner Anheftung an den benachbarten Organen begünstigt wird, und andererseits in einem besonderen, den Eintritt der Torsion auslösenden Ereignis, wie einem Trauma, Erhöhung der Bauchpresse usw. Ein begünstigender Umstand ist auch linksseitiger Zwerchfellhochstand, wie er z. B. bei der Relaxatio diaphragmatica vorkommt. Das Röntgenbild zeigt je nach Lage des Falles verschiedenartige, zum Teil erhebliche Abweichungen von dem gewöhnlichen Verhalten. Oft hat der Magen Kaskadenform, der untere Teil ist mangelhaft gefüllt. Meist sind Kardia und Pylorus einander genähert, die große Kurvatur kann nach rechts, die kleine nach links gerichtet sein, so daß ein ähnliches Bild wie beim isolierten Situs inversus des Magens entsteht; doch ist im Gegensatz dazu der nach links offene Bogen des Duodenums unverändert (EISENSTEIN). Die Drehung des Magens an sich ist am deutlichsten durch den Verlauf der Falten im Schleimhautrelief gekennzeichnet, an welchen eine Konvergenz zum Drehungspunkte, unter Umständen auch eine Kreuzung sichtbar sein kann. Röntgenbilder von Torsion und Volvulus des Magens sind von WEISS, MEISELS, LÖW BEER, KÖHN, ALBRECHT, STEPP und KUHLMANN u. a. beschrieben worden.

b) Invagination des Magens.

Bei der seltenen *Invagination des Magens*, welche am ehesten bei einer Vordrängung einer gestielten Geschwulst der Magenwand in das Duodenum durch die Peristaltik zustande kommt und zu charakteristischen Schmerzanfällen bei der Nahrungsaufnahme, ferner zu Blutungen und gelegentlich auch zu ileusartigen Obturations- sowie zu Kollapserscheinungen Anlaß geben kann, sind in einigen Fällen Röntgenuntersuchungen angestellt worden. Nach der zusammenfassenden Beschreibung von SAUPE ist hierbei entweder das Bild des kompletten Verschlusses in der Pylorusgegend vorhanden, oder das Kontrastmittel fließt noch in einer oder in mehreren Straßen am invaginierten Tumor vorbei, oder der Bulbus zeigt, bei kleineren prolabierten Tumoren, Füllungsdefekte, die bei schwacher Füllung und dosierter Kompression besonders gut sichtbar sind. Unter Umständen ist es möglich, eine durch den Polypen hervorgerufene Schattenaussparung einmal vor und einmal hinter dem Pylorus zu beobachten (EICHLER). Bei einem Verschluß der Pylorusregion durch den invaginierten Tumor oder durch einen hinzutretenden Krampf der Magenwand kann die Abgrenzung gegenüber einem malignen Tumor der Pylorusgegend Schwierigkeiten bereiten. In einem von SAUPE beschriebenen Falle erschien der Magen infolge der mangelhaften Füllung in der Regio praepylorica verkürzt, am linken Wirbelsäulenrande wie abgeschnitten, daran anschließend waren einige zarte, gegen das Duodenum gerichtete Schattenstreifen erkennbar. LÖNNERBLAD beobachtete in zwei Fällen, in denen ebenfalls ein gutartiger polypöser Tumor mit der anhängenden Magenwand ins Duodenum verlagert war, eine Ausglättung der kleinen Kurvatur, Verkürzung der Canalisregion, Magenretention und vermehrte Weite des Duodenums infolge des invaginierten Tumors, außerdem ein durch diesen bedingtes eigenartiges Reliefbild; dieses bestand in einem Falle in einem zentralen Füllungsdefekt, der von Kontrastringen umgeben war, im anderen Falle in einem schräg gerichteten bandförmigen Füllungsdefekt. ZDANSKY hebt die Bildung von Querfalten in der Wand des umhüllenden Abschnitts und von Längsfalten im invaginierten Teil hervor. Weitere Fälle sind von ROTHE, VOGT, SCHMITT, FABER u. a. beschrieben.

2. Funktionelle Veränderungen.

Wie schon bei der Schilderung des normalen Magens hervorgehoben wurde, ist die *Entleerungszeit* von verschiedenen Einflüssen abhängig. Unter diesen ist das Verhalten des *Pylorus* (Schließung und Öffnung) und die Beschaffenheit der *Peristaltik* von besonderer Wichtigkeit. Weiterhin von Bedeutung ist der allgemeine *Tonus* der Magenwandungen. Von geringerem Einfluß ist die Magenform, am meisten noch die *Hubhöhe* vom unteren Magenpol bis zum Pylorus.

Pathologische Veränderungen der genannten Faktoren haben einen verstärkten Einfluß auf die Entleerungszeit. *Hyperacidität* und nach DIETLEN auch künstliche Salzsäureverabreichung bewirken zwar eine Vertiefung der Peristaltik, zugleich aber eine Verstärkung des Pylorusschlusses und verzögern dadurch etwas die Magenentleerung. Stärkere Grade von Übersäurung gehen außerdem häufig mit einer vermehrten Magensaftabscheidung *(Gastrosuccorhoe)* einher. Diese oft beträchtliche Vermehrung der Flüssigkeit hat gleichfalls einen verlangsamenden Einfluß auf die Entleerung. So wies FUJINAMI mit Hilfe der schwimmenden und sinkenden KÄSTLEschen Kapseln nach, daß *Trinken* von einem Liter Wasser, welches in seiner Wirkung dem salzsäurehaltigen Magensaft nicht einmal gleichzusetzen ist, die Austreibungszeit einer Breimahlzeit um 20% erhöht. Dadurch, daß das schwere Kontrastmittel in der Flüssigkeit sedimentiert, bleibt oft noch lange ein kleiner halbmondförmiger Rückstand am unteren Magenpol sichtbar, der nicht als Zeichen einer wesentlichen Retention angesehen werden darf.

Umgekehrt ist die Entleerungszeit des Magens bei der *Achylie*, selbst bei weniger tiefer Peristaltik, gewöhnlich deshalb beschleunigt, weil der Pylorus hierbei länger oder dauernd offen steht. Als Folge davon ist eine Dauerfüllung des Duodenums und schnelle vollständige Füllung der Dünndarmschlingen sichtbar.

a) Aerophagie und Pneumatose.

Auch die Veränderungen des *Luftgehalts* des Magens können klinische Bedeutung erlangen und sind im Röntgenbilde sehr deutlich nachzuweisen. Unter gewöhnlichen Umständen wird Luft, die in vermehrter Menge in den Magen durch Luftschlucken *(Aerophagie)* oder künstliche Luftaufblähung eingeführt ist, schnell wieder durch Aufstoßen entleert. Dagegen kommt es zu einer dauernden Gasfüllung des Magens mit subjektiven Beschwerden von seiten des Magens und auch des Herzens bei dem Zustand, den F. A. HOFFMANN als *chronisch idiopathische Magenblase* bzw. als *rudimentäre Eventration* beschrieben hat und auf eine primäre Schädigung der Elastizität des Zwerchfells zurückführt. Durch anatomische Befunde sichergestellt ist diese Annahme bei der echten *Eventratio* oder *Relaxatio diaphragmatica,* welche bereits im Kapitel „Zwerchfell" geschildert ist. In anderen Fällen erscheint die Frage, ob die ursächliche Störung im Magen oder am Zwerchfell zu suchen ist, weniger klar.

Die stärksten Grade von Luftfüllung werden bei der von RIEDER beschriebenen *Pneumatose* des Magens beobachtet. Hierbei wird Luft nicht außerhalb der Nahrungszufuhr, sondern beim Essen und Trinken anscheinend unwillkürlich mitverschluckt, was man bei der Verfolgung von Kontrastbissen durch den Ösophagus vor dem Röntgenschirm feststellen kann. Außerdem ist eine Stauung von Kontrastbrei im unteren Ösophagusabschnitt sichtbar. Der schon hieran kenntliche Kardiospasmus verhindert ein Entweichen der verschluckten Luft. Diese staut sich vielmehr im Magen an und führt zur Bildung einer ungewöhnlich großen Magenblase oder füllt auch den Magen ganz aus. Der Magen kann hierbei Kaskadenform annehmen, indem der obere dorsal gelegene Abschnitt vom unteren ventral gelegenen Teil durch eine an der Hinterwand vorspringende Leiste abgeteilt ist (vgl. Abb. 610, sowie Abb. 594 und 595). In den von RIEDER beschriebenen höchsten Graden werden Teile der Luft durch den Pylorus, der im Gegensatz zur Kardia offen steht, in den Darm entleert, so daß Dünn- und Dickdarm von zahlreichen

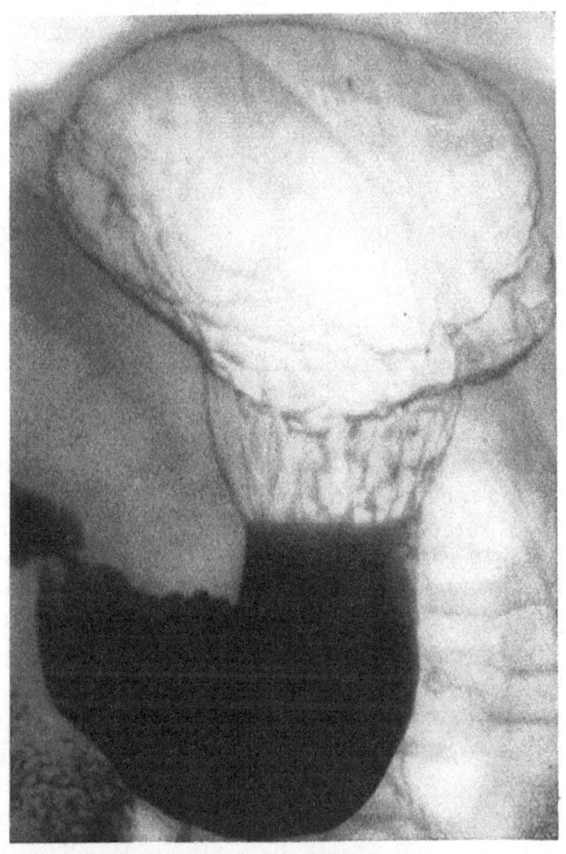

Abb. 609. Aerophagie.

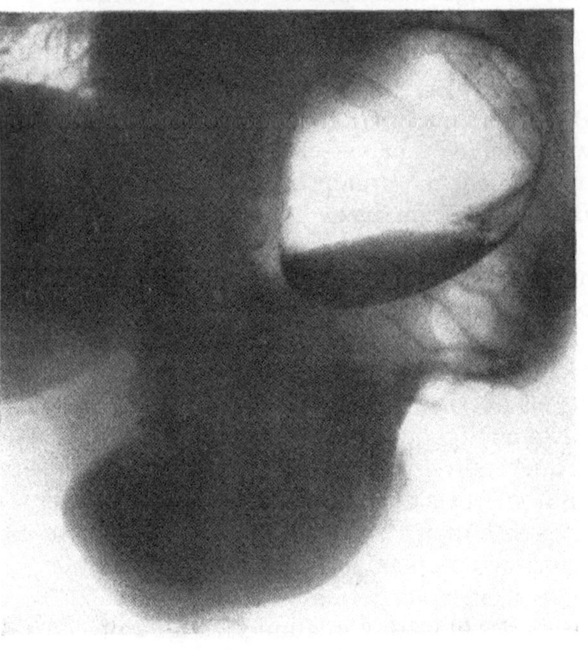

Abb. 610. Pneumatose des Magens.

Gasblasen erfüllt sind. Der Kontrastbrei sammelt sich in den unteren Magenabschnitten halbmondförmig an. Durch diesen eigenartigen Zustand, der bei neurotischen Personen ziemlich selten beobachtet wird, werden erhebliche Beschwerden, namentlich Atemnot, Herzklopfen und Angstzustände sowie Druck- und Völlegefühl des Magens erzeugt.

Hiervon zu unterscheiden ist eine als

b) Pneumatosis cystoides ventriculi

bezeichnete Durchsetzung der Wand des Magens mit Luftblasen. Sie kommt hier noch seltener als am Darm vor, wo sie als Pneumatosis intestini näher geschildert ist (vgl. S. 636). BAUMANN-SCHENKER hat einen entsprechenden Fall am Magen, Bulbus duodeni und oberen Dünndarm beschrieben, deren Wand sich im Röntgenbilde und bei der Operation von zahlreichen feinen Gasblasen durchsetzt erwies.

c) Rumination.

In seltenen Fällen kommt auch beim Menschen, und zwar oft erblich, *Wiederkäuen* vor. Es ist an den Genuß wohlschmeckender Speisen gebunden und kann daher durch die Röntgenuntersuchung nur nach Bereitung einer dem Ruminanten angenehmen, mit einem Kontrastmittel durchsetzten Speise verfolgt werden. KOHLMANN schildert auf Grund solcher Beobachtungen den Vorgang derart, daß 15—30 Min. bis ungefähr 1 Stunde nach der Mahlzeit etwa alle 3—5 Min. ein jedesmal gleich großer Bissen hochgelangt, gut durchgekaut und dann wieder verschluckt wird. Der Magen zeigt am Anfang eine normale Form und kräftigen Tonus. Schon kurz vor Beginn des Wiederkäuens wechselt die Form, indem die Angelhakenform durch Steigerung des Tonus in die Stierhornform übergeht und der Magen höher tritt. Beim Ruminationsakt selbst kommt es nicht selten durch Auftreten einer Kontraktionsfurche zu einer Zweiteilung des Magens und zu einer Zusammenziehung der mittleren und oberen Magenabschnitte, durch welche der Mageninhalt blitzartig durch die geöffnete Kardia und den Ösophagus in den Mund hochgetrieben wird; gleichzeitig zieht sich auch das Zwerchfell zusammen und tritt tiefer; es ist auch eine mäßige Bauchpresse an dem Vorgang beteiligt.

d) Magenneurosen.

Unter diesem sehr dehnbaren und zu verschiedenen Zeiten recht wechselnd beurteilten Begriff können mannigfache Krankheitszustände zusammengefaßt werden, die ihrerseits wieder einen sehr verschiedenartigen Ausdruck im Röntgenbilde finden. Es handelt sich hierbei teils um organische Störungen des Nervensystems wie bei der Tabes, ferner durch Bleiintoxikation usw., teils um organische Erkrankungen anderer Organe wie bei der Cholelithiasis, die an dem organisch intakten Magen abnorme Innervationszustände hervorrufen, teils um organische Erkrankungen des Magens selbst, insbesondere Geschwürs- bildungen, die weit über den Sitz des Geschwürs hinaus mit einer starken allgemeinen Erregung der Magennerven einhergehen, wobei Ursache und Wirkung oft nicht mit Sicherheit getrennt werden können, teils endlich um solche Innervationsstörungen, bei denen überhaupt keine organische Veränderung mit den heute zur Verfügung stehenden Mitteln aufgefunden werden kann. Freilich ist auch bei diesen keineswegs auszuschließen, daß irgendwelche organische Veränderungen etwa an den endokrinen Drüsen vorhanden sind, wie dies z. B. bei gewissen Formen der Tetanie sichergestellt ist; bei dem Mangel eines bestimmten Nachweises werden diese Störungen aber vorläufig als funktionelle Magenneurosen im engeren Sinne aufgefaßt.

Bei einer vertieften Betrachtung ist es kaum möglich, die Neurosen am Magen von denen des übrigen Verdauungskanals zu trennen; deshalb werden sie im Abschnitt Nerven- system mit einigen Vorbemerkungen über die normale und pathologische Physiologie der Nerven des Verdauungssystems noch zusammenfassend besprochen werden. Hier soll dagegen zunächst eine Beschreibung nach der äußeren Form, unter der die Innervations- störungen am Magen in Erscheinung treten, erfolgen. Sie finden gerade im Röntgenbilde einen sehr klaren Ausdruck. Die Röntgenuntersuchung hat uns überhaupt erst zu der Erkenntnis verholfen, daß vielen der sog. nervösen, oft nur für eingebildet gehaltenen Magenbeschwerden tatsächlich objektiv faßbare, von der Norm abweichende Vorgänge zugrunde liegen. Teils handelt es sich dabei um abnorme Kontraktionszustände der Muskulatur der Magenwand, teils auch der Schleimhautmuskulatur. Oft sind beide miteinander verknüpft.

e) Gastrospasmus.

Der stärkste Grad der krankhaften motorischen Erregungszustände ist der *Krampf*. Es ist anzunehmen, daß spastische Erscheinungen überhaupt bei Magenleiden und auch anderen Krankheitszuständen häufig vorkommen, wenn die Auffassung zu Recht besteht, daß ein großer Teil der Magenschmerzen, und zwar gerade die von den Patienten selbst als *„Magenkrampf"* bezeichneten Empfindungen auf spastischen Kontraktionen der Magenwand beruhen. Hierfür tritt außer anderen besonders L. R. MÜLLER ein, der sich mit der Erforschung des vegetativen Nervensystems und der wissenschaftlichen Analyse der verschiedensten alltäglichen und doch in ihrem Wesen bisher so wenig geklärten sensitiven Erscheinungen eingehend beschäftigt hat. Er begründet diese Anschauung, daß den Magenschmerzen vielfach, nicht durchweg, ein Krampf der Muskulatur zugrunde liege, einerseits mit dem negativen Hinweis, daß bei außerordentlich vielen, auch tiefgreifenden Geschwüren keine Schmerzen vorhanden sind, andererseits damit, daß die Schmerzen bei Magen- und Duodenalulcus gewöhnlich erst in der Austreibungszeit mehrere Stunden nach der Mahlzeit auftreten, gerade dann, wenn sich im Röntgenbilde der sog. Tardivpylorusspasmus nachweisen läßt. Auch der typische Hungerschmerz ist vielleicht nicht

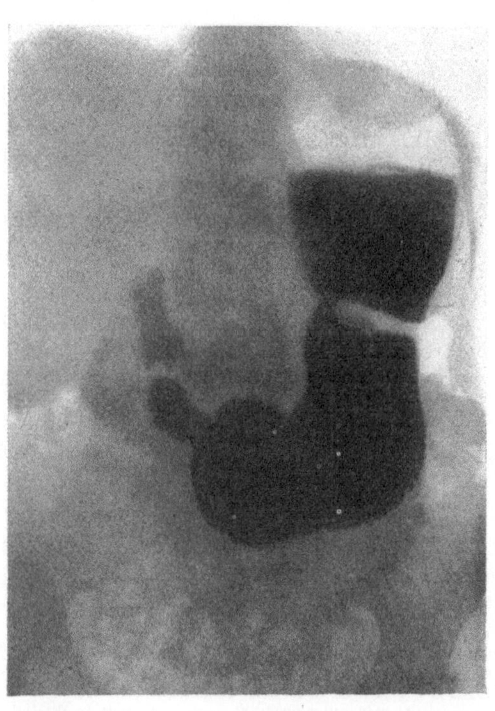

Abb. 611. Spastischer Sanduhrmagen bei Ulcus ventriculi.

direkt auf die Einwirkung der sezernierten Salzsäure auf sensible Nervenendigungen, sondern möglicherweise auf hierdurch ausgelöste Kontraktionen der Muskulatur des Magens zurückzuführen. In dieser Hinsicht verdient eine von KATSCH und WESTPHAL mitgeteilte Beobachtung Erwähnung. Bei einem wegen Ulcus duodeni in Lokalanästhesie operierten Manne trat auf elektrische Reizung hin eine krampfhafte Steifung in der „gesamten Magenwand des Pylorus vor dem spastisch geschlossenen Pförtner" und gleichzeitig eine heftige Schmerzempfindung auf, welche der Patient als genau gleich dem nächtlichen Hungerschmerz bezeichnete. Auch ein Fall von STIERLIN, in welchem zur Zeit unstillbaren Erbrechens und nervöser Magenschmerzen eine völlige Zusammenziehung des untersten Magenabschnittes und mehrere Monate später in einer beschwerdefreien Periode eine ganz normale Magenform festgestellt wurde, spricht dafür, daß die Ursache dieser Schmerzen in einem Muskelkrampf zu suchen ist. In ähnlichem Sinne sind auch die Untersuchungen von KNUD FABER zu verwerten, der durch fortlaufende Messung und graphische Registrierung des intrastomachalen Druckes nachwies, daß die Steigerungen desselben, die durch Kontraktionen der Magenwandungen hervorgerufen werden, regelmäßig mit den Angaben der Patienten über Schmerzempfindung zusammenfallen.

Nach dem Vorschlage von HOLZKNECHT und LUGER können die erst in neuerer Zeit gerade auf Grund der Röntgenuntersuchung wieder mehr beachteten Magenspasmen in drei Gruppen geteilt werden, nämlich in 1. den circumscripten, 2. den regionären und 3. den totalen *Gastrospasmus*.

1. Zu dem *circumscripten Spasmus* sind der schon früher beschriebene *Kardiospasmus*, der *Pylorusspasmus* und die *konstanten Einschnürungen der großen Kurvatur* zu rechnen, welche so häufig ein *Ulcus* begleiten, aber auch ohne das Bestehen einer organischen Veränderung im Magen *auf nervöser Grundlage* rein funktioneller Natur oder auf dem Boden eines anatomischen Nervenleidens, z. B. bei *Tabes* beobachtet werden, dann allerdings gewöhnlich ein mehr wechselndes Verhalten zeigen.

Bei Carcinom wird ein circumscripter Spasmus nur sehr selten beobachtet. In mehreren Fällen, bei denen einem an der kleinen Kurvatur sitzenden carcinomatösen Tumor eine Einziehung der großen Kurvatur in der gleichen Höhe entsprach, konnte nach dem anatomischen Befund bei der Operation und der Anamnese angenommen werden, daß es sich um ein Ulcuscarcinom handelte. TAMIYA und NOSAKI beobachteten mehrfach lokale spastische Einziehungen an der großen Kurvatur bei einem gegenüber in gleicher Segmenthöhe an der kleinen Kurvatur sitzenden Carcinom und nehmen auf Grund histologischer Untersuchungen der Resektionspräparate an, daß solche Einziehungen dann zustande kommen, wenn entweder die Muscularis stark in die carcinomatöse Durchwachsung einbezogen ist oder die Schleimhaut bzw. Submucosa geschwürige Veränderungen zeigt. In zwei Fällen fand ich einen circumscripten Spasmus, der zu einer queren Einschnürung etwa in der Mitte des Magens führte, bei einem Carcinom der präpylorischen Partie, welches also zu dem Spasmus gar keine räumlichen Beziehungen hatte, ohne daß bei der Autopsie irgendeine örtliche Ursache für die Entstehung der Einschnürung gefunden wurde. Möglicherweise war der Spasmus durch den Druck des benachbarten gasgefüllten Colon ausgelöst worden. HOLZKNECHT und JONAS berichten über einen ähnlichen Fall von Carcinom, bei welchem die Autopsie keine anatomische Erklärung für den beobachteten höher gelegenen Spasmus aufdeckte.

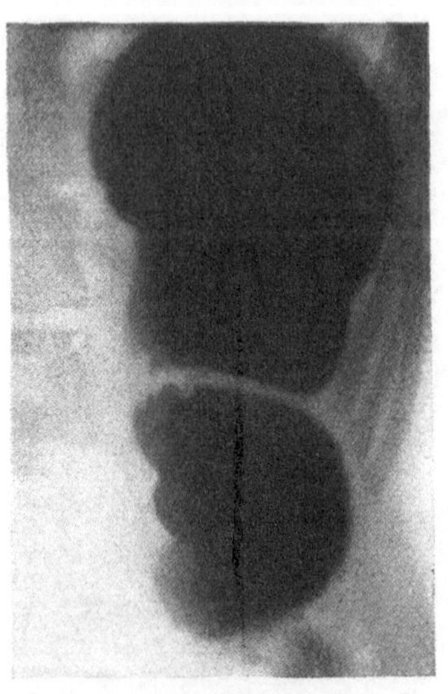

Abb. 612. Quere Durchschnürung des Magenfüllungsbildes im Liegen. Im Stehen ganz normale Magenform. Klinisch: Schwere Psycho-Neurasthenie. Unbestimmte Magenbeschwerden. Operation: Magen o. B Adhäsionen an der Gallenblase, Coecum und Appendix.

Ohne daß eine besondere örtliche Krankheitsursache angeschuldigt werden konnte, sah ich auffällig oft eine konstante Einschnürung der großen Kurvatur etwa in der Mitte des absteigenden Magenschenkels bei Rückenlage des Patienten, und zwar auch ohne Druck auf das Abdomen, während bei der Untersuchung im Stehen keine Einkerbung zu bemerken war. In manchen Fällen handelte es sich um eine völlige quere Abschnürung in zwei getrennte Teile, ohne daß irgendein Anhaltspunkt für eine organische Erkrankung des Magens bestand. Es ist ausdrücklich davor zu warnen, allein auf die Beobachtung einer queren Einschnürung hin, und zwar besonders, wenn diese nur im Liegen gesehen wird, die Diagnose eines Ulcus zu gründen (vgl. Abb. 612).

Die anatomische Grundlage dieser Einschnürung sehen HITZENBERGER und REICH in dem Pankreas, dessen vordere Kante an der Hinterwand des annähernd rechtwinklig darüber hinwegziehenden Magens eine quere Delle erzeugt. Dies schließen sie einerseits aus anatomischen Untersuchungen, andererseits aus der Röntgenbeobachtung am Lebenden in Rückenlage bei einem seitlich von rechts nach links gerichteten Strahlengang. Hierbei ist eine von der Hinterwand her in leicht schräger Richtung nach vorn vorspringende Eindellung des Füllungsbildes sichtbar. Bei stärkerer Füllung ist oberhalb der Einkerbung noch eine Brücke von Kontrastbrei vorhanden, bei geringerer Füllung und bei Druck auf die Bauchdecken oder bei Baucheinziehen schwindet diese Brücke und es tritt eine völlige Durchschnürung ein. Innerhalb derselben sind oft noch feine Längsstreifen zu erkennen, welche die beiden Magensäcke miteinander verbinden und durch feine Breiniederschläge zwischen den Magenfalten im Bereiche der Enge hervorgerufen werden (vgl. Abb. 612). Bei Bauchlage, im Stehen und bei linker Seitenlage verschwindet die Querfurche, und es entsteht ein einheit-liches Magenfüllungsbild, da unter diesen Bedingungen der Druck der schweren Kontrastfüllung nunmehr auf anderen Magenteilen lastet. Nach diesen Fest-stellungen von HITZENBERGER und REICH ist wohl anzunehmen, daß die anato-mische Ursache der Einschnürung des „Sanduhrmagens im Liegen" im Pankreas zu suchen ist. Es erscheint mir aber frag-lich, ob diese Erklärung allein zur Ent-stehung der oft so auffallend schmalen und scharf ausgeprägten Schnürfurche ausreicht, und wohl denkbar, daß da-neben noch spastische Erscheinungen eine Rolle spielen. Es ist an mehreren Stellen von mir darauf hingewiesen, daß oft ein Druck von außen den Reiz zur Auslösung spastischer Erscheinungen am Magen-Darmkanal erzeugt und daß somit physio-logische Einflüsse die Wirkung einer anatomischen Grundlage wesentlich ver-stärken (vgl. S. 785, 836).

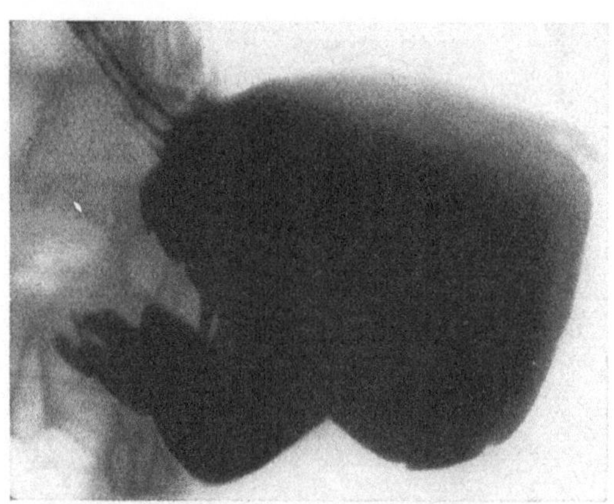

Abb. 613. Magenspasmus.
Derselbe Fall von Abb. 614.

2. Der *regionäre Gastrospasmus* be-trifft ausgedehntere Magenpartien, meist die unteren Abschnitte der *Pars media* und die *Regio pylorica*. Durch die krampf-hafte Kontraktion der Regio pylorica können palpable Tumoren hervorgerufen werden, die schon mehrfach zu einer Operation Anlaß gaben und in manchen Fällen noch während der Operation in ihrem fest zusammengezogenen Zustande als Tumoren imponierten, während die nähere Untersuchung ein organisch nor-males Verhalten der Magenwand ergab. Im Röntgenbilde erscheint der Brei-schatten im Bereiche der kontrahierten Partie verengt oder bei stärkster Zu-sammenziehung aufgehoben. Die Ver-engerung setzt sich meist ganz scharf von dem übrigen normal weiten Schatten ab. Derartige Bilder erinnern sehr an die bei Carcinom beobachteten Schatten-

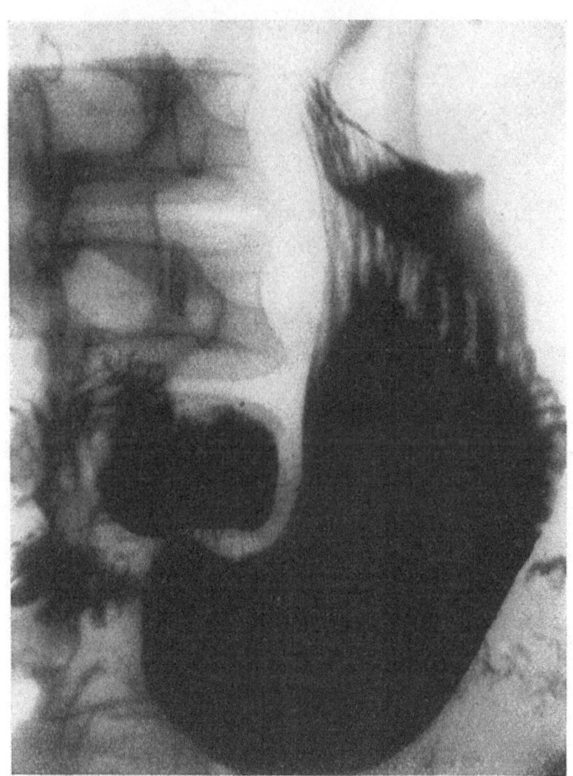

Abb. 614. Normaler Angelhakenmagen nach Rechtsseitenlagerung.
Derselbe Fall von Abb. 613.

defekte; allerdings fehlen die konstanten, scharf gezeichneten Unregelmäßigkeiten der Konturen, die gewöhnlich beim Carcinom vorhanden sind. Feinere Zähnelungen, die durch Schleimhautfalten infolge Kontraktion der Muscularis mucosae hervorgerufen werden, kommen auch hierbei vor. Manchmal ist eine sichere Entscheidung nur dann möglich, wenn im weiteren Verlauf oder bei einer Wiederholung der Untersuchung ein wechselndes Verhalten beobachtet wird (vgl. S. 502). Mitunter besteht ein Dauerspasmus aber lange Zeit unverändert und erzeugt gleichbleibende Einschnürungen im Röntgenbilde. Bisweilen löst sich der Spasmus auf Atropin und Papaverin. Derartige regionäre Kontraktionen sind bei sehr verschiedenartigen Zuständen beobachtet worden, einerseits bei einer geringfügigen *entzündlichen Infiltration der Magenwand* (DIETLEN) sowie bei einer *Verätzung des Magens* (HOLZKNECHT und LUGER, SICK) oder einem Ulcus ad pylorum und gleichzeitiger Cholelithiasis (MANDL), andererseits ohne jede Veränderung am Magen selbst mehrfach bei *Cholecystitis* und *Ulcus duodeni* (vgl. Abb. 615), bei Pankreatitis und Pankreassteinen (LÜDIN), ferner *auf rein nervöser Basis* bei *Tabes* (vgl. Abb. 616) und *Hsyterie* (STIERLIN), bei *Kleinhirn-* und *Stirnhirntumor* (PORGES, HESS und FALTISCHEK), *Gliawucherung im Vaguskern* (STEINDL), experimentell nach *Morphium* (VAN DEN VELDEN) und an der decerebrierten Katze nach *Vagusreizung* (KLEE) bei gleichzeitiger Ausschaltung des

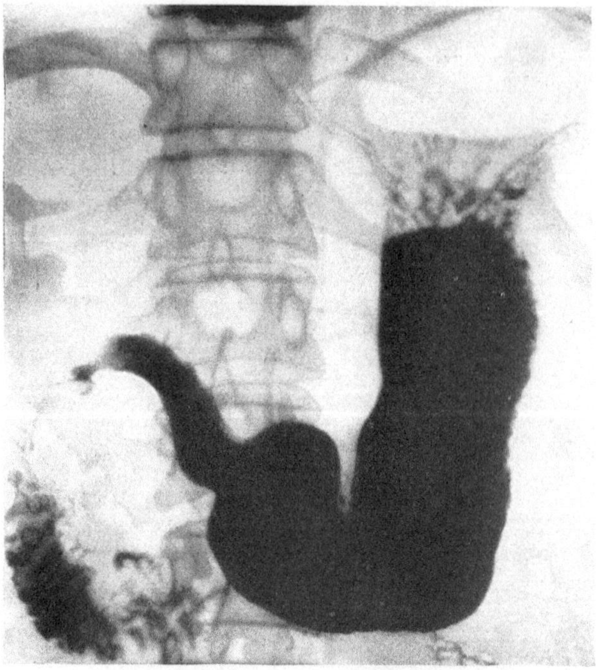

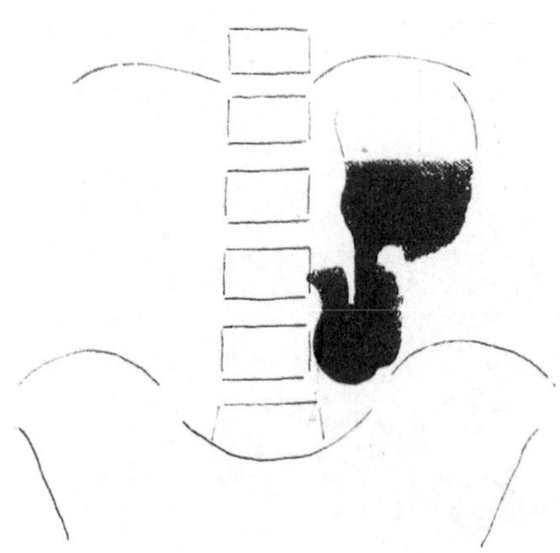

Abb. 615. Spasmus des Antrum ventriculi bei Ulcus duodeni.

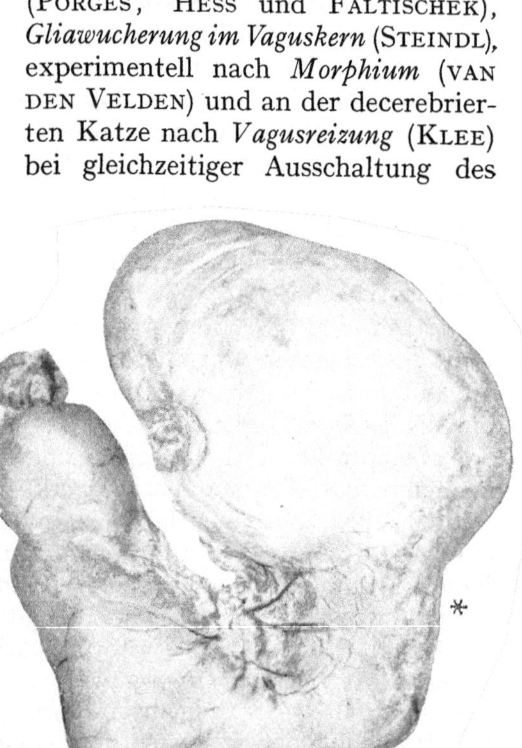

Abb. 616. Circumscripte spastische Einschnürung in der Mitte des Magens und regionäre Kontraktion der darunterliegenden Magenabschnitte bei tabischer Krise.

Abb. 617. Isthmus ventriculi eines normalen Leichenmagens nach ASCHOFF.

Sympathicustonus (vgl. Abb. 522c), sowie auch ohne erkennbare organische Veränderung an den Abdominalorganen und am Nervensystem (SANDSTROEM). Manche dieser Bilder zeigen eine gewisse Ähnlichkeit mit der *Magenenge*, die in den mittleren Magenpartien an frischen Leichen nicht selten gefunden wird (vgl. Abb. 617); auch diese wird von FORSSELL und ASCHOFF als funktionelle Erscheinung angesehen und auf Kontraktion bestimmter Abschnitte der Magenwand und der Schleimhautmuskulatur zurückgeführt.

3. Eine dritte Gruppe, der *totale Gastrospasmus*, bei welchem die *gesamte Magenwand* krampfhaft zusammengezogen ist, erscheint im Röntgenbilde als hochliegender kleiner

Magenschatten, an welchem keinerlei Peristaltik erkennbar ist. Im Gegensatz zu den vorigen Formen, bei welchen der Pylorus meist verschlossen und dadurch die Entleerungszeit des Magens vergrößert ist, steht hierbei der Magenausgang gewöhnlich breit offen und der Inhalt fließt schnell durch das dauernd gefüllte Duodenum ab. Das Bild gleicht somit durchaus dem eines carcinomatösen Schrumpfmagens und ist von ihm mit Sicherheit nur durch den Wechsel bei wiederholter Untersuchung zu unterscheiden. Ein totaler Gastrospasmus wurde klinisch von WALDVOGEL auf Grund von Aufblähung des Magens bei Bleikolik, Nicotinabusus, Arteriosklerose der Abdominalgefäße und Neurasthenie, röntgenologisch von SCHWARZ ebenfalls in zwei Fällen von starkem Nicotinabusus, der demnach eine besonders große Rolle beim Gastrospasmus zu spielen scheint, und ferner bei Tetanie, von SCHLESINGER in einem Kolikanfall bei Cholelithiasis und von LIEBMANN nach fast totaler Salzsäureverätzung der Magenschleimhaut beobachtet.

f) Hypertonie.

Die Tatsache, daß ein sonst normal geformter Magen während eines anfallsweise auftretenden Gastrospasmus weitgehende Veränderungen erfährt, bildet eine wichtige Stütze für den besonders von SCHLESINGER nachdrücklich hervorgehobenen Einfluß des *Tonus* auf die Gestaltung der Magenform. Hierdurch wird der Schluß nahegelegt, daß auch eine einfache Erhöhung des Tonus ohne krampfhafte Anspannung eine Änderung der Magenform bewirkt. SCHLESINGER hat ursprünglich den von HOLZKNECHT als Normaltyp aufgestellten *Stierhornmagen* als Produkt einer vermehrten Wandspannung aufgefaßt, dann aber seine Ansicht dahin geändert, daß diese Magenform auch bei normalem Tonus bei Leuten mit breiter Thoraxapertur und fettreichem oder meteoristisch geblähtem Abdomen vorkommt. Es sind eben verschiedene Faktoren, sowohl die grundlegende anatomische Bauart des Leibes und auch des Magens als der Grad der Wandspannung von Einfluß auf die Magenform; überdies ist der schon S. 433 besprochene Umstand zu berücksichtigen, daß das bei sagittalem Strahlengang in einer Frontalebene entworfene Schattenbild des Magens infolge seiner schrägen Lage im Abdomen (von hinten oben nach vorn unten) keinen völlig unveränderten Ausdruck der wahren Magenform darstellt.

Besonders *hochgelegene*, zuweilen *stierhornähnliche*, oft auffallend *kleine Magenformen* mit *Rechtsverlagerung des Pylorus* beschreibt ALBU als Ausdruck einer *Hypertonie bei nervösen Zuständen*. Hiermit gehen nach ALBU oft eine gesteigerte, bisweilen unregelmäßige Peristaltik, beschleunigte Entleerung (sog. Hypermotilität) und spastische Kontraktionen einzelner Magenabschnitte einher. Für die Auffassung dieser Formen als Zeichen einer gesteigerten nervösen Erregbarkeit sprechen insbesondere die schon früher erwähnten Versuche von KLEE an decerebrierten Katzen, in denen er durch Steigerung des Vagustonus, aber bei noch erhaltenem Sympathicustonus eine „neue Magenform" mit verschmälerter Pars media und pylorica und verstärkter Peristaltik auftreten sah, welche nach den beigegebenen Abbildungen eine erhebliche Ähnlichkeit mit den geschilderten hochgelegenen schräggestellten Mägen beim Menschen aufweist. Auch mir sind derartige Magenformen bei allgemein nervös erregten Leuten, unter denen nicht die gewöhnlichen schlaffen Neurastheniker zu verstehen sind, mehrfach begegnet. Eine gesteigerte nervöse Erregbarkeit des Magens findet sich häufig, aber keineswegs ausschließlich bei Geschwüren des Magens und Zwölffingerdarmes, bei deren Beschreibung noch näher auf die dabei im Röntgenbilde sichtbaren Erscheinungen eingegangen werden wird. SMIDT sah die gleichen Bilder eines nervösen Reizzustandes häufig bei epigastrischen Hernien; durch diese wird nach der Ansicht von KELLING ein Reiz ausgelöst, welcher reflektorisch auf den Magen übergreift. SMIDT betont die auffallende Häufigkeit eines gleichzeitigen Vorkommens von epigastrischen Hernien mit Geschwüren des Magens und Duodenums und bringt deren Entstehung in ursächliche Beziehung zu nervösen Einflüssen im Sinne von v. BERGMANN (vgl. S. 524).

In einem von mir beobachteten Fall, bei welchem Druck auf die epigastrische Hernie einen ganz ausgesprochenen und scharf lokalisierten Schmerz auslöste, erfolgte einige Zeit später tödliche Blutung aus einem Magengeschwür, für das auch bei genauester Röntgenuntersuchung keine Anzeichen gefunden waren.

Ferner werden Zeichen eines Erregungszustandes der Magennerven bei *Cholelithiasis* beobachtet. Es wurde bereits die Entstehung einer spastischen Sanduhreinschnürung, einer regionären Kontraktion der unteren Magenabschnitte sowie eines totalen Gastrospasmus (SCHLESINGER) während eines Kolikanfalls erwähnt. Manchmal wird auch lediglich eine hochgelegene stierhornähnliche Form des Magens, welche wahrscheinlich auf einer allgemeinen Tonussteigerung beruht, ohne lokale Kontraktionen gefunden; manchmal sind an einem gewöhnlichen angelhakenförmigen Magen keine Änderungen des Tonus oder der Peristaltik zu bemerken. Ausgedehntere Untersuchungen an Gallensteinkranken, die während des Anfalls von WESTPHAL und von SMIDT vorgenommen wurden, ergaben in der Mehrzahl der Fälle Anzeichen, wie sie von KLEE als Äußerungen eines gesteigerten Vagustonus beschrieben sind, nämlich je einmal totalen Gastrospasmus, häufiger enge Zusammenziehung der distalen Magenabschnitte, gesteigerte Peristaltik, namentlich tiefe Antrumkontraktionen und wenigstens anfangs schnelle Entleerung des Magens bei offenem Pylorus; in späteren Stunden wurde diese freilich von SMIDT meist verzögert gefunden. Auf Atropingaben gingen diese nervösen Reizerscheinungen meist schnell zurück. In bemerkenswertem Gegensatz dazu steht eine vereinzelte Beobachtung von WESTPHAL, bei welcher im Anfall ein bewegungsloser, schlaffer Magen und gleichzeitiger Pyloruskrampf und entsprechende erhebliche 6stündige Retention, keine Beeinflussung des Zustandes durch Atropin gefunden wurde, also Erscheinungen, welche einem gesteigerten Sympathicustonus nach KLEE entsprechen. Dieses gegensätzliche Verhalten erinnert an die gleichen Feststellungen bei tabischen Krisen, bei welchen auch meist

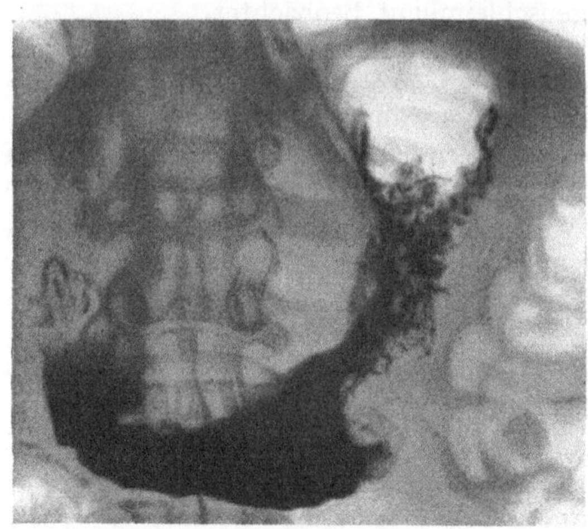

Abb. 618. Einbuchtung und stark unregelmäßige Konturen an der großen Kurvatur ohne grobe anatomische Veränderungen.
Kein Carcinom! Stark gasgeblähtes Colon. Bei späteren Kontrollaufnahmen normale Magenform.

das Bild eines kontrahierten Magens, in einem Falle von SCHMIEDEN, EHRMANN und EHRENREICH aber das einer hochgradigen Erschlaffung beschrieben ist. Es liegt nahe, die spastischen Erscheinungen am Magen in Beziehung zu den Kolikschmerzen zu bringen, welche die Patienten häufig selbst als „Magenkrämpfe" bezeichnen und eben auch bei der Cholelithiasis in die Gegend des Magens und nicht der Gallenblase lokalisieren. Auch am Darm beobachtete WESTPHAL bei Cholelithiasis eine gesteigerte Erregbarkeit, insbesondere verstärkte Dünndarmperistaltik und tiefe Haustrierung des Dickdarmes. Außerhalb der Anfälle zeigt der Magen in der Regel normale Form und Entleerungszeit.

Außer der Muskulatur der Magenwandungen kann auch die *Muscularis mucosae* sich in verstärktem Maße kontrahieren und dadurch zu abnorm starker Faltenbildung der Schleimhaut Anlaß geben. Diese findet in einer *unregelmäßigen Zähnelung der Konturen* des Magenbildes Ausdruck und ist besonders an den Stellen ausgesprochen, an welchen von außen ein Druck, z. B. durch ein meteoristisch geblähtes Colon einwirkt. Bei der Untersuchung des Schleimhautreliefs ist oft eine verstärkte Faltenzeichnung auch in den zentralen Magenpartien zu erkennen. Solche Bilder werden bei einem erhöhten Erregungszustand der Magennerven, so häufig beim Ulcus ventriculi, aber auch bei sonstiger gesteigerter nervöser Erregbarkeit ohne anatomische Grundlage angetroffen.

Auffällig stark sah ich derartige Veränderungen bei einem jungen Mädchen ausgebildet, das allgemein sehr nervös war und über heftige, dauernde Magenschmerzen klagte, ohne daß die genaue Magenuntersuchung Anhaltspunkte für einen organischen Befund ergab. Die Konturen des Magenfüllungsbildes im Röntgenbilde zeigten eine allgemeine, sehr starke Zähnelung und außerdem eigenartig gestaltete Sporne und tiefe Buchten, die besonders an einzelnen Stellen der Korpusgegend an der großen Kurvatur immer wieder auftraten, aber zeitweise auch verschwanden. Der Wechsel der Erscheinungen im Röntgenbilde wies schon auf eine funktionelle Entstehung hin, obwohl die hochgradigen Unregelmäßigkeiten einzelner Bilder stark an organische Veränderungen der Magenwand erinnerten. Die nach vergeblicher interner Behandlung vorgenommene Operation ergab ganz normale Verhältnisse am Magen und den übrigen Abdominalorganen, insbesondere auch am Wurmfortsatz, welcher im Röntgenbilde eine isolierte Füllung nach völliger Entleerung des gesamten Darmes gezeigt hatte (vgl. S. 671).

g) Atonie.

Eine Erschlaffung des allgemeinen Spannungszustandes der Magenwand (Peristole STILLER) bezeichnet man als *Atonie*. Hiermit nicht gleichbedeutend ist eine Hemmung oder Aufhebung der Peristaltik, welche bei atonischen Mägen in ganz normaler Weise ablaufen kann, in der Regel allerdings auch geschwächt ist. Der mangelhafte Tonus der Magenwandungen ist bereits bei Beobachtung des Durchtritts der ersten Bissen zu erkennen, indem diese nicht wie gewöhnlich von der Wand in Keilform fest umschlossen

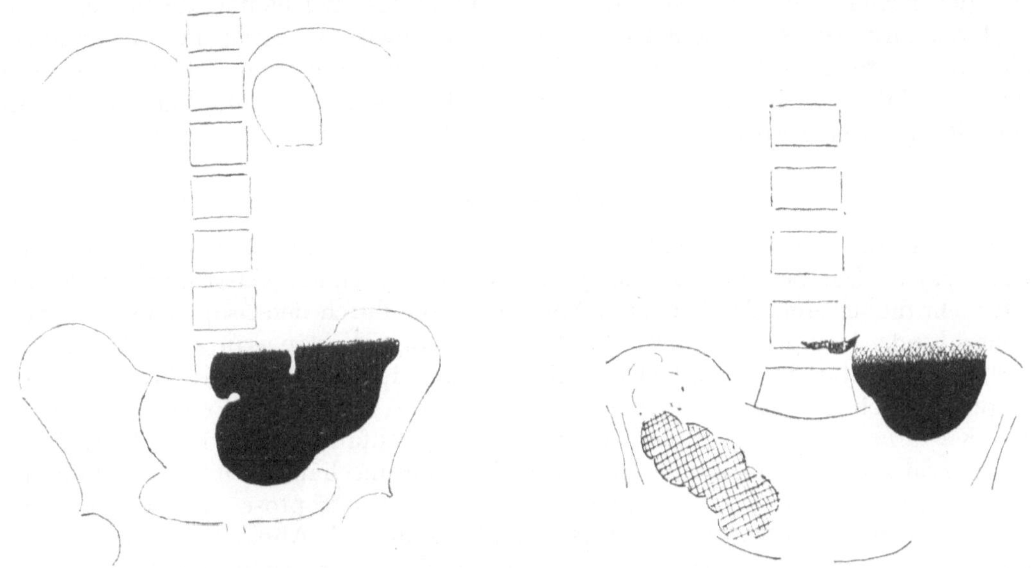

Abb. 619. Ptose und schwere Atonie des Magens.   Abb. 620. Derselbe Fall 8 Stunden nach Breimahlzeit.
Klinisch: Dauernd Magenbeschwerden. Obstipation. Schlaffe Bauchdecken. Retroversio uteri.
Erheblicher Magenrest und dauernde Füllung des unteren Teils des Bulbus duodeni.

werden und nur langsam hinabgleiten, sondern ohne Aufenthalt und Formveränderung wie in einen schlaffen Sack hinunterfallen. Der Brei sammelt sich schnell in den untersten Magenpartien an. Die Höhe des Kontrastschattens reicht nur etwa bis zur Hälfte der Magenlänge, in höheren Graden ist sie noch wesentlich geringer. Der nur im unteren Teil mit Kontrastbrei, im obersten Abschnitt mit Luft gefüllte schlaffe Magensack zeigt in der Mitte eine flache Einbuchtung, die mit einer Sanduhrform eine oberflächliche Ähnlichkeit haben kann, allerdings nie eine so scharf lokalisierte Einkerbung wie bei jener aufweist. Gewöhnlich, wenn auch nicht ausnahmslos, erfährt der Magen eine Längsdehnung, bisweilen auch eine leichte Verbreiterung in querer Ausdehnung. Es besteht also gewöhnlich keine oder jedenfalls keine ausgesprochene Rechtsverlagerung des Pylorus wie bei der sog. mechanischen Ektasie auf Grund einer Pylorusstenose. Praktisch ist dieses Unterscheidungsmerkmal recht zuverlässig. Theoretisch darf allerdings wahrscheinlich keine so scharfe Trennung allein auf Grund von Formunterschieden vorgenommen werden. Denn bei den höchsten Graden der Wanderschlaffung, wie sie auf Grund besonderer krankhafter Zustände des Nervensystems, z. B. in einem von SCHMIEDEN, EHRMANN und EHRENREICH als tabische Krise aufgefaßten Falle beschrieben und ebenso von mir bei einer abdominalen Gefäßkrise (vgl. S. 442) beobachtet wurden, kann ein halbmondförmiger, annähernd bilateral symmetrischer Schatten entstehen, der fast eben soweit nach rechts wie nach links hinüberreicht und von dem Bilde einer Gastrektasie bei Pylorusstenose kaum zu unterscheiden ist. Außerhalb des Schmerzanfalls zeigten diese Mägen normale Form und Entleerungszeit.

Die *Entleerungszeit* des atonischen Magens ist meist etwas verzögert. Sie beträgt oft mehr als 6, aber kaum mehr als 12 Stunden. Am nächsten Tage wird der Magen regelmäßig leer gefunden.

Von der atonischen Ektasie zu trennen ist die *mechanische Gastrektasie*, die Magenerweiterung im engeren Sinne, welche auf dem Boden einer Pylorusstenose, sei es auf ulceröser oder carcinomatöser Basis, oder auch infolge Kompression des Magenausgangs von außen her zustande kommt. Auch diese Magenerweiterung ist oft in ihren späteren Stadien, aber nicht von vornherein mit einer Atonie verbunden und kann dann insofern ein ähnliches Bild eines nur den Magengrund füllenden Breischattens ergeben. Als wesentlicher Unterschied wurde aber bereits hervorgehoben, daß bei der mechanischen Ektasie eine Querdehnung des Magens und Rechtsverlagerung des Pylorus auftritt. Außerdem ist wenigstens in gewissen Zeiten im Gegensatz zur Atonie eine gesteigerte Peristaltik sichtbar und meist auch eine stärkere Retention vorhanden. Näher wird auf die mechanische Ektasie bei der Schilderung der Pylorusstenose eingegangen werden (vgl. S. 542).

3. Gastroptose.

Von der Atonie zu unterscheiden, wenn auch sehr häufig mit ihr vergesellschaftet, ist die *Gastroptose*. Die Senkung des Magens, welche der Name Gastroptose bezeichnet, betrifft mehr die unteren als die oberen Abschnitte, die durch den Ösophagus am Zwerchfell fixiert sind. Dagegen ist meist der Pylorus infolge Verlängerung des Ligamentum hepatoduodenale stärker gesenkt (Pyloroptose). Am deutlichsten charakterisiert ist die Gastroptose durch die *gesteigerte Längenausdehnung* des Magens und einen *Tiefstand der kleinen Kurvatur* unter Nabelhöhe, während der gleichfalls vorhandene Tiefstand der großen Kurvatur ohne Tiefstand der kleinen auch bei der mechanischen Ektasie vorkommt. Die peristolische Funktion des Magens kann bei der Gastroptose vollständig erhalten und somit der Magen bis obenhin mit Brei gefüllt sein (vgl. Abb. 621). Sehr häufig ist allerdings mit der Ptose eine Atonie verbunden und dann nur der untere Magenabschnitt gefüllt. Der Pylorus ist nicht nach rechts, häufig aber nach links verlagert, was eine sehr starke Krümmung der kleinen Kurvatur zur Folge hat. Der Pylorus läßt bei der Ptose eine sehr ausgesprochene Verschieblichkeit bei der Palpation und bei Lagewechsel erkennen. Das Schleimhautrelief zeigt oft eine schmale und zarte Beschaffenheit der Falten (DYES, SCHATZKI, VELDE) (vgl. Abb. 622). Die Entleerungszeit des Magens braucht nicht verzögert zu sein, ist aber bei gleichzeitiger Atonie nicht selten etwas verlängert, jedoch nie bis zum nächsten Tage. Da der obere Duodenalast bei der Gastroptose meist fast senkrecht aufsteigt und mithin der Pylorus annähernd horizontal gestellt ist, sammelt sich gewöhnlich im Anfangsteil des Duodenums ein dauernd quergestellter, oft nur strichförmiger, in anderen Fällen unten mehr abgerundeter Breirest an. Dieser persistente Bulbusschatten bei Gastroptose darf nicht als Zeichen eines Ulcus duodeni mißdeutet werden.

Auf die verschiedenen Theorien, welche über die Entstehung der Gastroptose aufgestellt sind, kann hier nicht näher eingegangen werden. Es sei nur kurz erwähnt, daß sich dieser Zustand häufig als Teilerscheinung einer bestimmten Wuchsform beim Habitus asthenicus (STILLER) findet. Die von anderer Seite, namentlich von HOLZKNECHT betonte Schwäche der Bauchwand und die fehlende Unterstützung durch das heruntergesunkene Darmkissen, welche namentlich bei Frauen nach vielen Geburten beobachtet wird, können die Ausbildung einer Gastroptose wohl fördern, kommen aber für eine große Zahl von anderen Fällen nicht in Betracht, welche junge hochaufgeschossene Leute ohne besonders schlaffe Bauchdecken betreffen.

Durch die Röntgenuntersuchung kann in sicherer Weise festgestellt werden, ob der Magen durch eine Binde oder ein Stützkorsett in dem gewünschten Maße gehoben

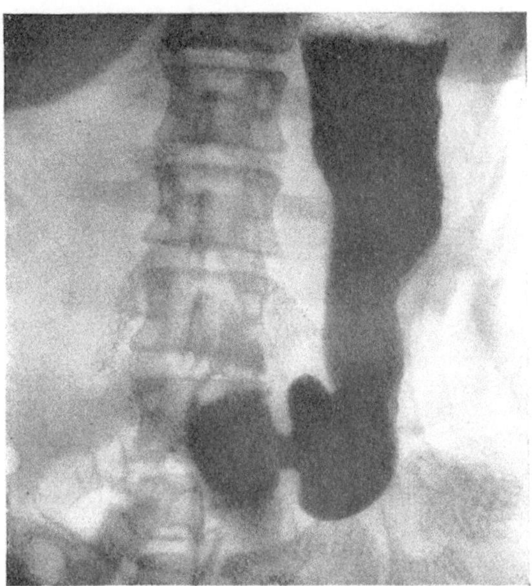

Abb. 621. Gastroptose.

(BORGBJÄRG und FISCHER, DISQUÉ) oder gar bei unzweckmäßiger Form und Anlegung des Stützapparates herabgedrückt wird, wie man dies tatsächlich nicht selten sieht.

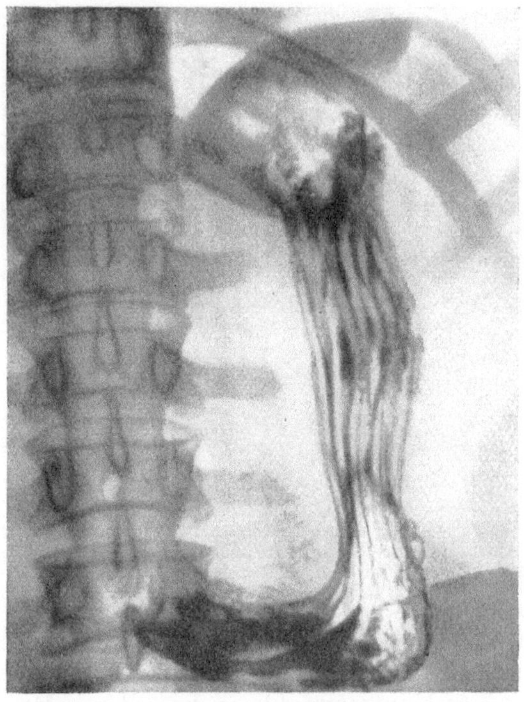

Abb. 622. Schleimhautrelief bei ptotischem Magen.
Deutlich ausgeprägte parallellaufende Längsfalten.

Fixierte Gastroptose.

Eine komplizierte Abart der Gastroptose von ganz anderer Entstehung ist die sog. *fixierte Gastroptose.* Bei dieser wird der Tiefstand durch den Zug von Verwachsungen

hervorgerufen, die den Magen abwärts ziehen. Von diesem nicht häufigen Krankheitsbilde führe ich drei eigene Beobachtungen an. Alle zeigten einen erheblichen Magentief-
stand und eine auffällige Einrollung der kleinen Kurvatur mit Linksstand des Pylorus,
die an eine Ulcusgenese denken ließ. Noch schärfer trat die scharfwinklige Umbiegung

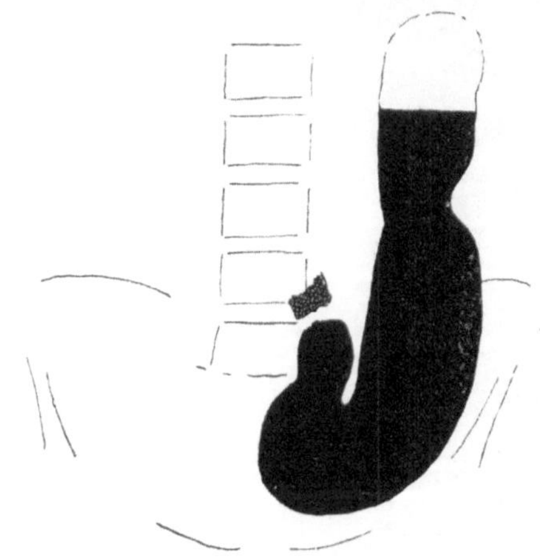

Abb. 623. Fixierte Gastroptose.

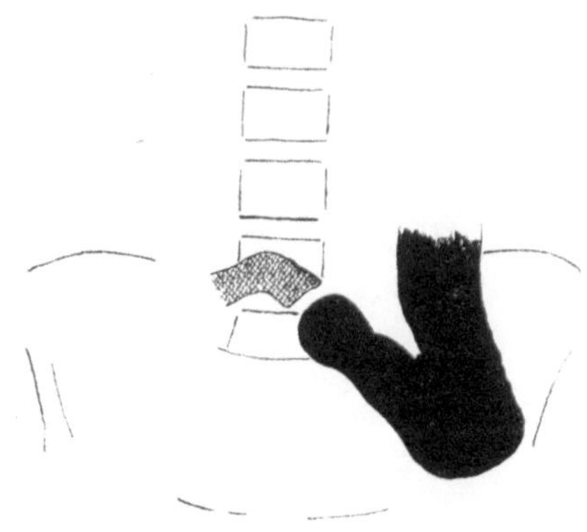

Abb. 624. Derselbe Fall nach 4 Stunden.

Klinisch: Mattigkeit, Hypacidität, Carcinomverdacht. Magen nach links verzogen. Kleine Kurvatur spitzwinklig geknickt. (Nach 8 Stunden
mäßiger Rest im Magen.) Operation: Der Magen ist durch Verwachsungen des großen Netzes am Becken herabgezogen.

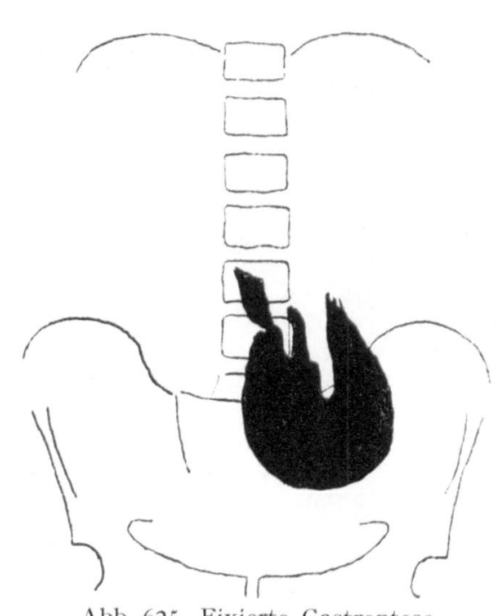

Abb. 625. Fixierte Gastroptose.

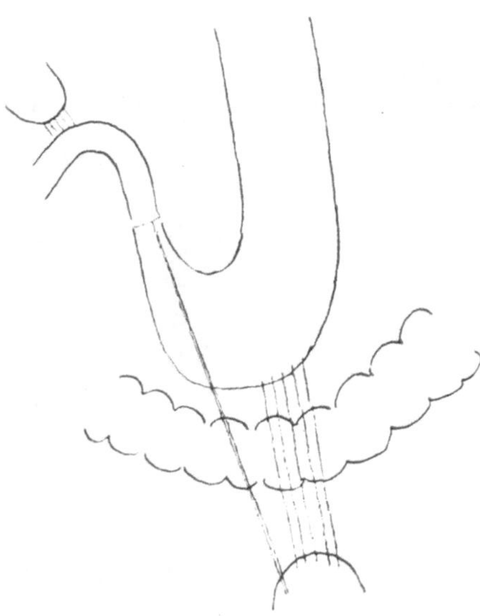

Abb. 626. Operationsskizze zu Abb. 625.

Abb. 623—626. Fixierte Gastroptose.

Klinisch: Seit mehreren Jahren Magendruck und Schmerzen. Abmagerung. Röntgenbefund: Tiefstehender Magen. Im Pylorusteil ein
längsgestellter, schmaler, ganz regelmäßig konturierter streifenförmiger Schattenausfall. Nach 8 Stunden mäßiger Rest im Magen. Operation:
Von einer Cruralhernie ausgehende Adhäsionsstränge, die einerseits zum Colon, andererseits zur großen Kurvatur des Magens verlaufen
und Colon und Magen abwärts ziehen. Ein Strang geht bis zur Regio pylorica hinauf und zieht in der Längsrichtung über diese hinweg,
so daß zwei nebeneinanderliegende Teile abgetrennt werden. Am Pylorus selbst keine Verwachsungen, wohl aber Adhäsionen zwischen
Gallenblase und Duodenum und Leber. Hierdurch ist der Magen oben an Leber und Duodenum, unten an der Schenkelhernie fixiert.

an der kleinen Kurvatur in einem Falle nach teilweiser Entleerung des Magens zutage,
da nunmehr die Schwere der Kontrastmahlzeit die unteren Magenabschnitte nicht mehr
so stark hinabzog und weniger entfaltete, der unten fixierte untere Magenpol aber durch
die Verwachsungen am Aufsteigen verhindert wurde (vgl. Abb. 624). Die Fälle erwiesen
sich bei der Operation als fixierte Gastroptosen, die durch Adhäsionsstränge mit tiefer
liegenden Teilen der Bauchwand verbunden waren. In zwei Fällen handelte es sich um
Verwachsungen zwischen großem Netz und kleinem Becken, durch die der Magen nur

mittelbar fixiert war (vgl. Abb. 623 und 624). Im dritten Falle zogen Adhäsionen direkt von der großen Kurvatur zu einer Schenkelhernie abwärts, während andere Verwachsungen den Pylorusteil mit der Gallenblase verbanden und aufwärts zogen. Ein straff angespannter Adhäsionsstrang, der in der Längsrichtung über den präpylorischen Magenabschnitt verlief, teilte diesen der Länge nach in zwei Teile und führte zu einer linienförmigen Aussparung im Röntgenbilde (vgl. Abb. 625 und 626). In zwei von diesen Fällen von fixierter Gastroptose wurde nach 8 Stunden ein mäßiger Rest beobachtet, nach 24 Stunden war der Magen leer.

4. Verätzungen des Magens.

Verätzungen des Magens rufen *Schleimhautläsionen* und auch tiefer greifende *Geschwüre* der Magenwand hervor, die ihrerseits zu *anatomischen Schrumpfungsprozessen*, ferner zu funktionellen *spastischen Kontraktionen der Muskulatur* führen können. Abgesehen von der Lokalisation an der *Kardia*, die schon beim Ösophagus besprochen ist, sitzen schwere durch Verätzung gesetzte Narbenstrikturen am häufigsten am *Pylorus*. Das anatomische, klinische und röntgenologische Bild kann dann von dem bei der *Pylorusstenose* auf Ulcusbasis beschriebenen Befunde nicht zu unterscheiden sein. Weit öfter wird allerdings gleichzeitig auch die Regio praepylorica mitergriffen, so daß alsdann im Gegensatz zur Ulcusstenose, die allein auf den Pylorus beschränkt ist, auch die Antrumgegend stark verengt und oft einem Carcinomzapfen ähnlich angetroffen wird.

Ein selbst beobachteter Fall, der nach Verätzung mit Salzsäure vor 9 Jahren entstanden war, zeigte das bei der *Pylorusstenose* übliche Bild einer mäßigen Magendehnung mit Rechtsverlagerung des Pylorus, Stenosenperistaltik, Hypersekretion und beträchtlicher Retention (vgl. Abb. 629).

Ein weiterer Fall, der mir von RINDFLEISCH-Dortmund zur Verfügung gestellt ist, zeigte eine schmale Einschnürung der gesamten *Regio praepylorica*, welche gegenüber dem übrigen unver-

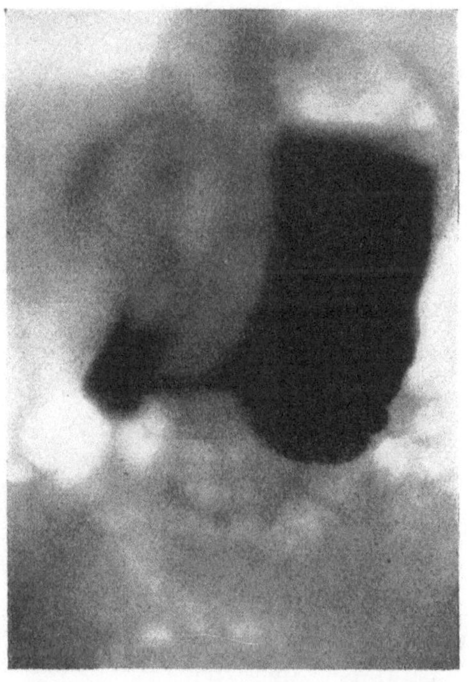

Abb. 627. Verätzung der Pars praepylorica. Schattendefekt.
(Beobachtung von Prof. RINDFLEISCH-Dortmund.) Bezüglich des klinischen Verhaltens vgl. Text.

änderten Magenschatten scharf abgesetzt war, so daß der hierdurch entstandene Schattendefekt ganz dem Bilde eines *Carcinoms* entsprach (vgl. Abb. 627). Ferner war infolge der Verengerung am Magenausgang eine erhebliche Retention sowohl röntgenologisch als klinisch (Milchsäure, BOAS-OPPLERsche Bacillen im Mageninhalt) nachgewiesen und dauernd reichlich Blut durch die chemische Blutstuhluntersuchung festgestellt. Es bestand also hinsichtlich des röntgenologischen und klinischen Verhaltens eine vollkommene Übereinstimmung mit einem Carcinom der Regio praepylorica. Nur die Anamnese, welche eine vorangegangene Vergiftung anzeigte, ermöglichte die Unterscheidung. Bei der Operation wurde eine sklerosierende Gastritis gefunden, welche eine starke Stenose hervorgerufen hatte. Die Beobachtung stellt sowohl hinsichtlich des röntgenologischen wie des klinischen Verhaltens ein getreues Abbild eines von HOLZKNECHT und LUGER mitgeteilten Falles von Magenverätzung durch Salzsäure dar. Hier fanden die Autoren aber zu anderen Zeiten normale Konturen und nahmen deshalb einen *regionären Spasmus* auf Grund organischer Verätzungsfolgen an. Die Operation ergab in diesem Falle eine stark stenosierende Narbe am Pylorus und perigastritische Stränge in dessen Umgebung.

In einem dritten Falle war durch Verätzung mit 50 %iger Chlorzinklösung vor 2 Monaten *eine Verengerung des Magenlumens* in einem viel höheren Abschnitt, etwa in der Mitte des absteigenden Magenschenkels hervorgerufen (KOHLMANN). Der obere Sack füllte sich prall; es trat Rückstauung in den Ösophagus ein; eine weitere Breiaufnahme war alsdann nicht möglich. Erst nach Verlauf einiger Minuten ging schußweise eine kleinere Menge durch die Enge in den tieferen Magenabschnitt hindurch, ohne diesen aber vollständig zu füllen. Der plötzliche Übertritt spricht dafür, daß auch hier eine spastische Komponente auf Grund einer organischen Läsion der Magenwand vorlag, welche schon durch Blutbrechen und den dauernden klinischen Nachweis von Blut im Stuhl erwiesen war. In einem ähnlichen von LOSSEN und DORN einen Monat nach einer Salzsäureverätzung untersuchten

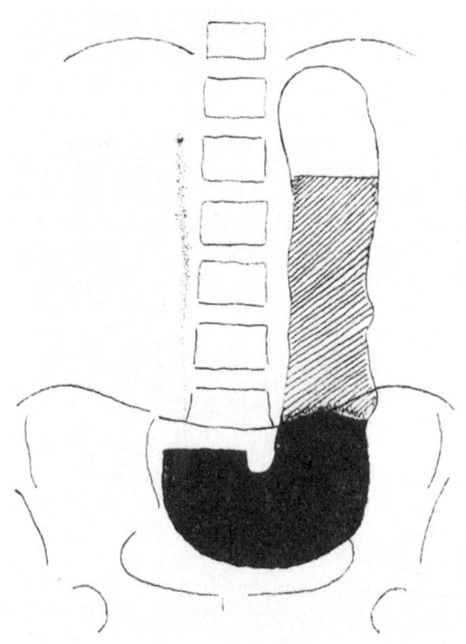

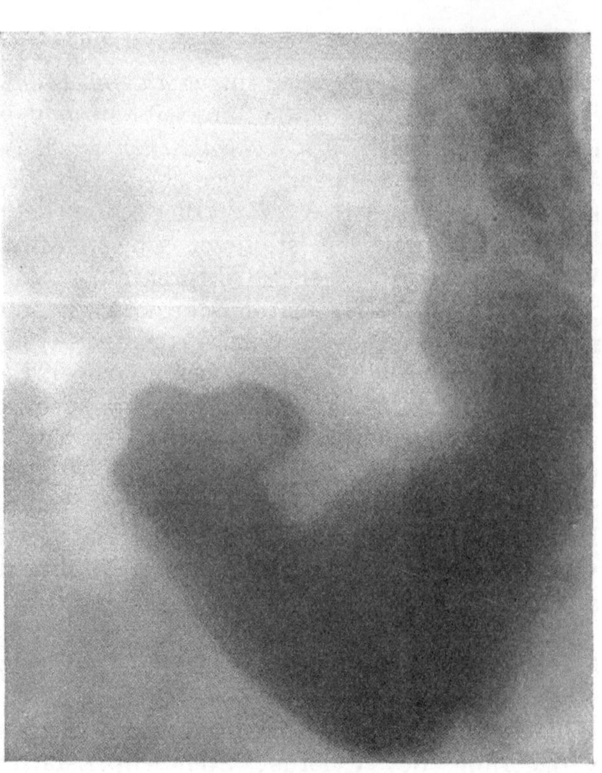

Abb 628. Pylorusstenose nach Salzsäureverätzung (vgl. Text).

Mäßige Erweiterung des Magens. Horizontale Spiegel im auf- und absteigenden Schenkel. Darüber große Flüssigkeitsschicht. Nach 8 Stunden beträchtlicher Magenrest, nach 24 Stunden Magen leer.

Abb. 629. Derselbe Fall wie in Abb. 628. Aufnahme in Rechtslage.

Erst hier erscheint der präpylorische Teil mit Kontrastbrei gefüllt. Er ist verbreitert und ausgebuchtet. Operation: Pylorusstenose und Gastrektasie mäßigen Grades. Der präpylorische Teil ist bauchig aufgetrieben, zwischen verstärkten Längsmuskelzügen springen einzelne Wulste besonders stark vor.

Falle fand sich im Röntgenbilde gleichfalls eine pralle Füllung der oberen Magenabschnitte und darunter an der kleinen Kurvatur eine schmale Brücke, welche zu dem erst langsam sich füllenden unteren Teil des Magens führte. Die Operation ergab an der Stelle der Einengung eine organische Striktur.

LIEBMANN hat das Röntgenbild eines Falles von Salzsäureverätzung in verschiedenen Stadien verfolgt, nachdem ein großer Teil der sequestrierten Magenschleimhaut durch den Stuhl abgegangen war. 5 Tage später zeigte der Magen nach einer Breimahlzeit ein schmales sichelförmiges Füllungsbild mit starren Konturen ohne peristaltische Bewegungen; nur der Fundusteil wies etwa gewöhnliche Breite auf. Der Magen wurde vom Brei im allgemeinen schnell durcheilt; trotzdem war nach 6 Stunden ein beträchtlicher Rest vorhanden. Das Bild sah dem eines cirrhotischen Schrumpfmagens sehr ähnlich und wurde in diesem Falle entsprechend den Beobachtungen von STIERLIN, SCHLESINGER u. a. als totaler Gastrospasmus aufgefaßt. Nachdem sich in der Folge klinisch schwere Stenoseerscheinungen entwickelt hatten, wurde einige Monate später ein großer Schattendefekt der unteren Magenpartien bei erhaltener Füllung der oberen Abschnitte festgestellt, also ein Bild, welches dem eines ausgedehnten Carcinoms glich. Auch die Operation ergab einen sehr an Krebs erinnernden, hier aber nur durch Narbengewebe hervorgerufenen stenosierenden Tumor der Pylorusgegend. Das erste Bild war also im wesentlichen auf spastische, das spätere auf organische Veränderungen zu beziehen.

Unter einer großen Zahl von Säureverätzungen des Magens sah SICK am häufigsten die stärksten Veränderungen in der Regio praepylorica, die zunächst in einer Schleimhautnekrose und später in einer diffus infiltrierenden Gastritis mit besonders starker Verdickung der Submucosa bestanden. Auf die Ähnlichkeit mit dem Verhalten bei der Lues möchte ich auf Grund eigener Erfahrungen hinweisen. Der Ausdruck im Röntgenbilde ist eine Verengerung und unregelmäßige, starre Beschaffenheit der Konturen in der Antrumgegend, die in ganz gleichartiger Weise sowohl infolge Verätzung als beim Carcinom, der Lues und der Tuberkulose des Magens angetroffen wird. Die Unterscheidung ist nur nach der Anamnese und anderen klinischen Umständen zu treffen; unter diesen kommt eine besonders wichtige Rolle dem Blutgehalt im Stuhl zu, der beim Carcinom gewöhnlich dauernd, bei Verätzungen meist in den Anfangsstadien vorhanden ist, bei Lues und Tuberkulose dagegen in der Regel fehlt.

5. Gastritis.

Auch bei gewissen Formen von *Gastritis* werden Röntgenbefunde am Schleimhautrelief erhoben (FORSSELL, BERG). Aus den zahlreichen Angaben über röntgenologische Zeichen von Gastritis, unter denen viele eines überzeugenden Beweises ermangeln, sollen diejenigen hervorgehoben werden, die durch sorgfältige vergleichende Untersuchungen am besten gestützt erscheinen.

Bei *akuter* bzw. *subakuter Gastritis* beschreibt PRÉVÔT abgesehen von Änderungen der Sekretion des Magensaftes und einer bisweilen beobachteten Verzögerung der Entleerung lang anhaltende Kontraktionen in der Antrumgegend und im Reliefbilde eine häufig ausgesprochene Querstellung besonders der präpylorischen Falten sowie eine starre Beschaffenheit und Verbreiterung der von den Falten hervorgerufenen Aussparungen. Durch Druck von geschwollenen Lymphdrüsen in der Pylorusgegend und an der kleinen Kurvatur können bei der akuten Gastritis auch rundliche Aussparungen hervorgerufen werden. Vor Verwechslung mit Nahreungsresten des Mageninhalts ist zu warnen.

Sehr ausgesprochen sind solche Veränderungen des Schleimhautreliefs bei der *allergischen Gastritis,* die HANSEN und SIMONSEN bei empfindlichen Personen beobachtet und durch Zufuhr des betreffenden Antigens ausgelöst haben.

Bei *chronischer* Gastritis schildert BERG etwa linsengroße Aufhellungen als Ausdruck eines *Catarrhus verrucosus* und gröbere runde Aussparungen als Negativabdruck von Polypen und pseudopolypösen Erhebungen bei *Gastritis chronica hypertrophicans polyposa.* Nach HARING und VELDE werden derartige Befunde auffällig häufig bei perniziöser Anämie erhoben (vgl. Abb. 636). Die Unterscheidung von Carcinomdefekten kann Schwierigkeiten bereiten. Die Schattenaussparungen bei polypöser Gastritis sind aber durch schärfere Abgrenzung, flächenhafte Ausdehnung und Fehlen von unregelmäßigen Zerfallsbildungen ausgezeichnet; auch können sie bei der Palpation ausgeglichen werden (PAPE). Ferner werden Bilder von hypertrophischer und polypöser Gastritis auch allgemein bei Achylia gastrica (ZDANSKY) und bei achylischer Chloranämie (PAPE) gefunden. Andererseits werden bei dieser und bei Magenachylie überhaupt auch besonders zarte und leicht verstreichbare Falten beobachtet (PAPE, ZDANSKY, GUTZEIT). GUTZEIT hat das Schleimhautrelief des Röntgenbildes mit dem gastroskopischen Bilde und auch mit dem anatomischen Zustand nach Operation verglichen und gefunden, daß die körnigen und wabigen Aufhellungen dem Sitz und auch der Größe nach den Erhebungen der Magenschleimhaut entsprechen, welche durch hyperplastische oder zusammenwirkende hypertrophische und atrophische höckerige Prozesse in der Schleimhaut bei der chronischen

Gastritis entstehen. Bei Untersuchung in ganz dünner Schicht stellte PRÉVÔT ein Netz-
werk unregelmäßig großer Aufhellungen von Hanfkorn- bis Linsengröße und an den
Magenrändern ganz kleinbogige Konturen als Ausdruck kleiner warziger Erhebungen fest,
die einem bei der folgenden Operation nach-
gewiesenen Etat mamelonné entsprachen.

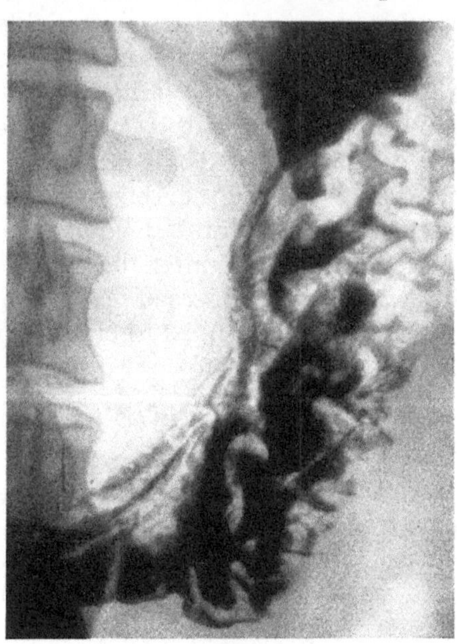

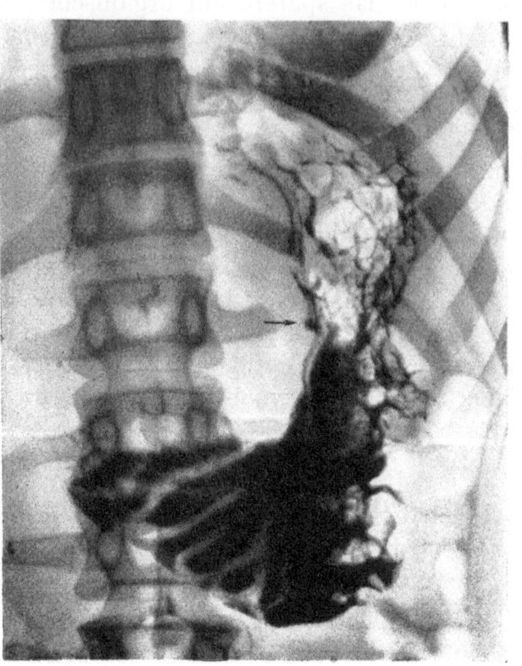

Abb. 630. Gastritis, unregelmäßig verbreiterte
Falten. Sekretschummerung.

Abb. 631. Gastritis bei Ulcus ventriculi.
Breite Falten besonders im Antrumabschnitt. Bei Pfeil **Ulcusnische**
an der kleinen **Kurvatur**.

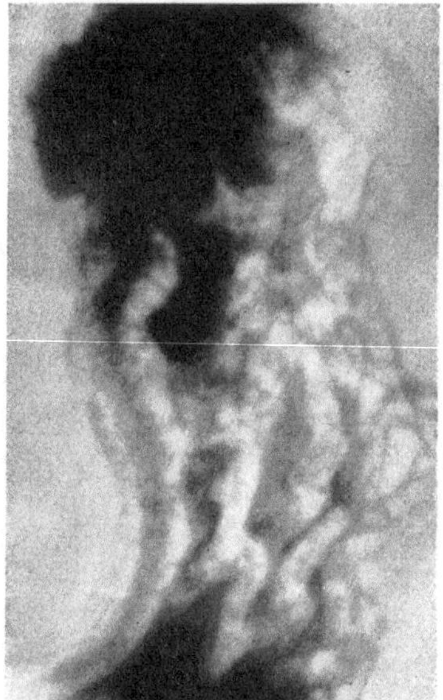

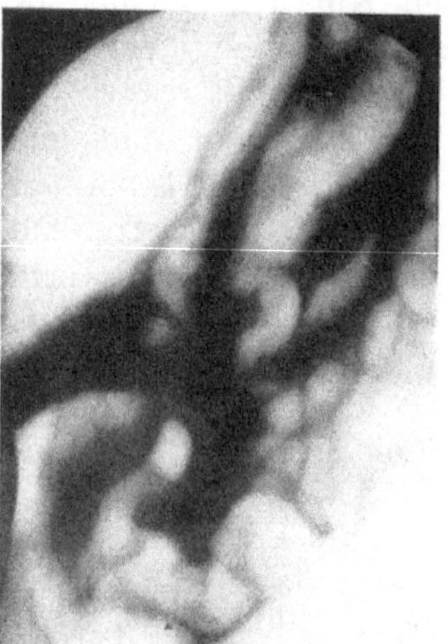

Abb. 632. Gastritis.

Abb. 633. Gastritische Faltenverbreiterung.

Ferner kann auch bei der chronischen Gastritis eine außergewöhnlich *breite, stark
geschlängelte* und durch Druck wenig veränderliche *starre Faltenzeichnung* beobachtet und
als Ausdruck geschwollener, gewulsteter Schleimhautfalten aufgefaßt werden, wie gastro-
skopische Vergleichsuntersuchungen gezeigt haben. Besonders häufig wird diese beim
Ulcusleiden gefunden und ist oft am stärksten im Antrumteil ausgesprochen (KONJETZNY)
vgl. S. 523 und Abb. 631).

Bei einer *Gastritis ulcerosa* sind ringförmig stehende Schleimhautfalten mit kleinen Breidepots in den Furchen von WANKE und übereinstimmend hiermit runde, zum Teil ovale, im Verlauf der Schleimhautfalten angeordnete Aufhellungen mit kleinem zentralem, an der Stelle der Erosion liegendem fleckförmigem Breidepot von HENNING und SCHATZKI in je einem autoptisch bzw. gastroskopisch kontrollierten Falle beschrieben worden.

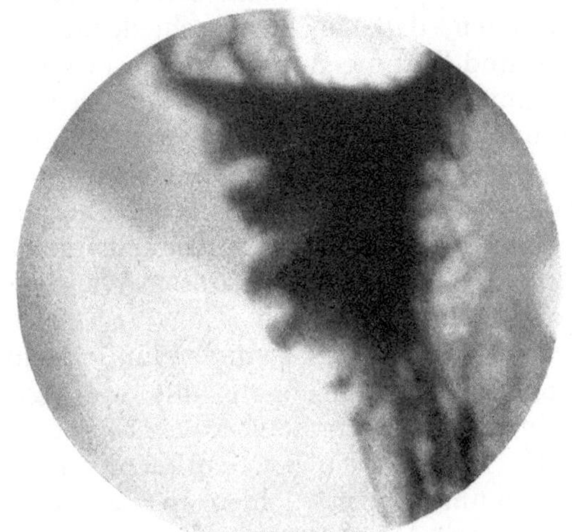

Abb. 634. Verstärkte Schleimhautfältelung bei Gastritis (gastroskopisch bestätigt).

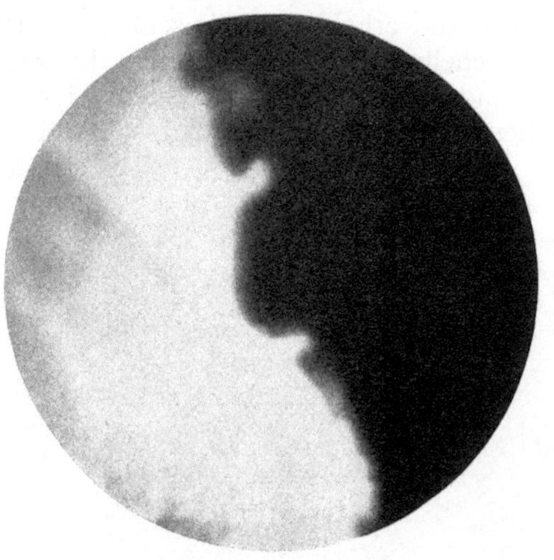

Abb. 635. Tiefe Schleimhautfalten bei Gastritis (gastroskopisch bestätigt).
Etwas verändertes Bild bei prallerer Füllung in demselben Fall von Abb. 634 (kein Ulcus!).

Sehr selten wird eine *Gastritis membranacea* beobachtet, bei der die Schleimhaut von fibrinösen Membranen bedeckt ist. Hierdurch entstehen unregelmäßig gestaltete Schattendefekte, die dem Bilde eines Carcinoms zum Verwechseln ähnlich sehen können (LUNDSBOECK).

Als Ausdruck der seltenen *Gastritis phleg-monosa,* bei der eine Schwellung der Submucosa im Vordergrund steht, beschreibt LINDBLOM Obliteration der Schleimhautfalten und eine ver-mehrte Dicke der Magenwand. ROTHERMEL schil-dert unregelmäßige Konturen der Pyloruswand. Als Folgezustand können Narben und Adhäsions-stränge in der Schleimhaut sowie Verdickungen der Submucosa *(Linitis plastica)* entstehen, deren Darstellung im Röntgenbild S. 583 beschrieben ist.

Bei der Röntgendiagnose einer Gastritis ist größte Kritik und mehr Zurückhaltung geboten, als dies zur Zeit oft geschieht. Insbesondere ist zu berücksichtigen, daß durch Änderungen des Innervationszustandes und des Turgors der Schleimhaut sowie durch Abscheidung von Magen-saft verschiedenartige Bilder entstehen können,

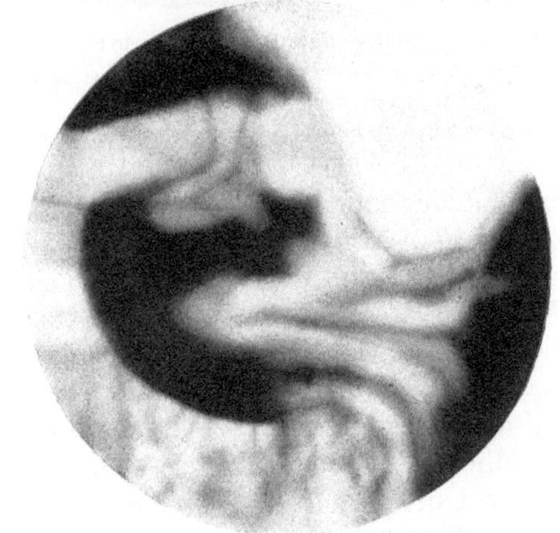

Abb. 636. Polypöse Schleimhautverdickung bei Achylie und Anaemia perniciosa (Operation).

die von dem gewöhnlichen Magenrelief abweichen, aber nicht immer auf eine Erkrankung der Schleimhaut zurückzuführen sind. In vergleichenden gastroskopischen und röntgeno-logischen Untersuchungen haben MALEY und VELDE nachgewiesen, daß den verschiedenen Aciditätsgraden kein besonderes Schleimhautrelief entspricht. Zum Beispiel kommt auch bei histaminrefraktärer Achylie und auch bei sonstiger Atrophie der Schleimhaut ein völlig normal ausgeprägtes Faltenrelief vor. Aus allen diesen Gründen erscheint für eine genaue Beurteilung feinerer Schleimhautveränderungen die Röntgenuntersuchung des

Faltenreliefs nicht ausreichend und zum Teil auch nicht allein zuständig; hier ist vor allem die Gastroskopie empfehlenswert.

Schleimhauthypertrophie.

Hypertrophische Schleimhautfalten, welche sich nach der Ansicht von ELIASON und PENDERGRASS auf dem Boden einer chronischen Gastritis entwickeln sollen, können dadurch eine erhebliche klinische Bedeutung erlangen, daß sie zu verschiedenartigen Folgeerscheinungen führen können. In erster Linie sind Blutungen und dadurch bewirkte akute und auch chronische perniciosaähnliche Anämien, ferner seltener maligne Degenerationen zu nennen (PENDERGRASS). Im Röntgenbilde werden durch die hypertrophischen Falten längliche Schattendefekte und bogige oder buchtig rissige Konturen im Füllungsbilde hervorgerufen, die unter Umständen Ähnlichkeit mit geschwürigen und auch carcinomatösen Wandveränderungen aufweisen können (COLE, SHIFLETT u. a.); doch ist im Gegensatz zu diesen im Schleimhautreliefbild ein Zusammenhang mit den regelmäßigen Linien der Schleimhautfalten zu erkennen (WINDHOLZ). Die meisten Veröffentlichungen betreffen Schleimhauthypertrophien in der Regio praepylorica (vgl. Abb. 637). Doch kommen sie auch an anderer Stelle vor. So erstreckte sich eine grobe Faltenbildung in dem in Abb. 638 abgebildeten Falle, der durch Operation und histologische Untersuchung des resezierten Magenteiles sichergestellt ist, lediglich auf ein umschriebenes Gebiet im Korpusteil des Magens.

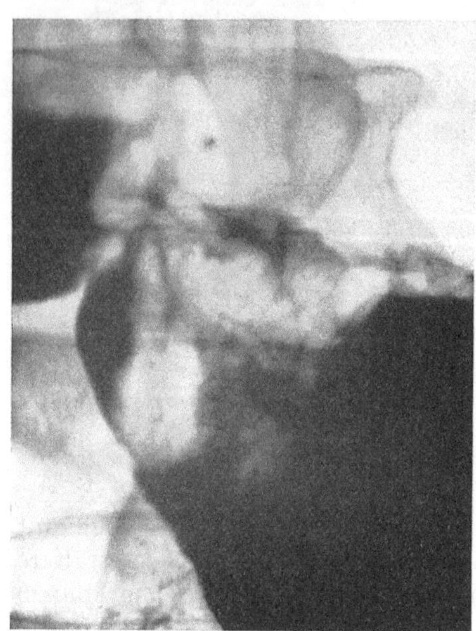

Abb. 637. Fleckförmige, nicht polypöse Hypertrophie der Antrumschleimhaut bei Gastritis atrophicans. Kein Carcinom! (Resektionspräparat histologisch untersucht.) Aufnahme von Doz. Dr. SIMON-Homberg.

In seltenen Fällen können solche Schleimhautwülste sich in das Pyloruslumen vorwölben, hier eine Einengung oder sogar einen Verschluß hervorrufen und dadurch zu einer Retention Anlaß geben (COLE, SCHMIEDEN, SHIFLETT u. a.). Wenn die hypertrophischen Schleimhautwucherungen polypenartig ausgezogen werden, können sie auch in das Duodenum verlagert werden und je nach dem Zustande der Peristaltik, der Lage des Patienten usw. zwischen Magen und Duodenum hin- und herpendeln; es kommt auch vor, daß sie die Magenwand nach sich ziehen und auf diese Weise eine Invagination des Magens zustande bringen (LÖNNERBLAD, vgl. S. 494). Das Röntgenbild zeigt entsprechend den jeweils vorliegenden Verhältnissen verschiedenartige Bilder, die besonders im amerikanischen Schrifttum geschildert sind. Bei polypösen Schleimhautwucherungen, die infolge stielartiger Ausziehung beweglich sind, werden je nach der Lage längliche bzw. rundliche Aussparungen teils in der Regio praepylorica, teils im Bulbus duodeni und unter Umständen ein Wechsel und auch eine Verschieblichkeit dieser Schattendefekte beobachtet (RIGEL, PENDERGRASS). SHIFLETT hebt als besonders wichtig hervor, daß Schattenaussparungen, welche in aufrechter Stellung nicht sichtbar sind, erst bei Vornüberneigen des Körpers hervortreten. Das Bild einer Invagination, welche dadurch zustande gekommen war, daß polypöse Schleimhautwucherungen die Magenwand ins Duodenum nach sich gezogen hatten, ist von LÖNNERBLAD beschrieben und S. 494 näher geschildert worden.

6. Ulcus ventriculi.

Die *Diagnostik des Ulcusleidens* am Magen-Darmkanal ist durch die Röntgenuntersuchung in außerordentlicher Weise gefördert worden. Diese hat uns überhaupt erst einen

Begriff von seiner außerordentlichen Häufigkeit vermittelt und gelehrt, daß sehr vielen Fällen, welche früher nach ihren Beschwerden ohne erkennbare anatomische Ursache als Magenneurose bezeichnet wurden, ein Geschwürsleiden am Magen oder Duodenum zugrunde liegt. Entgegen früheren Ansichten hat sich dabei das Ulcus duodeni als bedeutend häufiger als das Ulcus ventriculi erwiesen.

Die Grundlage der Röntgendiagnostik der Ulcera haben HOLZKNECHT, HAUDEK und ihre Schule geschaffen. Ein wesentlicher Ausbau ist in neuerer Zeit durch die Darstellung des Schleimhautreliefs im Röntgenbilde von FORSSELL, AKERLUND und BERG erfolgt.

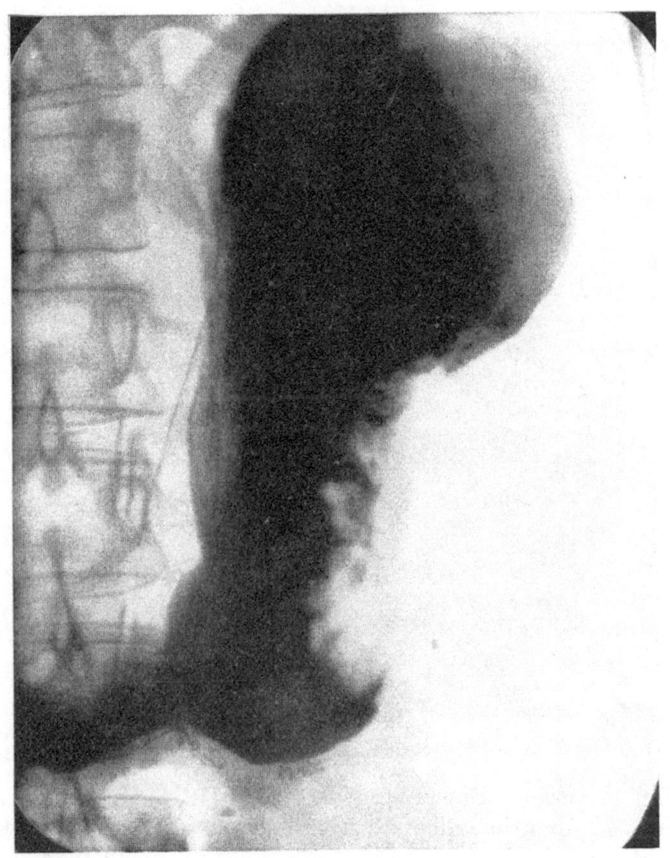

Abb. 638. Hyperplastische Schleimhautfalten an großer Kurvatur am Korpusabschnitt.
Operation: bukettförmig zusammenliegende hyperplastische Schleimhautfalten, lediglich an umschriebener Stelle des Korpusabschnitts.

Hierdurch gelingt es jetzt oft, außer starrwandigen und tiefgreifenden Höhlen auch frische Geschwüre der Schleimhaut nachzuweisen, welche der Untersuchung bei praller Füllung des Magens häufig entgehen. Es ist aber noch immer damit zu rechnen, daß manche Geschwüre, namentlich solche, welche in der präpylorischen Region gelegen sind, auch bei einer modernen sorgfältigen Untersuchung unerkannt bleiben können.

Technik. An die *Technik* der Röntgenuntersuchung sind gerade zur Feststellung eines Magengeschwürs die größten Anforderungen zu stellen. Sehr sorgfältige Durchleuchtungen sind unerläßlich. Hierbei sind sowohl die Bewegungsvorgänge genau zu verfolgen als auch besonders kleinste Formabweichungen zu beachten. Die Durchleuchtung ist in den verschiedensten Richtungen und Stellungen, im Stehen bei sagittaler und frontaler Richtung sowie bei Links- und Rechtsdrehung, im Liegen in Rücken- und namentlich in Bauchlage mit Rechtsdrehung, unter Umständen auch in Beckenhochlage vorzunehmen, wenn eine versteckt liegende Ulcusnische nicht übersehen werden soll. Die Untersuchung *bei Linksdrehung* und in *frontaler Richtung* ist besonders wichtig zur

Erkennung eines Geschwüres an der Hinterwand. Die Anwendung *der Rechtslage* hat die Diagnostik der Prozesse in der Pylorusgegend sehr gefördert. Feine Formveränderungen der Schleimhautoberfläche werden durch den Schatten eines dicken Riederbreies verdeckt und treten nur bei Anwendung geringer Mengen einer wäßrigen Kontrastaufschwemmung in gleichmäßig dünner Schicht zutage. Dabei ist zur Herstellung der richtigen Schichtdicke zwischen den locker aneinanderliegenden Magenwandungen ein richtig dosierter Druck erforderlich, der auch nicht zu stark sein darf, um die Kontrastflüssigkeit nicht vollständig zu verdrängen; er kann mit der geschützten Hand oder dem Distinktor ausgeübt werden. Die Palpation dient außerdem auch zum Nachweis von Schmerzpunkten; eine Kontrolle der ersten Ergebnisse durch Untersuchung in verschiedenen Lagen ist oft erforderlich. Auch der Feststellung der Entleerungszeit des Magens kommt eine wichtige

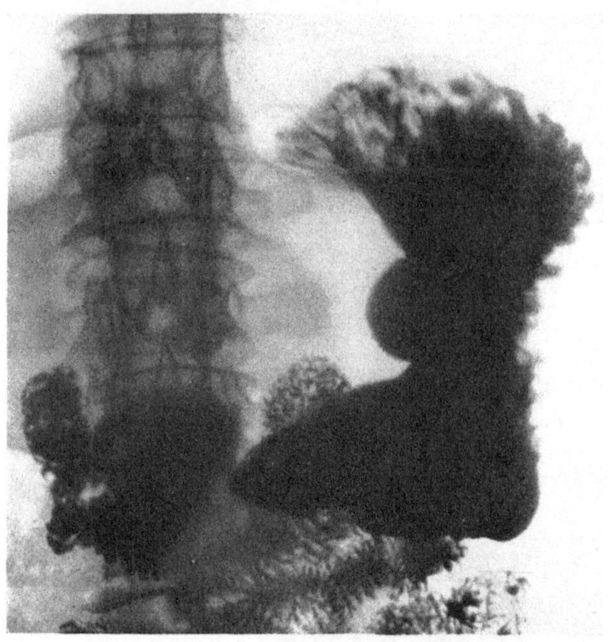

Abb. 639. Große Ulcusnische an der kleinen Kurvatur (Operation).

Bedeutung zu. Zur kritischen Bewertung derselben ist die Kenntnis der Säurewerte des Magensaftes nötig. So unentbehrlich die Durchleuchtung für die Erkennung der Bewegungsvorgänge und gewisser Formveränderungen ist, so muß doch der Aufnahme einer bestimmten, bei der Durchleuchtung als verdächtig erkannten Stelle oft eine entscheidende Wichtigkeit zum Nachweis feiner Einzelheiten zuerkannt werden. Um auch geringe Abweichungen von der Norm unterscheiden und gegenüber zufälligen Einzelphasen, welche durch die Bewegungsvorgänge geschaffen werden, abgrenzen zu können, empfiehlt es sich, mehrere Bilder der gleichen Gegend nach Art der von BERG eingeführten gezielten Blendenaufnahmen anzufertigen. Eine dabei festgestellte Konstanz des Befundes verleiht auch geringfügigen Einzelheiten Bedeutung und schafft die zur Beurteilung erforderliche Sicherheit.

Die röntgenologischen Merkmale des Ulcus ventriculi können eingeteilt werden in 1. direkte Zeichen des Geschwürs, 2. indirekte funktionelle Symptome. Zu diesen gesellen sich in chronischen fortgeschrittenen Fällen häufig 3. die charakteristischen Zeichen anatomischer Folgeerscheinungen.

a) Direkte Geschwürszeichen.

Im Beginn der Röntgenforschung hoffte man ein Magengeschwür durch einen an dem Geschwürsgrunde haften bleibenden Wismutbeschlag erkennen zu können und ging dabei von den Vorstellungen aus, die der Wismuttherapie zugrunde lagen und die Bildung einer Schutzdecke von Wismut über dem Geschwür annahmen. HEMMETER und JOLASSE glaubten auch solche dem Geschwürsgrunde anhaftenden Wismutflecken im Röntgenbilde sowohl bei Tieren, denen künstlich Schleimhautdefekte beigebracht waren, als auch beim Menschen zu sehen. Diese Befunde haben aber in der Folgezeit von keiner Seite eine Bestätigung erfahren. Dagegen haben CLAIRMONT

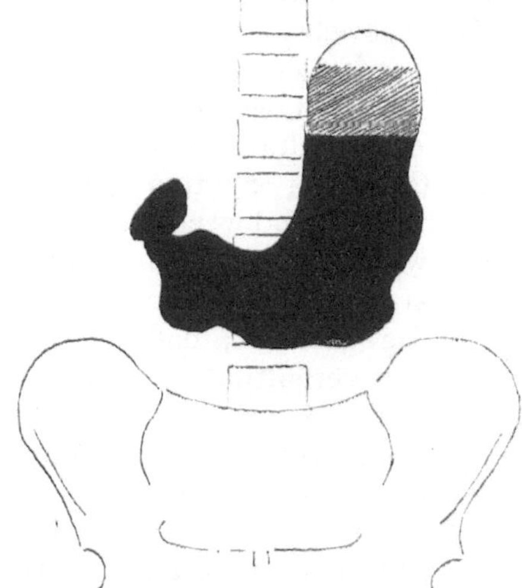

Abb. 640. Ulcus der kleinen Kurvatur am Angulus ventriculi nicht weit vom Pylorus. Bei Aufnahme im Stehen ist keine Nische sichtbar. Nach 6 Stunden kleiner Rest im Magen. (Säure-Werte: freie HCl 50, A. = 64.)

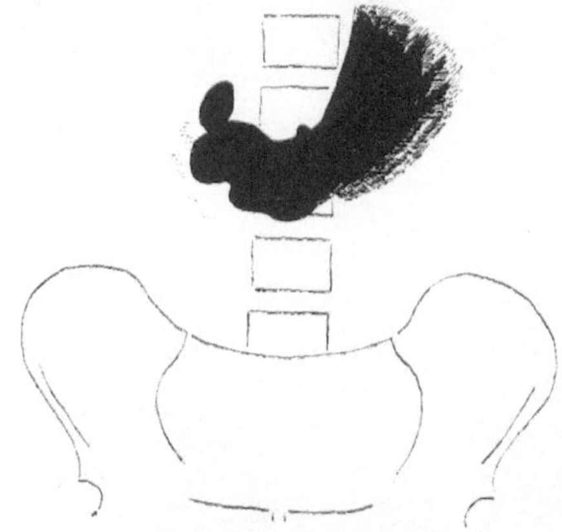

Abb. 641. Derselbe Fall wie Abb. 640. Aufnahme in Rechtslage. Hier tritt die Nische deutlich hervor. Operation: Kleinpfefferkorngroßes nicht penetrierendes Ulcus an der kleinen Kurvatur nicht weit oberhalb des Pylorus. Auf dem Durchschnitt durch das herausgeschnittene Geschwür quillt die das Ulcus umgebende Magenwand vor und verstärkt hierdurch die durch das kleine Ulcus selbst gesetzte, an sich geringe Vertiefung.

und HAUDEK unter ähnlichen experimentell geschaffenen Bedingungen bei Tieren ein Haftenbleiben des Wismuts an der Geschwürsfläche nicht beobachtet.

Ulcusnische. Im Gegensatz zu diesen negativen Ergebnissen steht die Feststellung einer *Ulcusnische*, die zuerst in einem Falle von REICHE beobachtet, aber ihrer Entstehung nach zuerst von HAUDEK und FAULHABER richtig gedeutet wurde. Die Ulcusnische erscheint im Röntgenbilde als Schattenfleck von meist rundlicher, seltener konischer oder unregelmäßig gestalteter Form, der die Kontur des Magenschattens überragt (Abb. 639). Gewöhnlich sitzt die Nische der kleinen Kurvatur auf und ist schon bei gerader Durchleuchtung erkennbar. Seltener ist sie an der Hinterwand gelegen und tritt erst bei Linksdrehung des Patienten oder gar erst bei frontaler Durchleuchtung hervor (vgl. Abb. 644). Nischen, die an der Vorderfläche des Magens oder an der großen Kurvatur gelegen sind, gehören zu den Ausnahmen; bei letzteren kommt bisweilen eine Perforation in die Milz vor. Im präpylorischen Abschnitt und am Pylorus selbst können Nischen in prallem Füllungszustande nur schwer dargestellt werden. Dagegen gelingt ihre Abbildung viel häufiger, wenn auch nicht immer, am Schleimhautrelief. Bisweilen kann eine präpylorische Nischen-

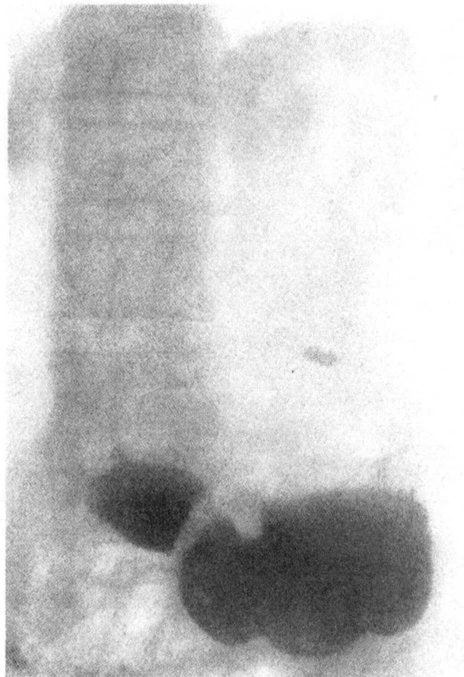

Abb. 642. Restfleck in einer Ulcusnische. Aufnahme 3 Stunden nach Mahlzeit.

füllung, die in aufrechter Stellung nicht zustande kam, noch in Rechtslage erzielt werden (vgl. Abb. 640 und 641). In der Nische kann sich die Kontrastbreifüllung noch halten, nachdem der übrige Magen entleert ist, und ruft dann einen charakteristischen isolierten Fleck im Röntgenbilde hervor (vgl. Abb. 642).

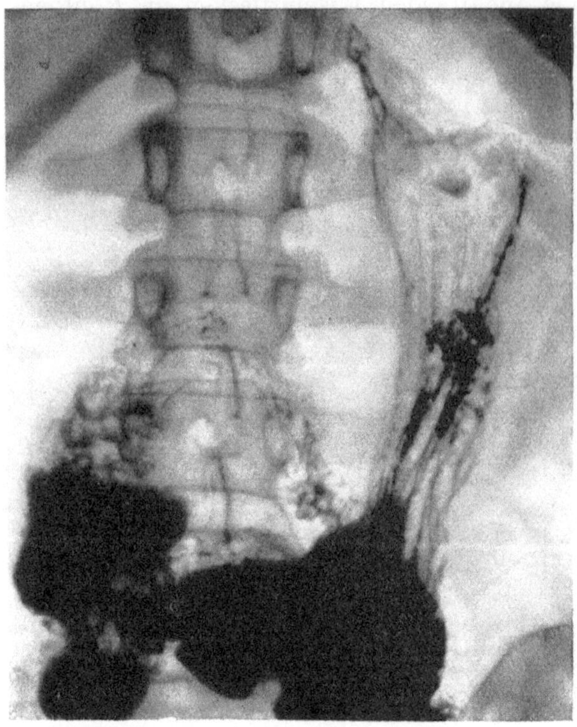

Abb. 643. Hochsitzendes Ulcus an der Korpushinterwand (Pfeil).

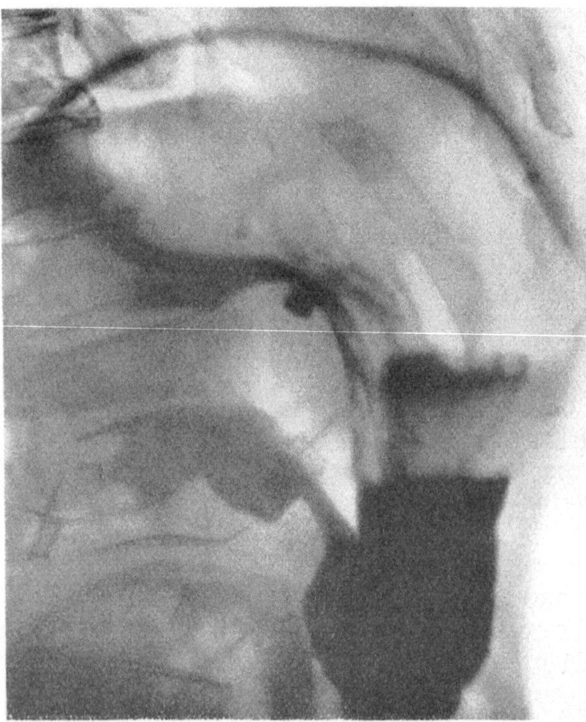

Abb. 644. Ulcusnische an der Hinterwand des Magens.
Aufnahme im queren Durchmesser.

Der Nischenfleck wird durch den Ausguß der Geschwürshöhle gebildet. Bei starrwandigen Höhlen, deren Umgebung durch Bindegewebsbildung von fester Beschaffenheit ist, entspricht die Größe der Nische im Röntgenbilde im wesentlichen der des Hohlraumes, welcher bei der Operation oder Sektion gefunden wird. Bei frischen und wenig tiefgreifenden Geschwüren hat man namentlich bei der Operation und Sektion aber oft die Erfahrung gemacht, daß an Stelle der Nische ein verhältnismäßig geringer Defekt in der Magenwand gefunden wurde. Die Erklärung dieses auffälligen Mißverhältnisses ist dadurch gegeben, daß am Resektionspräparat und an der Leiche sowohl die im Leben vorhandene Kontraktion der Muskulatur als der Gewebsturgor und Blutgehalt der Schleimhaut fehlt bzw. stark vermindert ist. Diese Faktoren sind aber von großem Einfluß auf die Gestaltung der Geschwürsnische. Die Muskulatur befindet sich am Grunde und in der Umgebung des Geschwürs während des Lebens oft im Zustande starker Verkürzung. Hiervon gibt die Tatsache Zeugnis, daß der Operateur nach Excision des Geschwürs ein unverhältnismäßig großes Loch der Magenwand vor sich sieht, welches eine viel größere Fläche umfaßt, als dem herausgeschnittenen Geschwür entspricht. Auch die vom Geschwür radiär ausgehenden Falten weisen auf die starke zirkuläre Kontraktion der Muskulatur am Rande und in der Umgebung des Geschwürs hin (HAUDEK). Hierdurch sowie durch Kontraktion der Schleimhautmuskulatur und eine Hyperämie und ödematöse Schwellung der Schleimhaut entsteht eine Verdickung der Wandungen der Geschwüre, deren Grund infolgedessen vom Magenlumen entfernt wird. Die von FORSSELL besonders betonte Schleimhautschwellung gibt nach ihm auch in weiterer Umgebung des Ulcus zur Bildung einer Stützplatte Anlaß, die sich flach schildartig in das Magenlumen vorwölbt und deshalb im Röntgenbilde eine leicht konkave Einbuchtung des Schattenrandes in weiterer Umgebung des Geschwürs hervorruft; diese Erscheinung hat man bisher als Retraktion bezeichnet. An den Geschwürsrändern bildet die vorquellende Schleimhaut eine Art Ringwall und führt dadurch zu einer Einengung des Nischenschattens an der Basis bzw. zur deutlichen Ausbildung eines Nischenhalses oder gar zu einer völligen Abtrennung des Nischenflecks vom Magenlumen, welche bei dieser Auffassung nicht immer als Zeichen einer Penetration des Geschwürs in die Umgebung anzusehen ist. Wenn man dem wallartigen Schwellungszustand der Schleimhaut mit FORSSELL eine so wichtige Rolle zuerkennt, so wird hierdurch auch das zuerst von ROSENTHAL, OEHNELL, AKERLUND, HAUDEK beschriebene und dann überall häufig beobachtete, manchmal überraschend schnelle Kleinerwerden und auch völlige Verschwinden einer Nische verständlich, das in so kurzer Zeit schwerlich immer durch eine vollständige Heilung des Geschwürs erklärt werden kann (vgl. Abb. 645 und 646). Eine Nischenbildung kann bei blutenden Magengeschwüren dadurch verhindert sein, daß Thrombusmassen die Geschwürshöhle ausfüllen, wofür WILDHOLZ je einen Beleg durch Operation oder Sektion erbracht hat.

Eine Eindellung am Boden der Nische kann durch einen arrodierten Gefäßstumpf hervorgerufen werden (BERG, HANSEN u. a.).

Differentialdiagnostisch ist vor allem wegen der großen praktischen Wichtigkeit die *Nischenbildung bei Carcinom* hervorzuheben (AKERLUND, CLAESSEN). Es kommt einerseits carcinomatöse Wucherung in einem primären Ulcus, andererseits Höhlenbildung in einem primären Carcinom vor. Die carcinomatöse Entartung eines Ulcus, deren Häufigkei sehr verschieden beurteilt wird, jedenfalls aber erheblich ist, kann ohne die Feststellung eines gleichzeitigen Schattendefektes durch die Röntgenuntersuchung nicht sicher bestimmt werden; bei Nachweis eines Carcinoms läßt das Vorhandensein freier Salzsäure im Magensaft die Entstehung aus einem Ulcus vermuten. Im Röntgenbilde darstellbar ist Hohlraumbildung in einem primären Carcinom, welche weitaus seltener vorkommt als der umgekehrte Vorgang. Die dabei entstehenden Ausgußbilder können mit Ulcusnischen Ähnlichkeit aufweisen. Sie sind aber meist unregelmäßiger gestaltet, oft auch flacher als diese; in der Umgebung finden sich Eindellungen und Unregelmäßigkeiten sowie Starre der Konturen, die von der carcinomatösen Infiltration der Wand herrühren; oft

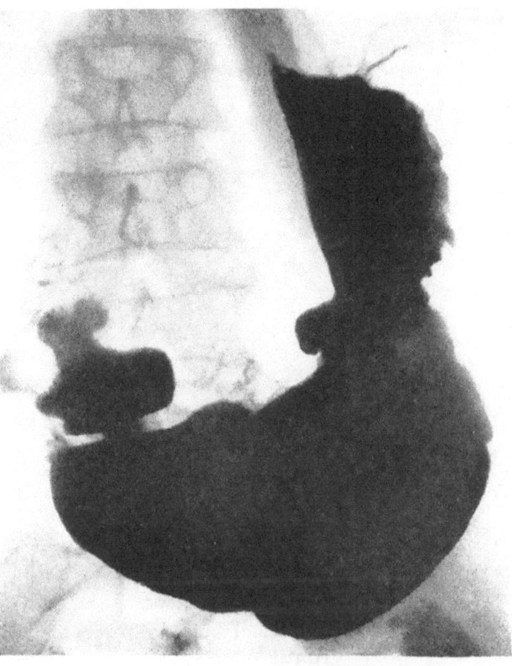

Abb. 645. Ulcusnische an der kleinen Kurvatur.

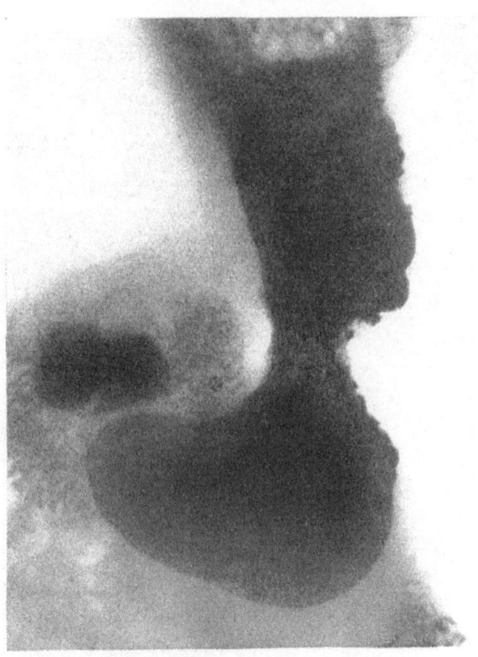

Abb. 646. Derselbe Fall wie Abb. 645.
Die Ulcusnische ist nach 4 Wochen langer Behandlung mit Ernährung durch eine im Jejunum liegende Duodenalsonde und anschließender Ulcuskur bis auf geringe Reste geschwunden.

ist auch der Sitz der Nische an anderer Stelle als an der vom Ulcus bevorzugten kleinen Kurvatur neben anderen klinischen Momenten für die Diagnose einer Carcinomnische zu verwerten (vgl. S. 572). Dagegen sprechen regelmäßige Konturen und insbesondere die Ausbildung eines deutlichen Nischenhalses oder eines schmalen Verbindungsstreifens zwischen Magenschatten und Nische für ein primäres Ulcus pepticum. Im Zweifelsfalle kann eine Nachuntersuchung nach einer diätetischen Ulcuskur, die nach manchen Empfehlungen mit Larocain kombiniert werden kann, Klarheit verschaffen, wenn die Nische danach verschwindet. Alsdann ist ein Schleimhautulcus anzunehmen. Bei einer Carcinomnische oder einem Ulcus callosum mit verhärteten Wandungen ist dagegen keine Veränderung des Bildes zu erwarten (BAYER).

Eine seltene Entstehung einer Nische durch ein *lymphogranulomatöses Geschwür* hat KAZNELSON in einem später autoptisch kontrollierten Falle beschrieben. Auffällig war das im Röntgenbilde beobachtete rasche Wachstum der Nische, das durch den schnellen Zerfall des Granulationsgewebes erklärt ist (vgl. S. 581).

Nischenähnliche Bilder können in seltenen Fällen auch durch andere Ursachen zustande kommen, welche von den einzelnen Autoren in verschiedener Weise gedeutet worden sind. Von manchen Seiten ist die Beweiskraft des Nischensymptoms auf Grund von Beobachtungen angezweifelt worden,

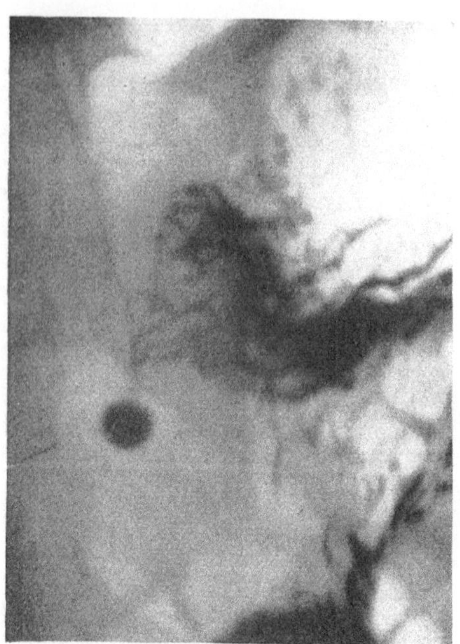

Abb. 647. Magendivertikel unterhalb der Kardia.

in denen bei der Operation nur das Vorhandensein von peritonealen Adhäsionen an der Serosa festgestellt, aber kein Ulcus gefunden wurde. Wenn es auch möglich ist, daß durch peritoneale Adhäsionen das Magenlumen verzogen wird und Unregelmäßigkeiten des Füllungsbildes entstehen, so ist doch andererseits zu beachten, daß auch bei der Operation durch bloße Betrachtung und Betastung des Magens von außen das Vorhandensein eines auf die oberflächlichen Schichten beschränkten Geschwürs nicht ausgeschlossen werden kann. Durch einen negativen Operationsbefund, der am uneröffneten Magen erhoben ist, kann daher der diagnostische Wert einer typischen runden Nische nicht als erschüttert angesehen werden.

In seltenen Fällen werden nischenartige Schatten durch *Magendivertikel* erzeugt. Sie kommen entweder als angeborene Anomalien oder als erworbene Bildungen vor. Die *angeborenen* Divertikel sind verhältnismäßig am häufigsten im

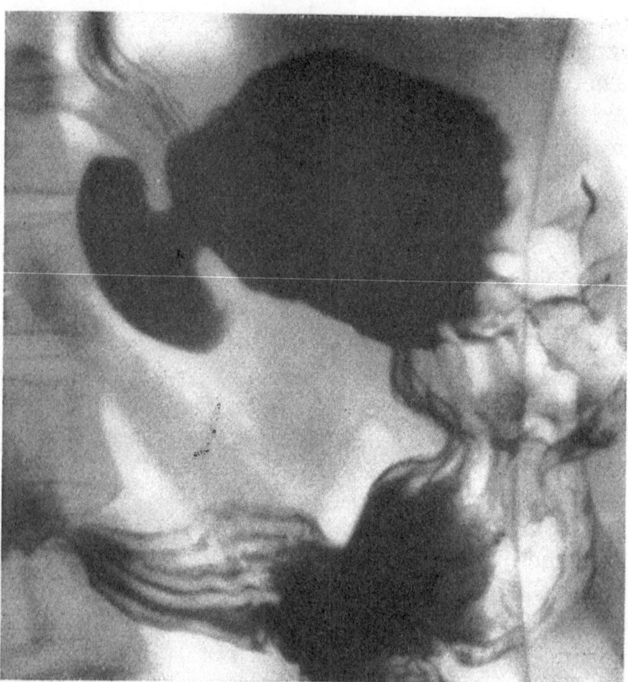

Abb. 648. Fundusdivertikel.

Fornixteil in dichter Nähe der Kardia, nach der Hinterfläche zu gelegen. AKERLUND, FLEISCHNER, BEUTEL und MAHLER, BRÜCKNER, BARSONY und KOPPENSTEIN u. a. haben verschiedene Fälle mitgeteilt. Die Divertikel erscheinen im Röntgenbilde als rundliche, kirschkern- bis taubeneigroße Ausbuchtungen am Fornixteil des Magenschattens, in welche die Flüssigkeit beim Trinken aus dem Ösophagus hineinschießt (vgl. Abb. 647). Bei aufrechter Stellung des Patienten sind sie zum Teil von einer Luftblase gekrönt. Infolge von Kontraktionen der Wandung zeigen sie einen Wechsel ihres Füllungszustandes. Unter Umständen lassen sich Schleimhautfalten im Reliefbilde in das Divertikel hinein verfolgen (BEUTEL und MAHLER). Wenn Divertikel mit Blut ausgefüllt werden, können sie durch Druck auf das Magenlumen im Füllungsbilde desselben einen rundlichen Schattendefekt verursachen (SUTHERLAND). Vor Verwechslungen der Divertikel mit einer Ausbuchtung des ganzen Fornixteiles nach hinten, welche das Bild eines Kaskadenmagens hervorruft (vgl. Abb. 598), schützt die meist viel geringere Größe der Divertikel und vor allem die Untersuchung in verschiedenen Richtungen, wobei die Lage des Divertikels außerhalb des übrigen einheitlich gestalteten Magenschattens erkannt wird. Weit seltener sind Divertikel an

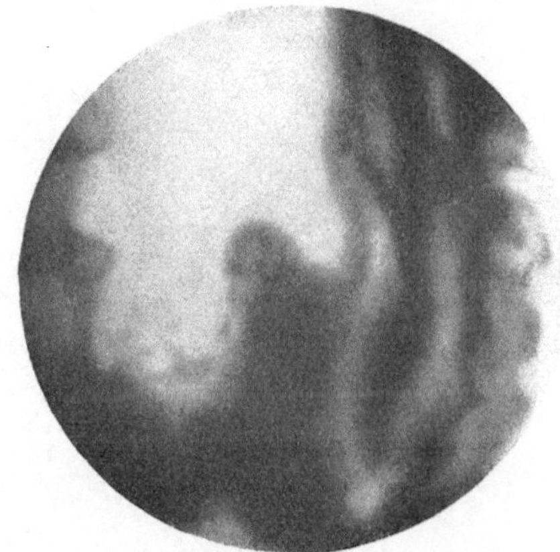

Abb. 649. Stark ausgebildete peristaltische Welle, keine Ulcusnische bei Schleimhautdarstellung.

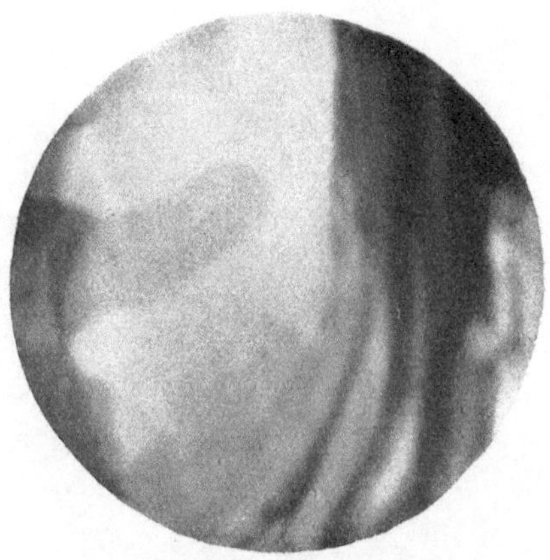

Abb. 650. Derselbe Fall wie Abb. 649 in anderer Phase der Peristaltik.

Keine Vorwolbung an der kleinen Kurvatur sichtbar.

anderen Magenabschnitten, so in der Regio praepylorica (Canalis) an deren großer Kurvatur. ZIESLER beschreibt 2 Fälle, in denen der Kontrastschatten des Divertikels durch einen dünnen Stiel mit dem Magenschatten verbunden war (Hemdenknopfform). Außerdem sah AKERLUND auch eine nischenartige Ausbuchtung in der Regio praepylorica, die erworben, und zwar im Anschluß an eine Magenoperation entstanden war. Solche postoperative Ausbuchtungen, die nach Art von Traktionsdivertikeln durch Narbenzug perigastrischer Adhäsionen entstehen, können längliche, spornartige, auch geschlängelte Form aufweisen (GUTZEIT und KUHLMANN).

Verschiedene andere Mitteilungen im Schrifttum über *funktionelle Magendivertikel* (DE QUERVAIN, SCHLESINGER), bei denen im Röntgenbilde ebenfalls rundliche Ausbuchtungen des Magenschattens mit einem darüberliegenden Flüssigkeitsspiegel und einer Gasblase gesehen, aber bei der Operation keine anatomischen Veränderungen gefunden wurden, hat AKERLUND dagegen einer ablehnenden Kritik unterworfen und deutet sie in anderer Weise, nämlich als *Divertikel der Pars duodeno-jejunalis*, welche nur deshalb im Röntgenbilde den Eindruck eines Magendivertikels erzeugten, weil sie dicht hinter dem Magen gelegen waren und bei lediglich sagittaler Durchleuchtung an der kleinen Kurvatur zum Vorschein kamen. Bei entsprechender Änderung des Strahlenganges in schräger oder frontaler Richtung gelingt aber die Trennung vom Magenschatten, wie AKERLUND selbst an verschiedenen operativ kontrollierten Fällen von Divertikeln an der Flexura duodeno-jejunalis nachwies (vgl. S. 595).

Andere leichter zu vermeidende Verwechslungen mit einer Ulcusnische können dadurch entstehen, daß umschriebene Vorwölbungen an der kleinen Kurvatur bei langsamer Peristaltik, welche besonders an der Umbiegungsstelle am sog. Angulus sehr wenig fortschreitet, von Unkundigen für eine Nische gehalten werden (vgl. Abb. 649 und 650). Auch eine dem Magenschatten an der kleinen Kurvatur angelagerte gefüllte Jejunumschlinge in der Gegend der Flexura duodeno-jejunalis kann bei oberflächlicher Betrachtung eine Nische vortäuschen. Eine aufmerksame, zu verschiedenen Zeiten wiederholte und in verschiedenen Richtungen vorgenommene Durchleuchtung läßt jedoch solche Irrtümer leicht ausschalten.

Der *Inhalt der Nische* wird nicht immer nur durch *Kontrastbrei* gebildet, sondern kann darüber eine *Luftblase* aufweisen (vgl. Abb. 645, 651, 652). Dazwischen ist in manchen Fällen noch eine *Flüssigkeitsschicht* von mittlerer Schattentiefe gelagert, unterhalb derer sich der schwere Kontrastbrei gesetzt hat. Das Vorhandensein einer Luftblase wird

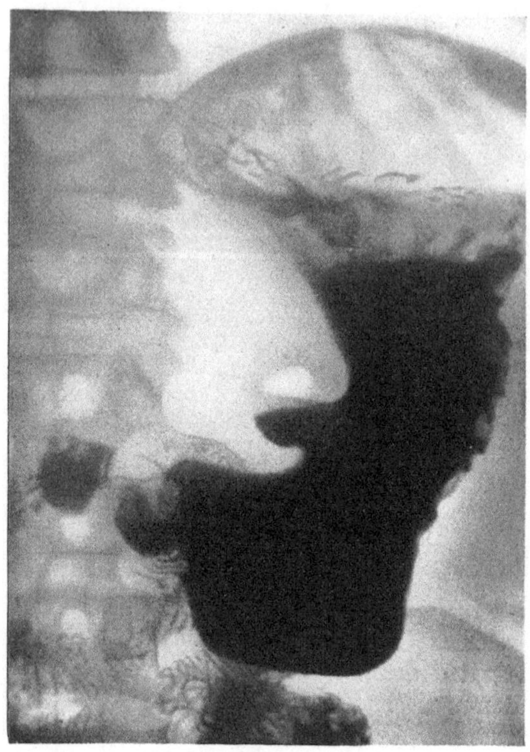

Abb. 651. Ulcus penetrans an der kleinen Kurvatur mit dreischichtigem Inhalt.

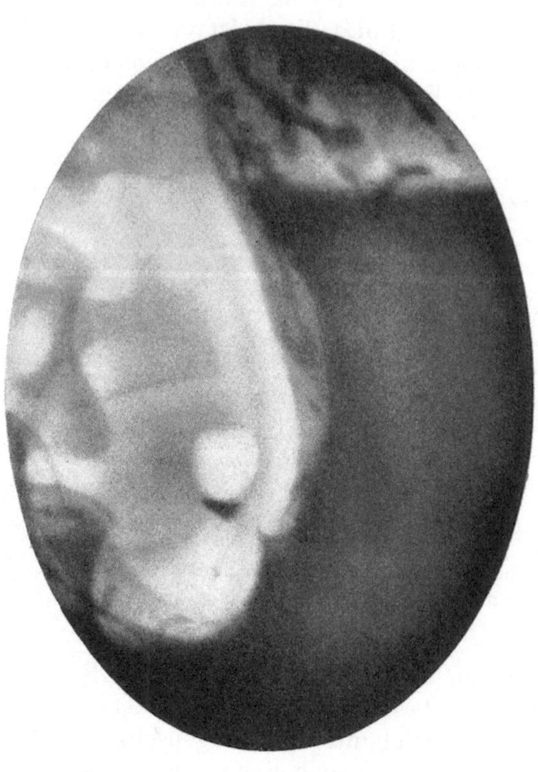

Abb. 652. Ulcus penetrans an der kleinen Kurvatur. Die gas- und breihaltige Nische erscheint von dem Magen durch einen Zwischenraum getrennt.

besonders häufig bei dem sog. *penetrierenden* Ulcus angetroffen, welches nach Durchsetzung der Serosa in die Umgebung eingebrochen ist. Kleine Luftblasen können aber auch bei nicht penetrierenden Geschwüren dann vorkommen, wenn die infolge ihrer anatomischen Beschaffenheit oder durch Schwellung der Schleimhaut verdickten Geschwürsränder stark vorspringen und somit die in der Magenwand gelegene Geschwürshöhle von dem übrigen Magenlumen abtrennen (SCHLESLNGER, AKERLUND).

Geschwürsbildung im Schleimhautrelief. Auch solche Geschwüre, welche nicht durch ihren Sitz an der kleinen Kurvatur in tangentialer Strahlenrichtung bei gerader Durchleuchtung leicht erkannt werden oder an einer anderen Stelle durch entsprechende Drehung zur Darstellung gelangen, finden am Schleimhautrelief des Magens nach Füllung desselben in dünner Schicht häufig einen deutlichen Ausdruck. Sie erscheinen hier im Profilbilde als rundliche oder spornartige Vorbuchtungen des Magenrandes, in der Regel an der kleinen Kurvatur, und im Enfacebilde als *rundliche Flecken im Zentrum von radiär zulaufenden Schattenstreifen*, die den Furchen zwischen ebenso angeordneten Schleimhautfalten entsprechen. Die strahlenförmige Faltenbildung, die auch am operativ gewonnenen Resektionspräparat hervortritt, wird durch Kontraktion der Muskulatur sowie durch Schrumpfung der Gewebe in der Umgebung des Ulcus erzeugt, durch welche die umgebende Magenschleimhaut an das Geschwür herangerafft wird. Solche radiär angeordneten Schattenfiguren weisen auch dann auf ein Ulcus hin, wenn keine ausgesprochene Nische vorhanden ist.. EISLER und LENK haben zuerst auf die Bedeutung

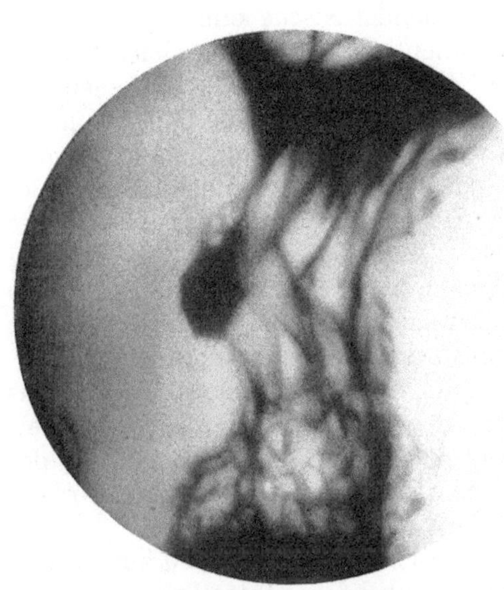

Abb. 653. Ulcusnische an der kleinen Kurvatur im Schleimhautbilde.

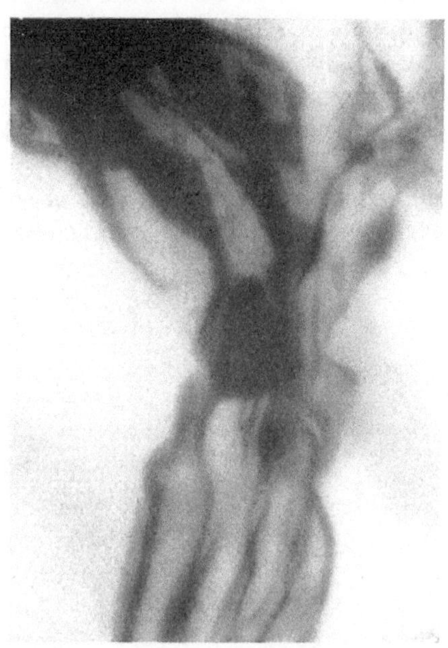

Abb. 654. Ulcus der Korpushinterwand. Faltenkonvergenz zur Nische.

dieses Zeichens aufmerksam gemacht, das für die Auffindung der Geschwüre an der Hinterwand von besonderer Wichtigkeit ist und nach allgemeiner Einführung der Untersuchung des Schleimhautreliefs immer weitere Beachtung findet.

Die Untersuchung des Schleimhautreliefs verhilft insbesondere bei Geschwüren der Regio praepylorica und am Pylorus selbst oft noch zur Darstellung derselben, während diese im prallen Füllungsbilde häufig mißlingt. Die Diagnostik des Ulcus parapyloricum wird wegen ihrer Wichtigkeit und Schwierigkeit in einem besonderen Abschnitt abgehandelt (vgl. S. 526f.).

b) Indirekte Symptome.

Dem direkten Ulcusnachweis stehen an Bedeutung verschiedene *indirekte Symptome* erheblich nach, welche auch bei anderen Zuständen, vornehmlich als Ausdruck einer nervösen Erregung des Magens ohne anatomische Veränderungen beobachtet werden. Trotzdem haben sie einen gewissen Wert, wenn sie gehäuft und namentlich mit sonstigen kli-

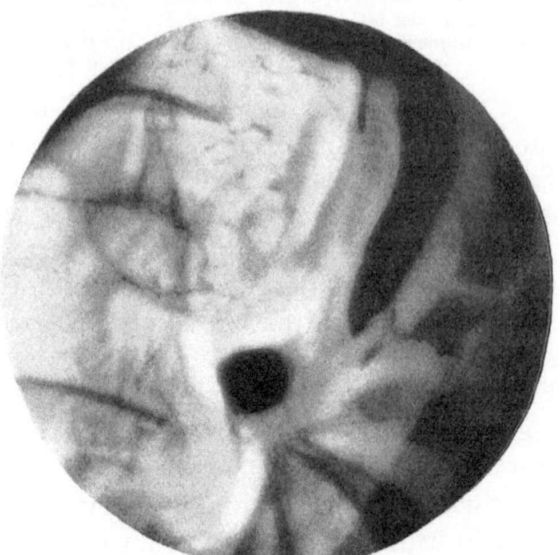

Abb. 655. Ulcus der kleinen Kurvatur mit ausgesprochener Faltenkonvergenz.

nischen Verdachtsmomenten zusammen vorkommen, vor allem in der Hinsicht, daß sie zu einer besonders sorgfältigen Untersuchung auffordern. Als gesichert kann die Diagnose eines Ulcus aber erst durch den Nachweis der Nische gelten.

Lokaler Spasmus. Unter den indirekten Symptomen hat der *lokale Spasmus* der Magenwand die größte Wichtigkeit. Er tritt als Dauerkontraktion derjenigen quer verlaufenden Muskelzüge auf, deren segmentale Anordnung dem Sitze des Geschwürs entspricht, und ist im Röntgenbild als scharfe Einkerbung der großen Kurvatur kenntlich, die „wie ein Finger" auf das an der kleinen Kurvatur sitzende Geschwür hinweist. Häufig ist die quere Einschnürung mit einer in gleicher Höhe befindlichen Nische an der kleinen Kurvatur vereinigt zu sehen. Bisweilen sitzt die spastische Einschnürung auch etwas tiefer als die Nische. Dies ist wohl dadurch zu erklären, daß die Last der Kontrastbreifüllung den oberen Sack etwas hinabdrückt. Auch bei fehlender Nische kann die spastische Einschnürung der großen Kurvatur ein Verdachtsmoment für das Vorhandensein eines Ulcus darstellen. Als sicher beweiskräftig ist dies Zeichen aber nicht anzusehen, da gleichartige Einschnürungen auch ohne anatomische Veränderungen des Magens allein auf nervöser Grundlage, so bei *Tabes, Hysterie,* ferner bei *Cholelithiasis* und *Ulcus duodeni* beobachtet werden. Bei diesen Zuständen sind die Spasmen aber gewöhnlich wechselnder

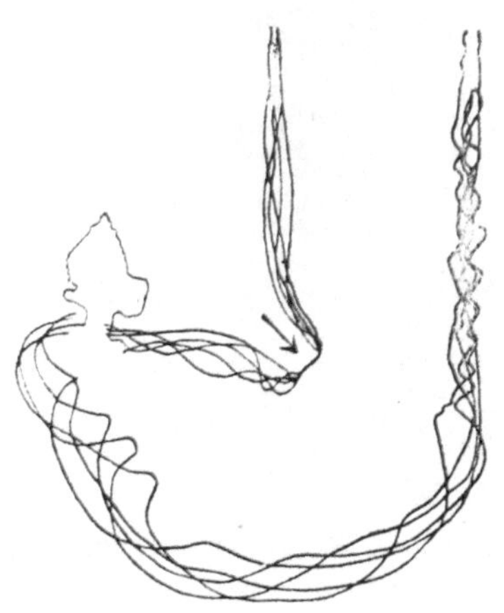

Abb. 656. Ulcusriegelsymptom.
(Aus der Arbeit von A. Fraenkel, Fortschr. d. Röntgenstr. Bd. 34.) Bei Pfeil Hemmung der Peristaltik. Klinischer Verlauf: 3 Monate später Perforation eines Ulcus, das auf Grund des Röntgenbildes bei der Operation sofort gefunden wurde und sich als ganz weich, nur eben fühlbar erwies.

Natur. Sie pflegen nicht so konstant an derselben Stelle aufzutreten wie beim Ulcus ventriculi. Zur Unterscheidung sind wiederholte Untersuchungen zu empfehlen. Außerdem habe ich in Fällen, bei welchen gar kein Verdacht auf eine organische Veränderung bestand, nicht selten eine Dauerkontraktion, ja sogar eine völlige Querteilung des Magens ungefähr in der Mitte des absteigenden Magenschenkels bei der Untersuchung im Liegen beobachtet. Bei der Untersuchung im Stehen wurde diese Kontraktion regelmäßig vermißt (vgl. S. 498 und Abb. 612).

Ähnliche zirkuläre Einschnürungen können auch durch anatomische Veränderungen bei dem echten Sanduhrmagen gebildet werden. Sie zeigen aber meist nicht so regelmäßig verlaufende Konturen wie die rein funktionellen Einkerbungen. Ein allerdings nur bei positivem Ausfall verwertbares Unterscheidungsmittel bietet die Anwendung von Atropin oder Papaverin, welche mitunter den Spasmus, nicht aber organische Einschnürungen zum Verschwinden bringen können (vgl. S. 531 und Abb. 670 und 671).

Lokale Hemmung der Peristaltik. A. Fraenkel fand in kinematographischen Untersuchungen von Fällen, die zum Teil später durch Operation bestätigt wurden, daß auch beim nischenlosen Schleimhautulcus der Sitz des Geschwürs aus einer *lokalen Stillegung der Peristaltik an der kleinen Kurvatur* erschlossen werden kann. Der Stillstand der Peristaltik wird am besten durch sorgfältige Übertragung der aus verschiedenen Phasen stammenden Bilder übereinander auf eine Gesamtskizze erkannt oder durch kymographische Aufnahmen festgehalten. Die stillgelegte Stelle beschränkt sich nicht auf einen Punkt, sondern betrifft eine in verschiedenen Fällen ziemlich gleichgroße kurze Strecke. Fraenkel nimmt daher an, daß es sich um eine durch den Ulcusreiz hervorgerufene, segmental begrenzte funktionelle Alteration der Quermuskulatur des Magens handelt. Vor diesem von ihm so genannten *„Ulcusriegel"* erscheint die Peristaltik mitunter etwas verstärkt. Dabei kann gleichzeitig eine demselben Segment entsprechende spastische Einschnürung der großen Kurvatur vorhanden sein oder auch fehlen. Namentlich beim Mangel jeglicher anderer Erscheinungen muß diesem Symptom ein erheblicher Wert zugesprochen werden.

In manchen Fällen hat Fraenkel auch eine auffällige Starre der gesamten kleinen Kurvatur gefunden, welche er mit Wahrscheinlichkeit auf Reiz der Längsmuskulatur durch das Ulcus zurückführt.

Verhalten der Magenschleimhaut der Umgebung. Eine „feine *Zähnelung der großen Kurvatur"* ist von manchen Autoren als Ulcussymptom bezeichnet worden. Sie entspricht den tangential getroffenen Schleimhautfalten am Rande des Magens, die beim Ulcusleiden häufig, wenn auch nicht regelmäßig in erheblichem Grade verbreitert sind (vgl. Abb. 516). Wieweit diese Erscheinung auf einen besonders von FORSSELL betonten erhöhten Kontraktionszustand der Muscularis mucosae infolge einer beim Ulcusleiden oft vorhandenen Übererregbarkeit oder auf eine Gastritis zu beziehen ist, ist schwer zu entscheiden.

Die Häufigkeit und Wichtigkeit einer Gastritis beim Ulcusleiden ist besonders von KONJETZNY durch histologische Untersuchungen resezierter Magenteile dargetan. Am stärksten sind die entzündlichen Vorgänge der Schleimhaut meist in der Antrumgegend ausgesprochen. Die dadurch hervorgerufenen Veränderungen des Schleimhautreliefs in Gestalt starrer gewulsteter Falten, körniger bzw. polypöser Erhebungen usw. können auch im Röntgenbilde Ausdruck finden, der im Abschnitt über Gastritis geschildert ist (vgl. S. 510 und Abb. 631). Viele nur mikroskopisch wahrnehmbare Entzündungsvorgänge der Schleimhaut sind aber der Röntgenuntersuchung nicht zugänglich.

Ein querer Verlauf der Falten in der Antrumgegend ist beim Ulcusleiden von verschiedenen Autoren, insbesondere HAUDEK und SANDERA, beschrieben und zum Teil auf Schleimhautveränderungen selbst, zum Teil auf Raffung durch perigastritische, hauptsächlich vom Pankreas ausgehende Verwachsungen (SANDERA) bezogen worden; quer verlaufende Falten werden aber auch im Bilde der normalen Schleimhaut beobachtet (DYES).

Eine besondere Bedeutung hat eine *konvergente Anordnung der Streifen nach einem Punkte* hin, der dem Sitz eines Ulcus entspricht. Dieses wichtige Zeichen, welches auf einer strahlenförmigen Anordnung der an das Geschwür herangerafften Magenfalten beruht, ist bereits S. 521 näher beschrieben worden.

Nach der S. 516 wiedergegebenen Darstellung von FORSSELL ist eine Schwellung der Schleimhaut an der Entstehung der Stützplatte, in welche die Geschwürsnische eingebettet ist, und auch der dem Ulcus gegenüberliegenden Einschnürung bei dem sog. spastischen Sanduhrmagen beteiligt.

Peristaltik und Tonus. Beim Magenulcus, und zwar insbesondere beim Pylorusgeschwür, ist die *Peristaltik* oft vertieft. Der Magen kann durch mehrere gleichzeitig sichtbare Wellen fast in einzelne Abschnitte geteilt erscheinen.

Zugleich mit der verstärkten Peristaltik kann auch ein erhöhter *Tonus* der gesamten Magenwand beim Magengeschwür auftreten. Doch ist auch hierbei daran festzuhalten, daß Tonus und Peristaltik zwei voneinander getrennte Faktoren sind, die sich zwar in der Mehrzahl der Fälle gleichsinnig verhalten, dies aber nicht immer tun.

Eine besondere Steigerung erfährt die Peristaltik, wenn durch ein Ulcus am Pylorus ein Hindernis am Magenausgang gesetzt wird, das spastischer oder organischer Natur sein kann (*Stenosenperistaltik*, vgl. S. 542).

Eine Umkehr der Peristaltik, sog. *Antiperistaltik*, wird bei Pylorusstenose sowohl auf Ulcusbasis wie auch aus anderer Ursache (Carcinom) beobachtet.

Motilitätsstörungen. Eine lebhafte Peristaltik fördert zwar die *Magenentleerung*, doch wird dabei durchaus nicht immer eine Beschleunigung der Austreibungszeit beobachtet. Im Gegenteil wird häufig eine Verlängerung derselben gefunden. Als Ursache dieses scheinbar widersinnigen Verhaltens kommen verschiedene Erklärungen in Betracht; einmal *Verstärkung des Pylorusschlusses* durch die bei Magengeschwüren häufige *Hyperacidität* des Magensaftes auf dem Wege des HIRSCH-MERINGschen Reflexes, sodann eine *Sedimentation des Kontrastbreies* unterhalb einer vermehrten *Sekretschicht*, welche häufig mit einer Hyperacidität zusammen einhergeht; die Sedimentation bewirkt, daß hauptsächlich nur die obere Flüssigkeit durch den Pylorus ausgestoßen wird, während der schwere Kontrastbrei am Grunde des Magens zurückbleibt. In Fällen, bei welchen weder eine Hyperacidität noch eine Hypersekretion vorhanden ist, ist anzunehmen, daß ein *Pylorusspasmus* reflektorisch vom Ulcus selbst ausgelöst wird. Eine Verzögerung der Entleerungszeit des Magens wird seltener beim pylorusfernen Ulcus als beim Sitz des Ulcus am Pylorus selbst beobachtet.

Hypersekretion. Wie schon die Ausheberungen zeigen, wird eine gesteigerte Absonderung von Magensaft häufig beim Magenulcus beobachtet. Sie kommt aber meist gleichzeitig mit Hyperacidität auch ohne Geschwürsbildung gewöhnlich auf der Grundlage einer gesteigerten nervösen Erregbarkeit zustande. Die *Hypersekretion* ist im Röntgenbilde durch eine intermediäre Schicht von mittlerer Schattentiefe zu erkennen (vgl. Abb. 510). Biweilen wird bei Hypersekretion auch im aufsteigenden präpylorischen Magenteil eine *horizontale Begrenzungslinie* durch Scheidung des Kontrastbreies von der darüberstehenden leichteren Flüssigkeitsschicht gebildet (vgl. Abb. 628).

Schmerzpunkt. Eine scharf lokalisierte Druckempfindlichkeit in der Magengegend ist an sich ein wichtiges klinisches Zeichen für die Diagnose des Magengeschwürs. Es gewinnt besondere Bedeutung, wenn der *Schmerzpunkt* bei der Röntgenuntersuchung mit dem Magenschatten zusammenfällt, vor allem dann, wenn er einen Magenteil betrifft, an dem das Ulcus sich mit Vorliebe entwickelt, nämlich die kleine Kurvatur oder die Gegend des Pylorus bzw. des Duodenums. Deckt sich der Schmerzpunkt mit einer spastischen Einschnürung oder gar einer Nische oder einer nischenverdächtigen Vorwölbung, so wird die Beweiskraft dieses Zeichens hierdurch erhöht.

Die angeführten indirekten Symptome sind an sich nicht beweisend für das Bestehen eines Ulcus, werden aber häufig beim Magengeschwür und auch beim Ulcus duodeni beobachtet. Die meisten der angegebenen Zeichen finden sich außer beim Ulcus auch bei einer gesteigerten Erregbarkeit der Magennerven. Da aber dieser Zustand sehr oft mit einem Magengeschwür zusammen vorkommt, so hat die Feststellung der verschiedenen Äußerungen einer nervösen Erregung am Magen doch einen gewissen Wert für die Ulcusdiagnose. Das häufige Zusammentreffen beider wird nach einer besonders von v. BERGMANN und seiner Schule vertretenen Anschauung dadurch erklärt, daß der nervöse Reizzustand den Boden für die Entstehung eines Magengeschwürs schafft. Eine sehr wichtige Stütze hat diese Lehre dadurch gefunden, daß in einzelnen Fällen nach anatomisch erwiesenen Vagusschädigungen Ulcera beobachtet wurden, ferner durch die Versuche von VAN YZEREN, LICHTENBELT und KEPPICH, die experimentell an Tieren durch Läsion der Vagi unter dem Zwerchfell bzw. durch wiederholte elektrische Reizung des Magenvagus Magengeschwüre erzeugten, und von GUNDELFINGER, der nach Schädigung des Ganglion coeliacum regelmäßig die Entstehung eines Magen- oder Duodenalgeschwürs feststellte. Es sei auch auf das nicht so ganz seltene Vorkommen von Magengeschwüren nach Bleiintoxikation (NEUSSER, RÖSLER) und bei Tabes hingewiesen, das auch nach unseren Erfahrungen ebenso wie nach den Berichten von FULL und FRIEDRICH häufiger zu sein scheint als einem zufälligen Zusammentreffen entsprechen dürfte. Dies sind sehr beachtenswerte Hinweise auf das Vorhandensein inniger Beziehungen zwischen Magengeschwür und Nervensystem. In diesem Sinne können die verschiedenen Zeichen einer gesteigerten nervösen Erregbarkeit des Magens als Verdachtsmomente für Ulcus angesehen werden, ohne aber dessen Vorhandensein sicher zu beweisen.

c) Einteilung verschiedener Formen des Magengeschwürs.

Es hat sich besonders in Rücksicht auf die praktischen Folgerungen als zweckmäßig erwiesen, verschiedene Formen des Magengeschwürs zu unterscheiden. Allerdings ist eine scharfe Abgrenzung der Gruppen voneinander nicht ausnahmslos durchführbar. Man unterscheidet:

1. Das *Ulcus simplex*. welches die Schleimhaut oder auch die Submucosa durchsetzt, auch in die oberflächlichen Muskelschichten eindringen kann, aber jedenfalls nur einen flachen, gegen die Unterlage verschieblichen Defekt bildet. Diese Form ist hauptsächlich Gegenstand der internen Behandlung.

2. Das *Ulcus callosum*, welches in tiefere Muskelschichten und unter Umständen bis zur Serosa übergreift und zu einer Schwielenbildung führt, die eine Verschieblichkeit des Geschwürs gegenüber der Unterlage nicht gestattet und meist schon an der Außenfläche des Magens sichtbar ist.

3. Das *Ulcus penetrans*, welches auch die Serosa durchbrochen, und zu einer Höhlenbildung außerhalb des Magens geführt hat. Die Wandungen dieser Höhle, die sich durch
die verdauende Kraft des Magensaftes vergrößert, werden von den anliegenden Organen,
am häufigsten von Pankreas und Leber gebildet; bei den seltenen Geschwüren an der
großen Kurvatur kann eine Penetration in die Milz erfolgen. Das Ulcus penetrans ist
hauptsächlich Gegenstand der chirurgischen Behandlung.

Die beiden letzten Formen sind bei der Operation dadurch zu unterscheiden, daß bei
der Ablösung des kallösen Geschwürs das durch die erhaltene Serosa gedeckte Magenlumen
nicht eröffnet zu werden braucht, während bei der Abtrennung eines penetrierenden
Ulcus von der Umgebung die Eröffnung des
Magens unvermeidlich ist.

Auch die *Röntgenuntersuchung* liefert zur
Feststellung und Trennung dieser verschie-
denen Formen des Magengeschwürs gewisse
Anhaltspunkte, die hauptsächlich das Vor-
handensein oder Fehlen bzw. die nähere
Beschaffenheit einer Ulcusnische betreffen.

1. Das *Ulcus simplex* findet im Röntgenbilde nicht immer einen direkten Ausdruck.
Bei Verwendung des früher üblichen konsistenten Breies wurde oft eine deutliche
Nischenbildung vermißt. Weit häufiger und
klarer läßt eine Untersuchung des Schleimhautreliefs mit einer Kontrastmittelaufschwemmung in dünner Schicht charakteristische Zeichen in Gestalt einer Nische oder
eines Flecks im Zentrum radiärer Falten erkennen. Unter den vorher genannten indirekten funktionellen Symptomen sind für die
Diagnose am wichtigsten der zirkuläre Spasmus, der scharf lokalisierte Schmerzpunkt
und die beim pylorusfernen Ulcus zuweilen,
beim Ulcus pylori in der überwiegenden

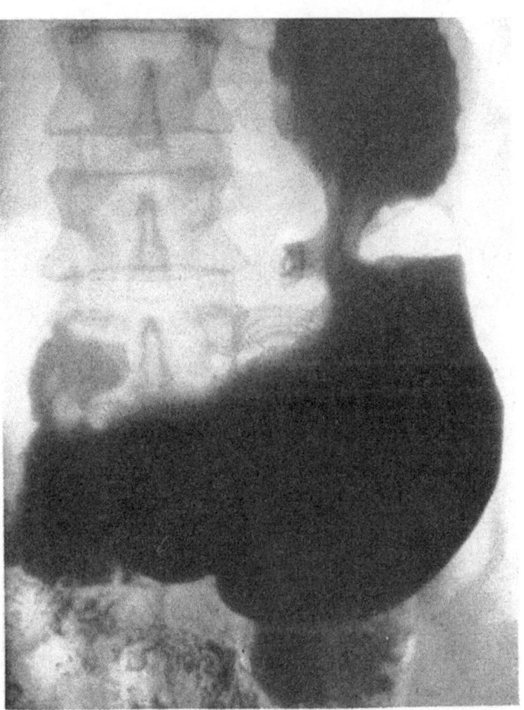

Abb. 657. Ulcus penetrans an der kleinen Kurvatur.

Mehrzahl der Fälle bestehende Verzögerung
der Entleerung. Das Ergebnis der Röntgenuntersuchung kann beim Ulcus simplex
aber auch ganz negativ sein.

2. Das *Ulcus callosum* ist gewöhnlich durch eine *Nische* gekennzeichnet. Häufig ist
mit der Nische eine spastische Einschnürung der großen Kurvatur in derselben Höhe
sowie ein scharf lokalisierter Schmerzpunkt an derselben Stelle vereinigt. Es kann
aber auch jedes einzelne Symptom, z. B. der Spasmus bei einer nachgewiesenen
Nische fehlen.

3. Das *Ulcus penetrans* ist oft durch eine scharfe Abgrenzung des Nischenfleckes
gegenüber dem Magenschatten charakterisiert. Ein verbindender Stiel ist nur bisweilen erkennbar. Häufig, aber nicht immer, ist eine *Gasblase* am oberen Pol der
Nische, bisweilen außerdem auch eine intermediäre Flüssigkeitsschicht zwischen Luftblase und Kontrastbrei vorhanden. Vielfach spricht schon die Größe und der beträchtliche Abstand des Nischengrundes vom übrigen Magenschatten selbst bei breit-
basiger Verbindung beider für Penetration (vgl. Abb. 651, 652 und 657). Spastische
Einschnürungen und ein mit der Nische zusammenfallender Schmerzpunkt sind
gewöhnlich vorhanden. Oft führt gerade das Ulcus penetrans zur Bildung eines
weiteren Folgezustandes, nämlich des anatomischen oder anatomisch-spastischen *Sanduhrmagens*.

d) Sitz der Magengeschwüre.

Bezüglich des *Sitzes* der Magengeschwüre ist die ausgesprochene Bevorzugung der *kleinen Kurvatur* hervorzuheben. Weitaus am häufigsten sind sie hier in den mittleren und etwas unterhalb der Mitte gelegenen Korpusabschnitten. Seltener ist die Lokalisation an der *Hinterfläche*. Ulcera an der *Vorderfläche* und der *großen Kurvatur* sind Ausnahmen. Zur Herstellung der Nischenfüllung sind unter diesen Umständen besondere Stellungen erforderlich, die S. 513 besprochen wurden.

Beim Ulcus an den untersten Abschnitten der kleinen Kurvatur nahe dem Pylorus kommt in aufrechter Stellung bei praller Füllung oft keine Nischenfüllung zustande. Häufiger gelingt dies in Rechtslage (vgl. Abb. 640 und 641) und insbesondere am Reliefbilde der Schleimhaut, das in erster Linie zur Darstellung sonst schwer erkennbarer Ulcera heranzuziehen ist.

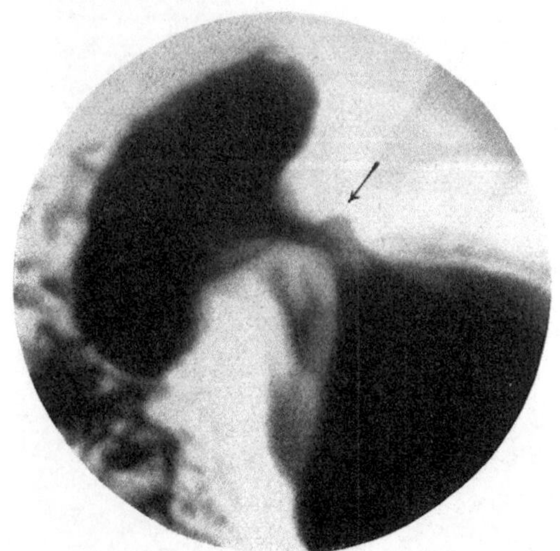

Abb. 658. Präpylorisches Ulcus.
Bei Pfeil Nische kurz vor dem Pyloruskanal.

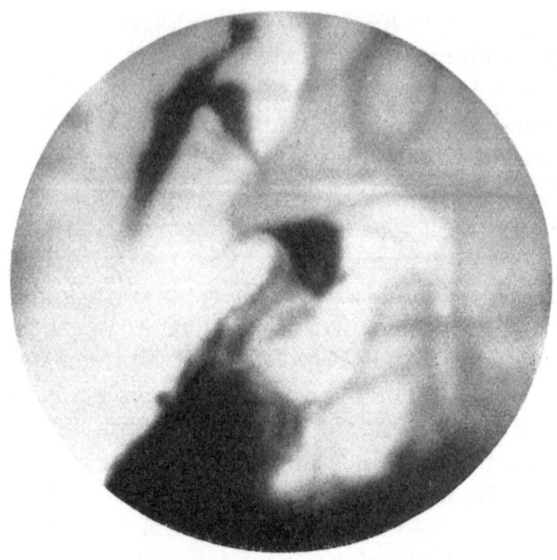

Abb. 659. Ulcus parapyloricum.
Ulcusnische am Pyloruskanal, welcher winklig gestaltet ist.

Außerdem ist zumindestens als Verdachtsmoment auf ein *Ulcus praepyloricum* eine bisher meist als *Retraktion* bezeichnete *Abflachung der Kontur des präpylorischen Abschnittes der kleinen Kurvatur* sowie eine *Einengung der ganzen Antrumgegend* besonders von HERRNHEISER und von HAUDEK und ZEHBE hervorgehoben worden. Die Abflachung bzw. Streckung der kleinen Kurvatur kommt nach FORSSELL durch eine Schleimhautschwellung in der Umgebung des Ulcus zustande, für die er den Namen Stützplatte eingeführt hat. Bei höheren Graden der Schleimhautschwellung kann hierdurch auch eine *Eindellung der Kontur* und sogar ein *ausgesprochener Schattendefekt* entstehen, der von einem Carcinomdefekt nicht leicht zu unterscheiden ist (H. J. TESCHENDORF); glatte Beschaffenheit der Kontur weist auf einen Ulcustumor hin, jedoch kann die gerade bei Geschwüren der Regio praepylorica nicht seltene maligne Degeneration auch bei unverdächtigen Röntgenbefunden nicht mit Sicherheit ausgeschlossen werden. Durch die Verkürzung des Schattenanteils der kleinen Kurvaturseite im Bereich der Regio praepylorica erscheint der Pyloruskanal exzentrisch gelegen, der kleinen Kurvaturseite genähert zu sein. Eine Einengung des präpylorischen Abschnittes, die sich namentlich in der Nähe des Pylorus zu einer vollständigen Zusammenziehung und Bildung eines *verlängerten schmalen Pyloruskanals* steigern kann, kommt durch Kontraktion teils der Muskulatur, teils nach FORSSELL auch der Schleimhautmuskulatur zustande; bei längerem Bestehen eines Geschwürs können auch Schrumpfungsvorgänge von Narbengewebe daran beteiligt sein. Es können hier große Schwierigkeiten in der Unterscheidung gegenüber einer Carcinomenge entstehen. Für diese sprechen konstante Unregelmäßigkeiten und völlige Starre des Schleimhautreliefs und der Konturen; vor einem Irrtum schützen besonders wiederholte Untersuchungen, die beim Ulcus mitunter, aber nicht immer Änderungen des Füllungsbildes und Bewegungen der Konturen ergeben. Bisweilen ist beim Ulcus praepyloricum noch eine *lokale Einschnürung an der großen Kurvatur* in Höhe des Ulcus zu bemerken, die vielleicht zum Teil auf Spasmen der Muskulatur, nach FORSSELL

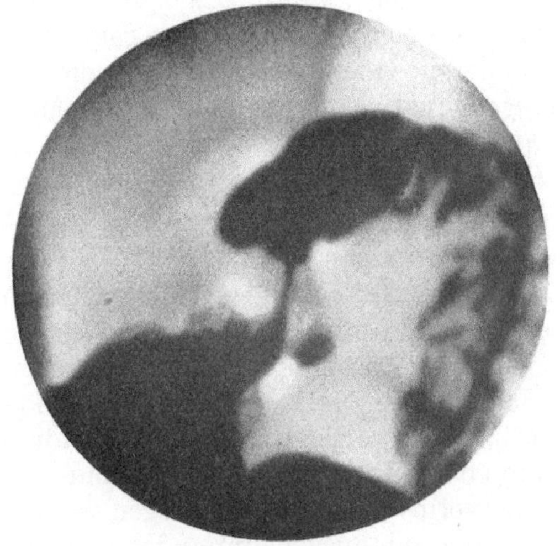

Abb. 660. Ulcus praepyloricum an der kleinen Kurvaturseite an der Hinterwand.

Aufnahme bei Drehung im zweiten schrägen Durchmesser.

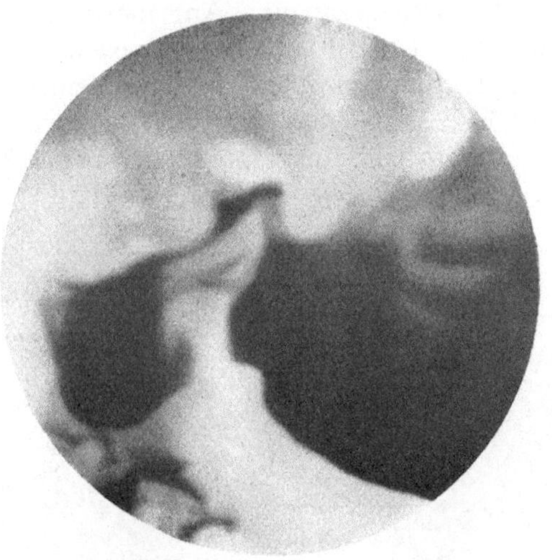

Abb. 661. Parapylorisches penetrierendes Ulcus (Operation).

Gasblase oberhalb des gewundenen Pyloruskanals.

aber größtenteils auf Schwellung der Schleimhaut an der dem Ulcus gegenüberliegenden Seite zu beziehen ist. Als besonders wichtiges Zeichen ist am Schleimhautrelief eine strahlenförmige Anordnung der Schattenstreifen hervorzuheben, die zu dem mitunter als Nische erscheinenden Ulcus hin zusammenlaufen; hiermit darf nicht der normale Falten-

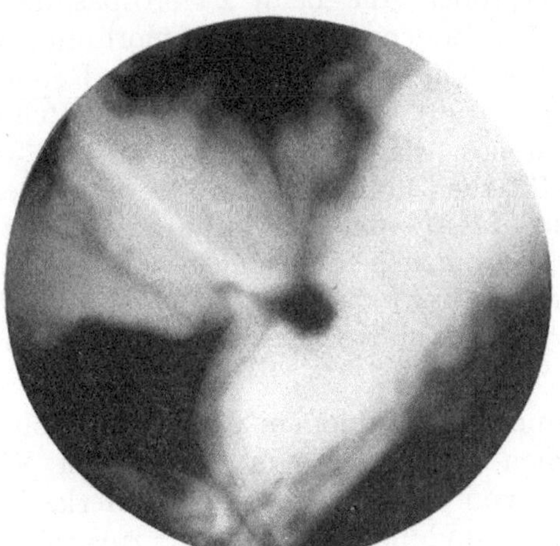

Abb. 662. Ulcus pylori chronicum.

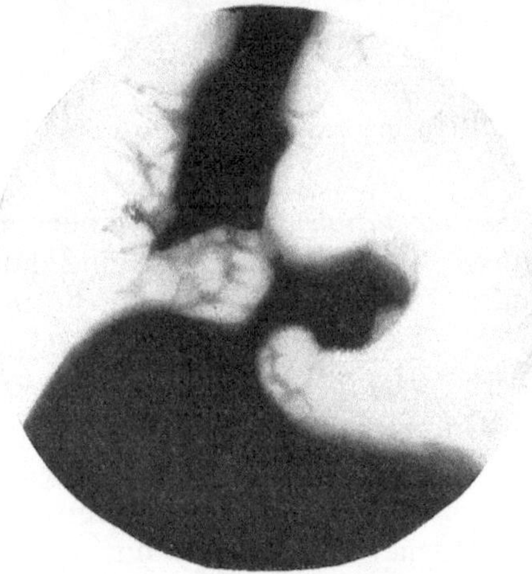

Abb. 663. Ulcus pylori permagnum.

stern verwechselt werden, der von dem in der Durchstrahlungsrichtung liegenden Pyloruskanal in der Aufsicht erhalten wird (BERNSTEIN). Es sind also auch beim Ulcus praepyloricum, wie HERRNHEISER betont, die gleichen Symptome wie bei einem Ulcus an anderer Stelle vorhanden; nur sind die Zeichen oft viel weniger ausgesprochen und bei den starken peristaltischen Bewegungen in der Antrumgegend schwieriger zu erkennen; ihre Auffindung erfordert daher eine erhöhte Aufmerksamkeit und Untersuchung in verschiedenen Lagen, namentlich auch in horizontaler und Rechtsseitenlage, und insbesondere eine mit sorgfältiger Technik ausgeführte Darstellung des Schleimhautreliefs.

Das am Pförtnerring selbst gelegene *Ulcus pylori* ist oft durch stark ausgesprochene *Retentionserscheinungen* ausgezeichnet (meist erheblicher 6-Stunden-Rest). Von *organischen* Zeichen ist ein deutlicher Nischenschatten am Pyloruskanal verhältnismäßig schwer darzustellen; dagegen finden sich nicht selten feinere *Unregelmäßigkeiten der Kontur der Pylorusbegrenzung.* Am meisten beweisend sind kleine *knopf- oder knospenartige Flecken,* die seitlich dem *Pyloruskanal* ansitzen. Dieser zeigt mitunter einen geknickten Verlauf und erscheint infolge Kontraktur der angrenzenden Antrumteile, die auf den Reiz des Geschwürs hin erfolgt, *oft verlängert* (vgl. Abb. 661 und 662). Meist ist eine scharf ausgesprochene *Druckempfindlichkeit* genau *entsprechend der Lage des Pylorus* und eine erhebliche spontane *Schmerzempfindung* an dieser Stelle vorhanden.

Die *Retention* ist wahrscheinlich in erster Linie auf *Pylorospasmus* zu beziehen, sofern keine organische Verengerung durch Narbenschrumpfung oder Adhäsionen vorliegt. Zur Unterscheidung kann nach HOLZKNECHT der Atropin- oder Papaverinversuch herangezogen werden, über den mir ausgedehntere Erfahrungen fehlen. Hierbei ist aber nur ein positives Ergebnis, d. h. ein Fortfall einer vorher bestehenden Retention ausschlaggebend zu verwerten. SCHLESINGER empfiehlt, vor allem vom therapeutischen Standpunkt aus mit Recht, zunächst den Erfolg einer Ulcuskur mit Belladonnagaben zu erproben, die beim Pylorospasmus auf dem Boden eines Ulcus pylori ohne anatomische Verengerung oft die Retention beseitigt, bei der organischen Pylorusstenose dagegen nicht. Daneben kann für die Bildung eines 6-Stunden-Restes

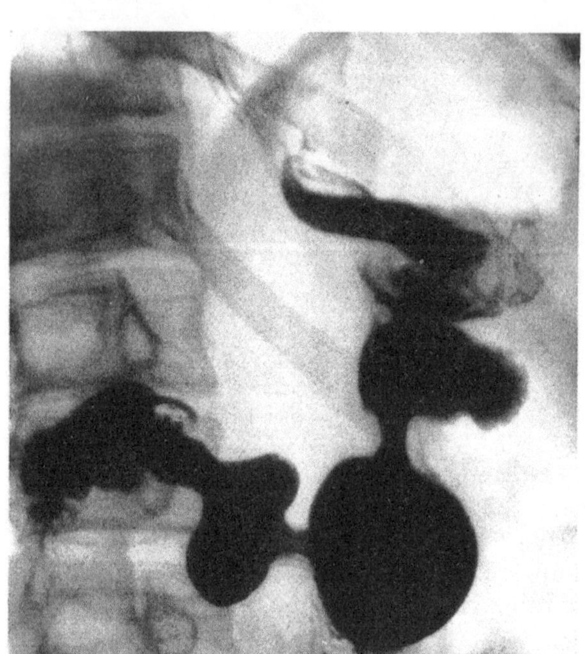

Abb. 664. Hyperperistaltik des Magens bei Ulcus pylori.

auch *Sedimentation innerhalb* einer vermehrten *Flüssigkeitsschicht* eine Rolle spielen. Hierdurch wird nicht selten eine horizontale Begrenzung des Magenschattens auch am aufsteigenden Schenkel im präpylorischen Abschnitt beobachtet (vgl. Abb. 628). Meist ist eine *gesteigerte Peristaltik,* oft *Hypertonie* und *Hypersekretion* vorhanden (vgl. Abb. 664).

Die Unterscheidung eines Ulcus pylori von einem Ulcus duodeni ist sowohl nach den klinischen als nach den röntgenologischen Zeichen nicht immer in ganz klarer Weise möglich. Auch bei der Operation verleiht die von MAYO. als äußeres Merkzeichen vorgeschlagene Pylorusvene nur einen ungefähren und nicht unbedingt zuverlässigen Anhalt für die Lokalisation des Sphincter pylori. Häufig greifen Geschwüre des Duodenums auf den Pylorus über und umgekehrt. Aus allen diesen Gründen erscheint es oft zweckmäßig, statt einer gekünstelten Trennung die Bezeichnung „*Ulcus ad pylorum*" zu wählen.

Nicht selten kommen *mehrfache Geschwüre* entweder nur am Magen oder am Magen und Duodenum zugleich vor. Bisweilen können sie bereits bei der Röntgenuntersuchung erkannt werden, wenn mehrere Nischen oder z. B. eine Nische an der kleinen Kurvatur und eine Pylorus- oder Duodenalstenose sichtbar sind. Häufiger deckt erst die Operation oder die Autopsie das Vorhandensein mehrerer Geschwüre auf, die nicht sämtlich deutliche Kennzeichen im Röntgenbilde hervorgerufen hatten.

e) Anatomische Folgezustände des Ulcus ventriculi.

In vorgeschrittenen Stadien führt das Magengeschwür oft zu *anatomischen Folgezuständen*, die im Röntgenbilde meist einen sehr deutlichen Ausdruck finden. Es ist dies die Ausbildung eines *Sanduhrmagens* infolge von Schrumpfungsprozessen der Magenwand oder von Adhäsionen, die Bildung sonstiger *perigastrischer Verwachsungen*, die Entstehung einer *Schrumpfung des kleinen Netzes* in der Umgebung des Geschwürs, welche zu einer sog. „*schneckenförmigen Einrollung der kleinen Kurvatur*" führt, und die Entwicklung einer *Magenerweiterung* infolge *Pylorusstenose*. Die hierdurch entstehenden charakteristischen Röntgenbilder erfordern eine gesonderte Besprechung.

α) Sanduhrmagen.

Im Gegensatz zu der äußerst seltenen klinischen und der auch nicht häufigen anatomischen Feststellung eines Sanduhrmagens wird eine Sanduhrform des Magens im Röntgenbilde nicht allzu selten angetroffen. Gewöhnlich handelt es sich um Folgezustände des Ulcus ventriculi. Hierbei sind der organische und der funktionelle, infolge eines Spasmus entstandene Sanduhrmagen und endlich die Kombinationsform dieser beiden Zustände zu unterscheiden.

Organischer Sanduhrmagen. Bei dem *organischen* Sanduhrmagen hat die Sanduhrenge gewöhnlich eine größere Ausdehnung, so daß die beiden Säcke voneinander durch einen Kanal von einer gewissen Länge getrennt sind. Infolge narbiger Schrumpfung sind die Konturen der Sanduhrenge meist etwas unregelmäßig gestaltet. Doch kommen auch ganz geradlinige und schmale Abschnürungen durch glatte Stränge, sog. „Briden" vor, die quer über den Magen hinwegziehen. Dem Verbindungsstreifen zwischen beiden Säcken

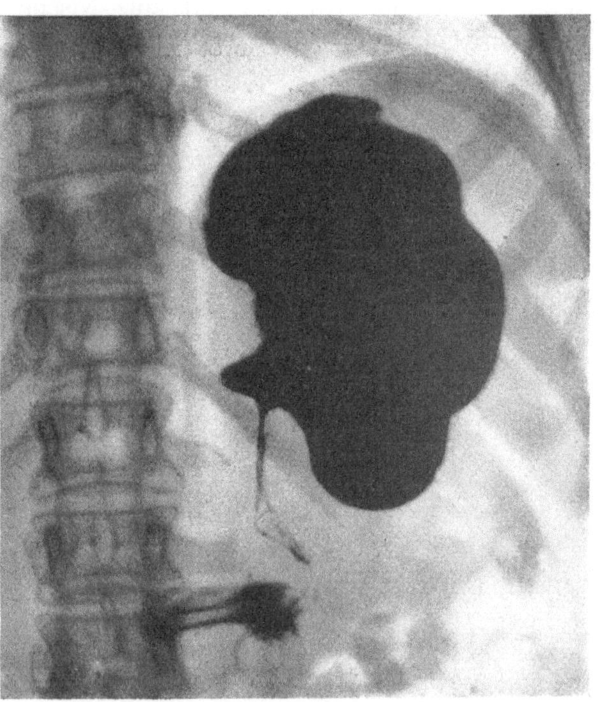

Abb. 665. Ulcussanduhrmagen.
Der obere Sack ist prall, der untere nur gering gefüllt. An der Grenze des oberen Sackes an der kleinen Kurvatur Ulcusnische.

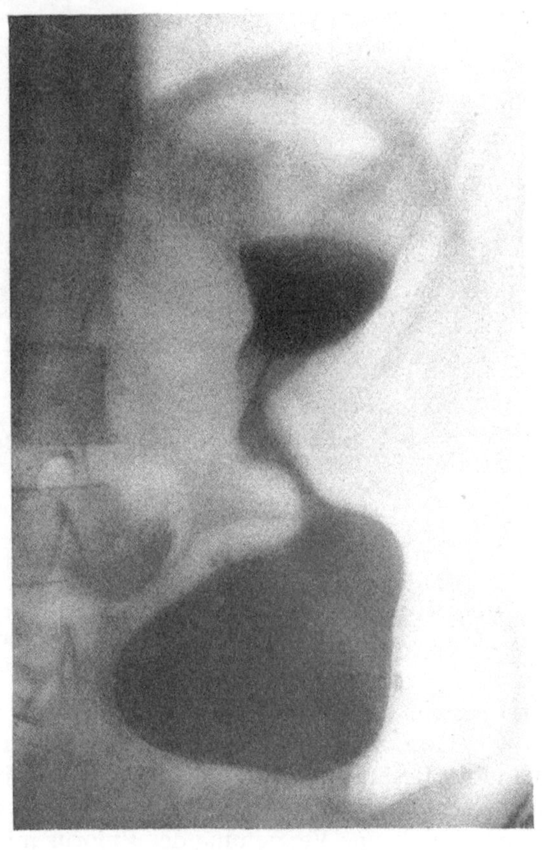

Abb. 666. Organischer Sanduhrmagen.
Zwei durch einen langen bleistiftdicken, etwas unregelmäßig konturierten Kanal miteinander verbundene Magensäcke. In der Mitte des Kanals eine nischenartige Ausbuchtung. Völlige Entleerung innerhalb 6 Stunden. Operation: Organischer Sanduhrmagen, Sanduhreinschnürung für 1 Finger durchgängig, in der Mitte ein Ulcus an der kleinen Kurvatur.

ist an der kleinen Kurvatur oft eine Nische angelagert. Bei erheblichem Grade der
Enge wird zunächst nur der obere und erst später allmählich der untere Sack gefüllt
(vgl. Abb. 665). Bei der anfangs bisweilen allein vorhandenen Füllung des oberen Sacke

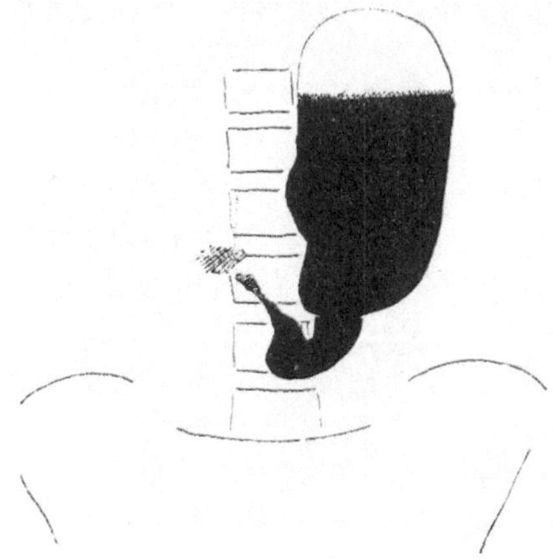

Abb. 667. Organischer Sanduhrmagen.

Der obere Sack ist prall, der untere nur wenig gefüllt. An der
großen Kurvatur in der Regio praepylorica konkave Einbuchtung,
welche dauernd in der gleichen Weise bestehen bleibt. Nach 6 Stunden Magen leer. Siehe Aufnahme desselben Falles in Abb. 669.

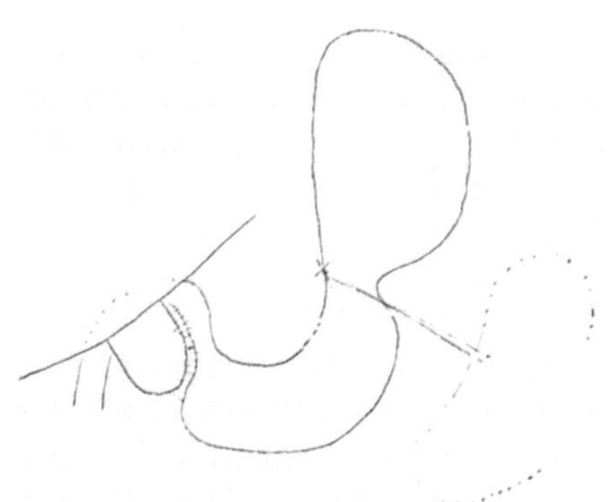

Abb. 668. Operationsbefund zu Abb. 667 und 669.
Organischer Sanduhrmagen.

Ulcus an der kleinen Kurvatur, von dem aus ein Netzstrang quer über
den Magen hinwegzieht. Die mit Steinen gefüllte, geschrumpfte Gallenblase ist mit der großen Kurvatur der Regio praepylorica verwachsen
und hat die Einbuchtung an dieser Stelle hervorgerufen.

kann eine Verwechslung mit einem Carcinom, das den unteren Abschnitt zerstört hat,
vorkommen. Die spätere Füllung des unteren Sackes, die bei hochgradiger Enge leichter
durch eine wäßrige Aufschwemmung als durch den konsistenteren Brei gelingt, klärt den

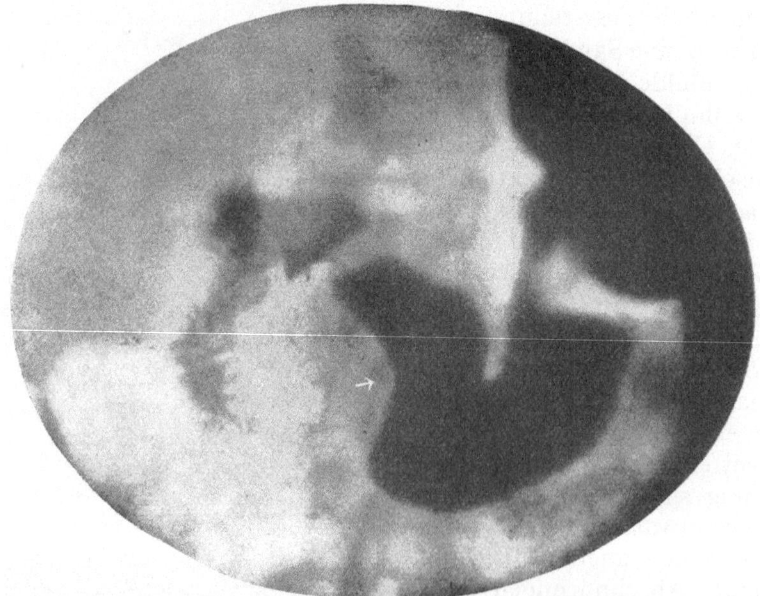

Abb. 669. Einbuchtung der großen Kurvatur der Regio pylorica durch die steingefüllte, adhärente
Gallenblase (→).
Außerdem Sanduhrmagen. Operationsbefund und -skizze siehe Abb. 668.

Irrtum auf. Zu Beginn ist gewöhnlich der obere, später der untere Sack stärker gefüllt.
Auch dann, wenn die Entleerung des oberen Sackes nicht wesentlich verlangsamt ist,
kann die des unteren eine erhebliche Verzögerung erleiden, ohne daß daraus mit Sicherheit
auf eine zweite Stenose am Pylorus geschlossen werden müßte. Zu dieser Motilitätsstörung
kann einmal eine Verziehung des Pylorus infolge Narbenzuges von einem Ulcus der kleinen

Kurvatur her Anlaß geben (vgl. Abb. 675 und 677—680). Es wird aber auch ein 6-Stunden-Rest in Fällen angetroffen, bei denen nach dem Operationsbefund eine solche mechanische Behinderung nicht anzunehmen ist. Sie ist dann auf einen reflektorisch hervorgerufenen Pylorospasmus zu beziehen. HAUDEK hat diese Motilitätsstörung regelmäßig beim Ulcussanduhrmagen angetroffen, RIEDER hat dagegen stets eine rasche Überführung des Mageninhalts in das Duodenum beobachtet. STIERLIN fand beim Ulcussanduhrmagen meist, aber nicht immer, eine Verzögerung der Entleerung; hiermit decken sich auch meine Erfahrungen. Als sicheres Zeichen eines zweiten organischen Hindernisses am Pylorus ist nicht eine alleinige Motilitätsstörung, sondern eine deutliche Dilatation des unteren Sackes mit Rechtsdehnung anzusehen.

Spastischer Sanduhrmagen. Bei dem *spastischen* Sanduhrmagen ist die Einschnürung die Folge einer Kontraktion der quer verlaufenden Muskulatur eines bestimmten Abschnittes, während bei Erschlaffung derselben die Magenform ein ganz normales Aussehen darbietet. Die Entstehung derartiger spastischer Einschnürungen einerseits auf dem Boden eines in gleicher Höhe gelegenen Ulcus ventriculi, ferner infolge reflektorischer Fernwirkung bei Ulcus duodeni (BARON und BARSONY), bei Cholecystitis usw. sowie auf allgemein nervöser Grundlage, z. B. bei Tabes und Hysterie ohne jede organische Veränderung der Magenwand ist schon vorher beschrieben worden. Wenn ein Magengeschwür die Ursache ist, kann zugleich mit dem Spasmus eine Nische vorhanden sein, aber auch fehlen. Der spastische Sanduhrmagen ist durch scharf geradlinigen Verlauf der eng aneinanderliegenden Ränder des oberen und unteren Sackes ausgezeichnet. Das schmale Verbindungsstück liegt in der Regel an der kleinen Kurvatur. Schon diese ganz regelmäßige Gestalt ist ein allerdings nicht ganz sicheres Unterscheidungsmerkmal gegen-

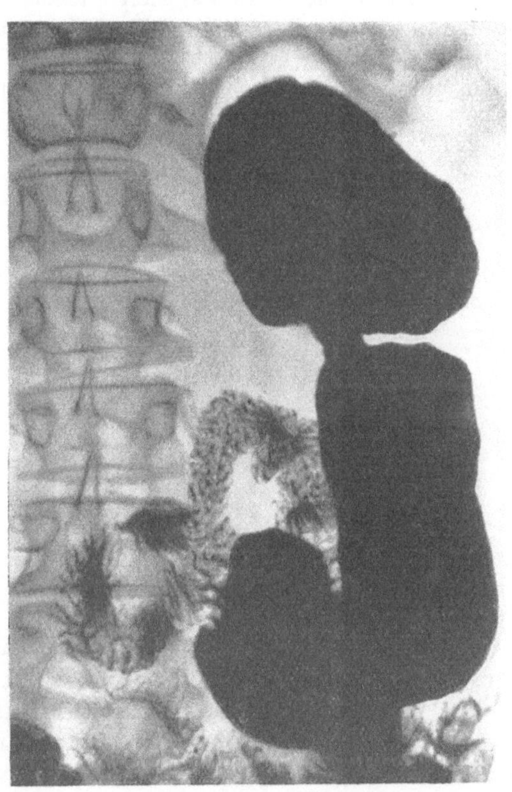

Abb. 670. Spastischer Sanduhrmagen auf Ulcusbasis.

über dem gewöhnlich unregelmäßiger geformten organischen Sanduhrmagen. Weiterhin gibt die Beobachtung der Füllung einen gewissen Anhalt zur Trennung der beiden Formen. Im Gegensatz zum organischen Sanduhrmagen, wenigstens zu den mit stärkerer Verengerung einhergehenden Arten desselben, füllt sich der untere Sack des spastischen Sanduhrmagens ziemlich schnell, da der Spasmus dem herunterfließenden Brei nur einen geringen Widerstand darbietet. Außerdem kann der Atropinversuch herangezogen werden, bei welchem sich der Spasmus bisweilen, aber nicht immer löst, während eine rein organische Enge naturgemäß stets unbeeinflußt bleibt. Eine Unterscheidung beider Formen hat deshalb praktische Wichtigkeit, weil der organische Sanduhrmagen meist eine Operation erfordert, der spastische dagegen an sich nicht.

Kombinationsformen. Verhältnismäßig häufig sind an der Ausbildung der Sanduhrenge sowohl eine organische Grundlage in Form von Schrumpfung der Wand oder auch von Adhäsionen als auch funktionelle spastische Zustände der Muskulatur beteiligt. Die Erkennung und quantitative Abschätzung des spastischen Faktors kann meist nur unsicher erfolgen.

Kaskadenmagen. Eine in der Form und meist auch in der Entstehung abweichende Abart des Sanduhrmagens ist der von RIEDER so genannte *Kaskadenmagen*, bei welchem der obere, dorsalwärts gelegene Teil mit der Magenblase duch einer scharfe Einziehung von dem übrigen median- oder vorwärts verschobenen Magenabschnitt abgetrennt ist.

In zwei von STIERLIN operativ kontrollierten Fällen wurde an der Stelle der Einschnürung ein callöses Ulcus an oder nahe der kleinen Kurvatur gefunden und die Abknickung selbst im wesentlichen auf eine spastische Kontraktion bezogen.

Viel häufiger kommt der Kaskadenmagen aber ohne das Vorhandensein jeglicher organischer Veränderungen vor. So können ganz ähnliche Bilder mit scharf abgeteilten Magenabschnitten, in denen sich Flüssigkeits- oder Breispiegel in verschiedener Höhe bilden, nicht nur die üblichen flacheren, sanfter gewölbten Einbuchtungen der Magenkontur durch Einstülpung des sonst ganz unveränderten Magens von außen her durch gasgeblähte Därme zustande kommen (vgl. S. 487 und Abb. 594/595 und 598).

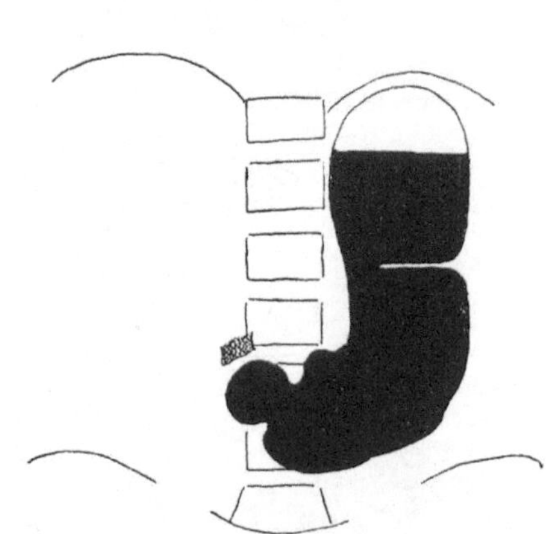

Abb. 671. Spastischer Ulcussanduhrmagen.

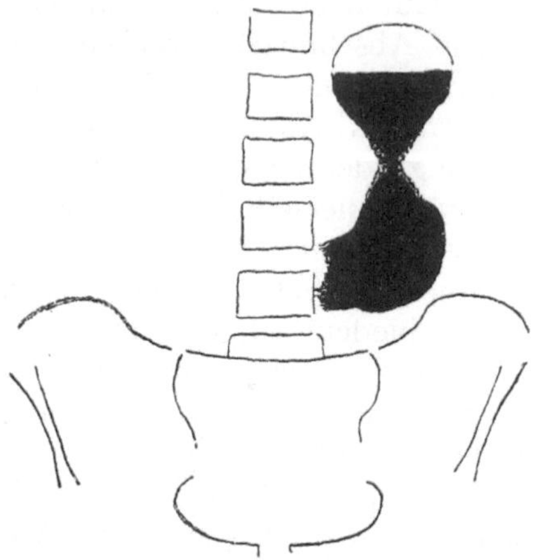

Abb. 672. Carcinomatöser Sanduhrmagen.

Differentialdiagnose des Sanduhrmagens. *Sanduhrähnliche Magenformen* können durch Druck von außen durch ein stark geblähtes Colon entstehen. Besonders bei einer hochgradigen Erschlaffung der Magenwand kann der mittlere Abschnitt verengt werden, während der untere Magenteil allein mit Brei gefüllt ist und der obere Magenpol wiederum durch die Magenblase ausgedehnt wird. Schon durch die sanfte, über eine größere Strecke verteilte Einengung können diese Formen leicht vom wirklichen Sanduhrmagen unterschieden werden. Durch Druck auf den gefüllten unteren Abschnitt läßt sich der Brei durch die Enge ohne besondere Hemmung hinaufpressen und meist auch die Verengerung ausgleichen, während sowohl der organische wie der spastische Sanduhrmagen einem Füllungsversuch von untenher meist einen erheblichen Widerstand entgegensetzen.

Der unter ganz normalen Verhältnissen vorkommende Sanduhrmagen im „Liegen", welcher zum Unterschiede vom pathologischen Sanduhrmagen in anderen Stellungen, so besonders im Stehen, bei Bauchlage und linker Seitenlage meist einer vollständigen ununterbrochenen Magenfüllung Platz macht, ist S. 498 näher beschrieben.

Unterscheidung des Ulcussanduhrmagens vom carcinomatösen Sanduhrmagen. Außer dem Ulcus ventriculi kann auch das *Carcinom* zur Bildung von Sanduhrformen des Magens führen. Da die Entstehung auf dem Boden eines Ulcus aber weitaus häufiger ist, soll schon hier die Differentialdiagnose besprochen werden. Beide Arten sind gewöhnlich durch eine Reihe von Merkmalen voneinander zu unterscheiden, die hauptsächlich von HAUDEK in systematischer Weise zusammengestellt sind. Schon die Form des Röntgenbildes läßt gewöhnlich klare Unterschiede erkennen.

Die *Konturen* des Ulcussanduhrmagens sind meist *regelmäßiger* als die *zackigen* und *buchtigen Begrenzungen* einer Krebsgeschwulst.

Die *Sanduhrenge* liegt beim Ulcusmagen fast regelmäßig *an der kleinen Kurvatur*. beim Krebs meist mehr *in der Mitte*, in der Magenachse.

Von der Enge gehen die Ränder des oberen und unteren Sackes beim Ulcus mehr *in querer*, beim Krebs dagegen *in schräger Richtung* ab, so daß hier der Vergleich mit einer Sanduhr noch zutreffender erscheint.

Gewöhnlich ist die *Enge* beim Ulcus *erheblich*, beim Carcinom *nicht sehr hochgradig*. Dementsprechend *füllt sich* beim Ulcussanduhrmagen *zunächst der obere Sack*, der im Verlauf der Füllung infolge seiner Schwere unter die ursprüngliche Höhe der Einschnürung hinabsinken kann, und erst später nach und nach der untere Abschnitt. Bei der geringeren Carcinomenge tritt dagegen eine *vollständige Füllung des unteren Sackes* oft noch *vor der des oberen* ein.

Beim Ulcussanduhrmagen ist der *obere Sack sehr dehnungsfähig*, nimmt große Inhaltsmengen auf und läßt durch Druck leicht seine Form verändern. Beim Carcinom sind *die Wandungen* im Bereiche der Einschnürung *starr*, die Kapazität des Hohlraumes ist beschränkt; bisweilen tritt eine Rückstauung in den Ösophagus auf.

Zu diesen wichtigsten Unterscheidungsmerkmalen treten noch zwei weitere Punkte, welche aber von der Besonderheit des Einzelfalles stark abhängig sind und daher den vorigen Zeichen an differentialdiagnostischer Bedeutung nachstehen:

Eine *Motilitätsstörung*, welche die Entleerung des *unteren* Sackes betrifft, *ist beim Ulcus häufig* vorhanden, fehlt dagegen meist *beim Carcinom*. Der Sitz der Sanduhrenge liegt beim Ulcussanduhrmagen meist in mittlerer Höhe. Beim Carcinom kommt dies auch nicht selten, aber nicht so regelmäßig vor.

Bei der schwierigen Entscheidung, ob bei einem gleichzeitig fühlbaren *Tumor* eine carcinomatöse oder eine entzündliche Geschwulstbildung vorliegt, spricht im allgemeinen der Nachweis eines Kontrastschattens *(Nische) innerhalb des Tumors* für *Ulcus*, das *Fehlen einer Kontrastmittelfüllung an der Stelle des Tumors* für eine *echte Geschwulst*. Eine carcinomatöse Entartung des Geschwürs ist röntgenologisch nicht zu erkennen, wenn nicht gleichzeitig außer der Nische noch ein unregelmäßiger Schattendefekt (meist an der kleinen Kurvatur) vorhanden ist (vgl. S. 572).

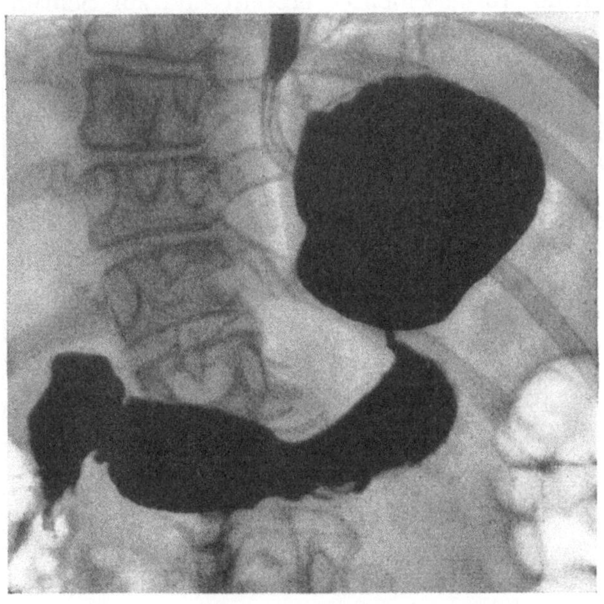

Abb. 673. Ulcussanduhrmagen (Operation).

Die Sanduhrenge liegt hier nicht wie in der Regel beim Ulcussanduhrmagen an der kleinen Kurvatur, sondern ähnlich wie beim carcinomatösen Sanduhrmagen in der Magenachse. Gegen diesen sprechen aber die scharfe Begrenzung und die Erweiterung des oberen Sackes sowie die Regelmäßigkeit der Konturen.

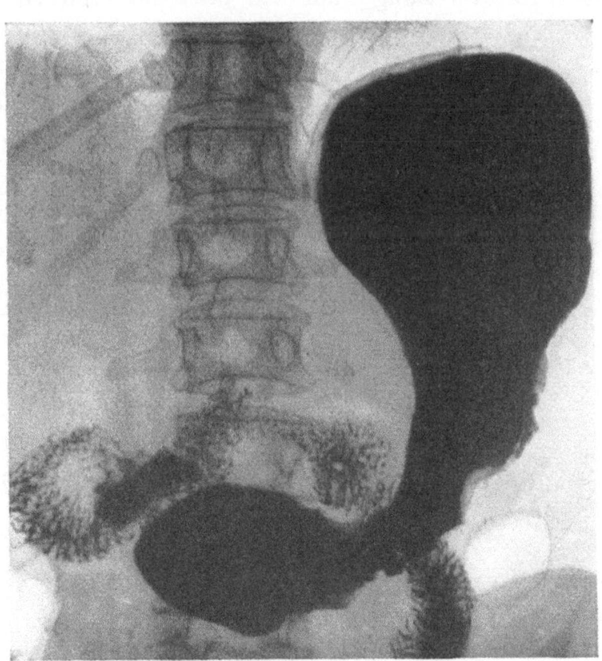

Abb. 674. Carcinomatöser Sanduhrmagen.

Die Enge betrifft einen größeren Bezirk, verläuft in der Magenachse und zeigt stark unregelmäßige starre Konturen.

β) Schneckenförmige Einrollung des Magens.

Dadurch, daß ein chronisches Magengeschwür in dauerndem Fortschreiten immer neue Muskelschichten ergreift und zur Schrumpfung derselben führt, ohne daß die Geschwürshöhle selbst an Größe entsprechend zunimmt, wird die Umgebung verkürzt und an das Ulcus herangerafft. Sitzt das Geschwür wie gewöhnlich an der kleinen Kurvatur und betrifft diese Raffung hauptsächlich die Längsmuskelfasern, so entsteht dadurch eine *Verkürzung der kleinen Kurvatur*. In manchen Fällen spielt vielleicht auch eine spastische Verkürzung der Längsmuskelfasern eine Rolle. Hierzu kommen in der Regel noch narbige Schrumpfungen der Magenwand und des kleinen Netzes infolge entzündlicher Veränderungen, die vom Geschwür auf die Umgebung übergreifen. Auf diese Weise wird der Pylorus der Kardia genähert, er nimmt eine *„hohe Linkslage"* ein, während die Ausdehnung der großen Kurvatur unverändert bleibt. Hierdurch kommt

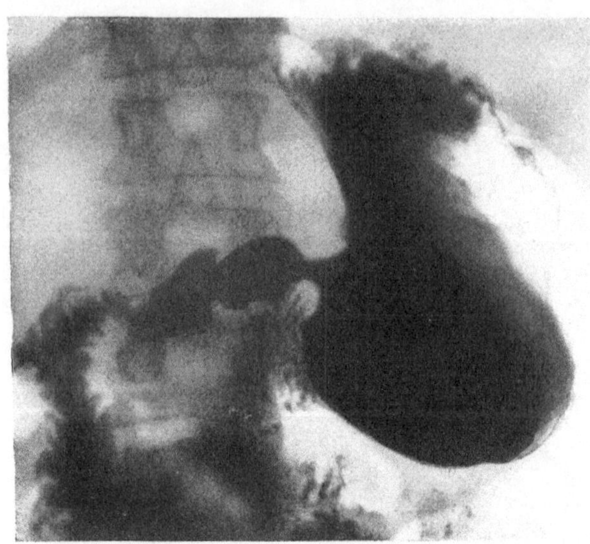

Abb. 675. Ulcus der kleinen Kurvatur und schneckenförmige Einrollung derselben.

es zu einer Veränderung der ganzen Magenform, die man nach SCHMIEDEN als *„schneckenförmige Einrollung"* oder in noch höheren Graden als *„Tabaksbeutelform"* bezeichnet.

Die schneckenförmige Einrollung wird meist als Merkmal des chronischen Magengeschwürs angesehen. Diese durch operative Befunde gesicherte Entstehungsart stellt die Regel dar. Es ist aber darauf hinzuweisen, daß ähnliche Bilder auch bei Mägen angetroffen werden, die ganz frei von Ulcus und Schrumpfungsprozessen sind (STIERLIN). In einem von mir untersuchten ausgeprägten Falle, bei welchem eine Einrollung der kleinen Kurvatur und auch eine deutliche hohe Linkslage des Pylorus vorhanden war, ergab die Operation eine fixierte Gastroptose, welche unten durch Adhäsionen des großen Netzes am Becken festgehalten wurde (vgl. S. 506 und Abb. 625). Ein sehr ähnliches Bild mit hoher Linkslage des Pylorus wurde in einem selbst beobachteten Falle durch Verdrängung von unten rechts durch einen extraventrikulären Netztumor hervorgerufen. Es kommen also ähnliche Formen auch infolge von Zug durch Adhäsionen auf anderer Grundlage sowie infolge von Druck von außen her vor. Hierdurch wird der Wert des Merkmals als Ulcuszeichen eingeschränkt. Größer ist er dann, wenn noch andere Symptome wie eine dauernde Einschnürung der großen Kurvatur oder besonders eine Nische für ein Ulcus sprechen.

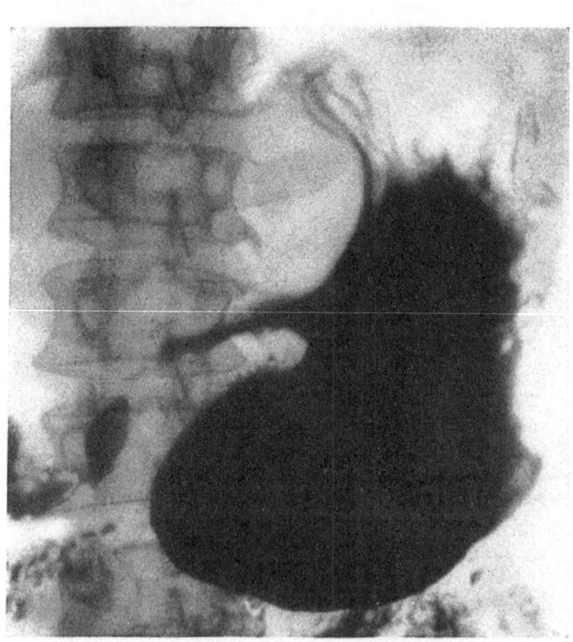

Abb. 676. Beutelmagen.

Durch die mitunter erhebliche Formveränderung des Magens, namentlich die Verziehung des Pylorusteils, wird meist eine Entleerungsstörung hervorgerufen (vgl. Abb. 678 und 680).

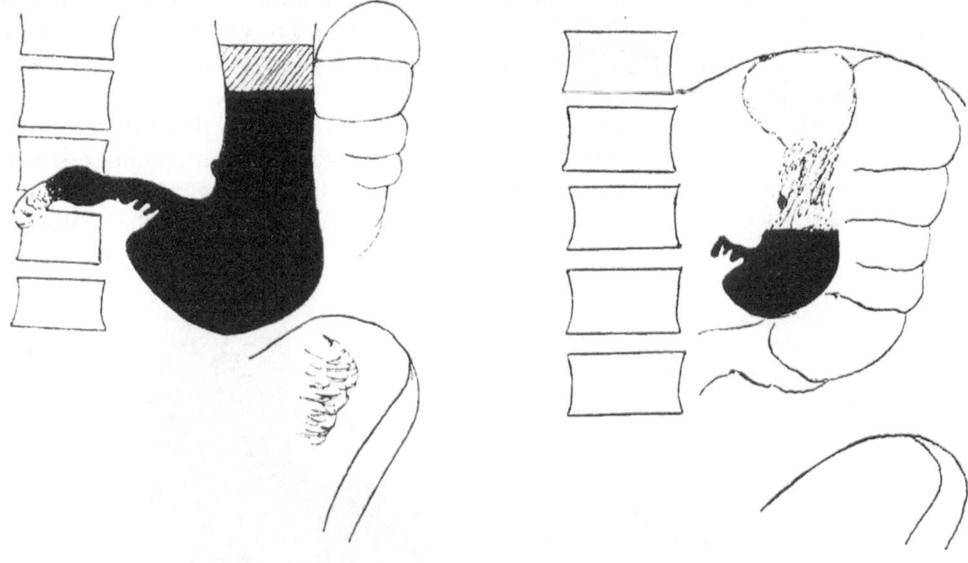

Abb. 677.   Abb. 678.

Abb. 677. Linkslage des Pylorus infolge Schrumpfung der kleinen Kurvatur und Zug von perigastritischen Adhäsionen. Ulcusnische an der kleinen Kurvatur in Korpusmitte. Zacken an der großen Kurvatur dicht vor dem Pylorus infolge Zug von Adhäsionen.

Pars superior duodeni lang ausgezogen, horizontal verlaufend, teilweise erweitert.

Abb. 678. Restbild nach 6 Stunden des Falles von Abb. 677.

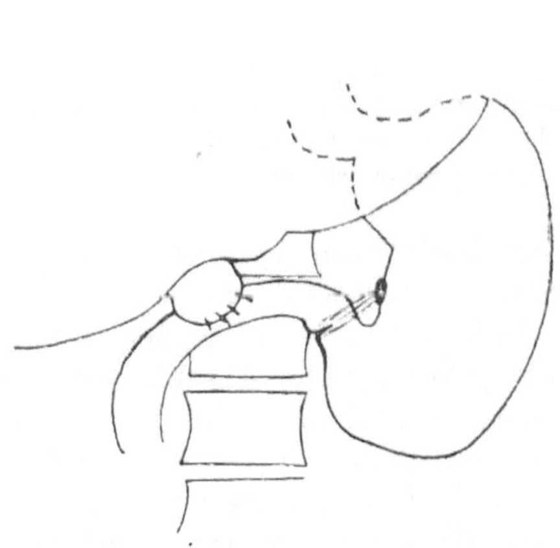

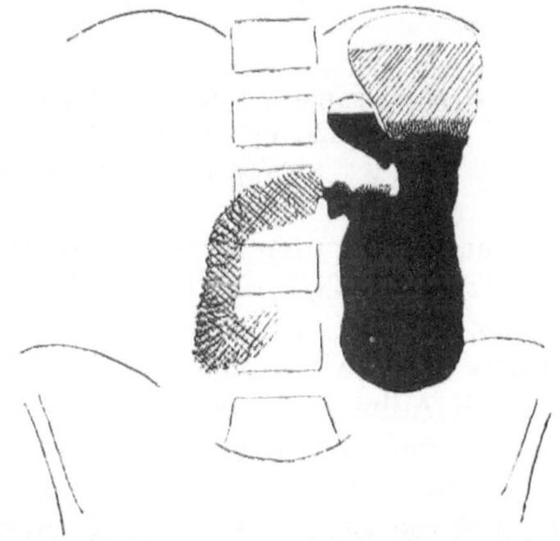

Abb. 679. Operationsskizze des Falles von Abb. 677 und 678.

Ulcus an der kleinen Kurvatur in Korpusmitte. Schrumpfung des kleinen Netzes an der kleinen Kurvatur. Außerdem Adhäsionsstränge, die an der Hinterfläche des Magens von dem Ulcus der kleinen Kurvatur zum Pylorusteil ziehen und eine Einkerbung an der großen Kurvatur dicht vor dem Pylorus hervorrufen. Der Pylorus ist nach links und oben verzogen. Adhäsionen zwischen Gallenblase und Pars superior duodeni; diese ist lang ausgezogen, von horizontalem Verlauf und teilweise erweitert.

Abb. 680. Ulcus penetrans der kleinen Kurvatur. Raffung der kleinen Kurvatur. Hohe Linkslage des Pylorus. Tabaksbeutelform des Magens.

Nach 3 Stunden Magen fast gar nicht entleert. Weitere Untersuchung wegen Kollaps des Patienten abgebrochen. Operation: Großes in die Leber und das Pankreas perforiertes Ulcus an der kleinen Kurvatur, in derbes Schwielengewebe eingebettet. Der Pylorus ist an das Ulcus herangerafft und dadurch nach oben und links verzogen. Entsprechende Verlagerung der Pars superior duodeni.

γ) Perigastritis.

Das Magengeschwür führt oft zu entzündlichen und später *narbigen Veränderungen des Peritoneums* in seiner Umgebung. Der Narbenzug kann *Unregelmäßigkeiten* der Magenkontur, Zackenbildungen usw. hervorrufen und Verlagerungen des Magens zur Folge haben. Ferner vermögen *Adhäsionsstränge,* die sich über den Magen hinweg ausspannen, ganze

34*

Abschnitte desselben abzuschnüren und ihre Füllung zu behindern. Endlich kann der Magen durch Verwachsungen mit der Umgebung in seiner normalen Beweglichkeit beschränkt werden. Der Ursprung der Verwachsungen kann allein aus den von diesen hervorgerufenen Erscheinungen natürlich nicht erschlossen werden. Es sind daher in diesem Abschnitt vergleichsweise auch Beispiele von perigastritischen Adhäsionen anderer Entstehung eingefügt worden.

Unregelmäßigkeiten der Magenkonturen infolge Narbenzug des Grundes oder Einschnürung durch seitlich ansetzende Adhäsionsstränge werden hauptsächlich beim organischen Sanduhrmagen an der Schnürfurche und in deren Umgebung, aber auch an anderen Stellen, so nicht selten in der Pylorusgegend (vgl. Abb. 677 und 678) beobachtet.

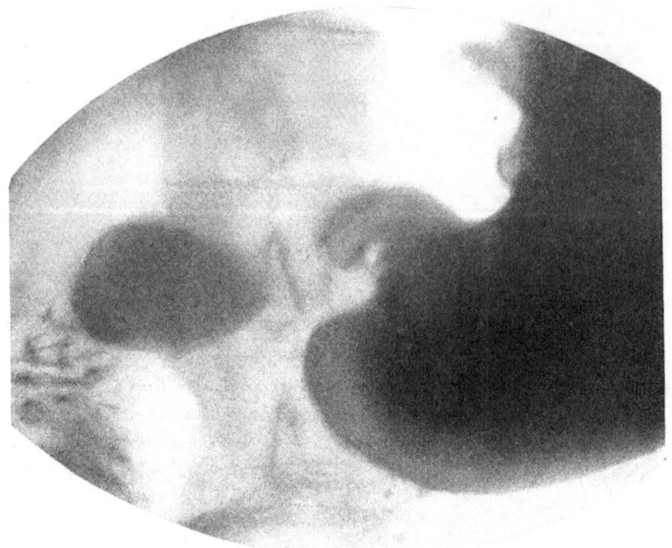

Abb. 681. Derselbe Fall von Abb. 677 und 678 in Rechtsseitenbauchlage. Ulcusnische an der kleinen Kurvatur, Raffung des Pylorus nach links oben; dadurch Einrollung der kleinen Kurvatur. Erweiterung der Pars superior duodeni. Vgl. Operationsskizze Abb. 679.

In der Regio praepylorica ist auch der geradlinige horizontale Verlauf der sog. „präpylorischen Abschlußlinie" von BRÜGEL als Zeichen perigastritischer Adhäsionen beschrieben. Der von ihm mitgeteilte, operativ kontrollierte Fall und auch andere Beobachtungen besonders von FAULHABER beweisen, daß die gerade präpylorische Abschlußlinie in der Tat durch Adhäsionen entstehen kann. Ein ähnliches Bild kommt im Stehen *infolge Sedimentierung* des Kontrastbreies zustande, über dem sich kontrastfreie *Flüssigkeit* lagert. Eine Entscheidung, ob es sich nur um einen Sedimentierungsvorgang handelt, ermöglicht die Beobachtung in Rechtslage, in welcher die gerade Begrenzungslinie einer Flüssigkeitsschicht verschwinden oder sich im Sinne der Wasserwaage anders einstellen muß, die auf Adhäsionen beruhende Kontur dagegen unverändert bestehen bleibt. Aber selbst wenn durch das gleichmäßige Verhalten bei Lagewechsel die Entstehung durch Sedimentierung ausgeschlossen werden kann, erfordert die Beurteilung auffällig geradliniger Konturen des Magenschattens in der präpylorischen Region große Vorsicht, wie folgende Beispiele lehren:

Eine in Abb. 682 und 683 dargestellte geradlinige, nicht genau horizontale Begrenzung der kleinen Kurvatur in der Gegend des verbreiterten Angulus ventriculi wurde durch Druck eines Tumors im linken Leberlappen hervorgerufen. Verwachsungen zwischen Leber und Magen bestanden an dieser Stelle nicht, wohl aber am Pylorus und Duodenum, die von Tumormassen umwachsen waren. Hierdurch wurde auch die Beweglichkeit der benachbarten Magenabschnitte gehemmt. Die genaue Beobachtung bei der Durchleuchtung, welche schwache peristaltische Wellen auch in der Gegend der geraden Begrenzung des Magenschattens an der kleinen Kurvatur erkennen ließ, und die gleichzeitige Palpation der darüberliegenden Geschwulst hatte die Stellung der richtigen Diagnose eines

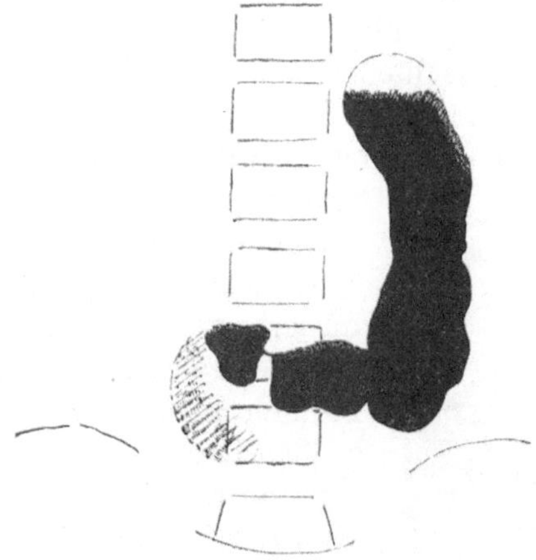

Abb. 682. Geradlinige Begrenzung der Regio praepylorica an der kleinen Kurvatur.
Außerdem rechtwinkelige Knickung zwischen absteigendem und horizontalem Magenschenkel bei Lebertumor. Die geradlinige Begrenzung bleibt im ganzen dauernd bestehen; es sind an ihr aber leichte peristaltische Wellenbewegungen zu erkennen. Darüber ist ein derber Tumor fühlbar. Nach 7 Stunden mäßiger Rest. Klinisch: Palpabler Tumor in der Magengegend. Ikterus. Diagnose: Wegen der eigenartigen Magenbegrenzung an der Regio praepylorica, die im ganzen unverändert besteht, aber doch leichte Wellenbewegung zeigt, wird angenommen, daß es sich um einen darüberliegenden Tumor des linken Leberlappens mit Verwachsungen der Magenwand handelt. Autopsie: Magen frei, primäres Gallenblasencarcinom. Tumorinfiltration des Pankreaskopfes, welche mit der Pförtnergegend des Magens derb verwachsen ist. Leber von Carcinomknoten völlig durchsetzt. (Vgl. auch den ähnlichen Fall in Abb. 699 und 700.)

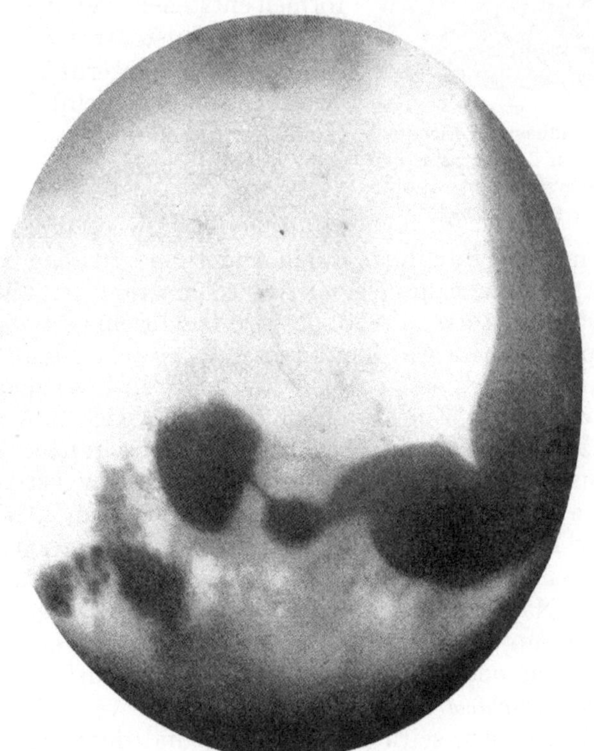

Abb. 683. Derselbe Fall wie Abb. 682 in Schräglage nach $1^1/_2$ Stunden.
Die geradlinige Begrenzung der kleinen Kurvatur in der Regio praepylorica unterhalb des fühlbaren Tumors ist in der gleichen Weise wie früher sichtbar.

extraventrikulären Tumors bei Lebzeiten ermöglicht, die durch die Autopsie bestätigt wurde. Ein ganz ähnliches Verhalten zeigt der in Abb. 699 und 700 abgebildete Fall, bei dem gleichfalls eine gerade, nicht ganz horizontal verlaufende präpylorische Begrenzung der kleinen Kurvatur dauernd beobachtet wurde. Auch hier ergab die Autopsie eine Fixation der Regio praepylorica an einem darüberliegenden carcinomatösen Lebertumor; in diesem Falle war auch das kleine Netz von metastatischen Carcinommassen durchsetzt und heftete den Magen an die Unterfläche der Leber fest an.

Größere Bedeutung kommt für die Diagnose perigastritischer Adhäsionen einer unregelmäßig zackigen Begrenzung des Pylorusteils zu (vgl. Abb. 677 und 678). Doch ist namentlich hier wie auch an allen anderen Stellen dringend zu fordern, daß zu verschiedenen Zeiten und in verschiedenen Lagen stets eine in allen Einzelheiten übereinstimmende Form festgestellt wird. Sonst sind Täuschungen durch vorübergehende peristaltische Phänomene, unvollständige Füllung, Faltenbildung der Magenschleimhaut

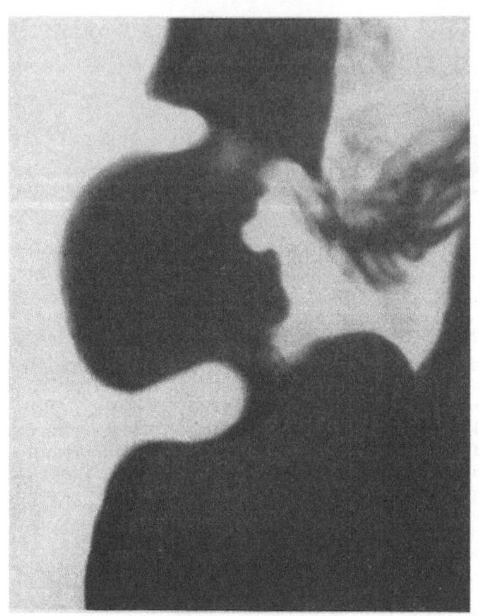

Abb. 684. Umschriebene adhäsive Perigastritis an der kleinen Kurvatur des Antrums bei Cholelithiasis und Cholecystitis (Operation). Aufnahme von Doz. Dr. SIMON-Homberg.

usw. unvermeidlich. Zur Erkennung derart feiner Einzelheiten sind mehrfache Aufnahmen erforderlich, während bei der Durchleuchtung auf Veränderungen der Peristaltik genau zu achten ist. Mit perigastritischen Zacken dürfen die häufigen Zähnelungen und kleinen Einkerbungen an der großen Kurvatur nicht verwechselt werden, welche ganz normalerweise und besonders bei verstärkter Kontraktion der Muscularis mucosae beobachtet werden (vgl. Abb. 618 und 631); sie pflegen besonders deutlich ausgeprägt zu sein, wenn das daneben liegende Colon stark meteoristisch gebläht ist.

Durch *Adhäsionsstränge*, sog. *„Briden“*, welche sich quer oder schräg über den Magen hin ausspannen, können die schon beschriebenen Sanduhrformen entstehen (vgl. Abb. 667), in anderen Fällen aber auch zunächst völlige Abschnürungen eines Magenteils hervorgerufen werden, so daß der Magen wie abgehackt erscheint. Eine Füllung des unteren Teils kommt dann erst allmählich und bisweilen sehr unvollkommen zustande, weil die geringen hindurchgetretenen Breimengen schnell weiterbefördert werden (STIERLIN). Zuweilen kann die Füllung der unteren Magenabschnitte durch Änderung der Lage begünstigt werden. Eine längsverlaufende Schnürfurche durch einen Adhäsionsstrang, der allerdings nicht auf Ulcusbasis entstanden war, zeigt der in Abb. 625/626 beschriebene Fall einer fixierten Gastroptose. Die Regio praepylorica war hierdurch in zwei nebeneinander verlaufende Kanäle geteilt, die voneinander durch eine schmale kontrastfreie Zwischenleiste getrennt wurden.

Narbenschrumpfung und Zug von Adhäsionen bewirken Verlagerungen und Verziehungen des ganzen Magens oder einzelner Magenabschnitte. So ziehen Adhäsionen, die von einem Ulcus der kleinen Kurvatur zum Pylorus hin verlaufen, diesen nach links und oben und geben ebenso wie eine Schrumpfung der kleinen Kurvatur selbst zu einer hohen Linkslage des Pylorus Anlaß (vgl. Abb. 677—680). Pericholecystische Adhäsionen zwischen Gallenblase und Magen ziehen oft den Pylorusteil des Magens nach rechts. Der Pylorus kann durch Narbenstränge auch nach hinten verzogen werden, so daß er bei sagittaler Durchleuchtung hinter dem übrigen Magen verborgen ist und erst bei Drehung in dem ersten schrägen oder frontalen Durchmesser sichtbar wird.

Die *Prüfung der Verschieblichkeit des Magens* unter verschiedenen Bedingungen (bei der Atmung, Baucheinziehen, seitlicher Lagerung und durch die Palpation) dient dazu, festzustellen, ob einzelne durch Adhäsionen befestigte Punkte im Gegensatz zu anderen ihre Lage nicht verändern. Auch diese Untersuchung ist möglichst mehrfach zu wiederholen und gestattet nur sehr vorsichtige Schlüsse. Es ist zu betonen, daß die Diagnose auf perigastritische Adhäsionen eine schwierige Aufgabe ist und nur auf Grund sehr sorgfältiger Beobachtung gestellt werden darf.

δ) Pylorusstenose.

Wohl der häufigste und wichtigste Folgezustand eines Geschwürs in der Pförtnergegend ist die *Pylorusstenose*. Sie kommt durch Schrumpfung eines Ulcus bzw. einer Ulcusnarbe oder auch einer durch Verätzung gesetzten Wandläsion, selten durch perigastritische Adhäsionen zustande. Eine andere Ursache der Pylorusstenose bildet das Carcinom der Pylorusregion, das im Kapitel „Magenkrebs" näher beschrieben werden wird. Selten sind Pylorusstenosen auf dem Boden infektiöser Granulome wie Lues, Tuberkulose, Lymphogranulomatose, Aktinomykose. Auch kann das Bild einer Pylorusstenose entstehen infolge Druck von außen durch benachbarte Organe, insbesondere durch Tumoren, die von der Leber, Gallenblase, Pankreas, Lymphdrüsen usw. ausgehen. Die hier abzuhandelnde Pylorusstenose auf Ulcusbasis kann in sehr verschiedenen Graden auftreten und dementsprechend recht verschiedenartige Erscheinungen im Röntgenbilde hervorrufen.

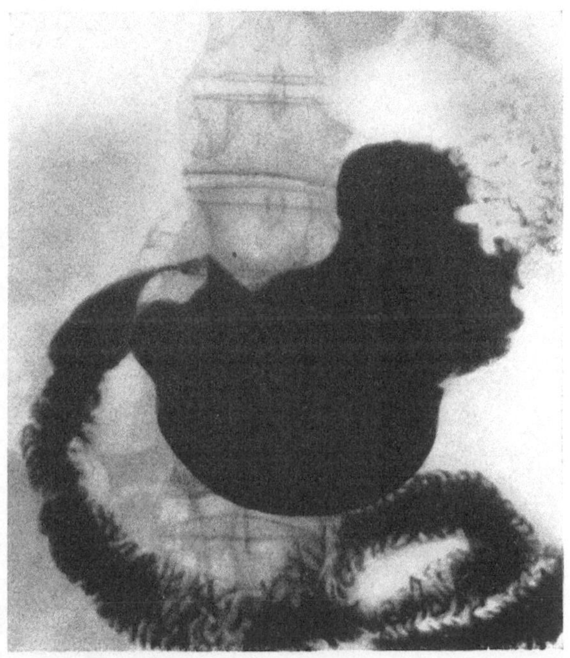

Abb. 685. Präpylorische Stenose auf Ulcusbasis (Autopsiebefund).

Nach einem allgemeinen physiologischen Gesetz führt jede Verengerung in einem der Fortbewegung des Inhalts dienenden System zu einer Verstärkung der vor dem Hindernis befindlichen Kräfte, welche die Bewegung besorgen. Wird hierdurch das Hemmnis ausgeglichen, so bezeichnet man den Vorgang als „Kompensation". Erst wenn die Verstärkung der oberhalb der Stenose gelegenen Muskulatur nicht genügt, die normale Passage des Inhalts aufrechtzuerhalten, sei es, daß das Hindernis zu groß ist oder daß die Muskulatur sekundär erschlafft, so kommt es zu einer Stauung des Inhalts und zu einer Dehnung des suprastenotischen Abschnittes, es tritt eine „Dekompensation" ein.

Das röntgenologische Merkmal einer voll kompensierten Pylorusstenose in den Anfangsstadien ist lediglich eine *Vertiefung der peristaltischen Wellen*, die hoch oben einsetzen, meist langsam über den Magen hinlaufen und schaufelförmig ausladend gegen den Pylorus andrängen. Durch ihre erhöhte Kraftleistung kann die Magenentleerung zunächst in der normalen Zeit besorgt werden. Eine verstärkte Peristaltik findet sich aber auch unter verschiedenen anderen Zuständen bei gesteigerter nervöser Erregbarkeit, unter anderem beim Ulcus pylori und duodeni, ohne daß eine organische Enge am Pylorus vorhanden ist. Jonas betrachtet auch die *Antiperistaltik* als Anfangssymptom der Pylorusstenose; ich sah Antiperistaltik nur bei höheren Graden von Stenose, die außerdem auch durch andere Merkmale gekennzeichnet waren.

Es muß betont werden, daß die altbewährte klinische Untersuchung der nüchternen Aushebung nach einer reichlichen, besonders mit Pflaumen oder Preißelbeeren vermischten Abendmahlzeit der röntgenologischen Rieder-Breimethode und insbesondere der heute üblichen Verwendung einer dünnen Kontrastmittelaufschwemmung für die frühzeitige Erkennung einer leichten Pylorusstenose überlegen ist, da durch sie bereits dann eine Retention nachgewiesen werden kann, wenn die Röntgenuntersuchung noch eine normale Entleerungszeit des Magens ergibt. Es liegt dies aber nicht an Mängeln des Röntgenverfahrens, sondern beruht auf der Tatsache, daß die Kontrastspeise eine geringere Belastungsprobe darstellt als eine reichliche gemischte Mahlzeit.

Wie sinnfällig auch das Röntgenverfahren das Erlahmen des Magens gegenüber einer derartigen Aufgabe kenntlich macht, geht aus einer Beobachtung von SCHWARZ hervor. In diesem Falle einer später operativ bestätigten Pylorusstenose ließ das Röntgenbild des Magens außer verstärkter Peristaltik zunächst nichts Besonderes erkennen. Als der Patient nach einer inzwischen genossenen Mittagsmahlzeit, die aus Suppe, Fleisch und Gemüse bestand, von neuem durchleuchtet wurde, ergab sich ein völlig verändertes Bild.

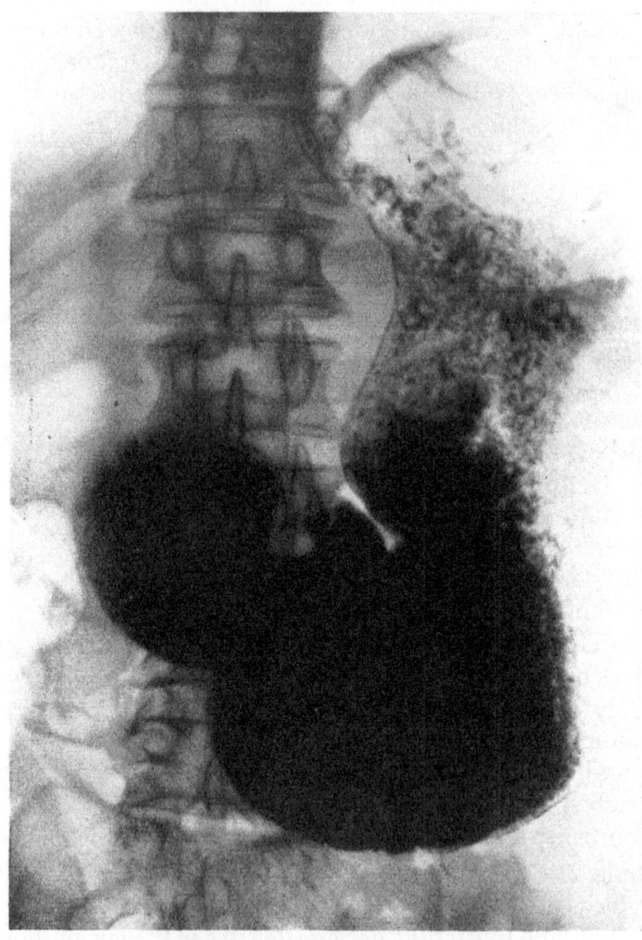

Abb. 686. Pylorusstenose auf Ulcusbasis. Aufnahme im Liegen.
Verbreiterung des Magens, besonders des Antrumteiles. Die fleckige Beschaffenheit in den oberen Magenabschnitten ist durch Mischung des Kontrastbreies mit Magensaft und Speiseresten hervorgerufen.

Der Magen zeigte jetzt eine starke Rechtsdehnung und hochgradige Erschlaffung seiner Wandungen sowie erheblich verminderte Peristaltik, mithin ein Verhalten, wie es nach der Breimahlzeit erst bei höheren Graden von Stenose beobachtet wird.

Hiernach liegt der Gedanke nahe, auch die röntgenologische Prüfung des Magens gegenüber qualitativ schwerer verdaulichen Massen, die mit einem Kontrastmittel versetzt werden, zu einer Methode zur Feststellung geringerer Grade von motorischer Insuffizienz auszubauen. COLE hat auch die Verabfolgung einer aus Fleisch, Kartoffeln und Weißbrot bestehenden Mahlzeit nach vorher eingenommener Wismutaufschwemmung empfohlen und gibt an, daß dabei das Kontrastmittel die Speisen gleichmäßig durchdringe. Bei uns hat die Methode noch keine allgemeine Anwendung gefunden. Für den Kliniker liegt auch kein Bedürfnis danach vor, da er sein Urteil nicht allein auf das Ergebnis einer Röntgenuntersuchung, sondern auf die Summe der mit verschiedenen Methoden erhaltenen Ergebnisse zu gründen gewohnt ist, unter denen die nüchterne

Aushebeerung nach einer am Abend vorher gegebenen reichlichen Mahlzeit nicht fehlen soll. Um brauchbare Vergleiche zu haben, empfiehlt es sich, zunächst in jedem Fall die röntgenologische Prüfung mittels der Kontrastmahlzeit vorzunehmen und bis zur Magenentleerung jede Nahrungsaufnahme zu untersagen. Für besondere Zwecke können dann unter Umständen Abänderungen mit Erfolg verwandt werden.

Der nächst höhere Grad einer Pylorusstenose zeigt sich in einer *Verzögerung der Magenentleerung*. Nach der allgemein bestätigten Angabe von HAUDEK wird für den RIEDERschen Kontrastbrei die obere Grenze einer normalen Magenentleerung zu 6 Stunden angegeben. Bei Hypersekretion finden sich nicht selten nach 6 Stunden noch Wandbeschläge

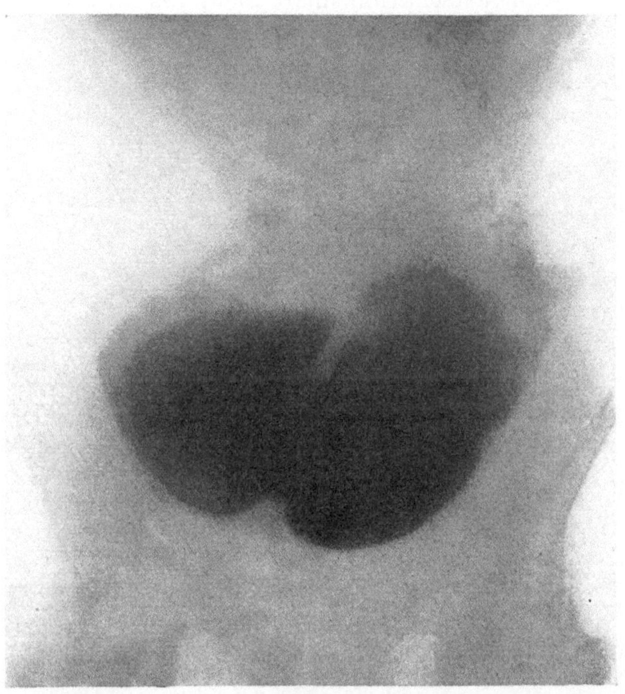

Abb. 687. Pylorusstenose infolge Ulcusnarbe.
Starke Gastrektasie mit Rechtsdehnung. Tief einschneidende Stenosenperistaltik. Retention über 24 Stunden hinaus.
Klinisch: Langjährige Ulcusbeschwerden. Hyperacidität. Sarcine. Nüchternretention. Operation: Pylorusstenose infolge Ulcusnarbe.

der großen Kurvatur am unteren Pol und auch deutliche Restmengen, die sich innerhalb des flüssigen Magensaftes niedersetzen und am Boden zurückbleiben. Außerdem werden 6-Stunden-Reste, die aber ein Viertel der vollen Mahlzeit nicht überschreiten, auch bei Atonie beobachtet. Größere Reste von mehr als einem Viertel der Mahlzeit nach 6 Stunden, die einer Entleerungszeit von über 12 Stunden entsprechen, lassen nach HAUDEK auf organische Pylorusstenose oder Pylorospasmus als Begleiterscheinung einer Magenwandläsion schließen, Reste nach 24 Stunden zumeist auf Pylorusstenose.

Der in Abb. 523—526 auf S. 441 beschriebene Fall, in welchem eine 24stündige Retention allein infolge nervöser Einflüsse zustande gekommen war, stellt eine zwar theoretisch sehr bemerkenswerte, aber doch so seltene Ausnahme dar, daß dadurch die vorstehende Regel bezüglich ihrer Anwendung auf die allgemeine Praxis nicht wesentlich erschüttert wird.

Auf das Stadium einer verstärkten Kontraktion folgt eine zunächst nur zeitweise, später fast dauernd auftretende *Erschlaffung*, die außer der Peristaltik auch den allgemeinen Tonus, die Peristole, betrifft. Der große Einfluß des Tonus auf die Magenform wurde bereits früher erörtert und ist sehr deutlich aus der S. 540 geschilderten Beobachtung von SCHWARZ zu ersehen, bei welcher der Magen vor und nach der Mittagsmahlzeit eine völlig andere Form aufwies. Im atonischen Stadium erscheint der Magen gedehnt, schlaff, die große Kurvatur reicht weiter nach unten und gleichzeitig nach rechts hinüber. Beim Eintritt der Speisen in den Magen werden die Bissen nicht wie gewöhnlich von der Magenwand schon im oberen Teil fest umschlossen, sondern sie fallen, ohne Widerstand zu finden, auf den Boden des schlaffen Sackes hinunter. Hier sammelt sich der Brei an, während die oberen Abschnitte frei bleiben. Oft bildet sich oberhalb des Breies eine Schicht von Magensaft, der bei Ulcusstenose häufig in stark vermehrter Menge abgesondert wird. Die Verflüssigung der Mahlzeit begünstigt eine Sedimentierung der schweren Kontrastmittel. Dadurch entsteht eine *horizontale Begrenzung des Kontrastschattens*, mit welcher sich dieser von der darüber stehenden Flüssigkeit absetzt. Zunächst steht diese Grenzlinie noch in Höhe des absteigenden Magenschenkels, so daß die kleine Kurvatur wenigstens teilweise sichtbar ist. In höheren Graden der Erschlaffung und Erweiterung reicht der Kontrastschatten nicht mehr bis an die kleine Kurvatur heran,

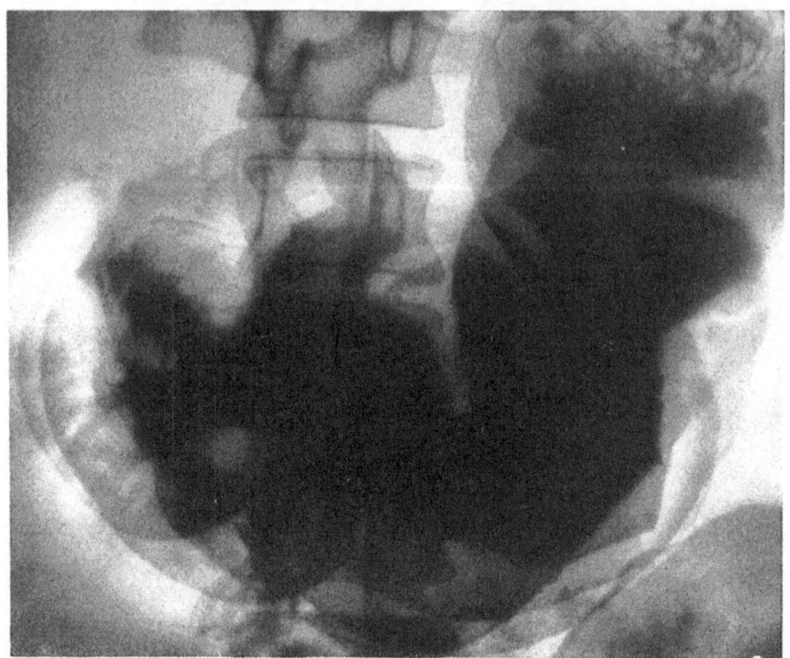

Abb. 688. Stenosenperistaltik bei Pylorusstenose infolge eines Ulcus duodeni chronicum (Polygramm).

sondern bildet eine quer die ganze Breite des Magensackes unterhalb des Angulus durchziehende obere Grenzlinie. Dadurch, daß die erschlaffte große Kurvatur am unteren Magenpol eine gleichmäßige Rundung zeigt, entsteht so das Bild eines *Kreissegments* bzw. eines liegenden *Halbmonds*, das für das voll ausgebildete atonische Stadium der Pylorusstenose charakteristisch ist (vgl. Abb. 689). Während in früheren Zeiten der Entwicklung noch Zustände von erhaltenem Tonus und Erschlaffung miteinander abwechseln, bleibt schließlich das Bild des liegenden Halbmondes unverändert bestehen.

Das Verhalten der Peristaltik ist an sich unabhängig von dem allgemeinen Tonus der Magenwandungen. Häufig sieht man sogar am atonischen Magen zunächst nach Einnahme der Mahlzeit eine sehr ausdrucksvolle Peristaltik mit sehr vertieften, aber langsam fortschreitenden Wellen, so daß gleichzeitig in einem Bilde mehrere Wellen sichtbar sind *(Stenosenperistaltik)*. Oft erlahmt aber die Peristaltik schon nach kurzer Zeit und man nimmt keine Bewegung oder höchstens ganz flache Wellen an dem schlaffen Magensack wahr. In diesem Stadium ist neben der regulären häufig auch eine entgegengesetzte Peristaltik zu beobachten. Es handelt sich hier ohne allen Zweifel um echte *Antiperistaltik*, die schon lange vor der Röntgenära durch die direkte Besichtigung durch die Bauchdecken hindurch sichergestellt war, so daß die lebhafte Erörterung, die unter den Röntgenologen lange darüber geführt wurde, ob eine Antiperistaltik überhaupt am Magen vorkommt, für den Kliniker erstaunlich ist.

Die höheren Grade der Pylorusstenose sind durch die zunehmende *Erweiterung des Magens* gekennzeichnet. Dabei fällt bisweilen auch schon in früheren Stadien eine besondere Erweiterung des präpylorischen Abschnittes auf, die am deutlichsten oder bei einer Sedimentation des Breies ausschließlich in *Rechtslage* hervortritt. Die Erweiterung des Magensackes und zunehmende Atonie führt zu einer *Senkung des unteren Pols.* Besonders charakteristisch ist die ständig wachsende *Verbreiterung des Magens nach rechts.* Hierbei wird auch der *Pylorus nach rechts verlagert* und damit die „Rechtsdistanz" des Pylorus von der Mittellinie vergrößert; bei stärkeren Graden der Magenerweiterung kann aber der durch seine Verbindung mit dem Duodenum in seiner Bewegungsfreiheit beschränkte Pylorus nicht dem präpylorischen Abschnitt folgen und dieser überragt alsdann den Pylorus

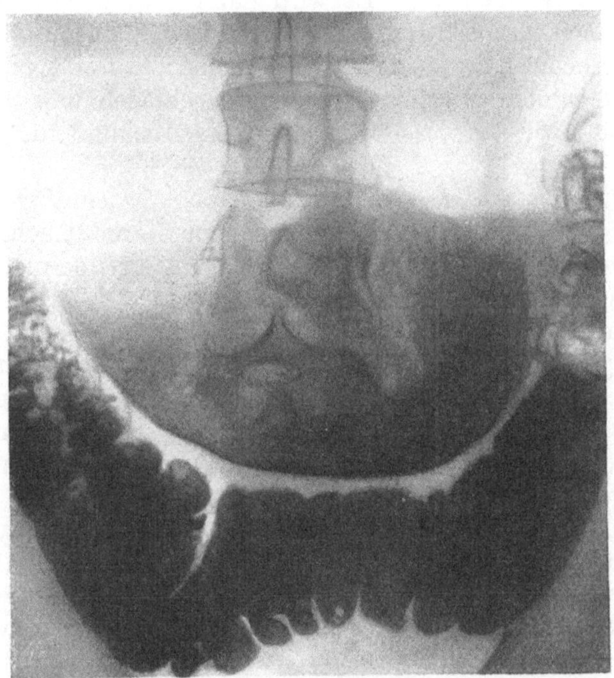

Abb. 689. Pylorusstenose. Aufnahme im Stehen.
Aufnahme nach 24 Stunden. Halbmondförmiger Rest in dem stark erweiterten Magen.

nach rechts. Die rechtsseitige Begrenzung des Magenschattens, welcher normalerweise die Mittellinie nicht mehr als um drei Querfinger überschreiten soll, kann über Handbreite darüber hinausrücken. Schließlich nimmt der breigefüllte Abschnitt eine bilateral-symmetrische Form an. Der *Halbmond* liegt über dem Beckeneingang und reicht ebensoweit nach rechts wie nach links bis fast an die Beckenschaufeln heran. Eine nennenswerte Verminderung des Kontrastbreies ist in diesem Zustande oft auch bei tagelanger Beobachtung nicht wahrzunehmen.

Differentialdiagnose der Pylorusstenose. Die Pylorusregion wird bei der hochgradigen Erschlaffung des Magens in aufrechter Stellung des Patienten gewöhnlich nicht dargestellt, da die obere Grenzlinie bei stärkerer Erweiterung meist nicht einmai bis an die kleine Kurvatur heranreicht. Doch kann sie durch Rechtslage kenntlich gemacht werden. Diese Untersuchung ist unerläßlich, um eine *Ulcusstenose,* bei welcher unter Umständen die S. 528 beschriebenen, meist nicht erheblichen Formveränderungen gefunden werden, von einem *Carcinom der Pylorusgegend* zu unterscheiden, das gewöhnlich durch einen unregelmäßigen Schattendefekt kurz vor dem Pylorus ausgezeichnet ist. Allerdings kommen auch Fälle vor, in denen ein kleines schrumpfendes Carcinom ohne wesentliche Tumorentwicklung sich auf den Pylorus selbst beschränkt und deshalb zu keinem erheblichen Defekt führt. Dann kann eine Unterscheidung von einer Ulcusstenose allein nach dem Röntgenbefund sehr schwierig (vgl. Abb. 729) oder gar unmöglich sein.

Am besten sind feine Einzelheiten dieser Gegend bei Durchleuchtung und auf anschließenden gezielten Serienaufnahmen zu beurteilen, die nach Füllung der Regio pylorica mittelst einer Kontrastmittelaufschwemmung in Rechtsseitenlage sodann am stehenden Patienten vorgenommen werden. Es sind hierbei alle bei Besprechung des Ulcus duodeni geschilderten Einzelheiten der Technik zu berücksichtigen, entsprechend der Tatsache, daß die sog. Pylorusstenosen häufiger aus einem nahe dem Pylorus sitzenden Ulcus duodeni als aus einem Ulcus pylori selbst hervorgehen. Diese Unterscheidung ist jedoch praktisch von geringer Wichtigkeit.

Für ein Ulcus und gegen Carcinom wird auch ein hoher Grad der Erweiterung verwertet, da im allgemeinen hierzu ein längeres Bestehen erforderlich ist, die Carcinome hingegen selten eine so lange Entwicklung haben. Es kommen aber auch sehr starke Erweiterungen bei Carcinomen vor. Es wird dann gewöhnlich, und zwar wohl meist mit Recht angenommen, daß sich ein Carcinom auf einem Ulcus oder einer Ulcusnarbe entwickelt hat. Ich kenne aber auch mehrere Krebsfälle mit typisch atonischer Halbmondform im Röntgenbilde mit höchstgradiger Rechtsdehnung, bei denen weder die Anamnese, noch später die Autopsie irgendeinen Anhaltspunkt für das frühere Bestehen eines Ulcus finden ließ.

Auch bei der *angeborenen Pylorusstenose*, insbesondere dem *Pylorospasmus der Säuglinge*, ergibt die Röntgenuntersuchung entsprechende Kennzeichen, die von WILLI auf Grund einer größeren Reihe derartiger Beobachtungen folgendermaßen zusammengefaßt sind: Die Größe des Magens ist wechselnd, sie nimmt mit der Dauer der Erkrankung zu; auch die Magenform ist verschieden und kann im Einzelfall einem starken Wechsel, je nach dem Erregungszustande des Magens, unterworfen sein; charakteristisch ist die vertiefte Peristaltik, welche vorübergehend bei Erschlaffung des Magens aufhören kann; die Magenentleerung ist stets verzögert; häufig ist eine schüsselförmige Erweiterung des präpylorischen Abschnittes; oft kann eine Verdickung der Magenwand nachgewiesen werden, welche gegenüber dem gasgefüllten Colon zum Ausdruck kommt. FRIMANN-DAHL weist auf das schmale nadelförmige Ausgußband der präpylorischen (Canalis-) Region hin, das freilich oft erst nach längerer Palpation erhältlich ist. Es entspricht dem anatomischen Befund der Muskelhypertrophie, die diesen Abschnitt mehr als den Pylorus selbst betrifft (ASCHOFF, FORSELL). Der so verlängerte Pyloruskanal zeigt meist einen nach rechts oben gerichteten, leicht nach außen gekrümmten Verlauf.

Von der einfach *atonischen Gastrektasie* ist die Pylorusstenose gewöhnlich leicht zu unterscheiden, da bei jener sowohl die verstärkte Peristaltik als eine erhebliche Verbreiterung des Magenschattens nach rechts zu fehlen pflegt und die Retention auch selten höhere Grade erreicht; es handelt sich hier höchstens um Entleerungszeiten von 6—12 Stunden.

Größere Schwierigkeiten kann die Trennung der Pylorusstenose von einem *Pylorospasmus* ohne anatomische Stenose bereiten, welcher sowohl bei einem nicht stenosierenden Ulcus am Pylorus als bei krankhaften Zuständen an anderen Stellen z. B. bei Ulcus duodeni, Cholelithiasis und endlich aus angeborener Ursache beobachtet wird. Häufig wird auch die organische Pylorusstenose durch einen Pylorospasmus begleitet und verstärkt. Wenn auch die zuletzt beschriebenen Bilder einer höchstgradigen Erweiterung und totalen Erschlaffung des Magens nur organischen Stenosen, und zwar vorwiegend solchen auf Ulcusbasis zukommen, so werden doch die früheren Stadien, die nur durch verstärkte Peristaltik und mäßige Verbreiterung des Magenschattens nach rechts sowie eine mäßige Motilitätsstörung von 6—12 oder jedenfalls nicht mehr als 24 Stunden gekennzeichnet sind, sowohl beim Pylorospasmus ohne anatomische Enge des Pylorus als auch bei organischer Pylorusstenose beobachtet. Ohne weitere Hilfsmittel ist dann eine Differentialdiagnose, zumal bei nur einmaliger Untersuchung, nicht möglich. ANDERSEN verwertet einen Wechsel in der Breite des zusammengezogenen Lumens zur Unterscheidung von einer organischen, insbesondere carcinomatösen Stenose.

Die zunächst unternommenen Versuche, durch *Atropin* den Spasmus des Pylorus zu beseitigen, haben meist versagt. OETVÖS fand sogar bei Geschwüren des Magens und Duodenums namentlich in der Pylorusgegend eine Verzögerung der Entleerung, die er auf Steigerung des von dem Ulcus erzeugten Pylorospasmus durch die Atropinwirkung zurückführt. Dagegen empfahlen HOLZKNECHT und SGALITZER das *Papaverin*, welches an der Muskulatur selbst angreift, als Unterscheidungsmittel zwischen einer organischen und einer spastischen Natur der Stenose.

f) Komplikationen des Magengeschwürs.

Perforation in die Bauchhöhle ist in einigen Fällen röntgenologisch beobachtet worden. In einem von ROSENTHAL beschriebenen Falle hatte das vor der Perforation aufgenommene Röntgenbild eine Ulcusnische und eine gegenüberliegende spastische Einschnürung an der großen Kurvatur gezeigt. Eine nach plötzlichem Verfall wiederholte Röntgenuntersuchung ergab, daß der Wismutbrei in Höhe der Ulcusnische seitlich ins Abdomen eintrat und dort eine weit nach rechts sich erstreckende querverlaufende Schicht bildete. Erst später füllte sich der übrige Teil des Magens unterhalb der Perforationsstelle. Der Fall ging in Heilung aus. Es konnte durch fortlaufende Untersuchungen die zunehmende Verkleinerung des außerhalb des Magens in die Bauchhöhle ausgetretenen Kontrastbreies bis zur Wiederherstellung des Bildes vor der Perforation verfolgt werden. Die Beobachtung eines gleichen Falles wird wohl kaum wiederholt werden, da die Füllung des Magens und insbesondere der Bauchhöhle mit Kontrastbrei bei Verdacht oder Nachweis einer Perforation den meisten nicht unbedenklich erscheinen wird.

Dagegen ist der *Austritt von Gas in die freie Bauchhöhle* durch ein perforiertes Magengeschwür schon mehrfach beobachtet worden. Ich sah einen sehr charakteristischen Fall, der zusammen mit gleichartigen Beobachtungen nach Perforation des Duodenums im Abschnitt „Peritoneum" näher beschrieben werden wird (vgl. S. 751 und Abb. 990). Der Austritt von Gas in die Bauchhöhle ist durch die *Bildung eines hellen Luftraumes unter dem Zwerchfell* gekennzeichnet, der bei aufrechter Stellung sehr deutlich hervortritt, bei Rückenlage verschwindet. Dieser Umstand sowie die fehlende Haustrenzeichnung und am sichersten der Nachweis des Colons an anderer Stelle durch einen Einlauf, schützt vor einer Verwechslung mit dem sonst ähnlichen Bilde eines gasgeblähten Colons, das zwischen Leberoberfläche und Diaphragma emporgestiegen ist.

Kommt es außerdem zum *Austritt von flüssigem Mageninhalt* oder einer *Eiterung* in der Bauchhöhle, so entsteht *ein horizontaler*, bei Lagewechsel sich stets im Sinne der Wasserwaage einstellender *Flüssigkeitsspiegel* unterhalb der Gasblase (vgl. Abb. 1005 und 1006 und S. 759). Ein weiterer derartiger Fall von subphrenischem Gasabsceß im Anschluß an ein perforiertes Magengeschwür ist von HÖPER mitgeteilt.

Das Ulcus pepticum jejuni wird S. 585 besprochen (vgl. Abb. 753—755).

Magen-Jejunum-Colonfistel. Die beim Magenulcus nach einer Gastroenterostomie nicht ganz selten auftretende *Magen-Jejunum-Colonfistel*, die durch Perforation eines Ulcus pepticum jejuni ins Colon transversum zustande kommt, wird zusammen mit der häufiger vorkommenden Magen-Colonfistel auf carcinomatöser Basis beschrieben werden (vgl. S. 588 und Abb. 761).

Die carcinomatöse Entartung eines Magengeschwürs wird S. 572 besprochen.

7. *Magenkrebs.*

Auch die Erkennung des *Magenkrebses* ist durch die Röntgenuntersuchung, und zwar wiederum in erster Linie durch die grundlegenden Arbeiten der Wiener Schule unter HOLZKNECHT wesentlich gefördert worden, wenngleich das erstrebenswerte Ziel einer Frühdiagnose nur in seltenen Fällen erreicht wird. Der Hinderungsgrund liegt aber weniger in einem Mangel des Verfahrens, welches schon Geschwülste von Erbsengröße und darunter erkennen läßt, als in anderen Umständen. Einmal kommen so kleine Tumoren nur äußerst selten zur Untersuchung, denn die von einem beginnenden Carcinom verursachten Beschwerden sind meist so unbedeutend und uncharakteristisch, daß die

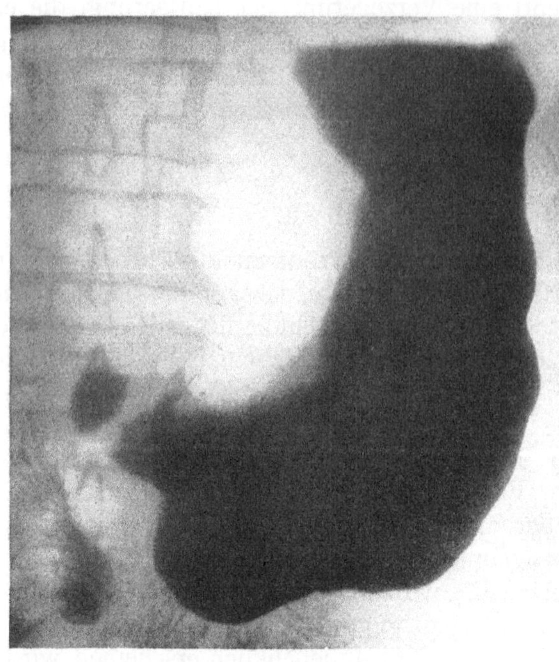

Abb. 690. Magencarcinom.
Im prallen Füllungsbilde keine deutlichen Schattendefekte sichtbar, während diese bei Schleimhautdarstellung in Abb. 691 deutlich zum Ausdruck kommen.

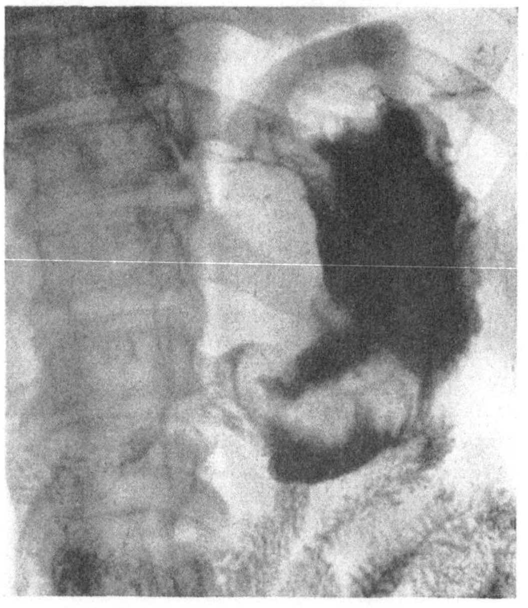

Abb. 691. Magencarcinom. Schleimhautdarstellung desselben Falles von Abb. 690.
Bei Schleimhautdarstellung große Schattendefekte in den unteren Magenschatten, welche bei praller Füllung in Abb. 690 nicht kenntlich waren.

Patienten deshalb keinen Arzt zu Rate ziehen. Sodann erfolgt die Ausbreitung des Krebses in vielen Fällen weniger ausgesprochen tumorbildend in das Magenlumen hinein als infiltrierend innerhalb der Magenwandung, wobei keine charakteristischen Änderungen des Füllungsbildes zustande kommen. Auch wenn der Nachweis eines erst in der Entstehung begriffenen Tumors geglückt ist, sind damit leider noch keine sicheren Aussichten für eine Radikaloperation gegeben, da die Metastasierung unabhängig von der Größe der Primärgeschwulst vor sich geht. So fanden sich in einem der kleinsten von mir durch die Röntgenuntersuchung festgestellten Carcinome von wenig mehr als Bohnengröße so ausgedehnte Drüsenmetastasen, daß an eine operative Entfernung gar nicht zu denken war.

Trotzdem sind die Leistungen des Röntgenverfahrens für die Diagnose des Magenkrebses nicht zu unterschätzen. Von den Magenschwülsten, die mit den sonstigen Untersuchungsmethoden diagnostiziert werden, ergeben fast alle einen deutlichen Röntgenbefund. Durch die Röntgenuntersuchung können aber außerdem viele Tumoren erkannt werden, die noch nicht palpabel sind und bei denen auch die chemische und mikroskopische Untersuchung des Mageninhalts keinen sicheren Bescheid gibt, der äußerst wertvolle und nur selten versagende Nachweis okkulter Blutungen aber andere Entstehungsmöglichkeiten offen läßt. Ein bei wiederholter genauer Röntgenuntersuchung erhobener negativer Befund macht das Vorhandensein eines Carcinoms sehr unwahrscheinlich, wenn er auch keinen sicheren Ausschluß erlaubt. Bei dem Vorhandensein einer palpablen Geschwulst fraglichen Ursprungs ermöglicht die Röntgendurchleuchtung fast in allen Fällen die Entscheidung zwischen intra- und extraventrikulären Tumoren. Endlich gibt die Röntgenuntersuchung wie keine andere Methode Auskunft über den Sitz und die Ausdehnung sowie über die grob-anatomische Gestalt einer Geschwulst und damit gewisse Hinweise bezüglich der Operabilität und der Operationstechnik, wobei allerdings die wichtigste Frage der Metastasenbildung offen bleibt. Diese kann in manchen Fällen, bei denen sonst kein klinischer Anhaltspunkt dafür besteht, durch eine Röntgenuntersuchung der Lunge und Knochen in positivem Sinne beantwortet werden.

Das berechtigte Streben nach einer möglichst rechtzeitigen Frühdiagnose hat zu dem Versuch geführt, schon *präcanceröse Veränderungen* aufzudecken. Als solche sind nach den vorliegenden Erfahrungen vor allem polypöse und warzige oder infiltrierende gastritische Veränderungen der Schleimhaut zu nennen. Diese können in der Tat durch die Darstellung des Schleimhautreliefs im Röntgenbild erkannt werden; es bleiben dann aber bezüglich des Carcinoms lediglich Verdachtsdiagnosen. Auch diese sind aber wertvoll, weil sie zur sorgfältigen Überwachung mittels röntgenologischer und gastroskopischer Kontrolluntersuchungen auffordern.

Technik. Bezüglich der Technik ist auf das bei der allgemeinen Besprechung der Magenuntersuchung und beim Ulcus Gesagte zu verweisen. Es sei hier nur besonders an die Vorzüge der *Durchleuchtung* erinnert, die den Blick auf die verdächtige Stelle lenkt, den Vergleich mit einer gleichzeitigen Palpation erlaubt und über die passive Beweglichkeit sowie über die aktiven Bewegungsphänomene Auskunft erteilt. Die Durchleuchtung ist in verschiedenen Richtungen und Stellungen auszuführen und gibt oft erst die Unterlagen dafür, unter welchen Bedingungen die Aufnahme einen Aufschluß zu erteilen vermag. Die *Aufnahme* hat den Vorzug, daß hierdurch kleinste Formveränderungen, die bei der Durchleuchtung nicht so genau erkannt werden können, in klarer Weise dargestellt werden. Äußerst wertvoll ist der Vergleich mehrerer sog. gezielter Blendenaufnahmen und die Feststellung, ob bestimmte Einzelheiten, die an sich keinen entscheidenden Schluß zulassen, auf allen Bildern in der gleichen Weise wiederkehren und dadurch einen an sich unsicheren Befund zu einem beweisenden pathognomonischen Zeichen erheben. Eine Übersichtsaufnahme des stehenden Patienten gleich

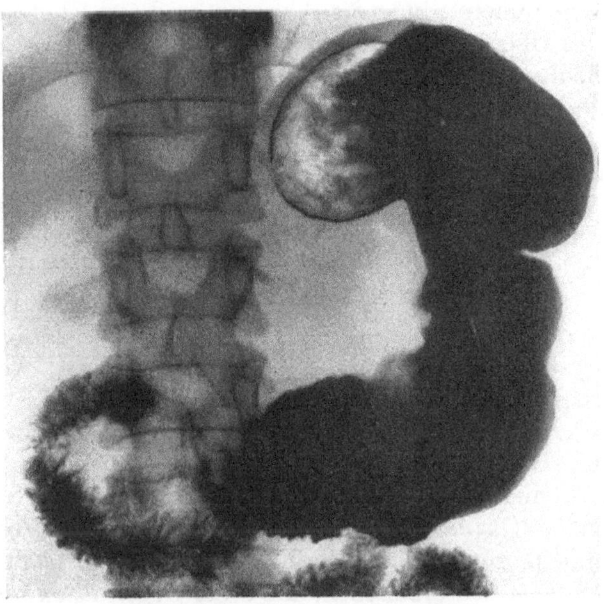

Abb. 692. Carcinoma ventriculi.

Bei praller Fullung Unregelmäßigkeiten an der kleinen Kurvatur im Korpusabschnitt deutlich im Gegensatz zu der in diesem Fall uncharakteristischen Schleimhautdarstellung; vgl. Abb. 693.

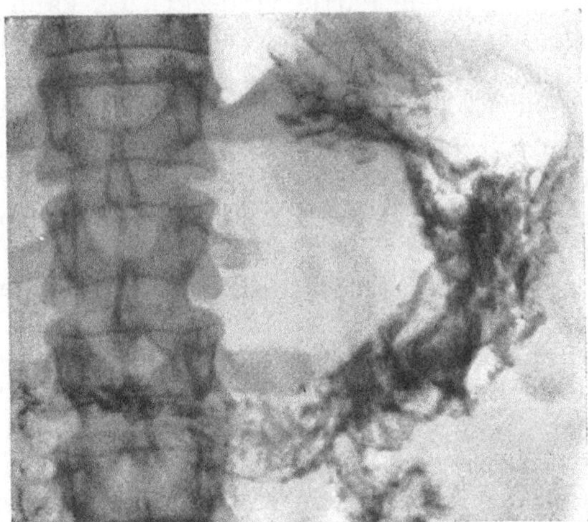

Abb. 693. Schleimhautaufnahme desselben Falles von Abb. 692 bei Magencarcinom.

In diesem Falle kommen Unregelmäßigkeiten der Kontur bei der Schleimhautdarstellung nicht so deutlich wie bei der prallen Füllung in Abb. 692 zum Ausdruck.

nach Einnahme der Mahlzeit halte ich in jedem Falle für erwünscht. Unter Umständen können *Restaufnahmen* wertvoll sein, die über die Anwesenheit kleiner Reste nach Entleerung des größten Teils des Mageninhalts unterrichten, welche in Buchten der Geschwulst zurückbleiben und bei der Durchleuchtung oft nicht so klar erkannt werden können. Am wichtigsten ist die Darstellung des Schleimhautreliefs mittels geringer Mengen einer wäßrigen Kontrastmittelaufschwemmung bei Ausübung eines richtig dosierten Druckes.

Hierbei kommen Schattendefekte des Tumors, der in das Magenlumen vorspringt, und Änderungen des Faltenreliefs, welche durch Geschwülste und auch Infiltrationen der Wand hervorgerufen werden, häufig am besten zur Darstellung. Ein Vergleich der Bilder, welche einerseits ein vollständiges Ausgußbild des Lumens und andererseits das Schleimhautrelief darstellen, zeigt oft die Überlegenheit der letzteren für die Carcinomdiagnose, wie z. B. eine Gegenüberstellung der Abb. 690 und 691 lehrt; doch kommen auch Fälle vor, in denen das Übersichtsbild nach praller Füllung die Veränderungen klarer erkennen läßt als das Schleimhautrelief (vgl. Abb. 692 und 693). Im allgemeinen ist es leichter, typische Veränderungen der Randkonturen am prallen Füllungsbilde zu erkennen; dagegen kommen feinere, nicht gerade am Rande gelegene Veränderungen, die bei vollständiger Füllung häufig verdeckt werden, im Schleimhautrelief gut zum Ausdruck. Die Deutung der Schleimhautbilder erfordert wegen ihrer starken Veränderlichkeit durch alle möglichen Einflüsse weit größere Erfahrung und Kritik als die der Bilder bei praller Füllung. Am meisten empfiehlt es sich, beide Darstellungen nebeneinander auszuführen.

Im einzelnen ist besonders dort, wo ein Kardiacarcinom in Frage kommt, die Notwendigkeit zu betonen, der Magenuntersuchung eine *Durchleuchtung des Ösophagus* im schrägen Durchmesser vorangehen zu lassen. Am besten wird diese Untersuchung regelmäßig in jedem Falle vorgenommen. Ferner ist unter Umständen die Untersuchung in *Rückenlage mit erhöhtem Becken* und tiefliegendem Kopfe angezeigt, um die sonst nicht mit Brei gefüllte Pars cardiaca (Fornix) darzustellen. Bisweilen kann gerade hier die Durchleuchtung des stehenden Patienten nach *Luftaufblähung und gleichzeitiger Darreichung einer Kontrastmittelaufschwemmung* Vorzüge vor der Breiuntersuchung haben und die direkte Darstellung des Tumors ermöglichen. Beim Nachweis der Pyloruscarcinome ist hervorzuheben, daß diese Gegend sich besonders bei der Untersuchung im Stehen bisweilen nicht füllt, eine Aufnahme in oder nach *Rechtslage* dagegen einen vollständigen Ausguß dieser Partie verschafft. Bei Aufnahmen in *Schräglage* ist darauf zu achten, daß nicht ein anderer Abschnitt des nach der tieferen Seite hinüberfallenden Magens die in Frage stehende Partie verdeckt. Es kann dies durch geeignete Abstufung der Schräglagerung oder Seitwärtsdrängung des Magens verhindert werden. Kurz vor der Aufnahme ist das Bild auf dem Leuchtschirm richtig einzustellen.

Die Kombination der Röntgendurchleuchtung mit der *Palpation* hat beim Carcinomnachweis besondere Wichtigkeit, um die Beziehungen eines fühlbaren Tumors zum Magenschatten klarzustellen und dadurch eine intra- und extraventrikuläre Geschwulst zu unterscheiden. Oft gelingt die Palpation erst, nachdem die Aufmerksamkeit durch den sichtbaren Schattendefekt auf eine bestimmte Stelle gelenkt ist. Sie ist am besten in Rückenlage auf dem Trochoskop, unter Umständen bei erhöhtem Becken und erschlafften Bauchdecken auszuführen. Die Frage der *Verschieblichkeit* endlich wird durch Untersuchung in verschiedenen Stellungen, besonders auch in verschiedenen Seitenlagen auf dem Trochoskop sowie durch Palpation vor dem Schirm entschieden. Um die Beweglichkeit gegenüber dem Quercolon zu prüfen, kann es erforderlich sein, wenn dieses gefüllt ist (meist nach 24 Stunden), gleichzeitig den Magen durch nochmalige Verabreichung von Brei oder einer Aufschwemmung darzustellen und dann zu untersuchen, ob beide Organe voneinander durch Palpation zu trennen sind oder nicht.

Die *peristaltischen Phänomene* werden durch eine sorgfältige *Durchleuchtung* erkannt. Für den Praktiker ist die von KÄSTLE, RIEDER und ROSENTHAL empfohlene *Röntgenkinematographie*, wenn sonstige Zeichen eines Tumors nachgewiesen sind, meist entbehrlich. Doch können feine Veränderungen des Bewegungsablaufs, die dem Auge entgehen, noch auf übereinander gepausten kinematographischen Aufnahmen festgestellt werden, wie besonders FRAENKEL gezeigt hat. Auch in kurzen Zeitabständen aufgenommene, auf denselben Film projizierte Bilder, sog. Polygramme (LEVY-DORN), lassen mitunter örtliche Abweichungen der Peristaltik erkennen. Der Nachweis solcher Störungen ist besonders dort wichtig, wo die Darstellung eines Tumors nicht gelingt, aber aus sonstigen Anzeichen der Verdacht eines Carcinoms erweckt ist.

a) Einzelne Kennzeichen des Magencarcinoms.

Das Röntgenbild ist je nach der Form des Carcinoms, das als scharf umschriebener Tumor oder als diffuse Wandinfiltration oder als Mischform zwischen beiden auftreten kann, und je nach dem Sitz der Geschwulst sehr verschieden. Es sollen hier zunächst die allgemeinen Kennzeichen besprochen werden.

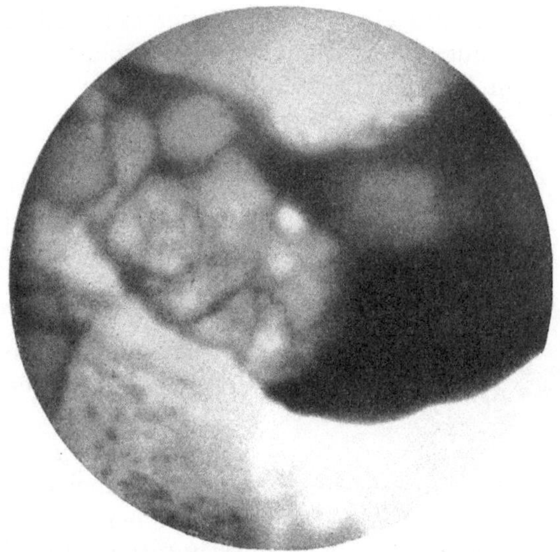

Abb. 694. Carcinom der Regio praepylorica. Schleimhautdarstellung. Grobknolliges Tumorrelief.

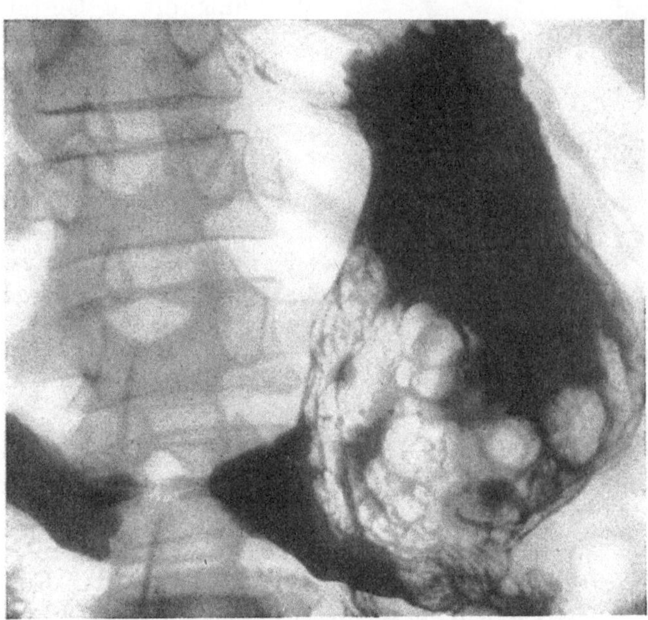

Abb. 695. Expansiv wucherndes Magencarcinom. Oberflächendarstellung.

1. Füllungsdefekt. Das wichtigste Merkmal des Tumors ist der durch ihn hervorgerufene *Füllungsdefekt* (HOLZKNECHT und JONAS), der im Röntgenbild als *Aussparung* des Magens erscheint. Dieses Zeichen steht somit im Gegensatz zur Ulcusnische, die einen dem Magenfüllungsbild außen angelagerten Zuwachs bildet. Der Füllungsdefekt hat je nach der Form und Ausdehnung des Tumors eine sehr verschiedene Gestalt. Er tritt am schärfsten bei circumscripten knotigen, blumenkohlartigen und polypösen Tumoren

hervor, dagegen ist er bei flach infiltrierenden Carcinomen viel weniger ausgeprägt. Alle solche Einzelheiten treten in der Regel mit viel größerer Deutlichkeit auf dem Bilde des Schleimhautreliefs hervor. An der Vorder- und Hinterwand gelegene Tumoren können bei sagittaler Durchleuchtung dem Nachweis ganz entgehen, wenn sie die Kontrastfüllung an diesem Punkte nicht aufheben. Ihre Feststellung gelingt dadurch, daß die bedeckende Schicht durch den Druck der palpierenden Hand oder der Bauchdecken zur Seite gedrängt oder von vornherein nur eine geringe Menge einer dünnen Kontrastaufschwemmung verwandt wird. Gerade die in Bauch- oder Rückenlage aufgenommenen Bilder lassen die durch Tumoren hervorgerufenen inselförmigen Aussparungen inmitten des Magenschattens häufig am deutlichsten erkennen. Sehr deutlich tritt oft ein Füllungsdefekt auf dem Bilde des Schleimhautreliefs hervor, in dem ein plötzlicher Abbruch der Faltenzeichnung den Rand des Tumors kennzeichnet. Die äußeren Ränder des Magenbildes zeigen dagegen nur dann eine Abweichung, wenn das Carcinom auch auf die kleine oder große Kurvatur übergreift.

Die *Grenzen des Füllungsdefektes* sind scharf und meist unregelmäßig gestaltet bei umschriebenen Geschwülsten, welche einen bestimmten Teil der Magenhöhlung in ganzer Tiefe durchsetzen. Am Rande tritt die Abgrenzung gegen die normale geschwulstfreie Wandung oft in Gestalt einer deutlichen Stufe hervor, auf die besonders HAUDEK aufmerksam gemacht hat. Sehr häufig finden sich aber auch unscharfe, verwaschene Konturen. Es kommt dies daher, daß an diesen Stellen der Tumor die Kontrastfüllung nicht in der vollen Tiefenausdehnung des Magenlumens verdrängt, sondern daß noch dünnere oder dickere Schichten zwischen Tumor und

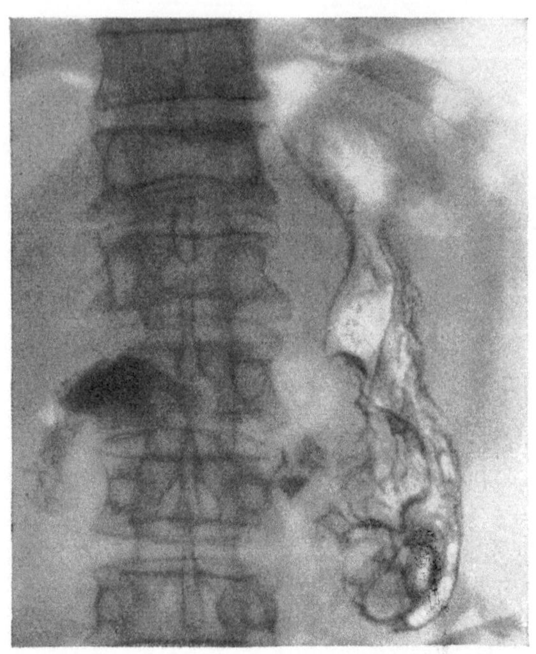

Abb. 696. Magencarcinom bei Schleimhautdarstellung. Ganz unregelmäßig gestaltete Zeichnung in den Korpusabschnitten. Scharfer Abbruch der Randkontur an der kleinen Kurvatur.

Magenwand vorhanden sind. Diese bilden eine verwaschene Übergangszone zwischen der vollständigen Schattenaussparung und dem gleichmäßig tiefen Schatten des voll erhaltenen Magenlumens. Entsprechend der meist unregelmäßig höckrigen, buchtigen, zerfressenen usw. Oberfläche des Tumors ist auch die Grenzzone gewöhnlich sehr unregelmäßig gestaltet.

Ein wichtiges Kennzeichen des Füllungsdefektes ist seine Konstanz. Er läßt sich weder durch die Palpation noch bei Lagewechsel wesentlich verändern und behält bei Aufnahmen, die unter verschiedenen Bedingungen gemacht werden, stets die gleiche Form bei.

Differentialdiagnostisch muß berücksichtigt werden, daß Füllungsdefekte auch aus anderen Ursachen entstehen können, deren wichtigste folgende sind:

a) Eine *unvollständige Magenfüllung* ohne organische Veränderung kann einen Defekt vortäuschen. In der Fornix-(Fundus-)Region ist der Mangel einer Füllung in aufrechter Stellung jedem geläufig und dürfte hier kaum zu Fehlschlüssen führen. Leichter kann eine unvollständige Füllung der Pylorusgegend den Anschein eines Tumordefektes erwecken, aber in Wirklichkeit nur infolge von Atonie oder Hypersekretion durch Magensaft zustande kommen, der im aufsteigenden Schenkel wie im absteigenden über dem Brei angesammelt ist. Die horizontale Begrenzung des Schattens und die Ausfüllung in Rechtslage bewahren vor Irrtümern.

Eine Unvollständigkeit der Füllung kann auch durch Speisereste hervorgerufen werden. Da die Untersuchung gewöhnlich im nüchternen Zustande vorgenommen wird, haben diese Fehlerquellen im allgemeinen wenig praktische Bedeutung, sie müssen aber besonders bei den Pylorusstenosen in Betracht gezogen werden, bei denen leicht Reste vom Vortage zurückgeblieben sein können. In solchen Fällen ist der Magen vor der Untersuchung zu spülen. Seitdem die Untersuchung des Schleimhautreliefs allgemein eingeführt ist, spielen derartige Irrtumsmöglichkeiten eine größere Rolle, da hierbei auch kleine Körper im Innern des Lumens, welche bei praller Füllung dem Nachweis meist entgehen, in voller Deutlichkeit dargestellt werden. So können z.B. runde Schattendefekte, die von Erbsen hervorgerufen werden, das Bild von Polypen vortäuschen (ALBRECHT); Abb. 697 zeigt eine durch ein Kartoffelstückchen bewirkte Aussparung, die in einem carcinomverdächtigen Falle erhebliche Schwierigkeit der Deutung bereitet hatte; Wiederholungsuntersuchungen nach sorgfältiger Magenausspülung bewahren vor Täuschung.

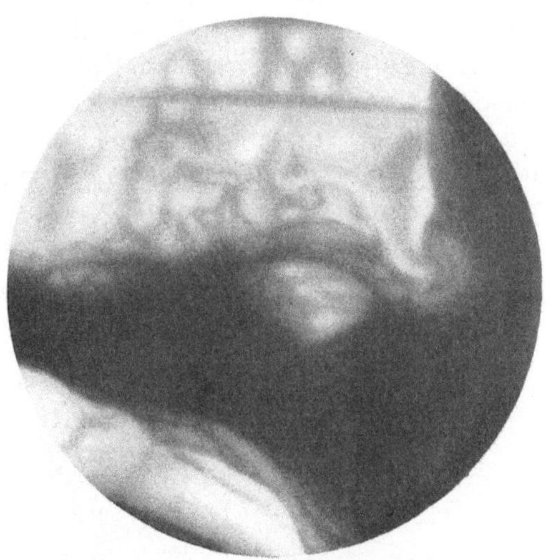

Abb. 697. Aussparung in der Antrumgegend durch Kartoffelstückchen.

Dieses wurde durch Aushebefung entleert, erneute Aufnahme zeigte nicht mehr die Aufhellung, sondern ein ganz normales Schleimhautrelief.

b) *Organe der Nachbarschaft* können einzelne Abschnitte des Magens zur Seite drängen und die Wand in das Lumen vorbuchten, so daß Defekte des Füllungsbildes entstehen. Häufig ist normalerweise eine solche Eindellung links oben an der großen Kurvatur zu bemerken, die von der *Milz* herrührt. Diese kann größere Ausdehnung bei Milztumoren erlangen. Die Unterscheidung von einem Magenwandtumor dieser Gegend kann unter Umständen Schwierigkeiten bereiten. Die Regelmäßigkeit oder die unregelmäßige zackige Beschaffenheit der Kontur bei praller Füllung und der Verlauf der Falten im Schleimhautrelief ist hierbei neben anderen Gesichtspunkten von differentialdiagnostischem Wert. Ein einspringender Rippenbogen ruft mitunter eine Einkerbung, häufiger das gefüllte bzw. gasgeblähte *Colon* eine flachere Eindellung, bisweilen aber auch eine tiefere Aussparung des Magenschattens hervor (vgl. Abb. 591—593 und 596). Fehldiagnosen sind mehrfach hierdurch vorgekommen und dann besonders naheliegend, wenn durch Druckreiz des anliegenden Colons, welcher an der Muscularis mucosae des Magens Kontraktionen auslöst, eine besonders stark ausgeprägte unregelmäßige Zähnelung der großen Kurvatur entsteht. Diese kann leicht für das Abbild der unregelmäßigen Oberfläche einer Tumorinfiltration gehalten werden (vgl. Abb. 618). Im Zweifelsfall ist Wiederholung der Untersuchung

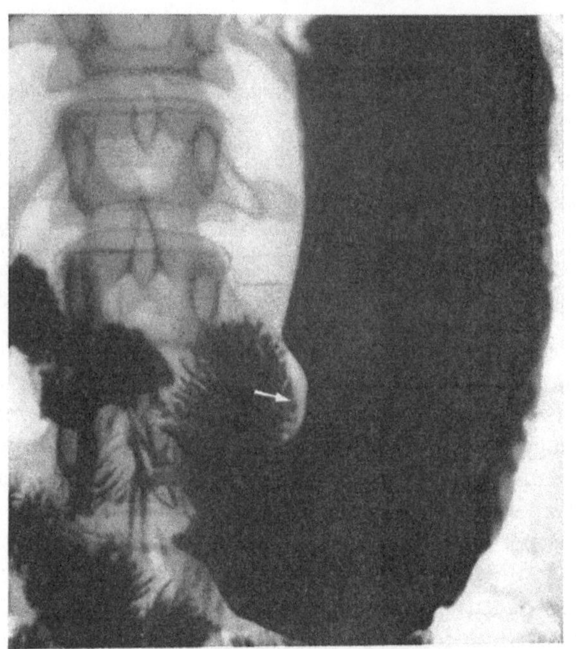

Abb. 698. Füllungsdefekt der kleinen Kurvatur, bedingt durch extragastrischen (präperitonealen) Tumor. Operation.

bei entleertem oder andererseits mit Kontrasteinlauf gefülltem Colon erforderlich. Auch die lordotische, in Rückenlage sogar die normale *Wirbelsäule* ruft oft einen Schattendefekt in den medianen unteren Partien des Magenbildes hervor, das dadurch geteilt erscheint oder ein vollständiges Fehlen der Pylorusregion aufweist.

c) Ebenso können *extraventrikuläre Tumoren*, die die Magenwand einbuchten, zu Füllungsdefekten Anlaß geben. Es kommen hier vor allem *Geschwülste des linken Leberlappens* und *des Pankreas* sowie Drüsentumoren im Omentum minus in Betracht. Die dadurch eintretenden Gestaltsveränderungen des Magenbildes wurden bereits in einem besonderen Abschnitt S. 484—492 besprochen (vgl. Abb. 603—608). In manchen Fällen

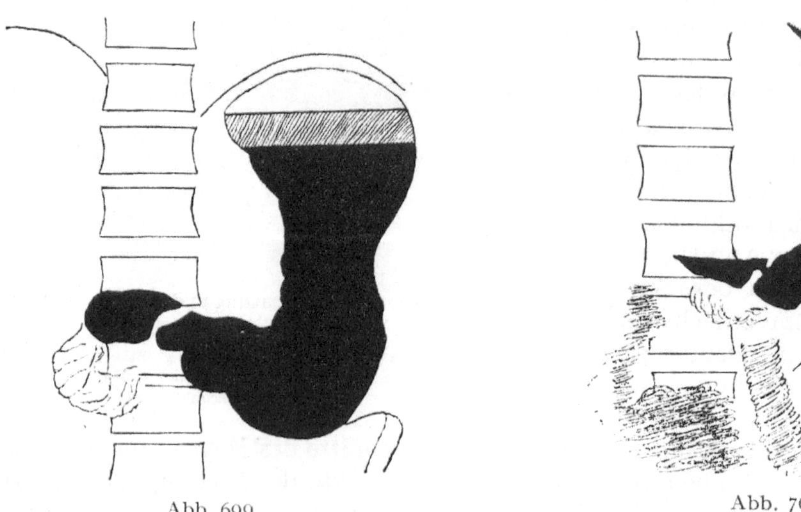

Abb. 699. Fixierung der Curvatura minor der Regio praepylorica durch carcinomatöse Infiltration des kleinen Netzes.

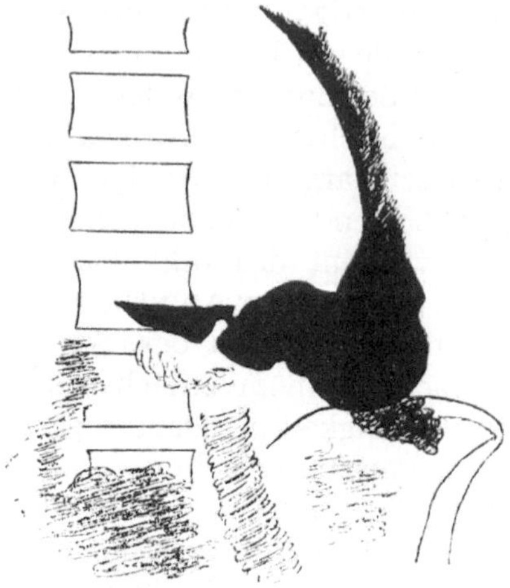

Auffällig geradlinige Begrenzung statt der normalen Wellenform der kleinen Kurvatur der Regio praepylorica. Linkslage des Magens und besonders des Pylorus. Rechtwinklige Magenform.

Abb. 700. 8-Stunden-Rest desselben Falles von Abb. 699.

Wieder auffällig geradlinige Begrenzung der kleinen Kurvatur der Regio praepylorica. Rechtwinklige Gestalt und Linkslage des Magens noch mehr ausgesprochen als bei vollständiger Füllung des Magens. Nach 24 Stunden noch beträchtlicher Rest von ähnlicher Beschaffenheit.

Autopsie: Carcinomatöse Infiltration des kleinen Netzes, welche den Magen an der Unterfläche der Leber fixiert und außerdem auch auf die äußeren Schichten der Magenwand übergreift; Magenschleimhaut intakt. Die rechtwinklige Gestalt und mäßige Linksverlagerung des Magens ist durch die mit Carcinommetastasen durchsetzte vergrößerte Leber hervorgerufen. Primärtumor ein Carcinom des Ductus cysticus. Vgl. den ganz ähnlichen Fall in Abb. 682 und 683.

weist schon die Verdrängung oder die Knickung des Magenschattens auf eine außerhalb des Magens gelegene Ursache hin (vgl. Abb. 599—602). Die Unterscheidung kann bisweilen schwierig sein und Durchleuchtungen und Aufnahmen in den verschiedensten Lagen notwendig machen. Sowohl hierdurch als durch Palpation ist zu versuchen, ob es gelingt, den Tumor vom Magen wegzudrängen und ein vollständiges Füllungsbild des Magens zu erhalten. Hierdurch ist dann der Tumor als extraventrikulär gekennzeichnet. Ferner spricht glatte Begrenzung und erhaltene *Peristaltik* sowie regelmäßiger Verlauf der Falten im Schleimhautreliefbilde für extraventrikuläre Geschwulst, unregelmäßig zackige Kontur und Aufhebung der Peristaltik und unregelmäßiger Faltenverlauf für ventrikulären Tumor.

Bei Fixation des Magens an extraventrikuläre Tumoren kann aber auch der peristaltische Wellenablauf behindert sein und eine auffällig geradlinige, wenig oder gar nicht veränderliche Begrenzung des Magenschattens selbst an den Stellen eintreten, an denen sonst die normale Wellenbewegung sehr ausgesprochen ist, z. B. an der Regio praepylorica (vgl. Abb. 682/683 und 699/700). Ist ein Magenteil vollständig von umgebenden Tumormassen eingemauert, so kann die Peristaltik völlig aufgehoben und unter Umständen sogar eine unregelmäßige Gestaltung des Magenbildes erzeugt werden, so daß alsdann eine Unterscheidung von einer ventrikulären Geschwulst allein nach dem Röntgenbilde unmöglich ist (vgl. Abb. 978). Am leichtesten kommt eine solche Einmauerung an der Pylorusregion zustande (vgl. Abb. 701), und zwar verhältnismäßig häufig durch metastatische Tumoren, die von den Gallenwegen oder dem Pankreas ausgehen (DIETLEN, eigene Beobachtungen). Hervorzuheben ist der Umstand, daß Schattendefekte nicht nur an den äußeren Konturen, sondern auch im Innern des Magenschattens durch extraventrikuläre Tumoren hervorgerufen werden können, die vor oder häufiger hinter demselben gelegen sind. Namentlich kommen hier Pankreastumoren und retroperitoneale sarkomatöse Geschwülste in Betracht, welche die Hinterwand des Magens eindrücken. Es entstehen hierdurch meist rundlich geformte Schattenaussparungen, deren Ausdehnung sehr vom Grade der Magenfüllung bzw. eines von außen angewandten Druckes abhängig sind; sie zeigen zum Unterschied vom carcinomatösen Defekt meist eine regelmäßige Begrenzung und insbesondere einen regelmäßigen Verlauf der Falten im Reliefbilde der Schleimhaut.

d) Auch ein *Magenulcus* mit derber Infiltration der Wand kann in seltenen Ausnahmefällen tumorartig ins Lumen hinein vorspringen und dann statt zu einer Nische zu einer Schattenaussparung im Magenbilde führen, die ganz wie beim Carcinom beschaffen ist. STIERLIN hat einen derartigen durch Operation kontrollierten Fall mitgeteilt.

Häufiger geben die flachen auch in weiterer Umgebung eines Geschwürs entstehenden Erhebungen der Wand, die FORSSELL als Stützplatte des Ulcus bezeichnet und auf Schleimhautschwellung zurückführt, zur Verwechslung mit einer carcinomatösen Wandinfiltration Anlaß. Am leichtesten kann dies in der Regio praepylorica an der Seite der kleinen Kurvatur geschehen, deren Abflachung und Streckung bei fehlender Nischenbildung manchmal das einzige Zeichen eines Ulcus praepyloricum bildet (vgl. S. 526).

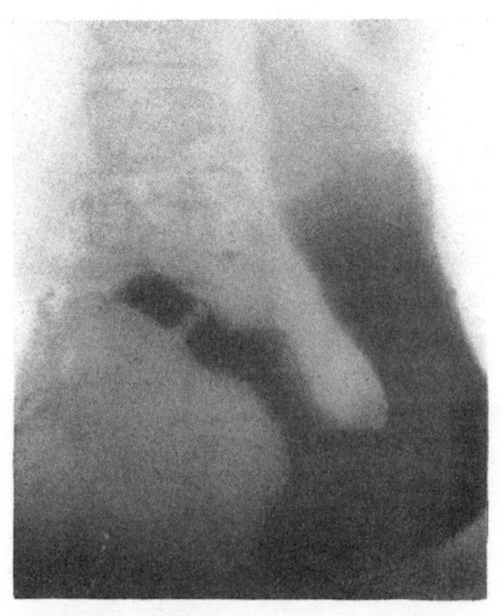

Abb. 701. Einengung der Regio praepylorica durch ein großes retroperitoneales Sarkom, welches den Magen völlig einmauert (Operation).

e) Durch *perigastritische Verwachsungen*, die meist auf Ulcusbasis entstehen, werden mitunter unregelmäßige Einengungen des Magenlumens hervorgerufen. Diese können im Röntgenbilde als Schattendefekte mit unregelmäßigen Konturen erscheinen und hierdurch den carcinomatösen Schattenausfällen ähnlich sehen, wie z. B. zwei von STIERLIN beschriebene Fälle zeigen.

f) Selten gibt *Lues, Tuberkulose* oder *Aktinomykose des Magens* zu ganz gleichartigen Defekten des Füllungsbildes wie ein Carcinom Anlaß. Insbesondere verdient die Differentialdiagnose gegenüber der Lues ventriculi größere Beachtung, als ihr bisher oft zuteil wird (vgl. S. 577). Verhältnismäßig am häufigsten ist dies in der Regio praepylorica, seltener an anderen Stellen, z. B. in der Mitte des Magenkörpers der Fall. Die Defekte werden hierbei hauptsächlich durch eine starke Verdickung der Submucosa hervorgerufen. Die schwierige Differentialdiagnose kann nicht allein nach dem Röntgenbilde, sondern höchstens nach den übrigen Ergebnissen der klinischen Untersuchung und unter Umständen erst nach Beobachtung des Verlaufs gestellt werden (vgl. Abb. 741—745 und 746—748). Auch lymphogranulomatöse und leukämische Veränderungen der Magenwand können carcinomähnliche Defekte im Röntgenbilde veranlassen (vgl. Abb. 749 und 751).

g) Nach *Verätzung des Magens* können sowohl infolge spastischer als organischer Veränderungen, die gleichfalls ganz besonders in einer Verdickung der Submucosa bestehen, Verschmälerung des Füllungsbildes und lokale Schattendefekte hervorgerufen werden, die bisweilen dem Bilde eines scirrhotischen Schrumpfmagens oder auch eines örtlich beschränkten Tumors, insbesondere einem Carcinomzapfen in der Regio praepylorica völlig gleichen (vgl. Abb. 627).

h) Durch *Gastrospasmus* aus verschiedener Ursache können Bilder entstehen, die den durch Tumoren hervorgerufenen Schattendefekten ähnlich sehen. Der totale Gastrospasmus, welcher zu einer Verkleinerung des ganzen Magens und dauerndem Offenstehen des Pylorus führt, zeigt ein Röntgenbild, das von einem Scirrhus des ganzen Magens bei einmaliger Untersuchung schwer zu unterscheiden ist. Eine nach der Lösung des Spasmus wiederholte Untersuchung ergibt dann einen völlig anderen Befund, der jeden Irrtum ausschließt. Häufiger als der sehr seltene totale Gastrospasmus bereiten spastische

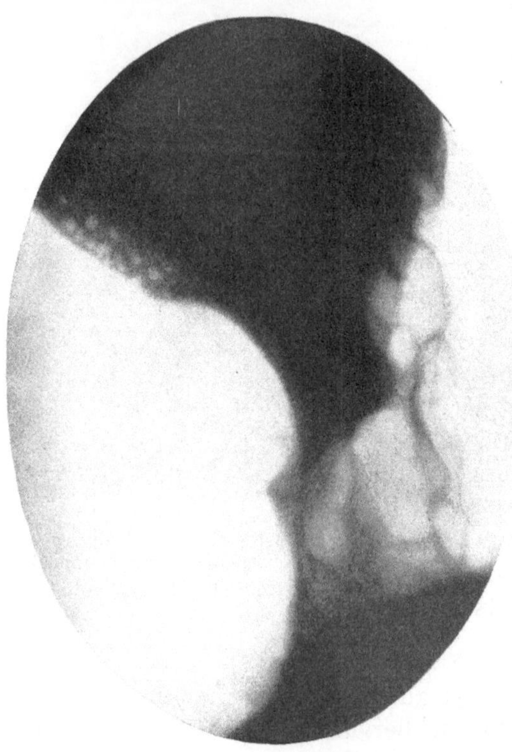

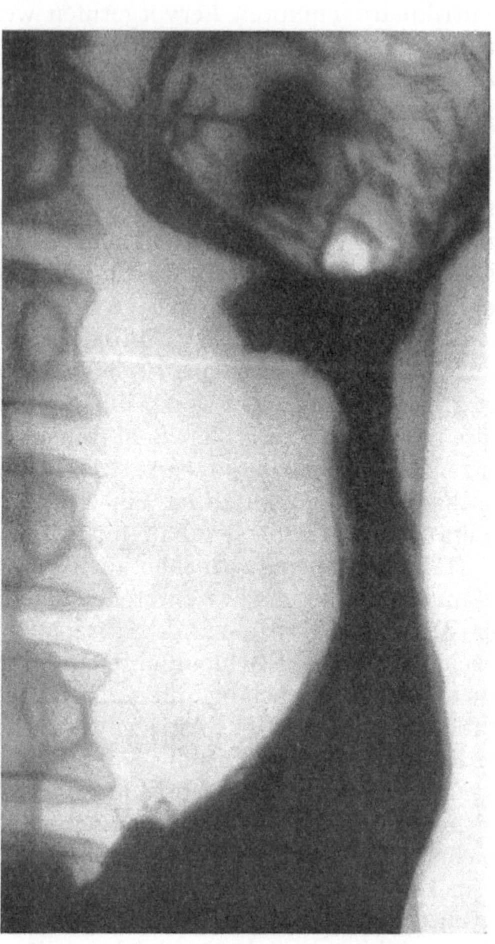

Abb. 702. Magencarcinom. Pseudonische an der kleinen Kurvatur.

Ober- und unterhalb derselben flache Einbuchtungen durch carcinomatöse Infiltration der Magenwand.

Abb. 703. Ulceriertes Carcinom des oberen Korpus.

Einbruch in den linken Leberlappen. Eindellung des Korpus durch vergrößerten linken Leberlappen (Autopsie).

Kontraktionen einzelner Abschnitte, insbesondere der Pylorusgegend, z. B. bei Tabes diagnostische Schwierigkeiten, indem sie eine carcinomatöse Infiltration vortäuschen. Der Irrtum kann dadurch begünstigt werden, daß der kontrahierte Pylorus als derber Tumor palpabel ist. In den von DIETLEN und MANDL mitgeteilten Fällen war die spastische Entstehung selbst bei der Laparotomie nicht zu erkennen. Erst die genaue Untersuchung der resezierten vermeintlichen Tumoren ergab, daß gar keine Neubildung, sondern eine spastische Kontraktion vorgelegen hatte, die in dem einen Falle durch eine wenig umfangreiche phlegmonöse Wanderkrankung, in dem anderen durch ein Ulcus ad pylorum ausgelöst war.

2. Veränderungen der Randkontur und der Faltenzeichnung. *Unregelmäßigkeiten* und *Unschärfen der Kontur* bilden ein sehr wichtiges Charakteristikum des Tumorröntgenbildes. Sie wurden bereits bei der Besprechung des Füllungsdefektes als begleitendes differentialdiagnostisches Merkmal genannt, können aber auch an sich wertvolle Hinweise geben, ohne daß daneben ein deutlicher Füllungsdefekt vorhanden ist. Dies gilt namentlich für flache Wandinfiltrationen.

Ähnliche Bilder können durch *perigastritische Zacken* hervorgerufen werden, die besonders an der kleinen Kurvatur in Betracht kommen. An der großen Kurvatur gibt häufig eine unregelmäßige *Schleimhautfältelung*, namentlich bei gleichzeitigem Druck von außen her z. B. durch das anliegende Colon oder andere Organe zu Verwechslungen Anlaß (vgl. Abb. 618). Die Möglichkeit der Unterscheidung wurde bereits im vorigen Abschnitt besprochen.

Besonders im präpylorischen Abschnitt beschreibt COLE unregelmäßige buchtigrissige Randkonturen, die nur durch hypertrophische Schleimhautfalten hervorgerufen

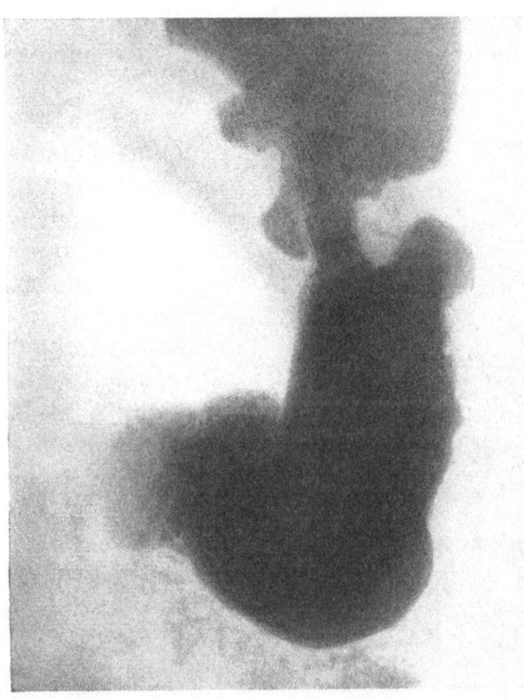

Abb. 704. Zwei Nischen auf Grund carcinomatöser Höhlen an der kleinen Kurvatur.

Klinisch: 28jährige Frau. Magenbeschwerden seit $^1/_2$ Jahr. A. = 18; HCl = 5. Rontgenbefund: Zwei Nischen an der kleinen Kurvatur im oberen Korpusteil von im ganzen rundlicher Gestalt; an der oberen aber auf wiederholten Aufnahmen auch Unregelmäßigkeiten der Konturen und ein kleiner hakenförmiger Fortsatz. Im Bereiche der Nischen leicht konkave Einbuchtung und verwaschene Zeichnung der kleinen Kurvatur, die Intensität des Magenschattens ist hier geringer als in den ubrigen Abschnitten. Quere Einschnürung von der großen Kurvatur her in Höhe der unteren Nische. Autopsie: Zusammenhängende carcinomatöse Infiltration der Magenwand, besonders an der kleinen Kurvatur im oberen Korpusabschnitt; darin zwei Hohlen. Noch an der Leiche eine spastische Einziehung im oberen Korpusabschnitt; in deren Bereich keine Infiltration der Magenwand. Eine Entscheidung, ob es sich um sekundäre Höhlenbildung in einem primären Carcinom oder um sekundäre carcinomatöse Degeneration zweier primärer Ulcera handelt, ist nicht mit voller Sicherheit zu treffen. Die vollständige carcinomatöse Infiltration beider Geschwürshöhlen und der gesamten Umgebung liefert fur die Annahme einer ursprünglich entzündlichen Geschwursbildung keine Anhaltspunkte.

werden, aber sowohl dem Bilde einer carcinomatösen Wandinfiltration als perigastritischen Zacken außerordentlich ähnlich sehen können. Die Möglichkeit einer Täuschung wird noch dadurch erhöht, daß auf der Höhe der Kontraktion hierdurch auch ein Füllungsdefekt entstehen kann. Jedoch weisen meist außerdem sichtbare, regelmäßig ausgesparte Längsstreifen auf die Entstehung durch starke Faltenbildung hin (vgl. Abb. 631). Eine Retention ist bei diesem Zustand in der Regel nicht vorhanden und nur unter besonderen Verhältnissen, wenn die Schleimhautwucherungen das Pyloruslumen einengen, in vereinzelten Fällen beobachtet (COLE, SCHMIEDEN, SHIFLETT u. a.; vgl. S. 512 und Abb. 637). Unter solchen Umständen kann eine Unterscheidung vom Carcinom außerordentlich schwierig sein.

Selten sind *nischenartige Ausbuchtungen* des Magenschattens, die infolge Höhlenbildung bei Carcinom entstehen. Die Nischen können ausnahmsweise den Ulcusnischen völlig gleichen, meist läßt sich aber eine flache, breitbasige Gestalt und Unregelmäßigkeit der Ränder an den Nischen selbst und in deren Nachbarschaft, sowie oft eine flache Eindellung und eine Starrheit der Konturen in der infiltrierten Umgebung bei carcinomatöser Entstehung nachweisen (AKERLUND, vgl. S. 517 und Abb. 702, 703, 704, 713, 714, 721).

Endlich ist zu erwähnen, daß beim Carcinom die Konturen nicht stets ausgesprochene Veränderungen zeigen. Bei der diffusen *scirrhösen Infiltration der Magenwand*, welche besonders die tieferen Schichten, namentlich die Submucosa und dann auch die Muscularis ergreift, bleibt die oberflächliche Schleimhaut vielfach frei von gröberen Zerstörungen. Alsdann fehlen im Röntgenbilde ausgesprochene Schattendefekte und gröbere Unregelmäßigkeiten der Konturen, welche eher auffallend glatt erscheinen (vgl. Abb. 705). Meist sind aber doch wenigstens an einigen Stellen feine, auf mehreren Aufnahmen stets ganz gleichmäßig dargestellte Unregelmäßigkeiten sichtbar und ist bei der Durchleuchtung ein Fehlen der Peristaltik zu erkennen.

Ebenso wie die Randkonturen im prallen Füllungsbilde kann auch die Faltenzeichnung am Schleimhautrelief an Stelle einer carcinomatösen Wandinfiltration Unregelmäßigkeiten und starres Verhalten aufweisen.

3. **Gestaltsveränderungen.** Ausgedehnte Tumoren können nicht nur zu umschriebenen Füllungsdefekten, sondern auch zu einer Veränderung der Magengestalt im ganzen führen.

Eine Längsschrumpfung der carcinomatös infiltrierten Wand bei Magenscirrhus veranlaßt eine *Aufrollung und Streckung der Magenform*, die im Gegensatz zur schneckenförmigen Einrollung beim Ulcus steht (HAUDEK, SCHMIEDEN). Grobschematisch läßt sich diese Veränderung so ausdrücken, daß die Angelhakenform in eine Rinderhornform übergeführt wird. Erreicht die scirrhöse Infiltration des ganzen Magens hohe Grade, so entsteht der diagonal gelegene, *schlauchförmige*, stark *verkleinerte Schrumpfmagen* (vgl. Abb. 705 und 709).

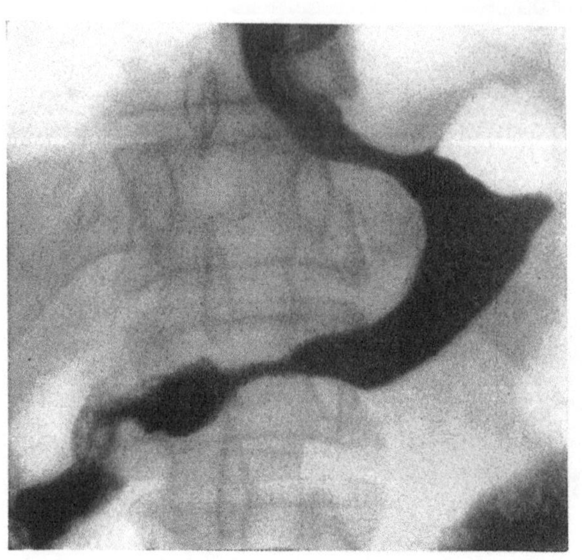

Abb. 705. Scirrhus des Magens.

Ein nur die unteren Magenabschnitte umfassender Krebs ruft nur eine Verschmälerung dieses Teiles hervor, während die darüberliegenden normalen Partien bisweilen verbreitert sind. Durch unregelmäßige Einschnürung in den mittleren Partien entstehen *Hantel- und Sanduhrformen*, auf die an anderer Stelle näher eingegangen wird (vgl. S. 566 und Abb. 719).

Eine carcinomatöse Pylorusstenose führt infolge des verhältnismäßig schnellen Verlaufes des Krebses gewöhnlich nicht zu so hochgradigen Erweiterungen des ganzen Magens, wie sie bei länger bestehendem Ulcus die Regel sind. Es kommen aber auch nicht ganz selten beim Krebs ganz gleichartige, sehr erhebliche Ektasien vor.

4. **Störungen der Peristaltik.** Sowohl an den Stellen, welche schon durch die vorher genannten Merkmale gekennzeichnet sind, als auch dort, wo derartige deutliche Hinweise fehlen, kann die normale Peristaltik der Magenwand durch carcinomatöse Infiltration derselben eine Störung erleiden. Bei der Durchleuchtung ist festzustellen, daß die fortschreitenden Wellen an dieser Stelle unterbrochen werden. Verschiedene Aufnahmen derselben Gegend zeigen an bestimmten Punkten eine dauernd unveränderte Kontur, während die Magenränder an den übrigen Stellen einem beständigen Formwechsel unterworfen sind. Am deutlichsten tritt dies auf kinematographischen Aufnahmen hervor, durch welche KÄSTLE, RIEDER und ROSENTHAL krankhafte Wandveränderungen feststellen konnten, die sonst dem Nachweis entgangen waren. Auch FRAENKEL berichtet über zwei derartige operativ kontrollierte Fälle, in denen eine bohnengroße Metastase der Magenwand nur durch den Stillstand einer kleinen umschriebenen Partie mittels

der Kinematographie erkannt wurde. Gewöhnlich kann aber auch eine aufmerksame Durchleuchtung zu demselben Ergebnis führen. Mir selbst ist ein Fall in Erinnerung, in dem ich allein auf eine scharf lokalisierte Störung der Peristaltik hin beim Fehlen eines deutlichen Füllungsdefektes, aber in Übereinstimmung mit mehreren klinischen, allerdings nicht eindeutigen Symptomen eine wirkliche Frühdiagnose stellte, die bei der Operation durch die Auffindung einer nur etwa zehnpfennigstückgroßen, wenig erhabenen, carcinomatösen Wandinfiltration bestätigt wurde. Allerdings sind dies nur Ausnahmefälle. In viel weiterer Ausdehnung ist eine ausgesprochene, durch keine Andeutung von Peristaltik unterbrochene *Starre der Wandungen* bei einer am häufigsten an der kleinen Kurvatur ausgebreiteten carcinomatösen Infiltration sowie bei einem fast auf den ganzen Magen sich erstreckenden Scirrhus vorhanden.

Differentialdiagnostisch kommt in Betracht, daß lokale Störungen der Peristaltik auch durch entzündliche Wandinfiltration beim Ulcus und durch Ulcusnarben sowie perigastritische Adhäsionen verursacht werden können.

Ganz anderer Natur sind die Veränderungen der Peristaltik, die oberhalb eines Hindernisses auftreten und als *Stenosenperistaltik* schon bei der Besprechung der Ulcussymptome S. 542 geschildert sind. Eine Steigerung der Peristaltik und auch bisweilen Antiperistaltik kommt sowohl oberhalb einer carcinomatösen Stenose als vor einer Verengerung auf Geschwürsbasis zustande. Doch werden die höchsten Grade der Stenosenperistaltik beim Carcinom seltener als bei der Ulcusstenose erreicht, bei welcher sich die stärksten Wandhypertrophien in jahrelangem Verlauf entwickeln.

5. Motilitätsstörungen. Die gewöhnlich nicht ganz mit Recht als „Motilität" bezeichnete Entleerungszeit des Magens ist hauptsächlich abhängig von der Beschaffenheit der Peristaltik und insbesondere von dem Verhalten des Pylorus. Unter sonst gleichen Verhältnissen geht die Entleerung bei häufig oder dauernd geöffnetem Pylorus schneller vonstatten als bei überwiegend geschlossenem Magenausgang. Beim Carcinom des

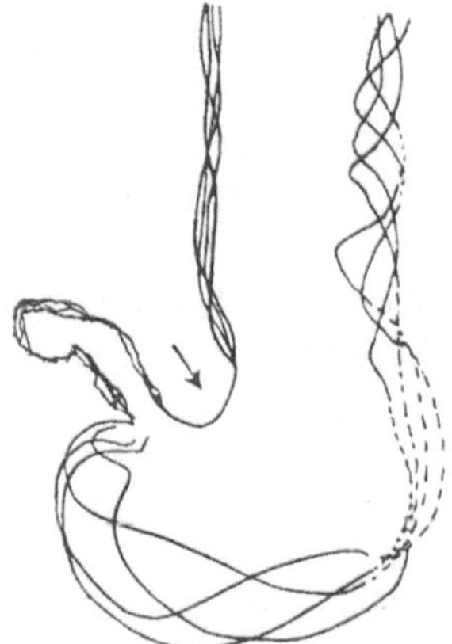

Abb. 706. Hemmung der Peristaltik durch carcinomatöse Infiltration der Curvatura minor (sog. Minorsichel). (Aus der Arbeit von A. Fraenkel: Fortschr. der Röntgenstr. Bd. 34.) Operation: Carcinom der kleinen Kurvatur, dessen Wand infiltriert ist, aber glatte Oberfläche zeigt.

Magens findet sich unabhängig vom Sitz der Geschwulst Seltenheit oder vollständiges Fehlen des Pylorusschlusses, welches gewöhnlich auf den Fortfall des Hirsch-Meringschen Reflexes infolge der beim Carcinom gewöhnlich vorhandenen *Achylie* des Magensaftes bezogen wird, und beschleunigte Entleerung. Auch hier kann wenigstens für eine erhebliche Anzahl von Fällen ein Gegensatz zum Ulcus festgestellt werden, das häufig, wenn auch durchaus nicht regelmäßig mit einer Hyperacidität einhergeht und teils dieserhalb, vielfach auch aus anderen früher besprochenen Ursachen einen verstärkten Pylorusschluß und Verzögerung der Magenentleerung zeigt. Die *achylische* sog. *Pylorusinsuffizienz* des Carcinoms wirkt auch einer mechanischen Entleerungsbehinderung durch einen Tumor entgegen und kann unter Umständen das Entstehen einer Retention verhindern. Häufig finden sich aber trotz allgemein schneller Entleerung nach 6 Stunden und länger noch kleine *Restschatten*, welche in Buchten oder oberhalb von Vorsprüngen der Geschwulst mechanisch zurückgehalten werden. In manchen Fällen ist eine *Pylorusinsuffizienz* nicht nur auf die Achylie, sondern auf starre *Wandinfiltration des Pförtnerringes* zurückzuführen, der zu einer Kontraktion nicht fähig ist; freilich ist dies nur selten der Fall, da bei den sog. Pyloruscarcinomen die krebsige Infiltration sich meist auf die Regio praepylorica beschränkt und nicht auf den Pylorus selbst übergreift. Bei der Pylorusinsuffizienz, gleichgültig welchen Ursprungs, sieht man ein sofortiges und dauerndes Abfließen des Kontrastbreies ins Duodenum und die Dünndärme, deren schnell sich füllende gefiederte Schlingen ein typisches Bild wie bei einer Gastroenterostomie ergeben. Die carcinomatöse Pylorusinsuffizienz ist dann, wenn Füllungsdefekte und Unregelmäßigkeiten der Konturen und Peristaltik selbst bei wiederholten Durchleuchtungen und Aufnahmen in Rechtslage, die hierüber am besten Auskunft geben, nicht deutlich festzustellen sind, kaum von der bei einfacher Magenachylie zu unterscheiden. Der Schwerpunkt der Differentialdiagnose liegt dann im Nachweis oder Fehlen der okkulten Blutungen.

Eine Verzögerung der Entleerung wird beim Carcinom dann beobachtet, wenn dadurch eine *Stenose* hervorgerufen wird. Die Motilitätsstörung zeigt hierbei verschiedene, nicht selten sehr hohe Grade. So wertvoll die Röntgenuntersuchung für den Stenosennachweis auch ist, so kann ihr doch unter Umständen das Aushebungsverfahren mittels der Schlundsonde überlegen sein. Dieses fördert bei nüchterner Aushebung nach einer gemischten Probe-Abendmahlzeit manchmal noch Speisereste zutage, welche die Stenose nicht passiert hatten, während der Brei das Hindernis vollkommen überwindet.

6. **Druckpunkt und fühlbarer Tumor.** Eine *lokale Druckempfindlichkeit* findet sich beim Carcinom viel seltener und weniger ausgesprochen als beim Ulcus und spielt meist keine erhebliche Rolle.

Um so wichtiger ist dagegen der Nachweis eines *Tumors* durch die *Palpation*, die gerade beim gleichzeitigen Sehen des Magenbildes und besonders verdächtiger Stellen desselben noch in Fällen einen deutlichen Befund ergibt, bei denen sie vorher auch bei sorgfältiger Ausführung zu keinem sicheren Resultat führte. Wegen der besseren Erschlaffung der Bauchdecken ist die Palpation in Rückenlage bei erhöhtem Becken und tiefliegendem Kopf zu empfehlen. Besonders wichtig ist die Verbindung der Röntgenuntersuchung mit der Palpation zur Unterscheidung intra- und extraventrikulärer Tumoren.

7. **Störungen der passiven Beweglichkeit.** Die normale Beweglichkeit des Magens, die am besten durch Palpation und Lagewechsel geprüft wird, ist beim Carcinom nicht selten gestört. Es kann dies dann der Fall sein, wenn Verwachsungen mit den umgebenden Organen bestehen. Dieser Nachweis ist deshalb auch von Wichtigkeit für die Frage der Operabilität einer festgestellten Geschwulst. Bei Verwachsungen mit der Leber, die durch eine carcinomatöse Infiltration des Ligamentum hepatogastricum und hepatoduodenale zustande kommt, ist die Verschieblichkeit des Magens gegen die Leber gestört, andererseits die Beweglichkeit des Magens bei der Atmung eher gesteigert, da die respiratorischen Bewegungen der Leber sich stärker als gewöhnlich auf den mit ihr verwachsenen Magen übertragen. Verlötung mit dem Colon transversum durch carcinomatöse Infiltrationen des Mesocolon kann dann vermutet werden, wenn *beide* Organe in verschiedenen Lagen und bei wiederholter Untersuchung immer den gleichen Abstand voneinander behalten und auch durch die Palpation nicht zu trennen sind. Die Prüfung der Verschieblichkeit ist ferner wichtig, wenn ein palpabler Tumor unklaren Ursprungs vorhanden ist. Es kann dadurch oft ermittelt werden, ob sich der Tumor vom Magen trennen läßt oder nicht.

b) Einteilung verschiedener Formen des Magenkrebses.

Nach dieser Schilderung der einzelnen für die Carcinomdiagnose wichtigen Symptome sollen die hauptsächlichsten *Formtypen* besprochen werden, unter denen das Magencarcinom im Röntgenbilde auftritt.

Es sind hier drei Gruppen zu unterscheiden, die durch die grob anatomische Form bedingt werden, das *papillomatöse Carcinom*, der *Fungus* und der *Scirrhus* des Magens. Über den mikroskopischen Charakter des Carcinoms, bei welchem noch das Gallertcarcinom eine besondere Rolle spielt, gibt die Röntgenuntersuchung natürlich keinen Aufschluß.

Die deutlichsten Bilder geben die *papillomatösen Tumoren*, die von scharf umschriebener Stelle ausgehen und einen deutlich begrenzten Schattendefekt ergeben. Leider sind diese für eine Frühdiagnose günstigsten und auch bezüglich der Radikaloperation wegen der örtlichen Begrenzung und der verhältnismäßig geringen Neigung zur Metastasenbildung aussichtsreichsten Formen die seltensten.

Der häufige *Fungus*, der gewöhnlich der Magenwand breitbasig aufsitzt und oft auch innerhalb der Magenwand infiltrierend weiterwächst, ist weniger deutlich von der gesunden Umgebung abgesetzt als der Zottenkrebs und zeigt meist weniger scharf umschriebene Füllungsdefekte und unregelmäßige, oft verwaschene Konturen. Die einzelnen Formen sind je nach dem Sitz der Geschwulst sehr verschieden und werden später gesondert besprochen werden.

Der *Scirrhus* ist durch eine diffuse Wandinfiltration und sekundäre Schrumpfung ohne Bildung einer deutlich hervortretenden örtlichen Geschwulst ausgezeichnet. Auch

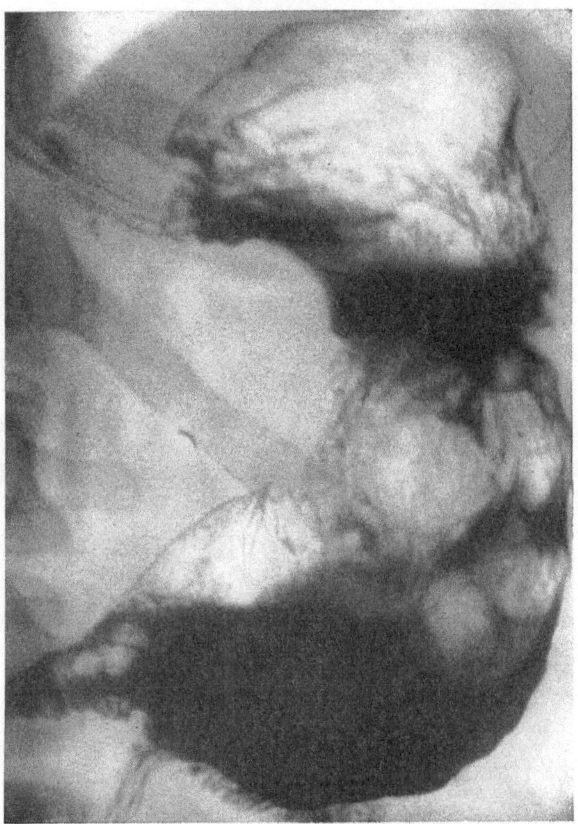

Abb. 707. Großes expansiv wucherndes Korpuscarcinom (Operation).

diese Veränderungen finden bei der Röntgenuntersuchung Ausdruck, geben aber häufig weniger charakteristische Bilder, die sowohl von normalen als von anderen krankhaften Zuständen oft nicht leicht abzugrenzen sind. Der Scirrhus erzeugt entweder eine örtlich beschränkte Verengerung des Magenlumens, oberhalb deren die normalen Partien oft erweitert gefunden werden. Oder er ergreift den größten Teil des Magens und führt dann zu dem kleinen schmalen schlauchförmigen *Schrumpfmagen*, der hoch oben im linken Hypogastrium gelegen ist und ein schmales Verbindungsband zwischen der Kardia und dem an tiefster Stelle gelegenen Pylorus bildet. Unregelmäßigkeiten der Konturen, die sonst bei der Begrenzung eines Tumors in typischer Weise hervortreten, sind bei einer gleichmäßigen Wandinfiltration oft nur sehr wenig ausgesprochen. Bemerkenswert ist die Konstanz der starren Konturen, die durch die Palpation nicht wesentlich verändert werden können und keine peristaltischen Bewegungen erkennen lassen. Gegenüber dem sehr ähnlichen Bilde eines totalen Gastrospasmus ist die Unveränderlichkeit bei wiederholten Untersuchungen hervorzuheben. Der Pylorus steht weit offen und läßt den Brei dauernd ins Duodenum und von dort weiter in die Dünndärme abfließen. Außerdem ist bisweilen auch noch der Ösophagus gefüllt, weil der kleine Magen trotz schneller Entleerung nicht

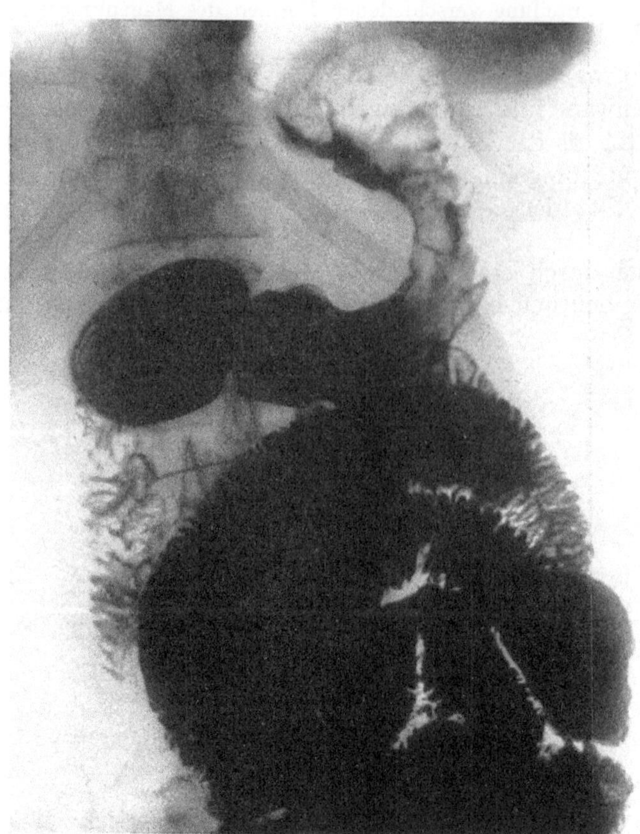

Abb. 708. Scirrhus des Magens. Megabulbus.
Sturzentleerung.

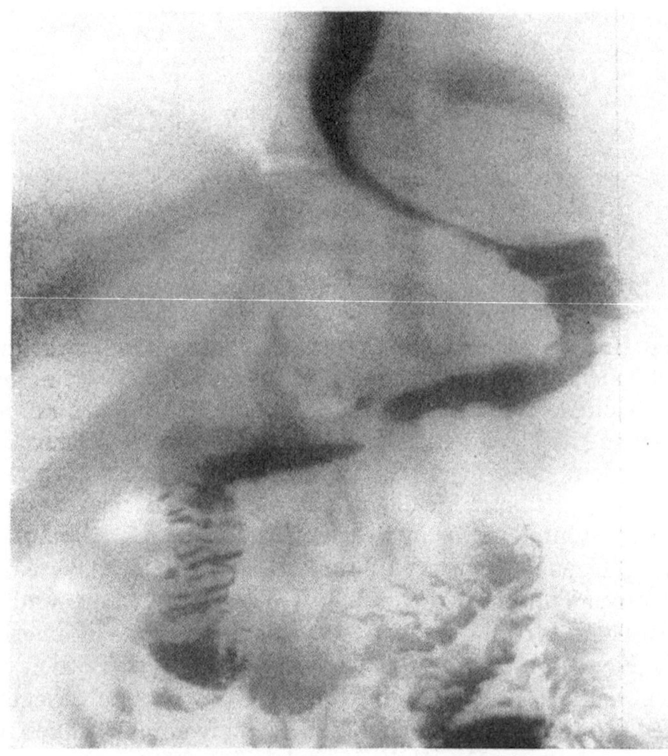

Abb. 709. Scirrhus ventriculi (Autopsie).
Der Magen ist ganz klein und schmal, seine Konturen sind etwas eckig und starr. Rückstauung des Breies in den Ösophagus, dauernder
Abfluß ins Duodenum.

genügend Platz für die nachfolgenden Bissen bietet. Eine Magenblase fehlt meist. Indem der Magen wie ein starres enges Rohr rein passiv durchlaufen wird, kann so eine gleichmäßige dauernde Füllung des Ösophagus, des Magens, Duodenums und der Dünndärme entstehen (vgl. Abb. 705 und 708—710).

Manche Formen, bei denen eine ganz diffuse Infiltration der Submucosa mit folgender derber Bindegewebsbildung auftritt, dagegen die Schleimhaut kaum wahrnehmbare Veränderungen aufweist, geben zu einer derben Verhärtung der Magenwand Anlaß, die als

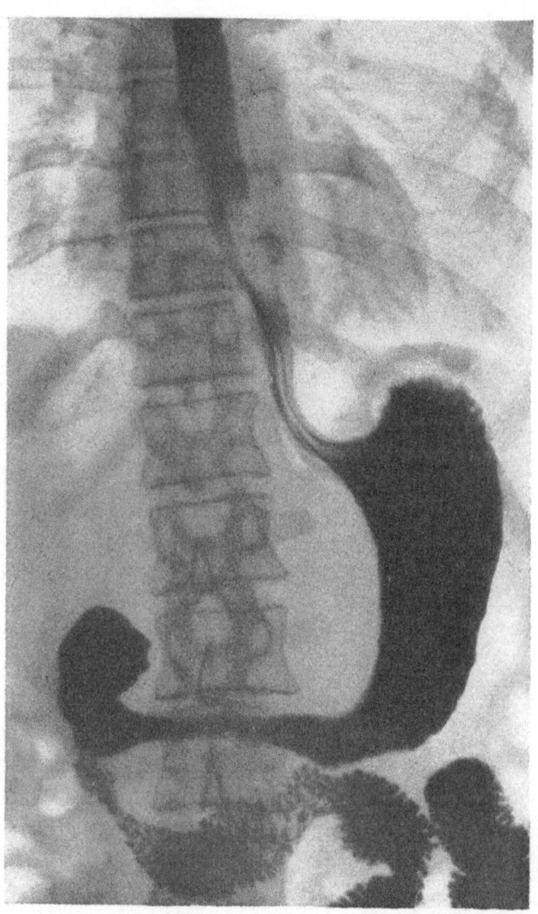

Abb. 710. Diffuser Scirrhus der Magenwand (Lederbeutelmagen).

Rückstauung des Breies in den Ösophagus. Klinisch: Achylie. Blut im Stuhl stets negativ! Blutsenkung kaum beschleunigt. Palpabler harter Tumor, über den sicht- und fühlbare peristaltische Wellen in der Antrumgegend hinweglaufen. Operation: Diffuse Verhärtung der Magenwand. Histologische Untersuchung einer Drüse: Derbe bindegewebige Induration mit spärlichen eingesprengten Nestern von Carcinomzellen.

Linitis plastica bezeichnet wird. Ihre ätiologische Differenzierung, bei welcher außer der häufigsten Ursache, dem Scirrhus, insbesondere auch Lues, vorausgegangene Magenwandphlegmone usw. zu berücksichtigen sind (vgl. S. 583), kann große Schwierigkeiten bereiten, zumal auch bei den carcinomatösen Formen Blutreaktion im Stuhl und übrigens auch Beschleunigung der Blutsenkung völlig fehlen kann; auch das Röntgenbild zeigt nur eine auffällige Enge des Lumens ohne morphologische Veränderung der starren, nur auffällig glatten Wandkonturen (vgl. Abb. 710).

c) Sitz des Magenkrebses.

Je nach dem *Sitz* an verschiedenen Stellen des Magens führt das Carcinom zu sehr verschiedenen Röntgenbildern, unter denen folgende durch ihre Häufigkeit und charakteristische Gestalt bemerkenswert sind.

1. Carcinom der Kardia und der Fornix (Fundus). Die Carcinome an der Kardia und in deren Umgebung veranlassen frühzeitig eine *Stauung im Ösophagus* und werden am besten durch eine Verfolgung des Breies durch die Speiseröhre im ersten schrägen Durchmesser des Thorax erkannt. Da eine Stauung oberhalb der Kardia sich auch aus anderen Ursachen entwickelt, unter denen abgesehen von seltenen anderen Entstehungsarten hauptsächlich der Kardiospasmus und die idiopathische Dilatation des Ösophagus in Betracht kommt, sei hier nochmals auf die wichtigsten Merkmale aufmerksam gemacht. Der Grad der Stauung ist am wenigsten maßgeblich für die Diagnose der Natur einer Stenose. Die stärksten Erweiterungen des Ösophagus werden allerdings bei der idiopathischen Dilatation beobachtet; es kann aber auch ein Carcinom zu beträchtlicher Verbreiterung der Schattensäule führen. Das Verhalten der einzelnen Fälle ist hier sehr wechselnd. Dagegen wird beim Carcinom nicht eine derartige Längsdehnung und Schlängelung wie bei der idiopathischen Dilatation gefunden. Im Gegensatz zur Stauung bei der idiopathischen Erweiterung, bei welcher der subdiaphragmale Abschnitt der Speiseröhre oft quergelagert und nach links gerichtet ist, verläuft dieser beim Carcinom in annähernd vertikaler Richtung, und es tritt keine wesentliche seitliche Abweichung ein, welche die leichte normalerweise vorhandene Linkswendung überschreitet. Während bei der idiopathischen Dilatation die Grenzlinien des unteren Ösophagusendes oberhalb und an der Kardia selbst glatt sind oder nur einige glatte Kerben infolge der Fältelung zeigen, weisen die an der Kardia sitzenden Carcinome meist unregelmäßige Zacken an den Konturen auf; oft sind sie auch durch einen unvermittelt einsetzenden, zackig begrenzten Schattendefekt gekennzeichnet. Die Unterscheidung zwischen Carcinomdefekten und Aussparungen, welche durch Schleimhautfalten, die sich an der Kardia wulstförmig ins Magenlumen vorwölben können (Spitzenberger) oder auch durch Ösophagusvaricen hervorgerufen werden, kann außerordentliche Schwierigkeiten bereiten. Es ist auf den Verlauf der Falten im Reliefbilde der Schleimhaut zu achten, die nur bei Carcinomen und anderen organischen

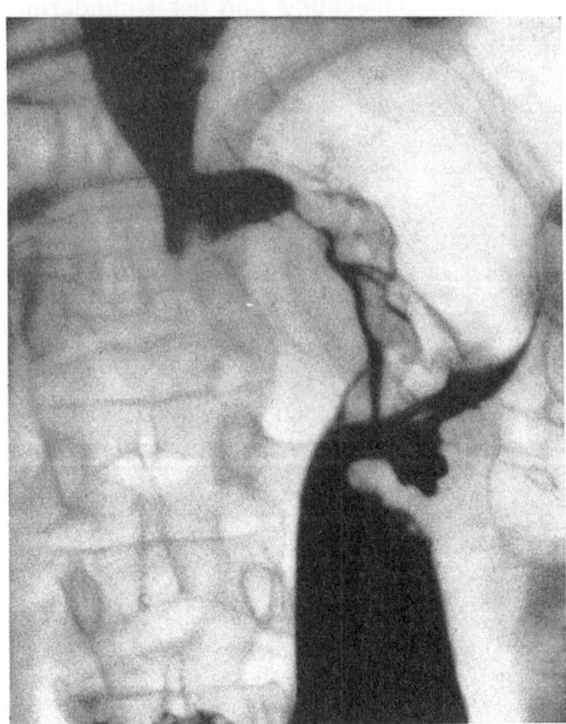

Abb. 711. Kardia-Korpuscarcinom.

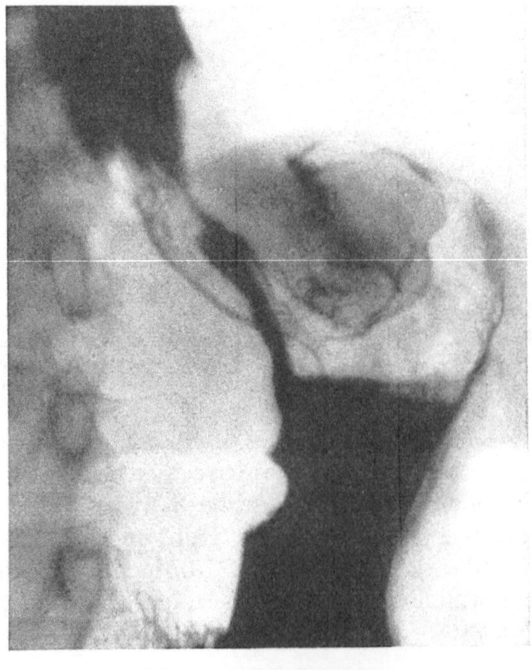

Abb. 712. Fornixcarcinom.

Läsionen Unregelmäßigkeiten aufweisen. Beim Kardiospasmus schließt die Kardia den Ösophagus ab; unterhalb ist entweder kein Schatten vorhanden, oder es rinnt bei höherem Druck, bisweilen schubweise, ein Schattenstreifen in regelmäßiger Biegung an der kleinen Kurvatur herab. Beim Carcinom der Kardia ist der Verschluß meist insuffizient. Es läuft dann der Brei dauernd durch das verengte starre Rohr in den Magen ab. Bisweilen ist ein gewundener, unregelmäßig gestalteter Schattenfaden zu sehen, der sich durch die zerklüftete Stenose hindurchwindet. Eine weitere Folge der Insuffizienz der Kardia ist der meist bestehende Mangel einer Magengasblase. Oft ist das charakteristische Bild sofort erkennbar; in anderen Fällen kann eine Unterscheidung allein auf Grund der Röntgenuntersuchung auf große Schwierigkeiten stoßen oder sogar unmöglich sein. Alsdann kann ein bei der Ösophagoskopie erhobener Befund die Lage klären.

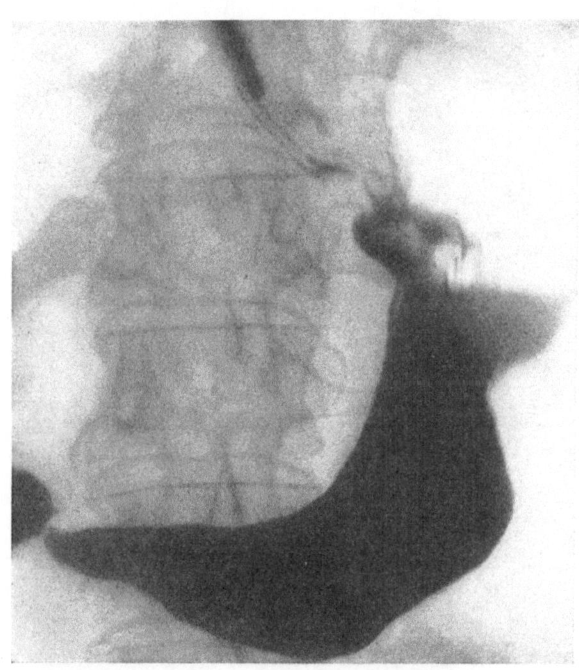

Abb. 713. Ulceriertes kardianahes Korpuscarcinom.
Vgl. Abb. 714.

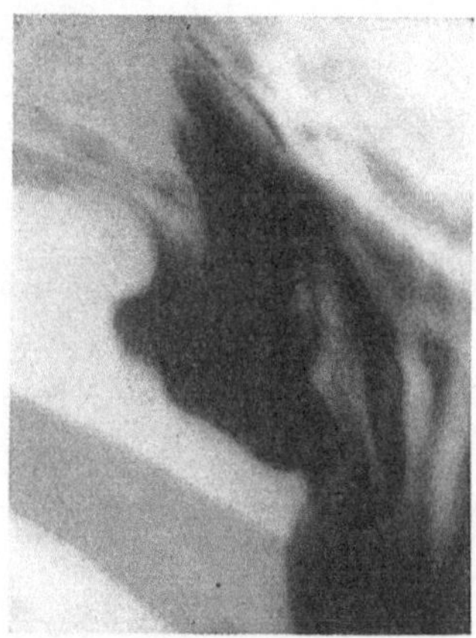

Abb. 714. Ulceriertes Carcinom.
Vgl. Abb. 713.

Die unterhalb der Kardia *an der kleinen Kurvatur* sich ausbreitenden Carcinome rufen eine unregelmäßige Einbuchtung dieser Linie hervor. Diese kann entweder in der üblichen Weise als negativer Ausguß der Kontrastfüllung im Schattenbilde oder unmittelbar innerhalb der Magenblase zu erkennen sein. Gerade beim hochsitzenden Carcinom kann die *Luftaufblähung* des Magens, und zwar am besten mit gleichzeitiger Darreichung einer Kontrastmittelaufschwemmung mit Erfolg dazu benutzt werden, um die *Geschwulst selbst als Schatten* hervortreten zu lassen (vgl. Abb. 711 und 712). Sie leistet hier unter Umständen mehr als die Breifüllung, welche oft beim stehenden Patienten die oberen Partien nicht völlig ausfüllt oder aber bei vollkommener Füllung durch Überlagerung der weiter nach vorn oder nach hinten liegenden normalen Partien die schattenhemmende Wirkung eines kleinen Tumors verdecken kann. Bei unvollständiger Füllung des Fornixteils ist dagegen die Oberfläche des Tumors bisweilen durch einen feinen Wandbeschlag des Kontrastmittels ausgezeichnet, der sich besonders deutlich innerhalb der Aufhellung durch die Magenblase abhebt, aber auch bei fehlender Gasfüllung sichtbar sein kann. Eine besonders gute Darstellung der Kardiageschwülste kann nach REGELSBERGER durch gleichzeitige Gasfüllung mitttels Bicarbonat und Weinsäure und Verwendung des kolloidalen Kontrastmittels Umbrathor herbeigeführt werden, welches sich in feiner Verteilung auf der Tumorfläche niederschlägt; diese wird dadurch in klarer Weise in dem hellen Luftraum der Magenblase zum Ausdruck gebracht.

Andererseits vermag wieder die Füllung der oberen Magenabschnitte, die in liegender
Stellung durch Druck auf die unteren Teile oder am besten durch Tieflagerung des Kopfes
bei gleichzeitiger Beckenhochlagerung erzielt werden kann, zum Nachweis eines sonst
nicht sichtbaren Defektes zu verhelfen. Hierbei kann auch eine abnorm breite Entfernung
zwischen Magenschatten und Lungenfeld festgestellt werden. Auch hier ist der Nachweis
zackiger unregelmäßiger Konturen, die nicht
mit Einkerbungen durch Schleimhautfalten
verwechselt werden dürfen, zur Diagnose
eines Carcinoms erforderlich. Eine Distanz
zwischen Fornix und Lungenfeld und auch
eine Einbuchtung des Magenfüllungsbildes

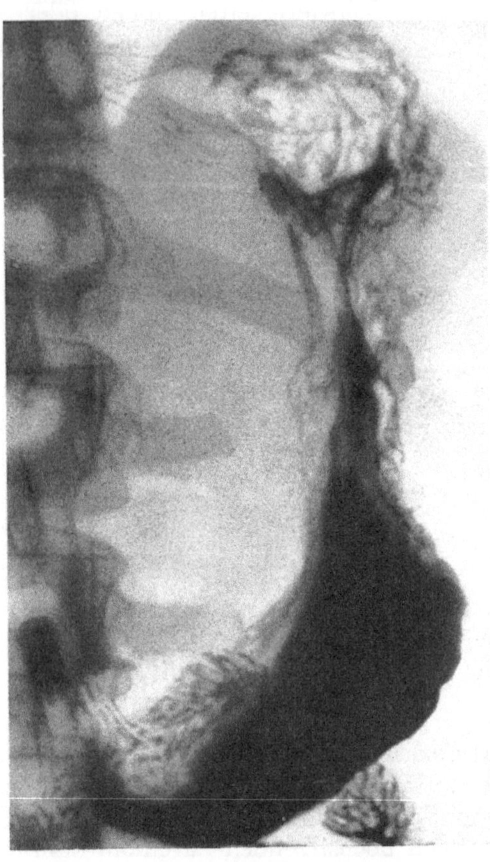

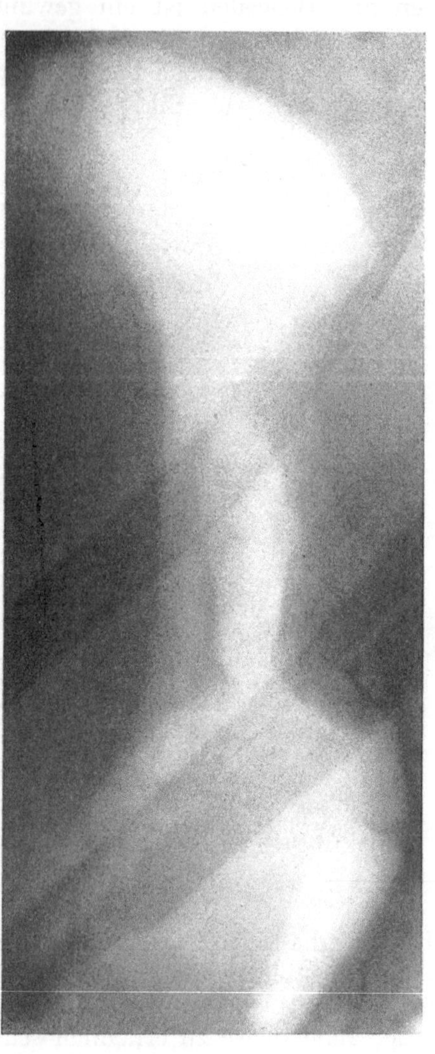

Abb. 715. Carcinom des oberen Korpus.   Abb. 716.   Stenosierendes Carcinom des Korpus
Vgl. Abb. 716.   (Luftfüllung).
Derselbe Fall von Abb. 715.

kann besonders in den seitlichen Partien auch durch eine hoch hinaufreichende *Milz*
hervorgerufen werden. Dies Bild zeigt aber glatte Konturen. In seltenen Fällen kann freilich dies Unterscheidungsmerkmal im Stiche lassen, indem sowohl am normalen Magen
infolge starker Fältelung der Schleimhaut gezähnelte Konturen, als andererseits bei einem
Carcinom glatte Konturen vorkommen (vgl. Abb. 618 und 710): die ersteren erweisen
sich aber bei längerer Durchleuchtung und Wiederholung der Untersuchung als wechsel-
voll, die letzteren als unveränderlich. In einem Falle von ausgedehntem Carcinom der
Fornix und des oberen Corpus ventriculi, bei welchem die Unterscheidung von einem
Milztumor große Schwierigkeiten bereitete, gestattete ein feiner, unregelmäßig gestalteter
Breibeschlag der Magenwand, der nach Entleerung des übrigen Inhalts zurückblieb,
die Diagnose. Bei der Autopsie zeigte sich die Wand carcinomatös infiltriert und von

zahlreichen Furchen durchzogen, in denen das Kontrastmittel liegen geblieben war. Die Feststellung eines palpablen Tumors unter dem linken Rippenbogen kann allein nicht ausschlaggebend verwertet werden, da genau an der Stelle der Milz auch Geschwülste des Magens fühlbar sein können. Die vom Colon erzeugten Füllungsdefekte des Magens, welche auch hier, häufiger aber etwas tiefer an der großen Kurvatur gelegen sind, sind gewöhnlich ohne weiteres durch die Gasblähung des Darmes und eine glatte Form der Einbuchtung erkennbar.

2. Korpuscarcinom. Die Carcinome des *Korpus* gehen meist von der kleinen Kurvatur aus oder breiten sich bei anderen Ausgangspunkten doch gewöhnlich entlang der kleinen Kurvatur aus. Sie führen hier zu charakteristischen Füllungsdefekten, die oft tief ins Lumen vorspringen. Nur dann entstehen differentialdiagnostische Schwierigkeiten, wenn die Einbuchtung sehr flach ist. Es kommt dann Verdrängung der kleinen

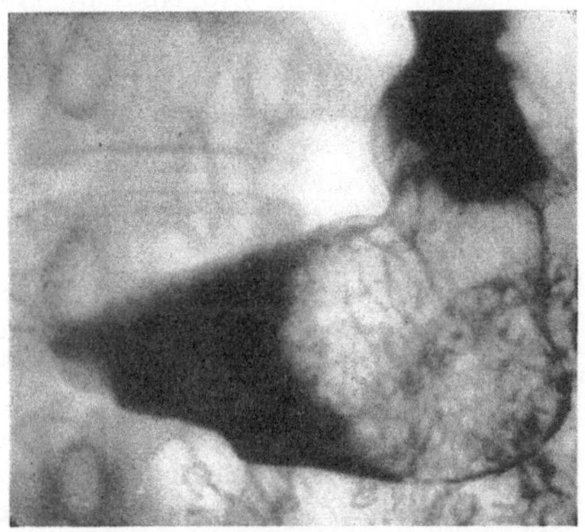

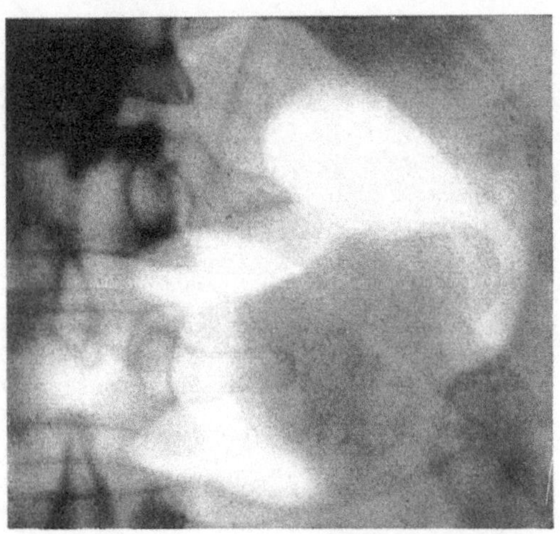

Abb. 717. Medulläres expansiv wucherndes Korpuscarcinom, derselbe Fall von Abb. 718 bei Bariumfüllung.

Abb. 718. Medulläres expansiv wucherndes Korpuscarcinom. Luftfüllung.

Kurvatur durch Tumoren oder sonstige Vergrößerung des linken Leberlappens, des Pankreas oder durch Drüsenpakete oder andere Geschwülste in Betracht, welche im kleinen Netz oder retroperitoneal vor und links neben der Wirbelsäule gelegen sind. Die Entscheidung ist in einer genauen Betrachtung der Konturen zu suchen. Diese sind bei extraventrikulären Tumoren glatt, bei ventrikulärer Geschwulst lassen sie doch gewöhnlich wenigstens an einigen Stellen bestimmte Unregelmäßigkeiten erkennen, die auf mehreren von derselben Gegend aufgenommenen Aufnahmen eine vollständige Übereinstimmung bis in die feinsten Einzelheiten zeigen. Zuweilen ist aber gerade bei der nicht seltenen diffus infiltrierenden, hauptsächlich in der Submucosa ausgebreiteten und die Schleimhaut selbst großenteils freilassenden Form des Carcinoms *an der kleinen Kurvatur* die Oberfläche verhältnismäßig glatt; dementsprechend sind die Konturen der flachen Aussparung ziemlich regelmäßig und eine Unterscheidung ist dann äußerst schwierig. Auch die Peristaltik, die bei der Durchleuchtung stets genau zu verfolgen ist, kann unter Umständen an der kleinen Kurvatur besonders in den höheren Abschnitten auch normalerweise so wenig ausgesprochen sein, daß hieraufhin eine Entscheidung nicht zu treffen ist. Es ist dann durch Palpation und Lagewechsel zu versuchen, eine Änderung der Form herbeizuführen. Diese pflegt beim normalen Magen einzutreten, während eine carcinomatös infiltrierte Partie durch starre Konstanz der Kontur ausgezeichnet ist. Ferner ist der Verlauf der Falten am Reliefbilde der Schleimhaut genau zu beachten, der nicht selten dort noch Unregelmäßigkeiten erkennen läßt, welche an den Konturen des Bildes bei praller Füllung nicht nachweisbar sind.

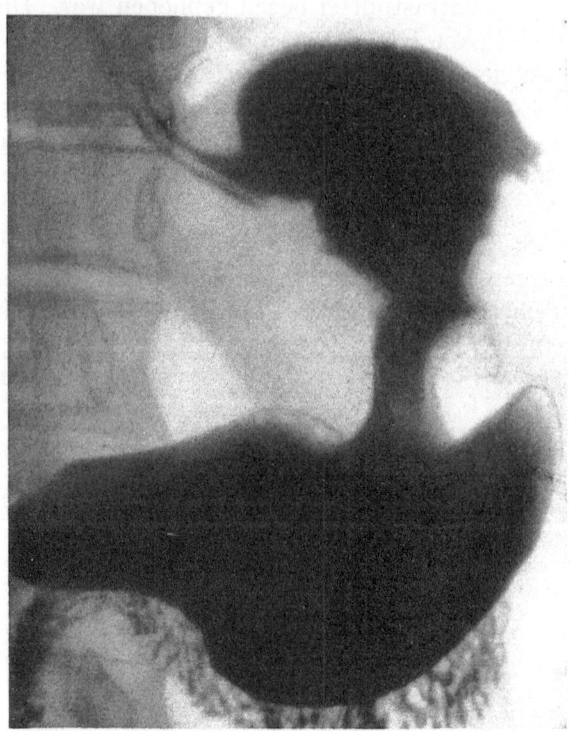

Abb. 719. Carcinomatöse Sanduhrenge des Korpus.

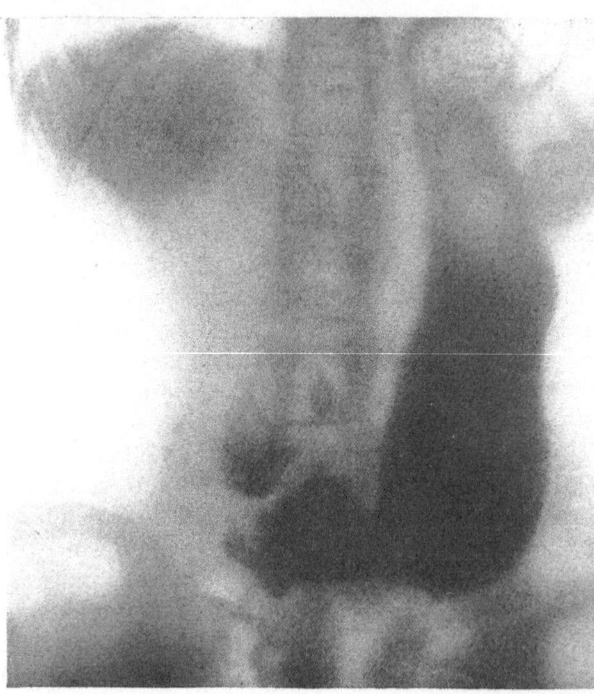

Abb. 720. Tumor an der großen Kurvatur des Magens.
Bezüglich des klinischen Befundes vgl. Text S. 566/567. Flacher Defekt an der großen Kurvatur, dem bei der Operation ein kleinhandtellergroßes Carcinom entspricht. Es geht von der großen Kurvatur aus, greift auf die Vorder- und Hinterfläche des Magens über, läßt aber die kleine Kurvatur frei.

Carcinome der Vorder- oder Hinterwand, welche nicht auf die kleine oder große Kurvatur übergreifen, können bei Verwendung der vollen Breimahlzeit zunächst ganz dem Nachweis entgehen, wenn sie bei der Füllung des Magens nicht an die gegenüberliegende Wand anstoßen. Die Untersuchung mittels einer geringen Menge einer dünnen Kontrastaufschwemmung, ein Druck mit der palpierenden Hand oder auch die horizontale Lagerung, durch welche eine Ausbreitung des Inhalts in flacher Schicht bewirkt wird, läßt dann inselförmige Aussparungen innerhalb des Magenschattens erkennen. In solchen Fällen können auch auf Restbildern nach teilweiser Entleerung des Magens und im Bilde des Schleimhautreliefs kleinere Defekte deutlicher hervortreten (vgl. Abb. 691).

Ausgedehnte Tumoren des Korpus, die von allen Seiten das Lumen einengen, führen zu *Hantelformen* des Magens, indem die obersten und untersten Magenabschnitte normale Füllung zeigen, während der mittlere Teil in einen unregelmäßig gestalteten Verbindungsschlauch verwandelt ist. Ist die Einschnürung stark ausgeprägt, so entsteht ein *Sanduhrmagen* (vgl. Abb. 719). Die Unterscheidung von den Sanduhrformen auf Ulcusbasis ist meist leicht. Charakteristisch für Carcinom ist vor allem die Lage der Sanduhrenge in der mittleren Längsachse des Magens, nicht exzentrisch an der kleinen Kurvatur, ferner der schräg von der Enge nach oben und unten gerichtete Verlauf der Konturen und deren unregelmäßig zackige Beschaffenheit. Die sonst noch in Betracht kommenden differentialdiagnostischen Momente sind bei der Schilderung des Ulcussanduhrmagens S. 532 aufgeführt (vgl. Abb. 671 und 672).

Carcinome, welche ausschließlich die *große Kurvatur* betreffen oder von dieser ausgehen, sind viel seltener. Von einem derartigen Falle (vgl. Abb. 720)

sind die besonderen klinischen Umstände von hohem Interesse; die Patientin war ganz frei von Magenbeschwerden und von völlig gesundem Aussehen. Sie kam nur deshalb zur Untersuchung, weil die mikroskopische Untersuchung von Geschwülsten beider Ovarien, die ihr vor kurzem operativ entfernt waren, den histologischen Bau der KRU-KENBERG*schen Tumoren* gezeigt hatte, welche gewöhnlich primär vom Magen, seltener vom Dickdarm ausgehen. Tatsächlich ergab die Röntgenuntersuchung und die daraufhin unternommene Operation ein kleinhandtellergroßes Magencarcinom, welches hauptsächlich an der großen Kurvatur saß und auch auf die Vorder- und Hinterwand des Magens übergriff, die kleine Kurvatur aber ganz frei ließ. Ein anderer Fall eines schüsselförmig ausgehöhlten Carcinoms der großen Kurvatur, an dem klinisch und bei der Autopsie keinerlei Anhaltspunkte für eine Ulcusgenese zu finden waren, zeigte im Röntgenbilde eine Nischenbildung mit glatten Konturen, wie sie in ähnlicher Weise bei einem in die Milz perforierten Ulcus zustande kommt (vgl. Abb. 721).

Schattendefekte anderer Genese im Korpusabschnitt können durch abnormen Inhalt desselben entstehen, so abgesehen von Nahrungsresten durch Ascaridenknäuel, die in einem selbst beobachteten Falle eine klumpige, unregelmäßig gestaltete Schattenaussparung hervorriefen, durch ein Bezoar, ferner durch fibrinöse Membranen, die bei der Gastritis membranacea der Wandung anhaften (LUNDS-BÖCK), endlich durch luische, aktinomykotische, leukämische, lymphogranulomatöse und sarkomatöse Wandveränderungen usw. Die Merkmale derselben sind in den betreffenden Abschnitten näher geschildert.

3. Pyloruscarcinom. Das sog. *Pyloruscarcinom* ist viel häufiger *im präpylorischen Teil* des Magens als am Pylorus selbst gelegen. Der Pylorusring wird meist frei gefunden. Gewöhnlich ist die Geschwulst *an der kleinen Kurvatur* am stärksten ausgebreitet und erstreckt sich an ihr entlang auch nach oben hin fort. Die fungösen Tumoren der Pylorusgegend führen in dem an sich engen Magenteil meist ziemlich schnell zu ausgesprochenen Schattendefekten. In nicht seltenen Fällen zeigt das Füllungsbild hier eine vollständige Unterbrechung. Zwischen Korpus und dem wieder ge-

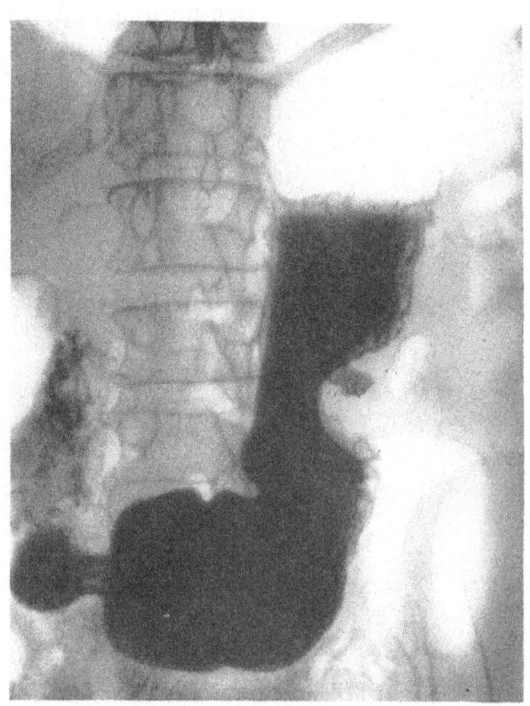

Abb. 721. Carcinom an der großen Kurvatur mit ulcusähnlicher Zerfallshöhle (Operation und Sektion).

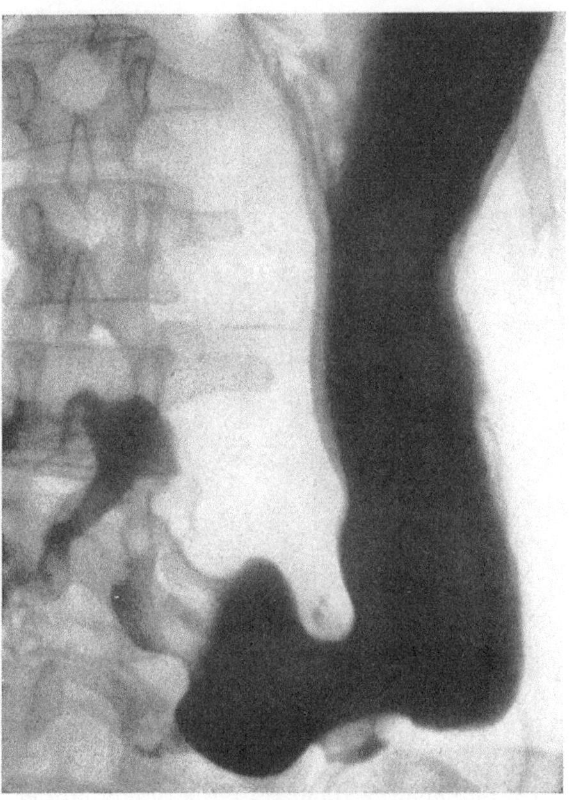

Abb. 722. Ulcerierte Magencarcinome (präpylorisch und an großer Kurvatur des Antrums).

füllten Bulbus duodeni ist eine freie Stelle — die *Carcinomdistanz* — eingeschoben. Natürlich muß daran gedacht werden, daß Schattendefekte auch durch Druck der lordotischen und auch der normalen Wirbelsäule, besonders in Rücken- und Bauchlage, ferner bei Gastrospasmus und durch Flüssigkeit entstehen können, die im aufsteigenden Schenkel über dem Brei angesammelt ist. In zweifelhaften Fällen sind zur Sicherung der Diagnose wiederholte Untersuchungen in verschiedenen Stellungen zu fordern. Am

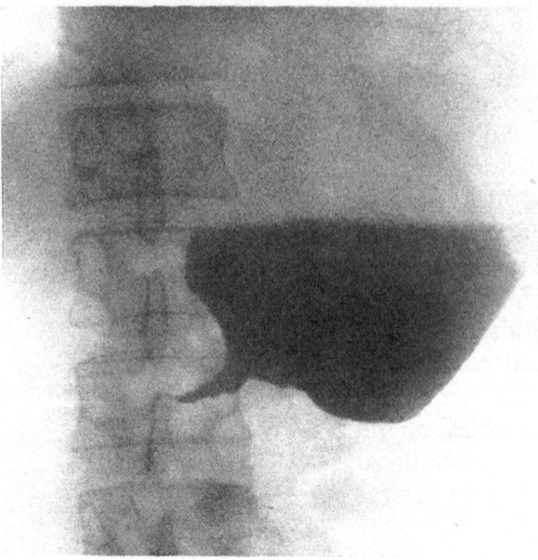

Abb. 723. Carcinomzapfen.
Operation: Kindskopfgroßes Carcinom der Regio praepylorica.

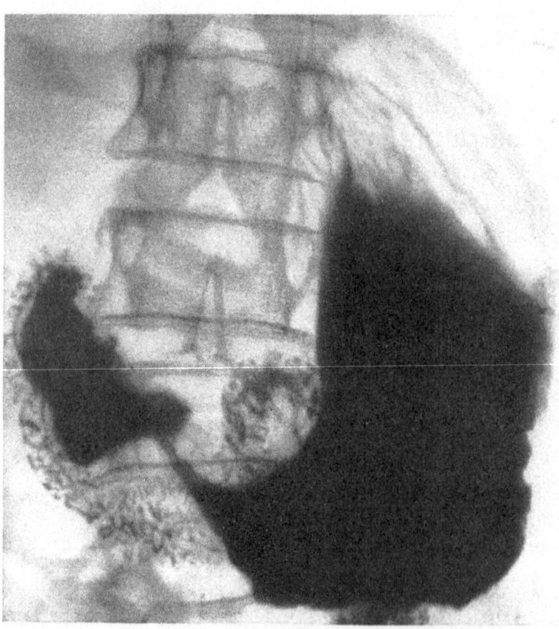

Abb. 724. Stenosierendes Antrumcarcinom.

wertvollsten für die Darstellung der Pylorusgegend ist die *Rechtslage*. Hierdurch können bisweilen beweisende Formveränderungen, insbesondere typische Defekte erkannt werden, welche sonst ganz dem Nachweis entgehen.

In manchen Fällen sind die voneinander durch eine Distanz getrennten gefüllten normalen Partien durch einen schmalen, oft gewundenen Kanalstreifen verbunden. Oder von einer Seite geht ein blind endender Vorsprung, der *Carcinomzapfen* aus, der dem erhaltenen, durch Tumormassen eingeengten Lumen entspricht. In Abb. 723 und 724 hat dieser

Ausgang der verschmälerten Magenlichtung die Gestalt eines spitzen, nur wenig unregelmäßig gestalteten Sporns, der auf mehreren Platten in genau gleicher Weise dargestellt war. Die Operation ergab in beiden Fällen ein Carcinom der Pylorusgegend.

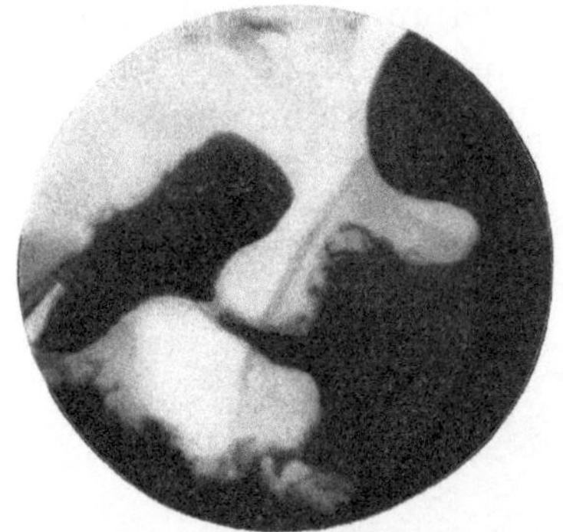

Abb. 725. Stenosierendes präpylorisches Carcinom.

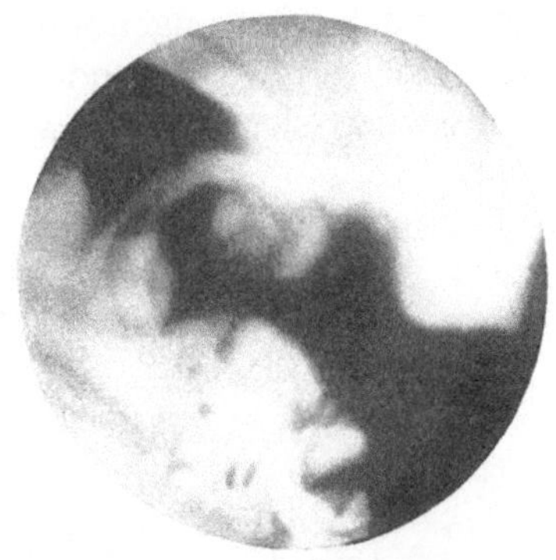

Abb. 726. Stenosierendes präpylorisches Carcinom.

Schwieriger ist die Erkennung, wenn der Tumor nur eine sehr geringfügige Ausdehnung hat oder wenn es sich nur um eine *starre Wandinfiltration* bei der *scirrhösen* Form handelt, die keine größeren Geschwülste bildet. Es ist alsdann auf das genaueste auf das *Verhalten der Peristaltik* und auf *feine Unregelmäßigkeiten der Konturen* zu achten, die dann an Bedeutung gewinnen, wenn sie auf wiederholten Aufnahmen in ganz gleicher Weise zu erkennen sind. Hier kommen die früher ausgeführten, oft schwierigen differentialdiagnostischen Erwägungen gegenüber einer Wandinfiltration auf dem Boden eines Ulcus, perigastritischer Adhäsionen, hypertrophischer Schleimhautfalten usw. in Betracht (vgl. S. 512, 526 und Abb. 727). Zu beachten ist, daß eine Infiltration der Regio praepylorica durch Carcinom, Lues, Tuberkulose, Aktinomykose und Säureverätzung ein ganz gleichartiges Röntgenbild liefern kann; die Unterscheidung hat hier nach anderen klinischen Umständen zu erfolgen. Besondere Schwierigkeit kann die Abgrenzung gegenüber extraventrikulären Tumoren bereiten, welche unter Umständen gleichfalls Veränderungen der Konturen hervorrufen. Auch hier vermag oft die Beobachtung der Peristaltik und die gleichzeitige Palpation die Lage zu klären. Wenn aber die Prozesse der Umgebung den Magen in starrer Weise einmauern, kann die Unterscheidung allein auf Grund der Röntgenuntersuchung unmöglich sein und muß auf die anderen Hilfsmittel der klinischen Untersuchung zurückgreifen, unter denen dem Blutnachweis im Stuhl besondere Bedeutung zukommt (vgl. S. 552—554 und Abb. 701).

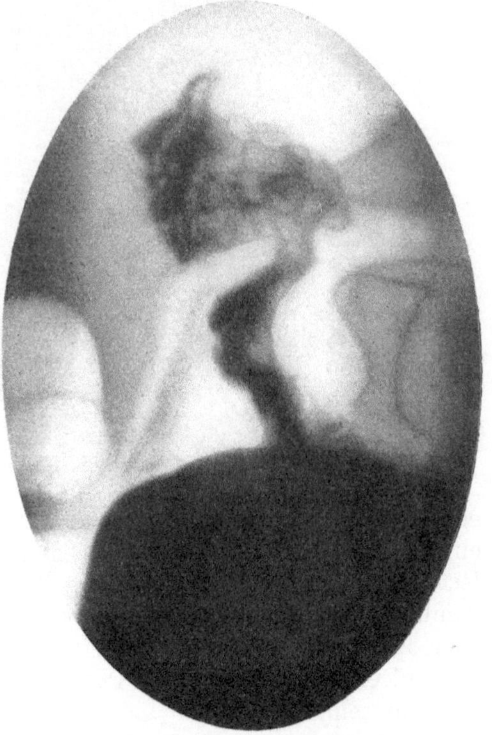

Abb. 727. Pyloruscarcinom.

Unregelmäßig gewundener Kanal in der Regio praepylorica, so daß der Pyloruskanal verlängert erscheint.

Führt das Pyloruscarcinom zu einer Passagestörung, so pflegt eine verstärkte und vertiefte *Stenosenperistaltik* und häufig auch *Antiperistaltik* aufzutreten. Oft stellt sich in der Folge eine *Erweiterung des Magens* ein. Diese erreicht allerdings selten so hohe Grade wie bei einer Pylorusstenose auf Ulcusbasis, da das Carcinom gewöhnlich zu schnell

verläuft, um die Entwicklung einer beträchtlichen Ektasie zu gestatten. Oft wird sie
ganz vermißt. Es gibt aber auch Fälle von Pyloruscarcinom, in denen sich genau die
gleichen großen Halbmonde bilden, die bilateral symmetrisch gestaltet sind und ebensoweit nach rechts wie nach links hinüberreichen, wie sie bei der Ulcusstenose beschrieben
sind. Gewöhnlich wird angenommen, daß es sich hierbei um eine Krebsentwicklung auf
dem Boden eines alten Ulcus oder einer Ulcusnarbe handelt. Ich habe aber mehrere Fälle
gesehen, in denen sich hierfür weder anamnestisch noch anatomisch bei der Autopsie

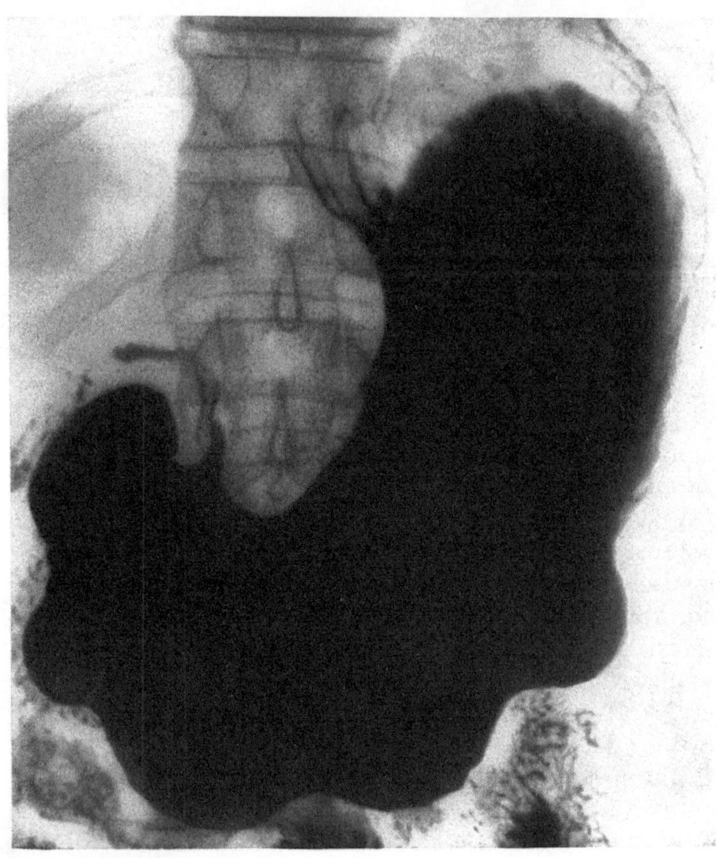

Abb. 728. Stenosierendes Pylorus- und Antrumcarcinom. Stenosenperistaltik.

ein Anhaltspunkt finden ließ (vgl. Abb. 729). Die röntgenologische Unterscheidung von
einer Ulcusstenose gelingt am besten durch Aufnahmen bei oder nach Einnahme der
Rechtslage, in der die Pylorusgegend am sichersten von einer Kontrastaufschwemmung
gefüllt wird. Beim Carcinom treten dann oft kleine Unregelmäßigkeiten der Kontur
oder Defekte hervor. Nicht selten kann aber die Unterscheidung der carcinomatösen
oder ulcerösen Natur einer Pylorusstenose allein durch die Röntgenuntersuchung unmöglich sein.

Die Entleerungszeit des Magens verhält sich beim Pyloruscarcinom außerordentlich
verschieden. Meist ist sie hochgradig verzögert, und zwar schon in frühen Stadien, auch
wenn sich noch keine Erweiterung des Magens herausgebildet hat. In anderen Fällen
führt die starre Infiltration des Pylorusringes, wenn sie noch keine erhebliche Stenose
hervorruft, im Gegenteil zu einer Beschleunigung der Entleerung des dauernd ins Duodenum abfließenden Breies. In Zwischenstadien soll nach HOLZKNECHT eine annähernd
normale Entleerungszeit durch die entgegengesetzte Wirkung der Stenose und der Pylorusinsuffizienz zustande kommen. Gewiß erscheint ein solches Verhalten theoretisch begründet. Praktisch fand ich aber fast immer entweder eine verzögerte oder eine beschleunigte

Entleerung, oder trotz allgemein schneller Entleerung einen Restschatten im Bereiche bzw. oberhalb des Tumors, der oft lange Zeit in fast genau gleicher Form bestehen blieb.

Die Differentialdiagnose zwischen Carcinom und Ulcus ist bereits in den bisherigen Ausführungen bei den einzelnen Punkten besprochen worden, so daß sich hier eine eingehende Erörterung erübrigt. Es seien nur noch einmal die Hauptpunkte in schematischer Weise zusammengefaßt:

a) Das Schattenbild zeigt bei Carcinom einen *Defekt*, beim Ulcus im Gegenteil eine *Ausbuchtung (Nische)*. In außerordentlich seltenen Fällen kann allerdings auch das

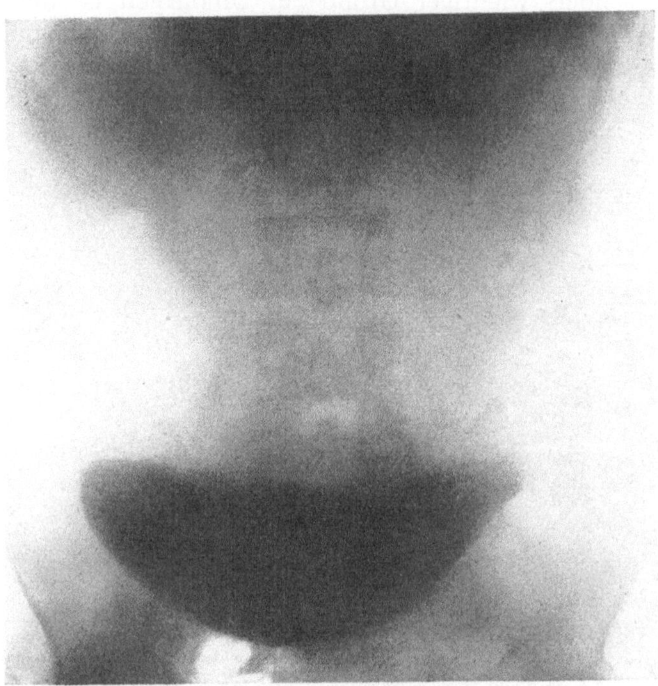

Abb. 729. Gastrektasie infolge Carcinoma pylori.

Klinisch: Seit 4 Monaten Magenbeschwerden. Erbrechen. Röntgenbefund: Quergedehnter, halbmondförmiger Magenschatten oberhalb des Beckeneinganges von bilateral-symmetrischer Form, ebensoweit nach rechts als nach links hinüberreichend. Am Pylorus palpabler Tumor. Nach 8 Stunden nichts entleert. Autopsie: Carcinoma pylori mit sekundärer Gastrektasie. Keine Zeichen eines früheren Ulcus.

Ulcus zu raumbeschränkenden Tumoren, häufiger andererseits das Carcinom zu kraterförmigen Geschwüren führen. Diese Geschwüre sind aber beim Carcinom gewöhnlich flach und unregelmäßig konturiert, beim Ulcus callosum tief und glatt begrenzt und oft noch durch vorquellende umgebende Schleimhautwülste gegen den übrigen Magenschatten abgeschnürt. Große Nischen sind eher carcinomverdächtig als kleine, nach Angabe von CARMAN, MACCARTY und ALVAREZ insbesondere solche mit einem Durchmesser über 2,5 cm; doch ist die Form und Begrenzung der Nischen im allgemeinen von wesentlicherer diagnostischer Bedeutung als ihre Größe. Beim Ulcus penetrans ist nicht selten eine Gasblase vorhanden, beim Carcinom wird sie nur ganz ausnahmsweise angetroffen.

b) Die *Konturen* der infiltrierten Wand sind beim Carcinom meist *buchtig, zackig*, beim Ulcus gewöhnlich *regelmäßig* gestaltet. Perigastritische Verwachsungen, die häufiger beim Ulcus vorkommen, können in seltenen Fällen zu Verwechslungen Anlaß geben.

c) Grobe *Gestaltsveränderungen*, insbesondere Sanduhrmägen, kommen sowohl auf dem Boden eines Ulcus wie eines Carcinoms vor. Die Differentialdiagnose ist in einem besonderen Abschnitt besprochen (vgl. S. 532).

d) Die *Entleerung* ist bei einem Carcinom, welches nicht zu einer Stenose führt, *beschleunigt* (Achylie, starre Infiltration des Pylorus), beim Ulcus oft *verzögert* (Verziehung des Pylorus nach links oben durch Schrumpfung, reflektorischer Pylorospasmus, Hypersekretion, Hyperacidität).

Bei dem Sitz des Hindernisses am Pylorus kommt es bei beiden Erkrankungen zur Stenose mit folgenden Retentionserscheinungen und Stenosenperistaltik. Die sekundäre Erweiterung des Magens ist beim Ulcus gewöhnlich viel mehr ausgesprochen als beim Carcinom.

Von diesem im allgemeinen gegensätzlichen Verhalten zwischen Carcinom und Ulcus kommen aber manche Abweichungen vor, so daß die Entscheidung im besonderen Fall auf Schwierigkeiten stoßen kann. Bezüglich näherer Einzelheiten muß auf die vorhergehenden Abschnitte verwiesen werden.

Ein praktisch besonders wichtiger Grund zur Unklarheit ist die Möglichkeit einer *carcinomatösen Entartung eines Magengeschwürs*. Es ist dies auch nach unseren Erfahrungen

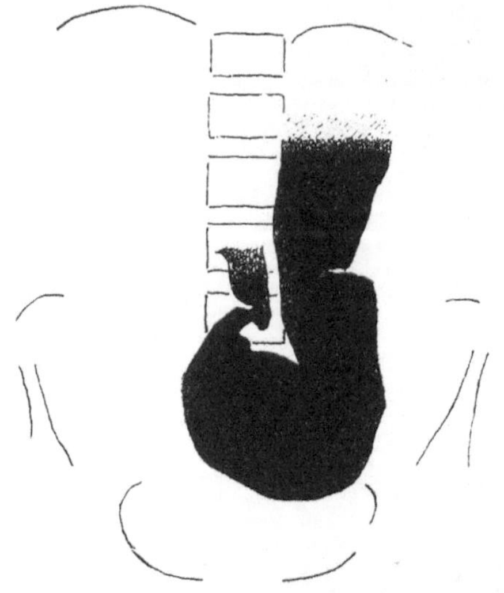

Abb. 730. Ulcusnarbe an der kleinen Kurvatur und Carcinom der Regio praepylorica.

Klinisch: Langjährige Ulcusbeschwerden. Sekundäre Anämie. A. = 6, HCl.-Defizit —10. Starke Blutreaktion des Stuhls. Röntgenbefund: Dauernde Einschnürung an der großen Kurvatur, keine Nische an der kleinen Kurvatur. Schneckenförmige Einrollung der kleinen Kurvatur im Bereiche des Angulus. Kleiner buchtiger Schattendefekt an der kleinen Kurvatur vor dem Pylorus. Normale Entleerungszeit.

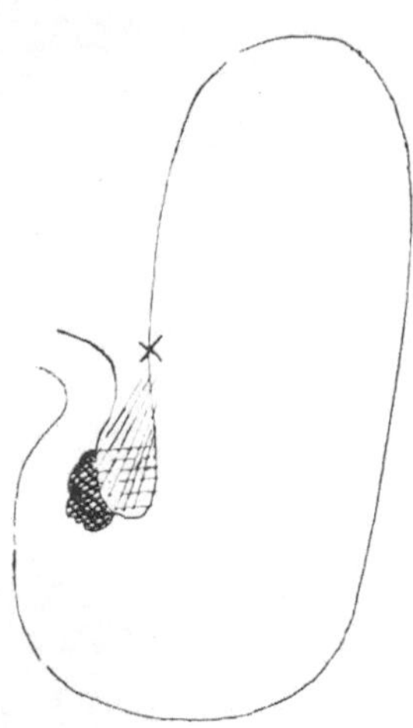

Abb. 731. Operationsskizze des Falles von Abb. 730.

Ulcusnarbe an der kleinen Kurvatur (×) in Höhe der nur im Röntgenbilde sichtbaren (spastischen) Einschnürung. Derbe Adhäsionen an der Hinterfläche des Magens, welche die kleine Kurvatur dicht vor dem Pylorus verkürzen und zum Pankreas ziehen, aber kein Ulcus in dieser Gegend nachweisbar. Außerdem flaches Carcinom, auf der kleinen Kurvatur reitend und hauptsächlich auf die Hinterfläche übergreifend, dicht vor dem Pylorus (auf Ulcusbasis entstanden?).

ein nicht seltenes Vorkommnis, wenngleich sich nach eigener Schätzung die Häufigkeit der malignen Umwandlung bei weitem nicht so hoch stellt, wie in manchen chirurgischen Statistiken, besonders in der von KÜTTNER, angegeben wird. Die von anderer Seite vertretene gegenteilige Annahme, daß ein Carcinom auf Ulcusbasis überhaupt nicht vorkommt, ist dagegen sicher falsch. Wir verfügen auch über eine Reihe ganz eindeutiger Beobachtungen, in denen ein jahrelanges sicheres Ulcusleiden dem später entstandenen Carcinom vorangegangen war. Besonders häufig wird die maligne Entartung eines Geschwürs in der Regio praepylorica beobachtet. Die Erkennung derselben im Röntgenbild ist oft außerordentlich schwierig und nicht selten nur auf Grund eines Zustandsbildes nicht sicher durchführbar, vielmehr erst nach Beobachtung des Verlaufs herbeizuführen (COLE, HAUDEK, EISLER). Die Gefahr des Wartens läßt in solchen Zweifelsfällen den Entschluß zur Operation aber oft schon vor Klärung durch eine fortlaufende Röntgenuntersuchung finden.

Besteht die maligne Entartung lediglich in einer mikroskopisch nachweisbaren Veränderung, so ist eine röntgenologische Unterscheidung natürlich unmöglich. Dagegen kann auch auf Grund des Röntgenbildes dann ein Verdacht auf Carcinomentwicklung auf dem Boden eines alten Ulcus geäußert werden, wenn neben einer typischen Ulcusnische oder einem Ulcussanduhrmagen mit Nische außerdem besondere Schattendefekte oder Unregelmäßigkeiten der Konturen an anderer Stelle vorhanden sind. So wurde in einem

ausgesprochenen Falle, in welchem unterhalb der Ulcusnische noch eine größere Schattenaussparung an der kleinen Kurvatur im Röntgenbilde sichtbar war, die Richtigkeit der
röntgenologischen Annahme eines Carcinoms neben einem alten Ulcus durch die Operation
erwiesen. In einigen anderen Fällen, bei denen das gleiche Verhalten in Erwägung gezogen,
aber vorsichtigerweise nicht diagnostiziert wurde, zeigte die Operation, daß es sich doch
nur um Ulcusmägen handelte, bei welchen außergewöhnlich weitreichende anatomische
Veränderungen durch reichliche Adhäsionen, entzündliche Tumorbildung, Schrumpfung
des kleinen Netzes usw. und dadurch bedingte außerordentliche Retentionserscheinungen
usw. sich in einem chronischen Verlauf entwickelt hatten. Ist andererseits auf Grund
eines großen unregelmäßigen Schattendefektes ein Carcinom mit größter Wahrscheinlichkeit anzunehmen und besteht daneben nur eine spastische Einschnürung, aber kein
Nischenschatten, so kann hieraufhin wohl ein Verdacht auf das Vorhandensein eines Ulcus
oder einer Ulcusnarbe neben dem Carcinom geäußert, aber keine sichere Geschwürsdiagnose
gegründet werden. In dem in Abb. 730/731 abgebil-
deten Falle wurde bei der Operation oberhalb eines
Carcinoms, welches einen deutlichen Schattendefekt
verursacht hatte, an der Stelle der spastischen
Einschnürung eine strahlige Geschwürsnarbe gefunden. In zwei anderen sehr ähnlichen Fällen mit
Defekt und außerdem einer spastischen Einschnürung lieferte die Operation dagegen keine Anhaltspunkte für das Bestehen eines Ulcus oder einer
sonstigen anatomischen Veränderung neben der Krebsgeschwulst.

Der Grad der Kachexie kann nicht zur Unterscheidung zwischen Ulcus und Carcinom herangezogen
werden, wie es so häufig geschieht. Wir sahen die
schwersten kachektischen Erscheinungen bei jungen
und alten Leuten infolge von chronischem Ulcus.

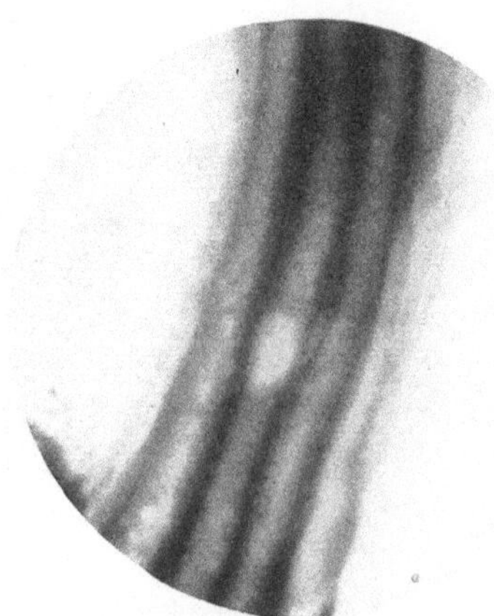

Abb. 732. Magenpolyp bei achylischer
Anämie.

8. Magenpolypen.

Schleimhautpolypen des Magens bilden teils symptomlose Nebenbefunde, teils veranlassen sie aber auch wiederholte Blutungen, die zu erheblichen Graden von Anämie
führen können. Es werden hierbei außer dem Typus der sekundären Anämie auch hyper-
chrome Blutbilder beobachtet, die mit der perniziösen Anämie zum mindesten große
Ähnlichkeit aufweisen können (PENDERGRASS, HARING, VELDE; vgl. S. 732). Meist ist
bei Magenpolypen Anacidität des Magensaftes vorhanden, so daß auch hierin eine weitgehende Übereinstimmung der klinischen Erscheinungen einerseits mit der perniziösen
Anämie, andererseits mit einem Magencarcinom besteht. Nicht selten wird auch Carcinomentwicklung auf dem Boden von Polypen beobachtet.

Im Röntgenbilde rufen die Magenpolypen ganz scharf umschriebene Aussparungen
hervor, welche leichter bei schmaler Schicht des Kontrastmittels im Schleimhautrelief
als bei praller Füllung des Lumens hervortreten. Die scharfen Konturen können Einkerbungen, Buchten und Zacken aufweisen, welche durch Falten und Furchen an der
Oberfläche der Polypen hervorgerufen werden, oder auch ganz glatt und kreisrund gestaltet
sein. Manchmal handelt es sich nur um vereinzelte, in anderen Fällen aber um massenhaft
verbreitete Polypen, die dem Magenbilde bei Füllung mit einer dünnen Kontrastschicht
ein durchlöchertes, pockenartiges Aussehen verleihen. Die früher nur vereinzelte Mitteilung derartiger Fälle (HEINZ, LEDDERHOSE, KALISCH, GASSMANN) hat nach Einführung
der Darstellung des Schleimhautreliefs eine schnelle Zunahme erfahren (BERG, GUTZEIT,
ALBRECHT, BEUTEL, EICHLER, ERDELYI, MEYER-BORSTEL u. a.).

Polypen in der Fornixregion werden ebenso, wie dies bei carcinomatösen Tumoren
dieser Gegend beschrieben ist, am besten bei Luftblähung des Magens und Eingeben

eines flüssigen, leicht auf der Oberfläche haftenden Kontrastmittels (Lactobaryt, Umbrathor) dargestellt. In einem von NATORP beschriebenen Falle ist auf diese Weise auch der
Stiel des Polypen deutlich zum Ausdruck gekommen.

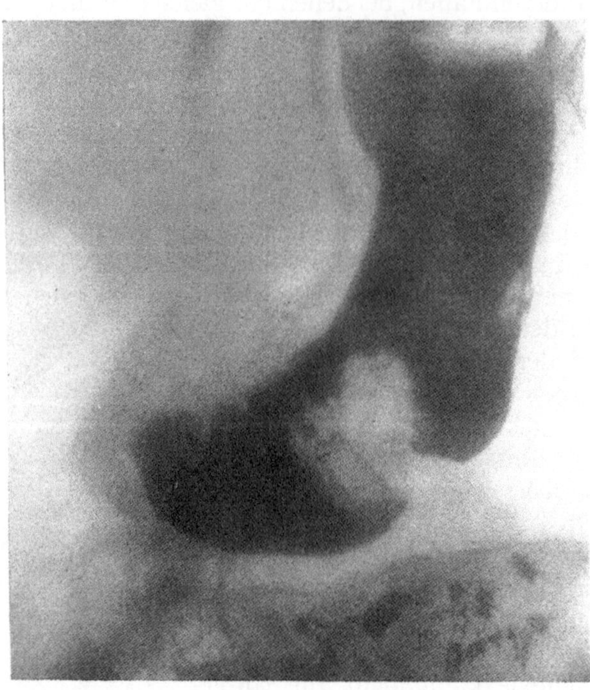

Abb. 733. Magenpolypen.

Klinisch: Seit 1 Jahr Magenbeschwerden. Starke Anämie. Kein Tumor palpabel. HCl —, A. = 15. Milchsäure —. Röntgenbefund: Eine
große, scharf begrenzte, bogig gekerbte Aussparung am unteren Abschnitt der großen Kurvatur. Eine kleinere gleichartige Aussparung,
durch normale Magenkontur getrennt, etwas höher auch an der großen Kurvatur. Entleerung innerhalb 6 Stunden. Operation: An der Stelle
des großen Schattendefektes ein blumenkohlartiges Paket von Polypen, am oberen kleineren Defekt ein kleinerer Polyp.

Abb. 733 zeigt einen großen, bogig gekerbten Schattendefekt, welcher durch ein
blumenkohlartiges Konvolut verschiedener Polypen hervorgerufen war, und einen kleineren Defekt an anderer Stelle, der von einem kleineren Polypen herrührte.

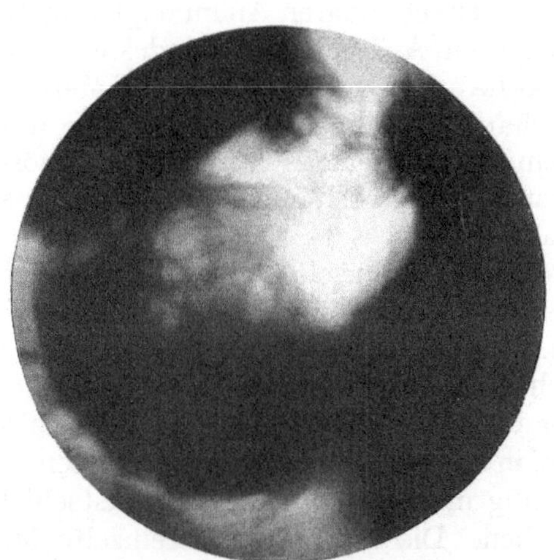

Abb. 734. Großer Magenpolyp in der Regio
praepylorica (Operation).

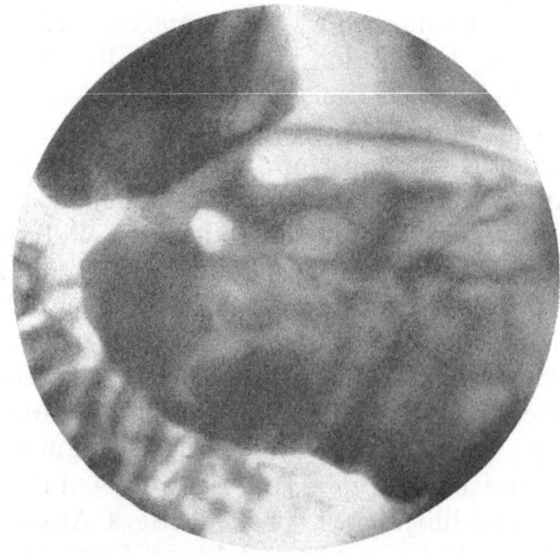

Abb. 735. Kleiner Magenpolyp in der Regio
praepylorica (Operation).

Als Ausdruck eines isolierten *Magenpolypen* der Regio pylorica fand sich in den in
Abb. 734 und 735 dargestellten Fällen eine ganz scharf begrenzte rundliche Aussparung
des Füllungsbildes; die Operation bestätigte die Diagnose.

Differentialdiagnostisch kommen einerseits kleine polypöse Carcinome, andererseits die seltenen *metastatisch auftretenden Carcinomknoten der Magenwand* (BERG, ALBRECHT) in Betracht. Irrtümer durch Speisereste, welche ähnliche Füllungsdefekte hervorrufen können, sind durch Wiederholung der Untersuchung nach Spülung des Magens zu vermeiden. Das Bild einer ausgedehnten *Polyposis* der Magenwand ist von dem einer *polypös hypertrophischen Gastritis* kaum zu unterscheiden (vgl. Abb. 736).

9. Magen-Fibrome, -Myome, -Lipome, -Neurinome, -Hämangiome und -Sarkome.

Die seltenen *Fibrome, Myome, Lipome, Neurinome* und *Hämangiome* sowie auch die *Sarkome* des Magens, die von verschiedenen Schichten der Magenwand ausgehen können und entweder, und zwar häufiger, nach dem Lumen zu (endogastrisch), oder nach außen (exogastrisch) sich entwickeln, bilden meist scharf umschriebene, rundliche Geschwülste.

Der Ausdruck der *endogastrischen* Tumoren im Röntgenbilde sind ebenfalls rundliche, scharf umschriebene Defekte oder Aufhellungen des Magenschattens, je nachdem der Tumor die ganze Tiefe des Magenlumens oder nur einen Teil desselben durchsetzt. Ist über dem Tumor noch eine dünne Breischicht vorhanden, so entstehen innerhalb der umschriebenen Aufhellung noch leichte, zum Teil flockig gestaltete Schatten (LIEBLEIN). Zum Teil erreichen die sarkomatösen knolligen Geschwülste eine außerordentliche Größe. Kleine Tumoren, welche die Tiefe des Magenlumens bei praller Füllung nur unwesentlich verkleinern, machen sich bei alleiniger Beobachtung des stehenden Patienten ohne Druck auf die Bauchdecken oft gar nicht bemerkbar. Dagegen treten sie in ähnlicher Weise wie die Magenpolypen als rundliche Aussparungen unter

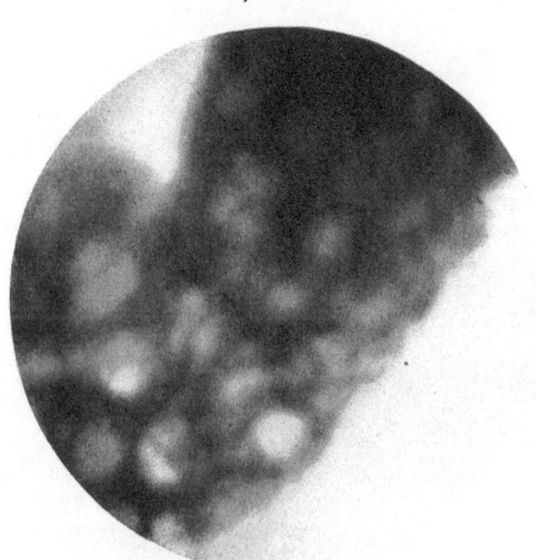

Abb. 736. Polyposis ventriculi bei Schleimhautdarstellung.

solchen Umständen hervor, bei denen Vorder- und Hinterwand des Magens einander genähert und lediglich durch eine dünne Schicht voneinander getrennt werden, also bei Verwendung einer geringen Menge dünner Kontrastflüssigkeit, bei Kompression, welche durch die Hand oder einen Löffel ausgeübt wird, oder in Bauchlage und ferner auf Restbildern, nachdem die Tiefe der Magenfüllung abgenommen hat. Gerade in solchen Fällen ist die Darstellung des Schleimhautreliefs, welches am besten Schattenaussparungen durch kleine Tumoren erkennen läßt, dringend geboten. Derartige Beobachtungen sind von KONJETZNY, LIEBLEIN, LOSSEN an Magenfibromen, von BRENNECKER, GEBHARDT und SCHMITZ bei Myomen, von RENANDER, ODQVIST und v. BRAUNBEHRENS bei einem Neurofibrom, von RENANDER bei einem Lipom und von GAYMÜLLER sowie von NAUMANN und FRANK an Sarkomen des Magens mitgeteilt.

Bei starker *exogastrischer* Entwicklung der *Sarkome*, die im Netz wuchern und dort Pseudonetztumoren (BORMANN) bilden können, kann der Magen nach unten verzogen werden.

Andere intramurale Formen von Sarkomen rufen eine flächenhafte Infiltration und Starre der Magenwand hervor. Von solcher Beschaffenheit sind besonders die Lymphosarkome, welche am Magen ähnliche Eigenschaften zeigen wie am Dünndarm, in dem sie am häufigsten vorkommen. In jenem Abschnitt wird ihr Verhalten genauer besprochen werden (vgl. S. 637).

Bei *Neurinomen* und besonders bei *Sarkomen* können durch Nekrose Ulcerationen der Oberfläche entstehen, die oft Blutungen verursachen, und dadurch im Röntgenbilde nischenartige Vorwölbungen des Kontrastschattens innerhalb des Tumordefekts zustande kommen (ODQVIST, NORDLÄNDER, v. BRAUNBEHRENS). Das gleiche sahen MOORE und FORSSMAN bei Myomen.

Hämangiome, die sowohl diffus infiltrierende als auch polypöse Formen bilden, können durch das Vorhandensein reichlicher Phlebolithen, die kleine, kreisrunde Schatten im Röntgenbilde hervorrufen, gekennzeichnet sein (KAYSER).

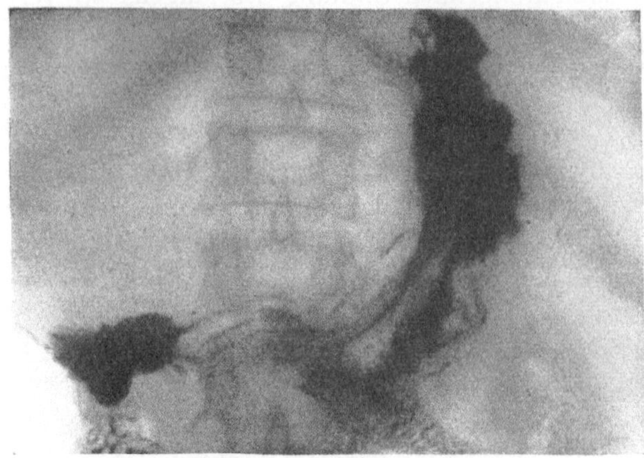

Abb. 737. Lymphosarkom des Magens (Autopsie).
Unregelmäßige Konturen besonders in den Korpusabschnitten.

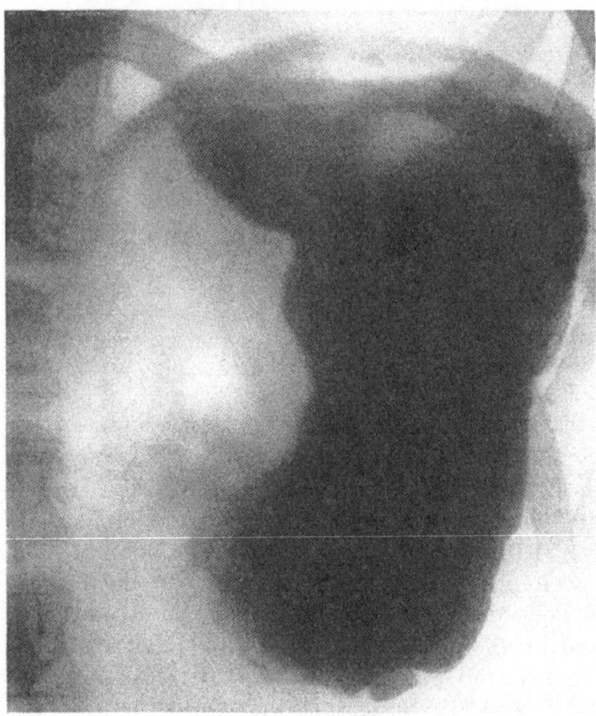

Abb. 738. Sarcoma bzw. Lymphosarcoma ventriculi.
Sektion: Magenschleimhaut durchsetzt von zahlreichen annähernd kreisrunden, 1—2-markstückgroßen flachen Geschwüren mit harter Infiltration des Grundes und wallartigen Rändern. Besonders derb ist die gesamte Regio praepylorica infiltriert. An der Serosa extraventrikuläre derbe, harte, bis walnußgroße Tumorknoten. Mikroskopisch: Sarkom oder Lymphosarkom.

Der Sitz der Magensarkome ist vorwiegend die Pylorusgegend und die große Kurvatur. Dort waren auch in zwei von REEVES mitgeteilten operativ bestätigten Fällen von *Magensarkom* unregelmäßig begrenzte Schattendefekte im Röntgenbilde erzeugt.

Bei der Verschiedenheit der anatomischen Formen und einer bisher noch ungenügenden Zahl an röntgenologischen Beobachtungen lassen sich vorläufig wenigstens kaum scharfe, allgemeingültige Kennzeichen für die Magensarkome aufstellen. Als differentialdiagnostisches, wenn auch nicht ausnahmslos gültiges Merkmal ist gegenüber den Carcinomen die *geringe Neigung der Sarkome zur Schrumpfung und zur Stenosierung* der Ostien, andererseits die oft frühzeitige Exulcerierung durch nekrotischen Zerfall hervorzuheben, die für die röntgenologische Darstellung von besonderer Wichtigkeit ist. Von FORSSMAN wird ferner ein grobes, an Variationen armes Schleimhautrelief auch in der Umgebung des Tumors beschrieben, welches durch die häufige Ausbreitung der Sarkome in der Submucosa bei intakter Schleimhaut entsteht, sowie Weichheit und Nachgiebigkeit der Ränder, die auf die weiche Beschaffenheit der Sarkome zurückzuführen ist. Endlich ist ihre große Seltenheit und das verhältnismäßig häufige Auftreten der Lymphosarkome im jugendlichen Alter zu berücksichtigen.

Über zwei Röntgenbefunde an Lymphosarkomen des Magens, die gerade entgegen dem sonstigen anatomischen Verhalten zur Einengung des Magenlumens und daher zu Defekten des Füllungsbildes Anlaß gegeben hatten, berichtet SCHLESINGER. Ebenso bildet FORSSMAN neben anderen Formen Einengungen der Canalisregion, die ganz das bei Carcinomen übliche Verhalten zeigen, in 2 Fällen von retikocellulärem Sarkom ab.

Bei dem in Abb. 738 dargestellten Falle, in dem *unregelmäßige buchtige Konturen* und *flache Defekte* in den unteren Magenabschnitten und besonders in der Regio praepylorica auffallen, wurden bei der Autopsie *multiple, großenteils geschwürig zerfallene*

Wandinfiltrationen neben größeren subserösen Tumoren festgestellt; der histologische Bau war aus kleinen Zellen von sarkomatösem oder lymphosarkomatösem Charakter zusammengesetzt. Ein ganz ähnliches Röntgenbild eines Magensarkoms ist von SCHWARZ beschrieben.

10. Magencysten.

Cystenbildungen im Magen sind selten. Sie sind von ELIASON, PENDERGRASS und WRIGHT zusammenfassend dargestellt. BRANSCHEID beschrieb eine operativ festgestellte pflaumengroße Cyste am Magenausgang, die einen antsprechenden ovalären, scharf begrenzten Defekt im Röntgenbilde hervorgerufen hat.

11. Bezoar.

Nach mehreren im Schrifttum vorliegenden Berichten zeigt der Pseudotumor eines *Bezoar* charakteristische Eigenschaften im Röntgenbilde. Meist handelt es sich dabei um festverfilzte Haargeschwülste, es kommen aber auch Ballen, die aus verklumpten Wurzelresten entstanden sind, wie z. B. in einem von HAUG mitgeteilten Falle vor. Der Kontrastbrei dringt nur langsam in das größtenteils verstopfte Magenlumen ein und umgibt dann schalenförmig die in der Mitte liegende Haargeschwulst, die also als *zentrale Aussparung des Schattenbildes* erscheint (vgl. Abb. 740). An einigen Stellen kann der Brei auch durch Lücken und Spalten ins Innere vordringen und ruft dann eine unregelmäßige Strichelung, Sprenkelung oder Streifenzeichnung im hellen Kern hervor. Eine Magenblase fehlt bisweilen. Ist sie vorhanden, so kann die Haargeschwulst selbst auch ohne Kontrastfüllung sich gegen die helle Luft als Schatten abheben oder durch Druck in die Magenblase hineinschieben lassen.

12. Magenlues.

Die *Magenlues* hat bisher in Deutschland meist als eine außergewöhnliche Seltenheit gegolten und keine größere Beachtung gefunden, obwohl sie im amerikanischen Schrifttum bereits eine eingehende Beschreibung erfahren hat (CARMAN, LE WALD u. a.). Später haben sich auch bei uns die Mitteilungen über

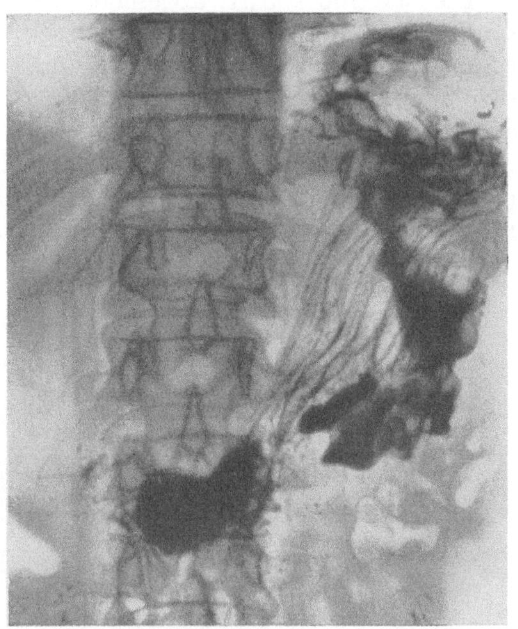

Abb. 739. Extraventrikuläres Sarkom, welches durch die Hinterwand in den Magen durchgebrochen ist.

Das Breidepot vor der Wirbelsäule und die von dort aufsteigenden parallelen Streifen gehören dem Magen an, dagegen sind die unregelmäßig gestalteten, in der linken Bauchseite liegenden Breimassen in einer großen Zerfallshöhle hinter dem Magen gelegen.

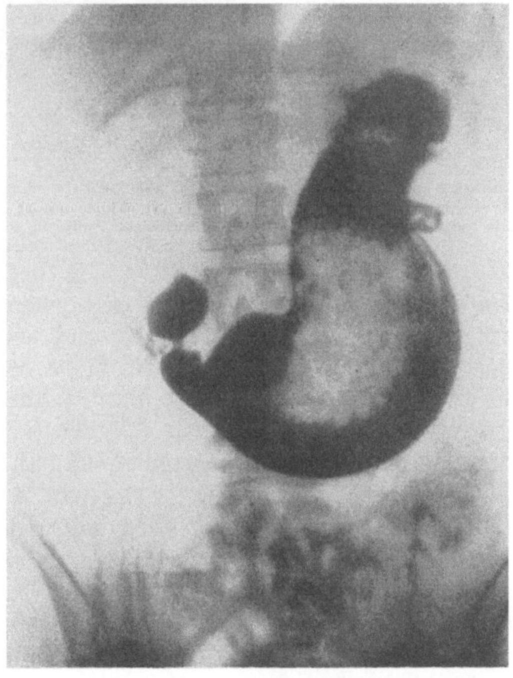

Abb. 740. Trichobezoar.
(Aus CARR: A Case of Hair Ball. Radiology Bd. 3, 1924.)

Fälle von Magenlues gerade insbesondere auf Grund der röntgenologischen Untersuchungsergebnisse gemehrt. Die eigenen Erfahrungen, die sich hauptsächlich auf die von GÄBERT veröffentlichten Beobachtungen beziehen, betreffen völlig sichergestellte Fälle.

Die Magenlues tritt, abgesehen von der wenig erforschten *Gastritis* des Sekundärstadiums, in Form von umschriebenen *Gummen,* sowie von ausgedehnten, *beetartigen,
harten Infiltrationen der Submucosa* und *Geschwüren mit wallartigen Rändern* auf, an die
sich häufig *sklerotische Vernarbungsprozesse mit starken Schrumpfungserscheinungen*
anschließen.

Einzelne Gummata rufen im Röntgenbilde *umschriebene Schattenaussparungen* hervor
(SALZMANN und SCHAPIRO). Bei den häufigeren und wichtigeren ausgedehnten Veränderungen ist hauptsächlich die *starke Verdickung der submukösen Wandschichten* und die dadurch sowie durch Narbenschrumpfung hervorgerufene *Einengung des Lumens* für die

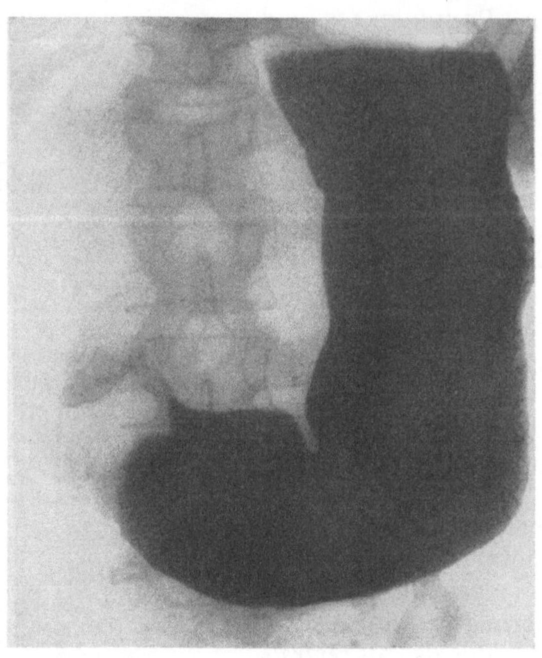

Abb. 741. Lues ventriculi.

Operation (Magenresektion): In der Regio praepylorica eine fast den ganzen Umfang umgreifende Ulceration mit glattem, glänzendem
Geschwürsgrunde und steilen Rändern. In der Umgebung ist die Schleimhaut stark verdickt und glänzend und die gesamte Magenwand
sehr derb infiltriert. Mikroskopisch: Submucosa stark verdickt und zellig infiltriert durch Lymphocyten, Plasmazellen, eosinophile Zellen und
Riesenzellen. Starke perivasculäre Infiltrationen.

Darstellung im Röntgenbilde maßgebend. Diese *stenosierten Partien* sind *scharf gegen
die gesunde Umgebung abgesetzt* und zeigen *starre, etwas unregelmäßige Konturen.* Sie
betreffen am häufigsten die *Regio praepylorica* (AOYAMA, ASSMANN, GÄBERT, STRAUSS,
B. COHN, HERMANN), ferner nicht selten auch die mittleren Magenabschnitte, während
Fornix und Pylorus selbst freibleiben (HOLITSCH, SCHWARZ, PLUDER, DOMANIG), oder sie
erstrecken sich auf fast das ganze Organ, so daß ein *kleiner Schrumpfmagen* wie bei einem
Scirrhus zustande kommt (EPPINGER und SCHWARZ, MÜHLMANN, HIRSCHBERG). Überhaupt *erinnert das Röntgenbild* mit der ausgesprochenen Einengung und den starren
Konturen *außerordentlich an das des Carcinoms.* Bei den stärkeren Graden von Stenosierung kommt es wie bei diesem oft zu *Retentionserscheinungen,* beim Schrumpfmagen
auch zur *Rückstauung in den Ösophagus.*

Ebenso weist auch das *klinische Bild große Ähnlichkeit mit dem des Carcinoms* auf,
insofern gewöhnlich eine *An- oder Subacidität* unter Umständen mit Milchsäurebildung,
schnelle Abmagerung und nicht selten ein *palpabler Tumor in der Magengegend* angetroffen
wird. Klinische Hinweise auf die luische Natur gibt, abgesehen von der Vorgeschichte,
das häufig, wenn auch nicht immer jugendliche Alter der Patienten, der meist, aber nicht
ausschließlich positive Ausfall der WASSERMANNschen *Reaktion* und zum Unterschied
vom Krebs die in der Regel *negative chemische Blutprobe im Stuhl,* auf die nach GÄBERT

besonderes Gewicht zu legen ist; zwar können auch bei der Magenlues in seltenen Fällen profuse Blutungen wie beim peptischen Magengeschwür vorkommen, es fehlen aber in der Regel die für das Carcinom charakteristischen, andauernden kleinen okkulten Blutungen. Endlich ist der in manchen Fällen beobachtete *starke Rückgang* sowohl der

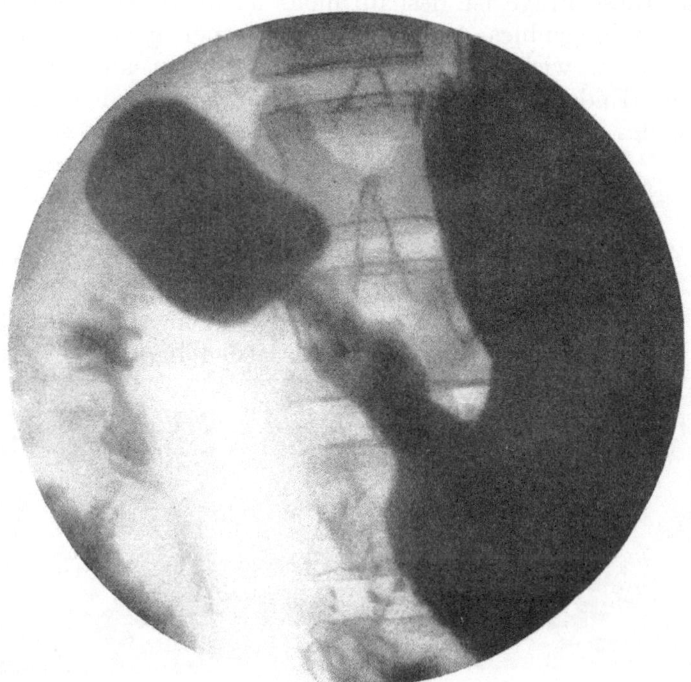

Abb. 742. Lues ventriculi.

Operation (Magenresektion): In der Regio praepylorica ein ausgedehntes, fast den ganzen Umfang umgreifendes landkartenartiges Geschwür mit speckigem Grunde und aufgeworfenen Rändern (vgl. Abb. 743). Mikroskopisch: Starke Bindegewebswucherungen in der Submucosa Zellige Infiltration unterhalb der Geschwursfläche, starke perivasculäre zellige Infiltration. Ausgesprochene Endophlebitis und Endarteriitis.

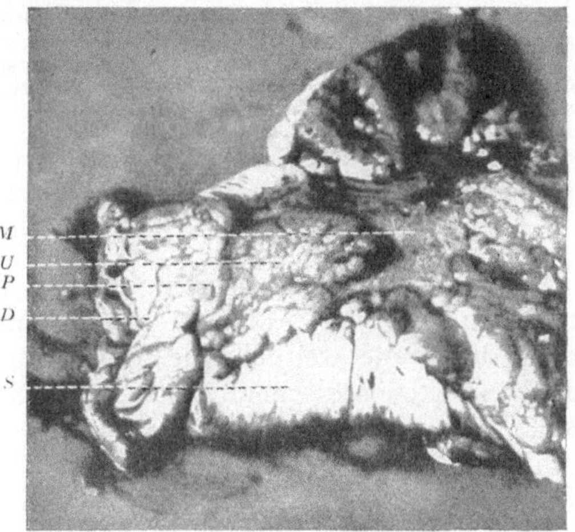

Abb. 743. Magenlues. Operativ gewonnenes Präparat von Abb. 742 (nach GÄBERT).

Luisches Ulcus der Regio praepylorica mit Stenosierung derselben. *U* Ulceration; *M* Mucosa; *P* Pylorus; *D* Duodenum; *S* die stark verdickte Submucosa.

klinischen Krankheitserscheinungen als der röntgenologischen Veränderungen *unter dem Einfluß einer antiluischen Behandlung* anzuführen, durch welche selbst ziemlich starke infiltrative Stenosen zum großen Teil wieder behoben werden können (HOLITSCH, B. COHN, HERMANN, eigene Beobachtung); bei eingetretener Narbenstenose ist freilich keine Besserung mehr zu erwarten und ein operativer Eingriff angezeigt.

Außer dem Carcinom ist bei dem geschilderten Röntgenbilde der Magenlues noch Säureverätzung, Tuberkulose und Aktinomykose differentialdiagnostisch zu erwägen und die Entscheidung hauptsächlich nach anderen klinischen Gesichtspunkten zu treffen. Wahrscheinlich ist auch ein Teil der Fälle von sog. Linitis plastica als Magenlues anzusprechen. Diese Frage ist deshalb nicht leicht zu entscheiden, weil auch das histologische Bild der Magenlues durchaus nicht immer ganz eindeutige Kennzeichen darbietet; als besonders wichtig sind die Veränderungen an den Gefäßen, namentlich an den Venen (Endophlebitis) hervorzuheben. Es ist anzunehmen, daß bei genauerer Kenntnis des Krankheitsbildes, zu dessen Erkennung gerade die Röntgenuntersuchung viel beitragen kann, die Zahl der Beobachtungen von Magenlues eine weitere Zunahme erfahren wird; es wird indes nicht bestritten, daß es sich um ein verhältnismäßig seltenes Leiden handelt.

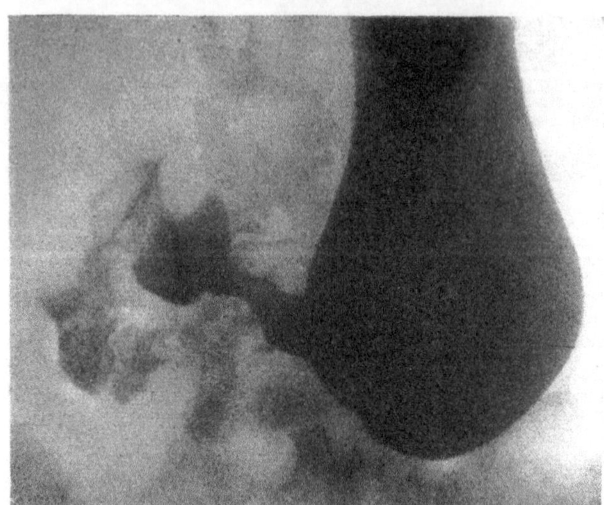

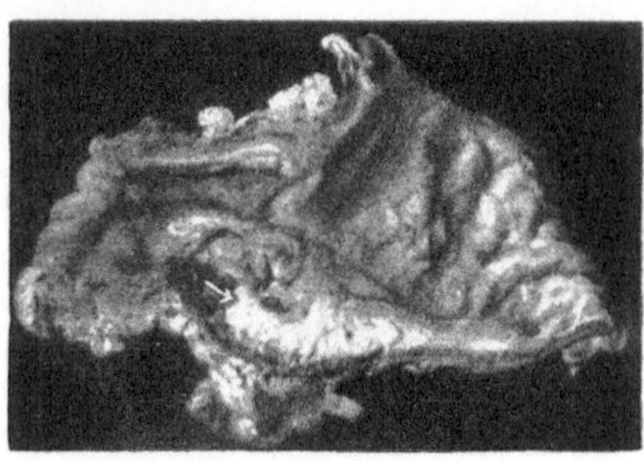

Abb. 744.   Abb. 745.

Abb. 744. Lues ventriculi. Unregelmäßiger carcinomähnlicher Defekt der Regio praepylorica infolge eines größtenteils vernarbten luischen Ulcus mit außerordentlich starker Verdickung der Submucosa.

Klinisch: 25jährige Patientin. Vor 5 Jahren luische Infektion. Seit ¹/₂ Jahr starke Gewichtsabnahme, Erbrechen, herabgesetzte Säurewerte des Magensaftes, blutfreier Stuhl; WaR. positiv. Operation: Umfangreiches, größtenteils epithelialisiertes Ulcus, welches die Regio praepylorica in großer Ausdehnung ringförmig umgreift. Enorme Verdickung der Submucosa; infolgedessen springt die Magenwand an der Regio praepylorica in das Lumen des Magens hinein vor (vgl. Abb. 745); hierdurch ist die im Röntgenbilde sichtbare Verengerung des Magenkanals erzeugt. Histologisch: In der Umgebung des Schleimhautdefektes polymorphkernige, sonst hauptsächlich Rundzelleninfiltration; keine Nekrosen.

Abb. 745. Resektionspräparat des Falles von Abb. 744.

Der Pfeil weist auf die enorm verdickte und in weißliches Narbengewebe verwandelte Submucosa hin. Das Lumen der Regio praepylorica ist dadurch stark unregelmäßig verengt.

Weitere Einzelheiten sind aus den in Bildern beigefügten drei Fällen zu entnehmen, die von GÄBERT näher beschrieben sind (vgl. Abb. 741—745). Ein vierter, selbst beobachteter Fall ähnlicher Art ist durch die weitgehende allgemeine Besserung und den Rückgang der zunächst schweren Stenoserscheinungen im Röntgenbilde nach einer antiluischen Kur bemerkenswert.

13. Magentuberkulose.

Im Gegensatz zum Darm erzeugt die *Tuberkulose am Magen* sehr selten Veränderungen. Diese werden in verschiedener Form beobachtet. Die *miliaren Tuberkel* der Magenschleimhaut sind im Röntgenbilde nicht sichtbar. Unter Umständen können aber *flache Schleimhautgeschwüre* mit unterminierten Rändern, welche entweder durch verschlucktes Sputum oder durch Durchbruch von Drüsen von außen her entstehen, und besonders die seltenen *tumorbildenden tuberkulösen Granulationsgeschwülste* Veränderungen am Schleimhautrelief verursachen. Die häufigsten und markantesten Erscheinungen im Röntgenbilde werden durch die *hypertrophischen, mit Infiltration und narbiger Verdickung*

der Submucosa einhergehenden Wandveränderungen hervorgerufen. Meist sind diese in der
Pylorusgegend, seltener im Korpus gelegen. Hierdurch entstehen Verengerungen des
Lumens mit starren Konturen, die dem Bild eines Carcinoms und besonders auch dem
bei der Lues geschilderten Verhalten völlig gleichen können. Derartige Fälle sind außer
der in Abb. 746—748 dargestellten eigenen Beobachtung von RENANDER, POHL, DEMEL,
SCHINZ, HÖFER, SPENGLER, PÖSCHL mitgeteilt.

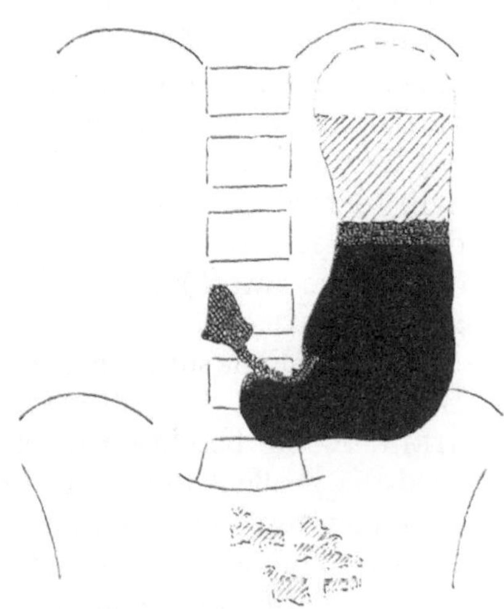

Abb. 746. Pylorusstenose auf tuberkulöser Basis.

Klinisch: Tuberkulöse Brustwandfistel. Abmagerung. Im Magen Nuchtern-
retention mit langen Bacillen. Milchsäure positiv. Nach Probefrühstück
keine freie HCl. Röntgenbefund: Im Stehen Pylorusgegend undeutlich,
verschmälert.

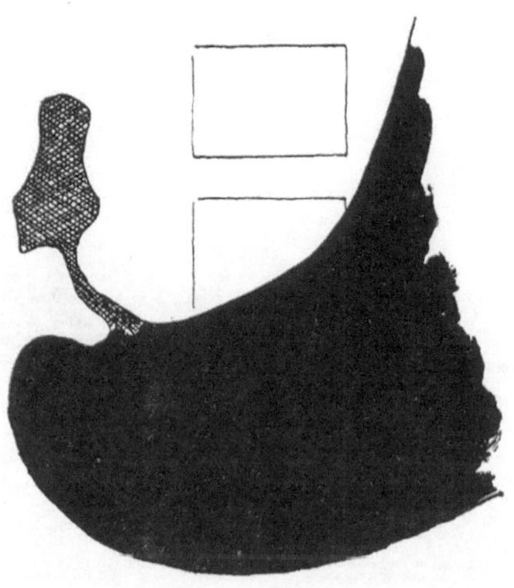

Abb. 747. Derselbe Fall. Aufnahme in Rechtslage.

Zweiquerfingerbreite Distanz zwischen Magen und Duodenum,
die nur durch einen schmalen Kanal miteinander verbunden
sind.

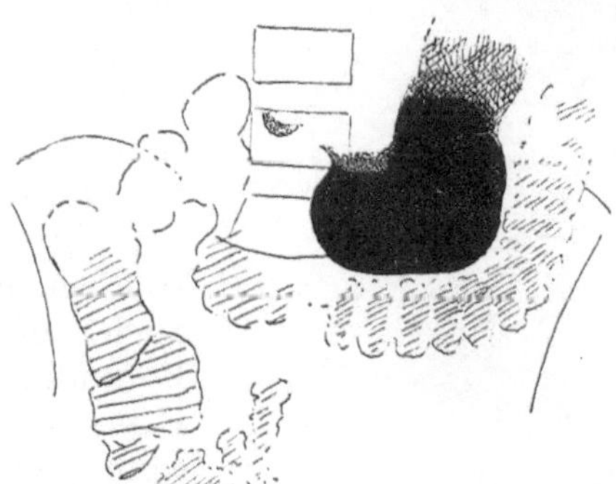

Abb. 748. Derselbe Fall. Aufnahme nach 7 Stunden.

Erheblicher Magenrest. Spornförmige Verschmälerung der Regio pylorica. Auch nach 24 Stunden kleiner Rest. Diagnose: Pylorusstenose
entweder auf carcinomatöser oder tuberkulöser Basis (in Rücksicht auf die Brustwandfistel). Entscheidung der Ätiologie durch den Röntgenbefund unmöglich. Operation: Narbenstenose am Pylorus. Am Pylorus ist ein Ulcus fühlbar. Auf der Serosa tuberkulöse Knötchen.
Zahlreiche tuberkulöse Drüsen im Abdomen.

14. Lymphogranulomatose des Magens.

Wie fast an allen Organen so kann die *Lymphogranulomatose* auch am Magen, freilich
nur in seltenen Fällen, ihre granulomatösen, mitunter geschwulstartigen Herde setzen,
und diese können ähnlich wie die tuberkulösen Granulationen einerseits durch Zerfall
zur Geschwürsbildung, andererseits zu einer reaktiven Bindegewebswucherung Anlaß
geben. Hierdurch entstehen im Ausgußbild unregelmäßige Konturen und im Falle der
Geschwulstbildung carcinomähnliche Defekte, im Falle des geschwürigen Zerfalls nischenartige Vorsprünge; das Röntgenbild der Schleimhaut zeigt starke Verbreiterung und
unregelmäßige Beschaffenheit der Faltenzeichnung.

KAZNELSON beschreibt einen Fall, der im Röntgenbilde die Zeichen einer Pylorusstenose mit exzentrischer Lagerung und Verlängerung eines engen Pyloruskanals und

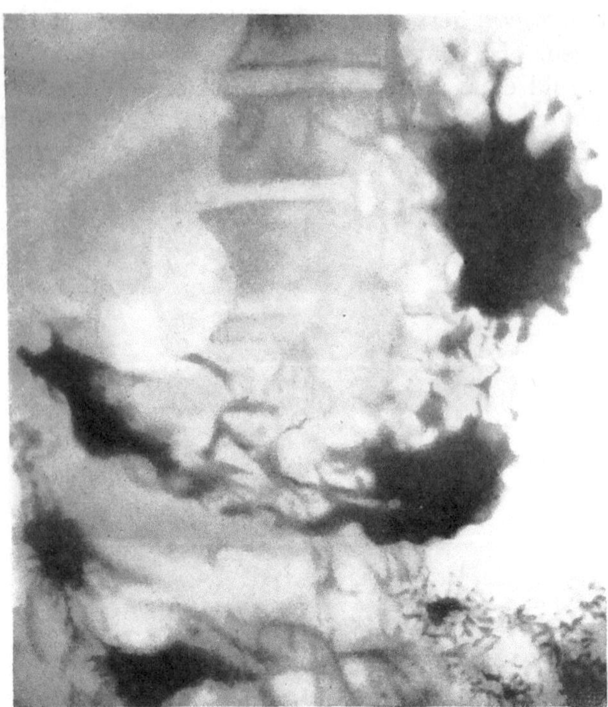

Abb. 749. Lymphogranulomatose des Magens (Autopsie).
(Nach Koch: Fschr. Röntgenstr. 48).

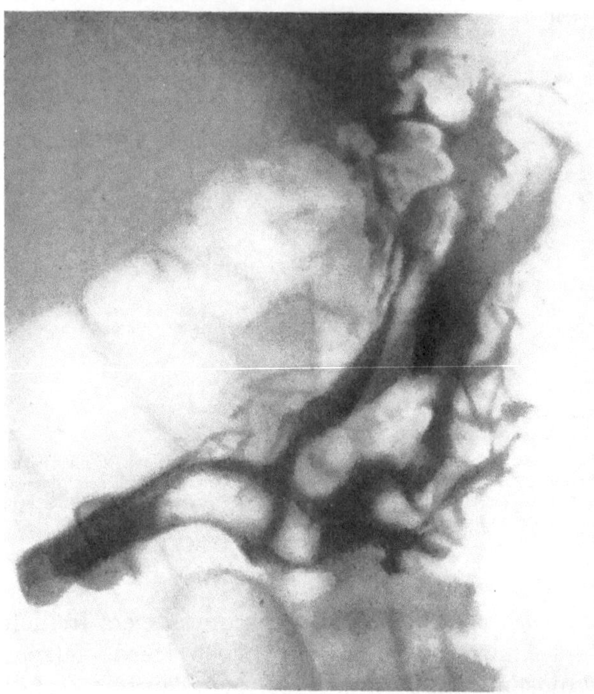

Abb. 750. Lymphatische Infiltration der Magenwand bei
Lymphoblastenleukämie (Autopsie).
(Nach Koch: Fschr. Röntgenstr. 48.)

einer *Nische* am Rande dieses Kanals sowie erhebliche Retentionserscheinungen darbot. Bei einer Nachuntersuchung nach einer Woche zeigte die Nische gegenüber dem ersten Bilde eine auffallende Verbreiterung, wie sie beim einfachen Ulcus ganz ungewöhnlich ist. Die Autopsie ergab außer anderen Veränderungen eine granulomatöse Infiltration im weiteren Bereiche des Pylorus und innerhalb derselben ein ziemlich ausgedehntes seichtes Geschwür, welches die Nische im Röntgenbilde hervorgerufen hatte.

Weitere Fälle sind von JUNGHAGEN, BARSONY und KOPPENSTEIN, KOPSTEIN, KOCH beschrieben. Bei allen wird die große Ähnlichkeit der Röntgenbilder mit unregelmäßig begrenzten carcinomatösen Defekten hervorgehoben. Bei den von JUNGHAGEN als *isolierte* Lymphogranulomatose des Magens beschriebenen Fällen, bei welchen dieser als besonders charakteristisches Merkmal eine manschettenförmige Stenosierung des Magenlumens hervorhebt, ist außerdem die große Übereinstimmung mit stenosierenden luischen Prozessen zu beachten; diese Ätiologie ist in den Fällen von JUNGHAGEN differentialdiagnostisch nicht erörtert, scheint mir aber auch auf Grund des anatomischen Befundes in Betracht zu kommen. HORNYKIEWYTSCH beschrieb auch als wesentliches Kennzeichen der Lymphogranulomatose eine röhrenförmige Infiltration der Magenwand, die eine entsprechende Einengung des Magenfüllungsbildes und örtliche Starrheit der Wandung hervorrief. Gegenüber den ähnlichen Bildern bei Carcinom weist KOCH darauf hin, daß die lymphogranulomatösen Veränderungen sich auch auf das Duodenum erstrecken können, während das Carcinom die Pylorusgrenze nicht zu überschreiten pflegt.

15. Leukämische Veränderungen des Magens.

Ein ganz ähnliches Verhalten wie bei der Lymphogranulomatose können auch die bei der Leukämie sehr selten vorkommenden Veränderungen der Magenwand aufweisen. In mehreren operativ oder autoptisch geklärten Fällen von lymphatischer Leukämie bzw. aleukämischer Lymphadenose zeigte das Schleimhautrelief unregelmäßige, stark verbreiterte Faltenzüge, die sich auch auf das Duodenum erstreckten (KOCH, LÜDIN, MEAD). In dem von KOCH mitgeteilten Falle bestand außerdem eine unregelmäßig begrenzte Verengerung der Regio praepylorica.

BRIGGS und ELLIOTT fanden einen schmalen Magen mit unregelmäßigen starren Konturen in der Pylorusgegend bei einem Falle, der bei der Operation das Aussehen eines Carcinoms darbot, durch histologische Untersuchung sich aber als Aleukämie (Pseudoleukämie) erwies.

16. Magenaktinomykose.

In einem operativ sichergestellten Falle von *Magenaktinomykose* sah SCHINZ im Röntgenbilde einen großen Füllungsdefekt an der großen Kurvatur, der zernagte Konturen ganz ähnlich einem Carcinom aufwies. Zugleich war an der Stelle des Defektes ein Tumor palpabel und deshalb die Diagnose auf Krebs außerordentlich nahegelegt. Hautfisteln oder Infiltrationen, die sonst bei Aktinomykose häufig beobachtet werden,

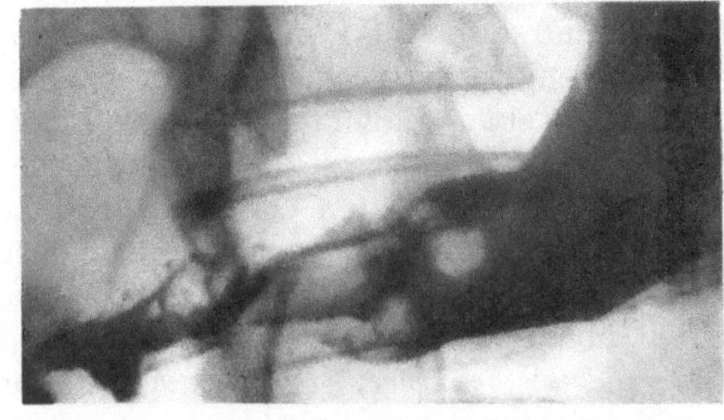

Abb. 751. Leukämische Infiltration der Magenwand.

fehlten völlig. Eine Unterscheidung vom Carcinom kann in solchen Fällen nicht nach dem Röntgenbilde, sondern lediglich unter Berücksichtigung anderer klinischer Momente erfolgen.

17. Mycosis fungoides ventriculi.

In einem durch große tumoröse Hautinfiltrate als Mycosis fungoides gekennzeichneten Falle sah KOMMERELL am Magen einen walnußgroßen Füllungsdefekt mit Kraterbildung und ferner multiple kleinere Schattendefekte, denen bei der Sektion ulceröse Tumoren von derselben Beschaffenheit wie die Hautgeschwülste entsprachen.

18. Magenwandphlegmone.

Im Anschluß an Magengeschwüre, gelegentlich auch an Carcinome oder pyelophlebitische Prozesse im Bereich der Pfortader können sich *phlegmonöse Entzündungen der Magenwand* entwickeln, die seltener zur Abszedierung als zu einer diffusen Infiltration und folgenden bindegewebigen Schrumpfung führen. Besonders die Submucosa erfährt hierdurch eine Verbreiterung und Verhärtung; es entsteht, ähnlich wie bei der Lues und bei manchen besonders gearteten Formen von Carcinom, die als *Linitis plastica* bezeichnet werden, eine Verdickung und Starre der Magenwand. Verhältnismäßig am häufigsten werden diese an sich seltenen Fälle in der Gegend des Pylorus bzw. der Regio praepylorica beobachtet. Das Röntgenbild zeigt im akuten Stadium nur geringe Veränderungen (BAUER, NEUGEBAUER): NEUGEBAUER hebt in einem Falle ein langsames Vordringen des Breies im Magen hervor. Bei eingetretener Schrumpfung ist eine Einengung des Magenlumens, das unregelmäßig begrenzte Konturen zeigt, ähnlich wie bei carcinomatösen Prozessen erkennbar (WEISS, GÜTIG). Zum Unterschied von dem ganz ähnlichen Verhalten des Röntgenbildes bei Carcinom hebt OLSSON die starke Verdickung der Magenwand hervor. Diese ist durch die Röntgenuntersuchung als Differenz zwischen der durch Kontrastfüllung des Lumens dargestellten inneren Begrenzung und der durch Gasfüllung des anliegenden Querdarmes kenntlich gemachten Außenwand des Magens festzustellen. In einem von OLSSON beschriebenen Falle war ferner ein vom Ausgußbilde des Lumens abzweigender spornartiger Ausläufer innerhalb der verdickten Magenwand sichtbar, der durch Füllung einer Abszeßhöhle entstanden war. Die Veränderungen der Konturen bei der Gastritis phlegmonosa können sich unter Umständen nach Abheilen des Prozesses zum Teil zurückbilden, wie ROTHERMEL durch fortlaufende Röntgenuntersuchungen eines Falles gezeigt hat.

19. Magenoperationen.

Die *Röntgenuntersuchung operierter Mägen* ist natürlich in erster Linie chirurgisches Gebiet und soll deshalb hier nicht ausführlich behandelt werden. Es tritt jedoch nicht ganz selten auch an den inneren Kliniker die Aufgabe heran, bei früher operierten Patienten zu entscheiden, ob erneut aufgetretene Beschwerden auf eine frische Erkrankung oder auf das alte rezidivierte Leiden zu beziehen oder sonst irgendwie mit Operationsfolgen in Zusammenhang zu bringen sind. Die Röntgenuntersuchung ist in erster Linie dazu geeignet, diese zuweilen außerordentlich schwierige Frage zu beantworten oder zu ihrer Klärung beizutragen. Wenn Angaben über die Art der früher vorgenommenen Operation fehlen, muß durch die Röntgenuntersuchung versucht werden, zuerst hierüber Aufschluß zu erlangen, um zu vermeiden, daß ein Befund, der allein durch die Operation hervorgerufen ist, etwa auf ein selbständiges Leiden bezogen wird. Es sind vor allem sorgfältige und unter Umständen ziemlich langwierige und wiederholte Durchleuchtungen erforderlich, um die verwickelten Verhältnisse zu entwirren. Hierbei hilft eine genaue Beachtung der Bewegungsvorgänge, an denen zunächst die Transportrichtung zu verfolgen ist. Um die störende Deckung von Magen- und Darmschatten möglichst auszuschalten und ein Urteil über Verlauf und Füllung des Duodenums zu gewinnen, empfiehlt HÄRTEL die *Untersuchung bei eingezogenem Bauch*, wodurch der Magen gehoben wird, in halbseitlicher Strahlenrichtung von links hinten nach rechts vorn mit fest angedrücktem Schirm. Sehr wesentlich ist gerade auch hierbei die Verwendung kleiner Mengen einer verhältnismäßig dünnen Kontrastflüssigkeit, um Deckschatten zu vermeiden und einen Eindruck vom Verhalten der Schleimhaut zu erhalten.

a) Gastroenterostomie.

Am häufigsten handelt es sich um die Untersuchung von Fällen, bei denen früher eine *Gastroenterostomie*, und zwar meist eine Gastroenterostomia retrocolica posterior ausgeführt wurde. Der Befund bei einer richtig angelegten und gut funktionierenden Gastroenterostomie ist folgender: Von der tiefsten Stelle der großen Kurvatur des Magens führt ein kurzer Schattenfortsatz oder das unmittelbar quer anliegende Band der an den Magen angehefteten Jejunumschlinge zu bogenförmig gekrümmten fiederteiligen Schattenbändern über, die den oberen Dünndarmschlingen entsprechen. Das Bild dieser zusammenhängenden Darmschlingen hat eine Ähnlichkeit mit dem Skelet einer zusammengerollten Schlange. Die Rippung wird durch eine ungewöhnlich deutliche Darstellung der KERCKRINGschen Falten hervorgerufen. Es rührt dies daher, daß durch die in zusammenhängendem Strom oder doch in großen Schüben, aber mit geringerer Kraft einschießenden Breimengen eine zusammenhängendere Füllung zustande kommt, als wenn nur bei jeder Öffnung des Pylorus durch die kräftigen Antrumkontraktionen eine bestimmte Menge in den Darm gespritzt wird, die an den Krümmungen des Duodenums in feinste Teilchen zerstäubt. Dagegen werden ähnliche Dünndarmbilder auch bei dauernd offenstehendem Pylorus infolge Achylie, beim Ulcus duodeni und insbesondere bei carcinomatöser starrer Infiltration des Pförtnerringes beobachtet. Auch die Schleimhautfalten des Magens verdienen Beachtung; sie zeigen statt der gewöhnlichen parallelen Anordnung in der Längsrichtung in der Umgebung der operativen Öffnung einen nach dieser hin gerichteten konvergierenden Verlauf (HELLMER). Häufig weist eine stark gewundene, breite Faltenzeichnung und ihre schwer veränderliche starre Beschaffenheit auf das Vorhandensein einer Gastritis hin. Die Magenentleerung durch die Gastroenterostomie geschieht nicht immer kontinuierlich, sondern kann zeitweise unterbrochen werden. Deshalb ist unter Umständen Ausdauer bei der Durchleuchtung erforderlich. Manchmal kann eine Periodizität der Entleerung beobachtet werden, die entweder mit dem Rhythmus der Peristaltik übereinstimmt oder auch hiervon ganz unabhängig ist, dagegen bisweilen mit bestimmten Atmungsphasen zusammenfällt. Die Art der Entstehung einer periodischen Entleerung ist noch nicht in allen Fällen sicher geklärt. Manchmal gelingt es trotz größter Mühe nicht, die vom

Magen abgehende Dünndarmschlinge darzustellen. Wenn gleichzeitig eine rasche Entleerung durch den Pylorus stattfindet, kann die Entscheidung, ob eine Gastroenterostomie vorliegt oder nicht, äußerst schwierig oder unmöglich sein. Die größte Aufmerksamkeit ist auf die ersten Augenblicke nach Einnahme der Mahlzeit zu verwenden. Deshalb soll gerade bei diesen Untersuchungen der Patient den Kontrastbrei oder besser die -aufschwemmung nicht vor, sondern während der Durchleuchtung zu sich nehmen.

Außer der Gastroenterostomieöffnung wird vielfach noch der gewöhnliche *Weg durch den Pylorus* benützt, wenn dieser nicht durch natürliche oder operativ geschaffene Hindernisse (Vernähung, Resektion) verschlossen ist. Nach den Beobachtungen von HESSE fließt die Hauptmenge des Breies gewöhnlich durch die Gastroenterostomie ab, bis der Mageninhalt in Höhe der Gastroenterostomie steht; von da ab findet die Entleerung durch den Pylorus statt. Selbst hochgradige operativ geschaffene Verengerungen in Form von Pylorusraffung usw., welche zunächst zu einem völligen Abschluß des Pylorus geführt hatten, pflegen allmählich später wieder durchgängig zu werden, indem die ursprünglich vorhandenen krampfhaften Kontraktionen nachlassen.

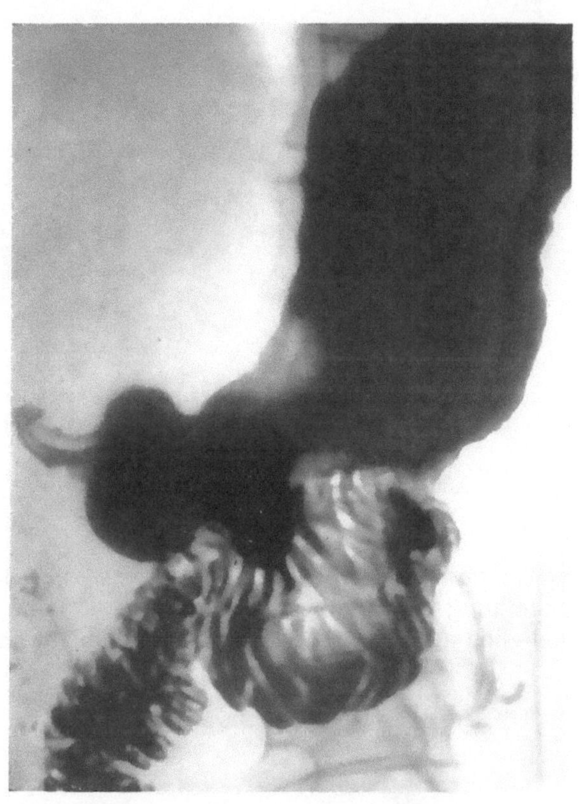

Abb. 752. Zustand nach hinterer Gastroenterostomie.

Die Untersuchung hat festzustellen, ob die Gastroenterostomieöffnung, die abführende Dünndarmschlinge und der Pylorus durchgängig sind, sowie auch, ob besondere krankhafte Veränderungen vorliegen.

Störungen, die auf Operationsfolgen zu beziehen sind, sind einmal der *Circulus vitiosus*, der dadurch entsteht, daß die Entleerung in die zuführende statt in die abführende Dünndarmschlinge vor sich geht. Dann wird der zuführende Schenkel und das Duodenum in prall gefülltem Zustande angetroffen, während die komprimierte und deshalb leere abführende Schlinge nicht sichtbar ist.

Eine weitere Operationsfolge bilden Beutel-, Taschen- und Bürzelbildungen in der Nähe der Anastomose (PRÉVÔT) sowie Adhäsionsstränge, die den Magen oder Darmschlingen einschnüren oder abklemmen. Außerdem kann die Gastroenterostomie an unrichtiger Stelle sitzen und deshalb mangelhaft funktionieren oder durch mannigfache andere Ursachen undurchgängig werden, deren Besprechung nicht Gegenstand der inneren Klinik ist.

b) Ulcus pepticum jejuni.

Ein peptisches Ulcus des Jejunums entwickelt sich verhältnismäßig häufig bei gastroenterostomierten Patienten unter der Einwirkung des saueren Magensaftes, namentlich dann, wenn die Pars pylorica nicht durch Resektion entfernt ist. Die Röntgenuntersuchung vermag den klinischen Anzeichen (erneute Schmerzen und Blutungen), die mitunter nur schwer von den Erscheinungen eines rezidivierten Ulcus am Magen selbst zu trennen sind, oft noch weitere Verdachtsmomente und, je sorgfältiger die Untersuchung vorgenommen wird, um so häufiger auch sichere Beweise eines Ulcus jejuni hinzuzufügen. Als Verdachtsmomente haben in erster Linie ein *lokalisierter Schmerzpunkt an der Stelle der Gastroenterostomie*, ferner in geringerem Grade der Nachweis einer schnellen, sog. Sturzentleerung aus dem Magen ins Jejunum und die Feststellung einer erheblichen Sekretionsschicht im Magen insofern zu gelten, als hierdurch das Vorhandensein jener Tatsachen erkannt wird, welche erfahrungsgemäß die Entwicklung eines Ulcus pepticum jejuni

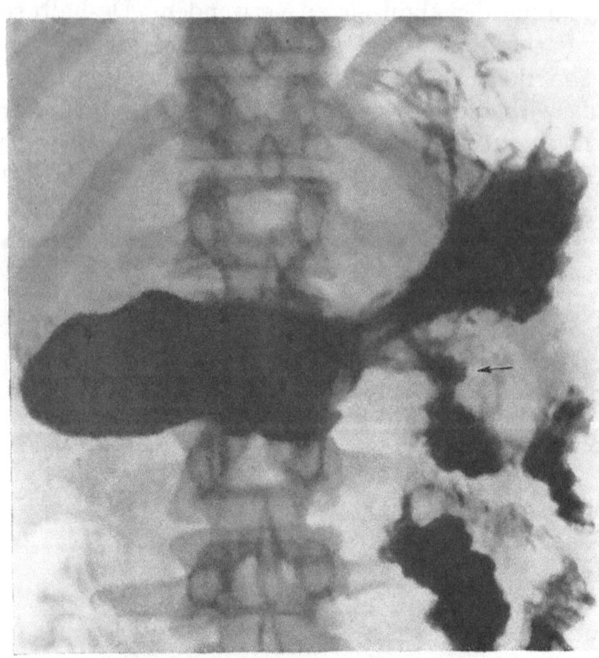

Abb. 753. Ulcus pepticum jejuni (Pfeil).
Vgl. Abb. 754.

begünstigen; da sie es aber keineswegs immer hervorrufen, können diese Erscheinungen naturgemäß nicht als sichere Zeichen eines Ulcus pepticum jejuni angesehen werden. Völlige Beweiskraft kommt dagegen der Ausbildung einer deutlichen *Nische* zu, deren Darstellung hier freilich oft größere Schwierigkeiten bereitet als am Magen und Duodenum, aber stets anzustreben ist. Leicht in die Augen fallend, aber nur selten beobachtet sind Nischen mit deutlicher Dreischichtung von Kontrastbrei, Flüssigkeit und Gas, welche bei Penetration eines Ulcus pepticum jejuni in die Umgebung mit Bildung eines entzündlichen Adhäsionstumors entstanden waren (ZOLLSCHAN, HAUDEK). GÖTZE beobachtete gleichartige Nischen im Frontalbilde, wenn das Ulcus pepticum jejuni nach einer vorderen Gastroenterostomie, die übrigens jetzt selten angewandt wird, in die vordere Bauch-

wand perforiert war. Schwieriger ist die Auffindung und vor allem die sichere Unterscheidung von zufällig angesammelten kleinen Depots des Kontrastmittels bei Nischen, die lediglich als Schattenflecken ohne Gasblase darüber erscheinen. Hier dient das Überragen

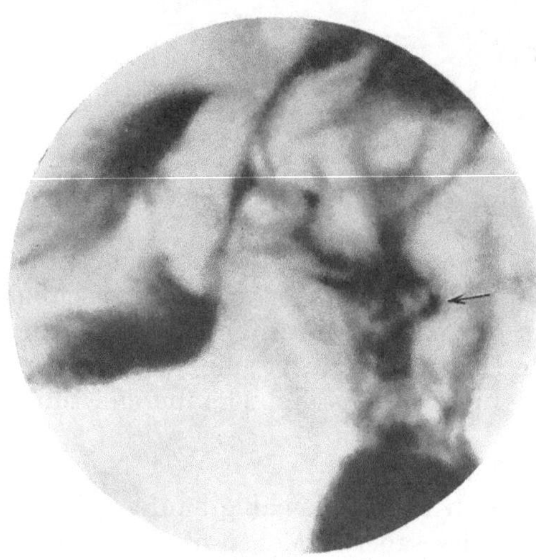

Abb. 754. Ulcus pepticum jejuni (Pfeil).
Derselbe Fall wie Abb. 753. Gezielte Aufnahme.

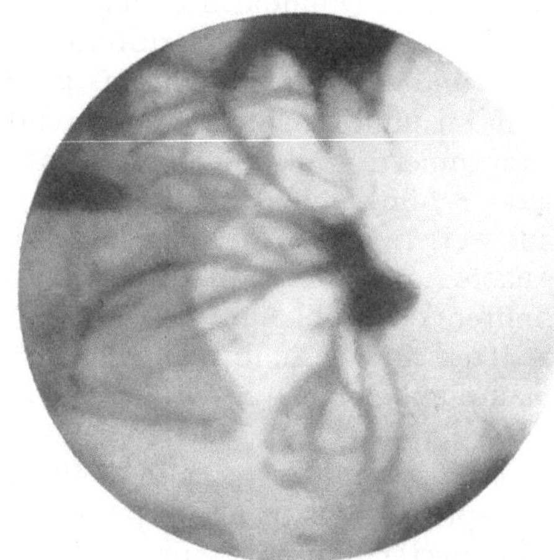

Abb. 755. Ulcus jejuni.
(Aufnahme von Prof. BERG.)

der Nischen über die Randkontur im Profilbilde und insbesondere eine radiäre Konvergenz der Faltenzeichnung im Schleimhautrelief, ferner ein ausgesprochener, damit zusammenfallender Schmerzpunkt und die Konstanz dieser Befunde auf mehreren Bildern und bei mehrfacher Untersuchung zum Nachweis der Nische (STRÖM, BERG, ALBRECHT, eigene Beobachtungen vgl. Abb. 753—755).

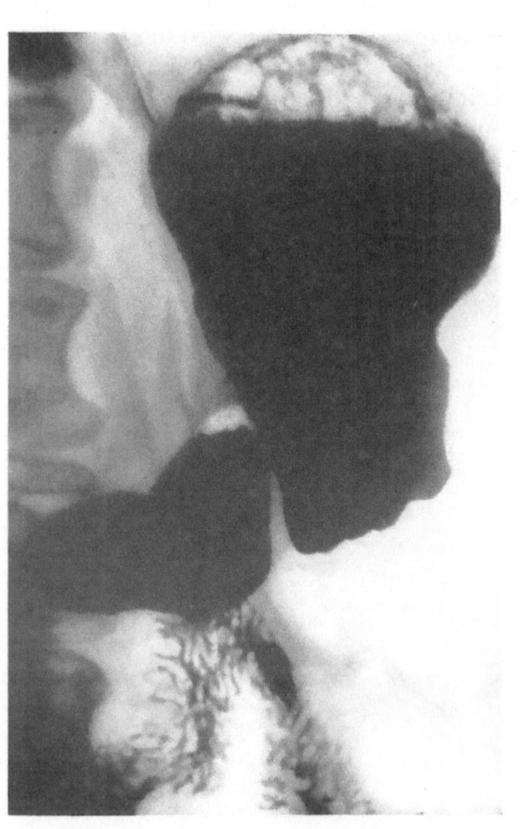

Abb. 756. Magenresektion nach Billroth I.

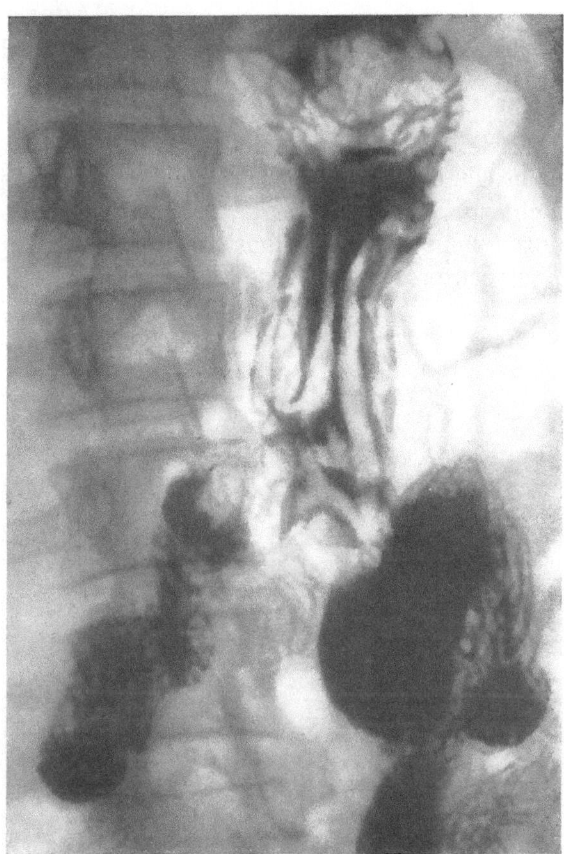

Abb. 757. Resektionsmagen nach Billroth II.

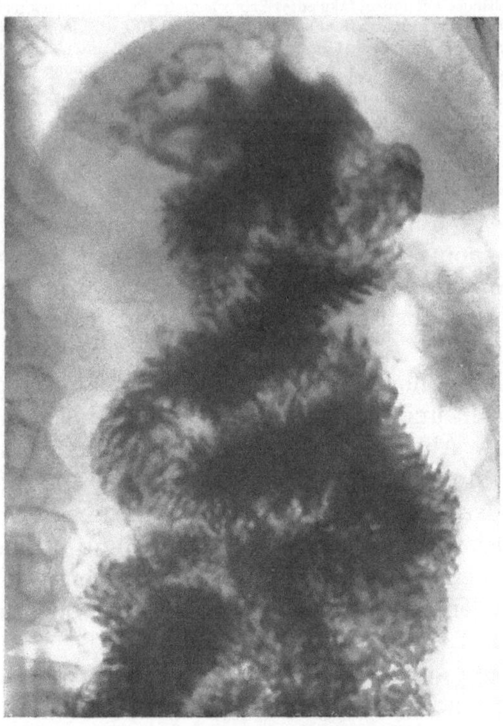

Abb. 758. Subtotale Magenresektion.

c) Magenresektion.

Von den weiteren Magenoperationen soll hier nur das Röntgenbild nach einer *Magenresektion* erwähnt werden. Nach Ausschaltung eines großen Abschnittes wird die Kapazität des Magens dementsprechend erheblich verkleinert. Die Entleerung ist gewöhnlich gegenüber der Norm beschleunigt. Als Folge lokaler Excisionen oder Resektionen besonders nach Ulcus findet sich bisweilen ein lokaler Spasmus, der aber die Entleerung des Magens nicht zu behindern pflegt. Dagegen werden schwere Passagestörungen nach Resektionen durch neugebildete Adhäsionsstränge beobachtet, auf die bereits bei Besprechung der Gastroenterostomie hingewiesen wurde.

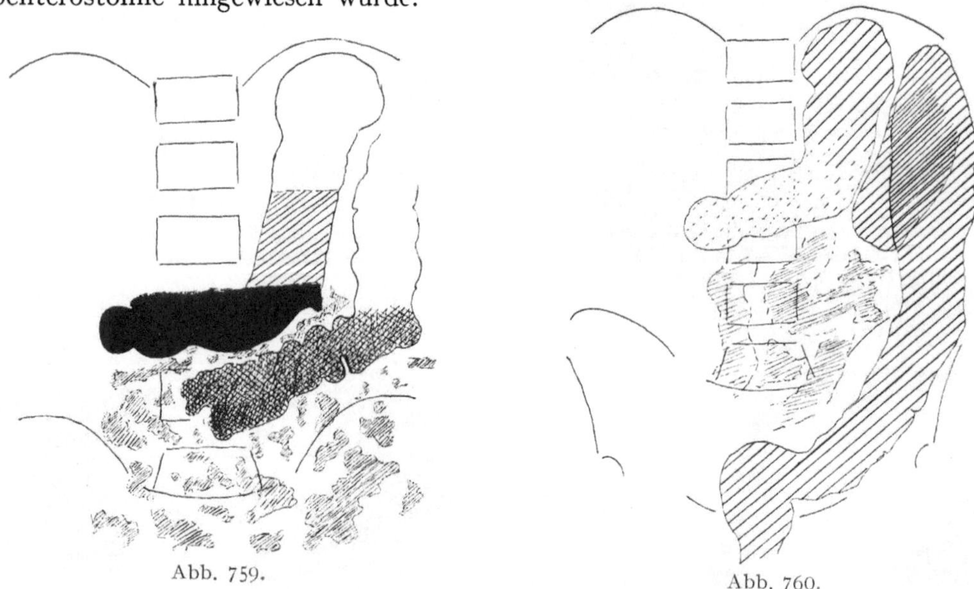

Abb. 759.   Abb. 760.

Abb. 759. Magen-Jejunum-Colonfistel.

(Vgl. Münch med. Wschr. 1914, 1761.) Klinisch: Vor 4 Jahren wegen Ulcus duodeni operiert (Gastroenterostomia posterior ohne Pylorusausschaltung). $3^1/_2$ Jahre lang völliges Wohlbefinden. Seit $^1/_2$ Jahr schnelle Abmagerung um 40 Pfund. Schwäche, keine Schmerzen, aber aufgetriebener Leib und stark ubelriechendes Aufstoßen, fäkulentes Erbrechen. Im Probefrühstück reichlich freie HCl. Stuhl säuerlich riechend und von saurer Reaktion. Keine okkulten Blutungen. Einlauf von Methylenblaulösung wird sofort durch Schlundsonde aus dem Magen entleert. Röntgenbefund: Gleich nach Einnahme der Kontrastmahlzeit fullen sich die Dünndarmschlingen durch die Gastroenterostomie, außerdem aber auch ein Teil des Colon transversum. Reichliche Gasblähung der Flexura lienalis.

Abb. 760. Derselbe Fall wie Abb. 759 nach Einlauf.

Außer dem Colon sofortige Füllung der Dünndärme und teilweise auch des Magens. Operation: Fistel zwischen dem Jejunum, in dem sich dicht unterhalb der Gastroenterostomieöffnung ein jetzt ins Colon transversum perforiertes Ulcus gebildet hat, und dem Colon. Heilung.

20. Fistula gastrocolica.

Auf natürlichem Wege kommt eine *Magen-Darmfistel* am häufigsten infolge Durchbruchs eines Magencarcinoms in das benachbarte Colon transversum oder umgekehrt durch einen Darmtumor ins Magenlumen zustande. Eine andere nicht seltene Entstehungsursache ist der Durchbruch eines Ulcus pepticum jejuni nach Gastroenterostomie in das anliegende Colon.

Der Verdacht auf eine abnorme Verbindung zwischen Magen und Darm wird durch kotig riechendes Aufstoßen und schlechten Geschmack im Munde, durch Erbrechen von Darminhalt, andererseits Abgang unverdauter Speisereste und saure Reaktion des Stuhls, ferner bei dem aufmerksamen Beobachter durch eine unverhältnismäßig schnelle Abmagerung erweckt, deren Grund in der Ausschaltung der Dünndarmverdauung zu suchen ist; aus demselben Grunde kommt es oft auch zu dünnen Fettstühlen. Die Diagnose kann dann leicht in eindeutiger Weise gestellt werden, wenn die gefärbte Flüssigkeit eines Einlaufs durch Magenaushebrung zu erhalten ist oder umgekehrt. Dies ist aber keineswegs immer der Fall.

Die *Röntgenuntersuchung* gestattet vielfach auch in Fällen mit enger Fistel die Erkennung des Zustandes. Die röntgenologischen Merkmale sind Abfluß der Kontrastspeise aus dem Magen ins Colon, das an seiner Haustrenzeichnung kenntlich ist, selbst wenn der Brei nur zarte Wandbeschläge darin bildet, und andererseits Füllung des Magens nach einem Einlauf.

In einem selbst beobachteten Falle einer Perforation eines Ulcus pepticum jejuni ins Colon waren sowohl die vorhergenannten klinischen Symptome vorhanden, als auch röntgenologisch eine auffallende Füllung des Colons kurz nach Einnahme der Mahlzeit und umgekehrt eine Füllung des Magens durch den Kontrasteinlauf zu sehen (vgl. Abb. 759 und 760). Ein Verbindungsstück zwischen dem Magen an der Gastroenterostomieöffnung

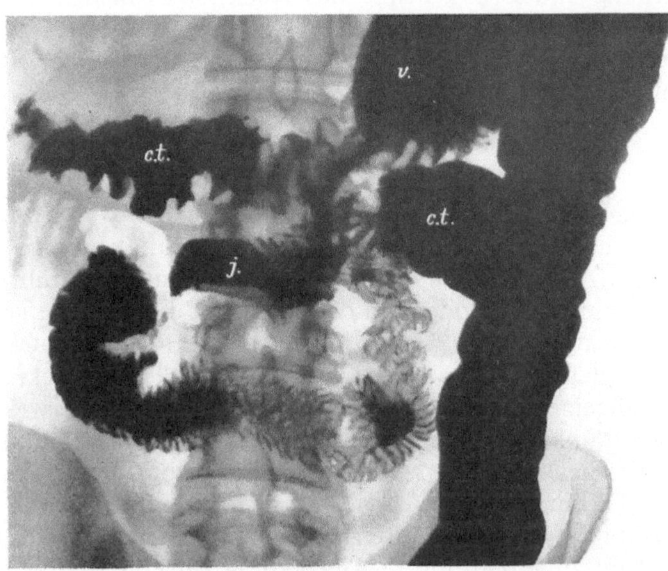

Abb. 761. Magen-Jejunum-Colonfistel infolge Durchbruch eines Ulcus jejuni in das Colon transversum (Operation).
Bild nach Darmeinlauf. *v.* Ventrikel; *j.* Jejunum; *c.t.* Colon transversum.

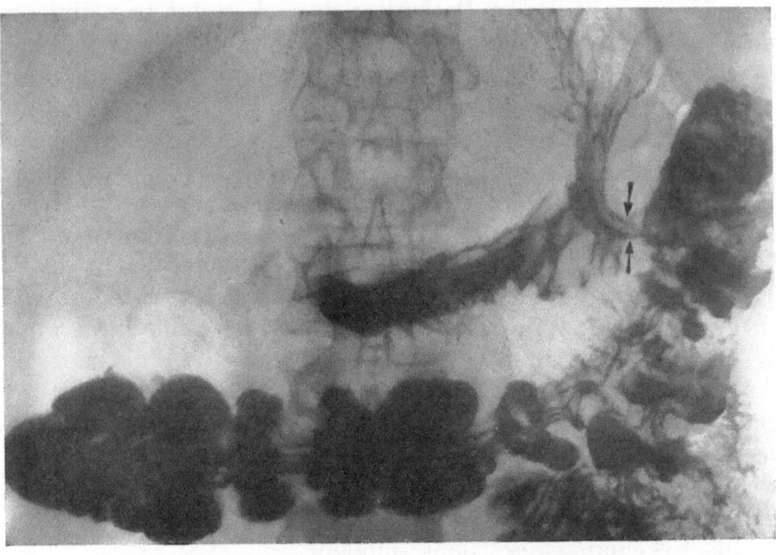

Abb. 762. Magen-Colonfistel. Einlaufbild.

und dem Colon war trotz hierauf gerichteter Aufmerksamkeit nicht zu erkennen. Es lag dies nicht nur an der Kompliziertheit der Verhältnisse, bei denen die gleichzeitig gefüllten Dünndarmschatten, Magen und Dickdarm schwer zu entwirren waren, sondern hauptsächlich daran, daß die zum Colon führende Fistel im Jejunum unmittelbar unterhalb der Gastroenterostomieöffnung lag, wie sich bei der Operation herausstellte.

Dagegen gelang die Darstellung eines Schaltstückes zwischen Magen und Colon, das durch einen kurzen Abschnitt des Jejunums gebildet wird, in dem sonst sehr ähnlich liegenden, in Abb. 761 dargestellten Falle sowie in den Fällen von REISER und JANSSON.

Weitere röntgenologisch untersuchte Fälle einer Magen-Jejunum-Colonfistel auf Grund eines Ulcus pepticum jejuni sind von PORT und REITZENSTEIN, FALTA, POLYA, FREUD, STRAUSS, HÄNISCH, KOHLMANN, NELKEN, JANSSON und Fälle einer Magen-Colonfistel infolge eines Carcinoms von VOORHOEVE, HAUDEK, NEUMANN, HÄNISCH, KOHLMANN mitgeteilt. Allgemein wird hervorgehoben, daß die Erkennung der Fistel durch die Einlaufuntersuchung und Beobachtung des Rückflusses in den Magen leichter zum Ziele führt als die Feststellung des Weges vom Magen in den Darm. Hierbei empfiehlt sich zur Vermeidung störender Deckschatten die Verwendung einer geringen Menge von dünner Kontrastmittelaufschwemmung.

C. Duodenum.

Untersuchungsmethoden. Die Röntgenuntersuchung des Duodenums hat erst zur Anerkennung der vorher unbekannten ungemeinen Häufigkeit und Wichtigkeit der Duodenalerkrankungen, insbesondere der Geschwürsbildungen geführt. Bezüglich der verschiedenen Untersuchungsmethoden, an deren Ausbildung HOLZKNECHT und HAUDEK, ferner amerikanische Autoren wie COLE, GEORGE und GERBER, CASE, in Schweden AKERLUND, in Deutschland CHAOUL und besonders BERG einen hervorragenden Anteil haben, wird auf den allgemeinen technischen Teil S. 425 und 445 verwiesen. Es seien hier nur die wesentlichsten Punkte kurz zusammengefaßt. Für die Darstellung des Duodenums besonders geeignet ist die Verwendung eines flüssigen Kontrastmittels, nicht eines konsistenten Breies. Die Füllung des Bulbus wird am sichersten, auch wenn die Untersuchung am stehenden Patienten stattfindet, durch eine vorhergehende Lagerung auf die rechte Seite erreicht und kann außerdem durch Anwendung verschiedenartiger Handgriffe und anderer besonderer Kompressionsmethoden erleichtert werden. Zur deutlicheren Übersicht über die Gestalt des Duodenums, insbesondere auch über Teile seiner Vorder- und Hinterwand, und zur Befreiung von störenden Schatten der Wirbelsäule oder des mitunter davor liegenden Magens ist der Patient auch nach rechts bzw. links zu drehen und in den schrägen Durchmessern zu untersuchen. Unter Umständen ist eine Drehung bis fast zur Querstellung im frontalen Strahlengang zu empfehlen, um durch tangentiale Ableuchtung einen vollständigen Überblick über alle Flächen des Bulbus im Profil zu erhalten (BERG). Von der größten Bedeutung sind ebensowohl sehr sorgfältige Durchleuchtungen, als mehrfache, im unmittelbaren Anschluß daran hergestellte sog. gezielte Aufnahmen (BERG). Die Mehrzahl der Aufnahmen ist deshalb zu fordern, weil die Duodenalfüllung normalerweise einem lebhaften Wechsel unterworfen ist und auf *einer* Aufnahme zufällig hervortretende vorübergehende Kontraktionen leicht das Bestehen eines organischen Befundes vortäuschen können, das durch die Wiederholungsaufnahmen widerlegt wird. Dagegen sind Abweichungen der Konturen, die durch organische Wandveränderungen hervorgerufen sind, auf allen Aufnahmen in gleicher Weise sichtbar; auch spastische Erscheinungen der Wand- und Schleimhautmuskulatur und abnorme Faltenbildungen der Schleimhaut, die von organischen Läsionen ausgelöst sind, werden oft in übereinstimmender oder doch ähnlicher Art dargestellt.

Die Röntgenuntersuchung leistet wertvolle Dienste bei der Diagnose kongenitaler Anomalien, Lageveränderungen, Adhäsionen, Stenosen und hat die größte praktische Bedeutung für die Erkennung des Ulcus duodeni.

1. Kongenitale Anomalien.

Am Duodenum kommen verschiedenartige *kongenitale Anomalien* vor. Auf abnorme Lageverhältnisse und Schlingenbildungen, welche noch nicht als krankhafte Veränderungen aufzufassen sind, wurde bereits bei der Schilderung des normalen Duodenums hingewiesen (vgl. S. 448).

Die angeborenen *Stenosen*, welche gewissermaßen die Vorstufe der schwereren Hemmungsmißbildung, der Atresia duodeni, bilden, sitzen am häufigsten in der Gegend der

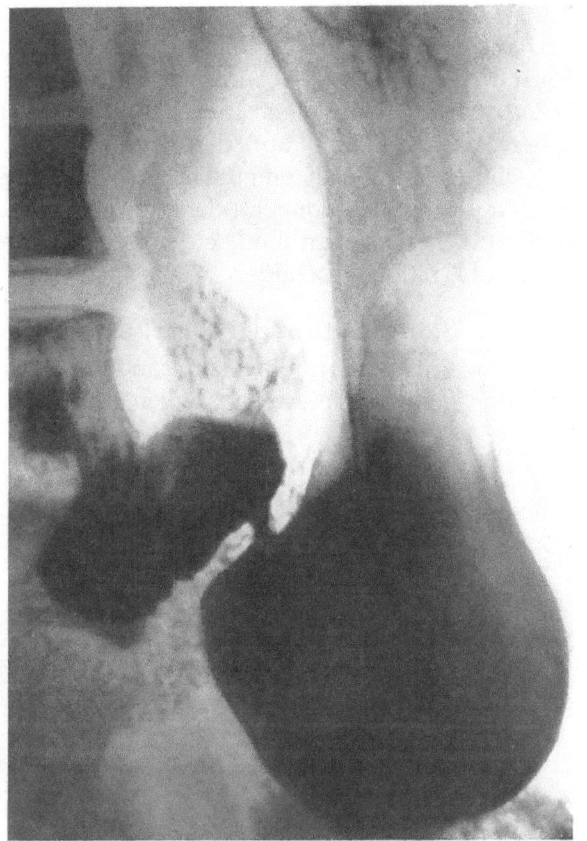

Abb. 763. Schleife des oberen Duodenums bei schlaffem Langmagen.

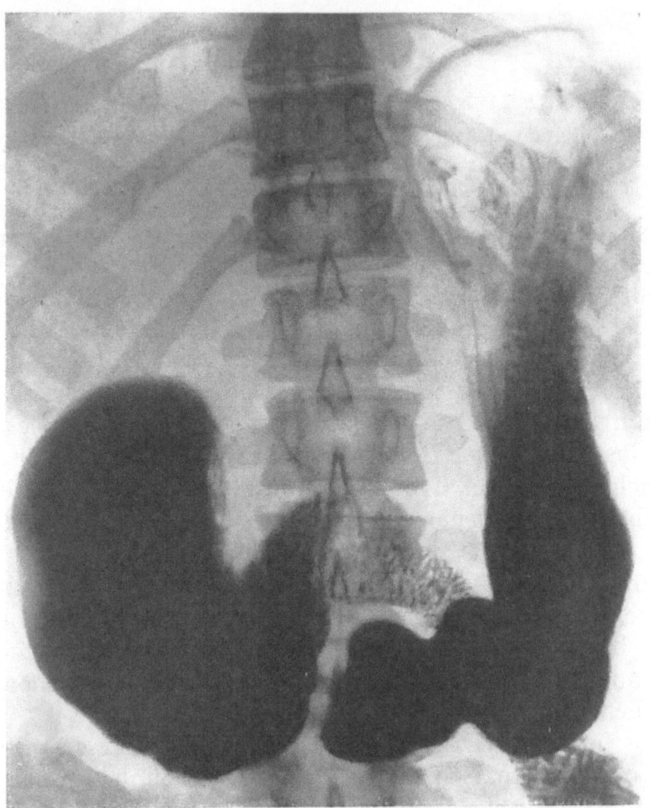

Abb. 764. Kongenitale Elongation und Abknickung des Duodenums.

Papille bzw. etwas oberhalb derselben im suprapapillären Abschnitt (MELCHIOR). Auch
von außen her kann durch die kongenitale Anomalie eines Pancreas annulare, welches
das Duodenum ringförmig umfaßt, eine Stenose des Duodenums hervorgerufen werden.
Die Stenosen sind an der Passagestörung und dem verbreiterten Ausguß der darüberliegenden dilatierten Abschnitte sowie an einer Änderung der Peristaltik zu erkennen.
Die röntgenologischen Symptome bei kongenitaler Stenose, welche von HOLZKNECHT
sowie von BOSCH und SCHINZ beschrieben sind, entsprechen denen bei den erworbenen
Verengerungen, welche S. 617 näher geschildert werden sollen.

Kongenitale Divertikel.

Außerdem gibt es auf kongenitaler Grundlage entstandene, meist aber erst im späteren
Leben zur vollen Ausbildung gelangende Aussackungen umschriebener Wandpartien —

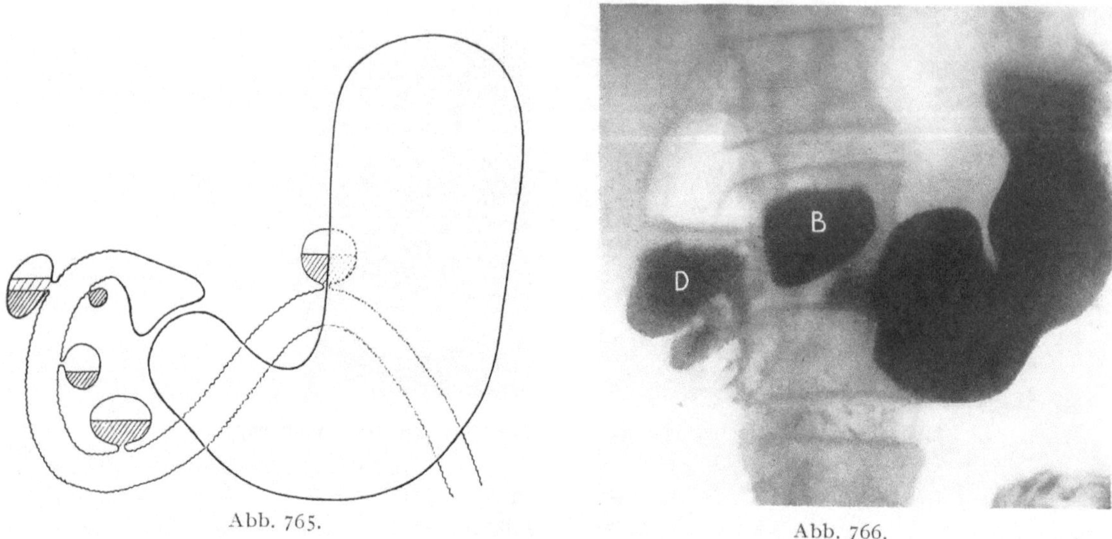

Abb. 765.

Abb. 766.

Abb. 765. Schematische Darstellung der Duodenaldivertikel.

Abb. 766. Duodenaldivertikel am Außenrande der Pars descendens duodeni mit dreigeschichtetem Inhalt (*D*).
Medial davon die schmale Pars descendens duodeni. Am unteren Rande des Divertikels ist eine gefüllte Dunndarmschlinge adhärent. *B* Bulbus
duodeni. (Operations- und Sektionsbefund; Tod aus anderer Ursache.)

Divertikel. Diese sitzen gewöhnlich an der Pars media und inferior bzw. an der Flexura
duodeno-jejunalis, und zwar meist am Innenrande, selten an der lateralen Wandung
des Duodenalbogens; sie kommen auch multipel und mit Divertikeln anderer Darmabschnitte kombiniert vor. Sie stellen zum großen Teil einen praktisch belanglosen Nebenbefund dar, der nur zufällig bei einer aus anderen Gründen vorgenommenen Röntgenuntersuchung entdeckt wird. Mitunter rufen sie aber auch gewisse Krankheitserscheinungen hervor, die freilich oft wenig charakteristischer Art sind. Diese bestehen in jahrelang anhaltenden dyspeptischen Beschwerden, Druckgefühl und Schmerzen in der Oberbauchgegend, manchmal auch in Erbrechen und einer schwer erklärlichen Abmagerung.
Bei den in der Nähe der VATERschen Papille gelegenen Divertikeln können durch Kompression des Ductus choledochus und pancreaticus Stauungs- und Entzündungserscheinungen in diesen und infolgedessen Ikterus und Fettstühle sowie kolikartige Schmerzen
auftreten. In einigen Fällen ist ein vielleicht nicht zufälliges Zusammentreffen mit einem
Pankreascarcinom beobachtet (MÜHLMANN u. a.). Auch kann eine Entzündung der
Divertikelschleimhaut entstehen und sich hieran eine phlegmonöse Erkrankung des
Duodenums anschließen.

Im Röntgenbilde finden die Divertikel als meist regelmäßig gestaltete Ausbuchtungen
oder häufiger als vom Duodenalschatten getrennte, gewöhnlich innerhalb des Duodenalringes gelegene rundliche Flecken von verschiedenartiger Größe Ausdruck. Die Füllung

der Divertikel erfolgt manchmal erst einige Zeit nach Einnahme der Mahlzeit und kann andererseits oft noch sehr lange nach Entleerung des Magens und Duodenums isoliert bestehen bleiben. Manchmal sind die Kontrastschatten nur unten rundlich, oben dagegen horizontal begrenzt, von einer Flüssigkeitsschicht überlagert und durch eine Luftblase gekrönt. Dadurch können die Duodenaldivertikel eine beträchtliche Ähnlichkeit mit der Nische eines penetrierten Ulcus erlangen. Insbesondere ist dies dann der Fall, wenn sie dem Schatten des Magens an der kleinen Kurvatur dicht angelagert sind; dies kommt bei Divertikeln an der Flexura duodeno-jejunalis nicht selten vor. Eine Trennung vom Magenschatten ist durch Drehung des Patienten herbeizuführen und der Nachweis der Zugehörigkeit zum Duodenum durch Verabfolgung einer geringen Kontrastmittelmenge,

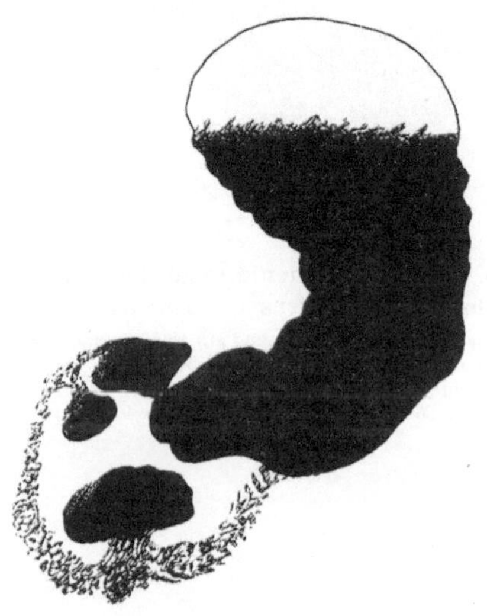

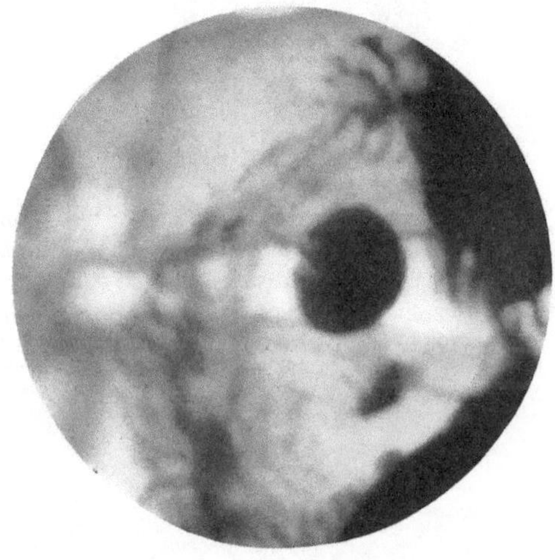

Abb. 767. Abb. 768.

Abb. 767. Zwei Duodenaldivertikel innerhalb des Duodenalringes gelegen, ein kleineres am Anfang der Pars descendens, ein größeres an der Pars ascendens inferior duodeni.

Abb. 768. Divertikel des absteigenden Duodenums.

wobei eine vollständige deckende Magenfüllung vermieden wird, ferner durch besonders sorgfältige Untersuchung einige Stunden nach der Mahlzeit und in manchen Fällen durch eine entsprechende Lagerung, welche die Füllung der Divertikel erleichtert, z. B. in Bauchlage, zu erbringen. In ähnlicher Weise müssen auch Divertikelschatten, die in die Nähe des Antrum ventriculi und des Bulbus duodeni projiziert werden, von diesen abgegrenzt werden. Mitunter ist nach FREUD an den Divertikelschatten eine aktive Verkleinerung des Inhaltes infolge Kontraktion ihrer Wandungen zu beobachten, die bei starrwandigen Zerfallshöhlen naturgemäß fehlt und diesen gegenüber hervorzuheben ist. Differentialdiagnostisch ist eine vereinzelte Beobachtung von HERRNHEISER zu erwähnen, bei der ein rundlicher Schatten neben der Pars descendens durch Durchbruch eines metastatischen Krebsknotens des Pankreas ins Duodenum mit Bildung einer Zerfallshöhle entstanden war.

Bei den verschieden lokalisierten Divertikeln erscheinen folgende Besonderheiten von Wichtigkeit:

Am *Bulbus duodeni* sind echte Divertikel im Gegensatz zu den hier häufig vorkommenden taschenartigen Erweiterungen, die sich an narbige Geschwürsveränderungen anschließen, selten. Beachtung verdienen kleine, innerhalb der Wandschicht des Duodenums gelegene sog. *„intramurale" Divertikel*, die im Röntgenbild als dicht hinter dem Pylorus vom Duodenalschatten abgehende längliche, zapfenartige Fortsätze dargestellt werden können (BAYER und PANSDORF).

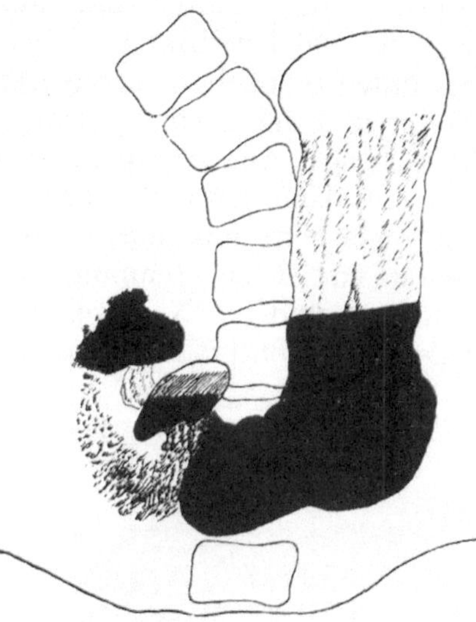

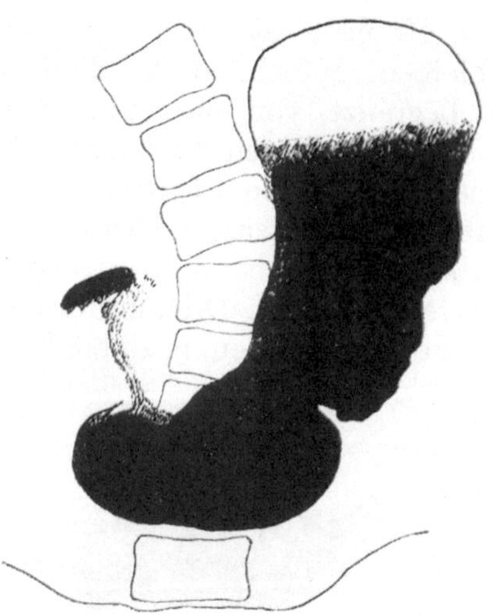

Abb. 769. Duodenaldivertikel. Derselbe Fall von Abb. 770 wenige Minuten später nach Füllung des Duodenaldivertikels.

Es ist jetzt ein deutlicher dreischichtiger Divertikelschatten an der Pars ascendens inferior duodeni sichtbar, welcher hinter der Regio praepylorica des Magens gelegen ist und offenbar auf diese einen Druck ausübt.

Abb. 770. Schmale zapfenförmige Füllung der Pars praepylorica des Magens bei Duodenaldivertikel.

Die Enge ist funktioneller Natur und auf Kompression durch ein hier nicht sichtbares Duodenaldivertikel und dadurch hervorgerufene spastische Kontraktion der Magenwand zurückzuführen. Im Gegensatz zum Carcinomzapfen ist die regelmäßige Längsfaltenzeichnung hervorzuheben.

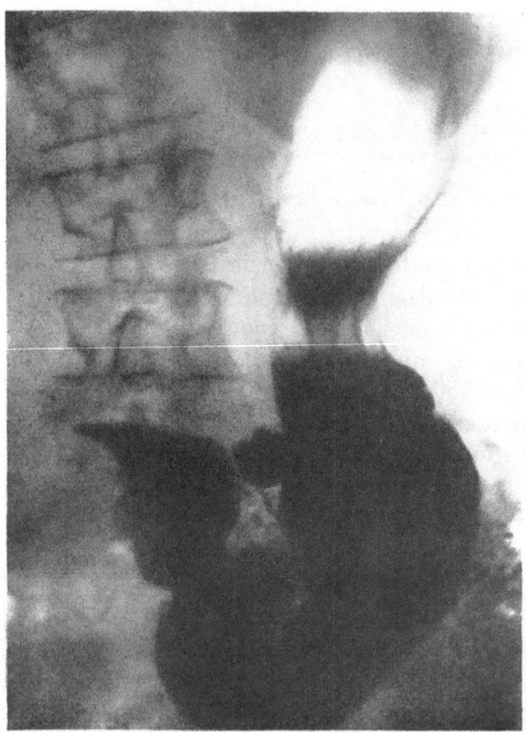

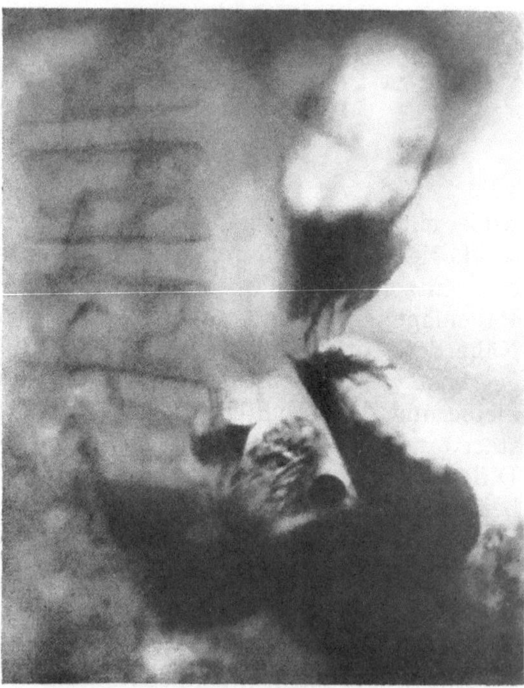

Abb. 771. Duodenaldivertikel an der Flexura duodeno-jejunalis, kann bei sagittalem Strahlengang leicht mit einem Ulcus der kleinen Kurvatur verwechselt werden.

Abb. 772. Derselbe Fall von Abb. 771 bei Linksdrehung.

Es sind zwei dicht nebeneinander liegende Divertikelschatten mit Gasblasen darüber am linken Wirbelsäulenrande an der Flexura duodeno-jejunalis sichtbar und von dem durch die Drehung nach links ausgewichenen Magen jetzt deutlich getrennt.

Im oberen Abschnitt der *Pars descendens* können die gleichfalls selten vorkommenden, an der Außenseite des Duodenums gelegenen Divertikel im Röntgenbild eine große Ähnlichkeit mit einer kontrastgefüllten Gallenblase zeigen, die durch eine Perforationsöffnung vom Duodenum aus gefüllt ist; weit häufiger sind die Divertikel an der Innenwand des Duodenums.

Eine typische Stelle der Divertikel in der Pars media ist an der *Papilla Vateri*. Die hier gelegenen Divertikel haben mitunter eine trichterförmige Gestalt. Der Ausguß im Röntgenbilde ist dann dementsprechend kegel- oder spornartig (BARON und BARSONY, STIERLIN, AKERLUND). Im Falle von AKERLUND waren an der Spitze des Sporns zwei kleine Zapfen vorhanden, die den Mündungen des Ductus choledochus einerseits und des Ductus Wirsungianus andererseits entsprachen. Ein Fall von BARON und BARSONY zeigte außer dem spornartigen Divertikel einen reflektorischen Sanduhrmagen, für welchen bei der Operation keine örtliche Ursache gefunden wurde.

Die Divertikel der *Pars inferior* und an der *Flexura duodeno-jejunalis* und ihre Ausgüsse im Röntgenbilde sind regelmäßig rundlich gestaltet (FORSSELL und KEY, AKERLUND u. a.). Sie gehen besonders leicht zur Verwechslung mit Ulcusnischen des Magens Anlaß und müssen von diesen durch Drehung des Patienten und unter Umständen mehrfache Wiederholung der Untersuchung unterschieden werden. Zu beachten ist, daß die von der Pars inferior und an der Flexura duodeno-jejunalis nach oben abgehenden Divertikel beim gewöhnlichen Gang der Untersuchung im Stehen leicht dem Nachweis entgehen können, aber in Horizontallage, besonders bei Rechtsdrehung und auch in Bauchlage deutlich hervortreten.

Es liegen jetzt zahlreiche Beobachtungen vor, die mit dem zuerst hauptsächlich von AKERLUND geschilderten Verhalten im wesentlichen übereinstimmen (FREUD, CHAOUL und STIERLIN, SCHLESINGER, WEINSTEIN, ZEHBE, SANLADER, SCHÄFER, SAUPE, BAENSCH, POLGAR, BERNSTEIN u. v. a. vgl. Abb. 765—772).

2. Ptose des Duodenums.

Als Teilerscheinung einer Gastroptose kommt auch eine Senkung des Duodenums vor. Dabei kann sich das Duodenum unter dem peritonealen Überzug nicht unbeträchtlich nach abwärts verschieben. Die Lageveränderung erreicht aber doch nicht so hohe Grade wie an dem leichter beweglichen Magen, da sowohl die Pars superior duodeni durch das Ligemantum hepato-duodenale als auch die Übergangsstelle ins Jejunum, die Flexura duodeno-jejunalis, ziemlich fest fixiert sind. Durch die obere Befestigung am Ligamentum hepato-duodenale einerseits und den Zug des gesunkenen Magens andererseits wird der obere Duodenalast gedehnt und nimmt einen fast senkrecht aufsteigenden Verlauf. Hierdurch wird der Speisetransport erschwert; außerdem mag vielleicht auch die an der Flexura superior unter der Leber auftretende Knickung den Durchgang weiterhin behindern. Infolge dieser anatomischen Verhältnisse bleibt im Anfangsteil des Duodenums oberhalb des geschlossenen Pylorus bei der Gastroduodenoptose häufig ein Breidepot in Form eines fast horizontalen Querstreifens oder auch eines unten abgerundeten Schattens dauernd liegen. Es wird bisweilen auch isoliert nach völliger Entleerung des Magens über 6 Stunden nach der Mahlzeit hinaus angetroffen.

Eine isolierte Füllung des Bulbusgrundes findet sich mitunter auch beim Ulcus duodeni unterhalb einer dicht darüber in Höhe des Geschwürs liegenden Einschnürung. Zur Unterscheidung dient die vollständige Darstellung des ganzen Bulbus. Diese zeigt bei der Ptose keine Abweichung, beim Geschwür dagegen charakteristische Formveränderungen.

In ähnlicher Weise kann bei einem besonders steilen Anstieg der Pars ascendens inferior duodeni zur Flexura duodeno-jejunalis die Entleerung der unteren Abschnitte des Zwölffingerdarmes etwas erschwert und verzögert sein.

3. Atonie des Duodenums.

Auch bei normalen Lageverhältnissen kann eine Passagehemmung im Duodenum nach den Mitteilungen von TESCHENDORF und BERNSTEIN infolge eines Tonusnachlasses in ähnlicher Weise wie beim Magen zustande kommen. Die Kennzeichen sind ein völliger Ausguß des Duodenums, das sonst flüchtig durcheilt und abgesehen von dem Verhalten bei einer Pylorusinsuffizienz nur in einzelnen Abschnitten gefüllt angetroffen wird, sowie eine Erweiterung und ein länger dauernder Aufenthalt der Kontrastspeise in den unteren Duodenalabschnitten am Genu inferius und an der Pars inferior duodeni. In dieser sowie mitunter auch am Grunde des Bulbus duodeni kann es zur Restbildung nach Entleerung der übrigen Duodenalabschnitte kommen. Dieser Befund allein berechtigt nicht zur Annahme einer tiefsitzenden Duodenalstenose, für welche jegliche klinische Hinweise fehlen, und war auch in einigen durch Operation kontrollierten Fällen von BERNSTEIN nicht durch periduodenale Adhäsionen mechanisch zu erklären; allerdings fand BERNSTEIN ein atonisches Verhalten besonders häufig bei gleichzeitigem Vorhandensein anderer Erkrankungen der Nachbarschaft (Ulcus duodeni, Cholecystitis), so daß er eine von dort aus reflektorisch hervorgerufene Innervationsstörung annimmt. HULTEN fand eine dauernde Füllung und Erweiterung des Duodenums, die er auf eine Atonie zurückführt, bei Pankreatitis und hält diesen Befund für einen wertvollen diagnostischen Hinweis auf diese Erkrankung.

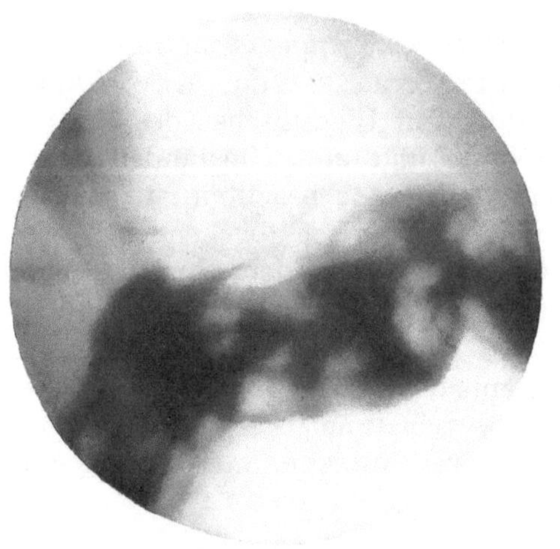

Abb. 773. Duodenitis.

4. Duodenitis.

Ähnlich wie am Magen werden auch am Duodenum entzündliche Veränderungen der Schleimhaut beobachtet, die sich zum Teil auch im Röntgenbild bei Verwendung einer dünnen Kontrastaufschwemmung und geeigneter Kompression nachweisen lassen. Da die Falten im Duodenum weniger ausgesprochen sind als am Magen, pflegen auch die Veränderungen weniger deutlich hervorzutreten. Kennzeichnend ist eine starre Beschaffenheit und zum Teil auch eine Verbreiterung und wulstige Form der Falten (vgl. Abb. 773).

5. Ulcus duodeni.

Die Häufigkeit und praktische Bedeutung des Ulcus duodeni ist bei uns erst spät durch die Arbeiten englischer und amerikanischer Autoren (MOYNIHAN, MAYO u. a.) bekannt geworden. Es liegt dies wohl hauptsächlich an dem Mangel objektiver klinischer Krankheitszeichen, der durch den drastischen Ausdruck von MOYNIHAN: „Die Anamnese ist alles, die physikalische Untersuchung verhältnismäßig nichts" klar gekennzeichnet ist. Wie zu erwarten war, hat sich aber auch die ausschließliche Bewertung der Anamnese, auf deren Bedeutung aufmerksam gemacht zu haben zweifellos ein großes Verdienst von MOYNIHAN ist, als zu weitgehend und im Einzelfall manchmal irreführend erwiesen. Es steht jetzt fest, daß sowohl die typische Angabe des nächtlichen Hungerschmerzes, die Periodizität der Beschwerden usw. beim Ulcus duodeni in nicht ganz seltenen Fällen fehlen und andererseits ohne das Bestehen eines solchen vorhanden sein können. Im letzteren Falle handelt es sich oft um ein Ulcus ventriculi. Es können aber auch Magenneurosen ohne organischen Befund zu den gleichen Beschwerden Anlaß geben. Jedoch wird die Anzahl dieser früher für so häufig gehaltenen rein funktionellen Magenbeschwerden gerade durch die dauernden Fortschritte der Röntgenuntersuchung immer mehr eingeengt und in einer immer noch wachsenden Häufigkeit ein Geschwürsleiden, insbesondere am Duodenum, aufgedeckt.

Unter diesen Umständen kommt einer Untersuchungsmethode, die objektive Kennzeichen zu geben vermag, eine hohe praktische Bedeutung zu. Während das Röntgenverfahren anfangs die daran geknüpften Erwartungen nicht ganz erfüllte, insofern die vielen dabei aufgefundenen indirekten Merkmale meist nur den Wert von Verdachtsmomenten, aber nicht von sicheren Beweismitteln beanspruchen konnten, hat eine später sehr verfeinerte Untersuchungstechnik (vgl. S. 425/426 und 590) zur sicheren Erkennung auch geringfügiger anatomischer Wandveränderungen geführt, die für ein Ulcus duodeni beweisend sind.

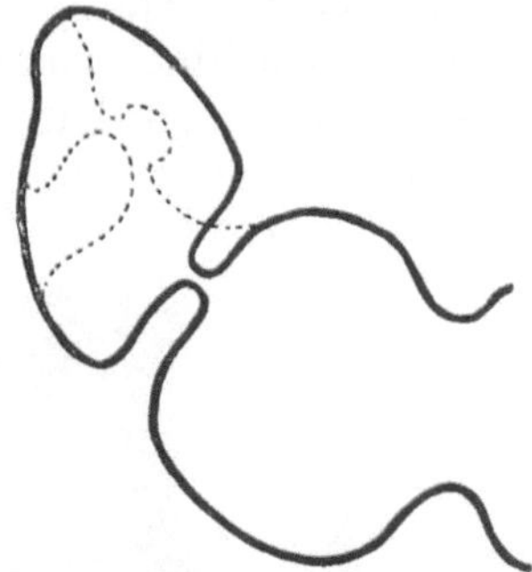

Abb. 774. Schema einer typischen Bulbusdeformation infolge eines Ulcus duodeni nach AKERLUND.

(Aus AKERLUND: Das Ulcus duodeni.) Gestrichelte Konturen. Ulcusnische am medialen, Einschnürung am lateralen Rande des Bulbus. Konkave Einbuchtung der medialen, sog. kleinen Kurvaturseite des Bulbus. Exzentrische Lage des Pyloruskanals dem medialen Rande genähert.

Der Sitz des Ulcus duodeni ist in der überwiegenden Mehrzahl in der Pars superior in der Nähe des Pylorus, selten in tieferen Abschnitten des Duodenums. Es sitzt häufiger an der medialen Seite, welche der kleinen Kurvatur des Magens entspricht, oder dieser benachbart als am lateralen Rande des Bulbus und ferner öfter an der Hinterwand als an der Vorderwand. Die vielfach geäußerte, aber nach den anatomischen Untersuchungen von HART und GRUBER nicht zutreffende Ansicht, daß die Geschwüre der Vorderwand am häufigsten seien, erklärt sich wohl daraus, daß diese leichter bei der Operation gefunden werden und viel öfter durch eine vorbereitete oder völlige Perforation in die Bauchhöhle zu schweren klinischen Erscheinungen führen. Zur topographischen Unterscheidung vom Ulcus pylori dient bei der Operation die von MAYO beschriebene Pylorusvene, die äußerlich sichtbar den Sitz des Sphincter pylori anzeigt. Sehr häufig treten die Geschwüre am Duodenum multipel oder mit Geschwüren am Magen vereinigt auf.

Die röntgenologischen Symptome des Ulcus duodeni können eingeteilt werden in solche, die am *Duodenum*, und solche, die am *Magen* zu beobachten sind. Die *Formveränderungen des Bulbusschattens* spielen weitaus die wichtigste Rolle bei der Diagnose des Ulcus duodeni. Teils handelt

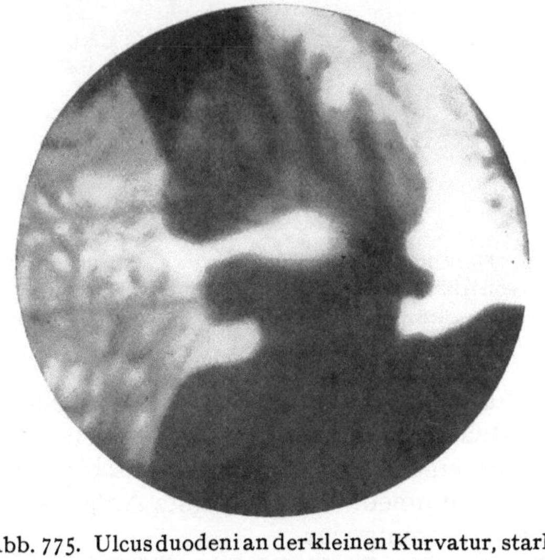

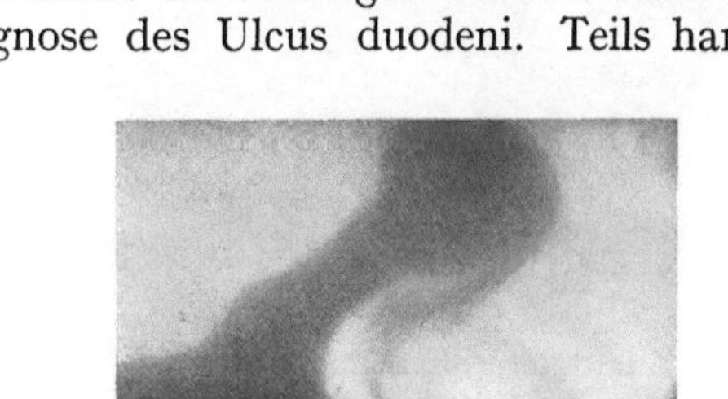

Abb. 775. Ulcus duodeni an der kleinen Kurvatur, starke spastische Einziehung an der großen Kurvaturseite.

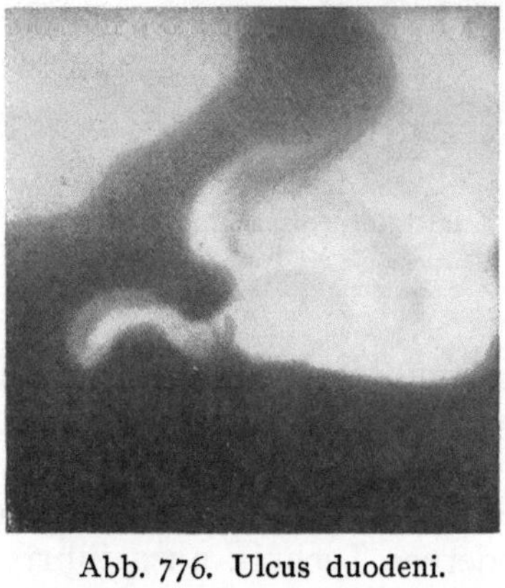

Abb. 776. Ulcus duodeni. Operation: Zehnpfennigstückgroßes Ulcus an der Hinterwand des Bulbus duodeni, ins Pankreas penetriert.

es sich dabei um einen *direkten Ausdruck* der durch das Ulcus selbst gesetzten *organischen Wandveränderungen*, teils um hierdurch hervorgerufene Änderungen im Verhalten der Schleimhaut in der Umgebung und um spastische Kontraktionen der Muskulatur. Durch die grundlegenden Arbeiten von AKERLUND und sodann von FORSSELL und BERG ist es jetzt möglich, die meisten Formveränderungen auf die zugrunde liegenden anatomischen und physiologischen Ursachen zurückzuführen.

a) Symptome am Duodenum.

Am wesentlichsten sind Formveränderungen des Bulbusschattens.

Ulcusnische. Die *Ulcusnische* ist am Duodenum ebenso wie am Magen das wichtigste Ulcuszeichen. Am Duodenum wurde sie früher von den meisten Untersuchern nur selten beobachtet. Gerade die erfahrensten Autoren, wie HAUDEK, STIERLIN, CHAOUL, SCHLESINGER u. a. haben sich fast ausnahmslos in diesem Sinne geäußert. Dagegen hat zuerst AKERLUND an seinen großen Untersuchungsreihen eine Ulcusnische sehr häufig

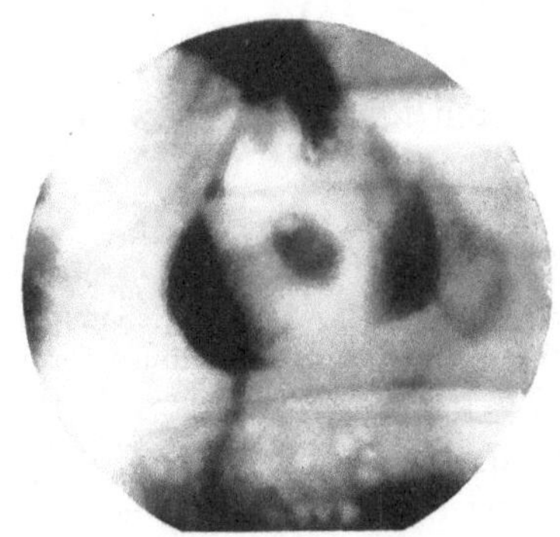

Abb. 777. Frisches Ulcus duodeni der Vorderwand. En face-Nische, umgeben von hellem Ringsaum.

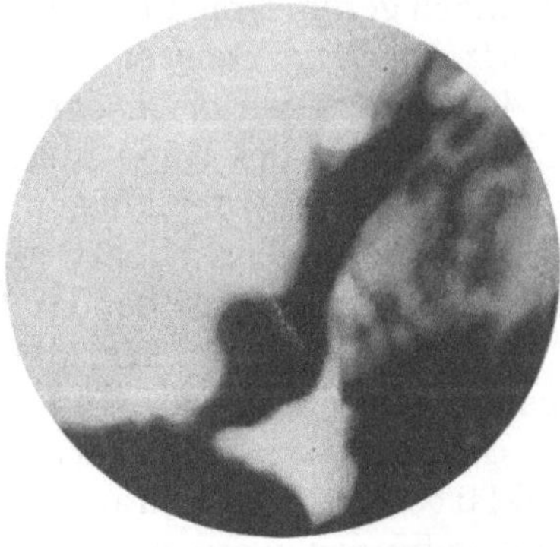

Abb. 778. Frisches Ulcus duodeni der Vorderwand im Profilbild.

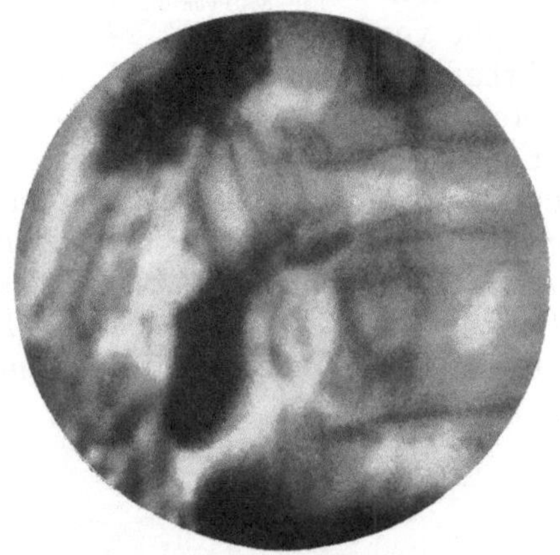

Abb. 779. Ulcus duodeni der Vorderwand bei sagittaler Aufnahmerichtung.
Breite Einschnürung des Bulbus in der Mitte, starke Ausbuchtung des lateralen Recessus.

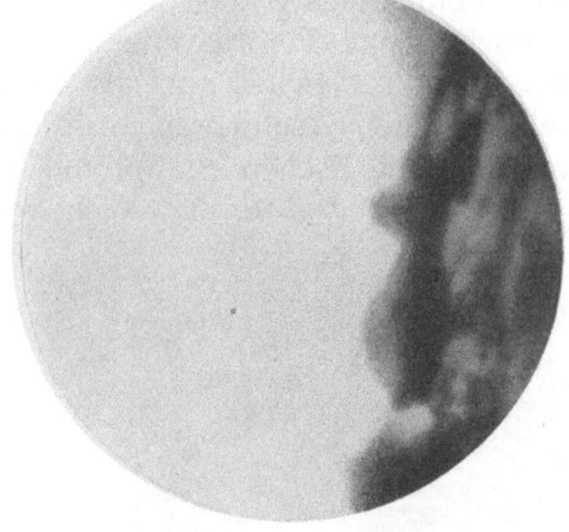

Abb. 780. Ulcus duodeni der Vorderwand im gleichen Fall von Abb. 779 bei Aufnahme im queren Durchmesser.
Die Ulcusnische kommt hier im Profil deutlich zum Ausdruck.

gefunden und hierfür einwandfreie Belege erbracht. BERG hat gezeigt, daß es oft gelingt, auch multiple Geschwüre am Duodenum darzustellen, und die volle Übereinstimmung der Befunde im Röntgenbilde und am operativ gewonnenen frischen anatomischen Präparat erwiesen. Die Darstellung der Nische stellt nunmehr die wichtigste Aufgabe der mit moderner Technik ausgeführten Röntgenuntersuchung dar.

Die Nische am Duodenum ist ein Kontrastfleck, der im Profilbilde eine lokale seitliche Ausbuchtung des Bulbusschattens darstellt. ·Er wird am häufigsten an seiner *medialen* Seite gefunden, welche *der kleinen Kurvatur* des Magens entspricht. Es handelt sich also um ein ähnliches Verhalten wie am Magen; nur sind die Ulcusnischen am Duodenum gewöhnlich kleiner und flacher als dort. Ihre Größe schwankt von der eines Stecknadelkopfes bis zu der einer halben Walnuß, meist entspricht sie etwa der einer Erbse. Nicht selten wird ein Wechsel der Größe und auch ein Auftreten und Wiederverschwinden von Nischenschatten beobachtet, welchem häufig eine Veränderung der klinischen Erscheinungen parallel geht (AKERLUND, BERG u. a.). Die geringere Größe der Nischen am Duodenum gegenüber den Magennischen erklärt sich daraus, daß die Geschwürshöhlen am Duodenum gewöhnlich kleiner und flacher sind. Auch gestattet die viel dünnere Muskelschicht des Duodenums nicht so leicht die Ausbildung von hohen wallartigen Rändern wie am Magen. Trotzdem entsteht auch bei einem flachen, nicht penetrierenden Geschwür infolge einer kissenartigen Wulstung der Schleimhaut der Umgebung in der Mitte ein Nischenfleck, wie dies in entsprechender Weise beim Magen beschrieben wurde (vgl. S. 516).

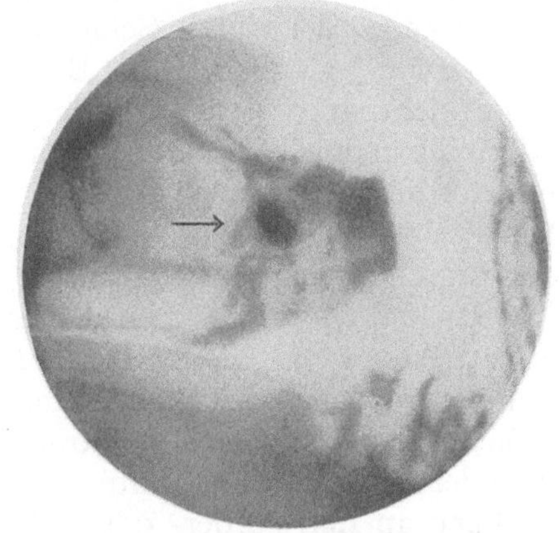

Abb. 781. Ulcus duodeni. En face-Nische der Hinterwand.

Aufnahme bei Drehung im ersten schrägen Durchmesser.

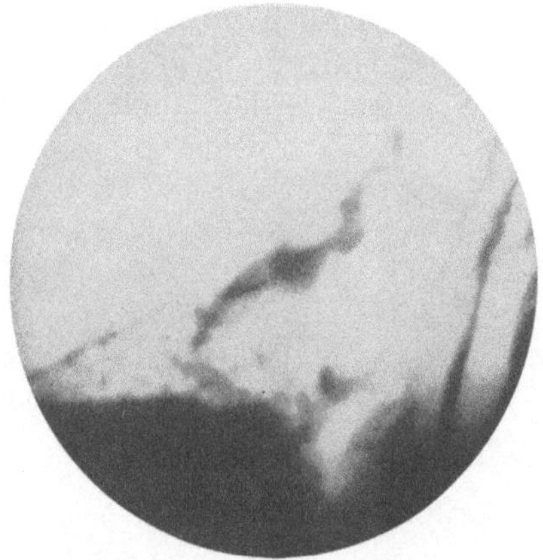

Abb. 782. Ulcus duodeni. Dieselbe Nische der Hinterwand von Abb. 781 im Profilbild.

Entsprechende runde Einbuchtung (COLES Defekt) an der Vorderwand.

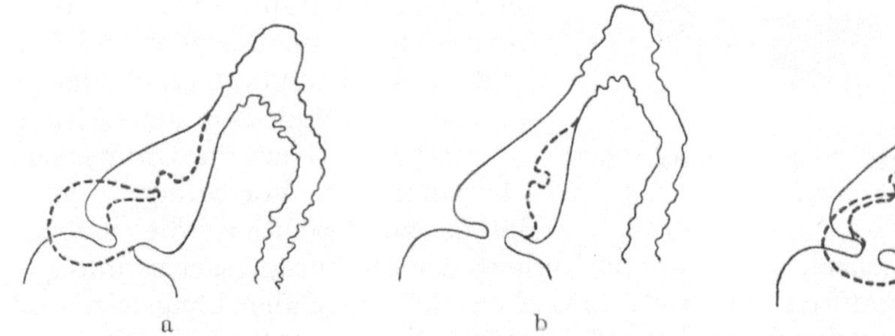

Abb. 783a—c. Schematische Darstellung der Ulcusdeformitäten in zweiter Position, tangentiale Einstellung der Vorder- und Hinterwand (nach BERG).

a Typisches Vorderwandulcus mit Profilnische, Konkavität des Konturs in der Umgebung der Nische. Bei Taschenbildung überdecken sich häufig Pylorus und Tasche. b Typisches Hinterwandulcus mit Profilnische und Konkavität des umgebenden Konturs. c Typus der an der Vorder- und Hinterwand sich gegenüberliegenden Ulcera (kissing ulcers). Konkavität in der Umgebung beider Profilnischen. Bei Taschenbildung Überdecken von Pylorus und Tasche.

An der dem Nischenfleck gegenüberliegenden Seite, also in der Regel am lateralen, der großen Kurvatur des Magens entsprechenden Rande wird ähnlich wie beim Magenulcus häufig eine Einschnürung angetroffen. Sie wurde bisher durch eine spastische Kontraktion der segmentären Ringfasern der Wandmuskulatur erklärt, wird aber jetzt von FORSSELL und BERG hauptsächlich auf eine Schwellung der Schleimhaut in diesem Bereiche zurückgeführt.

Die vorherrschende Lage der Nischen am *medialen* Rande des Bulbusschattens entspricht dem Lieblingssitz der Geschwüre an oder nahe der medialen „kleinen Kurvatur seite" des Duodenums. Es werden dabei auch solche Ulcera als seitliche Ausbuchtungen des Bulbusschattens dargestellt, welche an der Vorder- oder Hinterwand in der Nachbarschaft des medialen Randes sitzen. Es ist dies dadurch zu erklären, daß die polsterartige Schwellung der Umgebung eine Streckung oder sogar eine leicht konkave Einziehung der sonst konvexen Randkontur des Bulbus hervorruft, von welcher sich die Nische als Vorbuchtung deutlich abhebt.

38*

Ebenso erscheinen auch Geschwüre der Vorder- oder Hinterwand bei entsprechender
Drehung des Patienten in schrägen bzw. fast frontalen Strahlengängen am Profilbilde als
Ausbuchtungen der tangential getroffenen Wandkontur. Ferner können sie bei sagittalem Strahlengang als intensivere Schattenflecken innerhalb des weniger dichten
Bulbusschattens bei Verwendung ziemlich harter Strahlen differenziert werden (FREUD).
Sehr erleichtert wird die Darstellung dieser sog. *Enfacenischen* durch Verwendung einer
nur geringen Menge einer Kontrastaufschwemmung und durch Kompression des Bulbus,
so daß dieser nur in dünner Schicht gefüllt ist (vgl. Abb. 781). Alsdann treten die Nischenflecken, zuweilen noch umschlossen von einem hellen Rande, der durch Schleimhautschwellung der Umgebung hervorgerufen ist, deutlich hervor (vgl. Abb. 777). Bei noch
dünnerer Schicht werden auch die Schleimhautfalten sichtbar, die nicht selten eine

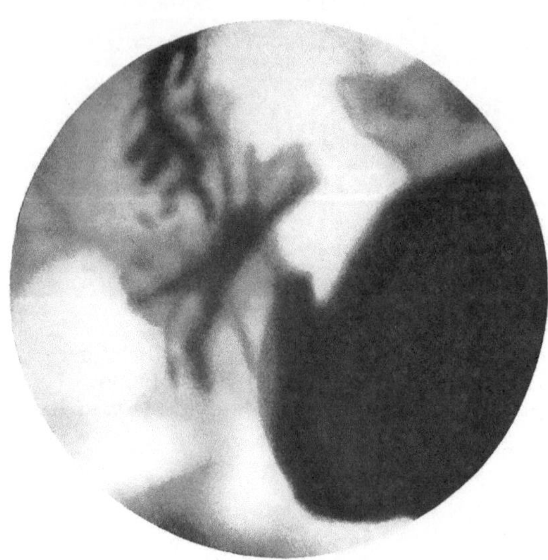

Abb. 784. Ulcus duodeni. Radiärer Verlauf der
Schleimhautfalten.

strahlenförmige, zum Nischenfleck hin gerichtete Anordnung zeigen (vgl. Abb. 784).
Bisweilen werden die En face-Nischen noch
durch eine Einschnürung der Randkontur von
beiden Seiten her deutlicher zum Ausdruck
gebracht (vgl. Abb. 779). Um die als En face-
Nischen angesprochenen Schattenflecken mit
völliger Sicherheit von einem Kontrastmit-
teldepot anderer Herkunft zu unterscheiden
und ihre Lage an der Vorder- oder Hinterwand näher zu bestimmen, ist stets zu versuchen, sie auch im Profilbild bei Rechts- und
Linksdrehung des Patienten als Vorsprünge
am Rande des Bulbusschattens darzustellen.
Am besten kommen sie gewöhnlich in dem besonders von RATKOCZI empfohlenen zweiten
schrägen Durchmesser zur Geltung.

Hierbei ist noch die Unterscheidung von
sehr ähnlichen Vorsprüngen des normalen
Bulbus zu beachten, die namentlich bei
schrägem, der Horizontalen genähertem Verlauf der Bulbuslängsachse infolge perspek-
tivischer Verkürzung durch Faltentäler zwischen einspringenden Längsfalten oder durch
taschenartige Erweiterungen am Ringrecessus des Bulbus entstehen (POHLANDT). Zur
Klärung dient die Untersuchung bei verschiedenen Drehungsrichtungen. Um Zerrbilder
durch perspektivische Verkürzung möglichst auszuschalten, empfiehlt POHLANDT Untersuchung bei Linksseitwärtsbeugen des Patienten, wodurch die schrägliegende Bulbuslängsachse aufgerichtet wird, und bei tiefer Kompression. Auch vor der Verwechslung kleiner
knopf- und zapfenförmiger Vorwölbungen, welche an der dem Pylorusring zugekehrten
Bulbusgrenze nahe den seitlichen Rändern durch Furchen zwischen den Schleimhautfalten hervorgerufen werden, mit sog. „fissuralen" Nischen ist zu warnen. Andererseits
können auffallenderweise gerade bei ganz großen Nischen, die fast die ganze Länge einer
Bulbuswand einnehmen, diagnostische Schwierigkeiten daraus erwachsen, daß sie eine ähnliche Form des Schattenbildes wie eine ausgebuchtete, aber von organischen Veränderungen
freie Bulbuswand darbieten können (BRDICZKA, KNUTSSON). Diese ist aber durch Druck
von außen leicht auszulöschen oder zu verschieben, wobei immer glatte Konturen erhalten
bleiben, während ein großer Nischenschatten auf Druck weniger leicht veränderlich ist und
dabei Unregelmäßigkeiten des Bulbus deutlicher hervorzutreten pflegen; auch erscheint
dann meist die Pars superior duodeni infolge Narbenzug verkürzt und gerafft (BRDICZKA)
(vgl. Abb. 785—787).

Nicht selten werden mehrere Nischenflecken beobachtet, die multiplen Geschwürshöhlen entsprechen. Eine besondere Form bilden die an den gegenüberliegenden Wandungen in derselben Höhe sitzenden Geschwüre, sog. „Abklatschgeschwüre" oder „kissing
ulcers" (vgl. Abb. 783c und 788).

Die Nischenflecken können noch nach Entleerung des übrigen Inhalts zurückbleiben (*„persistente Duodenalflecken"*). Hierbei muß vor einer Verwechslung mit einer einfachen dauernden vollständigen oder teilweisen Füllung des Bulbus duodeni gewarnt werden, welche ebenfalls bisweilen nach Entleerung des Magens bestehen bleibt und unter Umständen selbst als Verdachtsmoment für ein Ulcus duodeni bewertet werden kann, aber

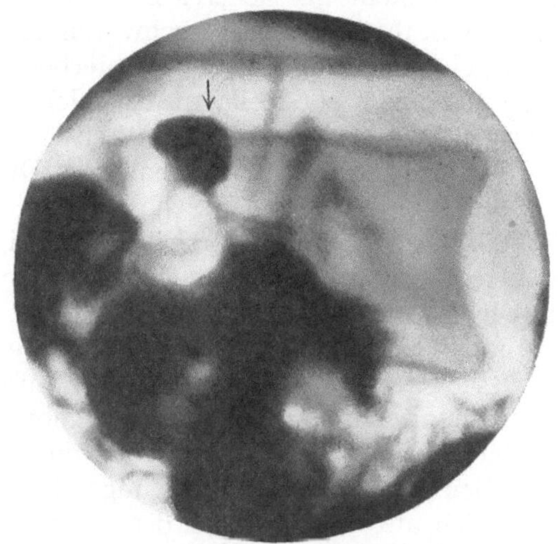

Abb. 785. Hochsitzendes, ins Pankreas penetriertes Ulcus duodeni (Operation).
Stark erweiterte Recessus.

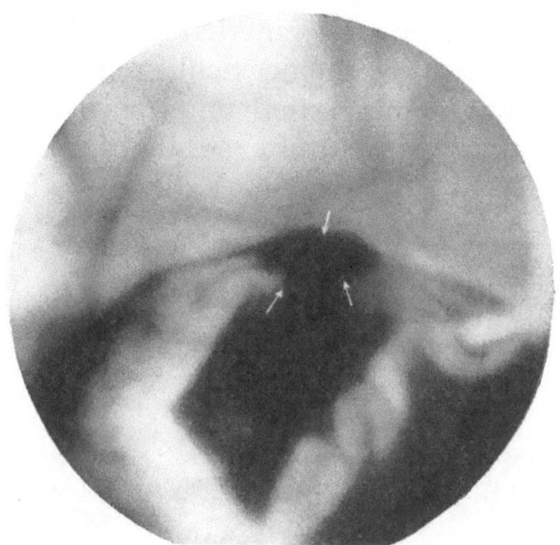

Abb. 786. Großes Ulcus duodeni der Hinterwand.

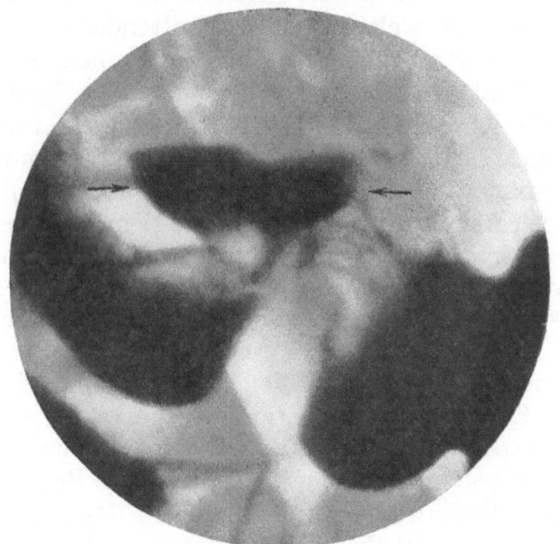

Abb. 787. Zwei nebeneinander liegende penetrierende Ulcera an der kleinen Kurvatur des Duodenums.

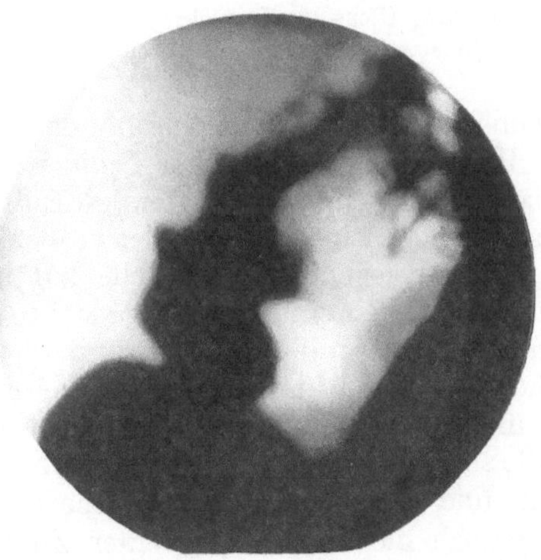

Abb. 788. Zwei Ulcera duodeni (kissing ulcers).
Vgl. Abb. 783 c.

nicht als Ausdruck einer Geschwürsnische angesehen werden darf. Vielfach lassen die Angaben des älteren Schrifttums die unbedingt notwendige scharfe Trennung zwischen beiden Zuständen vermissen. Ein Nischenschatten ist meist durch seine Kleinheit und fleckförmige Beschaffenheit ausgezeichnet. Auf die Unterscheidung von Schattenflecken, die in Divertikeln und sonstigen Ausbuchtungen der Duodenalwand infolge von periduodenalen Adhäsionen zustande kommen, wird bei Besprechung dieser Zustände näher eingegangen werden (vgl. S. 606 und 614).

Die Gestalt der Nische ist meist rundlich, mitunter aber auch dornartig zugespitzt oder andererseits am Grunde abgestumpft, napfförmig. Ebenso wie am Magen kommen

auch typische Bilder mit oberer horizontaler Begrenzung des Kontrastschattens, einer
Flüssigkeitsschicht und darüberliegender *Gasblase* vor. Sie dürfen natürlich nicht mit den
Bildern verwechselt werden, welche durch die häufig am Scheitelpunkt der oberen Flexur
des Duodenums auch unter normalen Verhältnissen vorhandene Gasblase und eine dar-
unter befindliche Kontrastfüllung des ganzen Bulbus duodeni entstehen (vgl. S. 448).
Die *Gasblase* ist nach der Auffassung von AKERLUND nicht als sicheres Zeichen einer
Penetration des Geschwürs aufzufassen, sondern ist von ihm auch bei Geschwüren beobachtet worden, die innerhalb der Duodenalwand gelegen waren. Es spielt hierbei die
wulstige Schwellung der Schleimhaut in der Umgebung eine große Rolle, durch welche die
Geschwürshöhle vertieft und vom Lumen des übrigen Duodenums abgetrennt wird. Für
Penetration spricht am meisten die Lage eines Nischenfleckes ganz außerhalb des Duodenalschattens bzw. eine Verbindung mit diesem durch einen schmalen Schattenstreifen.

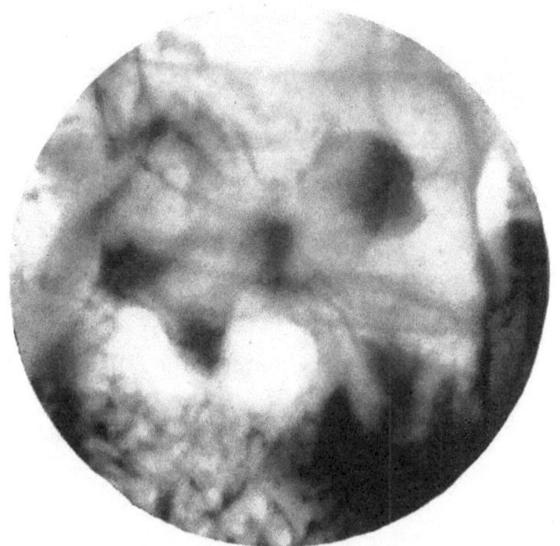

Abb. 789. Ulcus duodeni chronicum.
Schmetterlingsbulbus und Nische.

Derartige Befunde sind äußerst selten. Eine
passive Verschieblichkeit kann auch beim penetrierten Ulcus beobachtet werden.

Bulbusdefekt. Neben den Ausbuchtungen
des Bulbusschattens, wie sie insbesondere durch
die Geschwürsnischen und Divertikel gebildet
werden, sind *Einziehungen* desselben für die Diagnose des Ulcus duodeni von Bedeutung. Hierbei
handelt es sich also nicht wie bei der Nische um
ein Plus, sondern um ein Minus an Kontrastschatten, welches man nach dem Vorgang von
COLE auch als *Bulbusdefekt* bezeichnet. Dieser
Ausdruck erinnert an die gleiche Benennung beim
Carcinom, bei welchem dem Schattendefekt ein
ins Lumen vorspringender Körper zugrunde liegt.
Beim Bulbusdefekt weist die mehrfach beobachtete Veränderlichkeit der Symptome darauf
hin, daß es sich hierbei nicht um eine dauernde

organische Wandveränderung handelt. Insbesondere gilt dies von der hauptsächlich mit
der Bezeichnung „COLEscher *Bulbusdefekt*" belegten Einbuchtung, welche dem Sitz des
Geschwürs gegenüber am lateralen Bulbusrande häufig beobachtet wird. In Übereinstimmung mit der Einschnürung der großen Kurvatur am Magen gegenüber der an der kleinen
Kurvatur gelegenen Ulcusnische hat man zunächst an eine spastische Einziehung der
segmentären Ringmuskulatur gedacht, jedoch hierfür bei der Operation keine befriedigen-
den Belege gefunden. Auf Grund der genauen Schleimhautstudien von FORSSELL wird
daher mehr eine kissenartige Schwellung der Schleimhaut zur Erklärung herangezogen,
die in der Umgebung des Ulcus am frischen Resektionspräparat oft in sehr erheblichem
Maße sichtbar ist. Insbesondere kann hierfür die regelmäßige, rundliche, konkave Begrenzung und die meist flache Beschaffenheit des Defektes angeführt werden. Hierdurch
ist jedoch die Mitwirkung einer Zusammenziehung der Wandmuskulatur nicht ausgeschlossen.

Tiefergreifende und schärfer einschneidende Einschnürungen sind entweder auf eine
solche spastische Kontraktion oder aber auf narbige Veränderungen der Wand, oder auch
auf abschnürende Adhäsionsstränge zu beziehen. Zur Entscheidung dient besonders die
Beobachtung, ob bei wiederholten Untersuchungen ein gleiches oder ein verändertes
Verhalten beobachtet wird.

Bei den En face-Nischen treten entsprechende Defekte oder Einschnürungen der Ränder
nicht selten auf beiden Seiten auf und erzeugen hierdurch sanduhrähnliche oder kleeblatt-
oder schmetterlingsartige Bilder (vgl. Abb. 789).

Differentialdiagnostisch ist zu erwähnen, daß Schatten„defekte" bzw. Einziehungen
auch als vorübergehende Erscheinungen durch Kontraktionen der Duodenalwand ent-

stehen, die nicht auf dem Boden eines Ulcus zustande kommen. Es dürfen deshalb nicht nur einzelne Bilder zur Diagnose verwandt werden, sondern bei verschiedenen Beobachtungen, am besten sowohl bei Durchleuchtungen als an Aufnahmen festgestellte übereinstimmende Befunde. Konstante rundliche wandständige Schattendefekte sind auch ohne das gleichzeitige Vorhandensein einer sicher beweiskräftigen Nische von einem gewissen diagnostischen Wert. AKERLUND hat sie in mehreren Fällen schon vor Erscheinen einer Nische und andererseits nach deren Verschwinden bei Heilung eines Geschwürs beobachtet. Allein auf einen Bulbusdefekt hin kann eine Entscheidung, ob es sich um offene oder wieder epithelialisierte Geschwüre oder Narben handelt, nicht getroffen werden. Auch eine rein funktionelle Entstehung von Schattendefekten durch Spasmen kommt in Betracht, welche reflektorisch von anderer Stelle erregt sind; z. B. habe ich sie mehrfach gleichzeitig mit einer Druckempfindlichkeit in der Appendixgegend beobachtet. Auch CHAOUL berichtet über das Vorkommen spastischer Schattendefekte bei Appendicitis, Ileocöcaltuberkulose sowie in einem Fall von Nierenektopie.

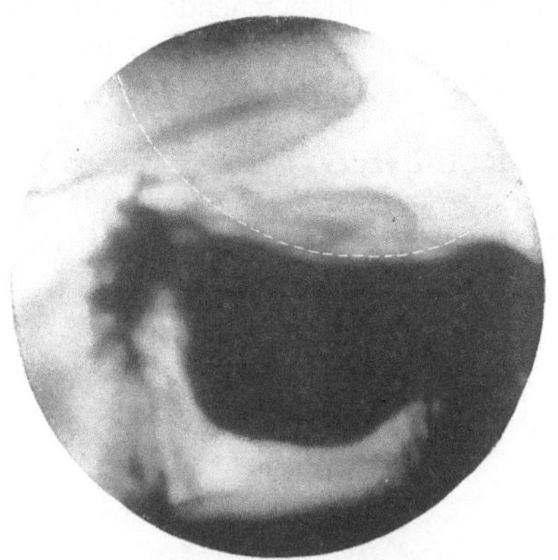

Abb. 790. Impression des Bulbus duodeni durch normale (stark kontrastgefüllte) Gallenblase.

Konstante Defekte am Bulbusschatten kommen aber auch aus anderen organischen Ursachen am Duodenum und in dessen Nachbarschaft vor, welche mit Geschwüren gar keinen Zusammenhang haben. So wird nicht selten eine ausgedehntere flache Einbuchtung

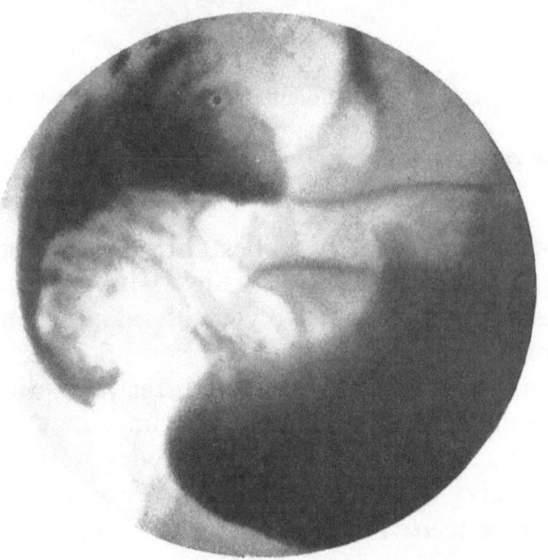

Abb. 791. Aussparung am Grund des Bulbus duodeni durch Druck carcinomatöser Drüsen, die an der Hinterwand des Pylorus gelegen sind (Operation).
Primäres Carcinom des Corpus ventriculi.

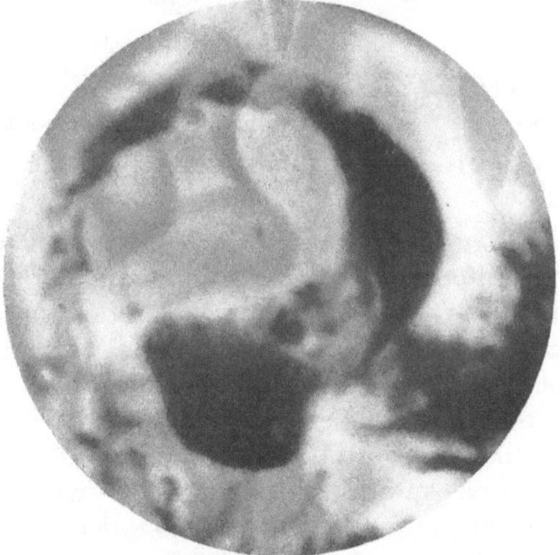

Abb. 792. Schattendefekt am Bulbus duodeni durch Kompression von außen.
Operation: Pankreaskopftumor und carcinomatöse Drüsen in unmittelbarer Nachbarschaft des Bulbus duodeni.

nahe dem Gipfel des Bulbus in ganz normalen Fällen beobachtet, welche auf Druck durch den Ductus choledochus zu beziehen ist. Auch sah ich in einem durch Operation kontrollierten Falle von Cholecystitis eine flache Einbuchtung der lateralen Bulbuskontur, die dem Orte der anliegenden, aber nicht mit dem Duodenum verwachsenen Gallenblase entsprach. Ferner kommen rundliche Schattenaussparungen innerhalb des Bulbusschattens vor, die durch Geschwülste, Papillome oder Polypen, ins Duodenum perforierte Gallensteine (KAISER), die steingefüllte Gallenblase (BLUMBERGER), sowie auch durch den Druck von außerhalb des Duodenums gelegenen Tumorknoten oder Lymphdrüsen hervorgerufen werden (AKERLUND, BERG, BERNSTEIN, POHLANDT, eigene Beobachtungen) (vgl. Abb. 791 und 792). Sehr selten werden unregelmäßige Schattendefekte durch *Carcinom* erzeugt (BRDICZKA). Durch *Ascariden* können dem Abdruck des Wurms entsprechende Aufhellungen mit gleichmäßig gebogenen Konturen zustande kommen (vgl. Abb. 793). Alle diese Schattendefekte haben aber größtenteils von dem typischen randständigen rundlichen Schattendefekt auf Ulcusbasis abweichende Formen.

Bulbusretraktion. Dieser Name ist im röntgenologischen Schrifttum für eine Formveränderung eingeführt, die in der Umgebung des Ulcus teils mit, teils ohne das Vorhandensein einer Nische auftritt und in einer *Streckung* oder sogar einer *konkaven*

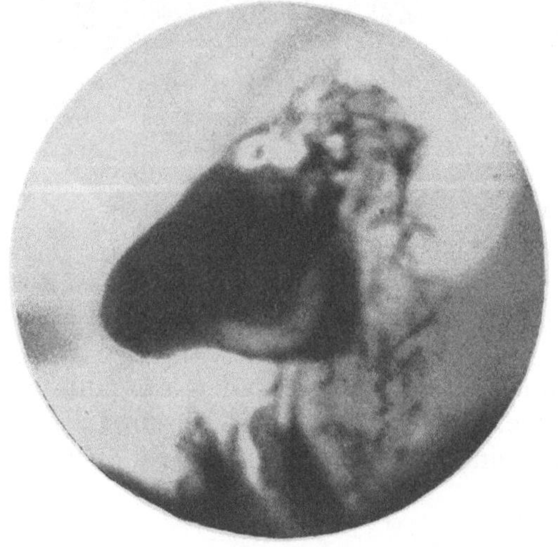

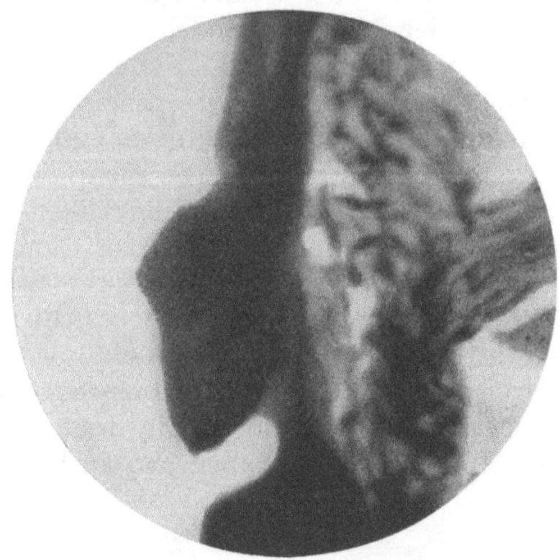

Abb. 793. Ascaris im Bulbus duodeni.
Der gewundene Wurm erscheint als Aussparung im Füllungsbilde des Bulbus.

Abb. 794. Ulcus duodeni. Retraktion der kleinen Kurvaturseite des Duodenums.
Die rechts davon sichtbare unregelmäßige Breifullung gehört dem absteigenden Duodenalast an.

Einbuchtung des sonst normalerweise konkav gebogenen Bulbusrandes besteht. Am häufigsten wird die Einschnürung am medialen Rande beobachtet, und ist hier von AKERLUND zunächst durch eine Kontraktion des an der kleinen Kurvaturseite verlaufenden besonders ausgeprägten Längsmuskelbündels erklärt worden. Die gleiche Formveränderung wird aber auch an anderen Stellen, z. B. bei Geschwüren der Vorder- oder Hinterwand an dem jeweils dem Sitz des Ulcus entsprechenden, im schrägen oder queren Durchmesser von den Strahlen tangential getroffenen Rande gefunden, so daß diese Deutung nicht allgemein zutreffen kann. Die Retraktion wird daher jetzt vielmehr nach dem Vorgange von FORSSELL auf eine *diffuse Schleimhautschwellung in weiterer Umgebung des Ulcus* bezogen; durch diese wird eine *schildförmige Erhebung* geschaffen, auf deren Höhe sich eine nabelartige Einziehung, die Ulcushöhle, befindet und deshalb im Ausgußbilde um so deutlicher zum Ausdruck kommt. Dort, wo die konkave Einbuchtung jedoch gleichzeitig mit einer Verkürzung des Bulbus einhergeht, ist dagegen die Entstehung durch einen *Narbenzug* anzunehmen, auf dessen Bedeutung besonders CLAIRMONT auf Grund seiner operativen Erfahrungen hinweist.

Infolge dieser Einbuchtung des medialen Randes nimmt das Pyloruslumen, welches normalerweise gewöhnlich annähernd in der Mitte als schmaler Schattenstreifen innerhalb der Aussparung des Pylorusringes gelegen ist, eine exzentrische, der medialen Seite genäherte Lage ein. Mäßige seitliche Abweichungen von der medialen Lage des Pyloruskanals kommen nach eigenen Beobachtungen aber auch unter normalen Verhältnissen und bei anderen krankhaften Zuständen, z. B. Cholelithiasis, vor.

Ulcusdivertikel. Auf Grund von Geschwürsbildung und Narbenschrumpfung kommen am Bulbus Ausbuchtungen der Duodenalwand zustande, die als *Duodenaltaschen* oder bei größerer Ausdehnung auch als *Divertikel* bezeichnet werden. Im Gegensatn dazu sind kongenitale Divertikel der Pars superior äußerst selten; überdies wird in mehreren

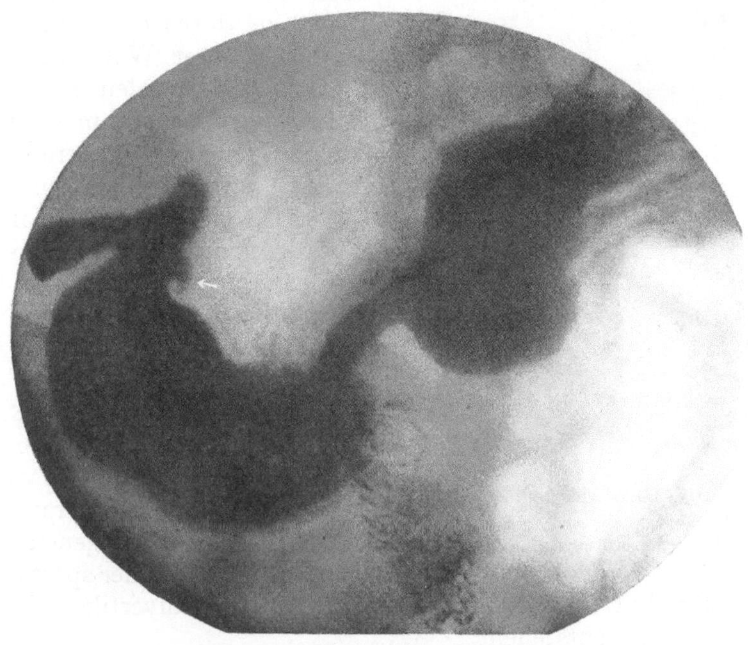

Abb. 795. Ulcus ventriculi mit anatomischem Sanduhrmagen und Ulcus duodeni mit Duodenaldivertikel-Aufnahme in rechtsseitiger Bauchlage.

Dauernde Sanduhreinschnürung des Magens, an dieser Stelle scharf umschriebene Druckempfindlichkeit, keine Nische. Der obere Sack entleert sich schnell; im unteren nach 7 Stunden ein mäßiger Rest. Am Bulbus duodeni an der Seite der kleinen Kurvatur dicht hinter dem Pylorus ein rückwärts gerichteter Sporn (Pfeil). Nach der Seite der großen Kurvatur zu weit ausladender, nasenförmig vorspringender Divertikelschatten (vgl. den Operationsbefund in Abb. 796).

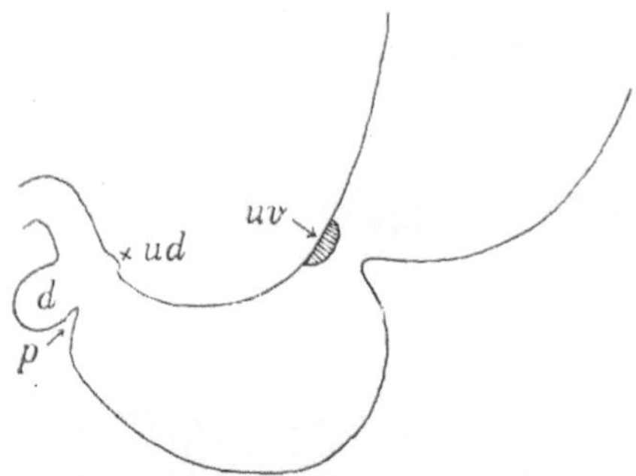

Abb. 796. Operationsskizze zu Abb. 795.

Ulcus duodeni dicht hinter dem Pylorus (*p*) an der medialen Seite entsprechend dem Sporn- und Nischenschatten (*ud*). An der lateralen Seite zwischen Adhäsionen ein Duodenaldivertikel (*d*); in dessen Bereich kein Ulcus. Außerdem ein nicht penetrierendes Ulcus der kleinen Kurvatur des Magens (*uv*) mit anatomischem Sanduhrmagen.

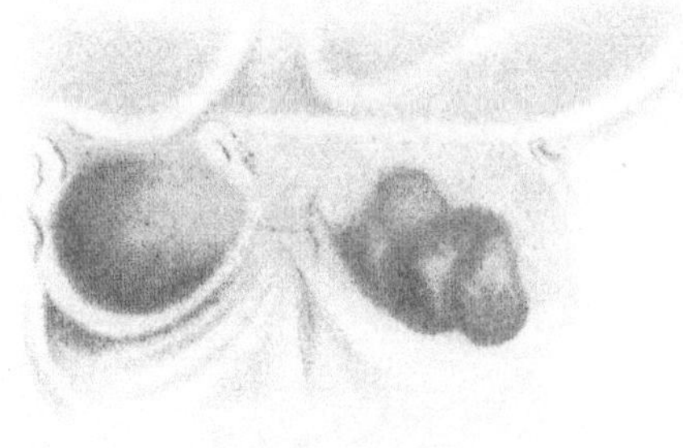

Abb. 797. Divertikel des Duodenums auf Ulcusbasis nach HART.

Die Divertikel entsprechen nicht dem Sitz des Ulcus selbst, sondern sind durch Ausbuchtungen der Wand zwischen Narbensträngen verursacht.

unter dieser Bezeichnung mitgeteilten Fällen ihre angeborene Entstehung angezweifelt. Die *Ulcusdivertikel* werden nach den Untersuchungen von HART durch Raffung der Duodenalwand in der Längsrichtung infolge von Narbenzug hervorgerufen und sodann durch Pulsion vergrößert. Das Ulcus selbst liegt dabei nicht in der Tiefe einer solchen Tasche, sondern am Rande oder daneben, wie dies auch in der in Abb. 795/796 dargestellten Beobachtung der Fall war. Nach HART sitzen häufig zwei Divertikel dicht hinter dem Pylorus zu beiden Seiten einer Einschnürung, die durch ein schrumpfendes Ulcus hervorgerufen ist, und erzeugen so kleeblattähnliche Formen (vgl. Abb. 797).

Die Ulcusdivertikel rufen Ausbuchtungen des Bulbusschattens, am häufigsten an dessen lateraler Seite, hervor, wo sie die Gestalt einer stark vorspringenden Nase annehmen können wie z. B. in Abb. 795; das Divertikel liegt hier wie gewöhnlich der an der medialen Wand sitzenden Ulcusnische gerade gegenüber. Von einer Nische unterscheiden sich die Divertikel durch das erhaltene Kontraktionsvermögen ihrer Wandung, ihren häufigeren Sitz an der lateralen Seite des Bulbus dem Ulcus gegenüber und meist durch ihre erheblichere Größe und flachere Rundung der Konturen. Geringere Ausweitungen des lateralen Recessus, die nicht den Namen eines Divertikels, sondern höchstens einer Bulbustasche verdienen, finden sich häufig beim Ulcus duodeni und lenken nicht selten wegen ihrer auffallenden Gestalt zuerst die Aufmerksamkeit auf sich (vgl. Abb. 798).

Außerdem hat AKERLUND kleinere, sog. „prästenotische" Divertikel beschrieben. Diese sitzen im Gegensatz zu den vorigen hauptsächlich am medialen Bulbusrande oral von einem an derselben Seite gelegenen Ulcus, welches zu einer organischen oder spastischen Stenose des Duodenums geführt hat. Ferner gibt es seltene Traktionsdivertikel, die durch Zug von Adhäsionen der Serosa entstehen.

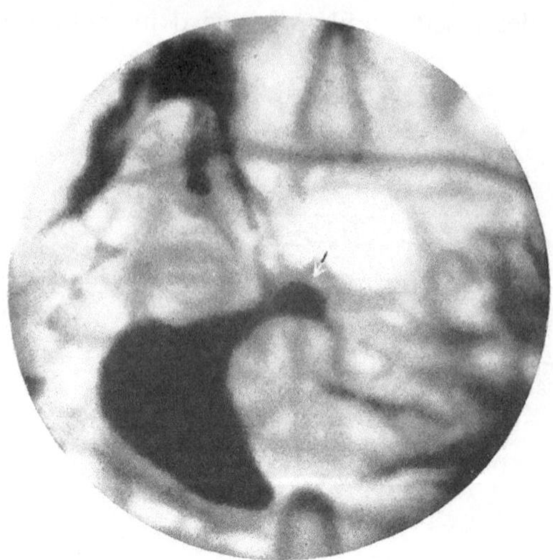

Abb. 798. Ulcus duodeni.
Nischenfleck in der Mitte des Bildes, seitlich anschließend Füllung des stark erweiterten Recessus lateralis.

Narbige Veränderungen am Bulbus duodeni. Bereits bei den vorher beschriebenen Formveränderungen, bei denen außer der Vertiefung durch das Geschwür

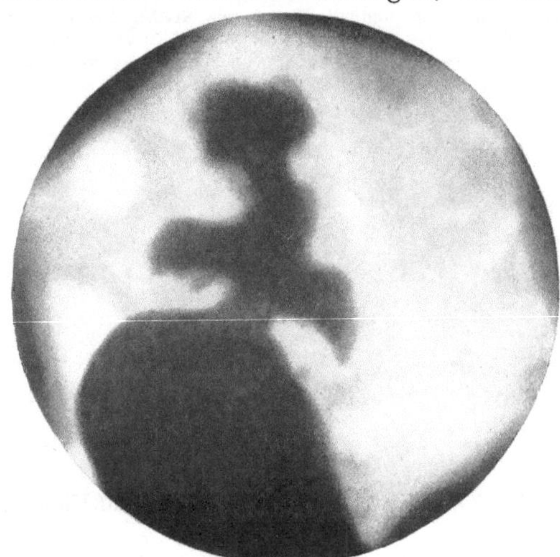

Abb. 799. Kleeblattförmige Deformation des Bulbus duodeni auf Ulcusbasis.
Seitliche Vorbuchtung der beiderseitigen Recessus.

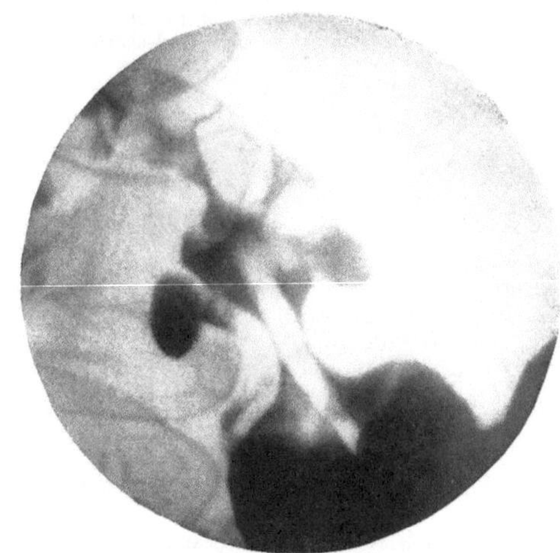

Abb. 800. Narbenbulbus.

hauptsächlich Schwellungen der Schleimhaut in der Umgebung und zum Teil Kontraktionen der Wandmuskulatur zur Erklärung herangezogen werden, wurde schon mehrfach auf die mögliche Mitwirkung eines Narbenzuges hingewiesen, diesem jedoch kein unbedingt notwendiger Einfluß eingeräumt, da die gleichen Erscheinungen auch bei flachen Schleimhautgeschwüren beobachtet werden und nicht selten schneller Veränderungen und auch eines völligen Rückganges bis zur Wiederherstellung einer normalen Bulbusform fähig sind. Bei den in wiederholten Untersuchungen dauernd in gleicher Weise dargestellten

Formveränderungen ist dagegen sehr häufig ein *Narbenzug* wirksam und insbesondere dann anzunehmen, wenn damit eine Verkürzung des Bulbusschattens einhergeht.

Die *Narbenschrumpfung* führt einerseits zu einer Streckung oder gar konkaven Einbuchtung der normalerweise konvex gestalteten Bulbusränder, und ist somit neben der

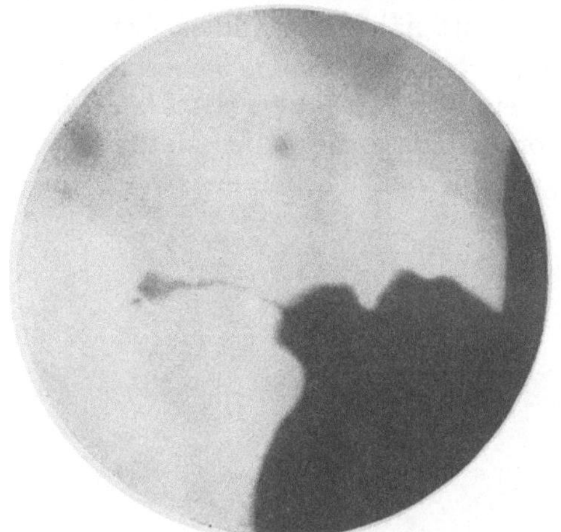

Abb. 801. Phthisis bulbi.

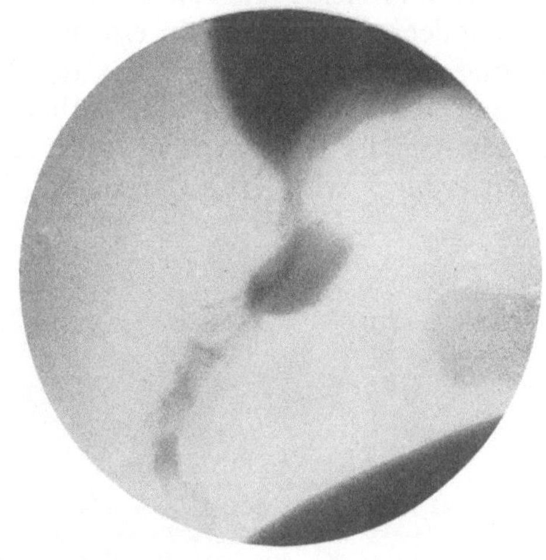

Abb. 802. Ulcus duodeni der Hinterwand.
Penetration ins Pankreas. Narbenbulbus (Phthisis bulbi).

bereits vorher beschriebenen Schleimhautschwellung an der Ausbildung der sog. Retraktion oft mitbeteiligt. Ferner ruft sie eine *Raffung in der Längsrichtung* und damit eine *Verkürzung des Bulbus* und endlich *quere oder unregelmäßige Einschnürungen des Bulbusschattens* hervor. Hierdurch entstehen sehr verschiedenartige Bilder, die zum Teil eine

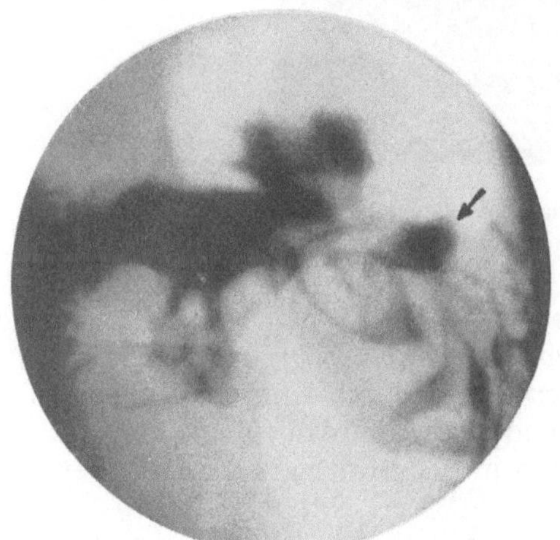

Abb. 803. Ulcus ad pylorum. Bulbusdeformierung.

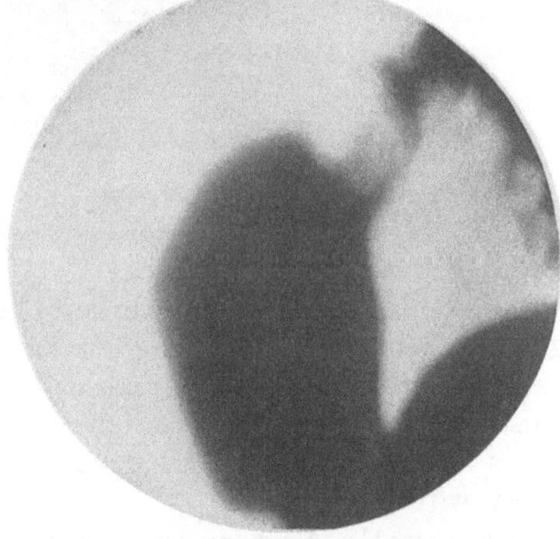

Abb. 804. Stenose am Bulbusausgang (operativ bestätigt).

mehrfach sich wiederholende typische Form, zum Teil auch ein ganz unregelmäßiges Aussehen zeigen. So ist in manchen Fällen die von HOLZKNECHT so genannte *Kleeblattform*, die vielfach auf Einkerbung beider Seiten durch Schleimhautschwellung oder Kontraktion der Wandmuskulatur zurückgeführt wird, bei höheren Graden auch durch quere Raffung durch Narbenzug zu erklären. Von anderen Seiten, besonders von amerikanischen Autoren, wurden andere Vergleiche gewählt, und unter anderem pinienbaumähnliche oder wurmzerfressene (COLE) Schattenbilder als für Ulcus duodeni charakteristisch beschrieben. Durch einschnürende Adhäsionen und Schrumpfungsprozesse kann eine allgemeine hochgradige Verkürzung und Verschmälerung des Bulbus („Phthisis bulbi", FREUD) zustande kommen (vgl. Abb. 801). Durch noch stärkere Schrumpfungserscheinungen wird eine

Stenosierung des Lumens erzeugt, durch welches die Kontrastspeise nur in dünnem Strahl hindurchgeht; da die vorwärtstreibende Kraft der Antrumkontraktionen hierdurch gehemmt wird, sammelt sich der Kontrastbrei in den unteren Duodenalabschnitten alsdann in besonders großer Menge dauernd an. Die Duodenalstenosen im Bereiche des Bulbus und viele Fälle von sog. Pylorusstenose beruhen zu einem großen Teil auf einem Ulcus duodeni. Sie werden in einem späteren Abschnitt näher geschildert (vgl. S. 617).

Ferner wird durch Einbettung des Bulbus in Narbengewebe eine *Fixation* und oft auch eine Lageveränderung namentlich im Sinne einer *Verziehung nach hinten* herbeigeführt, wobei der Bulbus in sagittaler Richtung von dem davorliegenden Magen verdeckt wird. Hierdurch wird seine Darstellung im Röntgenbilde beträchtlich erschwert und nur

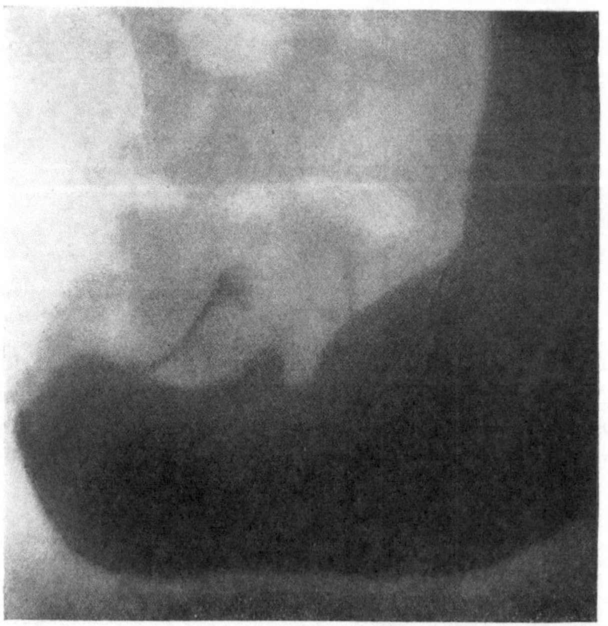

Abb. 805. Verlängerter Pyloruskanal bei Ulcus duodeni.
Aufnahme im Stehen desselben Falles von Abb. 806.

durch eine Untersuchung bei starker Drehung des Patienten in fast frontalem Strahlengang ermöglicht. Häufig entstehen *durch periduodenale Adhäsionen und Schwarten Verwachsungen mit der Gallenblase und den Gallenwegen* und dadurch Komplikationen, die zu Ikterus und anderen auf ein Gallenleiden hinweisende Beschwerden führen können, während das zugrunde liegende Ulcusleiden nicht selten in den Hintergrund tritt oder völlig verdeckt wird (vgl. S. 615).

Funktionelle Änderungen am Duodenum. Außer diesen Formveränderungen, die in einer charakteristischen Umbildung der Konturen bestehen, kommen beim Ulcus duodeni noch folgende Erscheinungen vor, die auf einen funktionellen, entweder den ganzen Bulbus oder Teile desselben gleichmäßig betreffenden Zustand zu beziehen sind. Es handelt sich einmal um eine gleichmäßige Zusammenziehung des dem Pylorus benachbarten Abschnittes des Bulbus, zum Teil gleichzeitig auch der Antrumgegend des Magens (vgl. Abb. 615), durch welche eine Verlängerung des Pyloruskanals hervorgerufen wird, und andererseits um Erschlaffung der Bulbuswandungen, die zur Ausbildung eines weiten, schlaffen, dauernd gefüllten Bulbus führen.

Verlängerter Pyloruskanal. Ein schmaler langer Schattenstreifen zwischen dem Magen und dem Bulbus wird in manchen Fällen beim Ulcus duodeni, ferner aber auch bei anderen Erkrankungen gefunden, die einen nervösen Reiz dieser Abschnitte hervorrufen. CHAOUL hat hierfür die Bezeichnung ,,verlängerter Pyloruskanal'' eingeführt und diesem sowie anderen Formveränderungen in der Pylorusgegend eine entscheidende Bedeutung für die Diagnose des Ulcus duodeni beigemessen. Abb. 805 zeigt, wie in einem Falle von mehrfacher Nischenbildung im Duodenum, die in Abb. 806 deutlich ausgebildet ist, der untere Abschnitt des Duodenums zusammen mit dem Pylorus in einen langen schmalen Faden ausgezogen ist. Ganz die gleiche Erscheinung wurde von mir aber auch bei anderen Erkrankungen, so z. B. bei einem Divertikel des unteren aufsteigenden Duodenalastes ohne Ulcus beobachtet und ist hier wohl darauf zurückzuführen, daß das Divertikel von außen einen Druck auf den Bulbus ausübte (vgl. Abb. 770). Bei dem verlängerten Pyloruskanal ist auf die Unterscheidung gegenüber einem Carcinomzapfen hinzuweisen, der manchmal auch eine spornartige, schmale, gerade Form haben kann.

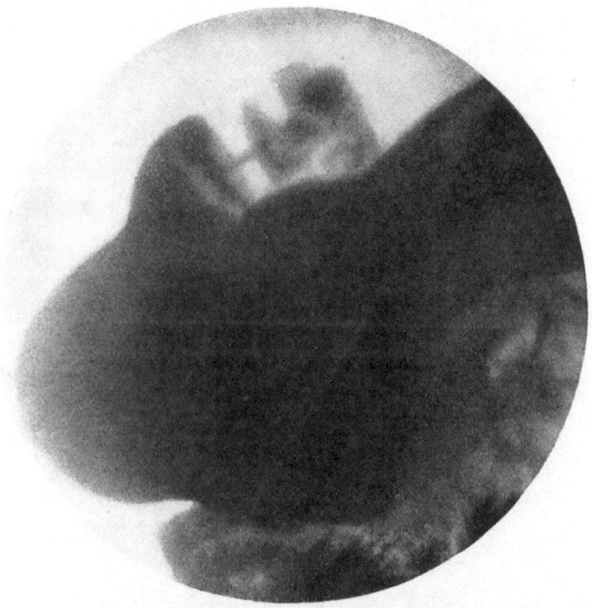

Abb. 806. Einschnürungen und zwei En face-Nischen infolge Ulcera duodeni.
Aufnahme in Rechtsseitenbauchlage. Operation: Zwei Ulcera duodeni.

Meist ist ein Carcinomsporn zwar durch einen danebenstehenden, unregelmäßig begrenzten Defekt im Gebiet der Regio praepylorica gekennzeichnet; wenn dieser aber klein und glattrandig ist, können Schwierigkeiten bei der Deutung entstehen (vgl. Abb. 724). Auch bei einer luischen und einer tuberkulösen Pylorusstenose sah ich einen stark verlängerten schmalen Pyloruskanal (vgl. Abb. 741 und 747).

Dauerbulbus. Der *Dauerbulbus*, d. h. eine dauernde Füllung des ersten Duodenalabschnittes wurde in vielen, namentlich älteren, Abhandlungen als ein besonders wichtiges Symptom bezeichnet und vielfach auch in nicht ganz klarer Weise mit dem Ulcus in direkte Verbindung gebracht, insbesondere nicht immer scharf von einer Geschwürsnische getrennt. Diese unterscheidet sich aber von dem Dauerbulbus gewöhnlich durch ihre Kleinheit und ihre Lage an oder neben dem Bulbusschatten oder bei isolierter Füllung nach Entleerung des übrigen Bulbus durch ihre kleine, fleckförmige Beschaffenheit. Bei dem Dauerbulbus handelt es sich dagegen um eine *konstant andauernde, ungewöhnlich vollständige Ausfüllung,* vielfach sogar um eine beträchtliche Erweiterung der Pars superior duodeni (Megabulbus); nicht selten wird auch eine *isolierte Füllung des Bulbus duodeni* noch nach Entleerung des Magens angetroffen. Die Ursache dieses Verhaltens ist beim Ulcus duodeni wahrscheinlich auch in funktionellen Momenten zu suchen, deren Natur noch nicht in befriedigender Weise klargestellt ist. CANNON hat experimentell die Erscheinung des Dauerbulbus durch Schädigung des Duodenalplexus hervorgerufen. STAHNKE erzeugte durch elektrische Vagusreizung Pylorusinsuffizienz und dauernde Bulbusfüllung sowie Anomalien der Peristaltik. Ich sah eine isolierte Bulbusfüllung in dem in Abb. 556 geschilderten Falle einer linksseitigen Vaguslähmung, die durch ein Sarkom der Schädelbasis entstanden war. Oft ist beim Dauerbulbus eine obere horizontale Begrenzung des Bulbusschattens unterhalb der Gasblase am Scheitelpunkt der Flexura hepatica duodeni vorhanden. Bisweilen ist auch eine größere Tiefe des Kontrastschattens am Boden des Bulbus zu beobachten und oberhalb davon ein horizontal begrenzter schattenarmer Raum, der von einer Flüssigkeitsschicht gebildet wird (vgl. Abb. 808).

Ein Dauerbulbus findet sich allerdings häufig beim Ulcus duodeni. Er kann aber auch aus verschiedenen anderen Ursachen zustande kommen. So wird ein Dauerbulbus durch

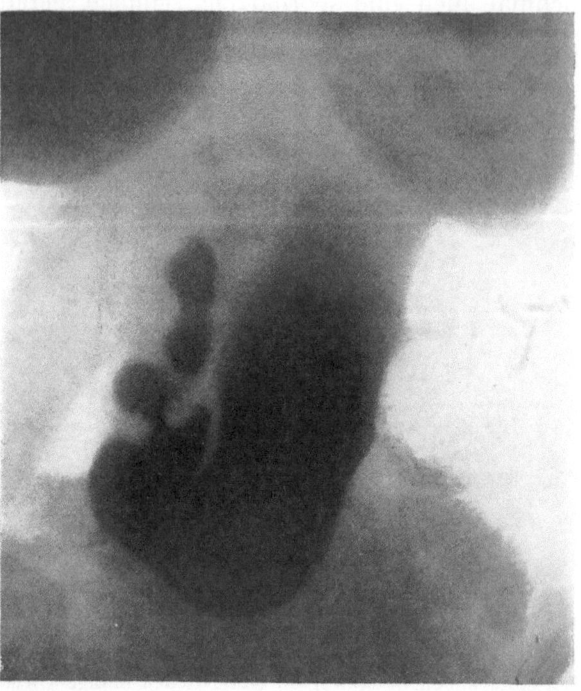

Abb. 807. Sanduhrähnliche Einschnürung am Bulbus duodeni bei Magenneurose.
Klinisch: Vor 7 Jahren Blinddarmoperation. Seit 2 Jahren heftige Magenschmerzen, teils nach Nahrungsaufnahme, teils nüchtern. Freie HCl = 20, A. = 48. Keine okkulten Blutungen. Röntgenbefund: Ein wenig tiefstehender, angelhakenförmiger Magen. Lebhafte Peristaltik. Leichte sanduhrförmige Einschnürung in der Mitte des Bulbus duodeni. Druckempfindlichkeit und lebhafte peristaltische Bewegung am Bulbus. Auf Aufnahme in Rechtslage keine konstanten Konturveränderungen am Bulbus.

ein distalwärts sitzendes mechanisches Hindernis in Gestalt von Schrumpfungsprozessen und periduodenalen Adhäsionen, die unter anderem häufig von einer Cholecystitis ausgehen, hervorgerufen. Andererseits können Erweiterungen des Bulbus und des ganzen Duodenums hinter einer Enge des Magens, z. B. hinter einem luischen Schrumpfmagen (GÜTIG), wahrscheinlich durch Preßstrahlwirkung (VOLHARD-ALBRECHT) zustande kommen. Ein steiler Verlauf der Pars superior duodeni und eine spitzwinklige Knickung an ihrer oberen Biegung bei einer Gastroduodenoptose gibt nicht selten Veranlassung zur Bildung eines isolierten Bulbusrestes. Dieser ist häufig schon durch seine Gestalt als annähernd horizontal gestellter, streifenförmiger Schatten gekennzeichnet; er kann aber auch eine mehr rundliche Form aufweisen. In anderen Fällen ist die Entstehung eines Dauerbulbus noch nicht geklärt.

Bei einer Studentin, die anscheinend typische, jahrelang intermittierend bestehende Schmerzen in der rechten Oberbauchgegend hatte, ergab die Röntgenuntersuchung einen Dauerbulbus auch bei fast beendeter Magenentleerung (Abb. 808) sowie vorher stark gesteigerte peristaltische Bewegungen im Magen und besonders am Duodenum, zeitweilig auch eine sanduhrförmige Einschnürung des Bulbus (vgl. Abb. 807), aber keine direkten Ulcuszeichen.

Nachdem eine strenge Ulcuskur keinen Dauererfolg gebracht hatte, wurde die Operation vorgenommen. Es fanden sich bei genauester Besichtigung und Betastung des Duodenums keinerlei

Anhaltspunkte für ein Ulcus duodeni. Auch die Gallenblase war völlig frei. Einige sehr geringfügige zarte Adhäsionen im Bereiche des absteigenden Astes waren offenbar mit einer früher durchgemachten Appendicitis und Appendektomie in Zusammenhang zu bringen, die außerordentlich derbe Verwachsungen zwischen Coecum und Netz hinterlassen hatte. Wenn vielleicht auch der negative Operationsbefund am Duodenum nicht zu einem ganz sicheren Ausschluß eines flachen Ulcus an der Hinterwand berechtigt, so ist das Vorhandensein eines solchen doch sehr unwahrscheinlich, und es liegt viel näher, daß eine lebhaft gesteigerte nervöse Erregbarkeit, zu den Beschwerden und den verstärkten peristaltischen Phänomenen Anlaß gegeben hatte. Vielleicht ist hiermit auch die Erscheinung des *Dauerbulbus* in Verbindung zu bringen.

Flüchtige Füllung des Bulbus duodeni. Als *„flüchtige Bulbusfüllung"* ist von HAUDEK eine beschleunigte Durchtreibung des Inhalts durch einen stark kontrahierten

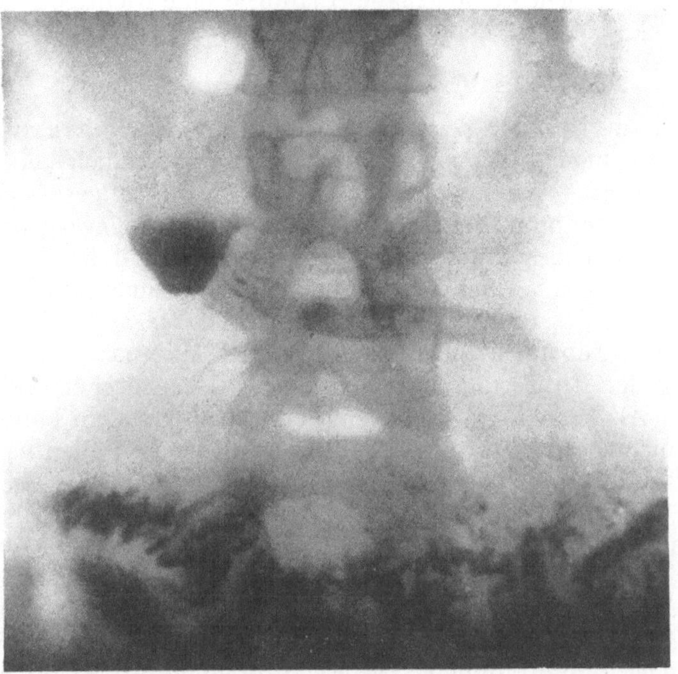

Abb. 808. Derselbe Fall wie Abb. 807. Aufnahme nach 3 Stunden. Dauerbulbus.

Magen bis auf geringen Wandbeschlag leer, dagegen breiter und auffallend intensiver Bulbusschatten mit oberer horizontaler Begrenzung. Operation nach erfolgloser interner Behandlung: Bei genauester Untersuchung keine Anzeichen eines Ulcus duodeni oder ventriculi. Ganz geringfügige Adhäsionen am Duodenum, aber starke Adhäsionen zwischen Coecum und Netz in der Gegend der früher entfernten Appendix.

verengten Bulbus beschrieben, der dementsprechend einen schmalen Ausguß des Lumens zeigt. HAUDEK mißt diesem Zeichen einen erheblichen diagnostischen Wert für das Ulcus duodeni bei, da er es hierbei häufig beobachtet hat. Es ist aber hierfür nicht pathognomonisch, sondern kommt außerdem auch bei periduodenalen Adhäsionen aus anderer Ursache, so infolge von Cholecystitis vor, wie operativ kontrollierte Beobachtungen von EISLER und ASSMANN ergaben.

Im Gegensatz zu der flüchtigen Bulbusfüllung ist der untere horizontale Schenkel des Duodenums vielfach überfüllt; hier tritt an der Stelle der größten Dehnung oft eine zylindrische Kontraktion auf, welche im absteigenden Teil retrograd aufwärts steigend den Inhalt zum Teil bis zum Bulbus oder gar bis in den Magen zurückbefördert, während der übrige Teil des Breies dünndarmwärts weitergetrieben wird (BERG).

Isolierter Druckschmerz. Ein *isolierter Druckschmerz* am Duodenum ist zwar kein objektives, aber doch wichtiges diagnostisches Krankheitssymptom, wenn die Feststellung ohne jede suggestive Einwirkung auf den Patienten geschieht, der Druckpunkt scharf lokalisiert ist und die Angaben bei wiederholten Untersuchungen in verschiedenen Lagen usw. regelmäßig auf das Duodenum hinweisen. Die Bestimmung des Druckpunktes wird bisweilen dann erschwert, wenn außerdem, wie so häufig, eine diffuse

Schmerzempfindung im epigastrischen Winkel mehr nach der Mitte zu und höher angegeben wird. Oft läßt sich aber trotzdem ein scharf lokalisierter Druckpunkt nachweisen, der genau mit dem Schatten des Bulbus duodeni übereinstimmt.

Differentialdiagnostisch kommen vor allem entzündliche Affektionen der Gallenblase und ihre Folgezustände in Betracht. Der Druckschmerz bei einer *Cholecystitis* selbst ist meist etwas weiter rechts außerhalb des Duodenums gelegen. Manchmal läßt sich eine scharfe Trennung vom Duodenalschatten durchführen, in anderen Fällen nicht. Bei pericholecystitischen Adhäsionen, die sich auf das Duodenum selbst erstrecken, ist eine Abgrenzung gegenüber einem Druckschmerz infolge eines Ulcus duodeni nicht möglich. Die Unterscheidung zwischen diesen Zuständen muß vielmehr nach anderen klinischen Gesichtspunkten, unter denen eine genaue Anamnese eine wichtige Rolle spielt, getroffen werden.

b) Magensymptome.

Lage und Form des Magens. Eine *Rechtslage des Pylorus* wird in einem Teil der Fälle von Ulcus duodeni beobachtet, und zwar vornehmlich bei solchen, bei denen Adhäsionen den Pförtner nach rechts hinüberziehen. Häufiger noch als beim Ulcus duodeni kommt dies Symptom bei *cholecystitischen Verwachsungen* vor. Außerdem kann eine Rechtsverschiebung des Pylorus auch ohne jede organische Fixation nach SCHLESINGER allein infolge eines vermehrten Tonus der Magenmuskulatur zustande kommen; eine solche Rechtslage des Pylorus wird beim *Stierhornmagen* in der Regel beobachtet. Andererseits wurde vorübergehende Erschlaffung des Magens mit Rechtsdehnung, aber ohne Verzögerung der Entleerung in 3 Fällen von Ulcusnischen der Hinterwand von HEEREN gesehen. Als konstantes Symptom beim Ulcus duodeni kann aber die Rechtslage des Pylorus nicht bezeichnet werden. Sie wird in vielen Fällen vermißt, namentlich bei einer *Ptose des Magens*, die von einigen Autoren (BIER u. a.) bei Ulcus duodeni häufig gefunden worden ist. Es kann aber nicht eine besondere Magenform als typisch für Ulcus duodeni bezeichnet werden.

Peristaltische Phänomene. Beim Ulcus duodeni findet sich recht häufig eine *verstärkte Peristaltik*. Die Wellen setzen schon hoch oben im Korpus ein und erzeugen am Magen tiefe Einkerbungen, die besonders in den unteren Abschnitten zu vollständigen Abschnürungen führen können. Die Regio praepylorica ist oft auffällig breit und kann infolge der stark nachdrängenden Welle, die den Inhalt gegen den davor liegenden Widerstand vorwärts treibt, seitliche schaufelförmige Ausladungen zeigen. Nach SCHLESINGER wird hierdurch der Pylorus nach rechts oben vorgetrieben. Oft sind in einem Zustandsbilde 3—4 Wellen gleichzeitig sichtbar. Der Ablauf derselben ist nicht immer beschleunigt, wie dies meist angegeben wird, sondern kann gerade bei sehr tiefen Wellen eher verlangsamt sein. Die kräftigen Antrumkontraktionen pressen durch den geöffneten Pylorus schnell erhebliche Inhaltsmassen hindurch, so daß das Duodenum häufig in ganzer Ausdehnung dargestellt wird und auch *sehr schnell eine Füllung der oberen Dünndarmschlingen* eintritt. Oft geht auch die Dickdarmfüllung auffallend rasch vor sich. Bei einer Durchleuchtung nach 2—3 Stunden findet man manchmal schon nicht unerhebliche Breimassen im Colon transversum. Andererseits ist das Ulcusleiden am Magen und Duodenum häufig mit einer spastischen Obstipation vergesellschaftet, die durch starke Haustrierung des Dickdarms und langes Verweilen des Breies im Colon transversum und descendens gekennzeichnet ist.

Der *Zustand gesteigerter Erregbarkeit* kann auch von Ruhe- oder Erschlaffungspausen unterbrochen werden, doch gelingt es meist durch Druck, die lebhafte Peristaltik wieder in Gang zu bringen. Die Folge ist eine zunächst *beschleunigte Entleerung des Magens*. KREUZFUCHS hat dies Verhalten nicht nur beim Ulcus duodeni, sondern auch bei anderen Erkrankungen des Duodenums, der Gallenblase und des Pankreas usw. beobachtet und deshalb für die gesamten genannten Erscheinungen den Namen „*duodenale Magenmotilität*" geprägt. Sehr auffällig ist, daß im Gegensatz zu dieser anfänglichen Beschleunigung der Entleerung ein mäßiger Rest, den man bisweilen nach 2 Stunden im Magen noch findet, in einem Teil der Fälle ohne wesentliche Verminderung nach 6 Stunden noch angetroffen wird. KREUZFUCHS bezieht diese Erscheinungen auf einen erst in den späteren Verdauungsphasen einsetzenden verstärkten Pylorusschluß, den sog. „Tardivpyloro-spasmus". Eine andere von HAUDEK vertretene Erklärung des auffälligen 6-Stunden-Restes nach anfänglich beschleunigter Entleerung ist die, daß es sich hierbei um eine *Sedimentation* in dem beim Ulcus in vermehrter Menge abgeschiedenen Magensaft handelt und daß der Bodensatz beim Vorhandensein einer gewissen Hubhöhe bis zum Pylorus hinauf am unteren Pol der großen Kurvatur liegen bleibt, ohne daß ein krampfhafter Pylorusschluß besteht. Für manche Fälle, in denen eine erhebliche *Hypersekretion* nach-gewiesen ist, besteht diese Anschauung zweifellos zu Recht.

Abgesehen davon scheinen mir aber die sorgfältigen Untersuchungen von HART, der bei zahlreichen Fällen von duodenalen Er-krankungen eine auffällige Hypertrophie der Pylorusmuskulatur anatomisch fest-stellte, und gleichsinnige eigene und fremde Beobachtungen einer Hypertrophie des Sphincter pylori sogar bei tiefsitzender Duo-denalstenose (vgl. S. 625) doch darauf hin-zuweisen, daß die Entstehung des Spät-restes im Magen bei Ulcus duodeni wenig-stens teilweise auf einen krampfhaften Verschluß des Pylorus zu beziehen ist.

Differentialdiagnostisch ist daran zu erinnern, daß sich eine *beschleunigte Ent-leerung* auch bei der *Achylie* und beim *Magencarcinom* ohne Stenosenerscheinungen findet. Ein späterer Rest kommt bei der Achylie dagegen nicht vor, beim Carcinom wird er dann angetroffen, wenn gleichzeitig eine Stenose vorhanden ist.

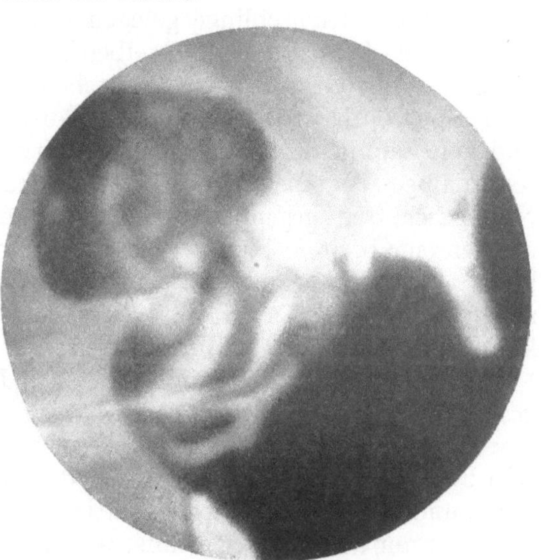

Abb. 809. Starke Querfaltenbildung im Antrum bei Ulcus duodeni.
En face-Nische in der Mitte des Bulbus.

Sekretionsstörungen. Beim Ulcus duodeni findet sich ziemlich häufig eine *ver-mehrte Magensaftsekretion*. Es unterliegt auf Grund unserer heutigen Kenntnisse, die sich auf zahlreiche operative Erfahrungen gründen, keinem Zweifel, daß vielen Fällen der sog. REICHMANNschen Krankheit mit oft paroxysmenartigen Hyperaciditätsschmerzen ein Ulcus duodeni zugrunde liegt. Der Ausspruch von MOYNIHAN: „rückfällige heftige Hyperchlorhydrie *ist* Ulcus duodeni" schießt aber zweifellos ebenso über das Ziel hinaus wie seine Bemerkung über die ausschließliche Bedeutung der Anamnese. Eine *Hyper-sekretion* und *Hyperchlorhydrie* kommt auch beim Ulcus ventriculi, aber auch bei ganz intakter Schleimhaut des Magen-Darmtractus vor.

Magenspasmen. Spastische Zustände kommen beim Ulcus duodeni nicht nur am Duodenum selbst vor. Außerdem werden auch *Spasmen am Magen* beobachtet, die wahr-scheinlich durch Fernwirkung reflektorisch vom Duodenum ausgelöst werden oder nur als Ausdruck der schon hervorgehobenen allgemeinen nervösen Erregbarkeit aufzufassen sind. BARON und BARSONY beschrieben zuerst beim Ulcus duodeni einen *spastischen Sanduhrmagen*, der sich bei der Operation als frei von organischen Veränderungen erwies. Ich beobachtete ebenfalls bei operativ sichergestelltem Ulcus duodeni ohne Magen-ulcus eine spastische Einschnürung des Magens mit Bildung zweier getrennter Säcke. AKERLUND hat in mehreren Fällen durch Druck auf den Bulbus duodeni bei Ulcus des-selben eine spastische Einschnürung in der Mitte des Magens auslösen können und glaubt hierin ein pathognomonisches Zeichen für eine Läsion des Bulbus zu sehen. Ein Antrum-spasmus bei Ulcus duodeni ist in Abb. 615 abgebildet.

Am Schleimhautrelief des Magens wird bei Geschwüren im Duodenum ebenso wie am Magen selbst häufig eine verstärkte Faltenzeichnung, insbesondere eine starke Querfaltenbildung am Antrum beobachtet (vgl. Abb. 809 und S. 523).

In einem Falle beobachtete ich bei einem später autoptisch festgestellten penetrierten Ulcus duodeni einen schweren *Spasmus im Ösophagus* etwas oberhalb des Zwerchfells. Die dadurch hervorgerufenen Schluckstörungen hatten zu hochgradiger Abmagerung geführt und den Verdacht eines Ösophaguscarcinoms erweckt (vgl. Abb. 561).

c) Abweichungen und Komplikationen. Differentialdiagnose.

Duodenalulcera außerhalb des Bulbus sind äußerst selten. WOLKE beschreibt 12 Fälie von Geschwüren in der Pars descendens duodeni, die zum größten Teil an der konkaven Seite der Duodenalschlinge gelegen waren. Es bestand in allen Fällen eine deutliche Nische und oft im Bereich derselben eine Einziehung (Retraktion) der Wand. Besonders bei den in der Gegend der VATERschen Papille gelegenen Geschwüren kann eine Unterscheidung von Divertikeln, die dort häufig sitzen, von Erweiterungen der Ampulla Vateri und von Carcinomen Schwierigkeiten bereiten. Gegenüber Divertikeln ist eine weniger regelmäßige Begrenzung der Ulcusnischen und ein Mangel an Verschieblichkeit des Nischenschattens gegenüber dem Duodenum hervorzuheben. Ferner haben die Geschwürsnischen eine breitere Basis, die Divertikel dagegen einen schmalen Stiel, in dem oft längs verlaufende Falten auf Druck nachgewiesen werden können. Gegenüber einer Erweiterung der Ampulla Vateri und einem dort oft sitzenden ulcerierten Carcinom sind mehr klinische Umstände als Einzelheiten des Röntgenbildes zu verwerten.

Kombinationen von Ulcus ventriculi und Ulcus duodeni und ferner multiple Duodenalgeschwüre werden nicht selten beobachtet, wie besonders die umfassenden anatomischen Untersuchungen von GRUBER lehren. CHAOUL und STIERLIN, AKERLUND, HOLISCH, EISLER und besonders BERG berichten über derartige durch die Röntgenuntersuchung diagnostizierte und bei der Operation bestätigte Fälle. Die Diagnose des Magengeschwürs ist hierbei nicht nur auf einen Spasmus, welcher auch an einem intakten Magen durch ein Ulcus duodeni ausgelöst werden kann, sondern auf den Nachweis einer Ulcusnische zu gründen.

Bei einem Überblick über die zahlreichen angeführten diagnostischen Merkmale scheint fast schon ihre Vielheit gegen die entscheidende Bedeutung der einzelnen Symptome zu sprechen. Tatsächlich handelt es sich auch bei den in den letzten Abschnitten aufgeführten Zeichen, die in der Anfangszeit die Hauptrolle spielten, meist um Zustände, die auch bei anderen Erkrankungen vorkommen und sogar vielfach für das Vorliegen einer organischen Läsion überhaupt nicht beweisend sind, sondern nur einen *nervösen Erregungszustand* kennzeichnen. Da dieser beim Ulcus duodeni besonders häufig und oft in besonders ausgeprägter Weise beobachtet wird, können die genannten indirekten Symptome immerhin einen gewissen Wert als Verdachtsmomente beanspruchen, die zu einer besonders sorgfältigen Untersuchung des Duodenums auffordern. Das Wichtigste und allein Ausschlaggebende ist aber der Nachweis konstanter Formveränderungen des Bulbusschattens, vor allem einer Nische, die den direkten Ausdruck des Ulcus bildet.

Differentialdiagnose des Ulcus duodeni. Differentialdiagnostische Erwägungen kommen dort, wo eine ausgesprochene Nische mit typischer sonstiger Deformierung des Bulbus nachgewiesen ist, kaum in Betracht. Auf die Unterscheidung von nischenähnlichen Vorsprüngen der Recessus, die durch perspektivische Verkürzung bei stark geneigter Längsachse des Bulbus entstehen, ist nach den S. 600 gegebenen Regeln zu achten. Unregelmäßigkeiten des Füllungsbildes ohne Nachweis einer Nische kommen auch bei periduodenalen Verwachsungen, z. B. infolge Cholecystitis, zustande; sie zeigen aber nicht die für ein Ulcus duodeni vorher angegebenen typischen Merkmale, sondern weniger charakteristische andere Formen, die auf S. 615 näher beschrieben werden. Die durch regelmäßige rundliche Gestalt gekennzeichneten Schattendefekte, welche von Polypen, von Choledochussteinen, die ins Duodenum perforiert sind (SIMON, KAISER), und andererseits von außen der Wand anliegenden, das Lumen eindrückenden Lymphdrüsen herrühren, können ebensowenig wie die von Ascariden bewirkten regelmäßig geschwungenen Aussparungen zu Verwechslung Anlaß geben, eher unregelmäßig begrenzte, von Carcinom herrührende Schattendefekte (BRDICZKA); doch sind diese und auch maligne Degenerationen eines Ulcus duodeni (ARIZZ THE HAGUE) sowie tuberkulöse Ulcera (WICHTL; vgl. S. 617) so außerordentlich selten, daß sie kaum in Frage kommen, wenn nicht ganz besondere klinische Verdachtsmomente darauf hinweisen.

Periduodenale Adhäsionen. *Periduodenale Adhäsionen* können sowohl auf dem Boden eines Ulcus duodeni entstehen als besonders häufig von einer Cholecystitis aus sich entwickeln. Es kommen auch Adhäsionen in der Gegend des Duodenums als Teilerscheinung allgemein verbreiteter peritonitischer Verwachsungen in Betracht, welche von entzündlichen Herden anderer Lokalisation ausgehen, z. B. von einem Ulcus ventriculi, einer Appendicitis, Erkrankungen der weiblichen Genitalorgane usw. Bei der engen Nachbarschaft von Duodenum und Gallenblase haben aber die *pericholecystitischen Adhäsionen* die größte Bedeutung. Die hierbei beobachteten Erscheinungen sind schon bei Besprechung der einzelnen Symptome des Ulcus duodeni mehrfach in differentialdiagnostischer Hinsicht erwähnt worden. Sie sollen hier nochmals kurz zusammenfassend genannt werden. Es finden sich hierbei: Unregelmäßigkeiten der Konturen und Veränderungen der Form des oberen Duodenalschattens, der bisweilen eine Strecke weit ganz gerade horizontal, in anderen Fällen unregelmäßig gewunden verläuft, oft eine Erweiterung desselben (Megabulbus) und die Erscheinung eines Dauerbulbus, vielfach Rechtslage des Pylorus, nicht selten eine gesteigerte nervöse Erregbarkeit des Magens und bisweilen ein 6-Stundenrest in diesem, ferner oft eine auffallend lang dauernde breite Füllung der unteren Abschnitte, namentlich des unteren horizontalen Schenkels des Duodenums, die auf funktionelle Störung der Motilität, nicht auf ein mechanisches Hindernis zurückzuführen ist (BERNSTEIN). Es brauchen aber periduodenale Adhäsionen durchaus nicht in allen Fällen einen abweichenden Röntgenbefund, insbesondere Konturveränderungen des Bulbusschattens hervorzurufen. Hinsichtlich der Differentialdiagnose gegenüber dem Ulcus duodeni betont AKERLUND, daß die durch pericholecystitische Adhäsionen hervorgerufenen Defekte des Bulbusschattens meist seicht, fein gekerbt, oft multipel sind und eben nicht die geschilderten Ulcusmerkmale aufweisen. Vielfach dürfte aber eine Entscheidung des Ursprungs, welcher den durch periduodenale Adhäsionen gesetzten Formveränderungen zugrunde liegt, allein aus dem Röntgenbilde nicht sicher zu treffen sein. Bei Adhäsionen, die von einer *Cholecystitis* bzw. einer *Cholelithiasis* ausgehen, ist nicht selten eine Lokalisation der Schmerzen und ein Druckpunkt noch weiter rechts, außerhalb des Bulbusschattens vorhanden. Ferner ist auf das übrige klinische Bild, das Auftreten akut verlaufender fieberhafter Koliken, insbesondere das Ausstrahlen der Schmerzen in die rechte Schulter, sowie unter Umständen den anamnestischen oder objektiven Nachweis einer Gelbsucht der größte Wert zu legen. Freilich ist die differentialdiagnostische Bedeutung auch dieser Zeichen wieder dadurch eingeschränkt, daß auch beim Ulcus duodeni durch direktes Übergreifen desselben auf die Umgebung sowie durch Erzeugung von Verwachsungen mit der Nachbarschaft sekundäre Entzündungen der Gallenwege und des Pankreas entstehen und infolgedessen sowohl Ikterus vorkommt als auch kolikartige, mit heftigen Schmerzen und Erbrechen einhergehende Attacken auftreten können (vgl. S. 608). In manchen Fällen kann die Entscheidung auch unter Berücksichtigung aller Momente sehr schwierig, bisweilen unmöglich sein. Besonders hinweisen möchte ich noch auf das Vorkommen schwerer rezidivierender *krisenartiger Attacken* von *unstillbarem Erbrechen* mit rapidem Verfall durch Austrocknung und stärkster *sekundärer* Acetonbildung, aber ebenso schnell wieder eintretender Wiederherstellung, da sich auch ohne Auftreten von Kolikschmerzen mehrfach bei Cholecystitis und pericholecystitischen und periduodenalen Verwachsungen ohne Stenosierung des Lumens sah und auf reflektorische Erregung nervöser Reize beziehen zu müssen glaube. Im akuten Anfallstadium habe ich diese Fälle freilich nicht im Röntgenbilde beobachten können, wohl aber einen ähnlichen krisenhaften Zustand bei Ulcus duodeni (vgl. S. 616).

Kommt es infolge periduodenaler Adhäsionen zu einer Verengerung des Lumens, so treten besondere Erscheinungen auf, die im Abschnitt Duodenalstenose geschildert werden.

Krisen bei Ulcus duodeni. In einem Falle von Ulcus duodeni, welcher später röntgenologisch, operativ und autoptisch sichergestellt wurde, beobachtete ich periodisch auftretende schwere krisenartige Zustände, die mit starken Kolikschmerzen und unstillbarem Erbrechen einhergingen und über die gewöhnlichen Ulcusbeschwerden weit hinausgingen, vielmehr im klinischen Bilde mit tabischen Krisen eine große Ähnlichkeit hatten. In der Zwischenzeit war das Allgemeinbefinden wenig gestört. In diesem anfallsfreien Zustande war das Ulcus duodeni durch die früher genannten röntgenologischen Zeichen nachzuweisen, die Magenentleerung war nicht verzögert, doch bestand dauernd eine gewisse Rechtsdehnung des Magens (vgl. Abb. 812). Zur Zeit der Anfälle zeigte sich der

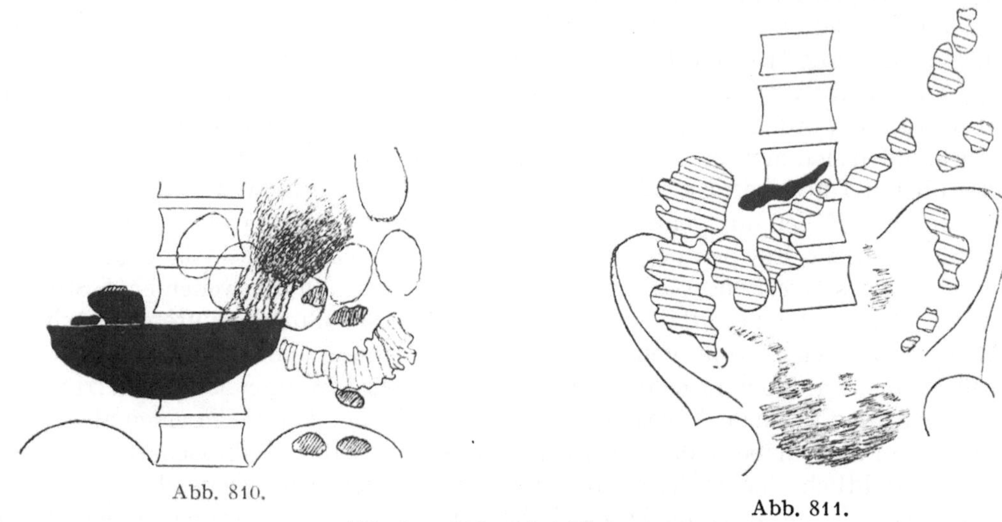

Abb. 810.

Abb. 811.

Abb. 810. Krisen bei Ulcus duodeni.

Aufnahme 4 Stunden nach Einnahme einer Bariumaufschwemmung. Klinisch: 54jähriger Mann. Seit 3 Wochen krisenartiges Erbrechen und heftige Magenschmerzen. Nervensystem o. B. A = 58; HCl = 40. Röntgenbefund (im Anfall): Magen stark nach rechts verbreitert (Halbmondform). Schnelle Füllung des Duodenums. Nach 4 Stunden beträchtlicher halbmondförmiger Rest mit oberer horizontaler Begrenzung. Davon durch das überlagernde gashaltige Colon getrennt geringe Breimengen im oberen Magenabschnitt. Bulbus duodeni und einzelne Jejunumschlingen breit gefüllt.

Abb. 811. Bild desselben Falles nach 24 Stunden.

Kleiner Rest am Magengrunde. Noch breite Füllung der unteren Dünndarmschlingen. Stark haustrierte Colonfüllung aller Abschnitte.

Magen dagegen stark erweitert und erschlafft, halbmondförmig gestaltet mit oberer horizontaler Begrenzung, die Entleerung war über 24 Stunden hinaus verzögert; das Duodenalgeschwür war während der Krisen nicht darzustellen (vgl. Abb. 810 und 811). Die Operation ergab einen gedehnten Magen und ein zum Teil vernarbtes Ulcus duodeni dicht hinter den Pylorus, in dessen Umgebung keine Verwachsungen, nur einige Adhäsionen zwischen Pars descendens duodeni, Gallenblase und Colon transversum, dagegen keine organische Stenose des Duodenums. Wahrscheinlich handelt es sich bei dem Anfall um einen hochgradigen Erregungszustand im Sympathicus (vgl. den Abschnitt: Neurosen des Magen-Darmkanals, S. 836—840).

Ähnliche Attacken beschreibt LANDERER und macht dafür den Zug von Adhäsionen verantwortlich, die von einem Duodenal- oder Magengeschwür zum Dickdarm ziehen. Er nimmt an, daß durch Zerrung der Verwachsungsstränge am Geschwür die genannten Erscheinungen, insbesondere auch eine starke Hypersekretion von Magensaft, Pyloruskrampf, Schmerzen und Erbrechen, welches nicht, wie gewöhnlich, zur Erleichterung führt, hervorgerufen werden.

Perforation eines Ulcus duodeni in die Bauchhöhle. Die Diagnose einer *Perforation eines Ulcus duodeni* in die freie Bauchhöhle durch die Röntgenuntersuchung wird im Abschnitt Peritoneum näher geschildert werden (vgl. S. 751, Abb. 990).

Gallenblasen-Duodenalfistel. Eine direkte Verbindung zwischen Duodenum und Gallenblase, eine *Gallenblasen-Duodenalfistel*, kommt in nicht häufigen Fällen, und zwar meist durch Durchbruch eines Gallensteins aus der Gallenblase ins Duodenum zustande. Infolgedessen kann auf umgekehrtem Wege auch Duodenalinhalt und so auch Kontrastspeise aus dem Duodenum in die Gallenblase übertreten und diese sowie die verbindende Fistel im Röntgenbilde kenntlich machen. Die hierdurch geschaffenen Bilder sind im Abschnitt Gallenblase besprochen (vgl. S. 732).

Duodenum-Colonfistel. Eine Duodenum-Colonfistel kann durch Perforation eines Ulcus oder Tumors des Duodenums oder auch eines von der Gallenblase ins Duodenum durchgebrochenen Gallensteins in das Colon und andererseits durch Perforation eines

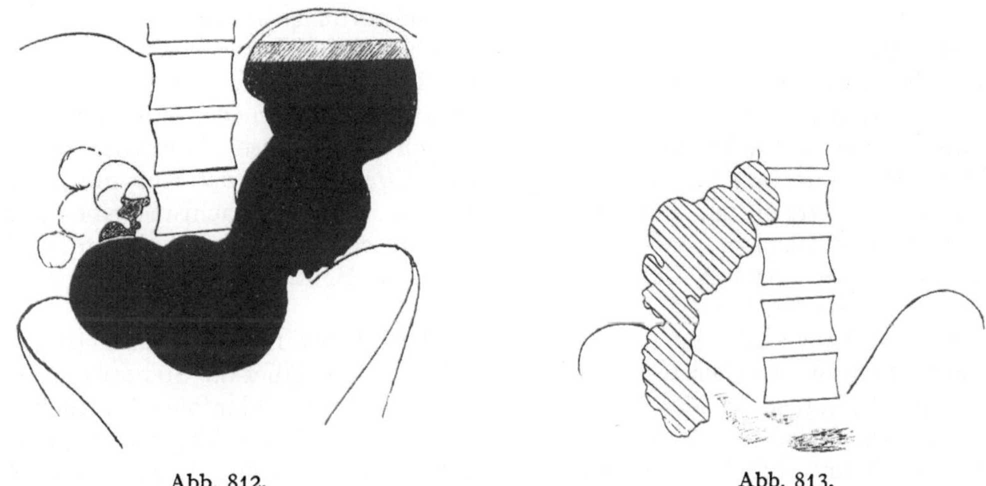

Abb. 812. Abb. 813.

Abb. 812. Derselbe Fall im anfallsfreien Stadium nach Breimahlzeit.

Mäßige Verbreiterung des Magens nach rechts, aber nicht so stark wie im Anfall nach Aufschwemmung. Tief einschnürende Peristaltik. Am Bulbus duodeni quere Einschnürung, an der medialen Kontur eine Ulcusnische.

Abb. 813. Aufnahme nach 8 Stunden bei derselben Untersuchung wie in Abb. 812.

Magen und Duodenum leer. Dünndarm größtenteils entleert, abgesehen von kleinen Resten in den untersten Ileumschlingen. Colon ascendens und erste Hälfte des Transversums zusammenhängend gefüllt.

Operation und spätere Autopsie: Ulcus duodeni an der kleinen Kurvatur. In dieser Höhe keine Verwachsungen; nur Adhäsionen zwischen Duodenum, Gallenblase und Colon, welche aber das Lumen des Duodenums nicht einengen. Epikrise: Die krisenartigen Erscheinungen, bei welchen eine beträchtliche Erweiterung des Magens und Retention im Magen sowie eine auffallende Verzögerung der Dünndarmentleerung beobachtet wurde, sind nicht allein auf ein organisches Hindernis, sondern wahrscheinlich auf nervöse Störungen zu beziehen, die durch das Ulcus duodeni bzw. davon ausgehende Adhäsionen ausgelöst wurden.

Coloncarcinoms ins Duodenum zustande kommen. Derartige Fälle sind von RIEFENSTAHL und VATER beschrieben.

Tuberkulose des Duodenums. Sehr selten sind tuberkulöse Ulcera des Duodenums. Sie kommen in allen Abschnitten desselben vor. Hierbei sind grobe Deformationen des Bulbus von REEVES und WICHTL, ferner eine Pylorusstenose mit großem 24-Stunden-Rest von RÖPKE beschrieben. Perforationen der Wand können zu Abscessen der Umgebung führen und bei Eindringen der Kontrastflüssigkeit in die Abszeßhöhle im Röntgenbilde sichtbar werden (WICHTL u. a.). Eine Stenose der Pars inferior duodeni durch ein angelagertes Konvolut tuberkulöser Lymphdrüsen ist S. 623 beschrieben.

6. Duodenalstenose.

Eine *Verengerung des Duodenums* ist durch Röntgenuntersuchung an typischen Kennzeichen nachzuweisen, welche zuerst HOLZKNECHT beschrieben hat. Die Passagehemmung des Inhalts führt zu einer Stauung oberhalb, zu einem verringerten Abfluß unterhalb der Enge. Der suprastenotische Abschnitt ist prall ausgegossen und meist erweitert. Auch unterhalb der Stenose ist oft im Gegensatz zum normalen Verhalten eine dauernde

Ansammlung von Kontrastbrei zu bemerken; es handelt sich hierbei aber nicht um eine pralle Füllung. Unterhalb der Stenose bleiben die Breimengen deshalb liegen, weil die vorwärts treibende Kraft der Magen-, und zwar besonders der starken Antrumkontraktionen durch die darüberliegende Stenose gebrochen ist. Die *Peristaltik* ist oberhalb der Stenose verstärkt. Bei tiefem Sitz der Stenose ist nach HOLZKNECHT am Duodenum eine fortschreitende Einschnürung zu bemerken, die nicht lokal ringförmig beschränkt ist, sondern sich über einen längeren Abschnitt ausbreitet und so die Gestalt eines schmalen Zylinders hat. Langt die zylindrische Einschnürung am Ort der Stenose an, so vermag sie den vor ihr liegenden Inhalt nicht oder doch nur unvollständig hindurchzutreiben. Der Inhalt tritt daher durch den Zylinder nach oben hin zurück und führt wieder zu einem breiten Ausguß des Duodenums oberhalb der Einschnürung. In meinen Fällen sah ich ferner kürzere Einkerbungen, die sowohl in normaler als auch bisweilen in rückwärtiger Richtung fortschritten. Außerdem beobachtete ich bei einer Stenose an der Flexura duodeno-jejunalis ein plötzliches Aufsteigen des Schattenspiegels in der Pars verticalis, das ich auf eine Rückstauung infolge Zusammenziehung der untersten Duodenalabschnitte beziehe, welche den Inhalt nicht durch die Stenose hindurchzutreiben vermochten. Die von HOLZKNECHT hervorgehobene *Effektlosigkeit* der Kontraktion ist das wichtigste Charakteristikum der Stenosenperistaltik. Die Beobachtung einer Antiperistaltik allein beweist nicht das Vorliegen einer organischen Stenose, da sie am Duodenum leicht auch unter anderen Umständen auftreten, z. B. durch manuelle Kompression hervorgerufen werden kann.

Durch die Duodenalstenose wird bisweilen der *Magen* in Mitleidenschaft gezogen, und zwar ist dies um so eher und um so stärker der Fall, je näher die Stenose dem Pylorus gelegen ist. Bei hohem Sitz der Stenose kommt es meist sehr bald infolge der Rückstauung zur Insuffizienz des Pylorus, einer vermehrten Peristaltik des Magens, die auch von Antiperistaltik unterbrochen sein kann, in späteren Stadien zu einer Erweiterung, Rechtsdehnung und Erschlaffung des Magens wie bei einer Pylorusstenose. Bei tiefer gelegenen Duodenalstenosen leichteren Grades ist der Magen unverändert, insbesondere nicht erweitert, nicht nach rechts gedehnt, auch der Pylorus zunächst noch nicht insuffizient. Doch können alle diese Folgeerscheinungen bei hohem Grade und bei längerem Bestehen der Stenose sich auch hierbei entwickeln. Im Kompensationsstadium entleert sich der Magen in normaler Zeit; bei einer Dekompensation tritt eine Retention nicht nur im Duodenum, sondern auch im Magen auf.

Im klinischen Bilde stehen die Magensymptome gewöhnlich im Vordergrunde. Bei dem wiederholten Erbrechen und der sowohl durch die Palpation als durch die Perkussion nachzuweisenden Magendehnung wird meist zunächst an eine *Pylorusstenose* gedacht. Nur bei infrapapillärem Sitz der Stenose kann die gallige Beschaffenheit des Erbrochenen bzw. der Nachweis von Pankreassekret darin den Verdacht auf eine Duodenalstenose lenken. Da aber gallige Beimengung zum Erbrochenen aus den verschiedensten Ursachen nicht selten vorkommt, unterbleibt erfahrungsgemäß oft diese Überlegung. Andererseits kann in seltenen Fällen auch bei infrapapillärer Duodenalstenose eine gallige Beschaffenheit des Erbrochenen wahrscheinlich infolge eines Pylorusspasmus fehlen (vgl. S. 625). Unter diesen Umständen ist die Röntgenuntersuchung von erhöhter Wichtigkeit, zumal sie bei sorgfältiger Ausführung meist volle Klarheit über den Sitz der Stenose schafft. Die Natur derselben ist freilich gewöhnlich hierdurch nicht zu erkennen. Meist liegt die Entscheidung hierüber in den übrigen klinischen Symptomen einschließlich der so wichtigen Anamnese. Bisweilen gibt die Röntgenuntersuchung aber auch über diese Frage sicheren Aufschluß, wenn sie nämlich einen *Gallensteinschatten* nachweist, der dann meist im Ductus choledochus gelegen ist. Außer der organischen Natur einer Stenose kommen auch *funktionelle Hindernisse* vor, die freilich meist auch eine auslösende organische Ursache haben. Unter eigenen Beobachtungen erwähne ich eine spastische Verengerung der Pars descendens duodeni an der Papilla Vateri, die durch einen Choledochusstein hervorgerufen war (vgl. S. 620).

Ein von Bosch und Schinz beschriebener Fall einer *kongenitalen* Duodenalstenose bei einem 5jährigen Knaben zeigte insofern ein besonderes Verhalten, als hierbei trotz eines hohen Sitzes der Stenose der Magen nicht erweitert, auch die Schlußfähigkeit des Pylorus nicht beeinträchtigt war und die funktionelle Anpassung an die erhebliche Enge einen viel höheren Grad erreicht hatte, als dies bei erworbenen Stenosen zu geschehen pflegt. Im klinischen Bilde war das periodische Erbrechen lange Zeit vorher genossener Obstkerne bemerkenswert.

Weitere Einzelheiten werden bei den einzelnen Formen der Duodenalstenose besprochen, die vom röntgenologischen Standpunkt aus am klarsten in Gruppen nach ihrem Sitz in den verschiedenen anatomischen Abschnitten des Duodenums eingeteilt werden, während die

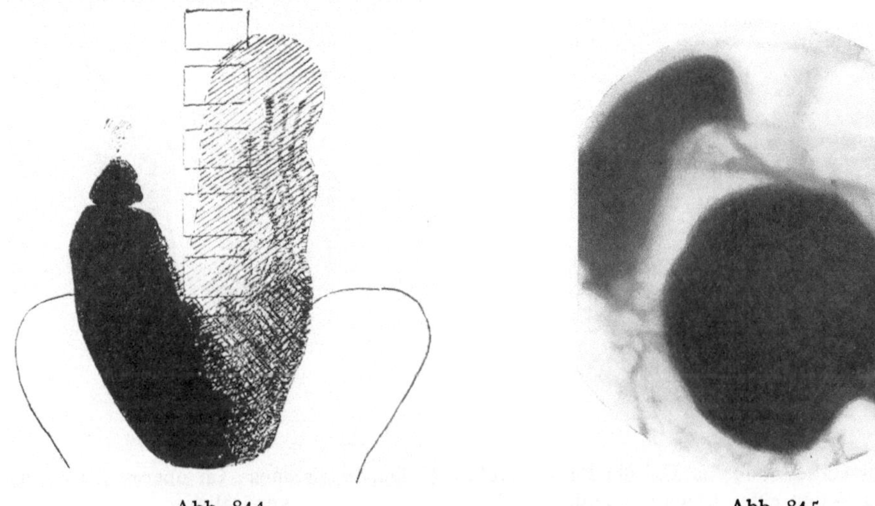

<table>
<tr><td align="center">Abb. 814.</td><td align="center">Abb. 815.</td></tr>
</table>

Abb. 814. Duodenalstenose der Pars superior. Aufnahme in Rückenlage nach vorhergehender Rechtsdrehung.
Klinisch: Langjährige Ulcusanamnese. Fast täglich Erbrechen kaffeesatzartiger Massen mit Sarcine. Hochgradige Abmagerung. Röntgenbefund: Im Stehen enorm erweiterter Magen. Pylorusgegend nicht dargestellt. Der bei Rechtslage vollständig gefüllte aufsteigende Schenkel verjüngt sich konisch bis zur Spitze. Ein Stück davor eine leichte Einschnürung, die dem Sitz des Pylorus entspricht, aber keine völlige Durchschnürung. Hochgradige Retention nach 24 Stunden. Operation: In der Gegend der Flexura superior duodeni 7 cm jenseits des Pylorus ein Ulcus duodeni in derbe Schwarten eingebettet. Hochgradige Duodenalstenose an dieser Stelle. Magen enorm erweitert, Pylorusinsuffizienz. Das konische zugespitzte Ende des Magenfüllungsgebildes entspricht der stark erweiterten Pars superior duodeni (Duodenalzapfen), welche bei insuffizientem Pylorus in den Magen übergeht.

Abb. 815. Hochsitzende Duodenalstenose.
Operation: Narbenstenose wahrscheinlich auf Ulcusbasis.

sonstige klinische Unterscheidung besser je nach der Beimengung von Galle- und Pankreassekret oder dem Fehlen derselben in infra- und suprapapilläre Stenosen stattfindet.

1. **Stenosen der Pars superior** werden gewöhnlich durch Folgezustände eines Duodenalulcus oder einer Cholecystitis hervorgerufen. Das Röntgenbild ist charakterisiert durch einen Ausguß des Duodenums bis zum Ort der Stenose. Der *Pylorus* ist fast immer *insuffizient*, da der kleine Raum in der Ampulla duodeni zur Beherbergung der gestauten Massen nicht ausreicht, zumal vom Magen her immer neuer Inhalt nachgefüllt wird. Der suprastenotische Abschnitt des Duodenums erscheint daher bei ausgesprochenem Bilde wie eine ununterbrochene Fortsetzung des Magens, von dem ihn keine oder nur eine unvollkommene Pyloruseinschnürung trennt. Auch durch die Röntgenuntersuchung kann dann, wenn der Sitz der Stenose im Duodenum dem Pylorus sehr nahe gelegen ist, die Unterscheidung gegenüber einer echten Pylorusstenose schwer sein. Ist die Enge aber etwas weiter entfernt, so markiert sich das Duodenum als konisch verjüngter schnabelartiger Fortsatz des Magens, den Bier zuerst als ,,*Duodenalzapfen*'' beschrieben hat. Infolge des Widerstandes wird zunächst die Magenperistaltik verstärkt, bald tritt auch *Antiperistaltik* auf, in schwereren Fällen kommt es zu einer *Erschlaffung des Magens*, die zunächst nur vorübergehend ist und mit gesteigerter Erregung abwechselt, später dauernd wird wie bei einer Pylorusstenose. Der in Abb. 814 dargestellte Fall, bei dem es sich um eine sehr hochgradige Stenose handelte, dient zur Erläuterung.

2. Stenosen der Pars verticalis. Die im obersten Abschnitt der Pars verticalis gelegenen Stenosen können sowohl ihrer Entstehung nach als bezüglich ihrer Rückwirkung auf den Magen zu der ersten Gruppe gerechnet werden. Das Röntgenbild ist zum Unterschied von der vorigen Form scharf charakterisiert durch einen nach abwärts gebogenen Haken, der dem schnabelartigen Fortsatz der Pars superior ansitzt, so daß hierdurch eine ausgesprochene Ähnlichkeit mit dem Hakenschnabel eines Raubvogels entsteht. In der Ätiologie überwiegt hier die Cholelithiasis, während das Ulcus duodeni, das in der Mehrzahl der Fälle in der Pars superior sitzt, zurücktritt. Unter den abgebildeten Fällen ist sowohl ein Beispiel einer Stenose auf dem Boden eines Ulcus duodeni (vgl. Abb. 816) als einer Cholelithiasis (vgl. Abb. 817) enthalten. Im zweiten Falle ist gleichzeitig die Ursache

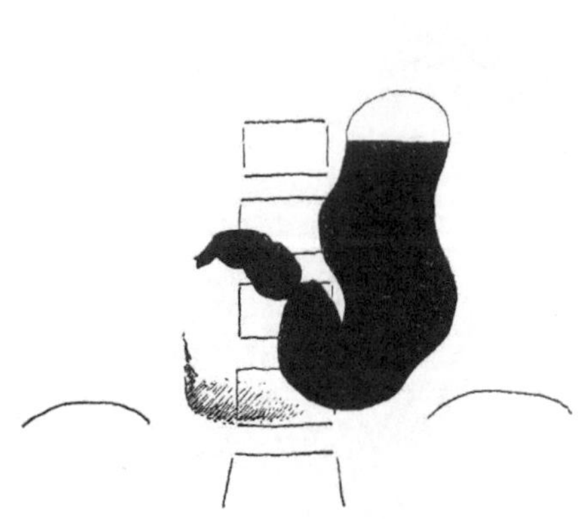

Abb. 816. Duodenalstenose im oberen Teil der Pars verticalis auf dem Boden eines Ulcus duodeni.

Klinisch: Starke Nervosität. Zweimal Darmblutung, daher hochgradige Anämie. Röntgenbefund: Pylorus steht offen. Die Pars superior duodeni und daran ansetzend ein schmaler hakenförmiger Fortsatz, der dem Anfangsteil der Pars verticalis entspricht, sind dauernd prall gefüllt. Davon durch einen Abstand getrennt, leichte Füllung der unteren Duodenalabschnitte. Diagnose: Duodenalstenose an der Pars verticalis duodeni dicht unter der Flexura superior. Die geringe Füllung des unteren Abschnittes ist auf Behinderung der austreibenden Kräfte durch die Stenose zu beziehen.

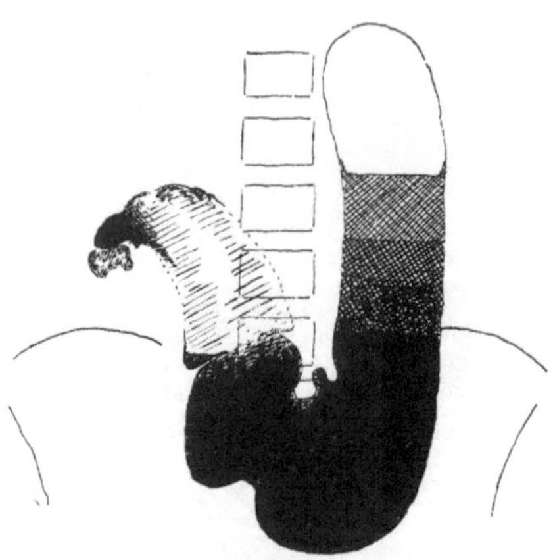

Abb. 817. Duodenalstenose im oberen Teil der Pars verticalis.

Klinisch: Früher Magenschmerzen und Gelbsucht. Zuletzt Druckgefühl im Magen. Kein Erbrechen. Starke Abmagerung. Sichtbare Magenperistaltik. Starke Nüchtern-Retention des Abendessens. Röntgenbefund: Magen tiefstehend, besonders Regio praepylorica stark erweitert. Anfangsteil des Duodenums enorm verbreitert und auch in die Länge gezogen. In Rückenlage (vgl. Abb. 818) ist der obere Teil des Duodenums vollständig ausgegossen. Er bildet eine hakenförmige Krümmung. Dicht unter der Spitze des Hakens ein Gallensteinschatten. Starke Stenosenperistaltik im Magen und ebenfalls im oberen Teil des Duodenums. Sehr starke Retention nach 24 Stunden.

der Stenose in einem unter der Spitze des Hakens sichtbaren Gallensteinschatten zu erkennen.

Ein ausgesprochener Typ ist die *Stenose* in der Mitte der Pars verticalis in *der Höhe der Papilla Vateri*. Die Ursache besteht meist in einem Gallensteinleiden. Auch Carcinome kommen gerade an dieser Stelle mit einer gewissen Vorliebe vor, pflegen aber nicht hier zu einer nennenswerten Stenose zu führen, sondern eher durch Übergreifen auf den Pankreaskopf und die regionären Lymphdrüsen die Gegend der Flexura duodenojejunalis zu komprimieren. Sie werden später näher geschildert werden. Das Bild der Stenose in Höhe der Papilla Vateri wird am besten durch die Beschreibung des in Abb. 819 abgebildeten Falles gekennzeichnet, bei dem ein an der Mündung des Ductus choledochus gelegener Stein zu einer spastischen, nicht organischen Einschnürung der Duodenalwand geführt hatte. Der suprastenotische Abschnitt der Pars verticalis duodeni war dauernd gefüllt, die Pars superior enthielt gemäß dem nicht sehr erheblichen Grade des Hindernisses nur zeitweise einen Kontrastschatten. Bemerkenswert an dieser Beobachtung ist auch der dünne Schattenstreifen, der sich unterhalb der Enge an die stärkere Füllung des oberen Teiles anschließt und dem in dünnem Strahl durch die Stenose abfließenden Kontrastbrei entspricht. Nach unten zu erweitert sich der Streifen allmählich zu einem etwas breiteren Bande, das eine deutlich gerippte Struktur als Ausdruck der KERCKRINGschen Falten aufweist.

3. Stenosen der Pars inferior. Die Stenosen der Pars inferior sitzen meist in der Gegend der *Flexura duodeno-jejunalis.* Sie führen entweder in leichteren Graden nur zu einer Füllung der Pars inferior oder aber gewöhnlich zu einem vollständigen Ausguß des

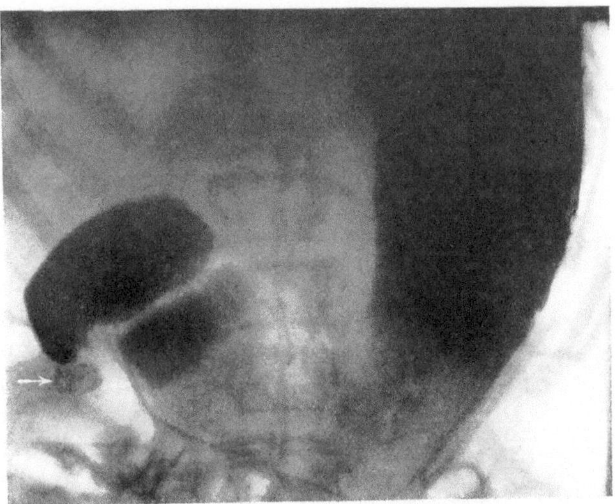

Abb. 818. Duodenalstenose im oberen Teil der Pars verticalis.
Unter der Spitze des erweiterten oberen Teils ein Gallensteinschatten (Pfeil).

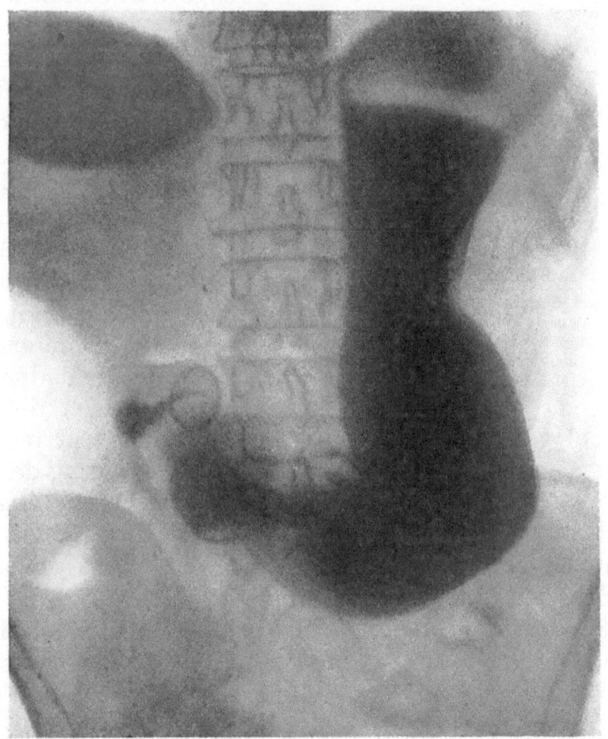

Abb. 819. Spastische Duodenalstenose in Höhe der VATERschen Papille, infolge Choledochusstein (Operation).
Die Kalkschale des Steins ist als ovaler Schatten medial vom absteigenden Duodenalast sichtbar.

erweiterten C-förmig gestalteten Duodenums und ergeben somit ein sehr charakteristisches Röntgenbild. Bisweilen, und zwar namentlich in späteren Stadien der Verdauung wird der gestaute Duodenalinhalt nicht nur durch den Kontrastbrei, sondern auch durch größere Mengen sezernierter Flüssigkeit, vor allem von Galle und Pankreassekret gebildet, die keinen tiefen Schatten geben. Manchmal ist dann das sedimentierte Kontrastmittel nur in den unteren Abschnitten sichtbar. Oft erkennt man außerdem auch die Flüssigkeitsschicht an einer horizontalen Grenzlinie unterhalb der bei einer Duodenalstenose meist vergrößerten Gasblase an der oberen Duodenalflexur. Gleich nach Einnahme der Mahlzeit ist aber in der Regel ein voller Ausguß des ganzen Duodenums durch Kontrastschatten vorhanden. Unter Umständen, namentlich bei der Untersuchung im Stehen, kann der gefüllte erweiterte Magen den Duodenalschatten wenigstens teilweise verdecken (s. Abb. 820). Er muß alsdann angehoben oder zur Seite gedrückt werden, um den Duodenalschatten davon trennen zu können. Die beste Übersicht ergibt die Beobachtung in Rückenlage, wobei leicht beliebige Seitwärtsdrehungen, insbesondere die wichtige Untersuchung in Rechtslage angeschlossen werden können.

Trotz des sehr charakteristischen Röntgenbildes ist die Diagnose auf eine Stenose an der Flexura duodeno-jejunalis und der Pars inferior duodeni mit größerer Vorsicht zu stellen als bei den vorher genannten Formen, da an dieser Stelle normalerweise eine Knickung besteht und schon ein leichter Druck genügt, um das Duodenum gegen die vorspringende unnachgiebige Wirbelsäule abzuklemmen und dadurch zu einer vollständigen Duodenalfüllung Anlaß zu geben. Hierauf ist ja die künstliche Darstellung des ganzen Duodenums in Bauchlage oder bei sonstigem Druck der Bauchdecken gegen die Wirbelsäule gegründet. Außerdem ist daran zu erinnern, daß eine Füllung des gesamten Duodenums ohne jede Stenose allein infolge einer Pylorusinsuffizienz bei Achylie oder carcinomatöser Induration der Pyloruswandungen zustande kommt. Dies Bild ist aber leicht dadurch von einer Stenose zu unterscheiden, daß einmal der Übertritt

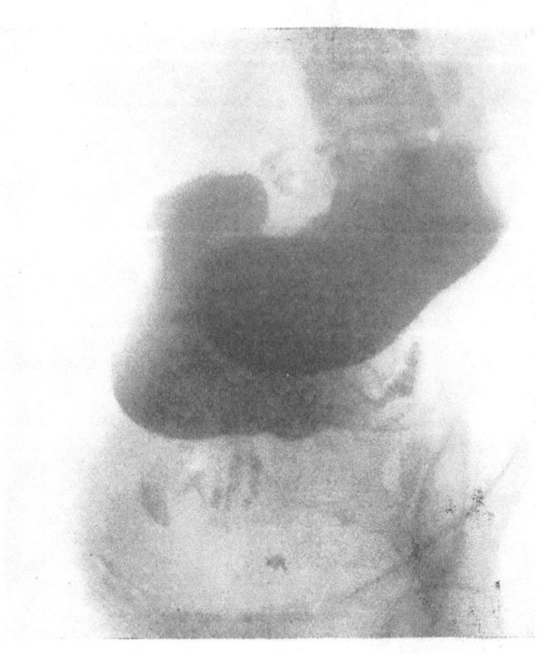

Abb. 820. Duodenalstenose an der Flexura duodeno-jejunalis. Aufnahme gleich nach Mahlzeit. Klinisch: Seit 10 Wochen kopiöses Erbrechen leicht gallig gefärbten Mageninhalts. Fr. HCl —, Milchsäure +. Sehr starke Abmagerung. Röntgenbefund: Nach Mahlzeit Magen stark gefüllt und von dem in allen Teilen vollständig gefüllten, stark verbreiterten Duodenalschatten nur schwer abzugrenzen.

in den Dünndarm nicht gehemmt ist, sondern im Gegenteil sehr rasch sich vollzieht und sodann die Füllung keinen prallen Ausguß und keine Erweiterung des Duodenums hervorruft wie die Stauung des Inhalts oberhalb einer Stenose. Die ungestörte Füllung des Jejunums dient auch zu einer Unterscheidung von der durch BERNSTEIN beschriebenen Atonie des Duodenums, bei welcher Breimengen, besonders im unteren horizontalen Abschnitt, längere Zeit liegenbleiben können.

Als Ursache der Stenose kommen sehr mannigfache Umstände in Betracht. Verhältnismäßig selten sind strikturierende Erkrankungen des Duodenums selbst auf carcinomatöser oder tuberkulöser Grundlage oder Verstopfungen des Lumens durch einen ins Duodenum perforierten Gallenstein oder andere Fremdkörper, unter anderem auch durch Ascariden. Weit häufiger führt Druck von außen zu einer Kompression der Pars inferior duodeni oder der Flexura duodeno-jejunalis. Bis zu einem gewissen leichteren Grade kann dies auch durch einen starken Meteorismus des Colon transversum bewirkt werden.

Von außerhalb des Darms gelegenen Zuständen sind Druck durch den *Pankreaskopf* bei entzündlicher oder geschwulstartiger Verhärtung und Vergrößerung desselben, *Pankreascysten, Tumoren der Niere und Nebenniere, retroperitoneale Drüsen, Netzgeschwülste, Adhäsionen,* endlich die an dieser Stelle lokalisierte TREITZsche *Hernie* zu nennen. Ferner kommen Abknickungen des Darmes an der Flexura duodeno-jejunalis vor bei den kongenitalen Anomalien eines abnorm freien Mesenteriums einerseits des Duodenums (FREEMAN) oder andererseits des Ileums zusammen mit Dickdarmschnitten (HÄNISCH-ZÖPFFEL). Die an einem freien Mesenterium bewegliche, gefüllte Duodenalschlinge kann vermöge ihrer Schwere tief zum Becken hinabsinken und dadurch, daß die Flexura duodeno-jejunalis selbst an der gewöhnlichen Stelle an der Wirbelsäule fixiert bleibt, hier eine Abknickung veranlassen. Im Falle von ZÖPFFEL zerrte andererseits das Gewicht des an einem gemeinsamen Mesenterium befindlichen Ileum, Coecum und Colon ascendens an dem Aufhängepunkt an der Flexura duodeno-jejunalis und führte hierdurch im Stehen und in Rückenlage eine Abknickung herbei, welche sich in Bauchlage löste. Besonders häufig ist eine nicht gerade erhebliche und deshalb klinisch oft nicht hervortretende Stauung im gesamten Duodenum bei der *tuberkulösen Peritonitis*. Es kommen hier verschiedene Momente ursächlich in Betracht: Adhäsionen und Drüsen in der Gegend der Flexura duodeno-jejunalis, dann Adhäsionen der Dünndärme, die zu einer Rückstauung ins Duodenum führen; ferner Druck durch gasgeblähte Darmschlingen insbesondere des Colon transversum und gleichzeitige Bauchdeckenspannung, denen wohl in den meisten Fällen die größte Bedeutung zukommt; endlich wird die Füllung des Duodenums unterstützt durch eine Pylorusinsuffizienz infolge der meist vorhandenen Achylie des Magens. Außerdem sollen nach BIER auch spastische Stenosen von intermittierendem Charakter an dieser Stelle vorkommen. HAYES und SHAW betonen die Häufigkeit solcher intermittierend auftretenden Duodenalstenosen, deren Ursache in vielen Fällen noch nicht befriedigend geklärt erscheint und jedenfalls nicht in groben anatomischen Veränderungen zu suchen ist.

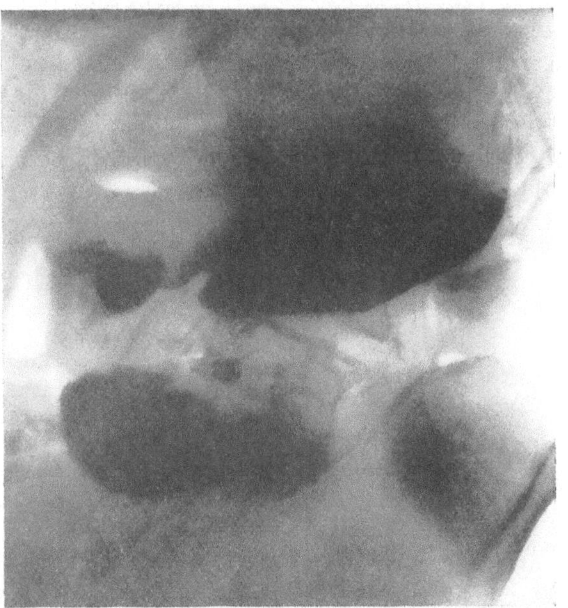

Abb. 821. Derselbe Fall nach 3 Stunden, noch beträchtliche Magenfüllung.

Bulbus duodeni am Grunde und Pars inferior duodeni mit Brei gefüllt. Luftblase an der Kuppe des Bulbus duodeni.

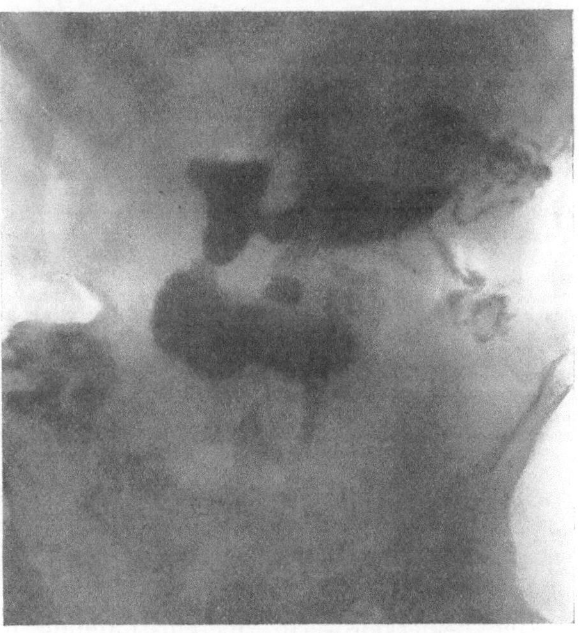

Abb. 822. Derselbe Fall nach 5 Stunden.

Die Pars inferior duodeni ist gegen früher verschmälert, zeigt gekerbte Konturen, läuft nach oben hin spitz zu (wohl infolge Kontraktion der Wandungen, besonders der Pars verticalis). Dagegen ist die Pars superior duodeni prall gefüllt und stark erweitert. Nach 24 Stunden noch erheblicher Magenrest, dagegen kein Kontrastschatten im Duodenum. Zusammenhängende Füllung des Colon transversum. Operation: Stenose an der Flexura duodeno-jejunalis. Hier große Pakete tuberkulöser Lymphdrüsen. Tuberkel auf der Darmserosa an dieser Stelle. Mäßige Hypertrophie der Pylorusmuskulatur.

Zur Erläuterung mögen die in Abb. 820—822 und 596 abgebildeten Beispiele dienen. In dem einen Fall handelt es sich um eine schwere Stenose durch Kompression tuberkulöser

Drüsen (vgl. Abb. 820—822), in dem anderen um leichte Hemmung durch Druck meteoristisch geblähter Darmschlingen bei einer Gärungsdyspepsie ohne anatomische Verengerung. Außerdem sei auf die Darstellung des Röntgenbildes bei der tuberkulösen Peritonitis hingewiesen (vgl. S. 633 und Abb. 832—835).

Außer dem typischen Bilde einer vollen Duodenalfüllung kann auch ein wesentlich anderes und auf den ersten Blick nicht leicht verständliches Verhalten bei einer Stenose in der Gegend der Flexura duodeno-jejunalis beobachtet werden, wobei im Röntgenbilde eine deutliche Kontrastfüllung des Duodenums vermißt wird.

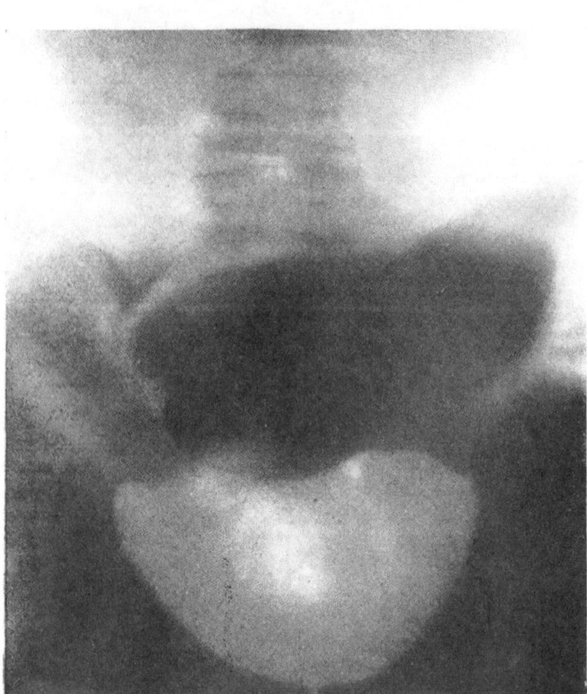

Abb. 823. Stenose an der Flexura duodeno-jejunalis.

Klinisch: Kopiöses Erbrechen gallig gefärbter Massen, die Sarcine enthalten. Gewichtsabnahme. Röntgenbefund: Stark erweiterter Magen. Tiefe Peristaltik. Deutliche Pyloruseinschnürung. Unterer Teil des Bulbus duodeni gefüllt, breit. Im übrigen Duodenum keine nennenswerte Kontrastfüllung. Erst bei genauester Betrachtung ist ein ganz zarter, der erweiterten Pars verticalis duodeni entsprechender Schatten rechts vom Magen innerhalb der Konturen der rechten Beckenschaufel sichtbar. Nach 6 Stunden fast das gleiche Bild. Keine Kontrastschatten im Duodenum. Ganz wenig dünne Brocken in den Dünndärmen. Nach 24 Stunden mäßiger Magenrest. Im Duodenum keine deutlichen Kontrastschatten. Füllung einzelner Dünndarmschlingen und besonders des Colon ascendens und des Anfangsteils des Colon transversum. Operation: Tuberkulöse (?) Darmstriktur dicht unterhalb der Flexura duodeno-jejunalis.

In einem Falle, bei dem die klinischen Symptome (reichliches gallig gefärbtes Erbrechen, nüchterne Ausheberung großer Mengen stark galligen Mageninhalts) eine infrapapilläre Duodenalstenose annehmen ließen, ergab die Röntgenuntersuchung einen weit nach rechts gedehnten erweiterten Magen und bei der weiteren Verfolgung eine erhebliche Retention über 24 Stunden hinaus. Das Röntgenbild entsprach im wesentlichen einer Pylorusstenose; nur war eine mäßige Kontrastfüllung der Pars superior duodeni dabei auffällig, die vom Magen durch eine deutliche Pyloruseinschnürung abgegrenzt war (vgl. Abb. 823). Dagegen war *im übrigen Duodenum* auf wiederholten Aufnahmen und bei mehrfachen Durchleuchtungen *keine deutliche Kontrastfüllung* wahrzunehmen. Erst eine genaueste Betrachtung ließ auf der ersten Aufnahme einen sehr zarten bandförmigen Schatten erkennen, der sich von der Gasblase am Scheitelpunkt des Duodenums abwärts und dann nach einer Krümmung medial aufwärts erstreckte. Er entsprach offenbar einer Füllung des vertikalen und unteren aufsteigenden Duodenalastes mit Flüssigkeit (Galle und Pankreassaft), welcher wenig Kontrastmittel in feiner Verteilung beigemengt war. Die Operation ergab eine spindelförmige (tuberkulöse?) Stenose im obersten Jejunum dicht unterhalb der Flexura duodeno-jejunalis.

Eine bemerkenswerte Übereinstimmung hinsichtlich des Fehlens einer deutlichen Duodenalfüllung im Röntgenbilde zeigt der folgende Fall von BIER. Das Röntgenbild wies anscheinend einen Pylorusdefekt auf. Dagegen wurde keine Duodenalfüllung festgestellt. Da die Anamnese und der typische Befund durchaus für Carcinom sprachen, so wurde die Diagnose auf Carcinoma ventriculi gestellt. Bei der Operation fand sich dagegen eine sehr enge, ringförmige Stenose (Scirrhus?) im unteren Teil des Duodenums und eine enorme Dilatation des ganzen Duodenums. BIER stellte ausdrücklich das grobe Mißverhältnis zwischen Röntgenbild und anatomischem Befund fest, für das ihm jede Erklärung fehlt.

Auch ein dritter, ähnlicher Fall einer tuberkulösen Stenose im obersten Jejunum dicht unterhalb der Flexura duodeno-jejunalis von HOCHSTETTER zeigte im Röntgenbilde zunächst nur eine Erweiterung des Magens nach rechts, keine Füllung des Duodenums außer einer kleinen Breiansammlung am Genu inferius duodeni, so daß auch hier eine Pylorusstenose angenommen wurde. Erst bei einer Wiederholung der Untersuchung mit doppelter Breimenge trat eine pralle, vollständige Füllung des gesamten stark erweiterten Duodenums ein, welche ohne Absatz in den Magen überging, ähnlich wie in dem in Abb. 820 dargestellten Falle.

Auf Grund dieser Beobachtungen und der angeschlossenen Deutungsversuche dürfte es in ähnlichen Fällen, bei welchen z. B. auf eine stark gallige Beschaffenheit des Erbrochenen hin ein Verdacht auf eine infrapapilläre Duodenalstenose besteht, empfehlenswert sein, zunächst den Magen- und Duodenalinhalt durch Ausheberung und Spülung zu entleeren und die Untersuchung nicht nur im Stehen, sondern auch im Liegen und besonders auch in Rechtslage vorzunehmen, sowie im Falle einer starken Dilatation des Magens eine vermehrte Breimenge essen zu lassen.

Eine Erklärung der Tatsache, daß in diesen Fällen trotz der *Stenose in der Gegend der Flexura duodeno-jejunalis* im Röntgenbild zunächst *keine deutliche Kontrastfüllung des Duodenums* nachgewiesen wurde, ist wohl in folgenden Umständen zu suchen.

Zunächst kann daran gedacht werden, daß eine pralle Füllung des Duodenums mit Galle und Pankreassekret, die sich oberhalb der Stenose angesteut hat, den Eintritt größerer Breimassen ins Duodenum mechanisch hemmt und die starke Verdünnung der geringen übertretenden Kontrastbreimengen durch den flüssigen Duodenalinhalt keine deutliche Schattenbildung zustande kommen läßt. Vielleicht ist das gegensätzliche Verhalten zu den früheren besprochenen Bildern, in denen das Duodenum mit Kontrastbrei gefüllt erscheint (vgl. Abb. 820—822), auf einen verschiedenen Grad der Stauung oder Unterschiede der Vorbereitung (Magenspülung, Erbrechen vor der Untersuchung) zu beziehen. Für die Behinderung der Magenentleernng ins Duodenum kommt ferner eine Sedimentierung des schweren Kontrastbreies im Magen innerhalb von rückgestautem Duodenalsekret und auch von Magensaft in Betracht, worauf schon die horizontale obere Begrenzung des Kontrastschattens hinweist. Die Sedimentierung bewirkt, daß hauptsächlich die oben lagernde Flüssigkeit, mit wenig Kontrastmittel vermischt, ins Duodenum befördert wird. Bei einer doppelten Breimenge wie im Falle HOCHSTETTER kommt dagegen der Übertritt des Breies ins Duodenum und die pralle Füllung desselben dadurch zustande, daß das größere Breiquantum im Magen höher hinaufreicht und auch einen höhcren Druck entfaltet.

Durch eine rein mechanische Wirkung der Stenose schwer erklärlich sind die unter Abb. 823 beschriebenen Verhältnisse in den späteren Verdauungsphasen 24 Stunden nach der Mahlzeit, wobei schon reichlich Kontrastbrei die Stenose passiert hat und sich im Dünn- und Dickdarm befindet, aber noch ein nicht unerheblicher Magenrest besteht, dagegen in dem dazwischen liegenden Duodenum auch jetzt kein deutlicher Kontrastschatten zu erkennen ist. Auch hierbei ist einerseits der Sedimentierungsprozeß im Magen und die starke Verflüssigung des Kontrastmittels im Duodenum durch angestaute und stets von neuem reichlich zuströmende Galle und Pankreassekret in Betracht zu ziehen. Andererseits ist aber auch daran zu denken, daß durch Druck des oberhalb der Stenose angesammelten Duodenalsekrets oder aus anderer Veranlassung von der erkrankten Duodenalwand aus reflektorisch ein *verstärkter Pylorusschluß* ausgelöst wird, welcher die weitere Magenentleerung hemmt. Für diese Deutung können physiologische Experimente angeführt werden, in denen nach Füllung und Dehnung des Duodenums, z. B. durch Aufblähung eines ins Duodenum eingeführten Gummiballons, Pylorusschluß auftritt (TOBLER). Auf Abb. 823 ist zwischen Magen- und Bulbusschatten eine scharf ausgeprägte, sogar auffällig breite Pyloruseinschnürung sichtbar. Dagegen ist von einer Kontrastfüllung des übrigen Duodenums kaum etwas wahrzunehmen.

Wird schon durch diese Beobachtungen die Erklärung der isolierten Magenretention bei Duodenalstenose durch einen *Pylorospasmus* nahegelegt, so erhält diese Annahme eine bedeutende Stütze durch die bei der Operation des einen Falles gemachte Feststellung einer *Hypertrophie der Pylorusmuskulatur* (vgl. Unterschrift zu Abb. 822) und durch die anatomischen Untersuchungen von HART, der in zahlreichen Fällen von duodenalen Erkrankungen eine auffällige Verstärkung der Pylorusmuskulatur sah und besonders hervorhob. Ebenso fanden STRANSKY in einem (nicht röntgenologisch untersuchten) unter dem Symptomenbilde der Pylorusstenose verlaufenden Falle einer kongenitalen Stenose der Pars inferior duodeni und HELLY bei adhäsiver Duodenalstenose eine auffällige Hypertrophie des Sphincter pylori, dessen Entstehung sie auf einen reflektorisch ausgelösten Sphincterspasmus zurückführen.

7. Tumoren des Duodenums.

Von *benignen Tumoren* sind *Polypen, Papillome* und *Myome* am Bulbus duodeni mehrfach im Röntgenbild dargestellt worden, in welchem sie bei Verwendung einer schmalen Kontrastmittelschicht und entsprechend dosierter Kompression rundliche Aufhellungen erzeugen (AKERLUND, BERNSTEIN, POHLANDT). Ganz ähnliche Bilder sind auch bei metastatischen Tumorknoten, so in einem Falle von POHLANDT durch Sarkomknoten, ferner durch ein Tuberkulom (GÖTZE) beobachtet. Auch durch außerhalb des Duodenums gelegene Tumorknoten und Lymphdrüsen können rundliche Aussparungen im Füllungsbilde des Bulbus duodeni hervorgerufen werden (BERG, eigene Beobachtungen vgl. Abb. 791 und 792), nur sind die Konturen dieser Defekte meist nicht ganz so scharf abgesetzt. Veränderung des Druckes bewirkt oft einen sehr deutlichen Wechsel der Darstellung (Pelottensymptom).

Maligne Tumoren, Carcinome und *Sarkome* sind am Bulbus duodeni äußerst selten. Von Carcinomen sind unregelmäßig gestaltete Schattendefekte zu erwarten. Die wenigen mitgeteilten Fälle (BRDICZKA, PRÉVÔT) genügen nicht zur Aufstellung bestimmter Merkmale. In einem von SHIFLETT mitgeteilten Falle, in dem die Operation ein Spindelzellensarkom des Duodenums ergab, zeigte das Röntgenbild einen rundlichen, nicht ganz regelmäßig begrenzten Schattendefekt im Bulbus.

Häufiger werden *Carcinome an der Papilla Vateri* beobachtet; sie bilden gewöhnlich keine weit ins Lumen vorspringende Tumoren, sondern nur flache Ulcerationen und geben daher in der Regel nur zu geringen Schattendefekten Anlaß, deren Darstellung noch dadurch erschwert wird, daß die Pars descendens duodeni meist flüchtig durcheilt wird. Bei Durchleuchtung ist zu versuchen, durch eine dosierte Kompression die schnelle Entleerung zu hindern und ein klares Reliefbild zu erhalten. Außerdem empfiehlt STRNAD den Patienten erst Rechtslage und dann, nachdem eine gewisse Menge des Kontrastmittels in das Duodenum eingetreten ist, Bauchlage einnehmen zu lassen, in der eine länger dauernde Füllung erzielt wird und Aufnahmen meist einen ziemlich gleichmäßigen Wandbeschlag erkennen lassen. Hierbei heben sich dann Papillencarcinome, welche Linsengröße überschreiten, als ziemlich scharf begrenzte, durchschnittlich etwa haselnußgroße Aussparungen an der Innenseite der Pars descendens ab. STRNAD trifft eine Unterscheidung zwischen den von der Duodenalschleimhaut dieser Gegend ausgehenden Carcinomen, die eine unregelmäßige, zackige Begrenzung der Konturen mit Abbruch der Falten und Stufenbildung im Röntgenbild zeigen, und den vom Ductus choledochus ausgehenden, aus der Papille ins Lumen und Duodenum hineinragenden Krebsgeschwülsten, welche eine mehr rundlich oder lappig oder auch bürzelförmig gestaltete Aussparung des Füllungsbildes verursachen. Eine begleitende Entzündung der Duodenalschleimhaut kann eine Starrheit der Falten in der Umgebung hervorrufen, ohne daß diese an dem bösartigen Prozeß teilzunehmen brauchen.

Ähnliche Bilder an der Papille können auch durch Konkremente entstehen, die im Endabschnitt des Ductus choledochus gelegen sind. Die Größe der dadurch hervorgerufenen Schattendefekte kann durch eine Schwellung der umgebenden Schleimhaut verstärkt werden. Auch diese Defekte am Innenrande der Pars descendens duodeni können dellenförmig rundlich gestaltet sein. Im Falle eines teilweisen Durchtritts des Steines durch den Muskelring der Papille können sie auch mehr zentral innerhalb des duodenalen Schattenbandes gelegen sein, dessen Falten auseinandergespreizt werden (Knopflochsymptom) (STRNAD). Zu beachten ist, daß auch Kombinationen von Steinen und Carcinom vorkommen.

Endlich ist darauf hinzuweisen, daß auch normalerweise eine in das Duodenallumen hervorragende Papille eine etwa erbsengroße rundliche Aussparung am inneren Rande hervorrufen kann.

An anderen Stellen des Duodenums sind *primäre Tumoren* äußerst selten. Sie rufen dort entsprechende Schattendefekte hervor. Infiltrierende Geschwülste verwandeln das Duodenum in ein starres Rohr, das bei Carcinomen auf eine kürzere Strecke und unregelmäßig, bei Lymphosarkomen auf eine größere Strecke und gleichmäßig verengt ist; bei letzteren kann sich das Darmrohr bei Fortschreiten des Prozesses wieder erweitern. Die Infiltration der Wandung verhindert einen Wechsel des Schleimhautreliefs (v. HRABOVSZKY).

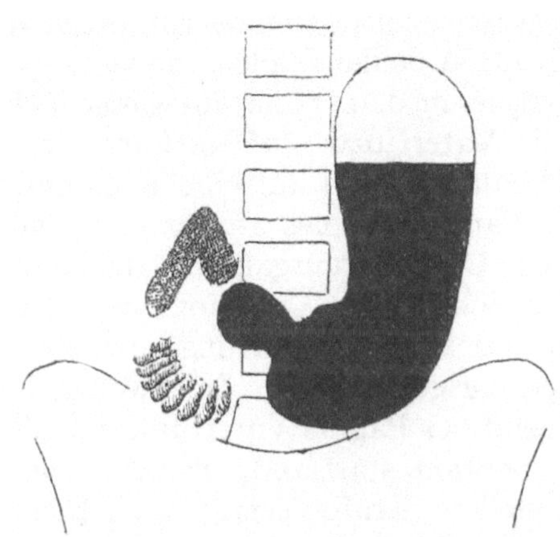

Abb. 824. Carcinom der Papilla Vateri.

Klinisch: Seit ³/₄ Jahren Schmerzen in der Lebergegend. Erhebliche Gewichtsabnahme. Zunehmende Gelbsucht. Rechts vom Nabel unter der Leber in der Tiefe eine Resistenz fühlbar. Vollständiger Abschluß von Galle und Pankreassekret (vgl. Text). Freie HCl = 61 A. = 87. Starke okkulte Blutungen. Röntgenbefund: Magen o. B. Deutliche Pyloruseinschnürung. In der oberen Hälfte der Pars verticalis duodeni dauernder, aber nicht intensiver Breibeschlag, kein praller Ausguß. Im unteren Teil des Duodenums quergestreifte Schatten entsprechend den KERKRINGschen Falten. Bei Durchleuchtung an der Pars inferior duodeni zeitweise Antiperistaltik sichtbar. Entleerung des Magens und Duodenums innerhalb 4 Stunden. Operation: Carcinom der Papilla Vateri, welches auf den Pankreaskopf übergreift und dort eine derbe Infiltration erzeugt hat.

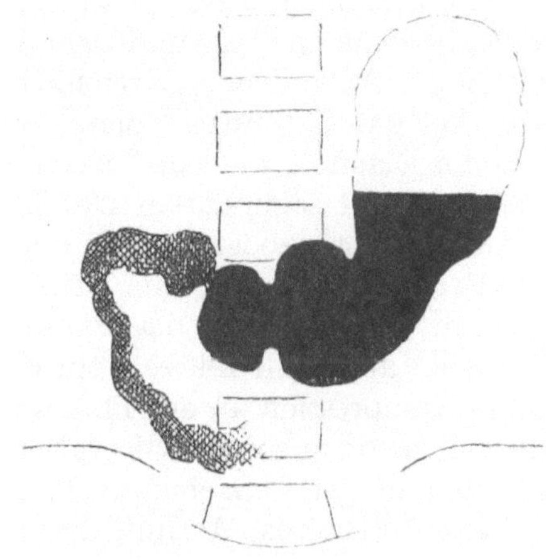

Abb. 825. Kompression des Duodenums durch Tumor in der Gegend des Pankreaskopfes. Aufnahme im Stehen.

Klinisch: Seit mehreren Jahren Sodbrennen und Erbrechen (stark salzsäurehaltig, Sarcine). Rechts vom Nabel in der Tiefe hühnereigroßer wurstförmiger Tumor fühlbar. Okkulte Blutungen im Stuhl. Röntgenbefund: Magen o. B. Das ganze Duodenum ist auch bei Untersuchung im Stehen stets als vollständiger C-förmiger Ausguß dargestellt. Der Bogen ladet besonders nach rechts oben und unten weiter als in der Norm aus. Operation: Fast faustgroßer Tumor in der Gegend des Pankreaskopfes. Bei Einstülpung der von außen unveränderten Duodenalwand ist an der Hinterfläche ein dem Pankreaskopf aufsitzender Krater fühlbar. Der Befund wird zunächst als Ulcus mit entzündlichen Drüsentumoren gedeutet, ist aber nach dem weiteren Verlauf (Kachexie, Ascites, Ikterus) höchstwahrscheinlich auf ein Carcinoma duodeni bzw. der Papilla Vateri mit Infiltration des Pankreaskopfes und Drüsenmetastasen zu beziehen.

Auch *Geschwülste der Umgebung,* darunter meist Carcinome des Pankreaskopfes oder Lymphdrüsentumoren, können von außen die Wand des Duodenums einbuchten oder auch in das Lumen durchbrechen und dabei verschieden gestaltete, zackige oder arkadenartig buchtige Aussparungen hervorrufen.

Oft geben sie zu einer Duodenalstenose Anlaß, deren röntgenologische Kennzeichen in einem besonderen Abschnitt näher beschrieben sind (vgl. S. 621). Nicht selten fallen diese Folgeerscheinungen bei der Untersuchung mehr in die Augen als die direkten Tumorsymptome. So lag in zwei von mir gesehenen Fällen ein deutlicher Röntgenbefund vor, der aber weniger durch das Carcinom an sich als durch ein *Übergreifen der Geschwulst auf den Pankreaskopf* und die regionären Drüsen hervorgerufen war. Hierdurch entstand eine Stenose an der Pars inferior duodeni und demgemäß zeigte das Röntgenbild einen teilweisen oder vollständigen C-förmigen Ausguß des Duodenums. Die Durchleuchtung ließ eine verstärkte Peristaltik und teilweise auch Antiperistaltik in den unteren Duodenalabschnitten erkennen. Im zweiten Falle war ferner der Bogen des Duodenums durch den Tumor des Pankreaskopfes nach rechts verdrängt (vgl. Abb. 825).

Außerdem war in einem Falle ein dauernder Breibeschlag, aber kein praller Ausguß in der oberen Hälfte der Pars verticalis duodeni sichtbar (vgl. Abb. 824). Wahrscheinlich ist dies Bild auf eine flache Ausbreitung des Kontrastbreies an der Duodenalwand oberhalb des Carcinoms zu beziehen. Unterhalb der Papille wurde an dem in der Pars media und inferior leicht gestauten Inhalt zeitweise Antiperistaltik beobachtet. Durch die Röntgenuntersuchung wurde also in beiden Fällen ein Hindernis an der Pars inferior, außerdem in dem einen noch eine Hemmung an der Papilla Vateri nachgewiesen.

Diese Feststellung einer mechanischen Passagehemmung an den genannten Punkten war für die Bildung der Diagnose von Wert. Selbstverständlich bedarf es aber vor allem der Würdigung des klinischen Symptome, um über die Natur des Hindernisses ins Klare zu kommen. In dem einen Falle, dessen Röntgenbild eine Hemmung an der Papilla Vateri ergab, bestanden ausgesprochene Zeichen eines Choledochusverschlusses (Ikterus, Mangel von Urobilin im Stuhl und Urin, Fehlen von Pankreasfermenten bei entsprechender Untersuchung). Außerdem war reichlich Blut im Stuhl in beiden Fällen chemisch nachgewiesen. Auf das Gesamtbild dieser Symptome wurde in dem Falle mit Choledochusverschluß die Diagnose auf ein Carcinom der Papilla Vateri bzw. auf ein Carcinom des Pankreaskopfes mit sekundärem Durchbruch ins Duodenum und auf eine Kompression an der Pars inferior duodeni durch Beteiligung des Pankreaskopfes an der Geschwulstbildung oder durch metastatische Drüsen gestellt. Die Operation ergab eine flache harte kraterförmige Ulceration an der Papilla Vateri, die Sektion ein Carcinom der Papilla Vateri, welches auf den Pankreaskopf übergegriffen und so der Erwartung entsprechend eine leichte Kompression an der Pars inferior duodeni ausgeübt hatte. Im zweiten Falle ergab die Operation auch eine Ulceration in der Gegend der Papilla Vateri und reichliche Drüsenmassen in der Umgebung. Obgleich keine Sektion stattfand, macht doch der spätere Verlauf (Ikterus, Ascites, Exitus nach schnellem Kräfteverfall) auch hier die Diagnose eines Carcinoms der Papilla Vateri äußerst wahrscheinlich.

In einem eigenartigen von HERRNHEISER mitgeteilten Falle war durch Zerfall eines ins Duodenum durchgebrochenen metastatischen Krebsknotens des Pankreas eine mit dem Duodenum zusammenhängende Höhle gebildet, in der sich ein dauerndes Breidepot ansammelte. Hierdurch wurden im Röntgenbilde die Erscheinungen eines Duodenaldivertikels hervorgerufen (vgl. S. 593). Ein ähnlicher Fall von Perforation sarkomatöser retroperitonealer Drüsen ins Duodenum ist von HESSE beschrieben; das Röntgenbild zeigte eine Duodenalfistel, die in eine mit Kontrastbrei gefüllte Perforationshöhle führte.

D. Dünndarm.

1. Lageveränderungen.

Die normale Lage der Dünndarmschlingen ist S. 448 beschrieben. Gewöhnlich liegen die gefüllten Schlingen dicht aneinander. Dagegen sind sie bei vorhandener Flüssigkeit im Abdomen (Ascites) auseinandergedrängt und lassen einen Abstand voneinander erkennen. Dabei kommt manchmal eine Y-förmige Lage der Dünndarmschlingen deutlich zum Ausdruck (vgl. Abb. 826).

Bei *Enteroptose* sinken die Dünndarmschlingen ins kleine Becken hinab und bilden hier ein zuammenhängendes Konvolut, das im Röntgenbilde als dichter Schattenknäuel deutlich hervortritt. Mit der Senkung der Dünndärme kann eine Senkung des Coecums verbunden sein. Dies kann aber auch seine normale Lage auf der rechten Beckenschaufel beibehalten. Dann ist der Aufstieg der untersten Dünndarmschlingen aus dem kleinen Becken hinauf zum Coecum besonders groß. Durch diese Lageänderung kann die Entleerung ins Coecum behindert sein. SCHWARZ fand sie aber auch unter diesen Verhältnissen in höchstens 12 statt normalerweise etwa $6^{1}/_{2}$ Stunden beendet. Zu hohen Graden von Stagnation, insbesondere Gasbildung in den Dünndärmen und Erweiterung der Schlingen, gibt die Enteroptose keinen Anlaß.

Bei der kongenitalen Anomalie des *Mesenterium commune* geht das Duodenum ohne Bildung einer Flexura duodeno-jejunalis unmittelbar in das Jejunum über; den oberen Fixpunkt bildet die Gegend der Papilla Vateri. Von dort ziehen die Dünndärme in der rechten Bauchseite zum Coecum herab, das wegen seiner ebenfalls freien Beweglichkeit an verschiedenen Stellen angetroffen wird. Über die Lage der Dickdärme ist S. 681 berichtet.

Sekundär kann eine Verlagerung der Dünndärme durch *Verdrängung durch Abdominaltumoren* zustande kommen. Ein besonders charakteristisches Bild entsteht bei großen

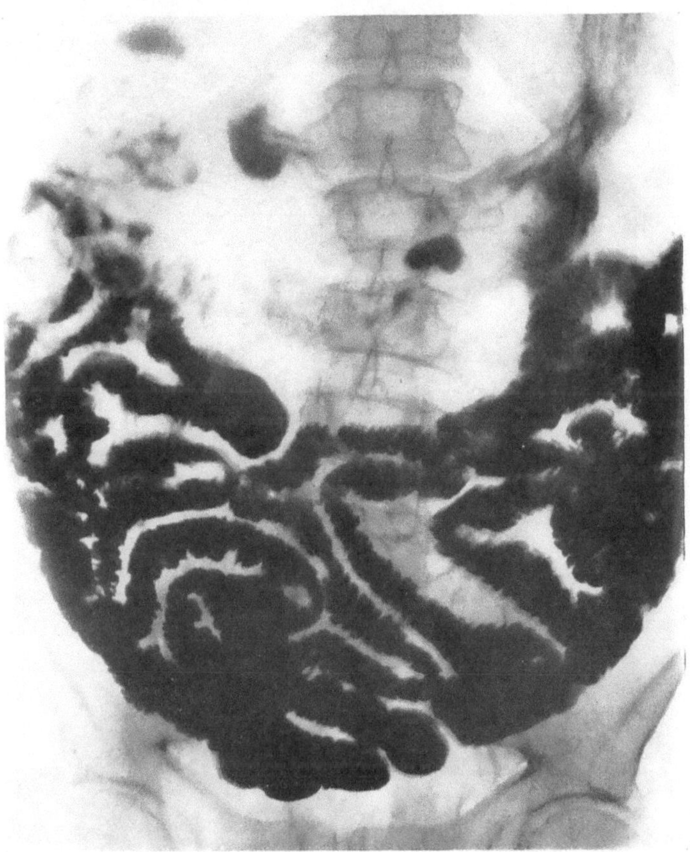

Abb. 826. Dünndarmschlingen bei freiem Ascites.

in der Mitte des Leibes liegenden Körpern, z. B. der stark gefüllten Harnblase, dem schwangeren Uterus, Ovarialcysten, Drüsen- und Netztumoren usw. Die Dünndarmschlingen umgeben dann wie ein Kranz einen zentralen, von Kontrastschatten freien Raum (vgl. Abb. 828).

Würmer. Ascariden sind innerhalb des Dünndarms und Magens als schleifen- oder ringförmig angeordnete Aussparungen im Dunkel des umgebenden Kontrastschattens bei Kompression der Darmschlingen bzw. des Magens mittels des HOLZKNECHTschen Distinktors von FRITZ, REITER u. a. nachgewiesen worden. Besonders deutlich kommen sie nach einem von PANSDORF angegebenen Verfahren zum Ausdruck, bei welchem der Dünndarm in geringer, aber gleichmäßiger und vollständiger Weise durch wiederholtes Trinken kleiner Mengen von Kontrastaufschwemmung in $^1/_4$stündigen Pausen gefüllt wird. Bisweilen sind die Ascariden nach der Mitteilung von FRITZ auch nach Entleerung des Breies aus dem menschlichen Darm als schmale gebogene Schattenfäden dadurch nachzuweisen, daß sich der Darminhalt der Würmer selbst mit Kontrastbrei gefüllt hat. Diese Ansicht ist gegenüber einem Einwand von WIGAND durch MALCHARTZECK bestätigt.

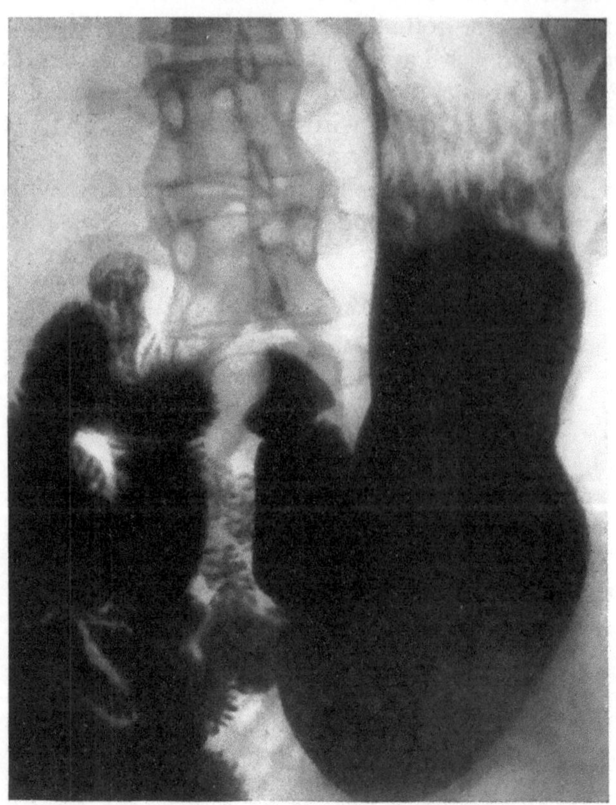

Abb. 827. Mesenterium commune.

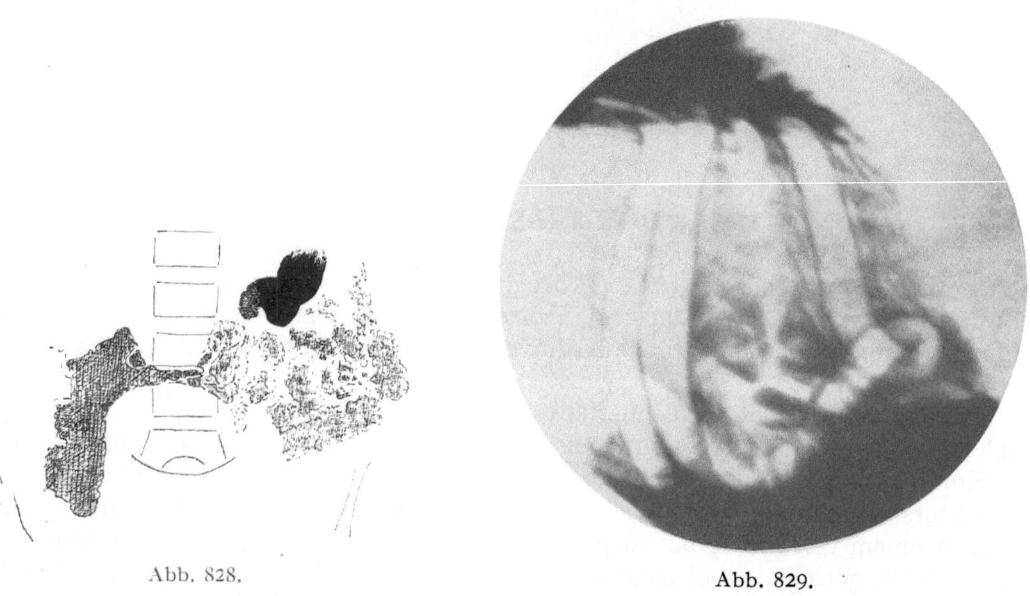

Abb. 828.   Abb. 829.

Abb. 828. Kranzförmige Anordnung der Dünndarmschlingen um eine rundliche mediane untere Aussparung durch Ovarialcyste (Operation). Aufnahme 5 Stunden nach Mahlzeit.

Abb. 829. Ascariden im Dünndarm.
(Aufnahme von Doz. Dr. ABEL, Oldenburg.)

Weit seltener werden *Tänien* bei der Röntgenuntersuchung nachgewiesen, indem sie innerhalb der Dünndarmschatten lang ausgedehnte bandförmige Aussparungen hervorrufen (ALBRECHT).

Das Ulcus pepticum jejuni ist S. 585 und 586 besprochen.

Dünndarmdivertikel. In der gleichen Weise wie am Duodenum kommen auch am Dünndarm *Divertikel* vor. Sie treten hier nicht selten in der Mehrzahl auf und sind ferner mitunter mit Divertikeln an anderen Teilen, so am Duodenum oder der Harnblase, vergesellschaftet. Nach der Mitteilung von CASE, der die größte Zahl von Dünndarmdivertikeln beschrieben hat, verursachen sie nur in der Minderzahl wenig charakteristische Bauchbeschwerden; in einigen Fällen, in denen eine komplizierende Entzündung der Wand der Divertikel hinzutrat, haben sie zu Peritonitis, Adhäsionsbildung und Darmobstruktion geführt.

Im Röntgenbilde erscheinen die Dünndarmdivertikel als rundliche, oft unten mit Kontrastbrei, oben mit Gas und zuweilen außerdem mit einer dazwischenliegenden Flüssigkeitsschicht erfüllte Gebilde (CASE, MERKELBACH u. a.) (vgl. Abb. 831).

Das außerdem am Dünndarm als Rest des Ductus omphalo-mesentericus vorkommende MECKELsche *Divertikel* ist daran zu erkennen, daß eine Ansammlung von Kontrastbrei nach Entleerung des übrigen Dünndarms im Abdomen außerhalb des Dickdarms zurückbleibt.

2. Adhäsionen.

Während Adhäsionen am Magen und Duodenum mitunter durch Veränderungen der Konturen des Füllungsbildes erkannt werden können, gelingt dieser Nachweis am Dünndarm bei dessen nur lockerer und flüchtiger Füllung gewöhnlich nicht. Beim Dünndarm stützt sich die Feststellung von Adhäsionen, abgesehen von etwa dadurch hervorgerufenen *Stenoseerscheinungen*, hauptsächlich auf den *Verlust der normalen Verschieblichkeit* der Dünndarmschlingen.

Hierbei ist an die normale große Verschieblichkeit der Dünndärme zu erinnern, die ihnen der lange Mesenterialansatz gestattet. Infolgedessen ist auch die Verteilung der Dünndarmschatten im Abdomen nicht feststehend. Ausnahmen hiervon machen nur

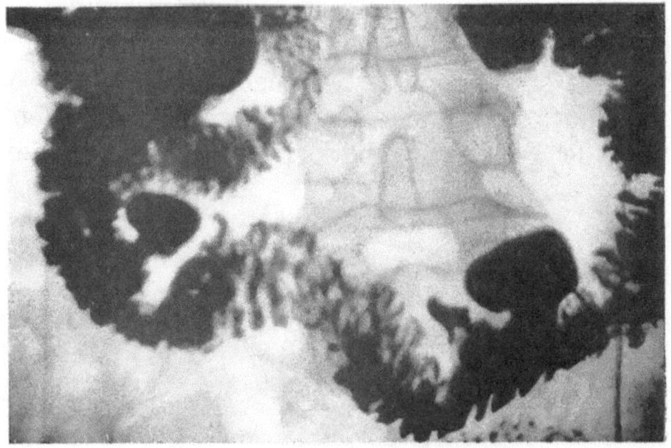

Abb. 830. Jejunumdivertikel.

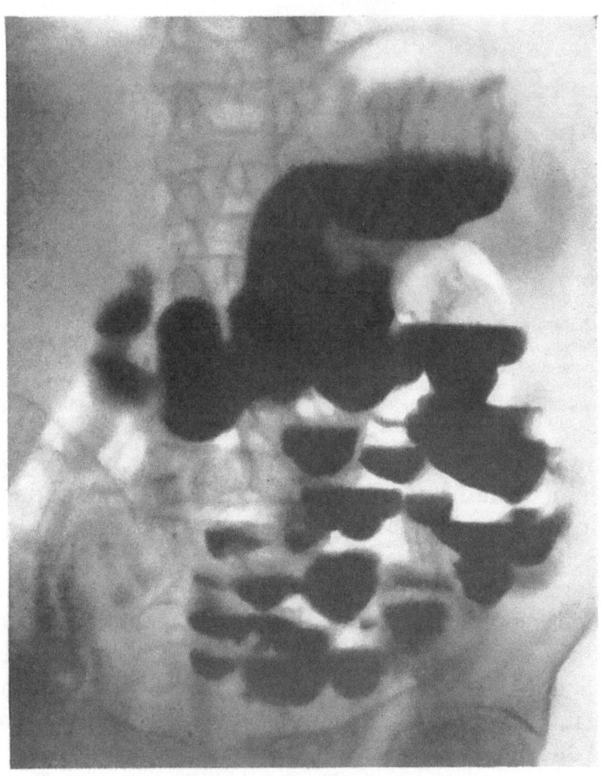

Abb. 831. Jejunumdivertikel.
(Nach MERKELBACH: Z. klin. Med. 124.)

die oberste und unterste Dünndarmschlinge (vgl. S. 645 und 648); ferner ist ganz allgemein zu sagen, daß die Jejunumschlingen hauptsächlich links oben in horizontaler Richtung angeordnet sind, die Ileumschlingen rechts unten häufig in vertikaler Richtung verlaufen und außerdem teilweise im kleinen Becken gelegen sind. Genauere Anhaltspunkte gibt aber diese nur ganz allgemeine topographische Orientierung nicht. Im Gegensatz zu der vorherrschenden wenig regelmäßigen und wechselnden Verteilung der Dünndarmschlingen fallen bei Dünndarmadhäsionen mitunter einzelne meist zugleich abnorm stark gefüllte Schlingen durch ihre bei wiederholter Untersuchung konstante Lage auf, oder es sind an bestimmten Stellen ein oder mehrere Knäuel dicht zusammenliegender Schlingen gebildet. Hierdurch kann der Verdacht auf Verklebung der Schlingen

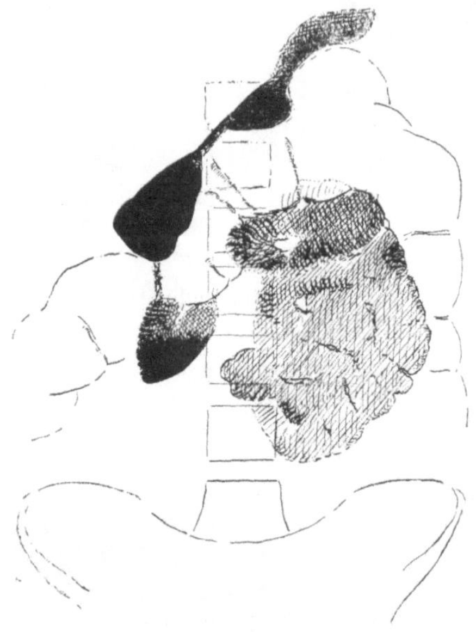

Abb. 832. Tuberkulöse Peritonitis. Starker Meteorismus.
Röntgenbefund: Auf Aufnahme nach Mahlzeit sehr starke Gasblähung des Colons. Magen nach rechts oben verdrängt. Pylorus steht dauernd offen. Dauernde Duodenalfüllung. Links vom Nabel ein Konvolut dicht zusammenliegender Dünndarmschlingen, welches bei verschiedener Lagerung und zu verschiedenen Zeiten seine Form und Lage auffallig gleichmäßig beibehält.

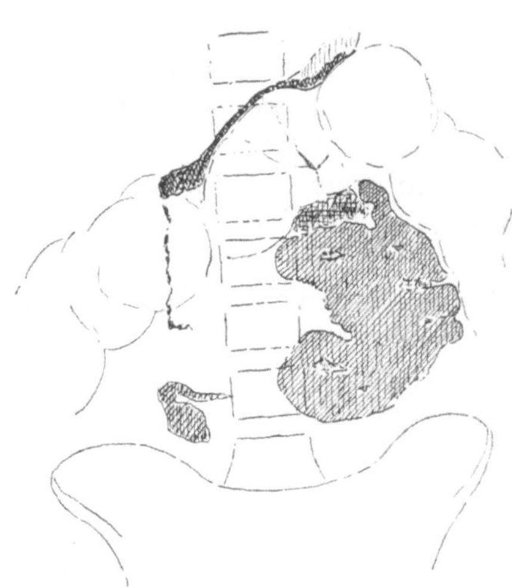

Abb. 833. Derselbe Fall nach 3 Stunden.
Kleiner langausgezogener Schatten in dem durch das meteoristische Colon verdrängten Magen. Dünndarmschlingen genau wie vorher, noch keine Füllung der tieferen Dünndarmschlingen oder des Coecums.

untereinander oder mit der Umgebung erweckt werden. Um aber die Diagnose gegenüber einer zufälligen oder durch andere Umstände (z. B. Ptose, Verdrängung von außen, stenosierende Veränderungen der Darmwand selbst) bedingten Anhäufung besonderer Schlingen zu festigen, ist festzustellen, ob durch Palpation eine Verschiebung und Trennung der einzelnen Schlingen voneinander möglich ist oder nicht. Am besten wird diese Untersuchung in Rückenlage vorgenommen, da hierbei die Bauchdecken erschlaffen. Ferner ist der Nachweis eines konstanten Verhaltens auf mehreren Bildern und in mehrfachen Stellungen wie besonders bei Wiederholung der ganzen Untersuchung erforderlich. Eine starke Knäuelbildung im kleinen Becken kann allein durch Enteroptose ohne Adhäsionen zustande kommen. Diese müssen sich aber bei nachgiebigen Bauchdecken unter Umständen in Beckenhochlage manuell auseinanderdrängen lassen, während dies bei Verlötungen durch Adhäsionen nicht gelingt. Innerhalb eines Darmknäuels sind bisweilen schmale strich- oder bandförmige Aussparungen sichtbar, welche von den miteinander verlöteten Darmwandungen hervorgerufen werden. Weiterhin sind bei Dünndarmverwachsungen von WELTZ multiple reiskornartige Füllungsreste in erweiterten Dünndarmschlingen beschrieben, die von ihm darauf zurückgeführt werden, daß die Dünndarmbewegungen an den Stellen der Verwachsungen gehemmt sind.

Sofern die Adhäsionen zu einer gröberen *Passagestörung des Darminhalts* führen, treten die im Kapitel Darmstenose näher beschriebenen Erscheinungen auf. Außerdem kommen aber auch leichtere Grade von Passagehemmung vor, die nur zu einer länger als gewöhnlich anhaltenden Füllung einzelner Dünndarmschlingen und zuweilen auch zur Bildung kleiner Gasblasen in denselben Anlaß geben, ohne daß hierdurch die gesamte Dünndarmentleerung merklich verzögert wird. Auch hier ist der Nachweis eines konstanten Verhaltens auf mehreren zu verschiedener Zeit gemachten Aufnahmen und besonders bei wiederholter Untersuchung erforderlich, um Schlüsse auf organische Veränderungen aus den leichten Abweichungen vom gewöhnlichen Bilde ableiten zu können. Ein derartiges dauernd gleichmäßiges Verhalten beobachtete ich mehrfach bei *tuberkulöser Peritonitis* gleichzeitig mit dem vorhergenannten Symptom einer mangelhaften Verschieblichkeit der Schlingen. Oft fiel in diesen Fällen außerdem eine dauernde, mehr oder weniger vollkommene Füllung des gesamten Duodenums auf, worauf bereits bei Besprechung dieses Abschnittes hingewiesen wurde (vgl. S. 623). Daß es sich dabei um eine besondere Stenose durch Drüsen oder Adhäsionen in der Gegend der Flexura duodeno-jejunalis handelte, möchte ich in den meisten Fällen nicht für wahrscheinlich halten, weil bei allgemeiner Besserung und Rückgang der meteoristischen Auftreibung des Leibes auch ein Zurückgehen oder Schwinden der Duodenalfüllung mehrfach beobachtet wurde. Aller Wahrscheinlichkeit nach spielt Kompression durch das gasgeblähte Colon und gleichzeitige Bauchdeckenspannung die Hauptrolle.

Eine besondere Bedeutung sowohl hinsichtlich der Häufigkeit des Auftretens als wegen der Beschwerden, die sie verursachen, haben die *Adhäsionen in der Ileocoecalgegend*. Ihr Ursprung kann verschiedenartig sein. Die Ileocoecalgegend ist der Lieblingssitz der tuberkulösen Erkrankungen des Darmes und Peritoneums. Noch häufiger sind hier freilich entzündliche Prozesse nichttuberkulöser Art, die vom Wurmfortsatz ausgehen, und ihre Folgeerscheinungen. Die dadurch hervorgerufenen röntgenologischen Symptome werden im Zusammenhang mit

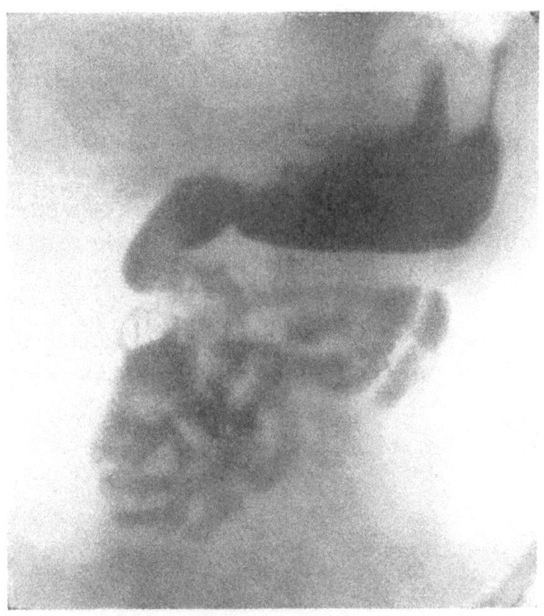

Abb. 834. Tuberkulöse Peritonitis.

Klinisch: Starker Meteorismus. Intermittierendes Fieber. Hochgradige Abmagerung. Rontgenbefund: Magen hochstehend. Pars pylorica auffallend horizontal gestellt. Pylorus steht dauernd offen. Dauernde Duodenalfüllung. Schnelle zusammenhängende Füllung der Dunndärme. An einer Stelle Gasblase im Dünndarm.

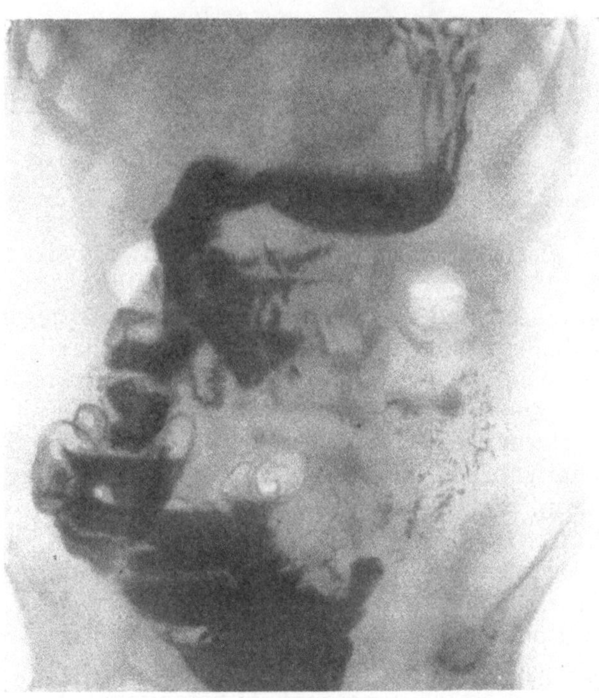

Abb. 835. Derselbe Fall wie Abb. 834 nach 7 Stunden.

Noch ziemlich erheblicher Magenrest. Vollstandige Duodenalfullung. In einzelnen Dünndarmschlingen Gasblasen. Hauptmasse des Breies in den untersten Dünndarmschlingen, erst beginnende Dickdarmfullung. 2 Monate später nach Höhensonnenbehandlung wesentliche klinische Besserung: Leib weich, Entfieberung, starke Gewichtszunahme. Eine zu dieser Zeit wiederholte Röntgenuntersuchung ergibt auch jetzt schnelle Duodenal- und Dunndarmfüllung, aber nicht mehr einen so prallen Ausguß des Duodenums. Nach 8 Stunden Magen und Duodenum völlig entleert, die Hauptmasse des Breies befindet sich im Coecum und Colon ascendens, nur noch zum geringen Teil in den untersten Dünndarmschlingen.

anderen Erkrankungen der Ileocöcalgegend in einem besonderen Abschnitt besprochen
werden (vgl. S. 672). Hier sei nur darauf hingewiesen, daß als Folge von Adhäsionen
in der Gegend der Einmündung des Dünndarmes ins Coecum eine über die Norm verzögerte Restfüllung im Ileum auch noch nach mehr als 24 Stunden hervorgerufen
werden kann, ohne daß doch eine gröbere Stenose anzunehmen ist. Hiergegen spricht
die Beschränkung der Füllung auf die untersten Ileumschlingen und das Fehlen einer
Verbreiterung und Längsdehnung derselben sowie der Mangel von Gasansammlungen im
Dünndarm und endlich das Fehlen von schwereren klinischen Erscheinungen.

3. Enteritis.

Auch bei einer *Enteritis*, welche meist mit einer Gastritis verbunden ist, kann die
Röntgenuntersuchung Veränderungen erkennen lassen, welche den Tonus und die Motilität
sowie die Sekretion und Resorption und
auch das Schleimhautrelief betreffen.
GUTZEIT und KUHLMANN sprechen
von einem charakteristischen *röntgenologischen Symptomenkomplex der
Gastroenteritis*. Nach ihnen bestehen
die tonischen und motorischen Veränderungen in einer Sinusdehnung des
Magens, einer Duodenalatonie mit
motorischen Reizzuständen und einer
teils beschleunigten, teils gehemmten
Breipassage durch die oberen Jejunal-
schlingen. Die Gesamtbreipassage
durch den Dünndarm ist meist beschleunigt, im Gegensatz dazu die Passage durch den Dickdarm verzögert.
Die Veränderungen der Sekretion bestehen in einer abnormen Flüssigkeits-
füllung des Dünndarms und der proximalen Colonteile. Sie sind überall da,

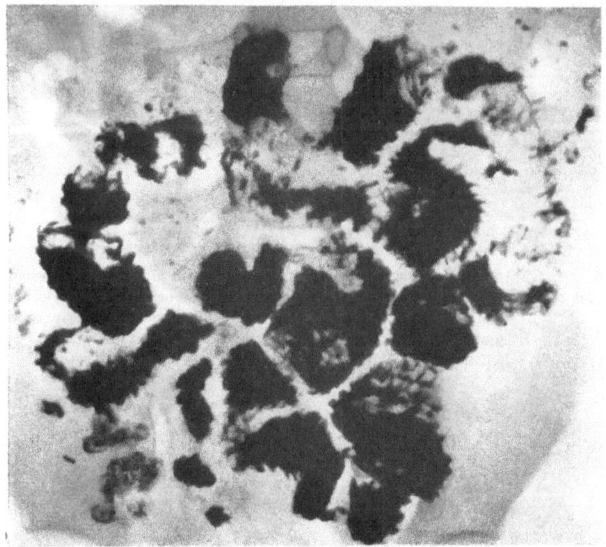

Abb. 836. Fraktionierte Dünndarmfüllung bei Sprue.

wo gleichzeitig Luft oder Gärgase an Flüssigkeitsspiegeln sind, vorhanden erkennbar.
Beim Fehlen von Luft kann man im Dünndarm aus den vom Ileum bekannten Rippen-
bildungen und im Colon aus einem feinkörnigen Wandbeschlag auf Sekretvermehrung
schließen. Die bei Gastroenteritis vorhandene Resorptionsverschlechterung tritt in
Erscheinung, wenn die Passage einer Jodipinemulsion (PANSDORF) durch den Darm
röntgenologisch beobachtet wird; der Jodipinschatten bleibt hierbei länger als 3 Stunden
im Darm nachweisbar. Die Veränderungen des Schleimhautreliefs bestehen in steifer Beschaffenheit, Streckung, Verbreiterung und allgemeiner plumper Form der Schleimhautfalten, schließlich auch Einengung des Lumens als Ausdruck ödematöser Schwellung
(SCHLOTTER). Die schwersten Befunde erhob PRÉVÔT bei operierten Mägen. Hierbei war
jede eigentliche Faltenzeichnung im Dünndarm durch Zuschwellen der Faltentäler verschwunden.

Bei einheimischer *Sprue* werden Funktionsstörungen der Dünndarmwandungen im
Bereiche der Muscularis propria und Muscularis mucosae, und zwar hauptsächlich zeitlich und örtlich wechselnde hypotonische Abschnitte mit Verlängerung des Transportes,
ferner grobfleckige Ausflockungen als Zeichen einer mangelhaften Durchmischung des
Darminhalts beobachtet (DEUCHER und HOTZ).

Bei der phlegmonösen als *Darmbrand* bezeichneten Erkrankung des Dünndarms, die
seit Sommer 1946 in auffallender Häufung besonders im Raume von Holstein aufgetreten
ist und klinisch durch heftige Oberbauchschmerzen mit schweren Verfallserscheinungen

und profuse wäßrige, später blutige Durchfälle ausgezeichnet ist, in schweren Fällen auch zum Bilde des paralytischen Ileus oder zur Perforationsperitonitis führt, wies FRIK bei der Röntgenuntersuchung eine Wandstarre an einzelnen oberen Jejunumschlingen etwa im Bereich von 10—20 cm Länge nach, die sich als unbewegte dichte Schattenbänder gegenüber den gesunden Schlingen deutlich abheben. Die erkrankten Abschnitte sind fast dauernd prall mit Kontrastmittel gefüllt, in sich nicht verschieblich und gestreckt gelagert. Beim Versuch der Schleimhautdarstellung sind nur unregelmäßige

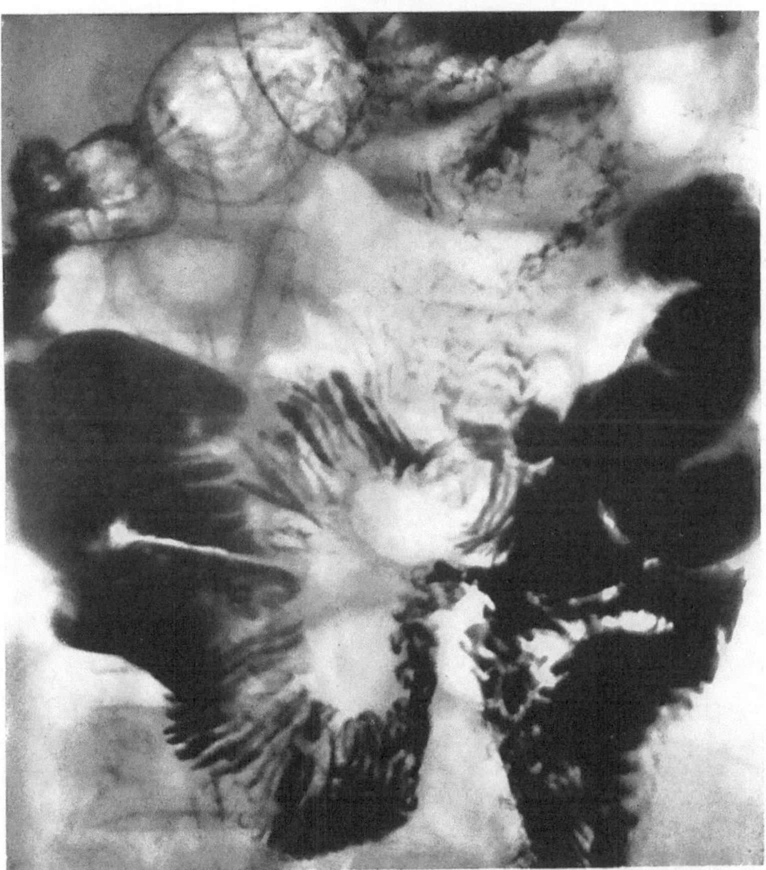

Abb. 837. Erweiterte Dünndarmschlingen bei Sprue mit Tetanie.

Wandkonturen und breite Ringfaltenbildungen zu erkennen. An weiter aboral gelegenen Dünndarmschlingen sind ähnliche Veränderungen nicht vorhanden. In einem Teil der Fälle sind Gasbildungen im oberen Jejunum nachzuweisen. Diese sind durch ihre Form von romanischen Bögen und das deutliche Hervortreten der Jejunalfalten leicht von etwa vorhandenen Gasblasen im Dickdarm, die eine Haustrierung aufweisen, zu unterscheiden (MEYER-BURGDORF).

4. Ileitis circumscripta.

Unter der Bezeichnung *Ileitis terminalis* bzw. *circumscripta* ist zunächst im amerikanischen, später auch im deutschen Schrifttum eine auf einen scharf umschriebenen Bezirk beschränkte phlegmonöse Entzündung des Ileums beschrieben, die meist, aber nicht immer die untersten Ileumschlingen betrifft, das Coecum dagegen freiläßt. Klinisch ist diese noch wenig bekannte und ätiologisch bisher nicht geklärte Erkrankung nach der Schilderung von CROHN, GINZBURG und OPPENHEIMER zunächst durch eine Druckempfindlichkeit der Appendixgegend, kolikartige Schmerzen, intermittierendes Fieber schleimige Diarrhoen und Abmagerung ausgezeichnet. Im folgenden Stadium der Stenose treten häufig Erbrechen, Blähungen und Darmsteifungen mit sichtbarer Peristaltik auf; in der rechten Unterbauchgegend wird ein druckempfindlicher Tumor fühlbar. Schließlich entwickeln sich Fistelbildungen und ein kachektischer Zustand. Im Röntgenbilde ist der befallene Ileumabschnitt verengt wie ein zusammengedrehter Strick (KANTOR, WEBER), die Wand starr ohne Fältelung. Oberhalb ist das Darmrohr erweitert, oft

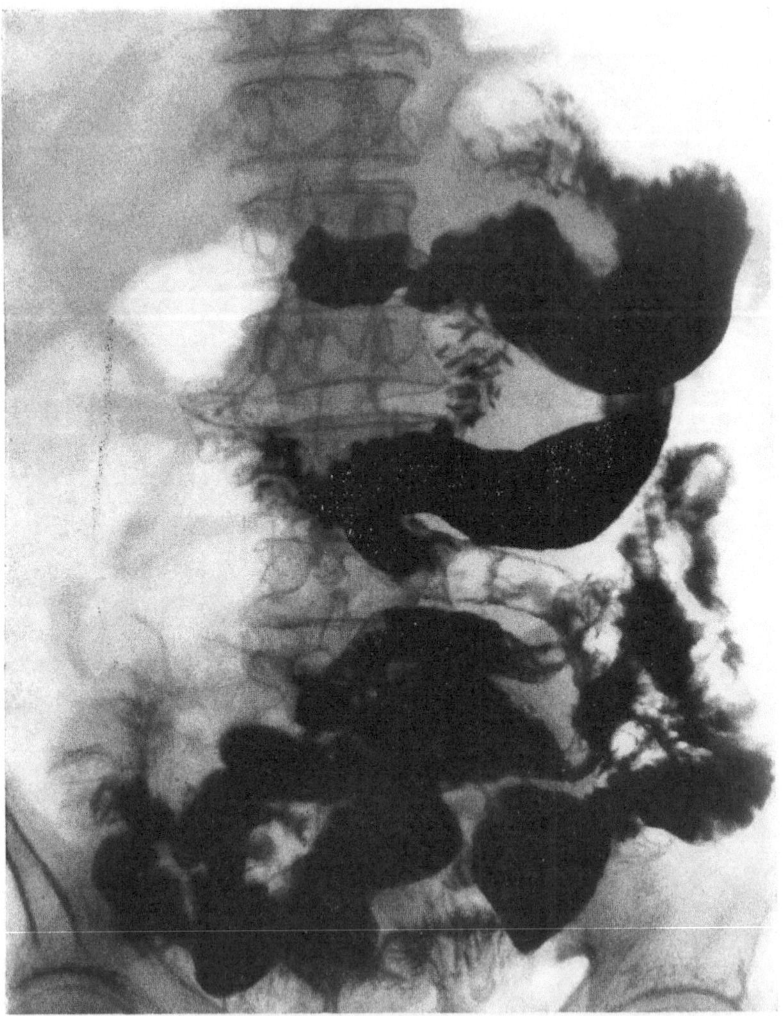

Abb. 838. Breite Füllung der Jejunum- und oberen Ileumschlingen ohne wesentliche Peristaltik.

gashaltig. Die Entleerung ist beträchtlich, oft über 24 Stunden hinaus verzögert. Fistelbildungen sind durch feine oder auch etwas dickere Kontraststreifen, die von dem verengten Abschnitt ausgehen (aufgefasertes Tau, VELTMANN) gekennzeichnet. Bisweilen ist auch der erkrankte Darmabschnitt im Kontrastbild ausgespart (STIERLIN-Symptom). Die Differentialdiagnose hat Ileocöcaltuberkulose zu berücksichtigen; doch pflegt das Coecum bei der Ileitis frei von Tuberkulose zu sein; es zeigt nur bisweilen spastische Einschnürungen. In einem von POLGAR beschriebenen Falle wurde eine Invagination der entzündeten terminalen Ileumschlinge in das Coecum beobachtet.

5. Pneumatosis cystoides intestini.

In sehr seltenen Fällen wird eine Anhäufung von Gasbläschen im subserösen Gewebe des Darmes, besonders des Ileums, gefunden, die wahrscheinlich durch Durchtritt von

Darmgasen durch die Darmwand zustande kommt, vielleicht auch durch gasbildende Bakterien hervorgerufen wird (Naeslund). Graberger sah in einem umschriebenen gashaltigen Gebiet des Abdomens eine eigentümliche alveoläre Struktur, welche genau dem Röntgenbilde der durch Resektion erhaltenen, pneumatisch veränderten Darmschlingen entsprach. Ähnliche Bilder sind von Baumann-Schenker und von Berglund in ebenfalls operierten Fällen beschrieben. Meist bestehen gleichzeitig andere Erkrankungen des Magen-Darmkanals, so häufig eine Pylorusstenose. Ruckensteiner und Kux und ebenso Forfota haben hierbei ein Pneumoperitoneum und eine Interposition der durch den Auftrieb der Gasbläschen hochsteigenden Dünndarmschlingen zwischen Leber und Zwerchfell beobachtet. Im Röntgenbild waren innerhalb der durch das Pneumoperitoneum gebildeten subdiaphragmalen Luftsichel an den Schattenbildern der interponierten Dünndarmschlingen dicht nebeneinander stehende helle Fleckchen sichtbar, die von den Gasbläschen herrührten.

6. Tumoren des Dünndarms.

Am Dünndarm kommen ziemlich selten *gutartige Tumoren* (Fibrome, Myome, Angiome, Lipome) und *polypöse Schleimhauthyperplasien* vor. Sie verursachen meist keine Stenose, gelegentlich aber Blutungen. Bei der Röntgenuntersuchung treten sie als rundliche, scharf begrenzte Aussparungen im Ausgußbild des Darmlumens hervor.

Unter den *malignen Geschwülsten* sind einerseits die *Carcinome* zu nennen, die auch von polypöser Form sein können oder auch breitbasig der Darmwand aufsitzen, in anderen Fällen aber ringförmig das Lumen umgreifen und dann zur Stenosierung führen (vgl. S. 649). Im Gegensatz zu den im Kapitel Darmstenose im Zusammenhang zu beschreibenden Tumoren von verschiedenartiger Beschaffenheit geben die *Sarkome* und *Lymphosarkome* in besonderen Formen nicht zu einer Verengerung des Lumens Anlaß. Es kommen aber hierbei auch örtliche Stenosierungen vor. So war in einem von Lemmel beschriebenen Fall auch die Stelle der Stenose durch einen zapfenförmig verjüngten Ausguß des erweiterten suprastenotischen Abschnittes gekennzeichnet.

Die häufig primär multipel auftretenden Lymphosarkome des Dünndarms nehmen auch pathologisch-anatomisch und klinisch eine Sonderstellung ein. Sie bewirken eine starre Infiltration der Wand, die bei flächenhafter Ausbreitung oft größere Abschnitte betrifft, und neigen zu sekundärem Zerfall. Hierdurch werden aneurysmatische Hohlräume mit starrer Wandung gebildet. In diesen schlagen sich bei der Röntgenuntersuchung Teile der Kontrastmassen nieder, während der übrige Inhalt in normaler Weise den Darmkanal passiert. Die von Freud auf Grund mehrerer Fälle geschilderten und von Rösch und Gerber bestätigten röntgenologischen Merkmale bestehen in *Schatten mit unveränderlicher,* leicht unregelmäßiger, im ganzen flach gerundeter *Kontur ohne* Kerkringsche *Faltenzeichnung, die* längere Zeit *nach Entleerung des übrigen Inhalts liegen bleiben.* Da die Tumoren gewöhnlich am Peritoneum feste Platten bilden und die Därme mit diesen verlöten, so sind die Schatten nicht oder nur *mangelhaft verschieblich.* Als Dünndarmabschnitte sind die Schatten durch ihre längliche Gestalt und die Zeit ihres Auftretens bald nach der Entleerung des Magens gekennzeichnet. Sie können noch tagelang in derselben Weise bestehen bleiben, nachdem der ganze übrige Darmkanal entleert ist. Der röntgenologische Nachweis dieser seltenen Geschwülste ist deshalb von besonderer Bedeutung, weil ihre klinische Diagnose infolge des häufigen Mangels einer Stenosierung auf große und oft unüberwindliche Schwierigkeiten stößt. Dagegen dürfte die klinische Untersuchung zu ihrer Feststellung durch den Nachweis okkulter Blutungen wesentlich beitragen können.

Als *Kaposis Erkrankung* werden multiple, an der Haut und in den inneren Organen, so auch im Dünndarm auftretende Geschwülste von sarkomatösem Bau beschrieben, die oft eine große Neigung zu Blutungen zeigen. Im Röntgenbilde rufen die polypenartig in das Darmlumen hineinragenden Geschwülste entsprechend geformte, rundliche Aussparungen hervor (Seagrave).

Auch *extraintestinale Tumoren*, unter anderem besonders die oft große Pakete bildenden Lymphknoten im Mesenterium tuberkulöser, lymphogranulomatöser, leukämischer oder lymphosarkomatöser Art können im Röntgenbild hervortreten. Sie geben zu keiner dauernden Stenosierung des Lumens Anlaß, können aber die Dünndarmschlingen auseinanderdrängen und bei geeigneter Kompression als randständige Aussparungen des Ausgußbildes sich darstellen, die bei Nachlassen des Druckes wieder verschwinden (Prévôt).

7. Darmstenose.

Der folgenden Besprechung der *Darmstenosen* ist zunächst zusammenfassend vorauszuschicken, daß der *Zustand des Patienten* und die mehr oder minder große Sicherheit der klinischen Diagnose für die Fragen maßgeblich ist, ob eine Röntgenuntersuchung überhaupt ausgeführt werden soll und darf, wie weit sie auszudehnen ist und in welcher Weise sie zu geschehen hat.

Steht die Diagnose fest und besteht augenblickliche Lebensgefahr, so sind die schwersten Fälle von akutem *Ileus* sofort zu operieren. In der Regel darf aber die geringe Belastung einer kurzen Röntgendurchleuchtung in aufrechter Stellung nicht gescheut werden, da sie vielfach mit einem Blick eine wichtige Orientierung verschafft. Ist nicht allerdringlichste Gefahr vorhanden, so liegt es im Interesse des Patienten, daß vor der Operation Klarheit über den genauen *Sitz des Hindernisses* geschaffen wird. Dies kann die Röntgenuntersuchung sehr oft leisten. Die praktische Wichtigkeit der Frage geht z. B. aus einem Falle hervor, in welchem ich durch die Röntgenuntersuchung den Sitz der Stenose in der Mitte des Querdarms genau festgestellt hatte (vgl. Abb. 861), bei der Operation aber zunächst zahlreiche Adhäsionen und verkalkte Drüsen an den Dünndärmen gefunden wurden, so daß die Erscheinungen hierdurch als geklärt angesehen wurden. Erst auf die beharrliche Betonung meiner Röntgendiagnose hin wurde auf den in dichte Verwachsungen eingebetteten Dickdarm eingegangen und hier eine nur für einen dünnen Bleistift durchgängige Verengerung des Lumens als Ursache des chronischen Ileus gefunden. Außerdem gibt es Fälle, in denen an eine Stenose gedacht wird, die Diagnose aber nicht sicher steht, andererseits der Zustand des Patienten mehr oder weniger bedenklich ist. Hier kann die Röntgenuntersuchung schnell die Lage klären und damit wichtige Zeit sparen. Ist doch das Schicksal eines Ileus von der *schnellen* Beseitigung des Hindernisses abhängig. Zu spät operierte Fälle gehen oft teils infolge der Schwere des später nötig werdenden größeren Eingriffs, teils auch an der entstehenden *Intoxikation* zugrunde, die bei völligem Verschluß schnell äußerst bedrohlich zunimmt.

Wenn die Lehre von der *Intoxikation* beim Ileus auch noch nicht allgemein anerkannt ist, so veranlassen mich doch eigene klinische Erfahrungen, für ihre Bedeutung einzutreten. Die verschiedenen Störungen des Nervensystems teils leichteren, teils schwereren Grades bis zu völliger tagelanger Bewußtlosigkeit, die von mir bei Darmverschluß gesehen wurden und bisweilen bei fehlenden lokalen Erscheinungen (keine Darmsteifungen, kein Meteorismus!) zunächst die Diagnose auch gerade von chirurgischer Seite irregeleitet hatten, können gar nicht anders erklärt werden. Die nervösen Symptome zeigen eine gewisse Ähnlichkeit mit urämischen Zuständen, welche in einzelnen Fällen differentialdiagnostisch in Erwägung zu ziehen sind. Für die noch häufiger bei Ileus beobachteten Blutdruckschwankungen und bisweilen plötzlich eintretenden tiefen Blutdrucksenkungen, die meines Erachtens die Hauptgefahr bilden, bietet die Annahme einer toxischen Gefäßlähmung gleichfalls die wahrscheinlichste Erklärung. Besonders in früheren Stadien mögen andererseits reflektorische Störungen durch mechanische Dehnung der Darmschlingen auch von Einfluß auf das klinische Bild sein.

Diese scheinbare, möglichst kurz gefaßte Abschweifung steht insofern mit dem Thema im Zusammenhang, als diese praktisch so wichtigen Umstände für den Gang der Röntgenuntersuchung von bestimmendem Einfluß sind. Der nächstliegende Weg, den Sitz einer Stenose dadurch festzustellen, daß man eine per os gegebene Mahlzeit so lange verfolgt, bis sie steckenbleibt, kann unter Umständen lange Zeit beanspruchen. Die Dauer der

Untersuchung kann den Patienten an sich schwächen und vor allem die Gefahr der Intoxikation vergrößern. Möglicherweise schafft auch die mechanische Belastung der erkrankten Darmwand mit der Kontrastspeise direkt eine Schädigung. Ich habe einige Male eine auffällig rasch zunehmende Verschlechterung bei chronischem Ileus während der Verfolgung der früher üblichen Breimahlzeit gesehen. Aus diesem Grunde empfiehlt sich nicht von vornherein die Untersuchung mit einem Kontrastmittel, sondern zunächst eine einfache *Durchleuchtung des nüchternen Patienten* im Stehen zur Feststellung, ob abnorme *Gasblasen* und *Flüssigkeitsschatten* im Abdomen vorhanden sind (vgl. Abb. 841 und 842). Dieser Befund ist für die Diagnose eines Hindernisses der Darmpassage sehr wichtig, freilich meiner Ansicht nach allein nicht ganz eindeutig.

Ich halte daher, sofern der Zustand des Patienten es gestattet, bei vermutlich tiefem oder unklarem Sitz der Stenose eine anschließende Untersuchung mittels *Kontrasteinlaufs* im Liegen für angezeigt. Ihre Technik, wie auch die Bewertung der daraus zu ziehenden Schlüsse ist S. 659 im Kapitel Dickdarmstenose näher besprochen. Auf diese Weise kann in den häufigeren Fällen, in denen das Hindernis im Dickdarm gelegen ist, der Sitz desselben am schnellsten bestimmt werden, und dies ist für ein operatives Vorgehen von großem Wert. Unter Umständen kann im Anschluß an die Einlaufsfüllung vor dem Wiederablassen eine kurze Durchleuchtung oder Aufnahme im Stehen eingeschaltet werden, um zu entscheiden, ob die nur bei horizontalem Strahlengang erkennbaren Flüsigkeitsspiegel außerhalb des Dickdarmeinlaufs liegen, also dem Dünndarm angehören oder nicht (STIERLIN).

Hat die Untersuchung mittels Einlaufs kein Hindernis im Dickdarm ergeben, so ist dies negative Ergebnis auch wichtig, denn es ist hierdurch beim Vorhandensein klinischer Ileussymptome und zumal bei der röntgenologischen Feststellung von Gasblasen in den Dünndärmen die Annahme einer Dünndarmstenose bzw. -okklusion nahegelegt. Die Entscheidung, ob hiermit die Röntgenuntersuchung beendet und die sofortige Operation angeschlossen werden soll, richtet sich nach dem Allgemeinzustand des Patienten und der Gesamtheit der klinischen Symptome. In leichteren Fällen kann nunmehr nach Entfernung des Einlaufs eine Untersuchung nach Verabfolgung einer geringen Menge einer *flüssigen Kontrastspeise* per os vorgenommen werden, um den genauen Sitz des Hindernisses im Dünndarm zu bestimmen. Hierbei ist die vorherige genaue Feststellung von Restschatten, die von dem vorangegangenen Einlauf etwa zurückgeblieben waren, besonders geboten, um bei der Verfolgung des Transports einer Verwechslung mit etwa noch vom Einlauf herrührenden Schatten vorzubeugen. Dieser geringe Übelstand ist freilich bei dieser Anordnung der Untersuchung per os *nach* dem Einlauf in Kauf zu nehmen. Er wird durch den Vorzug einer schnellen Orientierung durch die alleinige Einlaufsuntersuchung in der Mehrzahl der Fälle bei weitem überboten. Nur wenn von vornherein ein hoher Sitz der Stenose angenommen wird, ist von einer Einlaufsuntersuchung zunächst abzusehen und allein die Durchleuchtung im nüchternen Zustande und unter Umständen je nach dem Befinden des Patienten eine Untersuchung nach Einnahme von einer geringen Menge flüssiger Kontrastspeise vorzunehmen.

Dieser Untersuchungsgang, bei dem ich stets die nüchterne Durchleuchtung im Stehen voranstelle und dann gewöhnlich je nach Lage des Falles und dem Zustand des Patienten eine Untersuchung mittels Kontrasteinlaufs oder Kontrastspeise folgen lasse, hat sich mir auf Grund langjähriger internklinischer Erfahrungen bei Verdacht auf Störungen der Darmpassage bewährt. Dagegen empfiehlt KLOIBER, welcher seine Beobachtungen an Kranken einer chirurgischen Klinik angestellt hat, *lediglich* die Untersuchung *im nüchternen Zustande ohne Einführung jedes Kontrastmittels.* Dies ist auch meiner Ansicht nach aus den oben angeführten Gründen in schweren Fällen von *akutem* Ileus angebracht, sofern hier überhaupt eine Röntgenuntersuchung zulässig erscheint. Überall dort, wo irgendwelche Zweifel über die Vornahme eines sofortigen chirurgischen Eingriffs herrschen, ist zunächst dies einfache Verfahren anzuwenden, weil es wesentlich zur Klärung beiträgt und auf diese Weise eine für das Wohl des Patienten kostbare Beobachtungszeit erspart werden kann. Die Entscheidung ist aber auch hierbei nicht allein von dem Ergebnis der Röntgenuntersuchung, sondern stets von der Gesamtheit der klinischen Symptome abhängig zu machen, von denen der Röntgenbefund meiner Auffassung nach nur ein Glied darstellt. Den weitgehenden Schlußfolgerungen, welche KLOIBER namentlich in seiner ersten Arbeit allein aus dem Vorhandensein von Flüssigkeitsspiegeln und Gasblasen auf das Bestehen eines Ileus, Sitz des Hindernisses und die Indikation zur Operation zieht, kann ich nicht ganz beipflichten. Denn es werden gleichartige Bilder wie bei Darmverschluß oder Darmstenose auch bei andersartiger Hemmung der Darmpassage, so nach meinen Erfahrungen bei spastischen Darmkontraktionen infolge Bleivergiftung (S. 652), bei Tetanie, ferner bei tuberkulöser Peritonitis ohne alle klinischen Ileuserscheinungen beobachtet. In allen diesen Fällen ist natürlich eine Operation nicht angezeigt. KLOIBER selbst hat auch später über derartige Befunde bei Darmlähmungen

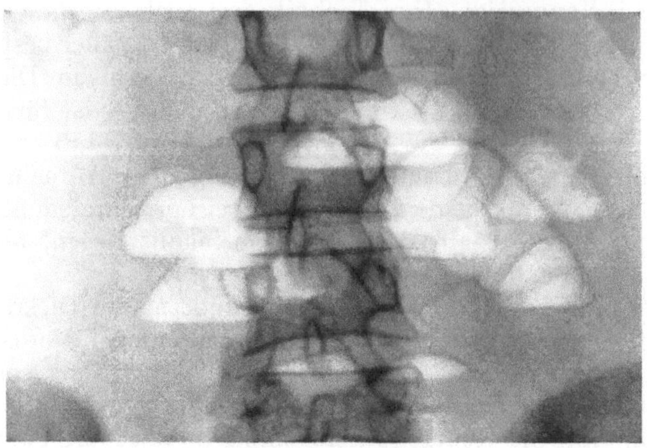

Abb. 839. Dünndarmileus.

nach Abdominaloperationen und fortgeschrittener Peritonitis berichtet. Da ich ferner sehr ähnliche Zustandsbilder beim Sitz der Stenose einerseits im tiefen Dünndarm, andererseits im Dickdarm sah, halte ich in den Fällen, in welchen der Zustand des Patienten dies gestattet, die vorher beschriebene genaue Untersuchung zur sicheren Lokalisation des Hindernisses für angezeigt.

Es sollen nun die einzelnen Symptome bei verschiedenem Sitz der Stenose am ganzen Darmkanal im Zusammenhang geschildert werden.

a) Dünndarmstenose.

Auch die *Dünndarmstenose* ist an den Folgen jeder Stenose: *Passagestörung des Inhalts* und *Erweiterung der prästenotischen Abschnitte* erkennbar. Ferner tritt hier meist schon in kurzer Zeit eine für die Darstellung im Röntgenbilde besonders wichtige Folge, nämlich eine Verflüssigung des Darminhalts und gleichzeitige Gasbildung, ein. Die dadurch hervorgerufenen charakteristischen Röntgenbilder sind zuerst von SCHWARZ treffend geschildert.

Bei der Durchleuchtung des *nüchternen* Patienten im Stehen oder in Seitenlage fallen innerhalb des Abdominalschattens *Gasblasen* in Teilen auf, wo sie sonst nicht vorhanden sind, nämlich im Dünndarm. Abzusehen ist freilich von dem Verhalten beim Säugling, bei dem eine Gasfüllung auch der Dünndärme infolge der in diesem Alter normalerweise vorhandenen Insuffizienz der Valvula Bauhini ein physiologisches Vorkommnis darstellt. Auch beim Erwachsenen ist bei Insuffizienz der Valvula Bauhini die Möglichkeit gegeben, daß Gasblasen vom Dickdarm in den Dünndarm hinaufsteigen. In nennenswertem Maße geschieht dies aber nur dann, wenn gleichzeitig eine Gassperre im Dickdarm vorhanden ist, also auch eine krankhafte Passagehemmung vorliegt. Ferner kommen Gasblasen im Dünndarm auch bei der Aërophagie sowie bei der Gärungsdyspepsie und Atrophie der Dünndarmschleimhaut infolge schwerer Inanitionszustände (DEHN) durch Zersetzung des Darminhalts vor.

Die Zugehörigkeit von Gasblasen zum Dünndarm ist an folgenden Merkmalen zu erkennen. Der *Form* nach sind sie durch eine regelmäßige Rundung der oberen Konturen, bisweilen durch eine feine Querrippung, die den KERKRINGschen Falten entspricht, ferner in den Anfangsstadien durch eine geringere Lumenweite gegenüber den weniger regelmäßig gestalteten, meist von haustralen Einkerbungen durchsetzten, oft größeren

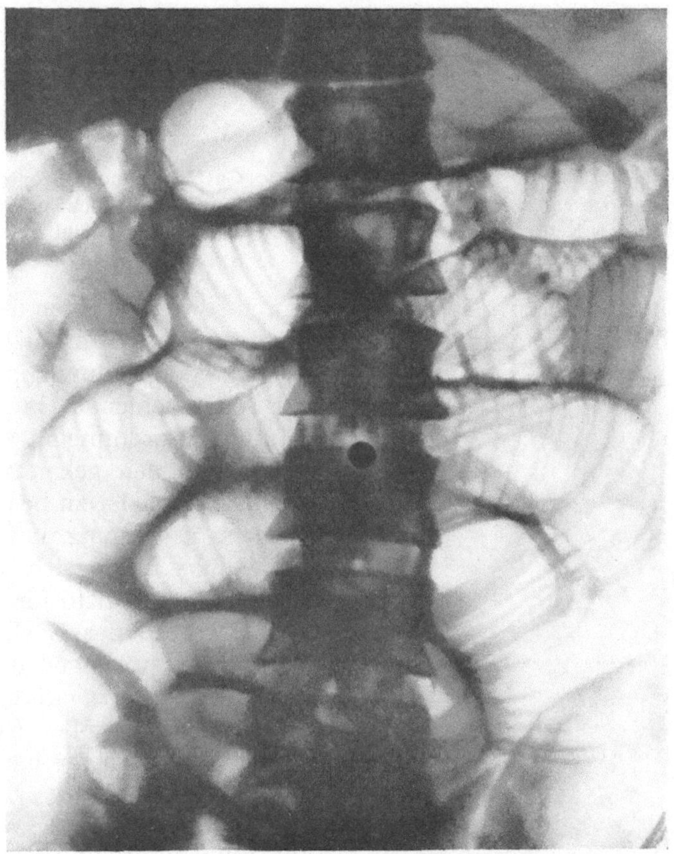

Abb. 840. Dünndarmileus.

Hochgradiger Meteorismus des Magens und Dünndarms bei Ileus infolge tiefsitzender Dünndarmstenose. Eine tiefe Ileumschlinge ist im Douglas adhärent und durch peritoneale Verwachsungen abgeknickt (Operation).
(Aufnahme von Prof. HELLER, Leipzig, Krankenhaus St. Georg.)

Gasfüllungen des Dickdarms ausgezeichnet. Äußerst selten kommt es zu einer völligen Luftfüllung des ganzen Dünndarms, wie in Abb. 840, auf welcher die KERKRINGschen Falten an den stark erweiterten Schlingen überall deutlich hervortreten. In der Regel zeigen die Gasfüllungen der Dünndärme der *Zahl* und *Verteilung* nach ein multiples Auftreten unzusammenhängender einzelner Luftblasen, eine Gasblähung des Dickdarms dagegen vielfach eine mehr oder weniger zusammenhängende Anordnung, besonders im Bereiche des Colon transversum. Einzelne oder mehrere dicht zusammenliegende Dickdarmgasblasen finden sich ziemlich regelmäßig an der Flexura lienalis und hepatica, bisweilen auch am Scheitelpunkt der Sigmaschlinge. Ferner ist eine einzelne häufig schon unter normalen Zuständen vorhandene kleine, oben regelmäßig rundlich, unten oft horizontal gestaltete Gasblase rechts oberhalb des Nabels zu nennen, welche der Flexura superior duodeni angehört. Bei Stauungszuständen ist sie häufig erweitert. Der *Lage* nach können die Gasblasen der Dünndärme in den verschiedensten Teilen des Leibes angetroffen werden. Gasblasen des Jejunums liegen meist in der linken oberen, solche des Ileums in der rechten unteren Bauchgegend oder im kleinen Becken. Die Lage der

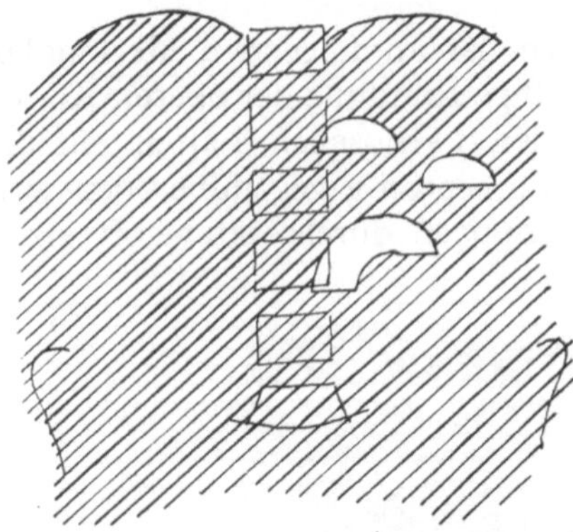

Abb. 841. Gasblasen und horizontale Flüssigkeitsspiegel in einzelnen Dünndarmschlingen bei Dünndarmstenose. Bild ohne Kontrastfüllung (schematisch).

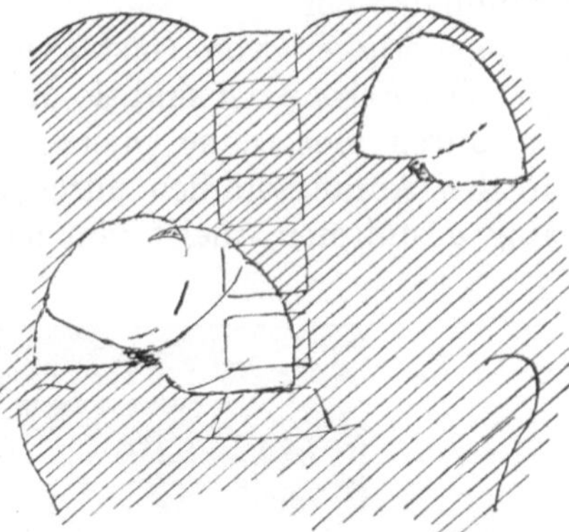

Abb. 842. Gasblasen und horizontale Flüssigkeitsspiegel an beiden Flexuren des Dickdarms bei Dickdarmstenose. Haustrenzeichnung. Bild ohne Kontrastfüllung.
Operation: Carcinom des Colon descendens.

Gasblasen des Dickdarms ist an den beiden Flexuren sowie am Colon ascendens und descendens annähernd festgelegt. An dem beweglicheren Colon transversum sind die Lufträume weniger durch ihre Lage als durch die selten fehlende Haustrierung und die häufige Anordnung in zusammenhängenden Verbänden gekennzeichnet. Bei der Sigmaschlinge ist zu beachten, daß sie bei starker Ausdehnung aus ihrer gewöhnlichen Lage links unten sich weit nach rechts oben und zur Mitte hin erstrecken kann.

Unterhalb der Gasblasen finden sich bei Passagestörungen des Darmes häufig *Flüssigkeitsspiegel*, und zwar sehr frühzeitig und mit großer Regelmäßigkeit im Dünndarm, weniger häufig, aber gleichfalls nicht selten im Dickdarm.

Wenn auch auf Grund der angeführten Merkmale bei typischem Verhalten die Zugehörigkeit von Gasblasen und Flüssigkeitsspiegeln zu bestimmten Darmabschnitten leicht zu erkennen ist, so können sich doch in anderen Fällen, besonders bei hochgradiger Gasblähung infolge von Stauung, die einzelnen charakteristischen Merkmale stark verwischen und alsdann eine Unterscheidung sehr schwierig oder unmöglich sein. Die größten differentialdiagnostischen Zweifel entstehen meistens an der Sigmaschlinge, welche fast ebenso leicht beweglich und regelmäßig gewölbt ist wie die Dünndärme. Die Lumenweite darf am wenigsten zur Unterscheidung herangezogen werden, da auch gestaute Dünndärme einer außerordentlichen Erweiterung fähig sind. Für die Lokalisation im Dünndarm ist besonders eine Mehrzahl einzelner, unzusammenhängender Gasblasen und deren Lage in den mittleren

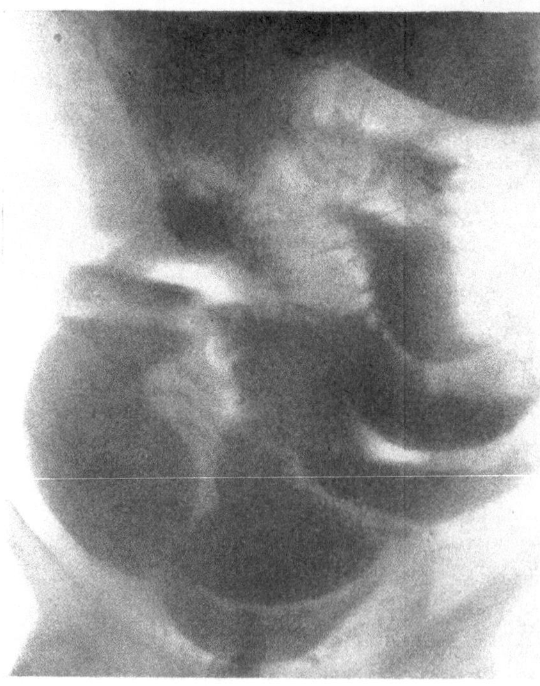

Abb. 843. Dünndarmstenose im mittleren Ileum.
Aufnahme nach 24 Stunden.

Klinisch: Vor 4 Jahren ein leichter Kolikanfall. Seit 3 Monaten regelmäßig nach 8tägiger Obstipation auftretende Attacken kolikartiger Leibschmerzen. Erhebliche Gewichtsabnahme. Darmsteifungen. Starkes Kollern im Leib. Blutnachweis im Stuhl. Röntgenbefund: Bereits bei nuchterner Untersuchung zahlreiche Gasblasen mit unterer horizontaler Begrenzung. Nach Breimahlzeit Magen stark nach rechts verdrängt. Stark erweiterte Dünndarmschlingen mit KERKRINGschen Falten, Flüssigkeitsspiegeln und Gasblasen darüber. Nach 24 Stunden (s. beistehende Abbildung) noch das gleiche Bild. Kein Brei im Colon. Operation: Ringförmige carcinomatöse Stenose in den mittleren Dünndarmpartien.

Teilen des Abdomens oder auch im kleinen Becken zu verwerten. Am sichersten kann nach Verabfolgung eines Kontrasteinlaufs bei einer Durchleuchtung im Stehen erkannt werden, ob die Gasblasen dem Dickdarm angehören oder außerhalb desselben liegen.

Nach Einnahme eines *Kontrastmittels* treten die erweiterten suprastenotischen Dünndarmschlingen als breite *girlandenförmige*, quer oder schräg durch das Abdomen hinziehende, oft parallel neben- oder übereinander liegende *Schattenbänder* sehr auffällig hervor. Meist ist an ihnen eine deutliche *Querrippung* zu erkennen, die durch die KERKRINGschen *Falten* hervorgerufen wird (vgl. Abb. 846—848). Hierdurch sind die Schlingen

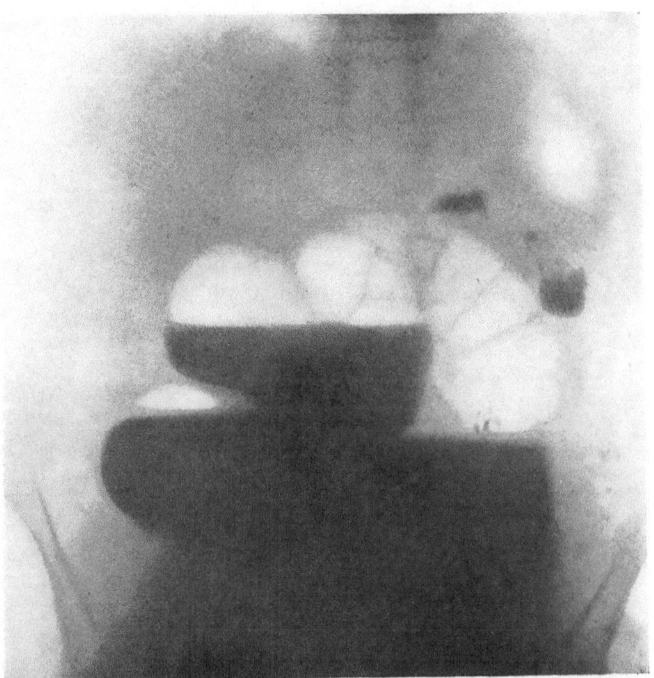

Abb. 844. Dünndarmstenose im mittleren Ileum. Aufnahme nach 3 Stunden.

Klinisch: Seit 10 Jahren intermittierend auftretende kolikartige Leibschmerzen und starkes Kollern im Leibe. Röntgenbefund: Einlauf füllt ohne Hindernis den ganzen Dickdarm. Außerhalb desselben große Luftblasen und horizontale Spiegel in der Mitte des Abdomens. Nach Kontrastmahlzeit: Magen stark nach links verlagert und deformiert. Starke rundliche Erweiterung einzelner Dünndarmschlingen, deren obere Hälfte durch Gas, deren unterer Teil durch Kontrastschatten und darüber gelagerte horizontal begrenzte Flüssigkeitsschicht gebildet wird. Zwischen der rundlichen erweiterten Dünndarmschlinge und dem Magen deutlich haustrierte Gasanhäufung, die dem geblähten Colon transversum angehört. Bei späterer Verfolgung der Darmpassage bis zum 3. Tage bleiben die Gasblasen und horizontalen Flüssigkeitsspiegel dauernd sichtbar. Nach 24 Stunden noch sedimentierte Kontrastmassen am Grunde der erweiterten Dünndarmschlingen, der übrige Kontrastbrei im Dickdarm. Operation: Stenose im mittleren Ileum durch tuberkulöse Adhäsionen.

als Dünndarm gegenüber dem Dickdarm charakterisiert, welcher nur weiter voneinander entfernte schwächere Einkerbungen als Ausdruck der Haustra coli zeigt. Am obersten Punkt der Dünndarmschlingen findet sich oft eine *Gasblase*. Meist ist diese durch eine *horizontale*, beim Schütteln bewegliche Linie gegen einen darunter liegenden Flüssigkeitsschatten und dieser wieder gegenüber dem tieferen Schatten des sedimentierten Kontrastmittels abgegrenzt (vgl. Abb. 844 und 848).

Statt der leicht kenntlichen gerippten Schatten der längs- und quergedehnten Schlingen werden namentlich bei höheren Graden der Stauung des Darminhalts und Dehnung der Darmwandungen auch *rundlich gestaltete, glattrandige Hohlräume* angetroffen; die eine Dreischichtung von Luft, Flüssigkeit und dem in dieser sedimentierten Kontrastmittel erkennen lassen (vgl. Abb. 844). Diese Bilder sind nicht ebenso wie die girlandenförmigen gerippten Schlingen für erweiterte Dünndarmabschnitte charakteristisch, da ein ähnliches Verhalten auch am Dickdarm besonders an der Flexura coli dextra und sinistra, ferner an der erweiterten Schlinge des S Romanum beobachtet wird. Immerhin weist das Vorhandensein *vieler einzelner* Flüssigkeitsspiegel mit darüber befindlichen Gasblasen auf Dünndarmschlingen hin.

Auch wenn die Anwesenheit von Gas und Flüssigkeit im Dünndarm sicher erwiesen ist, so geht hieraus nur hervor, daß eine Stauung im Bereiche der Dünndärme besteht, aber nicht, daß der Sitz des Hindernisses im Dünndarm selbst gelegen ist. Vielmehr kann auch eine *Dickdarmstenose* selbst bei tiefer Lage z. B. im Sigma eine *Rückstauung bis in die Dünndärme* hinauf hervorrufen und so zu den gleichen Bildern Anlaß geben. Deshalb ist zum mindesten ein Ausschluß, daß eine Dickdarmstenose vorliegt, durch eine Einlaufuntersuchung erforderlich. Zum zweifelsfreien *positiven* Nachweis einer

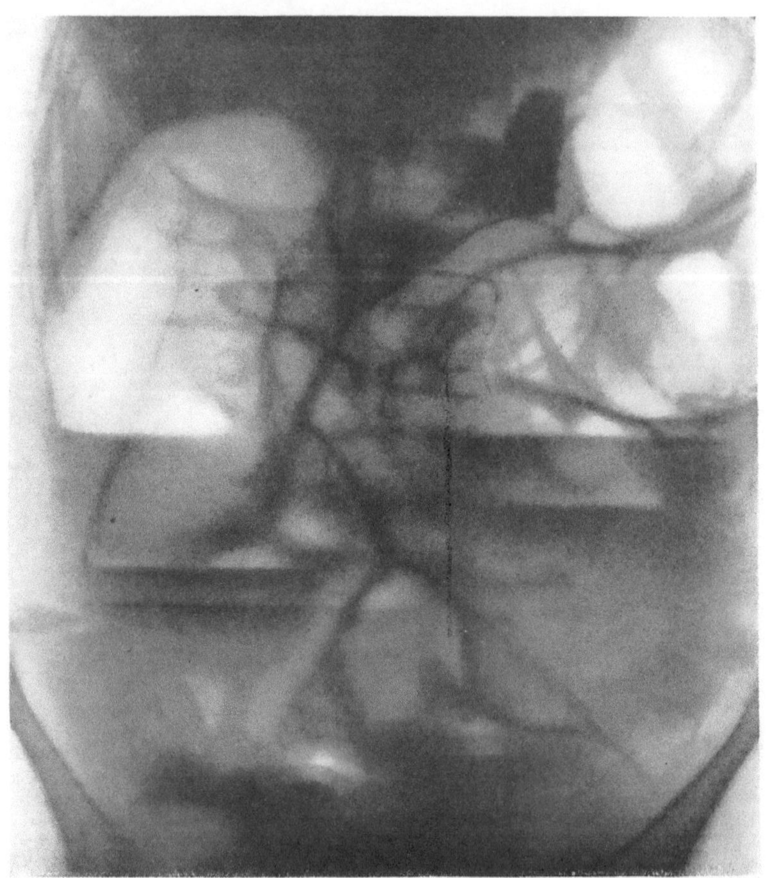

Abb. 845. Tiefe Dünndarmstenose infolge multipler tuberkulöser Adhäsionen.
Zahlreiche mit Gas und Flüssigkeit gefüllte Hohlräume.

Dünndarmstenose genügt nicht ein Zustandsbild, sondern ist die Verfolgung von Kontrastflüssigkeit durch die Durchleuchtung bis zu der Stelle erforderlich, an der die weitere Passage stockt. Die *allgemeine* Störung des Transports auf dem Wege per os ist am Dünndarm im Gegensatz zur genauen Lokaldiagnose viel sicherer festzustellen als am Dickdarm. Der Eintritt ins Coecum soll normalerweise zwischen 2 und 4 Stunden nach der Mahlzeit erfolgen. Hier beweist das *Ausbleiben* oder die Unvollständigkeit und wesentliche Verspätung *der Dickdarmfüllung* mit seltenen später zu besprechenden Ausnahmen das Vorhandensein einer Stenose oberhalb der BAUHINschen Klappe. Dagegen wird ein selbst tagelanges Liegenbleiben des Inhalts an derselben Stelle im Dickdarm nicht nur durch ein mechanisches Hindernis, sondern häufig lediglich durch funktionelle Ursachen, z. B. durch eine Trägheit der vorwärtstreibenden Kräfte hervorgerufen. Wichtig ist auch die Feststellung einer *Verzögerung der Entleerung des Dünndarms*. Diese soll nach DAVID zwischen 4 und $6^1/_2$, nach SCHWARZ in 9 oder bei Enteroptose höchstens in 12 Stunden beendet sein. Ist noch nach 24 Stunden eine

Dünndarmfüllung sichtbar, so liegt nach SCHWARZ ein Hindernis vor; dieses kann sowohl im Dünndarm als im Dickdarm gelegen sein. Es braucht sich dabei nicht immer um eine erhebliche Enge des Darmrohres zu handeln. Vielmehr kann eine geringe Restfüllung in den unteren Dünndarmschlingen auch über 24 Stunden hinaus durch ein leichteres Hindernis in der Ileocöcalgegend mannigfacher Art, besonders nach den Berichten amerikanischer und englischer Autoren, zustande kommen, auf die bei Besprechung dieses Abschnittes näher eingegangen werden wird. Ein höherer Grad von Stenose ist gleichzeitig auch durch eine Erweiterung und Längsdehnung sowie durch stärkere Füllung der Dünndarmschlingen mit Kontrastmitteln und Gasblasen gekennzeichnet.

Die *Magenentleerung ist bei der Dünndarmstenose zuweilen*, aber nicht in allen Fällen, über 6 Stunden hinaus *verzögert*.

Als ein weiteres Symptom, welches ich selbst freilich trotz häufiger Durchleuchtungen nie wahrgenommen habe, wird auch am Dünndarm eine *Stenosenperistaltik* beschrieben. NOVAK unterscheidet eine auf die am nächsten vor der Verengerung gelegenen Schlingen beschränkte fortschreitende peristaltische Einschnürung, die aber nicht zu einer merklichen Ortsverschiebung des Inhalts führt, und die sog. stürmische Peristaltik, welche in den obersten Jejunumabschnitten beginnt und mit großer Schnelligkeit den ganzen Dünndarm bis zur Stenose durcheilt. Er schildert das Phänomen, das sich ganz mit der klinischen Beschreibung von NOTHNAGEL deckt, folgendermaßen: Er sah wiederholt in einem dem Magen benachbarten Jejunumabschnitt einen zusammenhängenden etwa 15 cm langen Kontraststreifen sich sammeln und ihn dann, ohne daß er eine Trennung erfuhr, in spiraligen Windungen, nur unter gewissen, durch die Verkürzung bedingten Formveränderungen bis zum Ort der Stenose mit großer Geschwindigkeit sich fortbewegen.

Was die genaue *Lokalisation* einer Dünndarmstenose anbetrifft, so läßt sich durch die Röntgenuntersuchung nur deren ungefährer Sitz im oberen, mittleren oder unteren Abschnitt feststellen. Nur die oberste und unterste Dünndarmschlinge sind als solche durch die Anheftung an das Duodenum bzw. an das Coecum im Röntgenbilde mit Sicherheit zu erkennen.

Die *oberste Jejunumschlinge* hat eine verhältnismäßig konstante Lage. Sie verläuft von der am zweiten Lendenwirbelkörper angehefteten Flexura duodeno-jejunalis gewöhnlich leicht bogenförmig nach links abwärts. Es kommt aber auch nach den anatomischen Untersuchungen von HENKE und den röntgenologischen Beobachtungen von DAVID eine physiologische Variation vor, bei welcher die obere Dünndarmschlinge von der Flexura duodeno-jejunalis aus scharf nach rechts umbiegt und in horizontaler Richtung bis etwa zur rechten Mamillarlinie hinüberzieht. Eine hohe Dünndarmstenose nicht weit unterhalb der Flexura duodeno-jejunalis ist durch ein oder einige deutlich gerippte Schattenbänder im mittleren Bauchraum in der Nabelgegend oder meist etwas links davon im linken oberen Quadranten kenntlich. Gewöhnlich ist dabei auch das Duodenum stark erweitert und mit Kontrastmassen prall gefüllt. Die Gasblase an der oberen Duodenalkrümmung ist meist auffällig groß und mit einer horizontalen Grenze gegen die darunter gestaute Flüssigkeit abgesetzt. Ob eine Pylorusinsuffizienz und eine Erweiterung des Magens sowie eine Retention seines Inhalts eintritt, hängt vom Grad der Stenose ab. Sie können vorhanden sein, aber auch fehlen. Über das ungewöhnliche Verhalten bei einer operativ erwiesenen Stenose des Jejunums dicht unterhalb der Flexur, bei welcher die Röntgenuntersuchung nur eine Magenerweiterung, aber keine deutliche Kontrastfüllung des Duodenums mit Ausnahme des Bulbus erkennen ließ, wurde S. 624 berichtet. Sehr typische Fälle einer hohen Jejunumstenose sind von SCHMIEDEN und WAGNER mitgeteilt. In dem letzten Fall, der eine TREITZsche Hernie betraf, trat besonders eine enorme Gasansammlung im erweiterten Duodenum hervor. Sehr deutlich ist auch die Erweiterung ausschließlich der obersten Dünndarmschlingen, sowie ihre markante

Rippung und auch die Rückstauung ins Duodenum an dem in Abb. 846 dargestellten Röntgenbilde zu sehen, woraufhin die Diagnose auf hohe Dünndarmstenose gestellt wurde. Die Röntgenuntersuchung ist gerade bei hochsitzendem Ileus von höchstem praktischen Wert, da die klinische Diagnose desselben oft sehr schwierig sein kann. Es fehlen ganz die sonst so hervorstechenden Ileussymptome der Darmsteifung und Auftreibung des Leibes. In dem erwähnten Fall, der unter der Diagnose des hysterischen Erbrechens ging, klärte erst die Röntgenuntersuchung die Lage. Die Operation ergab

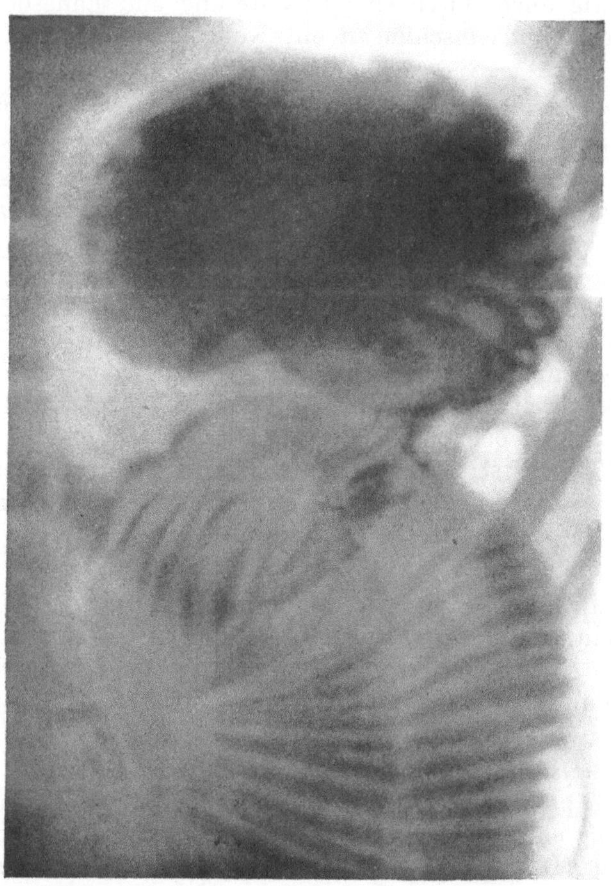

Abb. 846. Hohe Jejunalstenose infolge Strangabknickung (Operation). Aufnahme im Liegen.
Die obere Breifüllung entspricht dem Magen. Die unteren gerippten Schlingen gehören dem Jejunum an.

einen Darmverschluß im oberen Jejunum durch Abknickung des Darmes über einem peritonealen Strang.

Bei einer Stenose in den *mittleren* und *unteren* Abschnitten ist, abgesehen von der untersten Ileumschlinge, eine genaue Ortsbestimmung kaum zu treffen. Höchstens gibt die Anzahl der Schlingen und Gasblasen sowie die vorwiegende Anhäufung in bestimmten Teilen des Bauches und die mehr oder weniger ausgeprägte Rippenzeichnung einen ungefähren, aber nicht sicher verläßlichen Anhalt. Die Querrippung ist an hohen Dünndarmschlingen meist deutlicher ausgesprochen als an den unteren, da die KERKRINGsche Faltenbildung von oben nach unten abnimmt; sie kommt aber auch im Ileum vor (HELLMER). Die Lage der Schlingen in bestimmten Abschnitten des Bauches kann nur mit großem Vorbehalt zur Ortsbestimmung verwandt werden, da der lange Mesenterialansatz eine große Beweglichkeit und Ortsverschiebung der Dünndärme zumal bei starker Blähung einzelner Schlingen gestattet. Die gewöhnliche Lage der meisten Jejunumschlingen ist im linken oberen Quadranten und in der Mitte, die der unteren

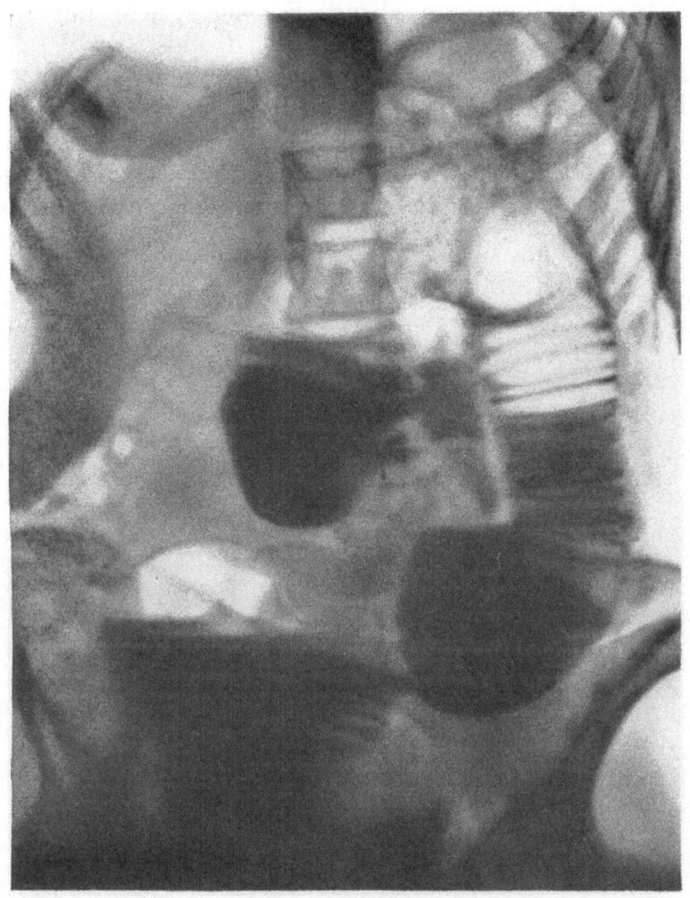

Abb. 847. Dünndarmstenose infolge Carcinom.

Stark erweiterte, durch ausgesprochene Querfaltung und Gasfullung gekennzeichnete Dünndarmschlingen, besonders in der linken Bauchseite Derselbe Fall wie Abb. 848. Aufnahme nach $9^1/_2$ Stunden.

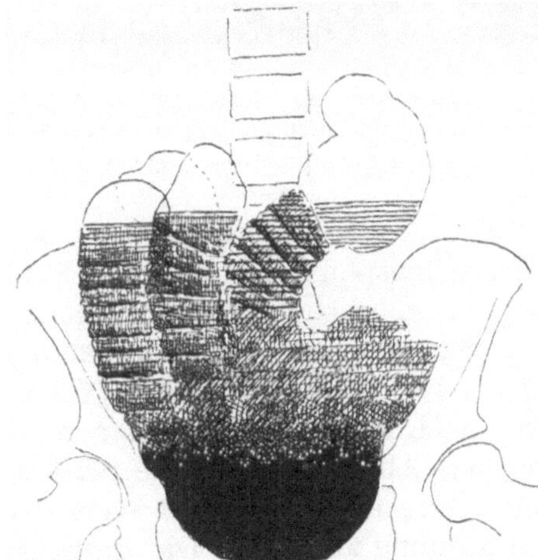

Abb. 848. Tiefe Dünndarmstenose. Aufnahme nach 26 Stunden.

Klinisch: Seit $^1/_4$ Jahr kolikartige Leibschmerzen, Kollern im Leib, Darmsteifungen. Röntgenbefund: Kontrasteinlauf fullt ohne Hindernis den ganzen Dickdarm. Außerhalb desselben horizontale Flussigkeitsspiegel und Gasblasen darüber. Nach Mahlzeit stark erweiterte Dünndarmschlingen mit horizontalen Spiegeln, KERKRINGscher Faltenzeichnung und Gasblasen. Der Befund ist noch stärker nach 26 Stunden auf beistehender Abbildung ausgeprägt. Operation: Carcinomatöse Dunndarmstenose im unteren Ileum 5 cm oberhalb der BAUHINschen Klappe.

Ileumabschnitte im rechten unteren Quadranten oder im kleinen Becken. Der Nachweis gefüllter Dünndarmschlingen im kleinen Becken spricht mit Sicherheit für einen tiefen Sitz der Stenose, sofern eine Stenose an sich feststeht.

Die *unterste Ileumschlinge* ist wieder durch ihre Anheftung an das Coecum gekennzeichnet. Die Einmündungsstelle liegt meist an der medialen Seite des Coecums, und zwar gewöhnlich etwas oberhalb seines unteren Pols. Selten hat es den Anschein, als ob die Schlinge in das unterste Ende des Coecums einmündet (DAVID). Die unterste Dünndarmschlinge steigt entweder gerade bis zur Einmündungsstelle an oder sie ist seltener

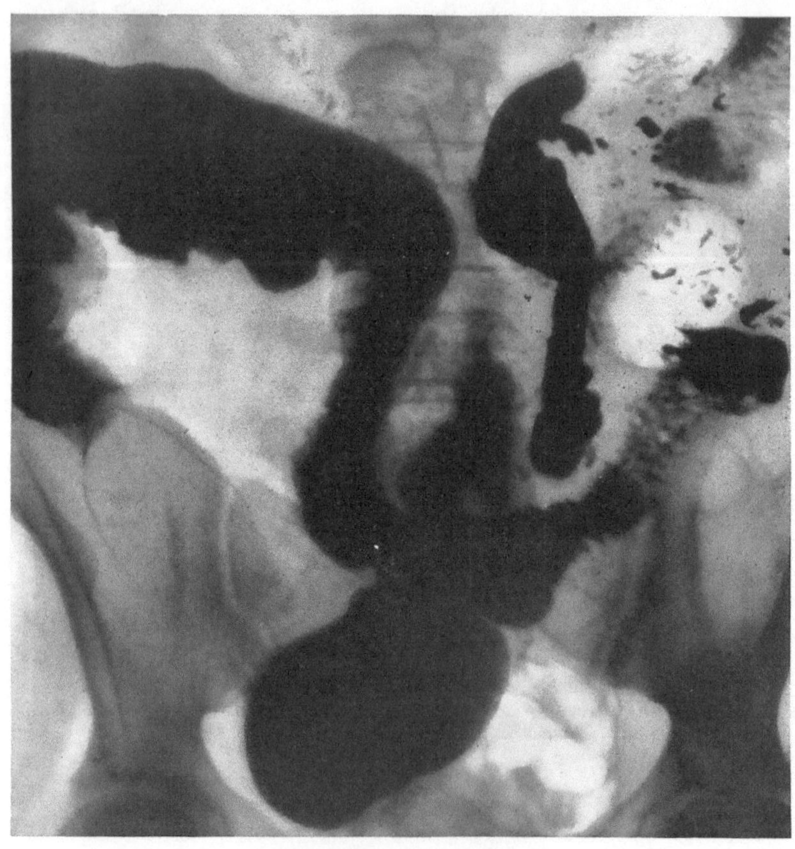

Abb. 849. Dünndarmileus infolge Adhäsionen, die durch ein bei Operation zurückgelassenes Bauchtuch (zartumrandet im Gebiet der rechten Beckenschaufel) entstanden sind. Stark erweiterte Dünndarmschlingen (Operationsbefund).

etwas abgebogen, nach dem treffenden Vergleich von DAVID einem Fleischerhaken ähnlich. In bestimmten Verdauungsphasen, etwa 4—6 Stunden nach der Mahlzeit, ist die unterste Ileumschlinge sehr oft deutlich zu erkennen. Eine Inhaltsstauung im untersten Dünndarm bietet oft einen charakteristischen Röntgenbefund. Es zieht ein breites Schattenband von dem auf der rechten Darmbeinschaufel gelegenen Coecum quer über den Beckeneingang, oft leicht nach unten konvex gebogen oder auch schräg lateralwärts nach links ansteigend, durch das Abdomen hin. Die Schlinge ist nicht nur verbreitert, sondern auch aufgerollt und gestreckt. Hierbei ist stets der schon erwähnte Umstand zu berücksichtigen, daß eine Stauung auch vom Dickdarm aus sich häufig in den Dünndarm, und zwar besonders in die untersten Schlingen desselben, hin fortsetzt. So zeigt z. B. der in Abb. 861 dargestellte Fall einer Stenose im Colon transversum noch nach 48 Stunden eine starke Füllung der untersten Dünndarmschlinge, die als stark erweitertes Band quer über den Beckeneingang hinwegzieht. Der nähere Sitz der Stenose kann nur durch weitere Verfolgung der Kontrastmahlzeit durch den Dickdarm und eine stets zu empfehlende Kontrolluntersuchung mittels Kontrasteinlaufs bestimmt werden.

Was die *Natur der Dünndarmstenosen* anbetrifft, so können hier nicht alle vorkommenden Ursachen angeführt werden. Insbesondere sind bei akutem Ileus sehr verschiedene Entstehungsarten in Betracht zu ziehen. Bei den mehr subakut oder chronisch verlaufenden Dünndarmstenosen, die dem inneren Kliniker meist zu Gesicht kommen, handelt es sich am häufigsten um tuberkulöse Strikturen durch Darmgeschwüre oder peritonitische Adhäsionen oder Drüsen, viel seltener um Carcinome. Die Stenosen entzündlichen Ursprungs sind oft über eine größere Strecke verteilt und wenig verschieblich (HEEREN). Die tuberkulösen Strikturen sind häufiger multipel als einfach. Der Nachweis einer mehrfachen Stenosierung ist durch die Röntgenuntersuchung nur selten zu erbringen. Um so sorgfältiger ist bei der Operation der ganze Darm nachzusehen, soweit dies die oft außerordentlich schweren Verwachsungen zulassen.

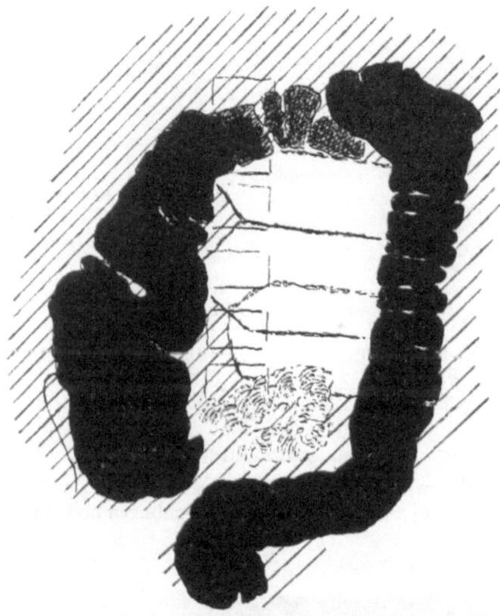

Abb. 850. Spastischer Dünndarmileus bei einem Schriftsetzer. Einlaufbild im Liegen.

Einlauf füllt ohne Hindernis den gesamten Dickdarm. Zwischen den Colonschenkeln außerordentlich stark erweiterte gasgeblähte querliegende Dünndarmschlingen, die infolge gegenseitiger Kompression eckige Konturen zeigen.

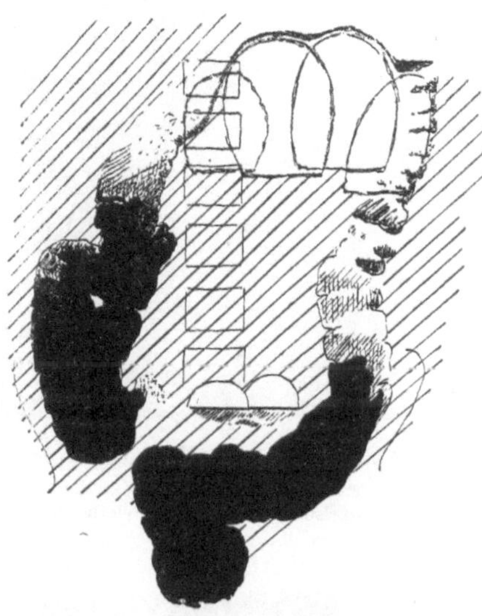

Abb. 851. Derselbe Fall wie Abb. 850. Aufnahme im Stehen.

Die gasgeblähten Dünndarmschlingen liegen bei aufrechter Stellung hauptsächlich im linken oberen Quadranten des Abdomens, sind jetzt rundlich gestaltet, nur unten horizontal durch einen Flüssigkeitsspiegel begrenzt.

Die nähere Bestimmung der Art des stenosierenden Prozesses ist am Dünndarm aus der Röntgenuntersuchung nur selten möglich, da es sich gewöhnlich nicht um tumorbildende, an einem Schattendefekt kenntliche Stenosen, sondern in der Regel um einfache Strikturen mit uncharakteristischer Oberfläche handelt. In einzelnen Fällen kommen aber typische Ausgußbilder bei Vollfüllung des Darmrohrs zustande. So sah TRETTER einen polypenähnlichen Füllungsdefekt, der über eine Strecke von 7 cm ausgedehnt war, bei einem Carcinom der Flexura duodeno jejunalis. In einem Falle von stenosierendem Lymphosarkom, der von LEMMEL mitgeteilt ist, wurde ausnahmsweise ein typisches Ausgußbild mit einem in die Stenose vorspringenden Zapfen erhalten. In den Darmkanal perforierte Gallensteine, unter denen die großen eiförmigen cholesterinhaltigen Solitärsteine am häufigsten einen Darmverschluß verursachen, können bei der Röntgenuntersuchung daran erkannt werden, daß sie einen ovalären Schattendefekt (KAISER) oder bei völliger Verlegung des Lumens eine konkave Begrenzung am Ende des Ausgußbildes (LÜDIN) erzeugen. Davor sind die Dünndarmschlingen erweitert und aufgerollt (SPITZENBERGER).

Außer einer *organischen* Stenose ist auch am Dünndarm wie an allen übrigen Teilen des Magen-Darmkanals an die *funktionelle Entstehung eines Hindernisses* zu denken, das sich entweder auf einer organischen Grundlage entwickeln oder jeder örtlichen Ursache entbehren kann. Es ist klinisch bekannt, daß *Fremdkörper, Gallensteine* und insbesondere *Ascariden* auch dann, wenn sie das Darmlumen keineswegs ausfüllen, doch mitunter einen *spastischen Ileus* namentlich im Dünndarm auslösen, indem sich die Darmwandungen

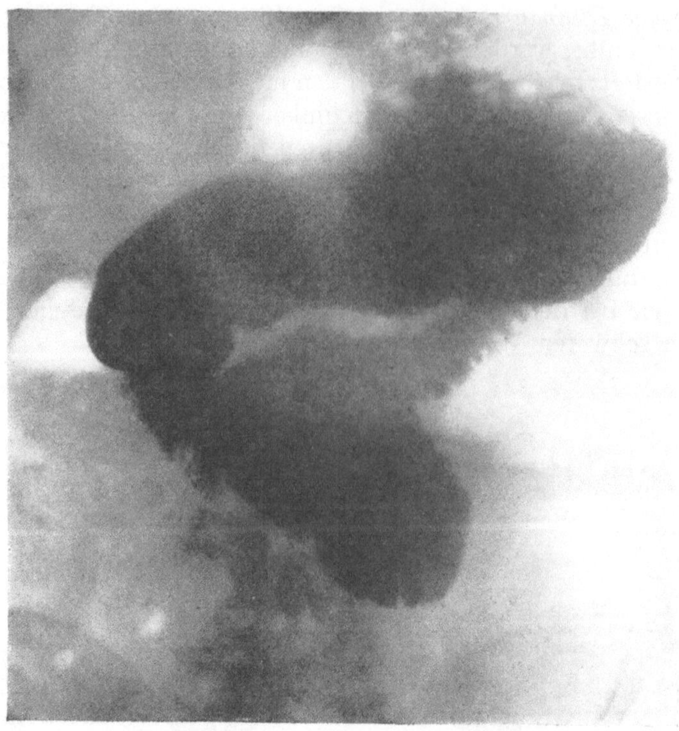

Abb. 852. Akute Hämatoporphyrie. Aufnahme im Stehen kurz nach Mahlzeit.

Bezüglich der klinischen Erscheinungen vgl. Text S. 652. Sehr starker Colonmeteorismus. Magen quer gestellt, liegt ziemlich hoch, reicht handbreit uber die Wirbelsäule nach rechts. Pylorus steht dauernd offen. Duodenum und oberste Dünndarmschlingen breit und prall gefüllt.

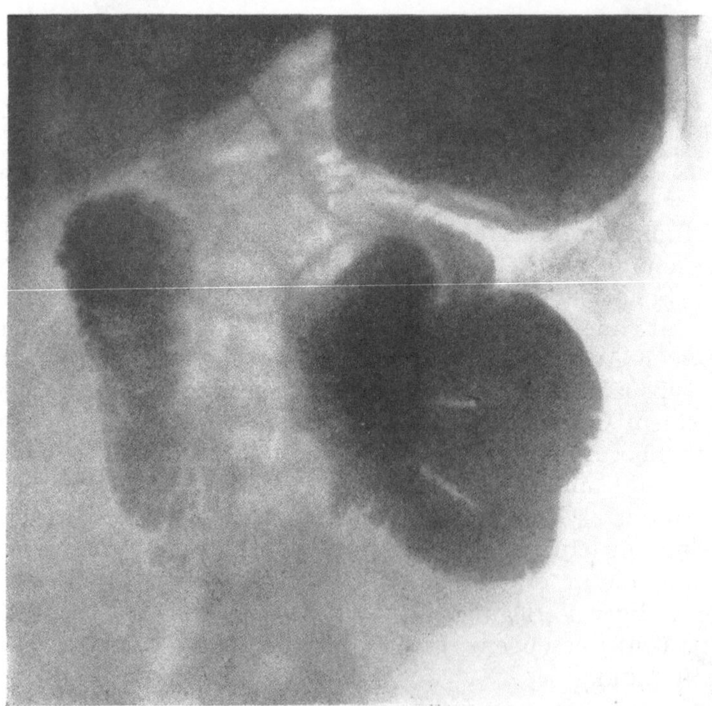

Abb. 853. Akute Hämatoporphyrie. Derselbe Fall wie Abb. 852. Aufnahme im Liegen.

Bezüglich der klinischen Erscheinungen vgl. Text S. 652. Es sind nur die Fornix und die obersten Korpusabschnitte gefüllt. Die übrigen Magenteile sind frei von Kontrastschatten. In dieser Gegend zieht das enorm erweiterte geblähte Colon transversum, kenntlich als helles Band mit haustralen Einschnürungen, über den Magen hinweg und komprimiert ihn. Rechts von der Wirbelsäule die stark verbreiterte Pars verticalis duodeni. Links davon ein Konvolut stark verbreiterter Dünndarmschlingen.

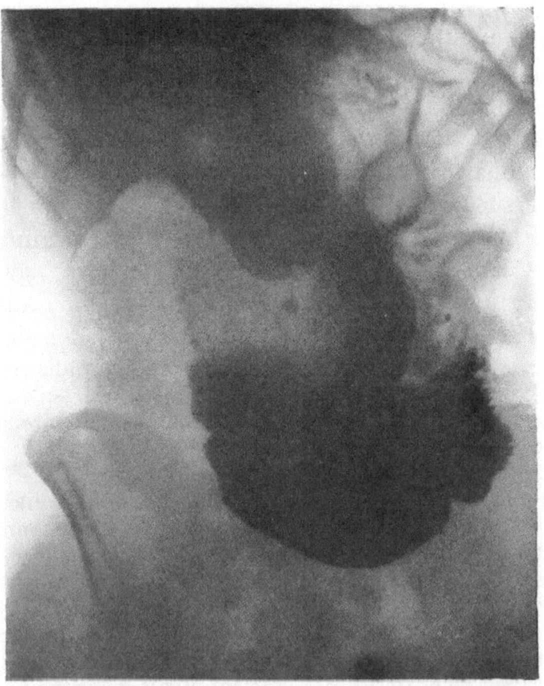

Abb. 854. Akute Hämatoporphyrie. Derselbe Fall, Aufnahme im Stehen nach 2¹/₂ Stunden.

Bezüglich der klinischen Erscheinungen vgl. Text S. 652. Noch kleiner Magenrest. Duodenum und ein Konvolut der oberen Dünndarmschlingen stark erweitert und prall gefüllt. Kein wesentlicher Fortschritt der Dunndarmpassage gegenüber den vorigen Aufnahmen gleich nach Mahlzeit. Keine Spur einer Fullung im unteren Dünndarm und Dickdarm.

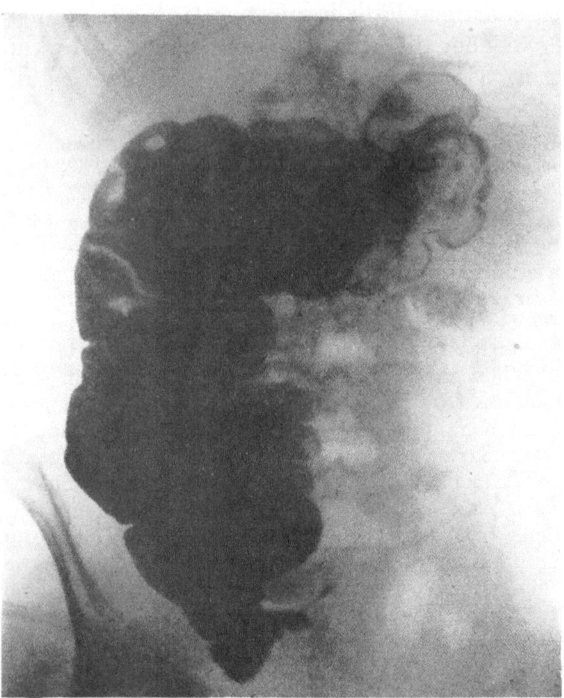

Abb. 855. Akute Hämatoporphyrie. Derselbe Fall nach 24 Stunden.

Bezüglich der klinischen Erscheinungen vgl. Text S. 652. Magen leer. Colon ascendens und transversum gefüllt, enorm verbreitert. Außeidem noch in einigen Dünndarmschlingen vereinzelte kleine Breiansammlungen, die auf der Originalaufnahme deutliche KERKRINGsche Faltenzeichnung erkennen lassen.

um den reizauslösenden Inhalt krampfhaft zusammenziehen. *Rein funktionelle* Passagestörungen des Dünndarms sind selten, kommen aber zweifellos auch vor. Röntgenologisch verfolgte Beobachtungen hierüber sind erst in ganz vereinzelter Zahl vorhanden.
SCHLESINGER erwähnt einen Fall mit heftigen Attacken von Bauchschmerzen und röntgenologisch nachgewiesenem dauerndem Ausguß von Jejunumschlingen, bei dem er eine
spastische Entstehung annahm, da die Operation einen völlig negativen Befund ergab
und bei den Nachuntersuchungen außerhalb des Anfalls eine normale Darmpassage
nachgewiesen wurde. Eine wesentlich stärkere Passagehemmung, welche nicht nur zu
einer Verlängerung des Durchgangs durch den Dünndarm, sondern auch zu starker
Gasblähung der Dünndärme geführt hatte, sah ich in einem Falle von *Bleikolik*. PANS-
DORF beobachtete bei Bleikolik tiefe Einschnürungen an den Dünndärmen.

Bei einem jungen Schriftsetzer bestand ein tagelang andauernder ileusähnlicher Zustand, der
mit Galleerbrechen, aber ohne sehr schwere Beeinträchtigung des Allgemeinbefindens verlief und ohne
Operation in Heilung ausging. Die Röntgenuntersuchung auf Einlauf zeigte ein normales Verhalten
des Dickdarms. Außerhalb des gefüllten Colons traten dagegen *gasgefüllte, erweiterte, etwa kinderarm-
starke, im Liegen quergestellte Dünndarmschlingen* hervor, die an den Stellen, wo sie aneinanderstießen,
durch gegenseitige Abplattung eckige Konturen und am Ende eine winkelige Zuspitzung aufwiesen
(vgl. Abb. 850). Bei der folgenden Durchleuchtung im Stehen waren unterhalb von großen. jetzt
rundlich gestalteten Gasblasen *horizontale Flüssigkeitsspiegel* sichtbar (vgl. Abb. 851). Eine nach
allmählicher Besserung des Zustandes gegebene Kontrastmahlzeit war noch nach 24 Stunden zu einem
beträchtlichen Teil in den stellenweise mit Gas und Flüssigkeit gefüllten, aber nicht mehr so stark
erweiterten Dünndarmschlingen enthalten. Es bestanden also im Röntgenbilde die typischen Merkmale einer Dünndarmstenose, welche hier offenbar durch *Spasmen im Dünndarm* hervorgerufen
waren. Ihre Ursache war bei dem Beruf des Patienten als Schriftsetzer wahrscheinlich in einer
Bleikolik zu sehen.

Im Anschluß hieran teile ich folgende beiden Fälle von *akuter Hämatoporphyrie* mit,
bei denen eine *abnorm breite* und *abnorm lang anhaltende Dünndarmfüllung*, außerdem
freilich auch ähnliche Veränderungen an anderen Teilen des Magen-Darmkanals durch
die Röntgenuntersuchung beobachtet wurden, die nicht auf organischer Ursache, sondern
auf abnormen Innervationszuständen beruhten. Die genaue klinische Untersuchung
(GÜNTHER) klärte die eigenartigen Fälle insofern auf, als es sich hier um eine *akute Hämatoporphyrie* handelte, bei welcher die von GÜNTHER aufgestellte klinische *Symptomentrias*:
Erbrechen, Leibschmerzen, Verstopfung zugleich mit einer starken *Hämatoporphyrinausscheidung im Harn* vereinigt war.

Ein 19jähriger Patient erkrankte plötzlich mit *heftigen Leibschmerzen, galligem Erbrechen* und
tagelangem Sistieren von Kot und Winden und wurde mit der Diagnose *Ileus* zur Untersuchung überwiesen. Das Röntgenbild zeigte einen *weit nach rechts reichenden, hochstehenden Magen,* dauernd offen
stehenden Pylorus, sowie *dauernd pralle Füllung und starke Erweiterung des Duodenums und der obersten
Dünndarmschlingen,* die deutliche Querrippung durch KERKRINGsche Falten, aber keine Gasblasen
erkennen ließen. Diese zusammenhängende Füllung der Jejunumschlingen war noch nach 3 Stunden
in scharf abgegrenzter Form erhalten, während die unteren Dünndarmschlingen nicht gefüllt waren
und auch von der sonst üblichen feinen Verteilung der Kontrastschatten im Dünndarm nichts zu sehen
war. Nachdem inzwischen heftige kolikartige Leibschmerzen eingesetzt hatten, war nach 24 Stunden
noch an einigen wenigen Stellen eine Kontrastfüllung im Dünndarm sichtbar. Außerdem trat eine
ganz *auffallende Verbreiterung des Dickdarms* hervor. Eine Dickdarmstenose als Ursache der abnormen
Breite des Dickdarms und der behinderten Dünndarmfüllung konnte dadurch ausgeschlossen werden,
daß gerade die untersten Dünndarmschlingen nicht mehr gefüllt waren; außerdem ergab ein Einlauf,
der den ganzen Dickdarm glatt passierte, hierfür keinen Anhaltspunkt (vgl. Abb. 852—855).
Eine *Nachuntersuchung* 2 Wochen später nach Abklingen des Anfalls ließ *normale Verhältnisse
des Magen-Darmkanals,* insbesondere normale, nur etwas breite Magenform, deutliche Pyloruseins-
schnürung, rechtzeitige Dünndarmentleerung und keine Verbreiterung des Dickdarms erkennen.
Die Erklärung dieses eigenartigen Bildes, das auf eine *Innervationsstörung der Darmmuskulatur*
zurückzuführen ist, bereitet Schwierigkeiten. Für eine *spastische Ursache* spricht vor allem das klinische Bild, in dem die *heftigsten Leibschmerzen* hervortraten. Andererseits wird hierdurch die enorme
Verbreiterung des Dickdarms nicht erklärt. Dies Verhalten deutet vielmehr auf einen *atonischen
Zustand* hin. Wahrscheinlich bestehen hier atonische und spastische Vorgänge nebeneinander. Für
diese Auffassung spricht auch die Tatsache, daß in einem Fall von Hämatophorphyrie von BARKER
und ESTES bei der Sektion ganz ungewöhnliche Erweiterungen des Magens und Duodenums, dagegen
Kontraktur am Ileum und in einem anderen Falle von BEJUL und GELLMANN bei der Operation
teils äußerst geblähte cyanotische, teils spastisch kontrahierte Dünndarmschlingen gefunden wurden.

Ein ähnliches Verhalten wurde in einem zweiten Falle beobachtet, der einen zwar gemäß seiner etwas anderen Grundform tiefer hinabreichenden, aber hoch hinauf gefüllten, von der Gasfüllung des Colons in seiner Gestalt stark abhängigen Magen, einen dauernden breiten Ausguß des Duodenums und eine abnorm lang andauernde und außergewöhnlich breite zusammenhängende Füllung der oberen Dünndarmschlingen sowie einen verzögerten Eintritt in den Dickdarm zeigte. Nach 6 Stunden war noch kein Brei im Coecum. Auch hier ergab die Nachuntersuchung nach 8 Tagen, nachdem alle Erscheinungen spontan abgeklungen waren, ganz normale Verhältnisse. Bei wiederholten Untersuchungen in neuen Anfällen wurden wieder dieselben Veränderungen: dauernder breiter Ausguß des Duodenums, zunächst rasche zusammenhängende Füllung der oberen Dünndarmschlingen und im Gegensatz dazu beträchtliche Verlangsamung der Entleerung des Dünndarms festgestellt. Der Dickdarm war hier in verschiedenen Anfällen von verschiedener Weite, zum Teil nicht, zum Teil stark erweitert, stets reichlich gasgefüllt.

Ähnliche Beobachtungen liegen von MASON und FERHAM, UPSENSKY, WEISS u. a. vor. Meist wird eine starke Erweiterung des Dickdarms hervorgehoben.

Bei *paralytischem Ileus* infolge Mesenterialgefäßverschluß beschreibt STIESS hochgradige Erweiterung der paralytischen Dünndarmschlingen mit deutlicher Querrippung, aber ohne Gasblasen und starke Verzögerung der Entleerung derselben. Im Gegensatz zur umschriebenen Striktur ist der Übergang des erweiterten zum verengten oder normal weiten Darmrohr ein allmählicher.

Eine erhebliche *Verzögerung der Dünndarmentleerung* infolge einer Innervationsstörung beobachtete ich ferner bei *tabischen Krisen* (vgl. S. 841).

b) Dickdarmstenose.

Die Besprechung der *Dickdarmstenosen* sei hier gleich angeschlossen, weil häufig sowohl nach dem klinischen Befund als bei den ersten Röntgendurchleuchtungen nur die Diagnose auf eine Darmstenose im allgemeinen gestellt werden kann und alsdann erst die Ermittlung des Ortes des Hindernisses als zweite Aufgabe hinzutritt. Es wurde schon vorher darauf hingewiesen, daß sich die Verfolgung einer per os verabreichten Kontrastspeise bis zur Stelle des Hindernisses zur Ermittlung des Sitzes einer Dickdarmstenose wenig eignet, teils wegen der Länge der dazu erforderlichen Zeit, teils auch deshalb, weil eine selbst mehrtägige Stockung im Dickdarm aus rein funktionellen Ursachen vorkommt und deshalb nicht mit Sicherheit für die Diagnose einer Stenose zu verwerten ist. Vielmehr empfiehlt es sich bei Verdacht auf Dickdarmstenose, nach einer orientierenden Durchleuchtung im Stehen bei nüchternem Zustande zunächst die viel schneller zu beendigende *Untersuchung mittels eines Kontrasteinlaufs* vornehmen. Vorher ist eine möglichst gründliche Darmentleerung durch Reinigungseinläufe herbeizuführen, da durch zurückgebliebene Kotmassen Füllungsdefekte entstehen und zu Irrtümern Anlaß geben können. Die Beobachtung eines Kontrasteinlaufs geschieht nach der sehr zweckmäßigen Vorschrift von HAENISCH unter dauernder Verfolgung auf dem Leuchtschirm vom Beginn bis zur Beendigung der Dickdarmfüllung. Hierbei können schon leichte Hemmungen des Einlaufs oder Unregelmäßigkeiten der Kontur bemerkt werden, die später bei stärkerer Füllung wieder verdeckt werden. Allerdings darf nicht jede vorübergehende Stockung als Zeichen einer organischen Stenose aufgefaßt werden. Vielmehr werden gewisse Stellen, die besonders an den stärksten Windungen des Dickdarms, namentlich am Sigma sowie an der Flexura lienalis liegen, schon unter normalen Verhältnissen schwieriger und langsamer überwunden als andere. Bei einer Stockung ist zunächst die gute Durchgängigkeit des Irrigatoransatzes und des Einlaufschlauches nachzuweisen. Alsdann ist zu prüfen, ob die Passagehemmung, die bisweilen lediglich infolge von Knickungen oder spastischen Zuständen des Darmes oder durch Druck benachbarter Organe eintritt, durch manuelle Verschiebung oder durch Erhöhung des Druckes (durch Anheben des Irrigators oder durch Nachfüllen der Flüssigkeit bis auf $1^1/_2$—2 Liter) beseitigt werden kann. Ferner ist auf Unregelmäßigkeiten der Konturen und Schattendefekte durch Tumoren usw. zu achten. In manchen Fällen kann die *Untersuchung nach Entleerung des Einlaufs,* der am besten gleich im Liegen ausgehebert wird, noch wichtige Aufschlüsse verschaffen. Es entleert sich dann sofort der unterhalb der Stenose gelegene Teil, während der suprastenotische Inhalt zurückgehalten wird. Hierbei treten Unregelmäßigkeiten der Ränder an der verengten Stelle bisweilen am deutlichsten hervor. Bei der Durchleuchtung erkannte wichtige Zustandsbilder werden zweckmäßig auf Aufnahmen festgehalten.

Wenn auch der Einlaufsuntersuchung hier aus zahlreichen Gründen der Vorzug für die Untersuchung von Dickdarmstenosen gegeben wird, so kann doch in Fällen, bei denen noch irgendwelche Unklarheiten bestehen und keine akut bedrohlichen Symptome vorliegen, auch die Verfolgung einer *per os* gegebenen dünnflüssigen *Kontrastspeise* von Wert sein. Dieser Untersuchung hat eine besonders sorgfältige Darmentleerung

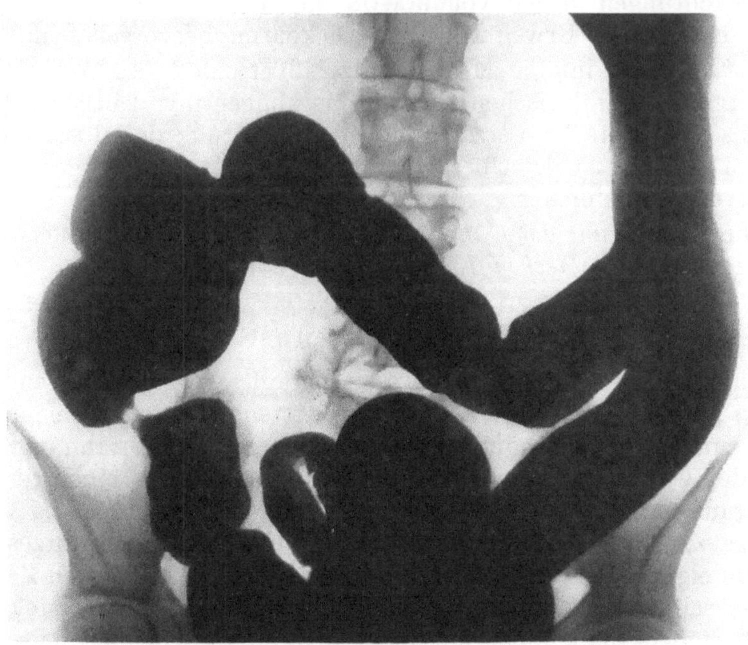

Abb. 856. Narbenstenose im Colon ascendens (Operation). Einlaufbild.

voranzugehen, um etwa oberhalb der Stenose liegende Kotmassen, welche die Kontrastfüllung beeinträchtigen könnten, herauszubefördern. Ist die Untersuchung per os zuerst ausgeführt worden, so ist umgekehrt stets eine Kontrolle durch Kontrasteinlauf angezeigt. Der Nachweis, daß die Stockung auf beiden Wegen genau an der gleichen Stelle erfolgt, erhöht den Wert einer einseitigen Feststellung in hohem Maße. Unter Umständen gibt die kombinierte gleichzeitige Anwendung beider Methoden den klarsten Aufschluß. Wenn nämlich die Füllung von oben an einer bestimmten Stelle völlig stockt, so kann der untere Abschnitt durch einen Kontrasteinlauf dargestellt werden und nun zwischen den Schatten beider Abschnitte eine dem Sitz der Stenose entsprechende Aussparung scharf hervortreten.

Neben dem Merkmal der *Passagestörung* in beiden Richtungen ist die *prästenotische Stauung* von diagnostischer Bedeutung. Schon *ohne Verabreichung einer Kontrastfüllung* fällt oft eine *hochgradige Gasansammlung* in den oberhalb der Enge gelegenen Teilen auf. Ganze Colonabschnitte können meteoristisch gebläht erscheinen. Nicht selten finden sich aber auch in Abschnitten, die analwärts von der Stenose gelegen sind, und zwar besonders auch bei hochsitzenden Dickdarmstenosen an der Flexura lienalis, beträchtliche Gasblasen. Überhaupt ist ein Colonmeteorismus, selbst wenn er örtlicher Natur ist, nicht als pathognomonisches Symptom einer Stenose zu betrachten, da er auch aus verschiedenartigen anderen Ursachen z. B. bei einer funktionellen Obstipation, Colitis bei Steinkoliken usw. entstehen kann. Die Gasblasen im Dickdarm sind oft durch grobe

Einkerbungen der Konturen entsprechend den Haustren ausgezeichnet; bei starker Wanddehnung können diese aber auch ganz fehlen. Zur Bildung zahlreicher horizontaler Flüssigkeitsspiegel kommt es im Dickdarm seltener als im Dünndarm, da hier gewöhnlich keine so hochgradige Verflüssigung des Darminhalts eintritt. Zuweilen werden aber auch im Dickdarm horizontale Flüssigkeitsspiegel, und zwar besonders an beiden Flexuren, auch ohne das Vorliegen einer Stenose, häufiger aber gerade bei organischen Hindernissen in den prästenotischen Abschnitten beobachtet. Bei Dickdarmstenose werden auch nicht selten *Gasblasen in den Dünndärmen* angetroffen. Sie steigen dorthin

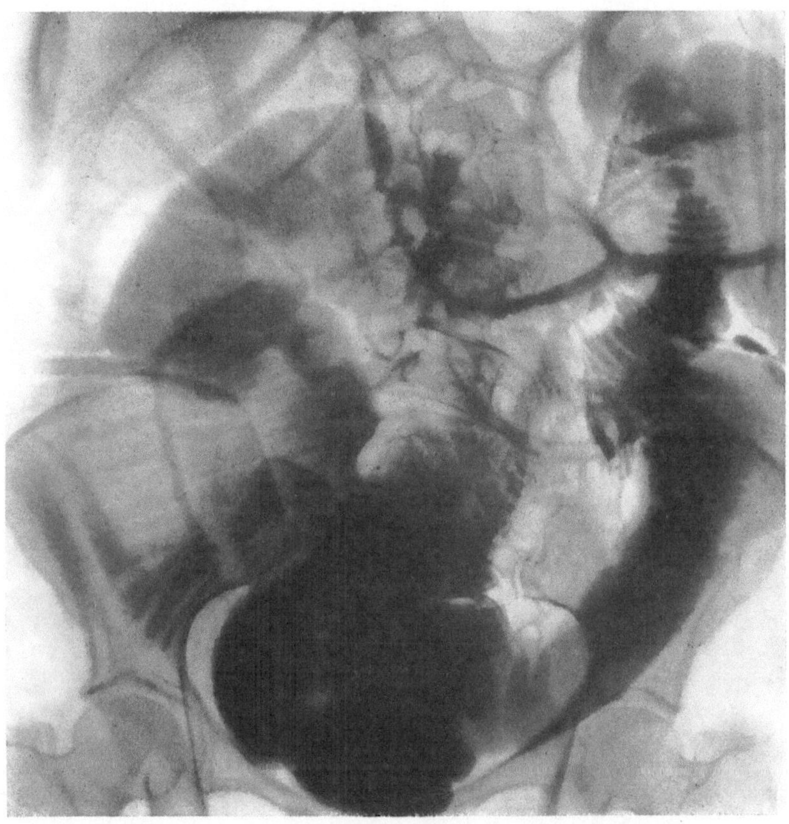

Abb. 857. Subileus bei Cöcalcarcinom 6 Stunden nach Mahlzeit.

aus dem Dickdarm infolge einer Insuffizienz der Valvula Bauhini auf oder werden im Dünndarm durch Zersetzung des gestauten Darminhalts gebildet. Es entstehen dann die bekannten Bilder zahlreicher horizontaler wellenschlagender Spiegel und darüber befindlicher Gasblasen *ganz wie bei einer tiefen Dünndarmstenose.*

Die Verabreichung einer *Kontrastspeise* läßt die Stauungserscheinungen am deutlichsten erkennen. Hierbei tritt die Erweiterung der prästenotischen Abschnitte am klarsten hervor. Besonders das an sich weite und leicht dehnbare *Coecum* kann auch bei tiefem Sitz der Dickdarmstenose durch Rückstauung und retrograden Transport von Inhaltsmassen eine ganz *außerordentliche Erweiterung* erleiden. Eine Zersetzung des Inhalts ist am Dickdarm nicht nur und nicht immer durch Bildung eines horizontalen Spiegels, sondern oft in anderer Weise als am Dünndarm durch einen feinen Zerfall der Kontrastkotbröckel innerhalb von Flüssigkeit gekennzeichnet. Hierdurch wird im Röntgenbilde eine feine Sprenkelung mit zahlreichen kleinen Schattenflecken hervorgerufen, die das erweiterte Darmlumen erfüllen (vgl. Abb. 860). In den untersten Abschnitten tritt auch hier durch die niedersinkenden schweren Teile eine Verdichtung der

Schatten ein. Diese trägt hier aber ein mehr unregelmäßiges Aussehen und pflegt keine so scharfe horizontale Abscheidung zwischen Kontrast- und Flüssigkeitsschatten zu zeigen, wie dies gewöhnlich am Dünndarm beobachtet wird. Auffallend häufig ist bei Dickdarmstenosen der mit Kontrastinhalt gefüllte *Wurmfortsatz* auch ohne eine besonders darauf gerichtete Untersuchung zu sehen (vgl. Abb. 863 und 888). Sehr oft pflanzt sich die Stauung auch auf den Dünndarm fort. Besonders häufig ist dessen leicht kenntliche unterste Schlinge abnorm lange gefüllt und oft erweitert und gestreckt (vgl. Abb. 861). Aber auch in höheren Dünndarmabschnitten können *noch lange über die Zeit der normalen Dünndarmentleerung hinaus Kontrastmittelschatten mit deutlicher Querrippung sowie*

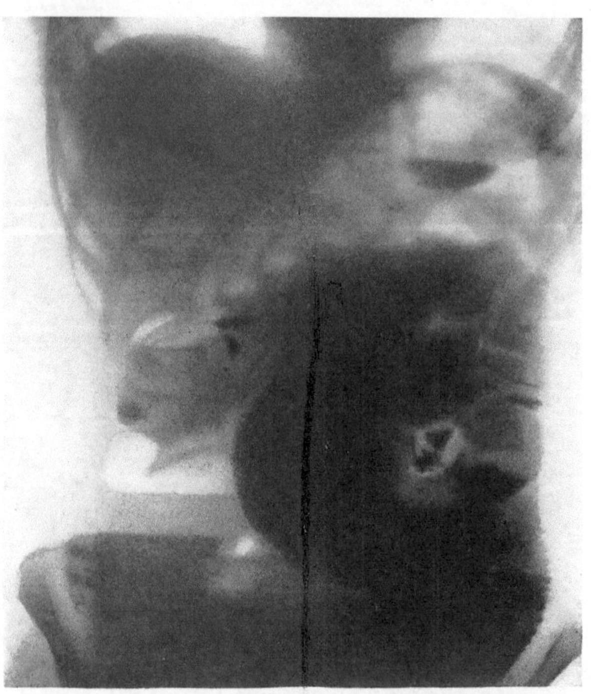

Abb. 858. Dickdarmstenose infolge Carcinom an der Flexura hepatica.
Aufnahme 7 Stunden nach Mahlzeit. Kleiner Magenrest links oben. Gefüllte erweiterte Dünndarmschlingen mit deutlichen KERKRINGschen Falten und Gasblasen. Coecum mit Kontrastbrei gefüllt, darüber horizontaler Flüssigkeitsspiegel, darüber Gasblase im Colon ascendens.

Gasansammlungen und Flüssigkeitsspiegel ganz wie bei einer Dünndarmstenose angetroffen werden (vgl. Abb. 857 und 858).

In einzelnen Fällen ist auch eine *Stenosenperistaltik* am Dickdarm oberhalb der Enge beobachtet worden. SCHWARZ sah, wie sich der prästenotische Colonteil durch mächtige analwärts gerichtete Wellen bald ganz verschmälerte, wodurch sich der flüssige Inhalt gegen die Strikturstelle kindskopfbreit vorschob; bald aber erfolgte Erschlaffung und die Flüssigkeit strömte wieder zurück; so wiederholte sich das Spiel fort und fort. Oberhalb einer Stenose finden oft besonders starke retrograde Schübe des Darminhalts statt, die freilich auch unter physiologischen Verhältnissen beobachtet werden. Ferner treten Wiegebewegungen auf, die den Inhalt hin und her befördern, ohne ihn durch die Stenose hindurchzutreiben. Nach STIERLIN äußern sich die Darmsteifungen oberhalb einer Stenose am Dickdarm ebenso wie die Koliken aus anderer Ursache in einer Bogenstellung des Colons mit einer nach oben konvex gerichteten Krümmung. STIERLIN führt diese Erscheinung auf ausgedehnte Kontraktionen der Ringmuskulatur zurück.

Viel häufiger als am Dünndarm ist am Dickdarm die *Stelle der Stenose selbst* durch charakteristische Veränderungen der Form zu erkennen. In manchen Fällen ist das Füllungsbild allerdings ganz glatt abgeschnitten und zeigt keinerlei besondere Merkmale. In anderen kann aber innerhalb der prästenotischen Gasfüllung die Gestalt eines

Tumorschattens zutage treten (vgl. Abb. 859), oder es ist zu sehen, wie der Schatten des Kontrastmittels sich an der Stelle der Stenose verengert oder einen schmalen *dünnen Fortsatz* aussendet und *unregelmäßige zackige zerrissene Konturen* zeigt, die einen Abguß der Wandveränderungen an der stenosierten Stelle darstellen (vgl. Abb. 869, 926, 927). Jenseits der Enge tritt dann wieder eine vollständige Füllung des Darmlumens ein. Gerade bei der Untersuchung per os ist oft der Unterschied in der Breite und Tiefe der Schatten zwischen prä- und poststenotischem Abschnitt sehr deutlich. Man sieht bisweilen hinter der Verengerung kleine schmale Ballen von geringer Schattenintensität

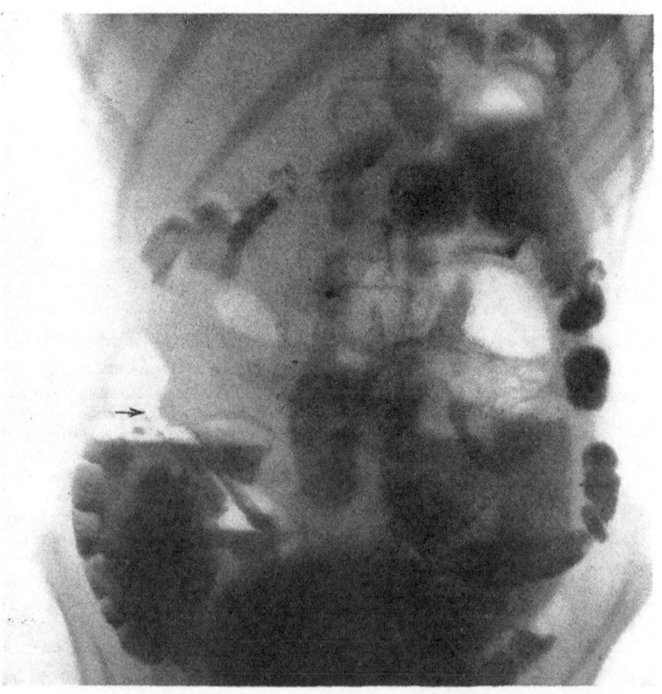

Abb. 859. Dickdarmstenose infolge Carcinom an der Flexura hepatica. Derselbe Fall wie Abb. 858. Aufnahme 48 Stunden nach Mahlzeit. In den linken mittleren Partien des Abdomens noch einige gefüllte Dünndarmschlingen mit KERK-RINGschen Falten und Gasblasen. Rechts unten Coecum-Ascendens mit verflüssigtem Kontrastbrei gefüllt, mit horizontaler Grenze gegen eine darüberliegende Luftfüllung abschneidend. In diese wölbt sich ein knopfförmiger Schatten (Tumorschatten) vor (Pfeil). An dieser Stelle palpabler Tumor. Operation.

sich formen und allmählich an Größe und Dichte zunehmen und erst später zu einem vollständigen Füllungsbilde zusammenfließen. Hier auf dem Röntgenschirm kann man die Bildung richtiger Schafkotknollen und Pillen beobachten, die man bei der Stuhluntersuchung entgegen vielen überlieferten Angaben sonst wohl meist vergeblich suchen wird, da bis zum Austritt des Kotes am Anus die Verhältnisse bei den nicht ganz tief sitzenden Stenosen wieder geändert sind. Entweder ist bei der gewöhnlichen Untersuchung überhaupt keine besondere Abweichung am Stuhl zu bemerken oder nur blutig-schleimige Auflagerungen auf dem gewöhnlich geformten oder breiigen Kot, oder es handelt sich um flüssige zersetzte und dann oft aashaft stinkende oder auch ruhrähnliche Entleerungen.

Auch bei dem *Röntgenbild des Einlaufs* kann oft die verengte Stelle durch eine *Verschmälerung der Kontrastschatten* und *Unregelmäßigkeiten der Konturen* erkannt werden, während jenseits der Stenose das Füllungsbild wieder breiter wird und glatte Begrenzung aufweist. Hier ist aber gewöhnlich der bei der Füllung per os geschilderte starke Unterschied in der Breite und Intensität der Schatten zwischen den oberhalb und unterhalb der Stenose gelegenen Abschnitten nicht so augenfällig. Deutlicher tritt er oft nach teilweiser Entleerung des Einlaufs hervor, da der Abfluß oberhalb der Stenose behindert ist, unterhalb dagegen glatt vonstatten geht.

Als *Ursache der Dickdarmstenose* kommen sehr verschiedenartige Zustände in Betracht. Bei akutem Ileus ist zunächst an *Invagination, Volvulus, Abknickung* oder *Einschnürung*

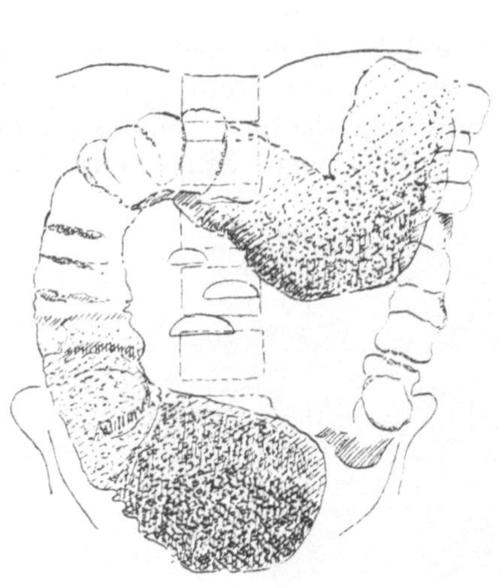

Abb. 860. Enorme Erweiterung des Colon ascendens und transversum infolge von stenosierendem Carcinom der Flexura lienalis (Autopsie). Aufnahme 48 Stunden nach Mahlzeit.

In dem kolbig erweiterten Coecum und im 2. Teil des Transversums diffus gesprenkelte Schatten, die durch eine Vermischung von Kontrastbreibröckeln mit Flüssigkeit entstanden sind. Außerdem einzelne Dünndarmspiegel und Gasblasen.

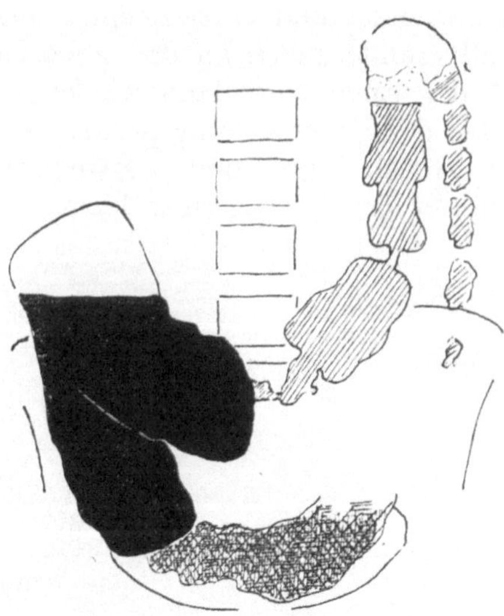

Abb. 861. Stenose in der Mitte des Colon transversum. Aufnahme nach 48 Stunden.

Nach 24 Stunden Colon ascendens und 1. Hälfte des Transversums sowie unterste Dünndarmschlinge gefüllt. Nach 33 Stunden treten kleine erbsengroße Kontrastballen in der 2. Hälfte des Transversums auf, die mit der prallen breiten, in der Mitte scharf abgesetzten Füllung der 1. Hälfte stark kontrastieren. Nach 48 Stunden (Abb. 861) sind etwas größere bandförmig zusammenhängende Kontrastmassen in der 2. Hälfte mit der viel breiteren 1. Hälfte des Transversums durch einen kaum bleistiftdicken Kontraststreifen verbunden. Auch jetzt ist noch die breite unterste Dünndarmschlinge gefüllt. Operation: Bleistiftdicke Striktur, wahrscheinlich tuberkulöser Natur, in der Mitte des Colon transversum.

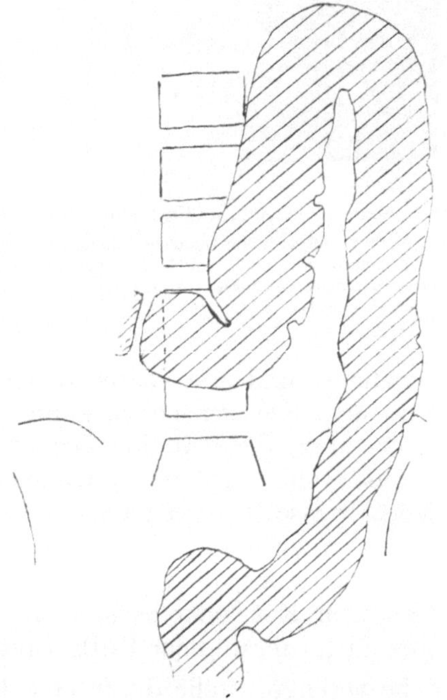

Abb. 862. Stenose zwischen 1. Drittel und Mitte des Colon transversum. Einlauf.

Einlauf füllt den Dickdarm bis zum 1. Drittel des Transversums, dort scharf abschneidend. Nur eine ganz geringfügige Menge geht darüber hinaus, läßt eine schmale quere Einschnurung frei.

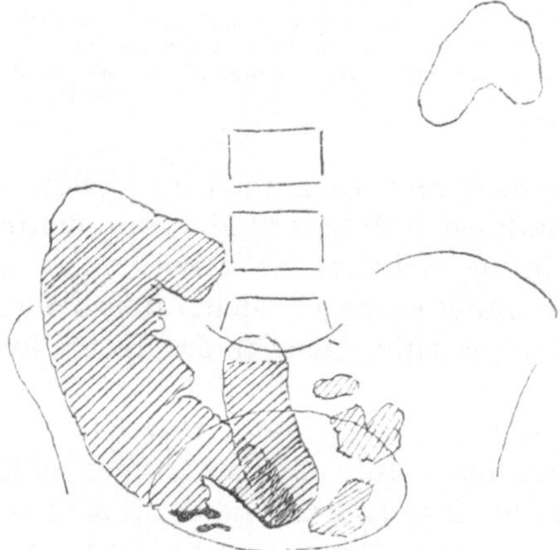

Abb. 863. Derselbe Fall wie Abb. 862. Aufnahme 48 Stunden nach Mahlzeit.

Coecum-Ascendens stark erweitert. Am unteren Pol des Coecums sedimentierter Kontrastschatten von größerer Intensität. Wurmfortsatz gefüllt. Die unterste Dünndarmschlinge breit gefüllt. Operation: Stenose zwischen 1. Drittel und Mitte des Colon transversum durch Adhäsionen.

durch Adhäsionen zu denken. Ungleich häufiger gelangen die etwas langsamer entstehenden Stenosen zur Untersuchung des internen Klinikers. Unter diesen nehmen die *Carcinome* die erste Stelle ein, welche übrigens nicht ganz selten auch das Bild des akuten Darmverschlusses ohne jede Vorboten hervorrufen können. Ferner sind *tuberkulöse,*

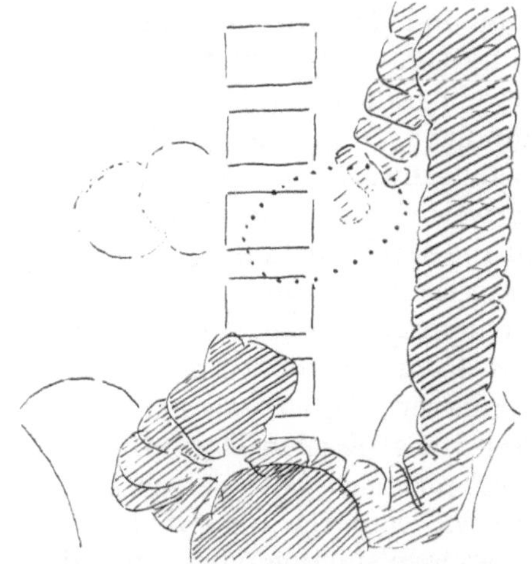

Abb. 864. Carcinom in der Mitte des Colon transversum. Einlaufbild.

Klinisch: Seit mehreren Monaten Leibschmerzen unbestimmter Natur, noch keine deutlichen Stenoseerscheinungen. Tumor in der Nabelgegend. Dauernd okkulte Blutungen im Stuhl. Röntgenbefund: Einlauf dringt nur bis zum 2. Drittel des Colon transversum vor.

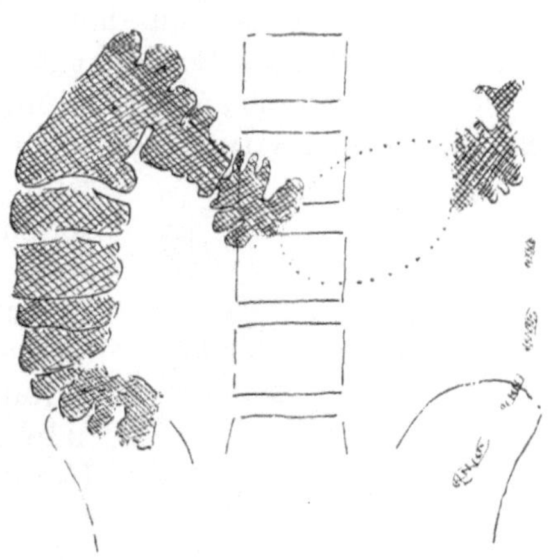

Abb. 865. Derselbe Fall wie Abb. 864. 24 Stunden nach Breimahlzeit.

Ascendens und 1. Hälfte des Transversums gefüllt, nicht erweitert. Das Füllungsbild schneidet genau in der Mitte des Transversums ab, übereinstimmend mit dem palpablen Tumor. In der 2. Hälfte des Transversums ist ein 4 Querfinger breiter Abschnitt ausgespart. Dahinter geringere Füllung im aufsteigenden Transversum und Descendens. Operation: Gallertcarcinom in Mitte und 2. Hälfte des Colon transversum, wenig stenosierend.

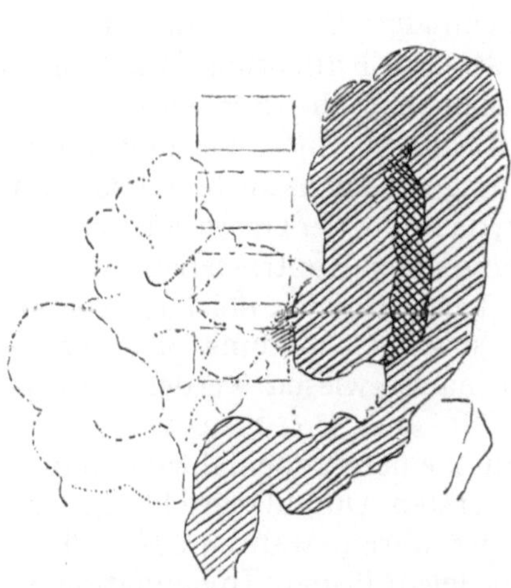

Abb. 866. Stenose des Colon transversum durch extraintestinalen Tumor. Einlaufsbild.

Klinisch: Chronischer Ileus. Seit ¹/₄ Jahr Verstopfung und Gewichtsabnahme. Seit 14 Tagen zunehmende Erschwerung von Stuhl- und Windabgang. Ausgedehnter Tumor im Abdomen, wahrscheinlich dem Netz angehörig. Röntgenbefund: Einlauf dringt nur bis zur Mitte des Colon transversum vor. 1. Hälfte des Transversums und Ascendens sind stark mit Gas gefüllt. Operations- und Autopsiebefund: Das Transversum ist ganz in ausgedehnte Tumormassen des großen Netzes eingebettet und hierdurch stenosiert. Darmschleimhaut selbst intakt. Primärtumor ein Pyloruscarcinom.

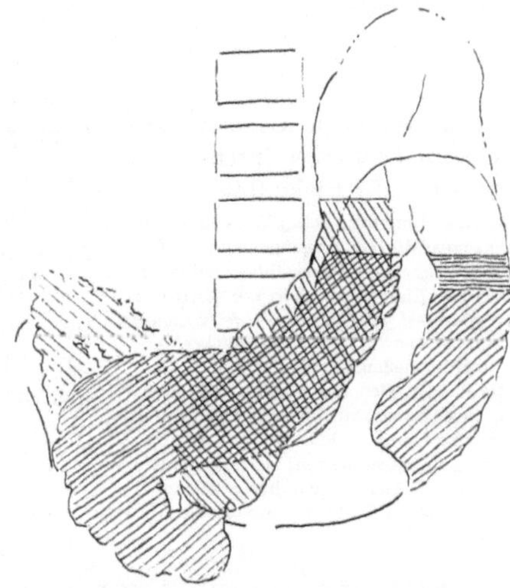

Abb. 867. Stenose am unteren Fußpunkt der Flexura sigmoidea. Aufnahme 48 Stunden nach Mahlzeit.

Klinisch: Chronische Ileuserscheinungen nicht sehr heftiger Art. Röntgenbefund: Verzögerte Dunndarmentleerung über 24 Stunden hinaus. Nach 48 Stunden mäßige Füllung im Colon ascendens und transversum. In der Flexura lienalis große Gasblasen. Die Hauptmenge des Kontrastbreies in der stark erweiterten Sigmaschlinge. Diese reicht bis an den Rand der rechten Beckenschaufel hinan und deckt großenteils das Coecum und einen Teil des Transversums. Das Descendens ist infolge Überlagerung oder Kompression nicht ganz dargestellt. Operation: Stenosierendes Carcinom am unteren Fußpunkt der Flexura sigmoidea.

luische Stenosen, Adhäsionen bei chronischer Peritonitis verschiedenen Ursprungs, *Verengerungen durch Kompression von außen* durch Tumoren usw. zu nennen, Auch im Dickdarm können Ascarisknäuel, die im Röntgenbilde eine gefelderte Zeichnung innerhalb des Kontrastschattens hervorrufen (GRIESSMANN) zu Ileuserscheinungen Anlaß

geben. Für die besondere Art der stenosierenden Prozesse vermag die Röntgenuntersuchung nur in einem Teil der Fälle Anhaltspunkte zu liefern.

Bei einer *Invagination* kann dann ein typisches Röntgenbild zustande kommen, wenn
sich der Kontrasteinlauf zwischen das Intussuszeptum und das Intussuszipiens einzu-
schieben vermag. Es entstehen dann, wie die von LEHMANN, STIERLIN, RENANDER,
LAURELL u. a. mitgeteilten Beobachtungen lehren, zwei parallele schmale randständige
Streifen, die sich von der Abschlußlinie der vollständigen Darmfüllung ab aufwärts
erstrecken und einen relativ hellen oder doch nur sehr schwach verschatteten Mittel-
raum einschließen, welcher dem Intussuszeptum ent-
spricht. Auch wenn die durch Ausfüllung des scheiden-
artigen Raumes entstehenden Randstreifen zwischen
Darmwand und Invaginatum fehlen, bietet doch der
plötzliche Abschluß des Einlaufbildes mit querer geradliniger oder konkaver Begrenzung bei völlig erhaltener Lumenbreite des distalen Darmrohrs einen
Hinweis auf einen pfropfartigen Verschluß ohne
Wandveränderung, wie er durch Invagination, aber
nicht durch eine geschwulstartige oder entzündliche
Stenose gebildet wird. Um eine Umschnürung des
Invaginats zu sprengen und den Zwischenraum zwischen der einschneidenden Darmwand und dem In-
vaginat darzustellen, empfiehlt Voss das Einblasen
einer kleinen Menge Luft durch ein Darmrohr und
dann erst den nachfolgenden Kontrasteinlauf, darauf
Repositionsversuche unter Kontrolle des Schirmbildes
und schließlich nochmalige Untersuchung nach vollständiger oder teilweiser Entleerung der Kontrastflüssigkeit. HELLMER hat die Reposition von Invaginationen durch Einläufe unter Leitung durch die
Röntgenuntersuchung zu einem systematischen Verfahren ausgebildet, das stets der Operation vorangeht.

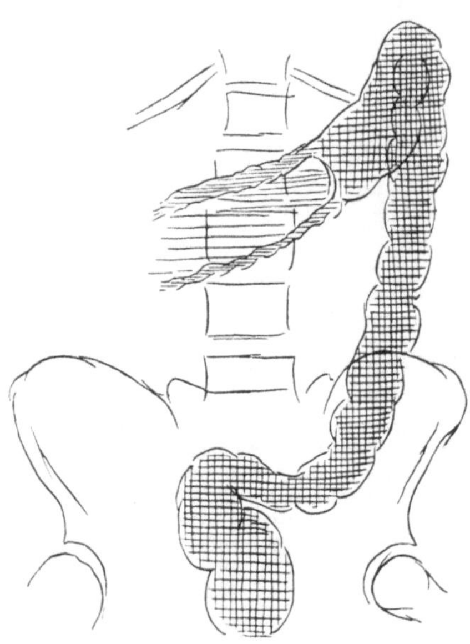

Abb. 868. Invagination im Colon transversum nach LEHMANN (Fschr.
Röntgenstr. 21). Einlaufbild.

Klinisch: 18jähriger Jüngling. Seit 3 Wochen kolik-
artige Leibschmerzen, Blutbeimengungen zum Stuhl.
Wurstförmiger Tumor im Epigastrium palpabel.
Röntgenbefund: Der Einlauf stockt in der Mitte des
Transversums. Darüber hinausgehend zwei schmale
Randstreifen, die in der Mitte einen schwächer ver-
schatteten Kern einschließen. Nach dem Operations-
befund sind die Randstreifen durch Kontrastmassen
hervorgerufen, welche zwischen Intussuszeptum und
Intussuszipiens eingedrungen sind. Der ausgesparte
Kern entspricht dem invaginierten Darmabschnitt.
Untersuchung mit Breimahlzeit hatte keine
Passagestörung im Dickdarm ergeben.

Durch Verfolgung einer Kontrastspeise von oben-
her kann der Sitz der Stenose an der Passagestörung
und Erweiterung sowie Gasbildung der prästenotischen Abschnitte nachgewiesen werden. So zeigte
in den von GROEDEL und ALTSCHUL beschriebenen
Fällen die Verfolgung einer Probemahlzeit, daß nach
8 Stunden die untersten Dünndarmschlingen stark
gefüllt und erweitert waren, während beim Einlauf
keine Passagestörung erkennbar war, vermutlich weil die leicht lösbare Invagination durch
den Druck des Einlaufs vorübergehend beseitigt worden war. Im Falle von ALTSCHUL und
ebenso in einem Falle von BADE war außerdem ein Schattendefekt im Bereich des Coecums
vorhanden, welcher der invaginierten Partie entsprach. MUFF gelang die Darstellung der mit
Kontraststuhl gefüllten invaginierten Dünndarmschlingen innerhalb des gasgefüllten
Coecum-Ascendens. Als besonders charakteristischen Röntgenbefund für Invagination
beschreibt MUFF die in seinem Falle sehr ausgesprochene Verkürzung und Verbreiterung
des Dickdarms im Bereiche der Invagination, einen Tiefstand der Flexuren und endlich eine
rosettenartige Anordnung der Haustra coli, die infolge der Verkürzung des Dickdarms-
zusammengeschoben waren. Auch KAREWSKI fand bei Intussuszeption des Colon descendens
einen auffallenden Tiefstand der Flexura lienalis und außerdem eine Verschmälerung und
unregelmäßige Konturen des Darmfüllungsbildes im Bereiche der Intussuszeption. Die
von LAURELL geschilderte Beobachtung einer Coloninvagination, die durch einen im
Colon ascendens sitzenden Darmpolypen hervorgerufen war, ist S. 708 näher beschrieben.

Zusammenfassend nennen REISER und GURNIAK als wichtigste Merkmale der Invagination bei der empfehlenswertesten Untersuchung mittels Einlauf 1. das Anhalten der Einlaufstête *in voller Breite* im Gegensatz zu dem Verhalten bei allen anderweitigen Stenosen, 2. die Ausbildung einer Umklammerung des invaginierten Stückes durch zwei Randstreifen, die sich zwischen das Invaginatum und die einschneidende Darmwand einschieben, 3. unter Umständen die Ausbildung eines zentralen schmalen Bandschattens, der erst nach einiger Zeit in das Innere des Invaginatums eintritt; 4. eine Anordnung der Haustren in Rosettenform durch Zusammenschiebung der Dickdarmwandungen kommt nur bei großen Invaginationen vor.

Auch bei dem *Volvulus*, der weitaus am häufigsten an der *Flexura sigmoidea* vorkommt, gibt die Röntgenuntersuchung wertvolle diagnostische Hinweise. Diese bestehen darin, daß beim nüchternen stehenden Patienten in beiden Schenkeln der stark geblähten Sigmaschlinge große Gasansammlungen unter Umständen mit je einem darunterliegenden Flüssigkeitsspiegel gefunden werden und daß ein Einlauf nur bis zum Fußpunkt der torquierten Schlinge vordringt oder bei Unvollständigkeit des Verschlusses dies Hindernis nur langsam überwindet. Wenn kein vollständiger Verschluß durch Strangulation vorliegt, können die torquierten Schlingen als verengte, wenig gefüllte, aber von spiralig gedrehten Falten durchzogene Abschnitte, die zwischen erweiterten, prall gefüllten Darmabschnitten gelegen sind, dargestellt werden (HOLMGREN). LAURELL hat den Röntgenbefund zusammen mit dem klinischen Bild, in dem ihm mehrfach Durch-

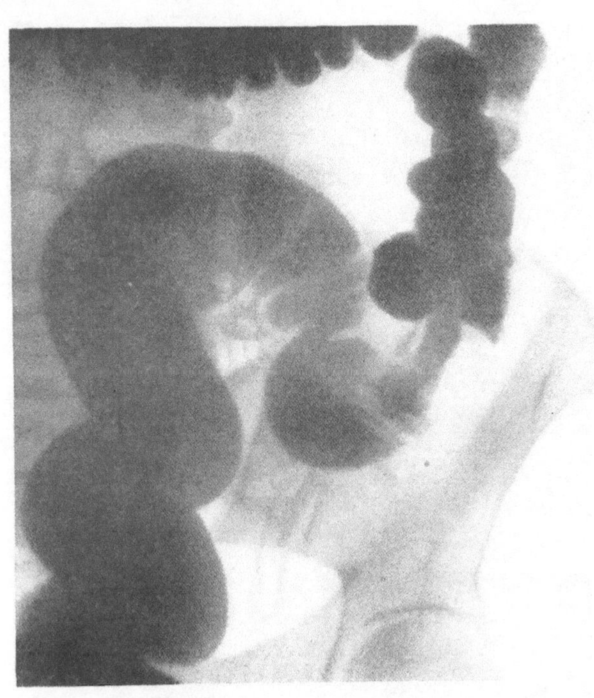

Abb. 869. Carcinom der Flexura sigmoidea am Übergang in das Colon descendens (Operation). Einlaufsbild.
Hier 3 Querfinger lange Enge mit unregelmäßigen Konturen.

fälle und blutige Darmentleerungen aufgefallen sind, eingehend beschrieben. Das Bild des selten vorkommenden Volvulus des Coecums ist S. 666 geschildert.

Die *Carcinome* nehmen insofern auch bei der Röntgenuntersuchung eine Sonderstellung ein, als die bei ihnen oft vorhandene Ausdehnung über eine gewisse Strecke der Darmwand sowie die unregelmäßige Beschaffenheit ihrer Oberfläche und die Starrheit der Wandung vielfach zu charakteristischen Bildern mit scharf abgesetztem *Stenosenausguß* in *Gestalt eines unregelmäßig gewundenen Kanals* (vgl. Abb. 869), seltener einer *Tumoraussparung mit unregelmäßig zackigen Konturen* Anlaß geben. Es kommen aber auch häufig auf eine ganz schmale Zone beschränkte *Scirrhusgeschwülste* vor, die *eine ringförmige Einschnürung* bilden (vgl. Abb. 926). Ihr Lieblingssitz ist das Colon ascendens und S Romanum, gelegentlich werden sie aber auch an anderen Stellen, besonders gerade in der Mitte am Colon transversum beobachtet. Da an den gleichen Stellen, vornehmlich am Colon descendens und auch am S Romanum, schmale Unterbrechungen des Einlaufs durch Faltung oder durch spastische Kontraktionen nicht selten angetroffen werden, ohne daß ein organisches Hindernis vorliegt (vgl. S. 707), so darf hierauf die Diagnose einer Stenose namentlich bei Fehlen gröberer Stagnation nur dann gestellt werden, wenn gleichzeitig charakteristische Unregelmäßigkeiten an den Grenzlinien des Schattendefektes vorhanden sind. Tuberkulöse Strikturen können ebenfalls schmale

Unterbrechungen des Darmschattens verursachen, geben aber gewöhnlich nicht zu so groben Unregelmäßigkeiten der Konturen wie die Carcinome Anlaß. Durch die Lues können über größere Strecken ausgedehnte röhrenförmige Einengungen des Lumens mit ziemlich glatten, starren Wandungen entstehen (ENGELSTAD).

Mit besonderer Sorgfalt ist die Gegend des Genu recto-romanum zu untersuchen, da sie oft der Sitz krankhafter Veränderungen, namentlich von Carcinomen, ist, aber wegen ihres Verlaufs in einer der Sagittalebene genäherten Richtung und auch infolge Überlagerung der Darmschlingen schwer übersichtlich zu sein pflegt. Um einen vollständigen Überblick über diese Gegend zu erlangen, ist Untersuchung bei Drehung des Patienten um seine Achse erforderlich. PANSDORF empfiehlt Beckenhochlagerung mit Spreizung und Anziehen der Oberschenkel bei mäßiger Linksdrehung je nach Lage des Falles.

Auch die durch *Druck von außen* erzeugten Stenosen können nicht nur eine Verschmälerung des Ausgußbildes, sondern ähnlich wie die mit Wandveränderungen einhergehenden geschwulstartigen und entzündlichen Prozesse des Darmes selbst erhebliche Unregelmäßigkeiten der Konturen aufweisen; diese entstehen hierbei dadurch, daß die Darmwand infolge Stauung und einer von der Umgebung übergreifenden Entzündung in einen Zustand ödematöser Schwellung versetzt wird (FLEISCHNER). Das Reliefbild der Schleimhaut zeigt dann eine unregelmäßige, veränderte, aber deutlich vorhandene Faltenzeichnung. Derartige Bilder sind von FLEISCHNER und POHL am Coecum durch appendicitische Abscesse, an der ersten Hälfte des Transversums durch Entzündungen, die von der Gallenblase ausgehen, in der Mitte des Transversums durch entzündliche Vorgänge vom Magen und Duodenum und am Sigma durch Prozesse, die von den Genitalien, insbesondere häufig von Ovarialcarcinomen ausgehen, beschrieben. Im Gegensatz dazu zeigen die durch Druck von einer Seite, nicht durch allseitige Einmauerung entstehenden Stenosen, wie sie z. B. am Sigma durch Uterusmyome und durch Blutergüsse im Douglas zustande kommen, glatte Konturen und eine Verlagerung nach einer bestimmten Seite (POHL).

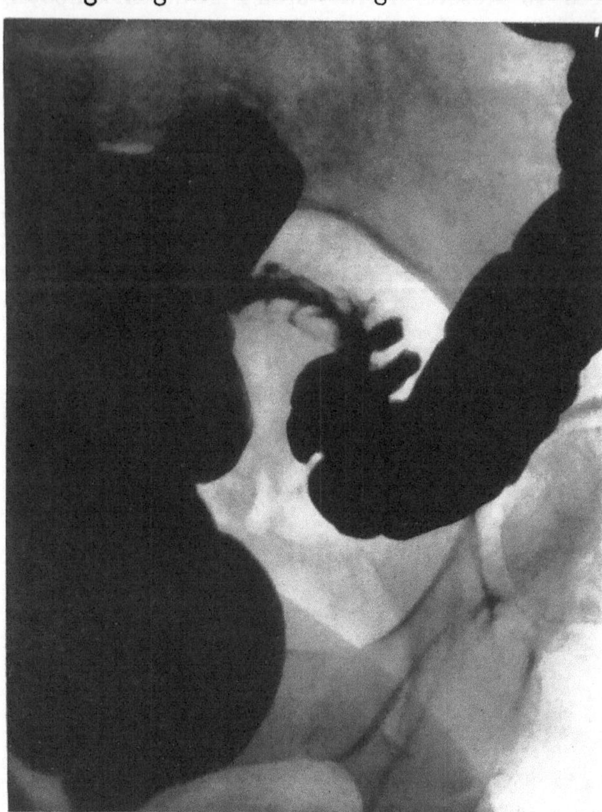

Abb. 870. **Extraintestinale Sigmastenose.**
Darmrohr eingeengt durch carcinomatöses Narbengewebe, welches von einem exstripierten Uteruscarcinom herrührt (Operation).

Die ätiologische Diagnose hat stets den gesamten klinischen Befund und die Anamnese zu berücksichtigen. Ein erheblicher Wert kommt dem bei Tumoren am häufigsten beobachteten ziemlich konstanten Nachweis okkulter Blutungen im Stuhl zu.

Was die *Differentialdiagnose zwischen Dünndarm- und Dickdarmstenose* anbetrifft, so wurden die einzelnen Unterscheidungsmerkmale, die bei der Untersuchung im nüchternen Zustande, nach einem Kontrasteinlauf und nach Einnahme einer Kontrastspeise per os zutage treten, im Vorhergehenden eingehend erörtert. Trotz der großen Verschiedenheiten zwischen den geschilderten typischen Erscheinungsformen beider Arten kann aber die Unterscheidung in einzelnen Fällen Schwierigkeiten bereiten. Zum Teil kommt dies daher, daß sich die Stauung vom Dickdarm aus auf den Dünndarm fortsetzt und hier ein ganz ähnliches Bild wie bei der Dünndarmstenose hervorruft. Andererseits kommt nicht selten eine starke meteoristische Blähung der Dickdarmschlingen besonders in der Gegend der Flexura lienalis auch unterhalb des Hindernisses bei einer Dünndarmstenose vor. Aber auch die anscheinend typischen Unterscheidungsmerkmale der Form von Dünn- und Dickdarmschlingen können versagen. Die Breite der Schlingen, die beim Dickdarm gewöhnlich viel größer ist als beim Dünndarm, ist nicht entscheidend, da auch Dünndärme bis auf Armdicke erweitert werden können. Die Haustrenzeichnung kann am Dickdarm, ebenso die gerippte Struktur am Dünndarm fehlen. Horizontale Flüssigkeitsspiegel und Gasblasen darüber kommen in beiden vor; Unterschiede in ihrer Zahl, Lage und Anordnung, welche bestimmte Darmteile kennzeichnen, sind in manchen Fällen vorhanden, in anderen aber nicht. Das sicherste und, abgesehen von der auch wertvollen, aber nicht immer entscheidenden Nüchternuntersuchung, einfachste und zugleich für den Patienten schonendste Unterscheidungsmittel ist die Prüfung, ob durch Einlauf eine vollständige Füllung des Dickdarms erzielt werden kann oder nicht. Allerdings ist dabei zu berücksichtigen, daß hierdurch allein eine sog. Ventilstenose, welche den Durchgang nur in einer Richtung hemmt, in der anderen aber gestattet, unter Umständen nicht erkannt werden kann. Ein vollständig entgegengesetztes Verhalten gegenüber der Füllung von oben und unten wird aber doch nicht oft beobachtet. Um so häufiger sind freilich verschiedene Grade der Behinderung auf beiden Wegen. Die Untersuchung nach Entleerung des Einlaufs auf Retention oberhalb einer Stenose ist als Ergänzung stets heranzuziehen. In fraglichen Fällen ist es am sichersten, die Untersuchung durch Einlauf und die einer dünnflüssigen Kontrastspeise per os nacheinander anzuwenden sofern der Zustand des Patienten es gestattet.

E. Ileocöcalgegend.

Obwohl anatomisch die Trennung von Dickdarm und Dünndarm völlig scharf ist, scheint mir eine zusammenfassende Besprechung der *Ileocöcalgegend* aus praktischen Gründen gewisse Vorteile zu bieten. Einmal lokalisieren sich bestimmte Prozesse, so besonders die Tuberkulose, sehr oft gemeinsam an dem unteren Dünndarm, der Valvula Bauhini und dem Coecum; sodann ist eine Beeinflussung der Dünndarmentleerung durch Störungen am Blinddarm gerade von röntgenologischer Seite beschrieben worden. Die Darstellung dieser Verhältnisse ist zur Zeit außerordentlich schwierig, da sowohl über die klinische Bedeutung der hier in Betracht kommenden Krankheitsbilder des *Coecum mobile*, der *Typhlatonie*, der LANEschen *Knickung* der untersten Dünndarmschlinge, der *chronischen Perityphlitis* und *Appendicitis*, der *Insuffizienz* der *Valvula Bauhini* und ihre Abgrenzung voneinander noch kein abschließendes Urteil möglich ist, als andererseits auch die bisherigen röntgenologischen Untersuchungsergebnisse und die daraus gezogenen Schlußfolgerungen stark voneinander abweichen. Der sicherste Weg, durch die Autopsie in vivo oder post mortem zu einer klaren Erkenntnis zu kommen, steht für den internen Kliniker nur in vereinzelten Fällen offen, zumal da die durch die genannten Krankheitsbilder hervorgerufenen Beschwerden größtenteils nicht besonders schwerer Natur sind und nur in einem Teil der Fälle eine Operation angezeigt erscheint. Viel eher ist hier ein Fortschritt von seiten der Chirurgen zu erwarten, denen ohnehin die schweren Fälle zugehen, und die Gelegenheit haben, bei der Operation den Befund mit dem Ergebnis der Röntgenuntersuchung eingehend zu vergleichen. Auch hier ist eine *kritische* Beurteilung dringend geboten. Es kann nicht jeder Befund von Adhäsionen, die so häufig angetroffen werden, zur Erklärung von bestimmten Ergebnissen der Röntgenuntersuchung und ebensowenig von jeglichen klinischen Erscheinungen, die in dem betreffenden Falle vorlagen, herangezogen werden, sondern es müssen die Beziehungen zwischen diesen Zuständen überzeugend klargelegt werden, was durchaus nicht immer einfach ist. Außer den anatomischen Verhältnissen verlangen auch die funktionellen Zustände

42*

eingehendste Beachtung. Es ist wahrscheinlich, daß viele Beschwerden in dieser Gegend gerade auf funktionelle Änderungen zurückzuführen sind. In dieser Hinsicht verdient auch der wenig gekannte, schon S. 452 näher geschilderte, von SETH HIRSCH so genannte *coeco-colische Sphinctertrakt* Beachtung, an dem unter verschiedenen Verhältnissen häufig eine spastische Verengerung durch die Röntgenuntersuchung nachgewiesen wird; sie kann hier sowohl

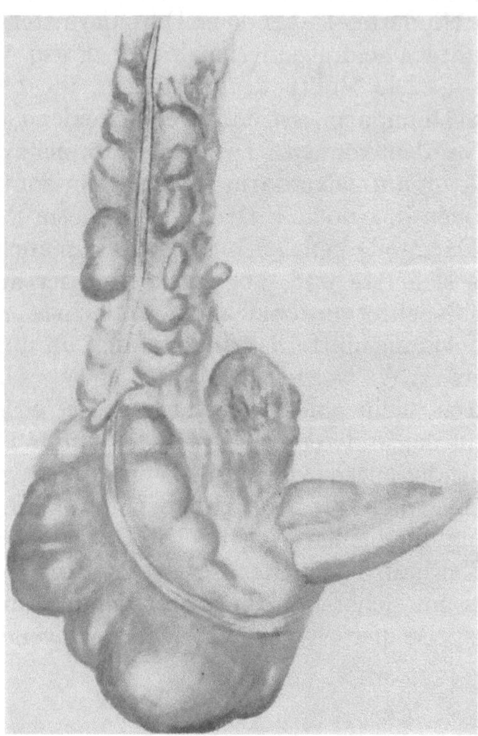

Abb. 871. Coeco colischer Sphinctertrakt beim normalen Kinde.

(Aus der Arbeit von SETH HIRSCH: Fschr. Röntgenstr. 32.) Der Sphinctertrakt ist in einer Entfernung von $8^1/_2$ cm oberhalb der tiefsten Stelle des Coecums gelegen und als ein enger, $3^1/_2$ cm langer Trakt zu sehen. Er hat seinen Ursprung etwa 5 cm oberhalb der Ileocöcalöffnung (nach SETH HIRSCH).

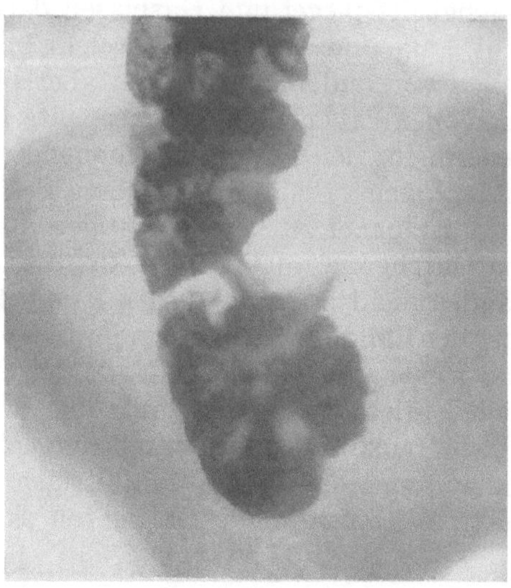

Abb. 872. Kontraktion des HIRSCHschen Sphincters bei psychisch sehr labiler Patientin.

Seit 10 Jahren Schmerzen in der rechten Unterbauchgegend. Vor 3 Jahren operative Entfernung einer nicht entzündeten Appendix, nach welcher die Schmerzen unverändert bestehen blieben. Gynäkologischer Befund o. B.

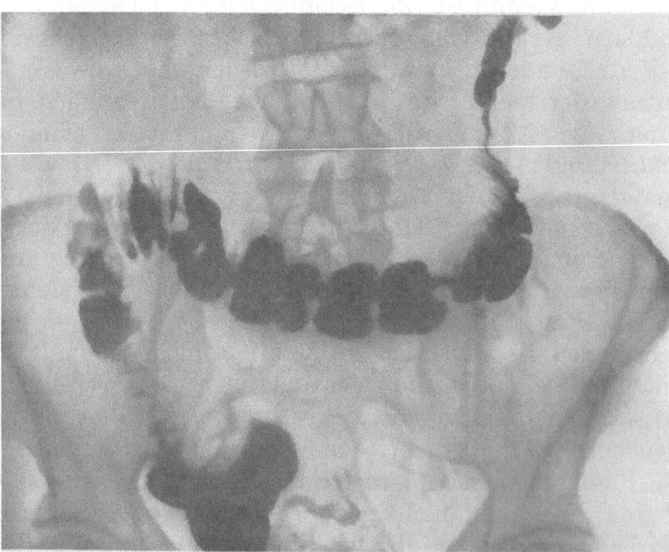

Abb. 873. Kontraktion im coeco-colischen Sphinctertrakt bei Cholelithiasis.

auf dem Boden organischer Veränderungen entstehen, als reflektorisch von anderen Krankheitsherden, z. B. einer Perityphlitis, einer Cholecystitis oder einem Duodenalulcus aus, erregt werden und endlich auch auf rein nervöser Basis zustande kommen (BIEDERMANN). Bei der Unvollständigkeit unserer Kenntnisse und der großen Verschiedenheit der Anschauungen, die noch heute über die Bedeutung vieler Krankheitsbilder in dieser Gegend herrscht, müssen bei der folgenden Darstellung viele Fragen offen gelassen werden, die hoffentlich eine spätere *exakte* Forschung klären wird.

1. Lageänderungen.

a) Coecum mobile, Typhlatonie.

Eine abnorme *tiefe Lage des Coecums* und eine damit oft verbundene *abnorme Beweglichkeit* desselben wurde zuerst von HAUSMANN, dann von WILMS als Ursache einer bestimmten Gruppe der so häufigen meist intermittierend auftretenden Beschwerden in der rechten unteren Bauchgegend bezeichnet, bei welchen sich für die Annahme einer chronischen Appendicitis keine Anhaltspunkte finden ließen. HAUSMANN hat diesen Befund zunächst mit der nicht seltenen kongenitalen Anomalie eines Mesenterium commune in Verbindung gebracht, später aber in allgemeinerer Weise auf die oft vorhandene große Beweglichkeit des Coecums bezogen, welche diesem nicht selten ausgedehnte Lageveränderungen gestattet. FISCHLER hat weniger die Lageanomalie als eine katarrhalische Entzündung und dadurch hervorgerufene *Atonie des Coecums* für ursächlich wichtig gehalten und die klinischen Merkmale des im wesentlichen mit der Schilderung der vorigen Autoren übereinstimmenden Krankheitsbildes klar gezeichnet. Die Haupterscheinungen derselben sind folgende gewöhnlich intermittierend auftretende Symptome: Schmerzen in der rechten Unterbauchgegend, ein luftkissenartiger Tumor in der Ileocöcalgegend, Störungen des Stuhlgangs, oft Obstipation und Diarrhoe abwechselnd, ein auffällig fauliger Geruch der dünnen Entleerungen, häufig Schleimbeimengungen zum Stuhl, meist fieberloser Verlauf, nur selten leichte Temperaturanstiege. Von manchen Seiten wird auch über Schmerzen im linken Hypochondrium berichtet, die vielfach in nicht ganz klarer Weise in Beziehung zu der angenommenen primären Erkrankung des Coecums gebracht werden. Wie ich glaube, dürfte die Erklärung hierfür leicht in abnorm starker Anhäufung von Gasblasen im Gebiet der Flexura lienalis gegeben sein, die häufig bei Zersetzungsprozessen im Darm angetroffen werden. Außerdem hat man sich in jedem Falle von derartigen Krankheitserscheinungen am Coecum die Frage vorzulegen, ob nicht die Ursache derselben weiter distal gelegen ist und die Beschwerden in der Blinddarmgegend auf Rückstauung zu beziehen sind. PAYR hebt bei der Schilderung des klinischen Bildes seiner größtenteils operativ kontrollierten Fälle von Doppelflintenstenose an der Flexura lienalis hervor, daß hierbei das Coecum lediglich sekundär durch die rückläufige Gasstauung in Mitleidenschaft gezogen und häufig irrtümlich für den primären Sitz der Erkrankung gehalten wird. Auf das Bild der PAYRschen Stenose selbst wird bei Schilderung der Adhäsionen näher eingegangen werden.

Röntgenologisch ist ein *Tiefstand* und *ungewöhnliche Beweglichkeit des Coecums*, von dessen Schilderung hier ausgegangen wurde, leicht nachzuweisen. Diese Zustände werden auch in Fällen beobachtet, bei denen gar keine Beschwerden von der vorhergenannten Art bestehen; andererseits werden die angegebenen Symptome auch ohne ein Coecum mobile angetroffen, so daß der Zusammenhang zwischen beiden recht unsicher erscheint. Ob insbesondere die von KLOSE aufgestellte Behauptung, daß die habituelle *Torsion* des mobilen Coecums ein häufiges Vorkommnis und als Ursache der genannten Schmerzanfälle anzusehen sei, eine allgemeine Bedeutung hat, muß bei dem geringen Anklang, den diese Anschauung gefunden hat, bezweifelt werden. Daß es andererseits in einigen besonderen Fällen zur Abklemmung durch Umschlagen des Coecums um seine Achse oder auch in querer Richtung mit den Erscheinungen eines Darmverschlusses kommen kann, beweisen schon die älteren Beobachtungen von EICHHORST, CURSCHMANN u. a., sowie die von HAUSMANN und MERKENS mitgeteilten Fälle und auch eigene Erfahrungen. Vom röntgenologischen Standpunkt ist die Angabe von KLOSE zu erwähnen, daß er eine auffällig lange Verweildauer des Kontrastbreies im Coecum bis zu 72 Stunden gefunden hat. Ebenso ist von STIERLIN eine abnorme Weite des Coecums und unter Umständen auch des Colon ascendens und auffällig lange Kotstagnation in demselben gerade zur Zeit der angegebenen Schmerzattacken ziemlich regelmäßig beobachtet, so daß er den Schluß für berechtigt hält, daß „Überdehnung und krampfartige Kontraktionen des prall gefüllten Coecum-Ascendens die Grundlage für den erwähnten klinischen Symptomkomplex bilden".

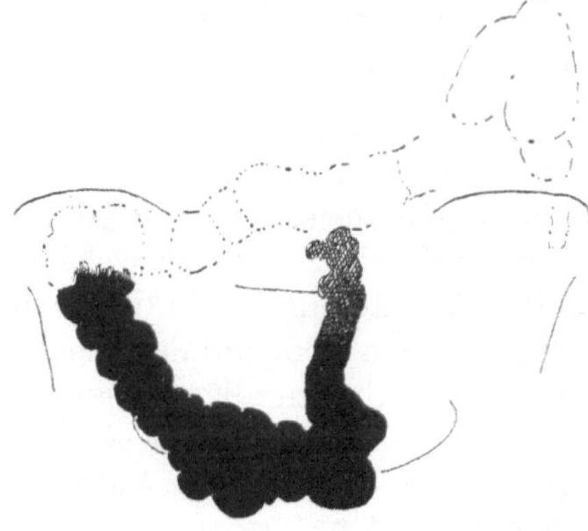

Abb. 874. Coecumptose. Aufnahme nach 8 Stunden.

Klinisch: Diffuse Magenbeschwerden unbestimmter Art, die auf psychische Beeinflussung verschwanden. Hysterische Stigmata. In der Coecumgegend keine Beschwerden. Röntgenbefund: Erhebliche Gastroptose. Auf Aufnahme nach 8 Stunden (Abb. 875) ein tief ins Becken reichendes Coecum und die von oben herab in dieses einmündende unterste Dünndarmschlinge sichtbar.

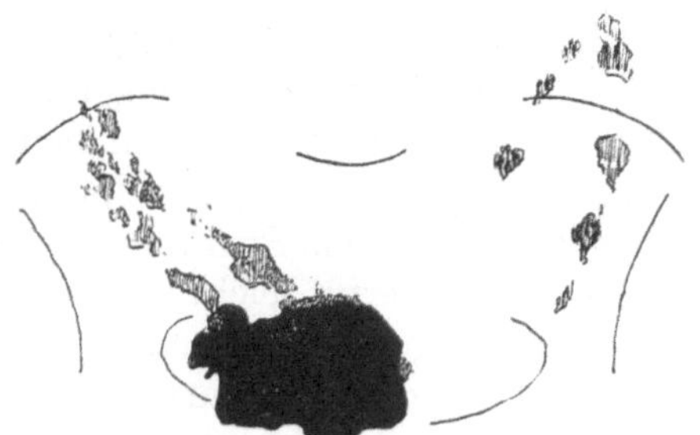

Abb. 875. Coecumptose. Aufnahme nach 24 Stunden.

Bezeichnung des klinischen Befundes vgl. Text. Röntgenbefund: Das prall gefüllte Coecum liegt zum größten Teil im kleinen Becken.

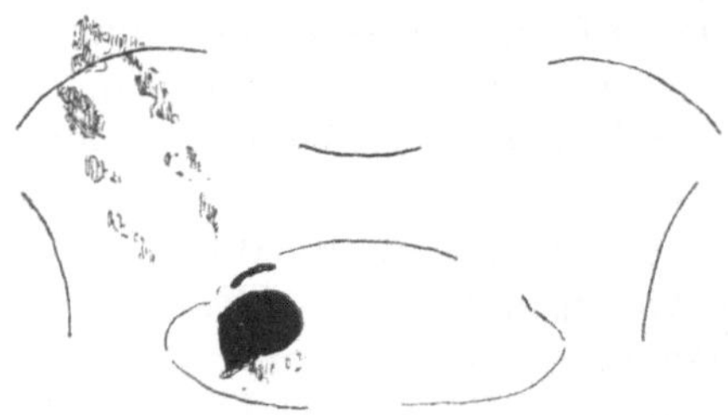

Abb. 876. Derselbe Fall. Aufnahme nach 5 Tagen.

Während die übrigen Dickdarmabschnitte entleert sind, ist ein Restschatten am unteren Pol des Coecums liegen geblieben. Autopsie (Tod infolge Urämie bei chronischer Nephritis): Tiefliegendes Coecum, welches größtenteils im kleinen Becken liegt und über der Linea innominata abgeknickt ist, ohne daß jedoch eine organische Stenose besteht.

b) Volvulus des Coecums.

Ein *Volvulus des Coecums,* der durch eine abnorme Beweglichkeit desselben infolge eines Mesenterium commune ermöglicht war, ist von KNOFLICEK mitgeteilt. Er beobachtete eine gasgeblähte Darmschlinge mit *einem* Flüssigkeitsspiegel, während bei einem *Volvulus des S Romanum zwei* Flüssigkeitsspiegel, je einer in jedem Schenkel der Sigmaschlinge, zustande zu kommen pflegen. Die Unterscheidung gelingt am klarsten durch einen Röntgeneinlauf, der bei einem Volvulus des Coecums bis in das Transversum hinein vordringt, bei einem Sigmavolvulus dagegen meist nur das Rectum füllt.

c) Abknickung der untersten Dünndarmschlinge (LANE's kink).

Eine Abknickung der untersten Dünndarmschlinge an ihrem Eintritt ins Coecum ist von LANE als Ursache einer verzögerten Dünndarmentleerung beschrieben worden. Der Ursprung der Knickung soll darin liegen, daß die an einem kurzen Mesenterium festgeheftete Dünndarmschlinge bei einer Senkung des Coecums nicht mit ins kleine Becken hinabsteigt. Diese von LANE auf Grund chirurgischer und röntgenologischer

Beobachtungen aufgestellte Behauptung, an welche dieser Autor außerdem eine Fülle unbewiesener Hypothesen geknüpft hat, wurden durch Nachuntersuchungen von DE QUERVAIN nicht bestätigt. Dagegen ist das Vorkommen einer Knickung und dadurch hervorgerufener *Passagehemmung auf Grund von entzündlichen Verwachsungen* in dieser Gegend von DE QUERVAIN und STIERLIN anerkannt.

Die *Ursache der entzündlichen Verwachsungen* kann in verschiedenartigen Prozessen liegen. In erster Linie kommt eine *Appendicitis*, außerdem aber auch eine *tuberkulöse Ätiologie* bei *Mesenterialdrüsentuberkulose* in Betracht. Zuweilen können die verkästen Lymphdrüsen selbst im Röntgenbilde nachgewiesen werden (vgl. Abb. 1024).

2. Insuffizienz der Valvula ileocoecalis.

Die *physiologischen Kenntnisse* über den *Schluß der* BAUHINschen *Klappe* sind bei der Schilderung der normalen Verhältnisse besprochen worden. Nach den an der Leiche vorgenommenen Untersuchungen von HERZ ist die Klappe gewöhnlich bei niederen Druckwerten unter 20 cm Wasser schlußfähig, bei 40 cm stellt sich oft eine physiologische Insuffizienz ein. HERZ hat nach Beobachtung am Lebenden ohne Röntgenuntersuchung ein Krankheitsbild beschrieben, dessen klinische Symptome große Ähnlichkeit mit den im ersten Kapitel unter der Bezeichnung des Coecum mobile und der Typhlatonie geschilderten Erscheinungen aufweisen, welche HERZ aber auf eine *Insuffizienz der Ileocöcalklappe* zurückführt. Als Beweis führt er an, daß er durch Druck mit der Hand aus dem meteoristisch geblähten Coecum das Gas ins Ileum unter gurrenden Geräuschen entleert, während er die Verbindung des Coecums mit dem Ascendens durch den aufgesetzten anderen Handrücken unterbricht.

Auf die *röntgenologischen Zeichen der Klappeninsuffizienz* und ihre klinische Bedeutung hat besonders GROEDEL hingewiesen. Die Merkmale bestehen in einer *Verzögerung der Dünndarmentleerung ins Coecum nach* Einnahme einer *Kontrastmahlzeit* und einer *Füllung des Ileums auf rückläufigem Wege durch einen Kontrasteinlauf.* Um zu verhindern, daß das Bild der gefüllten Ileumschlingen durch Überlagerung von Colonabschnitten verdeckt wird, empfiehlt GROEDEL, den Kontrasteinlauf durch Senkung des Irrigators sofort nach der ersten Untersuchung aus dem Dickdarm zu entleeren, wonach die noch gefüllten Ileumschlingen deutlich hervortreten. Hierdurch wird in der Tat die Schlußunfähigkeit der Klappe unter den bei dem Einlauf vorliegenden Bedingungen bewiesen. Es kann aber nicht ohne weiteres behauptet werden, daß die rückwärtsströmenden Flüssigkeitsmassen des Einlaufs die gleichen Verhältnisse setzen, welche bei der Fortbewegung des Darminhalts unter physiologischen Bedingungen herrschen.

Bei Vermeidung höherer Druckwerte (nach DIETLEN nicht mehr als 50 cm) und größerer Einlaufsmengen (nicht mehr als 1—1½ Liter) wird bei einer Untersuchung mittels Kontrasteinlauf zum Teil ein fester Abschluß an der BAUHINschen Klappe angetroffen. Es kommen aber auch häufig Fälle vor, in denen bei ganz beschwerdefreien Menschen eine Schlußunfähigkeit der Klappe beobachtet wird. HAMMER fand dies sogar in 70% bei Gesunden. Es steht dies in Widerspruch zu den Angaben anderer Autoren, die aus einem röntgenologisch beobachteten Rücklauf bis ins Ileum, meines Erachtens ohne genügend gesicherte Begründung, auf anormale Verhältnisse schlossen. Es ist aber andererseits richtig, daß bestimmte krankhafte Zustände eine Schlußunfähigkeit der Klappe hervorrufen oder begünstigen können.

In erster Linie kommt eine Klappeninsuffizienz durch organische Veränderungen, geschwürige oder schrumpfende Prozesse der Klappen selbst zustande, welche unter Umständen die Öffnung in einen starren Ring verwandeln können. Dies ist nicht selten bei *Tuberkulose*, ferner beim *Carcinom*, zuweilen auch bei *entzündlich-ulcerativen Prozessen* dysenterischer und anderer Natur der Fall (vgl. S. 703).

Aber auch ohne anatomische Erkrankung der Klappe selbst wird eine Schlußunfähigkeit derselben „auf Einlauf" unter verschiedenen anderen Verhältnissen beobachtet, so *bei abnorm starker Rückstauung von Dickdarminhalt infolge schwerer Obstipation* nach SINGER und HOLZKNECHT und DIETLEN sowie besonders bei *Dickdarmstenose*.

Wie bereits im vorigen Abschnitt erwähnt wurde, kann das Ostium ileocoecale nach STIERLIN durch *Adhäsionen der unteren Dünndarmschlingen und des Coecums* verzogen werden und hierdurch eine Schlußunfähigkeit der Klappe entstehen. Eine häufige Ursache derartiger Adhäsionen bildet eine *Appendicitis*.

Aus ganz anderer Ursache sah KATSCH unter *Atropinwirkung* einen vorher vollkommenen Verschluß sich lösen und den Kontrasteinlauf in den Dünndarm hineinschießen. Er führt diese Erscheinung auf eine *Herabsetzung des Tonus des Sphincter ileocoecalis* zurück (vgl. S. 457).

Aus der Zahl und Mannigfaltigkeit der angeführten Beispiele, die leicht vermehrt werden könnten, geht hervor, daß *die Insuffizienz der* BAUHIN*schen Klappe keine Krankheit* an sich und auch *kein eindeutiges Merkmal einer besonderen Erkrankung ist*. Besonders ist aber darauf hinzuweisen, daß eine Insuffizienz nach einem Einlauf auch bei ganz beschwerdefreien, anscheinend normalen Fällen angetroffen wird (vgl. S. 450).

Eine weit größere Bedeutung kommt dagegen dem *Nachweis eines dauernden Offenstehens der Klappe* zu, das an einer dadurch hervorgerufenen dauernden *Verbindung zwischen Ileum und Coecum* bei der Verfolgung der per os eingenommenen Kontrastmahlzeit zu erkennen ist. Hierzu ist erforderlich, daß das oft überlagernde Coecum durch eine geeignete Drehung fortprojiziert oder mit der Hand zur Seite gedrängt wird. FLEISCHNER betont die Wichtigkeit eines so dargestellten Offenstehens der Valvula ileocoecalis und einer Wandstarre der letzten Ileumschlinge für die Diagnose dort lokalisierter tuberkulöser Veränderungen (vgl. S. 674).

3. Appendicitis.

Die Leistungen der Röntgenuntersuchung für die Diagnose der *Appendicitis* sind insofern gering, als bei dem Mangel an groben Substanzverlusten oder Geschwulstbildungen naturgemäß kein hierfür charakteristisches Ausgußbild des Lumens zustande kommen kann. Es fehlen direkte Zeichen der Erkrankung im Röntgenbilde. Andererseits bietet die Röntgenuntersuchung verschiedene Handhaben zur Erkennung gewisser Folgezustände, deren Deutung eine sehr sorgfältige Kritik erfordert.

Bei einer Besprechung der hier in Betracht kommenden Symptome ist zunächst eine Klärung der S. 453 erörterten Frage erforderlich, ob die Füllung des Wurmfortsatzes mit Kontrastschatten als eine normale Erscheinung oder als Zeichen eines krankhaften Zustandes anzusehen ist. Durch die Untersuchungen von HENSZELMANN und STRÖM und die Arbeiten von GOTTHEINER, CZEPA u. a. ist festgestellt, daß die Darstellung des Wurmfortsatzes bei wiederholter Durchleuchtung nach 8, 24 und 48 Stunden und gleichzeitiger *Palpation* in der überwiegenden Mehrzahl der Fälle gelingt. Aber auch bei einer nicht auf die Appendix besonders gerichteten Aufmerksamkeit im Verlauf der üblichen Verfolgung der Kontrastmahlzeit wird ein gefüllter Wurmfortsatz nicht selten in anscheinend normalen Fällen angetroffen. Auffallend häufig ist dies bei Obstipation und besonders bei Dickdarmstenose mit Rückstauung des Inhalts der Fall. Unter der Übersicht von STIERLIN über seine meist operativ kontrollierten Beobachtungen von Appendixfüllung im Röntgenbilde waren Veränderungen des Wurmfortsatzes auf Grund einer *Appendicitis* nur in etwa $^1/_4$ der Fälle vorhanden. In sehr vielen Fällen von Appendicitis fehlte dagegen eine Appendixfüllung, was STIERLIN mit dem sehr häufigen Verschluß der Appendix bzw. ihres distalen Abschnittes durch entzündliche Schwellung der Schleimhaut oder Narbenstrikturen in einleuchtender Weise erklärt. Bei *akuter* Entzündung ist die Füllung des Wurmfortsatzes nach den anatomischen Untersuchungen von ASCHOFF viel seltener zu erwarten als unter normalen Verhältnissen oder bei lediglich chronischen Verwachsungen. Unter den beiden letzteren Bedingungen fand ASCHOFF einen Kotinhalt übereinstimmend in 62%, bei akuter Entzündung dagegen nur in 10% der Fälle.

Während hiernach und nach den röntgenologischen Untersuchungen von COHN, HENSZELMANN, GEORGE und GERBER, STRÖM, GOTTHEINER, CZEPA, DÖHNER u. a. die

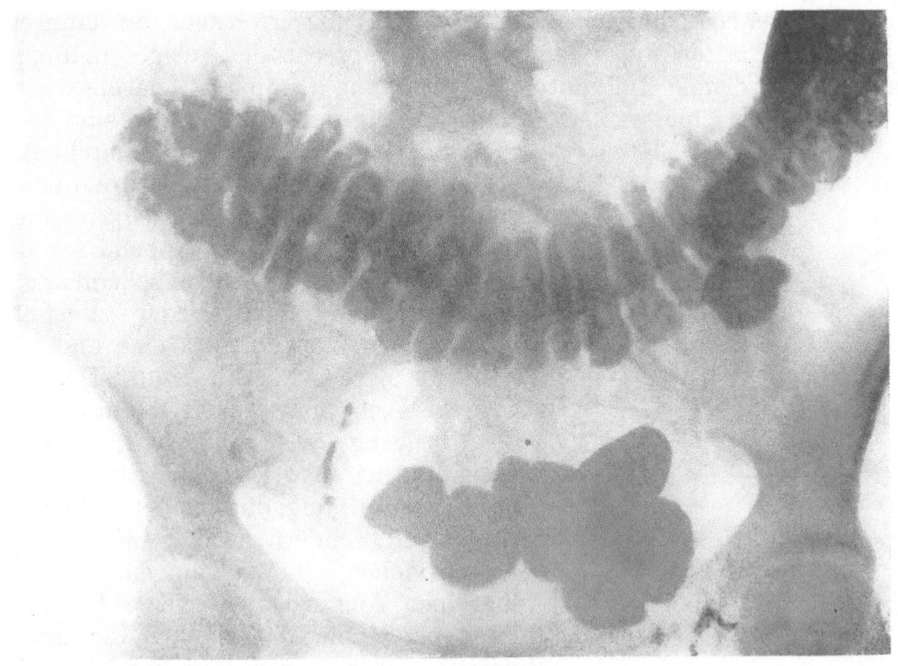

Abb. 877. Appendixfüllung bei hochgradiger Obstipation.

Aufnahme 48 Stunden nach Mahlzeit.

Klinisch: Stuhl erfolgt alle 5—6 Tage. Ricinusöl wirkungslos. Röntgenbefund: Magen- und Dünndarmentleerung nicht verzögert. Nach 24, 48, 72 Stunden fast das gleiche Bild: das Colon transversum bildet eine quer verlaufende Girlande mit ungemein tiefen Haustren, welche nur durch ein schmales Zentralband miteinander verbunden werden. Außerdem Kontrastkotballen im Descendens und Sigma. Coecum und Ascendens sind leer. Dagegen dauernde Füllung des Wurmfortsatzes. Er zeigt stets eine etwas verschiedene Lagerung. Nach 96 Stunden ist der Wurmfortsatz (abgesehen von einigen Kotballen im Descendens) isoliert gefüllt.

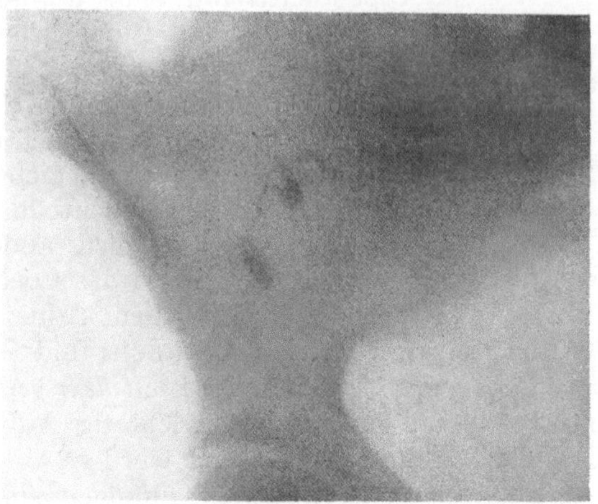

Abb. 878. Isolierte Appendixfüllung bei schwerer chronischer Obstipation.

Aufnahme am 5. Tage nach Breimahlzeit, nachdem die übrigen Dickdarmabschnitte am 4. Tage entleert sind. Appendixschatten frei beweglich auf mehreren Aufnahmen in verschiedenen Lagen dargestellt.

Füllung der Appendix an sich nicht als Zeichen einer Entzündung oder einer Folgeerscheinung derselben angesehen werden darf, können doch andere Erscheinungen in diesem Sinne verwertet werden.

Zunächst ist hier der bei mehreren Untersuchungen und möglichst auch unter verschiedenen Lageverhältnissen erhobene *konstante Befund der genau gleichen Lage des*

Appendixschattens zu nennen. Dieser Umstand weist auf eine Fixierung des Wurmfortsatzes durch Adhäsionen hin, während er beim normalen Verhalten seine Lage durch Eigenbewegungen vielfach wechselt. Ferner können gewisse Formen des Appendixschattens einen Verdacht auf krankhafte Veränderung erwecken. So kann ein abnorm kurzer Appendixschatten außer durch eine entsprechende Anlage dadurch zustande kommen, daß der distale Teil durch Sekretfüllung (Empyem), narbige Schrumpfung oder Abknickung verschlossen ist. Scharf winklig gestaltete Bilder sind in der Regel nicht etwa auf Knickbildung durch Adhäsionen, welche die Passage noch freilassen, zu beziehen, sondern meist durch Projektion der in einer anderen Ebene gekrümmten freien Appendix auf die Bildfläche hervorgerufen. Diese scheinbare Knickung wird zu anderen Zeiten wieder aufgehoben, wenn der bewegliche Wurmfortsatz eine andere Lage eingenommen hat (vgl. Abb. 879). Dagegen kommt gerade bei Adhäsionen nicht selten eine ganz *geradlinige Streckung der Appendix* vor, wie sie normalerweise nur ausnahmsweise beobachtet wird. Derartige Formen sind auffällig, dürfen aber nicht als einmaliges Zustandsbild, sondern nur bei *konstantem* Verhalten bei mehrfachen Untersuchungen als Zeichen von Adhäsionen angesehen werden. Erfahrungsgemäß werden bei rechts seitlich vom Coecum gelagerten Wurmfortsätzen bei der Operation häufig Adhäsionen nachgewiesen (ISRAELSKI).

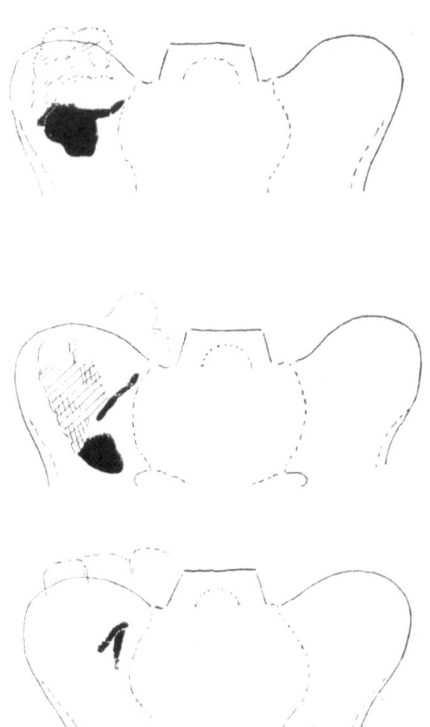

Abb. 879. Isolierte Füllung des Wurmfortsatzes bei erhaltener Beweglichkeit desselben.

Klinisch: Vor 18 Jahren rechte Nierenexstirpation. Jetzt Encephalitis lethargica. In diesem Stadium hochgradige Obstipation. Nach Besserung des schlafsüchtigen Zustandes Röntgenuntersuchung. Röntgenbefund: Magen und Darm zeigen normale Form und Entleerungszeit, nur der Wurmfortsatz bleibt dauernd, schließlich nach 3 Tagen isoliert gefüllt. Er ist auf 3 Aufnahmen in verschiedenen Lagen dargestellt.

Eine scharf lokalisierte *Druckempfindlichkeit* in der Blinddarmgegend, welche nach Umfang und Lage dem Wurmfortsatz entsprechen könnte, kann nach SINGER und HOLZKNECHT für die Diagnose einer Appendicitis mit einer gewissen Wahrscheinlichkeit verwertet werden. Eine Reihe operativer Kontrollen zeigte eine weitgehende Übereinstimmung des bezeichneten Schmerzpunktes mit der Lage des entzündeten Wurmfortsatzes. Eine gewisse Bedeutung kann also dieser Methode nicht abgesprochen werden. Ihr haften aber die Nachteile jedes indirekten Nachweises an, zumal auch andere erkrankte Organe in dieser Gegend, so das Coecum und untere Ileum sowie die weiblichen Adnexe eine ganz ähnliche Schmerzlokalisation aufweisen können, worauf HOLZKNECHT und SINGER selbst hinweisen. Wichtiger ist das *Zusammenfallen eines Druckpunktes mit dem gefüllten Appendixschatten* selbst, dessen Darstellung bei besonders darauf gerichteter Aufmerksamkeit zweifellos viel häufiger gelingt, als früher meist angenommen wurde.

Nachdem durch die genannten neueren Untersuchungen eine Füllung des Wurmfortsatzes bei entsprechender Technik unter normalen Verhältnissen fast stets erzielt werden kann, ist umgekehrt aus der *Nichtfüllbarkeit* auf ein krankhaftes Verhalten geschlossen worden. Hierzu ist freilich erforderlich, daß der Mangel einer Füllung nicht nur einmalig beobachtet wird, sondern daß durch verschiedene sorgfältige Untersuchungen und solche Maßnahmen, welche die Füllung der Appendix begünstigen und fast regelmäßig herbeiführen, wie z. B. durch Zusatz eines Abführmittels wie Glaubersalz zur Bariummahlzeit (CZEPA), die Unmöglichkeit ihrer Füllung erwiesen wird. CZEPA mißt diesem Symptom eine besondere Bedeutung bei und fand bei operativer Kontrolle der Fälle mit fehlendem Wurmfortsatzschatten fast regelmäßig pathologische Zustände in

Gestalt von Obliteration, Knickung durch Verwachsungen oder einer entzündlichen Schwellung der Schleimhaut und dadurch bewirkter Verengerung oder Verschluß des Lumens. Auch ISRAELSKI und WANDEL legen auf die Nichtfüllbarkeit der Appendix großen Wert und betonen dabei mit Recht, daß zum Beweise derselben sehr sorgfältige und oft wiederholte Untersuchungen notwendig sind. Die Schwäche, die einer solchen negativen Beweisführung auch dann anhaftet, wenn sie theoretisch richtig begründet ist, liegt darin, daß technische Mängel und andere äußere Umstände, welche die Darstellung verhindern, nicht immer sicher ausgeschlossen werden können.

Der Nachweis von *Kotsteinen* in der Appendix durch die Röntgenuntersuchung ist ein seltenes Vorkommnis, aber schon mehrfach geglückt (FITTIG, WEISSFLOG, MATTHES, HÜRTER, KLEEBLATT, HAAS, STRÖM). Bisweilen ist an den rundlichen Schatten eine konzentrische Schichtung erkennbar. Die Differentialdiagnose hat Uretersteine, Phlebolithen, verkalkte Gefäße, verkalkte Drüsen und freie Appendices epiploicae zu berücksichtigen. Durch Kotkonkremente und feste Stuhlpartikel können auch von konvexen Rändern begrenzte Schattendefekte im Ausgußbilde der gefüllten Appendix hervorgerufen werden (STRÖM).

Neben diesen wichtigen Zeichen ist ein Symptom von noch nicht ganz geklärter Entstehung und Bedeutung zu nennen, die dauernde und nach Entleerung der benachbarten Darmabschnitte *isolierte persistente Füllung des Wurmfortsatzes.* GEORGE und GERBER betrachten diese Dauerfüllung „natürlich" als „entschieden krankhaft". STIERLIN sieht darin nur eine „Disposition" zur Erkrankung, aber noch nicht ein sicheres Zeichen eines schon bestehenden Krankheitszustandes. Die Annahme einer Disposition zur Erkrankung erläutert er dahin, daß die Inhaltsstauung leicht den Anlaß zu einer Entzündung geben könne. Er betont aber selbst, daß bei der Operation, der doch eine Darmentleerung voranzugehen pflegt, eine Kotfüllung auch oft in ganz intakten Wurmfortsätzen angetroffen wird, die sich selbst bei der mikroskopischen Untersuchung als völlig normal erweisen. So selbstverständlich, wie GEORGE und GERBER, FRÄNKEL und andere Autoren dies darstellen, erscheint also die krankhafte Bedeutung einer dauernd gefüllten Appendix durchaus nicht. Es kommt eine dauernde isolierte Retention von Kontrastinhalt im Wurmfortsatz auch bei vollkommen erhaltener Beweglichkeit desselben vor, und zwar nach meinen Erfahrungen am häufigsten bei Obstipation, gelegentlich aber auch unter sonst ganz normalen Verhältnissen. In einem selbst beobachteten derartigen Falle mit tagelanger isolierter Füllung der Appendix, welcher ein sehr nervöses Mädchen betraf, wurde bei der aus anderen Gründen vorgenommenen Operation ein ganz normaler Wurmfortsatz gefunden. Es könnte an Kontraktionen am Eingang des Wurmfortsatzes an der sog. GERLACHschen Klappe nach anfänglicher Füllung des Wurmes gedacht werden; ebensowohl kann es sich aber auch einfach um ein zufällig langes Verweilen des Breies in dem Blindgang des Wurmfortsatzes gehandelt haben. Auch CZEPA berichtet über mehrere Fälle von tagelang betehender isolierter Appendixfüllung, in denen bei der Operation ein normaler Wurmfortsatz gefunden wurde. Also berechtigt der Nachweis einer isolierten Appendixfüllung allein meines Erachtens entgegen anderen Angaben *nicht* zur Annahme einer organischen Veränderung, was auch STRÖM betont.

Von GEORGE und GERBER und anderen amerikanischen Autoren ist ferner bei der chronischen Appendicitis häufig eine *verzögerte Dünndarmentleerung bis über 24 Stunden hinaus* beobachtet worden. Allerdings bezeichnen sie diesen Befund nicht als ein besonderes Merkmal der Appendicitis, da sie ihn in gleicher Weise auch bei anderen Krankheitszuständen der Ileocöcalgegend, so beim Coecum mobile (Typhlatonie), LANE's kink, Adhäsionen mannigfacher Art erhoben. Diese Restfüllung in den unteren Ileumschlingen wird von ihnen als „Stase" bezeichnet, also wohl auf eine Hemmung des normalen Transports bezogen. GROEDEL führt das gleiche Phänomen auf eine Insuffizienz der BAUHINschen Klappe zurück. Eine andersartige Erklärung findet in positiven, und zwar operativ kontrollierten Palpationsbefunden eine beachtenswerte Unterlage. HOCHENEGG tastete in Fällen von besonders empfindlichem Wurmfortsatz oft eine walzenförmige Resistenz in der Ileocöcalgegend und überzeugte sich bei der Operation, daß der Körper nicht dem entzündeten Wurmfortsatz, sondern der krampfhaft kontrahierten untersten Ileumschlinge entsprach. HAUSMANN hat mittels einer verfeinerten Palpationstechnik, deren Zuverlässigkeit er durch kontrollierende Röntgenaufnahmen bewies, auf die gleiche Tatsache aufmerksam gemacht. Diese Beobachtung dient gleichzeitig zur Erklärung des sonst rätselhaften, zuweilen festgestellten Widerspruchs zwischen der Lage eines in ganz deutlicher Weise gefühlten strangförmigen Körpers, der häufig als Wurmfortsatz angesprochen wird, und dem ganz anders gestalteten Situs bei der Operation, der auch

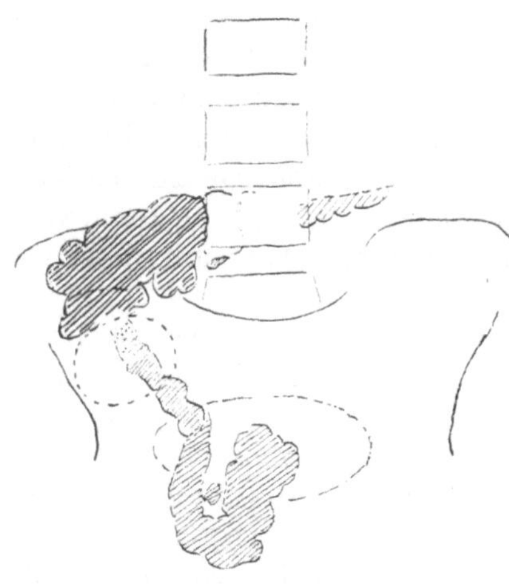

Abb. 880. Adhäsionstumor der Ileocöcalgegend.

Aufnahme nach 8 Stunden. Klinisch: Vor ¼ Jahr plötzlich mit Fieber und Schmerzen in der rechten Bauchgegend angeblich an Blinddarmentzündung erkrankt. Palpabler Tumor rechts vom Nabel. Chemische Blutprobe des Stuhls negativ. Guter Ernährungszustand. Röntgenbefund: Nach 8 Stunden sind einerseits die unteren Dünndarmschlingen, andererseits Colon ascendens und die 1. Hälfte des Transversums gefüllt, dazwischen in der Gegend des Coecums an der Stelle des palpablen Tumors ein Schattendefekt. Wenn auch der untere Pol des Coecums nicht dargestellt ist, so gibt doch die aufsteigende unterste Dünndarmschlinge einen Anhaltspunkt zur Bestimmung der Lage des Coecums. Danach ist das Coecum-Ascendens hochgradig verkürzt. Keine längere Passagestörung des Breies an dieser Stelle. Operation: Adhäsionstumor der Ileocöcalgegend. Das Coecum ist stark nach oben retrahiert, der Wurmfortsatz in Schwarten eingebettet.

mir bisweilen aufgefallen ist. In einem Falle, der wiederholte appendicitische Attacken mit Fieber durchgemacht hatte, fühlte ich dauernd einen derartigen unter den Fingern rollenden Strang und wies bei der Röntgenuntersuchung nach, daß er tatsächlich der kontrahierten untersten Ileumschlinge entsprach, welche noch nach 24 Stunden gefüllt blieb.

Es sei endlich darauf hingewiesen, daß bei dem klinischen Bilde der Appendicitis, aber *linksseitiger* Schmerzempfindung die röntgenologische Bestimmung der Lage des Coecums und nach Möglichkeit der Appendix von erheblichem Wert sein kann. Finden sich diese tatsächlich auf der linken Seite, so kann es sich hierbei nicht nur um einen Situs inversus viscerum, sondern auch um eine abnorme Lage des weit nach links hinüberreichenden Blinddarmes oder auch nur des Wurmfortsatzes bei sonst normaler Topographie der Bauchorgane handeln. Es ist aber zu berücksichtigen, daß sehr ähnliche klinische Symptome auf der *linken* Seite auch durch eine *Perisigmoiditis* hervorgerufen werden, die namentlich von Divertikeln der Darmwand ihren Ausgang nimmt, welche auch im Röntgenbild sichtbar sein können (vgl. S. 687).

Andererseits kann das Sigma nach rechts verlagert und durch Adhäsionen, die von einer entzündeten Appendix ausgegangen sind, an das Coecum angeheftet sein; es erscheint dann bei der Röntgenuntersuchung eine Trennung von Coecum und Sigma, die dicht aneinanderliegen, durch Palpation unmöglich.

Durch *Adhäsionen,* die *auf Grund einer Entzündung des Wurmfortsatzes* entstanden sind, können sowohl am Coecum und unteren Ileum als auch an ganz entfernten Abschnitten des Magen-Darmkanals Abschnürungen entstehen, die zu einer röntgenologisch nachweisbaren Hemmung des Inhalts an den betreffenden Stellen führen (vgl. Abb. 880 und 881). Auch können hierdurch Spasmen erzeugt und Schmerzen an Stellen ausgelöst werden, welche mit der Appendix in keinem unmittelbaren Zusammenhang stehen. Von OPPENHEIMER, KRUCHEN u. a. ist an der Hand lange Zeit klinisch beobachteter und dann in einem plötzlichen Anfall an akuter Appendicitis zur Operation gekommenen Fälle darauf hingewiesen, daß an der Stelle der nachweislich in derbe Adhäsionen eingebetteten, also lange erkrankt gewesenen Appendix niemals wesentliche örtliche Beschwerden bestanden hatten, dagegen häufig Übelkeit und Schmerzen in der Magengegend, ohne daß dort ein krankhafter Prozeß festzustellen war. In diesem Zusammenhang möchte ich auch auf die von mir mehrfach gemachte Beobachtung hinweisen, daß Druck auf die Appendixgegend im Gebiete des Duodenums und Magens Schmerzen auslöst; es sei auch an die Auffassung vom Ulcus duodeni als zweiter Krankheit (RÖSSLE), deren Quelle oft in der Appendix gelegen ist, erinnert. Dementsprechend ist, wie besonders OPPENHEIMER betont, auch auf sekundäre Zeichen an anderen Organen, so auf Spasmen am Pylorus und Duodenum zu achten. Bei der Röntgenuntersuchung ist mir besonders häufig eine Einschnürung am Coecum oberhalb der Einmündung des Ileums an der Stelle des HIRSCHschen Sphincters aufgefallen, welche freilich auch infolge Reizung von anderen Erkrankungen des Abdomens, so bei Ulcus duodeni, Cholelithiasis usw. auftritt (vgl. S. 664). Bisweilen wird bei perityphlitischen Adhäsionen am Coecum-Ascendens ein größerer Schattenausfall ähnlich wie bei anderen, hier lokalisierten Erkrankungen beobachtet, der als STIERLINsches Symptom bezeichnet wird und S. 676 näher beschrieben ist (vgl. Abb. 881).

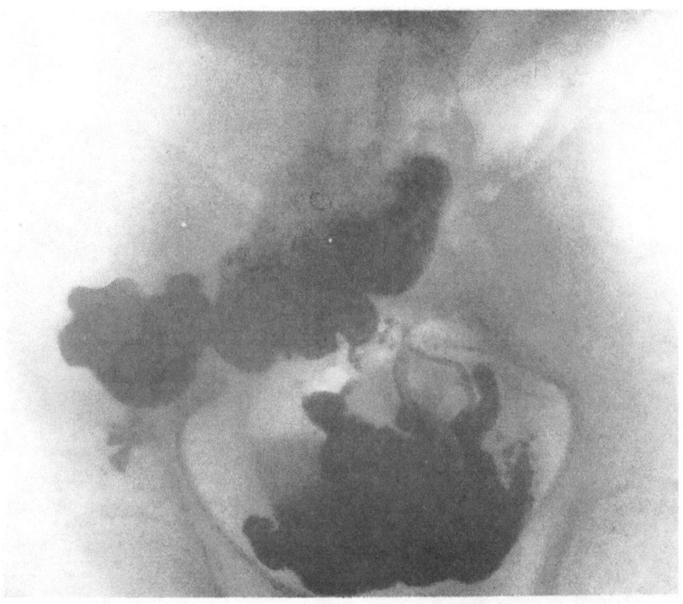

Abb. 881. STIERLIN-Defekt in der Cöcalgegend bei chronischer Appendicitis mit Verwachsungen.
Aufnahme 7 Stunden nach Mahlzeit. Kompakter Knauel von unteren Dunndarmschlingen im kleinen Becken, zum Teil mit geringer Gasfüllung. Außerdem erst distaler Teil des Colon ascendens und 1. Hälfte des Colon transversum gefullt, dessen obere Begrenzung zum Teil unregelmäßig zackig ist. Zwischen Ileumschlingen und distalem Colon ascendens völlige Schattenaussparung in der Cöcalgegend. Nach 24 Stunden Darm größtenteils leer. Operation: In der Cöcalgegend starke Verwachsungen zwischen Dünndarmschlingen, Netz und Coecum, die nach der Gallenblase hinüberziehen. Außerdem Verwachsungen zwischen Gallenblase, Magen und Colon transversum. Chronische Appendicitis und Pericholecystitis, keine Ileocöcaltuberkulose.

Adhäsionstumoren der Ileocöcalgegend auf appendicitischer Grundlage wurden selbst mittels des Pneumoperitoneums in linker Seitenlage als zusammenhängende dichte Schatten in der rechten Unterbauchgegend durch v. TEUBERN nachgewiesen.

Durch *perityphlitische Abscesse*, die meist von einer Appendicitis ausgehen, kann das Ausguß bild des Coecums eingeengt und besonders am medialen Rande unterhalb der Einmündung der letzten Ileumschlinge eingebuchtet werden. Das pralle Füllungsbild weist dort unregelmäßig begrenzte, starre Konturen auf, das Reliefbild der Schleimhaut zeigt auch eine unregelmäßige verdickte Faltenzeichnung, aber im Gegensatz zu einer Geschwulstbildung der Wand selbst keine Aufhebung derselben und keine Schattendefekte (POHL).

4. Ileocöcaltuberkulose.

Man spricht von einer *Ileocöcaltuberkulose*, weil die Tuberkulose häufig sowohl das untere Ileumende als auch das Coecum und besonders die Valvula ileocoecalis zugleich befällt. In anderen Fällen wird nur ein Abschnitt betroffen.

Ulceröse Veränderungen der unteren Ileumschlingen können zu einer unregelmäßigen Zähnelung der Konturen ihres Füllungsbildes Anlaß geben, die wie angenagt und ausgefranst erscheinen (WEBER, PRÉVÔT). Einzelne Geschwüre sind durch bleibende

Kontrastflecken und im Vernarbungszustande durch konvergente Faltenzeichnung ähnlich wie am Magen und Duodenum gekennzeichnet (KUHLMANN). An der Stelle der erkrankten Windungen sind von PRÉVÔT mehr oder weniger ausgedehnte relative Einengungen des Lumens beobachtet, ohne daß bei der Autopsie eine deutliche Stenose gefunden wurde; sie werden von ihm auf verminderte Dehnbarkeit der infiltrierten, ulcerös veränderten Darmwand, sowie auf eine ödematöse Durchtränkung derselben zurückgeführt.

Andererseits kann eine zur *Schrumpfung* und *Stenose* führende Wanderkrankung am unteren Ileum das Bild einer tiefen Dünndarmstenose erzeugen, das an anderer Stelle S. 646f. näher beschrieben ist. Es ist durch Paßagehemmung des Darminhalts, Verspätung

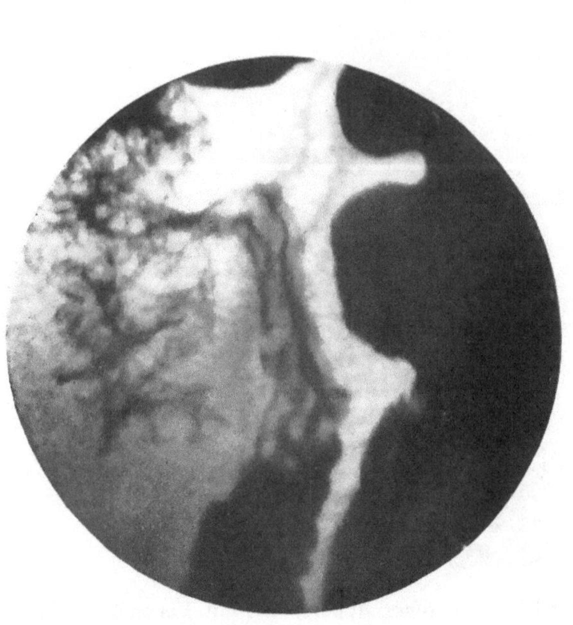

Abb. 882. Oberflächlich ulcerierende Ileocöcaltuberkulose (Autopsie).

Unregelmäßige Konturen am Coecum-Ascendens (links). Unterste Ileumschlinge in der Mitte. Konkave Einbuchtungen entsprechend den portioartig verdickten Ileocöcaltaschen. Aufnahme von Dozent Dr. ABEL, Oldenburg.

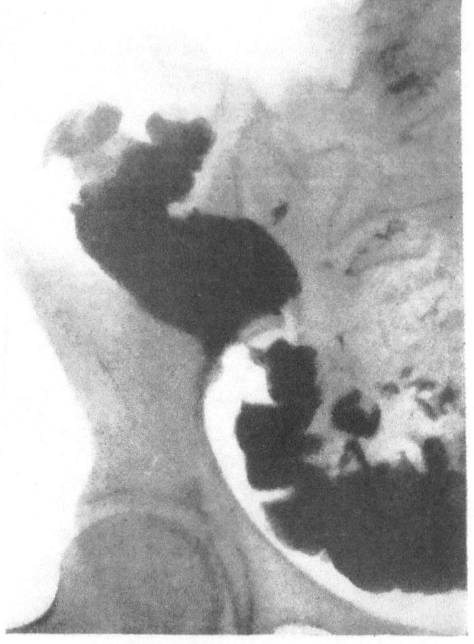

Abb. 883. Ileocöcaltuberkulose.

(Nach FLEISCHNER: Erg. med. Strahlenforsch. 3.)
Die tuberkulös veränderten gewulsteten Lippen der Ileocöcalklappe rufen halbmondförmige Aussparungen an der medialen Wand des Cöcalschattens hervor.

der Coecumfüllung, lange Füllung und Erweiterung der unteren Ileumschlingen und bisweilen Gasansammlung in denselben mit Bildung horizontaler Flüssigkeitsspiegel gekennzeichnet. Eine starre Infiltration der BAUHINschen Klappe hingegen, die auch ohne Stenose einhergehen kann, führt zur Klappeninsuffizienz, deren Ausdruck im Röntgenbilde ebenfalls schon besprochen ist (vgl. S. 667). Hierbei ist der Nachweis eines dauernden Offenstehens der Klappe bei der Verfolgung der per os eingenommenen Kontrastspeise von größerer Bedeutung als die Beobachtung des Rückflusses eines Einlaufs in den Dünndarm, der gar nicht selten unter normalen Verhältnissen vorkommt. Auch Kombinationen von Starre und Stenose der insuffizienten Klappe kommen ebenso wie bei dem Scirrhus am Pylorus vor. Von besonderer Wichtigkeit ist die Darstellung von Formveränderungen der verdickten Klappe, die in das Coecum wie die Portio in die Vagina eingestülpt ist. Dies ist im Röntgenbilde deutlich erkennbar, in dem das Ausgußbild des Coecums an der medialen Wand entsprechend der Einmündungsstelle des Ileums einen bogig begrenzten Schattendefekt bzw. dann, wenn die geschwollenen Lippen der Klappe deutlich einzeln zum Ausdruck kommen, je einen von oben und unten halbmondförmig einspringenden Defekt aufweist (FLEISCHNER, vgl. Abb. 883).

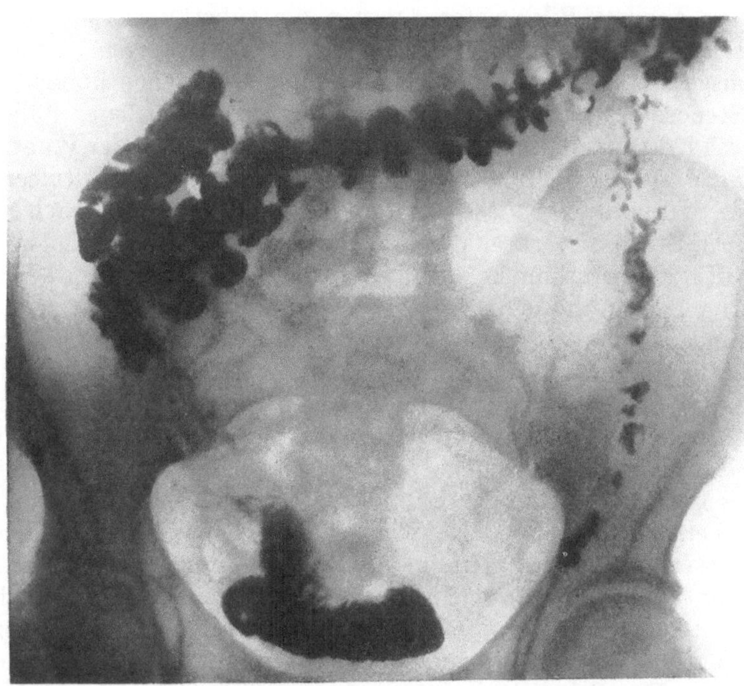

Abb. 884. STIERLIN-Defekt bei Ileocöcaltuberkulose.
Aufnahme 6 Stunden nach Mahlzeit. Große Schattenlücke zwischen den gefüllten unteren Dünndarmschlingen und Colon ascendens. Vgl. den Befund bei kombinierter Luft-Barium-Füllung in Abb. 885. Operation: Tuberkulöser Cöcaltumor. Tuberkel auf den unteren Ileumschlingen.

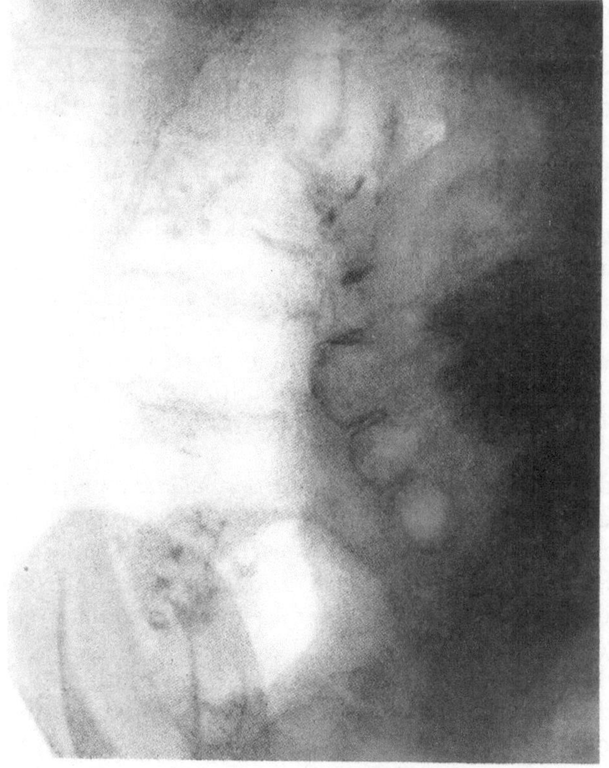

Abb. 885. Ileocöcaltuberkulose. Derselbe Fall wie Abb. 884 bei kombinierter Luft- und Bariumfüllung.
Die Luftfüllung zeigt, daß das Coecum ascendens trotz der mangelhaften Füllung in Abb. 884 seine Ausdehnungsfähigkeit behalten hat. Innerhalb des Coecums dicht unter dem oberen Darmbeinrande ein zarter ringförmiger Schatten und in dessen Umgebung feine Flecken. Ob diese auf tuberkulöse Ulcera zu beziehen sind, kann im einzelnen nicht erwiesen werden. Bei der Operation wurde ein tuberkulöser Cöcaltumor festgestellt.

Ein eigenartiges anderes Bild bietet dagegen die tuberkulöse *Wanderkrankung des Coecums* und des häufig zugleich mit ihm befallenen *Colon ascendens*, an welchen sowohl große Granulationsgeschwülste als auch Schrumpfungen entstehen können, aber gewöhnlich keine grobe Stenose des Darmlumens zustande kommt. In anderen Fällen beschränkt sich die tuberkulöse Erkrankung des Coecums auf eine Infiltration der Wand ohne wesentliche Veränderungen seiner Gestalt oder auch nur auf Schleimhautulcerationen. Bei diesen Formen hat STIERLIN folgendes Symptom beobachtet, welches nach seinem Namen bezeichnet wird: An Stelle der erkrankten Partien des Coecums und Colon ascendens ist zu einer Zeit, in der diese Abschnitte sonst gefüllt sind (meist nach 5—8 Stunden) eine *Schattenlücke* vorhanden, während sowohl das davorliegende Ileum wie die dahinter befindlichen gesunden Colonteile eine normale vollständige Füllung aufweisen. *Der erkrankte Abschnitt* ist und bleibt dagegen, wie STIERLIN sich ausdrückt, im Bild gleichsam *ausgelöscht*; er ist zu keiner Zeit der Untersuchung als voller Schatten sichtbar (vgl. Abb. 884 und 886). Dieses wohlcharakterisierte röntgenologische Zeichen beweist nach STIERLIN mit Sicherheit ganz allgemein eine geschwürig-indurative Veränderung des Coecums bzw. des Coecums und Colon ascendens. Die tuberkulöse Natur derselben ist dadurch nicht sichergestellt, wenngleich sie am häufigsten von den hierbei in Betracht kommenden Prozessen ist. Auch Carcinome und entzündliche Wanderkrankungen nicht tuberkulöser Natur können ganz gleichartige Bilder erzeugen. Die Erklärung dieses eigenartigen Verhaltens wird dort, wo die Kontraktilität der Muskulatur noch erhalten ist, in einer verstärkten Zusammenziehung der erkrankten und darum leicht reizbaren Wandpartie gesucht. Ein Beispiel hierfür ist das in Abb. 884 und 885 wiedergegebene Verhalten. Es zeigt, daß die Wandungen bei Aufblähung glatt und in beträchtlichem Grade dehnungsfähig sind. In dem Falle, daß der Darm in ein starres Rohr verwandelt ist, kommt ein Füllungsausfall nach den eingehenden Untersuchungen von FLEISCHNER nur dann vor, wenn durch die Wandschrumpfung eine Einengung des Lumens hervorgerufen ist.

Ein weiteres Zeichen der Wanderkrankung ist die *abnorme Kürze des Coecum-Ascendens*, welche bisweilen beobachtet wird. In manchen Fällen ist sie sicher auf einen anatomisch fixierten Schrumpfungszustand zu beziehen. Von KIENBÖCK wird sie auf Kontraktion der Längsmuskulatur zurückgeführt. Diese Erklärung kann aber nur auf solche Fälle zutreffen, in denen die Kontraktilität der Wand noch erhalten ist.

Im einzelnen ist zur Charakteristik der STIERLIN-Symptoms noch folgendes hinzuzufügen: Nicht in allen Fällen ist die Schattenaussparung vollständig. Zuweilen wird die Lücke durch eine schmale geradlinige, nicht normal haustrierte Grenzlinie eingefaßt, die durch einen *zarten Beschlag der infiltrierten Wandung* mit dem Kontrastmittel hervorgerufen wird. Besonders deutlich tritt diese zarte Konturierung dann hervor, wenn das Darmlumen mit Gas gefüllt ist, was bei tuberkulösen Darmerkrankungen häufig vorkommt. Es entsteht dann die von KIENBÖCK so genannte „Luftkeulenform".

In anderen Fällen ist die *Schattenlücke von zarten Schattenstreifen* durchzogen, in anderen zeigt sie eine matte, ungleichmäßig *wolkige Marmorierung*. Die Entstehung derselben ist von STIERLIN auf Niederschläge auf der geschwürig veränderten, unebenen Schleimhaut bezogen, von HAMMER dagegen auf Veränderungen des Muskeltonus bei Diarrhoen zurückgeführt, da dieselbe Zeichnung bei diesen auch ohne organische Läsionen der Darmschleimhaut gefunden wird.

Mit diesen Erscheinungen am Coecum-Ascendens kombiniert findet sich oft eine *abnorm lange und starke Füllung der unteren Dünndarmschlingen*, die in der schon besprochenen Weise entweder auf Retention oberhalb einer gleichzeitigen Stenose an der Klappe oder im unteren Ileum oder auf rückwärtigen Transport von Dickdarminhalt infolge Insuffizienz der BAUHINschen Klappe zu beziehen ist. Bei einer Stenose pflegt die Füllung und Erweiterung des Ileums höhere Grade zu erreichen. BÖHM beobachtete dabei ein fadendünnes Durchtreten des Breies durch die Klappe.

Wenn nun das positive STIERLIN-Symptom auch nach übereinstimmenden Berichten (KIENBÖCK, SCHWARZ, FAULHABER, SCHLESINGER, REVECZ, ROTHER) bei einer Wanderkrankung des Coecum-Ascendens vorkommt, so kann eine solche doch bei „negativem Stierlin" nicht ausgeschlossen werden. HAMMER fand es unter einer größeren Zahl von später autoptisch klargestellten Fällen in nur etwa der Hälfte der Erkrankungen von Ileocöcaltuberkulose, außerdem aber auch bei Cöcalcarcinom und gelegentlich auch unter organisch normalen Verhältnissen. FAULHABER, REVECZ und FLEMMING-MÖLLER berichten über einige Fälle, in welchen die charakteristische Schattenaussparung fehlte;

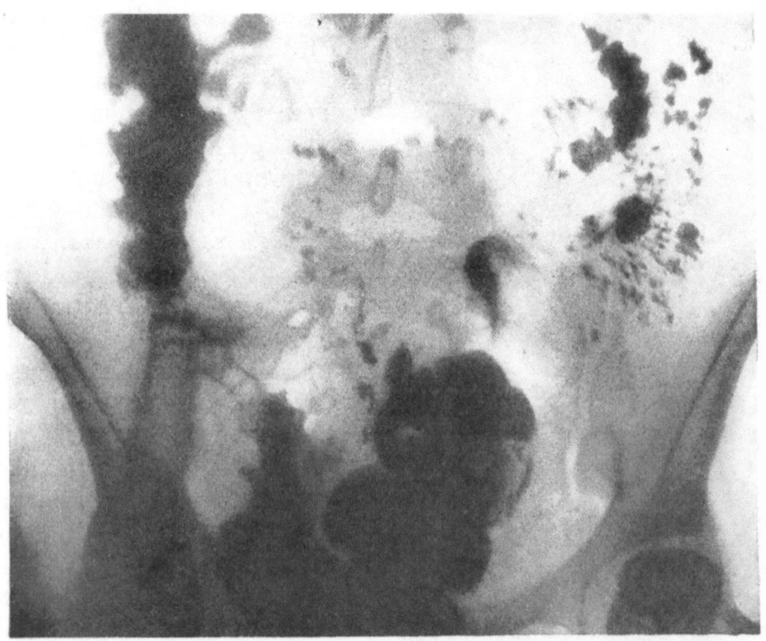

Abb. 886. STIERLIN-Defekt infolge Ileocöcaltuberkulose.

Aufnahme 7 Stunden nach Mahlzeit. Zwischen den zusammenhängend breit gefüllten, tief ins Becken hinabreichenden unteren Ileumschlingen und dem Colon ascendens, welches gekerbte Konturen zeigt, ein Schattenausfall in der Gegend des Coecums, hier nur geringer Wandbeschlag. Nach 24 Stunden noch zusammenhängende Füllung der unteren Dünndarmschlingen, im Bereiche des Colon ascendens und der Ileocöcalgegend unregelmäßig geformte Wandbeschläge. Operation: In der Ileocöcalgegend ein kinderfaustgroßer Tumor. Im Coecum tuberkulöse Ulcera, an der unteren Ileumschlinge tuberkulöse Knötchen, Colon ascendens von brüchiger morscher Wandung.

dagegen waren übereinstimmend folgende größtenteils schon vorher genannte Merkmale einer geschwürig-indurativen Wanderkrankung vorhanden:

1. Eine auffällige Verkürzung des Coecum-Ascendens-Schattens infolge Schrumpfung,

2. Verlust der normalen Haustrenzeichnung, dagegen an verschiedenen Stellen unregelmäßig ausgefranste Konturen,

3. eine Undehnbarkeit des Coecumschattens durch Einlauf infolge Wandstarre.

Auf die beiden letzten Zeichen legt auch HAMMER auf Grund eingehender Vergleichsuntersuchungen zwischen Röntgenbild und dem anatomischen Befund an der Leiche größten Wert und hebt vor allem eine *kleinzackige, kleinwellige Beschaffenheit der haustrenlosen Konturen* des Darmfüllungsbildes hervor, deren anatomisches Substrat er in tangential getroffenen Geschwürsflächen erblickte. Eine entscheidende Bedeutung mißt FLEISCHNER den Bildern bei, die mittelst einer Kombination von Bariumeinlauf und Luftfüllung nach FISCHER gewonnen werden. Hierbei zeigt das Coecum mit schweren Schleimhautveränderungen *zerknitterte, unregelmäßig beschlagene Wände* und ist meist *enger als das normale Coecum*, welches glatte, regelmäßig haustrierte und regelmäßig beschlagene Wandungen aufweist. Es kann infolge Schrumpfung des unteren Pols auch Trichterform zeigen. Bei Bildung von Fisteln, die sich mit dem Kontrastmittel füllen, sind davon ausgehende seitliche Fortsätze sichtbar (ROTHER).

Differentialdiagnose. *Tuberkulöse Geschwülste der Ileocöcalgegend* können auch *von tuberkulösen Drüsen und peritonitischen Schwielen* gebildet werden, ohne daß dabei tuberkulöse Veränderungen der Innenfläche des Darmes zu bestehen brauchen. In solchen Fällen kann kein STIERLIN-Symptom erwartet werden, welches der Erklärung des Autors entspricht. Dagegen können derartige außerhalb des Darmes gelegene Geschwülste den Schatten des normal gefüllten Coecums verdrängen und auch zu einer Kompression Anlaß geben. Es kommen aber auch schwere Stenosen infolge Abschnürung durch peritonitische Adhäsionsstränge vor, die das Bild der Darmstenose ergeben (vgl. S. 649)

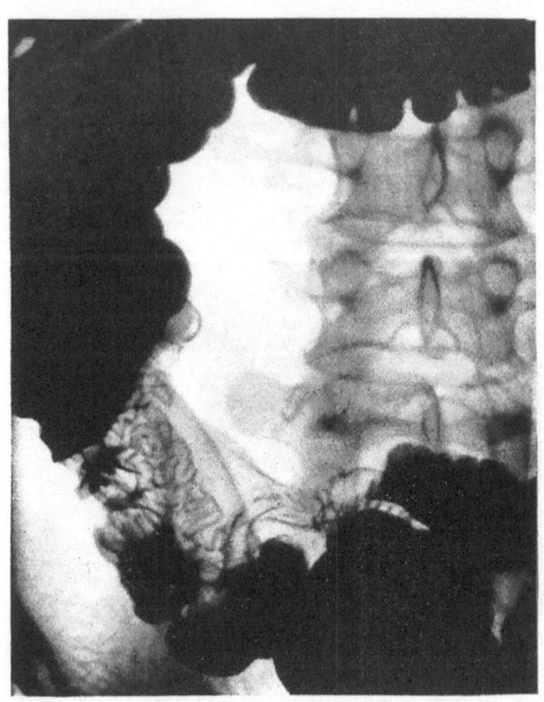

Abb. 887.   Kompression der Ileocöcalgegend durch retroperitoneales Sarkom (Operation).

Ähnliche, von peritonitischen Verwachsungen gebildete *Ileocöcaltumoren* entstehen auch *auf dem Boden einer Appendicitis.* Auch hier ist zur Ausbildung eines eigentlichen STIERLIN-Symptoms insofern kein Anlaß gegeben, als die Innenfläche der Darmwand des Coecums hierbei nicht verändert ist. Ich sah aber auch bei *Adhäsionstumoren der Cöcalgegend*, welche aller Wahrscheinlichkeit nach auf dem Boden einer *Appendicitis* entstanden waren, einen Schattendefekt gerade an der Stelle des palpablen Cöcaltumors, während einerseits die unteren Ileumschlingen, andererseits das Colon ascendens mit Kontrastbrei gefüllt waren. Es dürfte hier wohl Druck der Adhäsionstumoren oder dadurch angeregte Kontraktion der Wandungen die Füllung des Lumens verhindert haben (vgl. Abb. 880 und 881). Zur Unterscheidung der extraintestinalen Tumoren von tumorartigen Wandveränderungen des Coecums selbst leistet das von FISCHER angegebene Verfahren der kombinierten Barium- und Luftfüllung bei Untersuchung in linker Seitenlage gewisse Dienste. Die so gewonnenen sehr klaren Bilder zeigen bei extracöcalen sowohl tuberkulösen als appendicitischen und anderen z. B. von den weiblichen Genitalien ausgehenden entzündlichen Tumoren im allgemeinen glatte bzw. an der Stelle des anliegenden Tumors durch Druck oder Schrumpfung auch etwas unregelmäßig gestaltete Linienführung (vgl. Abb. 887), dagegen bei ulcerösen Wandveränderungen stark unregelmäßige, zackige, zerknitterte Konturen.

Differentialdiagnostisch erwähnt STIERLIN ferner den tuberkulösen *Psoasabsceß*, bei dem er eine Medianwärtsverschiebung des sonst normal gestalteten Coecumschattens sah.

Cöcaltumoren kommen auch durch *Darminvagination* zustande, zu welcher übrigens auch tuberkulöse Drüsen den Anlaß geben können. Das Röntgenbild zeigt auch hier, wie schon S. 660 erwähnt, einen Schattenausfall an der Stelle der Einstülpung. Auch hier kann eine lange und starke Füllung der unteren Ileumschlingen vorhanden sein, wie z. B. in einem Falle von ALTSCHUL. Als differentialdiagnostisches Merkmal gibt STIERLIN an, daß die unterste Dünndarmschlinge hierbei mit dem invaginierten Coecum nach oben verlagert wird, während sie bei der Ileocöcaltuberkulose an Ort und Stelle bleibt. Die Hochlagerung der untersten Dünndarmschlinge kommt aber nicht nur bei der Invagination vor. Abgesehen von kongenitalen Anomalien der Entwicklung und Lage des Coecum-Ascendens wird das gleiche Verhalten auch bei Adhäsionsgeschwülsten der Ileocöcalgegend auf tuberkulöser (vgl. oben) und appendicitischer (vgl. Abb. 880) Grundlage sowie beim Cöcalcarcinom infolge Schrumpfung des Tumors beobachtet. Dagegen dürften sich kaum

bei einer anderen Erkrankung als bei der Invagination die parallelen Randstreifen
bilden, die hierbei durch Einlaufmassen hervorgerufen werden, welche zwischen die
Wandungen des invaginierten und des äußeren Darmabschnittes in schmaler Schicht

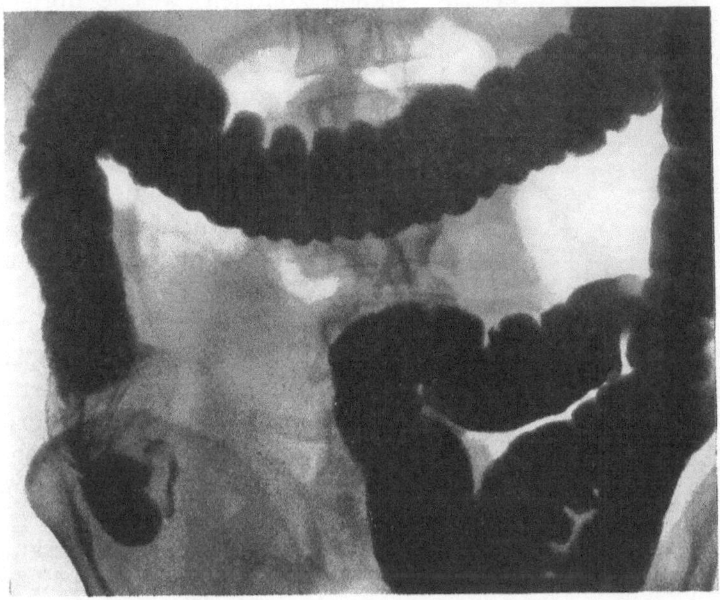

Abb. 888. Schattenaussparung zwischen Coecum und Colon ascendens infolge eines carcinomatösen Tumors,
der bei Luftblähung in Abb. 889 deutlicher dargestellt ist.

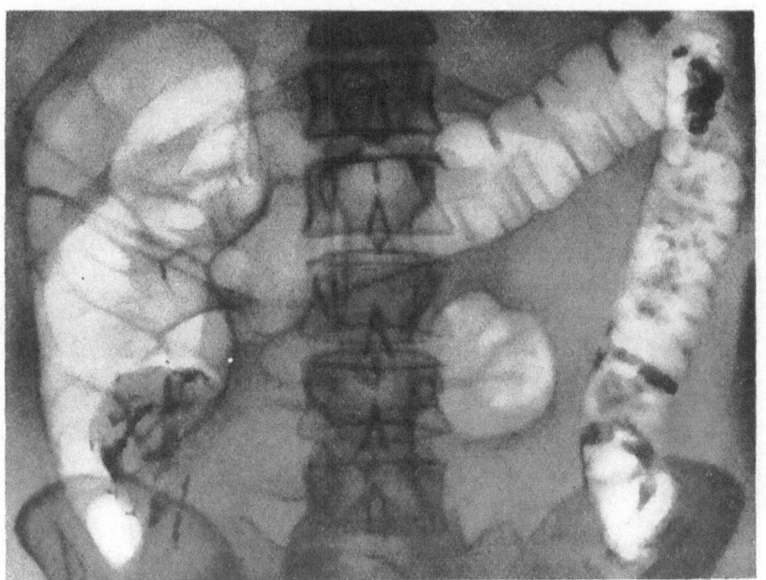

Abb. 889. Coecumcarcinom bei Luftaufblähung des Darmes.
Der Tumor selbst ist als Schatten, der in den Luftraum vorspringt, deutlich sichtbar; an der Oberfläche haftende Bariumreste.

eindringen. Dies Bild kommt freilich nicht in jedem Falle von Invagination zustande.
Bezüglich der sonstigen Zeichen der Invagination wird auf S. 660 nnd 661 verwiesen.
Ferner spielt bei der Differentialdiagnose gegenüber der Ileocöcaltuberkulose das

5. Cöcalcarcinom

eine große Rolle. Insofern die Krebsgeschwülste einen *Schattendefekt* und eine *Stenose*
durch die raumbeschränkende Wirkung des Tumors verursachen, gelten die allgemeinen

43*

bei Besprechung der Darmstenosen und besonders der Carcinome gemachten Ausführungen (S. 653—663). Ein Schattendefekt kann aber nicht nur durch Verdrängung des Kontrastmittelinhalts durch Geschwülste zustande kommen, welche übrigens vielfach das Lumen gar nicht besonders hochgradig einengen, sondern auch durch eine diffuse Infiltration der Darmwand hervorgerufen werden (STIERLIN-Symptom) (vgl. S. 676—677). Es liegt hier also genau das gleiche Verhalten im Röntgenbilde vor wie bei der eben geschilderten tuberkulösen Wanderkrankung, was bei dem oft sehr ähnlichen anatomischen Bilde beider Zustände auch verständlich ist. Die Übereinstimmung kann so weit gehen, daß auch bei der Operation, ja selbst bei der Autopsie ohne mikroskopische Untersuchung oft keine sichere Entscheidung möglich ist. Es kommt auch die Entstehung eines Krebses auf dem Boden einer vorher bestehenden Ileocöcaltuberkulose vor.

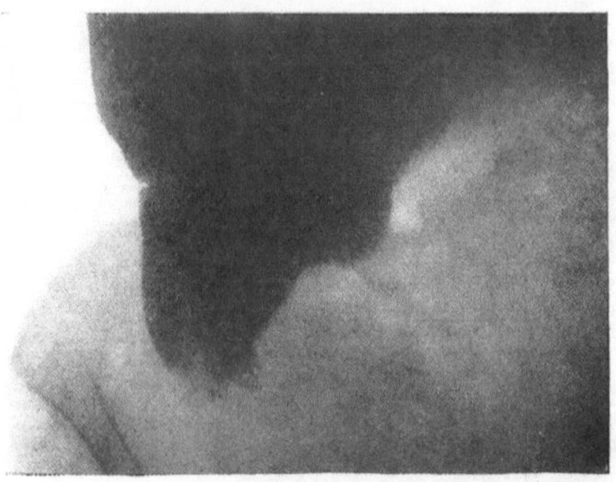

Abb. 890. Carcinoma coeci (Autopsie).
Einlaufbild.

Klinisch: Palpabler Tumor der Ileocöcalgegend. Blut im Stuhl ++. Röntgenbefund: Unregelmäßige Konturen am unteren Pol des Coecums. An dieser Stelle palpabler Tumor.

Zur Unterscheidung ist anzuführen, daß sich die Unregelmäßigkeiten der Konturen beim Carcinom meist schärfer von der gesunden Umgebung abheben als bei tuberkulösen Prozessen; ein ganz allgemein gültiges Trennungsmerkmal kann hierin aber nicht erblickt werden.

Die schwierige Differentialdiagnose wird nach FISCHER durch gleichzeitige Einführung von Luft und einer mäßigen Menge eines Kontrasteinlaufs gefördert. Das Kontrastmittel bildet einen feinen Wandbeschlag, der sich gegenüber dem hellen, luftgefüllten Darmlumen scharf abhebt und feine Einzelheiten der Konturen erkennen läßt. Gröbere Formänderungen derselben sollen mehr für Carcinom, feinzackige und fleckige Unregelmäßigkeiten mehr für Tuberkulose sprechen. Sehr deutlich heben sich größere Tumoren, an deren Oberfläche sich die Kontrastmasse niedergeschlagen hat, innerhalb des hellen Luftraumes des aufgeblähten Darmes ab.

Ein besonders klares derartiges Bild ist in Abb. 889 dargestellt. Typisch unregelmäßige, wie zerfressen aussehende Konturen als Ausdruck der zerrissenen Oberfläche einer carcinomatösen Ulceration sind in Abb. 890 zu erkennen.

In differentialdiagnostischer Hinsicht ist sowohl bei der carcinomatösen als bei der tuberkulösen Erkrankung des Coecums darauf hinzuweisen, daß am cöcalen Sphinctertrakt einige Zentimeter oberhalb der Einmündungsstelle des Ileums, wo sich auch diese organischen Prozesse nicht selten finden, häufig Kontraktionen einer-

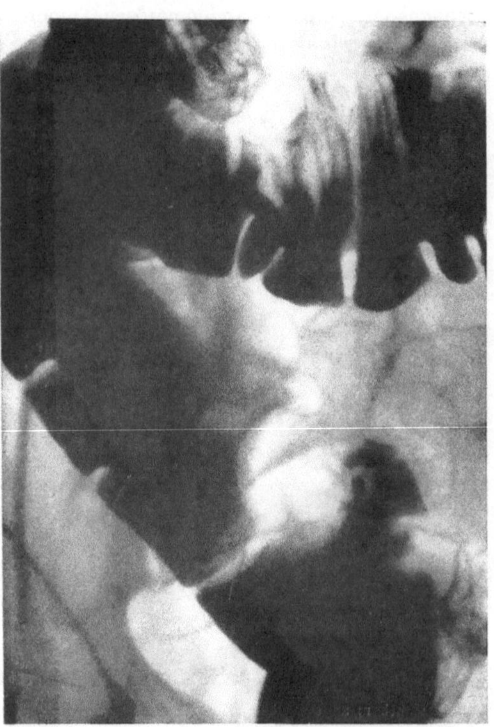

Abb. 891. Lipomatose der Ileocöcalklappe.
(Autopsie).

seits auf der Basis örtlicher anatomischer Veränderungen und andererseits lediglich auf funktionelle Reize hin auftreten und eine Einengung des Lumens hervorrufen, deren Ursache oft schwer aufzuklären ist. Nur die genaue Beachtung der Beschaffenheit der Konturen bei wiederholten Untersuchungen, insbesondere auch bei kombinierter Kontrastfüllung und

Lufteinblasung, und die Feststellung, ob die Einengungen und etwaigen Konturveränderungen veränderlicher oder dauernder Art sind, kann hier vor groben Irrtümern bewahren (vgl. S. 664—666 und Abb. 873 und 888/889).

6. Mucocele.

Eine äußerst seltene Erkrankung stellt die sog. *Mucocele* des Darmes dar, welche durch Absonderung von Schleim in das Darmlumen, am häufigsten im Wurmfortsatz entsteht. Hierdurch können schmerzhafte kolikartige Attacken zustande kommen. In einem derartigen Falle, in welchem später die Operation eine Mucocele des Wurmfortsatzes und unteren Coecums ergab, beobachtete VORHUUS nach Bariumeinlauf einen unregelmäßig begrenzten Füllungsdefekt und bei Wiederholung eine gefiederte und verästelte Zeichnung des Ausgußbildes der unteren Partien des Coecums. AKERLUND beschreibt als röntgenologische Merkmale einer Mucocele der Appendix bei fehlender Kontrastfüllung des Wurmfortsatzes einen wurstförmigen Weichteilschatten in der Cöcalgegend. Bei Wandverkalkung kann ein schalenförmiger Randschatten ähnlich wie bei einer Porzellangallenblase entstehen.

7. Lymphcyste.

Eine Lymphcyste am Coecum, die im Röntgenbilde eine Aussparung bei Kompression hervorrief (Pelottensymptome), ist von DAHM beschrieben.

8. Lipomatose.

Das Bild einer durch Autopsie erwiesenen *Lipomatose der Ileocöcalklappe* ist in Abb. 891 dargestellt. Es zeigt in der Gegend der Klappe am medialen Rande des Coecums eine scharf gerandete regelmäßige rundliche Ausspaarung.

F. Dickdarm.

1. Lageanomalien des Dickdarms.

Die *Lage, Länge* und *Form* der verschiedenen *Dickdarmabschnitte* zeigt schon bei gesunden Menschen außerordentlich große Verschiedenheit. Größtenteils beruht dies auf *angeborener Anlage,* und zwar spielen hier Unregelmäßigkeiten und Variationen in dem Verhalten der Peritonealblätter eine große Rolle, welche an einigen Stellen für die zugehörigen Darmteile ein eigenes Mesenterium bilden, an anderen durch Verklebung den Darm an die rückwärtige Abdominalwand fest anheften.

Ein Ausbleiben der normalen Drehung des Darmrohrs und des an bestimmten Stellen sonst regelmäßig eintretenden Verklebungsprozesses führt zu abnorm freier Beweglichkeit und gibt damit oft zu einer Veränderung der gewöhnlichen Lage der Därme Anlaß. Namentlich schafft die kongenitale Bildung eines *Mesenterium ileocolicum commune* die Möglichkeit einer weitgehenden Verlagerung und freien Beweglichkeit des Coecums und der proximalen Colonabschnitte. Meist werden diese hierbei etwa in der Mittellinie senkrecht aufsteigend angetroffen; die Ausbildung einer Flexura hepatica kann dabei ganz unterbleiben (ALTSCHUL, DÖHNER); die Dünndärme, welche ohne Bildung einer Flexura duodeno-jejunalis vom oberen Fixpunkt des Duodenums an der Papilla Vateri hinabziehen, sind meist in der rechten Körperhälfte gelegen. Die abnorme Beweglichkeit der Därme kann leicht Anlaß zu Invagination und Volvulus geben. In solchen Fällen hat die durch die Röntgenuntersuchung mögliche Feststellung eines Mesenterium commune auch praktische Bedeutung.

Außerdem sind aber auch mannigfache andere Umstände bei der Entstehung der verschiedenen angeborenen Dickdarmformen maßgeblich. Namentlich gibt die große Variabilität der Länge einzelner Dickdarmabschnitte, besonders des an einem eigenen Mesenterium frei beweglichen Colon transversum und sigmoideum, zu großen Verschiedenheiten der Form und Lage dieser Teile Anlaß. Umgekehrt wiederum kommen angeborene Verkürzungen einzelner Darmabschnitte vor, z. B. am Colon ascendens, so daß das Coecum dicht unterhalb der Leber gelegen ist.

Für die Röntgendiagnostik ist die Kenntnis der *großen physiologischen Variationsbreite von Lage, Form und Länge der Dickdarmabschnitte* deshalb wichtig, damit der häufige Fehler vermieden wird, daß auffällige, vom gewöhnlichen Verhalten abweichende Befunde ohne weiteres für pathologisch gehalten werden. Namentlich ist bei der Diagnose von Adhäsionen große Vorsicht geboten, was in einem besonderen Abschnitt noch näher betont werden wird. Die außerordentlich verschiedenen Typen können hier nicht einzeln aufgeführt werden. Es sei auf die mit zahlreichen Abbildungen versehene Abhandlung von BROSCH verwiesen und hier nur an das zusammenfassende treffende Wort von HOLZKNECHT erinnert, daß fast jede pathologische Lageanomalie des Colons einen Doppelgänger im Physiologischen hat.

Außer den kongenitalen spielen auch *erworbene Lageveränderungen* eine Rolle, für deren Ausbildung freilich auch wohl oft eine angeborene Anlage maßgeblich ist. Als Teilerscheinung einer allgemeinen *Enteroptose* oder in anderen Fällen mehr selbständig hervortretend, kann eine erhebliche *Senkung des Colons* eintreten. Die beiden Flexuren, von denen namentlich die Flexura lienalis durch das straffe Ligamentum phrenicocolicum ziemlich fest fixiert ist, verändern gewöhnlich nur wenig ihren Ort; dagegen zeigt

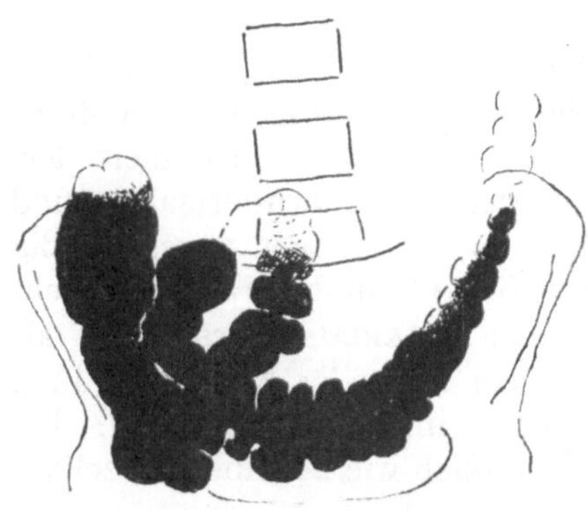

Abb. 892. Coloptose mit stark gewundenem Verlauf des Colon transversum.

Klinisch: Sehr schlaffe Bauchdecken (nach 6 Geburten). Druckgefühl in der Magengegend. Außerdem allgemeine Neurasthenie. Röntgenbefund: Gastroptose. Auf Aufnahme nach 9 Stunden stark gewundener Verlauf des tief ins Becken hinabhängenden Colons. Bei Palpation gute Beweglichkeit des Colons. Die Schlingenschenkel lassen sich gut voneinander trennen.

besonders das Colon transversum die größte Veränderlichkeit der Lage. Es bildet häufig eine von den Flexuren herabhängende, quer über den Beckeneingang ausgespannte Girlande, in anderen Fällen kann es auch tief ins kleine Becken hinabreichen. Die Form ist verschieden U-, V-, W-förmig oder auch andersartig gestaltet, bisweilen mehrfach

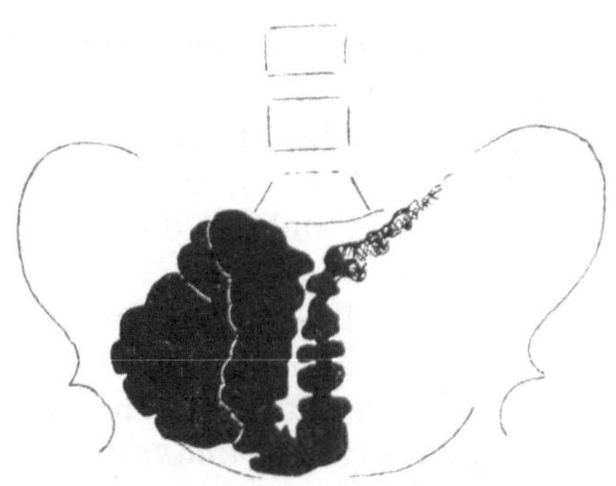

Abb. 893. Fixierte Coloptose.

Aufnahme 48 Stunden nach Mahlzeit. Klinisch: Vor 10 Jahren Gallenblasenexstirpation. Später ziehende Schmerzen im Leib, besonders nach dem Essen, Abmagerung. Röntgenbefund: Bei verschiedenen Untersuchungen liegen das Coecum-Ascendens und der absteigende Ast einer U-förmig nach unten gebogenen Schlinge des Colon transversum in ganz konstanter Weise dicht zusammen und lassen sich auch bei Palpation kaum verschieben. Noch nach 72 Stunden pralle Füllung im Ascendens und erstem Transversumabschnitt.

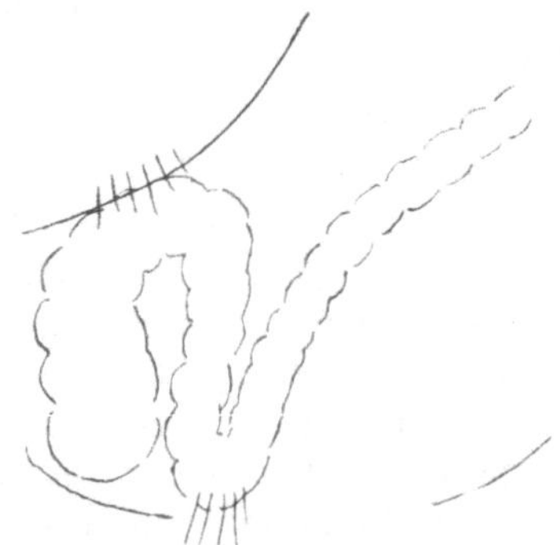

Abb. 894. Operationsbefund zu Abb. 893.

Die Flexura hepatica ist oben mit der Leber in der Gegend der exstirpierten Gallenblase durch derbe Adhäsionen verwachsen. Ebenso ist der untere Scheitelpunkt der U-förmigen Transversumschlinge an einer Schenkelhernie fest fixiert. Adhäsionen der Dickdarmschlingen untereinander bestehen nur in unbedeutendem Maße.

gewunden (vgl. Abb. 892). Die Form kann in verschiedenen Phasen infolge eines veränderten Kontraktionszustandes einzelner Abschnitte stark wechseln. Das abnorm bewegliche und gesenkte Coecum *(Coecum mobile)* wurde bereits früher geschildert (vgl. S. 665 und Abb. 874—876).

Die *Coloptose* braucht an sich keine Beschwerden, auch keine Störungen der Stuhlentleerung zu veranlassen. In anderen Fällen kann sie aber den Eintritt einer Obstipation begünstigen.

Von viel größerer Bedeutung ist die *fixierte Coloptose,* bei welcher das Colon durch Adhäsionen z. B. an einem Bruchsack, an der Bauchwand oder an anderen Bauchorganen angeheftet ist. Durch den Zug der Adhäsionen selbst oder des angehefteten Netzes kann das Colon eine Abknickung bzw. spitzwinklige Änderung seiner Verlaufsrichtung erfahren, welche auch im Röntgenbilde deutlich zum Ausdruck kommt. Hierbei kann es zur Stuhlverhaltung und zu leichten, aber auch schweren *Stenoseerscheinungen* kommen (vgl. S. 689). Fehlen diese, so kann die Fixation nur durch das *stets gleiche Verhalten* bei verschiedenen Untersuchungen unter verschiedenen Bedingungen bei Baucheinziehen, Lagewechsel und die Unverschieblichkeit trotz des Versuches einer manuellen Trennung bei der Palpation usw., vor allem aber *bei mehrfachen Wiederholungen der Untersuchung* mit mehr oder weniger Wahrscheinlichkeit, aber nicht immer mit voller Sicherheit erkannt werden.

Eine weitere Verlagerung kann durch *Einschaltung des Colon transversum zwischen Leberoberfläche und Zwerchfell* entstehen. Am leichtesten kommt es hierzu bei der *Hepatoptose* (vgl. S. 711 und Abb. 933). Bei der oft vorhandenen meteoristischen Blähung des Dickdarms entsteht dann ein heller Raum unter dem rechten Zwerchfell, der mit der Ansammlung freier Luft im Abdomen eine gewisse Ähnlichkeit zeigen kann. Doch läßt sich gewöhnlich die typische *Haustrierung* des Colons nachweisen; auch zeigt dies meist keinen Lagewechsel im Gegensatz zur freien Gasanhäufung. Im Zweifelsfalle schafft ein Kontrasteinlauf Klarheit.

Eine *Verdrängung* des Colons kann durch verschiedenartige raumbeschränkende Prozesse im Abdomen von außen her zustande kommen. Der Nachweis des Colonverlaufes ist für die Erkennung der Zugehörigkeit eines Tumors zu bestimmten Organen von Bedeutung; er wird genauer in den diesbezüglichen Abschnitten als diagnostisches Hilfsmittel besprochen. Hier sei zusammenfassend an folgendes erinnert:

Die *Milz* lagert sich *vor* das Colon. Dies halte ich für das wichtigste Kennzeichen. Das Verhalten der Flexura lienalis ist wechselnd, wie ich gerade im Gegensatz zu STIERLIN betonen muß, der ihre konstant erhaltene Lage als charakteristisch für Milztumoren erklärt. Ich fand bei Milztumoren in der Regel eine mäßige Verlagerung der Flexura lienalis nach abwärts, die aber gewöhnlich nicht so tief wie der untere Milzpol hinabreichte (vgl. Abb. 964). Seltener war die Verlagerung der Flexur selbst bei großen Tumoren nur ganz unerheblich oder andererseits in anderen Fällen so hochgradig, daß sie fast mit dem unteren Milzpol zusammenfiel (vgl. Abb. 965 und S. 734).

Eine Vergrößerung der *linken Niere,* die in manchen Fällen differentialdiagnostisch gegenüber einem Milztumor in Frage kommt, drängt das Colon nach vorn, das als fühlbarer und nach alter Regel durch Aufblähung noch leichter kenntlich zu machender Strang über die Vorderfläche eines Nierentumors hinwegzieht. Außerdem kann das Colon im Röntgenbilde durch Kontrastfüllung per os oder durch Einlauf dargestellt werden; dabei fällt bei großen Tumoren oft eine *Unvollständigkeit der Füllung* auf, da der über der gewölbten Geschwulst fest angespannte Darm abgeplattet ist und Vorder- und Hinterwand dicht aneinander liegen (vgl. Abb. 895, 1033, 1034, 1036, 1038). Zum Nachweis dieser entscheidenden *Verlagerung nach vorn* ist auch die Untersuchung im frontalen und in schrägen Durchmessern sehr geeignet (vgl. Abb. 1040). Seitliche Verlagerungen des Colon descendens durch Nierentumoren kommen vor, und zwar sowohl medialwärts (STIERLIN) als lateralwärts (ZIEGLER, MARKIEWITZ, eigene Beobachtung), sind aber in der Mehrzahl der Fälle nicht im wesentlichen Grade vorhanden und deshalb sowie wegen des wechselnden Verhaltens zu differentialdiagnostischen Erwägungen weniger heranzuziehen als die typische Lage vorn an der Oberfläche des Tumors. Näher wird dies Verhalten S. 777 bis 781 geschildert werden.

Eine vergrößerte oder gesenkte *rechte Niere drängt den Anfangsteil des Colon transversum* und unter Umständen das Ascendens *nach abwärts und etwas medianwärts* und führt bisweilen zu einer *konkaven Einbuchtung* derselben *in der Gegend der Flexura hepatica* (vgl. Abb. 1035). Von ZIEGLER ist in einem anderen Falle eine konkave Einbuchtung des Ascendens bei erhaltener Lage des Colon transversum und der Flexura hepatica beschrieben.

Eine *Lebervergrößerung* bewirkt *Senkung des* an ihrer Unterfläche vorbeiziehenden *Colon transversum.*

Eine *vergrößerte Gallenblase* kann eine örtlich beschränkte Einbuchtung im ersten Drittel des Colon transversum hervorrufen (vgl. Abb. 940).

Durch große *Pankreastumoren,* insbesondere cystischer Art, kann das Colon transversum eine Verlagerung entweder nach unten oder seltener nach oben und auch eine mäßige Kompression erfahren (vgl. S. 744/746 und Abb. 982/983).

Mesenterialcysten und andere Tumoren weisen je nach ihrem Sitz ganz verschiedenartige Beziehungen zum Colon auf, so daß sich darüber keine allgemeinen Regeln aufstellen

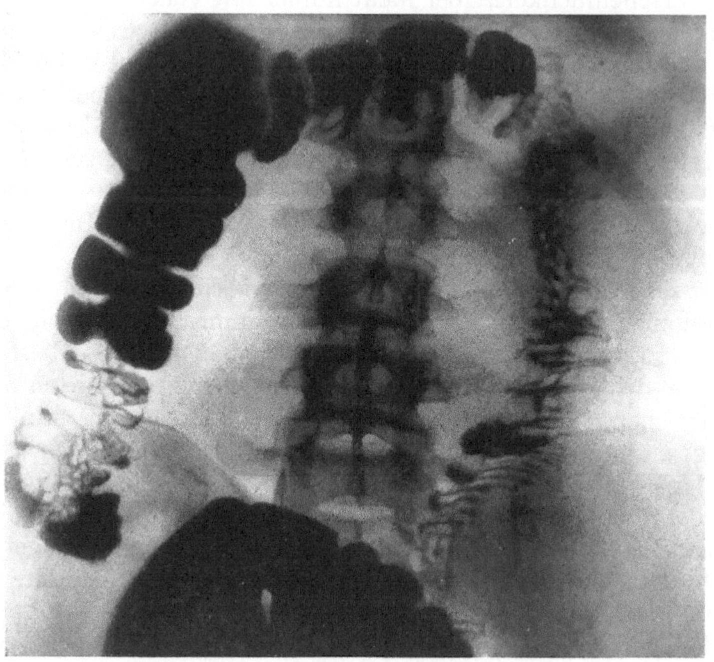

Abb. 895. Einlaufbild bei linker Sackniere.

lassen. Die Verdrängung des Colons durch solche Geschwülste kann den vorher geschilderten Lageverhältnissen außerordentlich ähneln. Es sei daher aus differentialdiagnostischen Gründen hieran erinnert.

Aus dem Becken aufragende Tumoren drängen das Colon transversum nach oben, das sie bogenförmig umgibt. Durch *Geschwülste der Ovarien und des Uterus* werden nicht selten Verlagerungen des Sigma hervorgerufen (vgl. S. 662).

Geschwülste und andere raumbeschränkende Prozesse wie Hämatome und Abscesse *im kleinen Becken* selbst können eine Kompression des Rectums und des distalen Abschnittes der Flexura sigmoidea ausüben und dadurch zum Schattenausfall des Einlaufbildes Anlaß geben; erhebliche Verlagerungen des Rectums werden aber wegen seiner ziemlich fixierten Lage kaum angetroffen (ZIEGLER).

Differentialdiagnostisch wichtig ist ferner die von STIERLIN hervorgehobene *Medianwärtsverlagerung des Coecum-Ascendens* durch einen *Psoaabsceß* sowie durch *Tumoren der Darmbeinschaufeln,* während appendicitische und tuberkulöse sowie carcinomatöse Ileosoecalgeschwülste nach ihm gewöhnlich keine Veränderung der Lage, wohl aber der Form und Füllung des Coecums bewirken. Es kommen jedoch bei Adhäsionstumoren auch Verziehungen des verkürzten Coecum-Ascendens namentlich nach oben vor (vgl. Abb. 880).

2. *Erweiterungen des Dickdarms.*

a) HIRSCHSPRUNGsche Krankheit.

Das wesentlichste Zeichen der HIRSCHSPRUNGschen Krankheit bilden *Erweiterungen des Dickdarms*, welche *ohne Striktur des Lumens* meist auf Grund kongenitaler Anlage entstehen. Am häufigsten handelt es sich dabei besonders um eine *abnorme Dilatation der Sigmaschlinge*, seltener ist *der ganze Dickdarm gleichmäßig befallen.* Die Ursache dieser Erweiterung wird in verschiedenen Umständen gesehen. Oft wird eine abnorme kongenitale Länge des Sigma *(Makrosigma)* angetroffen, wodurch leicht Abknickungen an den Fußpunkten der Schlinge, am häufigsten am Übergang der Flexur ins Rectum entstehen. Durch Stauung oberhalb des Hindernisses kommt es zur Erweiterung *(Megasigma)* und sekundären Hypertrophie teils schon beim Fetus (KONJETZNY), meist in frühen Kinderjahren, aber auch im späteren Leben. Seltener spielt auch eine *abnorme Faltenbildung im oberen Rectum* bei der Ausbildung der Erweiterung des Sigma eine Rolle. In manchen Fällen ist keine mechanische Ursache für das Zustandekommen der mächtigen Dilatation ersichtlich. Es wird daher teils wegen dieses negativen Befundes, teils aber auch aus positiven Gründen (z. B. wegen eines gleichzeitigen Vorkommens von Spasmen am Sphincter ani und auch in höheren Dickdarmabschnitten) ähnlich wie bei der idiopathischen Ösophagusdilatation an eine nervöse Entstehung des Leidens gedacht.

Eine lange Sigmaschlinge ist besonders dann, wenn ihre Fußpunkte einander genähert sind, zur *Torsion* disponiert. Diese kann zu einem *unvollständigen oder vollständigen Volvulus* führen.

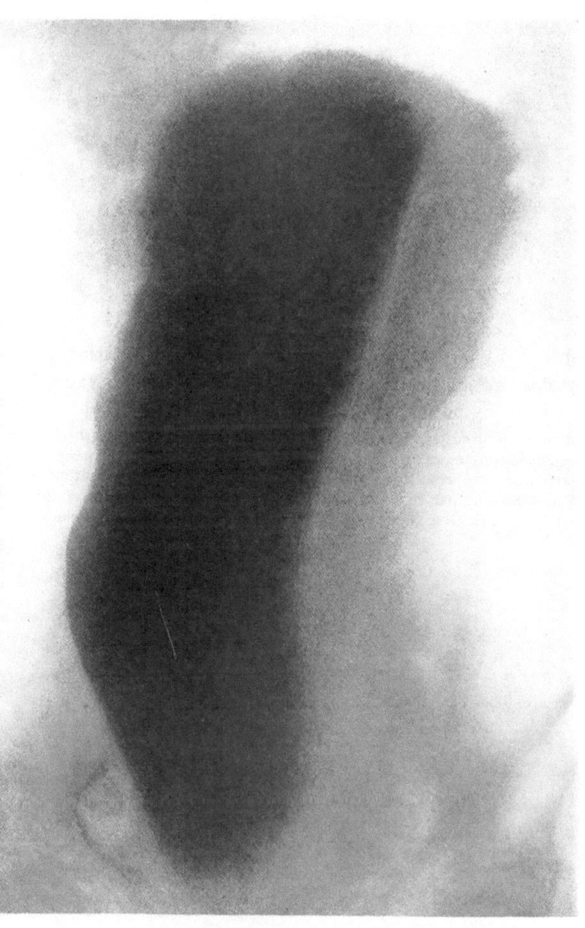

Abb. 896. Morbus Hirschsprung (Einlaufbild).
Bis auf Armdicke erweitertes Rectum und Sigma. Bei weiterer Füllung zeigen sich auch die übrigen Dickdarmabschnitte enorm erweitert, so daß eine allgemeine Verschattung des Abdomens eintritt.

Die im klinischen Krankheitsbild hervortretenden Erscheinungen bestehen in *habitueller Obstipation*, die meist schon von Geburt an vorhanden ist, und starker Auftreibung des Leibes. Es wird ein harter bröckeliger Kot in langen Zeiträumen mit großer Mühe entleert. Später kommt es infolge Zersetzungsprozessen zu dünnflüssigen, übelriechenden Entleerungen. Oft entsteht eine schwere Ernährungsstörung und fahle Gesichtsfarbe. Dies chronische Krankheitsbild kann durch plötzliche oder allmählich sich entwickelnde *Okklusionserscheinungen* unterbrochen werden, die sich zum vollständigen Bilde des Ileus mit stärkstem Meteorismus, Darmsteifungen, Erbrechen und auch akuten Intoxikationssymptomen: Somnolenz und Konvulsionen steigern können.

Die *Röntgenuntersuchung* wird am besten mit der *Durchleuchtung des stehenden Patienten in nüchternem Zustande* begonnen, wie dies bereits bei Besprechung der Darmstenose geschildert wurde. Man sieht dann eine *hochgradige Gasblähung des Dickdarms*, besonders der Flexura sigmoidea. Die Verabfolgung einer Kontrastmahlzeit ist jedenfalls bei Okklusionskrisen zu widerraten, da sich hierdurch der Zustand verschlimmern kann.

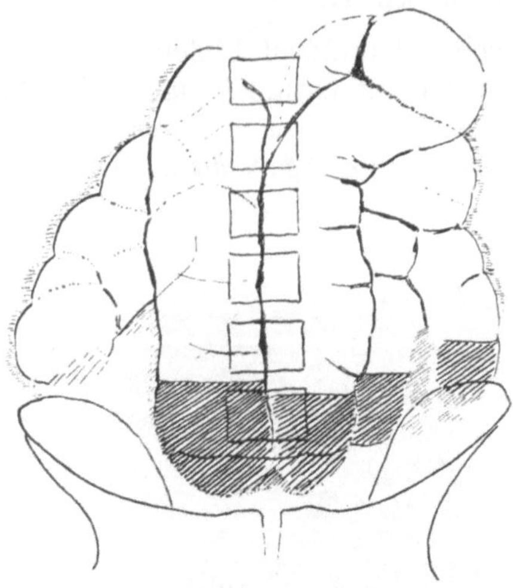

Abb. 897. Hochgradiger Meteorismus des Dickdarms infolge abnormer Schlingenbildung und Erweiterung des Sigmas. Aufnahme ohne Kontrastmittel.

Klinisch: Chronische Obstipation, anämisches Aussehen. Unter den Erscheinungen eines Okklusionsileus mit hochgradigem Meteorismus und Verhaltung von Stuhl und Winden akut erkrankt. Röntgenbefund: Aufnahme im Stehen nüchtern während des Anfalles. Das gesamte Colon ist durch Gase enorm aufgebläht. Horizontale Flüssigkeitsspiegel am Grunde der Colonschlingen.

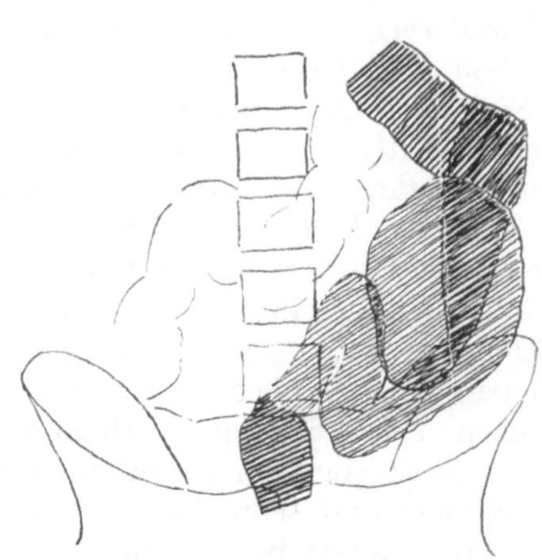

Abb. 898. Derselbe Fall nach Lösung der Okklusion, welche auf Öleinlauf erfolgt ist. Einlaufbild.

Einlaufbild zeigt vielfache Schlingenbildung im mäßig erweiterten Sigma. Die Flexura lienalis wird nicht passiert (infolge Ventilmechanismus?). Starker Meteorismus des Colon transversum. Eine nach dem Anfall per os gegebene Breimahlzeit passiert glatt den Dickdarm. Auf Aufnahme nach 24 Stunden fällt die vollständige Füllung des Wurmfortsatzes bei nur teilweiser Füllung des Coecums auf.

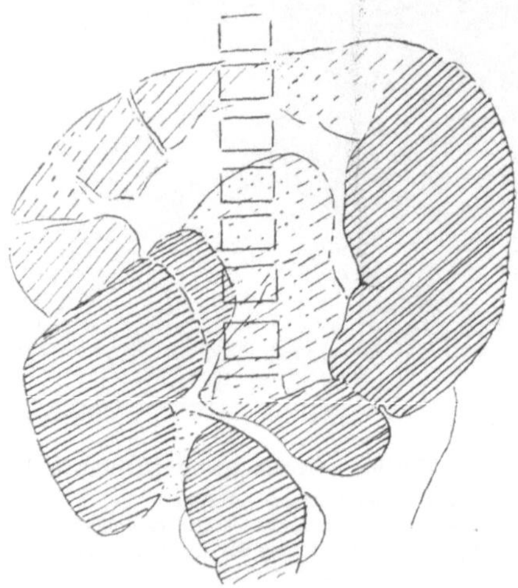

Abb. 899.

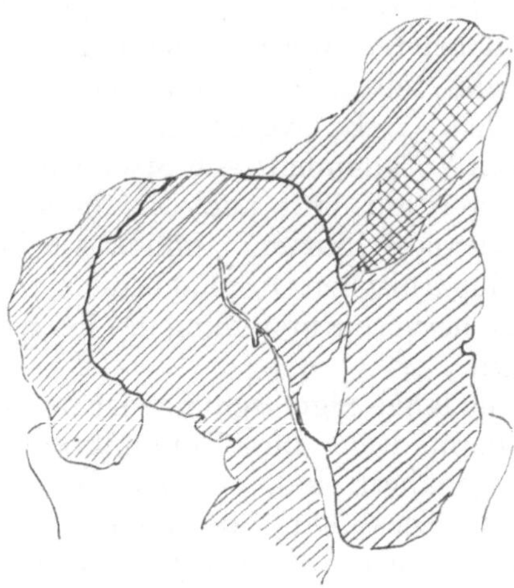

Abb. 900.

Abb. 899. HIRSCHSPRUNGsche Krankheit. Megasigma und Megacolon. Einlaufbild.

Klinisch: 5jähriger Junge. Chronische Obstipation. Stark aufgetriebener Leib, in dem große knollige Kottumoren fühlbar sind. Röntgenbefund: Einlaufbild: Sigmaschlinge besonders stark erweitert. Sie reicht weit nach rechts herüber und deckt das Coecum, füllt einen großen Teil des Abdomens aus. Auch das übrige Colon ist stark erweitert, aber in den oberen Partien noch nicht vollständig gefüllt, da die Einlaufmenge größtenteils bereits von den unteren Partien aufgenommen wurde.

Abb. 900. Megacolon. Einlaufbild.

Klinisch: Chronische Obstipation bei einer Idiotin. Seit einigen Tagen Schmerzanfälle im Leib und Darmsteifungen. Röntgenbefund: Einlaufbild: Enorme Erweiterung des gesamten Dickdarms. Die besonders stark erweiterte Sigmaschlinge reicht weit nach rechts bis zum Coecum hinüber.

Selbst nach Einläufen, die nicht oder nur unvollständig später entleert werden konnten, sind früher bei Verwendung von Bismutum subnitricum Nitritvergiftungen infolge der reduzierenden Wirkung der Darmbakterien vorgekommen, nach Einführung der jetzt üblichen Kontrastmittel aber nicht mehr. Durch den *Kontrasteinlauf* kann am besten die oft *andauernde Erweiterung der einzelnen Dickdarmabschnitte* erkannt werden.

In Abb. 899—901 betrifft diese wie gewöhnlich hauptsächlich die *Flexura sigmoidea, die weit nach rechts oben hinüberreicht,* in nicht ganz so hohem Grade aber auch *den ganzen übrigen Dickdarm.* Abb. 898, welche dem in Abb. 897 während der Okklusionskrise abgebildeten Falle angehört und nach Lösung der Sperre durch einen Öleinlauf aufgenommen ist, zeigt die mehrfache *abnorme Schlingenbildung* des Sigma, welche zur Abknickung disponiert.

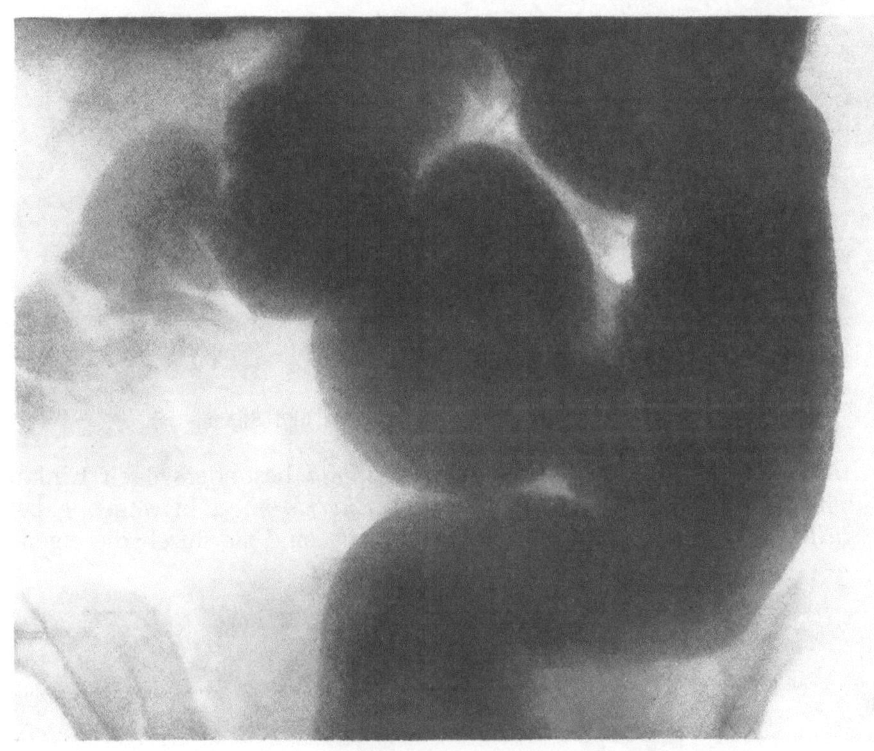

Abb. 901. Megacolon. Derselbe Fall wie Abb. 900.

Aufnahme nach teilweisem Ablassen des Einlaufes. (Bei vollständiger Füllung war eine diffuse Verschattung des Abdomens vorhanden und eine Differenzierung der einzelnen Schlingen nicht möglich.)

b) Megacoecum.

Wie vom Megasigma, so spricht man auch von einem *Megacoecum.* Dasselbe kommt möglicherweise auch auf angeborener Grundlage vor. Hauptsächlich führen aber erworbene Veränderungen, insbesondere weiter abwärts gelegene Stenosen und auch eine hochgradige Obstipation vom Ascendenstypus zu einer Erweiterung des Coecums mit Senkung des unteren Pols. Eine angeborene abnorme Beweglichkeit begünstigt diese Entwicklung.

c) Dickdarmdivertikel.

Am Dickdarm werden nicht ganz selten örtliche Ausbuchtungen der Wand, *Divertikel,* beobachtet. Ihr hauptsächlichster Sitz ist die Flexura sigmoidea. Die Divertikel brauchen keine Beschwerden zu machen, können aber durch Stagnation und Zersetzung des Kotes zunächst zu entzündlichen Veränderungen der Schleimhaut und dann zur Perforation sowie zu pericolitischen Entzündungen und zur Bildung entzündlicher Tumoren und Fisteln führen. Das Krankheitsbild der *Divertikulitis* im S Romanum erinnert an das einer Appendicitis, doch betrifft es *die linke Seite.* Fühlbare entzündliche und Narbentumoren, die auf dem Boden einer Divertikulitis entstanden sind, können, zumal wenn sie zu einer Stenose und Ileuserscheinungen führen, bei älteren Leuten leicht mit

Carcinomen verwechselt werden, deren Lieblingssitz ebenfalls das Sigma ist. In seltenen Fällen ist auch die Entwicklung sekundärer Carcinome auf dem Boden einer Divertikulitis beschrieben (LOCKHART-MUMMERY).

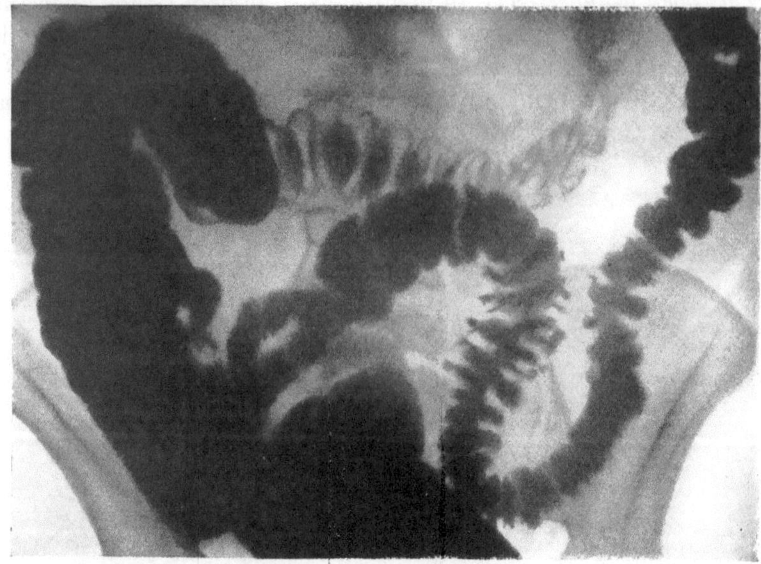

Abb. 902. Divertikulosis des Colon descendens und Sigma.

Wie zuerst DE QUERVAIN zeigte, kann das *Röntgenbild* besonders nach Einlauf die *Divertikel* als kleine *warzenartige* oder auch größere *fingerförmige,* bisweilen gabelartig gespaltene *Ausstülpungen* erkennen lassen. Von Haustren sind sie durch die eigenartige

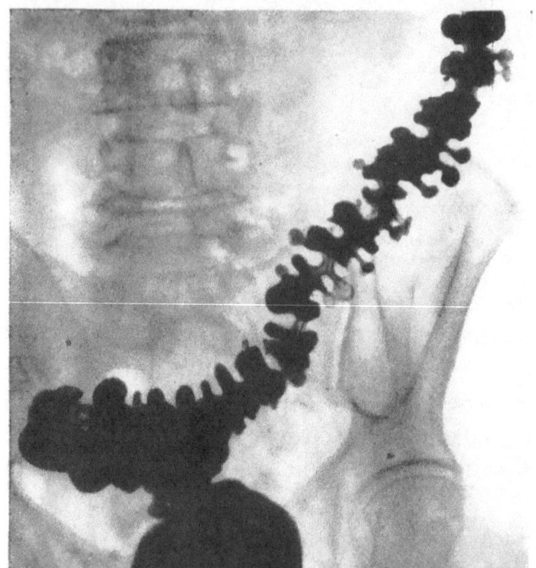

Abb. 903. Divertikulosis des Colon descendens.

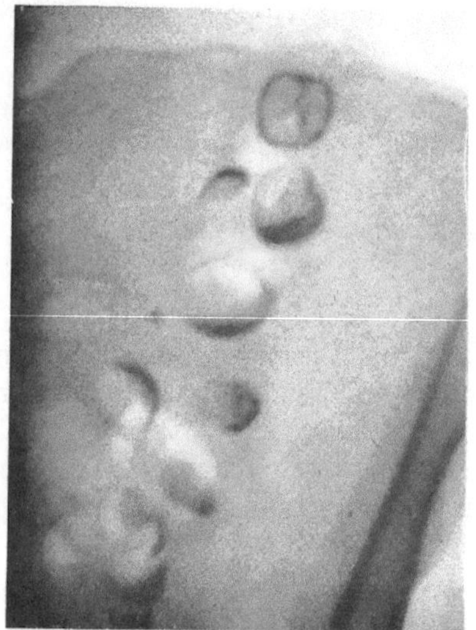

Abb. 904. Multiple Divertikel des Colon descendens.
Restfüllung nach Einlauf.

Form und im Zweifelsfalle durch ihre *Konstanz bei wiederholten Untersuchungen* zu unterscheiden. Zur vollständigen Füllung der Divertikel mit dem Kontrastmittel ist eine *vorherige gründliche Darmreinigung* erforderlich. Unter Umständen können die Divertikel nach Entleerung des Kontrasteinlaufes noch deutlicher hervortreten als bei praller Füllung mit demselben, wenn in ihnen allein das Kontrastmittel liegen bleibt, nachdem der übrige Inhalt abgeflossen ist. Ebenso können nach Entleerung des per os gefüllten Dickdarms Breireste in den Divertikeln zurückbleiben, die als getrennte Schattenflecken erscheinen (BERG) (vgl. Abb. 904).

Von entzündeten Divertikeln ausgehende *perisigmoiditische Infiltrate* können zu einer *Stenosierung des Darmlumens* führen und dann zu Schwierigkeiten bei der Differentialdiagnose gegenüber einem stenosierenden Carcinom Anlaß geben. Für perisigmoiditisches Infiltrat sprechen: Lange stenosierte Strecke, allmählicher trichterförmiger Übergang des normalen in das stenosierte Darmrohr, verhältnismäßig regelmäßige Gestalt der Schleimhautfalten, Nachweis von Divertikeln; dagegen für Carcinom: kurze Enge, plötzlicher Abbruch der normalen Konturen, unregelmäßiges Schleimhautrelief (KROGDAHL). Bei Perforation in die Umgebung kann unter Umständen ein Fistelgang und Übergang in eine Absceßhöhle durch Füllung mit Kontrastmittel oder Gas dargestellt werden (STENSTRÖM, RENANDER).

3. Dickdarmadhäsionen.

Adhäsionen zwischen einzelnen Darmabschnitten miteinander sowie zwischen Darmwand und den übrigen Abdominalorganen oder mit der Bauchwand können infolge vorangegangener Entzündungen, Blutungen, Ergüsse und wohl auch aseptischer mechanischer Reizungen bei Laparotomien zustande kommen. Die am häufigsten vorkommenden *Adhäsionen auf entzündlicher Basis* nehmen ihren Ausgangspunkt vom Wurmfortsatz, der Gallenblase, Geschwüren des Magens und Duodenums und des übrigen Darmes, den Genitalorganen (gonorrhoische und tuberkulöse Salpingitis, eitrige Parametritis usw.), tuberkulösen Lymphdrüsen oder von allgemeinen eitrig-entzündlichen oder tuberkulösen Peritonitiden, seltener von Geschwülsten usw. Außerdem gibt es *kongenitale peritoneale Membranen*, die sich durch ihre zarte schleierförmige Beschaffenheit unterscheiden lassen; sie spielen besonders in der amerikanischen Literatur über JACKSONsche Membranen eine Rolle, stehen aber hinter den entzündlichen Verwachsungen an klinischer Bedeutung zurück.

Infolge der Adhäsionen kommen *Verlötungen und Abknickungen der Därme* in verschiedener Weise zustande. Durch Stränge, die sich gerade oder schräg über das Darmrohr ausspannen, kann das Lumen verengt oder durch winklige Abknickung der beiden anstoßenden Abschnitte eine *Stenose* geschaffen werden. Die beiden nebeneinanderliegenden Schenkel einer Darmschlinge können durch Schrumpfung ihres Mesenteriums oder durch einzelne Adhäsionsstränge miteinander verlötet werden und so zwei parallel laufende Rohre mit einer scharfen Knickung an der Umbiegungsstelle bilden. So entsteht besonders leicht an der Flexura lienalis, deren Schenkel schon normalerweise oft eine Strecke weit dicht nebeneinander in fast senkrechter Richtung aufwärts verlaufen, das Bild einer *Doppelflinte* (RIEDEL). Für die Hemmung der Passage ist hierbei nicht nur die plötzliche Richtungsänderung um 180° bedeutungsvoll, sondern in manchen Fällen ein besonderer *Ventilmechanismus*, der zu dem Bilde der sog. PAYRschen *Krankheit* Anlaß gibt. An der Umbiegungsstelle der inneren miteinander verwachsenen Darmwandungen bildet sich dann ein *Sporn*, der von den im zuführenden Schenkel angesammelten Kotmassen und Gasen gegen den abführenden Darmabschnitt hin gepreßt wird und dadurch die Lichtung derselben verengt oder ganz verlegt. Hierdurch kann der Transport des Darminhalts entweder dauernd oder vorübergehend behindert werden.

Die Folge der Verwachsungen ist in leichteren Fällen lediglich eine Verlängerung der Dauer der Darmpassage, die unter dem Bilde der *Obstipation* verläuft. In anderen Fällen kommt es zu chronischen und besonders bei dem beschriebenen Ventilmechanismus auch zu schweren akuten *Okklusionserscheinungen*, die sich gewöhnlich an eine reichliche Nahrungsaufnahme anschließen. Dies klinische Krankheitsbild ist unter Zugrundelegung operativ kontrollierter und geheilter Fälle besonders eingehend von PAYR geschildert und nach ihm benannt worden. Infolge der Zersetzung des oberhalb des Hindernisses gestauten Darminhalts wird reichlich Gas gebildet, das die Sperre nicht passieren kann. Der Leib wird aufgetrieben. Durch Rücktransport der Gase wird das Coecum als der weiteste und dehnbarste Darmteil stark gebläht und schmerzhaft. Die Lokalisation der Beschwerden an der Stelle der dort fühlbaren luftkissenartigen Geschwulst kann die Aufmerksamkeit ganz von dem eigentlichen Sitz des Leidens ablenken und bei der herrschenden ärztlichen Gewohnheit, alle Störungen der rechten Unterbauchgegend auf den Wurmfortsatz zu beziehen, zur Diagnose einer Appendicitis Anlaß geben. Wie bei der HIRSCHSPRUNGschen Krankheit entwickeln sich auch hierbei oft schwere Ernährungsstörungen. Der Verlauf ist gewöhnlich afebril, bei den akuten Okklusionskrisen kann aber auch hohes Fieber auftreten. Der Ausgang ist meist insofern günstig, als sich der Verschluß früher oder später spontan oder auf besondere Maßnahmen wie hohe Öleinläufe, Atropingaben usw. löst unter Entleerung flüssiger stinkender Kotmassen. Zur endgültigen Heilung kann aber eine operative Beseitigung der anatomischen Grundursache notwendig werden.

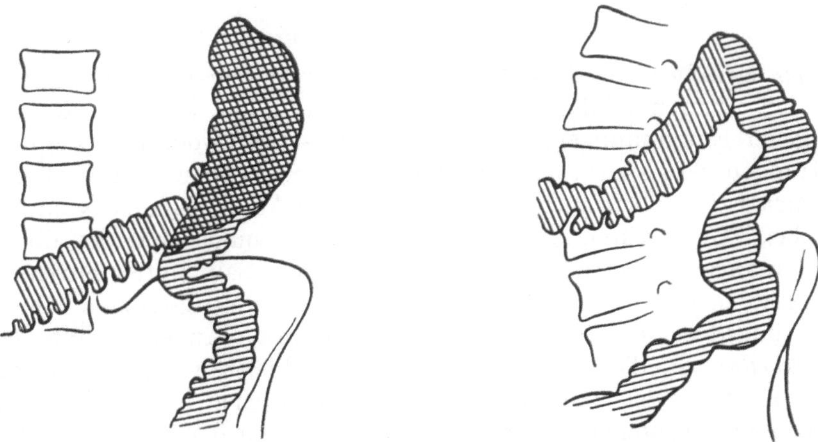

Abb. 905. Normale Flexura lienalis, keine Doppelflintenstenose.
Bei sagittalem Strahlengang (links) übereinander projizierte, bei querem Strahlengang (rechts) auseinanderweichende Schenkel.

Die *Röntgendiagnostik der Adhäsionen am Dickdarm* stößt aus verschiedenen Gründen auf erhebliche Schwierigkeiten. Formveränderungen des Füllungsbildes in Gestalt von Zacken oder sonstigen Unregelmäßigkeiten der Kontur wie am Magen oder Duodenum werden hier nur selten beobachtet. Die Verlaufsrichtung der miteinander verlöteten Darmabschnitte dicht nebeneinander und die scharfe Umbiegung am Scheitelpunkt springt wohl leicht in die Augen, kann aber auch ohne das Bestehen von Adhäsionen ganz normalerweise vorkommen. Insbesondere verlaufen Colon transversum und descendens auch unter normalen Umständen oft eng benachbart steil zur Flexura lienalis hinauf. Bisweilen ist eine *Auflösung der bei sagittalem Strahlengang sich deckenden Schenkel* in einen nach unten offenen Bogen *bei schräger oder frontaler Durchleuchtungsrichtung* möglich oder auch eine *Trennung durch Palpation oder Lageänderung* zu erzielen. Häufig gelingt dies aber auch normalerweise nicht; gerade an der von dem linken Rippenbogen geschützten Flexura lienalis liegen die Verhältnisse besonders schwierig. Beim Versuch, durch Palpation eine Schlinge von der anderen zu trennen, ist auf Entspannung der Bauchdecken sorgfältig zu achten, die am besten in Rückenlage bei angezogenen Beinen, oft auch erst bei Beckenhochlage gelingt. Seitliche Verlagerungen sollen nach dem Rat von SCHLESINGER nicht planlos, sondern jedesmal besonders nach der Richtung hin unternommen werden, nach der man die fragliche Schlinge bringen will. Colon ascendens und der oft dicht mit ihm zusammenliegende Anfangsteil des Transversums rücken in linker Seitenlage, Colon descendens und der distale Abschnitt des Quercolons in rechter Seitenlage gewöhnlich voneinander ab. Aber auch wenn auf diese Weise eine Trennung der Schlingen nicht erzielt werden kann, darf hieraufhin allein noch keine sichere Diagnose auf Adhäsionen gestellt werden. Zum mindesten ist zu empfehlen, das Ergebnis einer

Untersuchung, das z. B. mittels Einlauf gewonnen war, durch eine Füllung von der anderen Richtung her zu kontrollieren, sofern der Zustand des Kranken die Verabfolgung einer Kontrastspeise gestattet. Wird hierbei und bei den nach Möglichkeit anzuwendenden *Wiederholungsuntersuchungen* ein in allen Einzelheiten genau übereinstimmender Befund bezüglich des Verlaufs der dicht zusammenliegenden Schlingen festgestellt, so ist dies

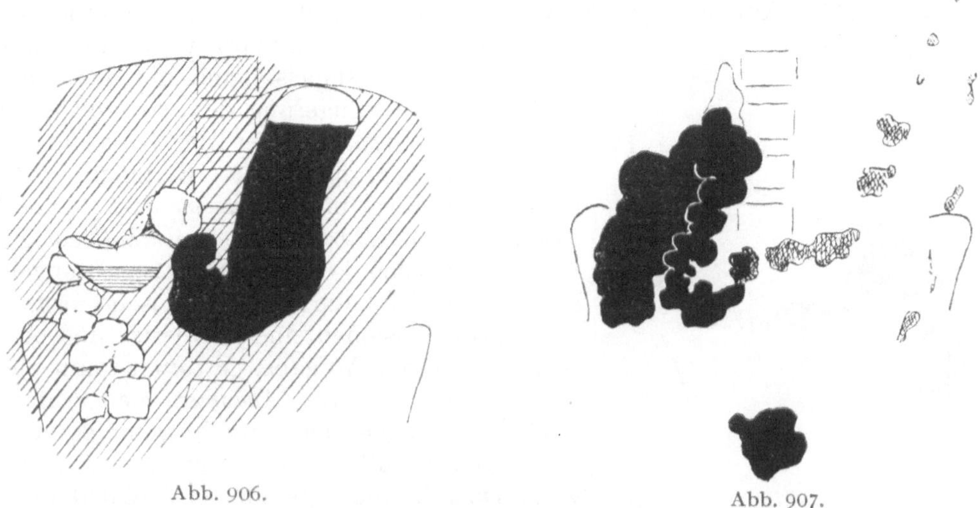

Abb. 906.   Abb. 907.

Abb. 906. Pericholecystitische Colonadhäsionen.

Klinisch: Mehrfache Kolikanfälle, nur einmal mit Schmerzen in die rechte Schulter ausstrahlend, sonst nur im Leibe. Röntgenbefund: Magen o. B. Auffällig starke Gasfüllung an der Flexura hepatica. An dieser ist unten eine horizontale Flüssigkeitsschicht und oben der rundlich gewölbte Schatten der Gallenblase sichtbar. Von der Gallenblase zieht ein spangenförmiger Schattenstrang (Adhäsion) zum Magenschatten hinüber. Die ungewöhnliche Erkennung dieser Einzelheiten ist hier nur durch die starke Gasblähung des Colons ermöglicht.

Abb. 907. Derselbe Fall wie Abb. 906.

24 Stunden nach Breimahlzeit. Colon ascendens und absteigender Schenkel einer Transversumschlinge liegen dicht aneinander und behalten dieselbe Lage bei mehrfacher Untersuchung konstant bei. Sie sind bei Rückenlage kaum voneinander zu trennen.

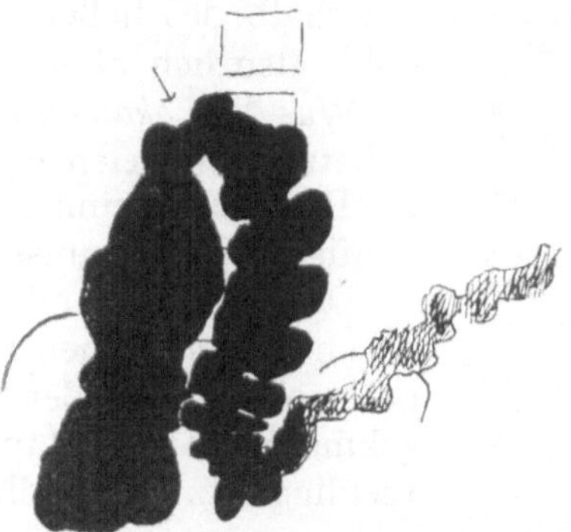

Abb. 908. Derselbe Fall wie Abb. 906, 907. Aufnahme bei starker Linksdrehung.

Hierbei gelingt die Trennung, aber keine wesentliche Entfernung des Ascendens von dem absteigenden Transversumschenkel. Bei Pfeil Einengung an scharf umschriebener Stelle, welche genau der Lage in Abb. 906 entspricht.

Verhalten auf Fixierung durch Adhäsionen besonders verdächtig. Im Verein mit dem geschilderten klinischen Befund, insbesondere wenn die charakteristischen Okklusionsbeschwerden vorliegen oder früher vorhanden waren, gewinnt das Ergebnis der Röntgenuntersuchung außerordentlich an Bedeutung.

Die wesentlichste Stütze liefert die Röntgenuntersuchung der Diagnose dann, wenn es gelingt, das Vorliegen einer *Stenose* nachzuweisen und ihren Sitz zu bestimmen. Diese Verhältnisse sind im Abschnitt Darmstenose näher geschildert worden. Es wurde dort bereits betont, daß das bloße Liegenbleiben des Kotes an einer Stelle des Dickdarms auch für längere Zeit und selbst während mehrerer Tage allein zur Diagnose einer Stenose

nicht berechtigt, da dies auch ohne anatomisches Hindernis nicht selten aus funktionellen Ursachen z. B. bei bestimmten Obstipationsformen, namentlich an der Flexura
hepatica in der ersten Hälfte und Mitte des Colon transversum, beobachtet wird. Eine
größere Bedeutung hat dagegen eine Füllung des Ileums über 24 Stunden hinaus, die
normalerweise nicht vorkommt und auf die besonders amerikanische Autoren sowohl
bei Adhäsionen als bei Passagehemmungen aus anderen Ursachen aufmerksam gemacht
haben (vgl. S. 666). Am wichtigsten ist die Feststellung, daß ein *Einlauf* eine *Stockung
an der gleichen Stelle* hervorruft wie die per os ge-
nommene Kontrastspeise, und die deutliche Darstellung einer Verengerung des Darmrohres an dem
betreffenden Punkt, ferner die Beobachtung von
Stauungserscheinungen mit Bildung *horizontaler
Flüssigkeitsspiegel* und *Gasblasen darüber* und einer
Erweiterung der Darmschlingen oberhalb der Stenose.

Sind dagegen keine Stenoseerscheinungen vorhanden, so bleibt die röntgenologische Feststellung
von Darmadhäsionen eine schwierige und oft nicht
sicher zu lösende Aufgabe. Mitunter kann die *Einblasung von Luft ins Abdomen* hier weitere Anzeichen erbringen, namentlich wenn es mit Luft-
oder Kontrastfüllung des Darmlumens verbunden
wird. Doch bestehen gerade bei Verdacht auf Darmadhäsionen Bedenken gegen die Anwendung des
Pneumoperitoneums. Adhäsionen der Därme mit
der Bauchwand und mit dem Zwerchfell lassen
sich auf diese Weise gut darstellen (vgl. Abb. 1001).
Verwachsungen der Därme untereinander dürften
schwieriger nachzuweisen sein. Adhäsionstumoren
liefern dichte zusammenhängende Schatten, die sich
innerhalb des hellen Luftraumes der freien Bauchhöhle deutlich abheben.

Was die *Lokalisation der Adhäsionen* im einzelnen
anbetrifft, so seien unter der großen Zahl der hier
in Betracht kommenden Möglichkeiten folgende
häufige Vorkommnisse hervorgehoben:

'Das *Coecum* und *Colon ascendens* werden oft
durch Briden namentlich von appendicitischer und
perityphlitischer oder cholecystitischer Herkunft abgeknickt. Am Anfang des *Transversums* ist ein
Lieblingssitz von Adhäsionen des Colons mit der

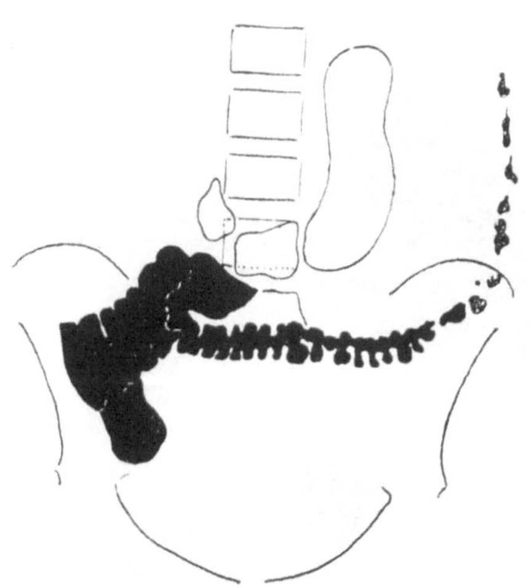

Abb. 909. Adhäsionen im 1. Drittel des
Colon transversum infolge Cholelithiasis.
Aufnahme 48 Stunden nach Breimahlzeit.
Klinisch: Vor 5 Jahren Gallensteinkoliken. Seit 1 Jahr
Druckgefühl im Magen. Stuhlgang 3—4mal hinterein-
ander täglich, nur einzelne Bröckel zwischen dünnen
Stuhlmassen. Unter der Leber harte Steinblase fühlbar.
Kollern im Leib, sichtbare Magenperistaltik. Röntgenbe-
fund: Am Magen fällt besonders in späteren Verdauungs-
phasen eine sehr große Gasblase auf. Bleibende leichte
Füllung im unteren Ösophagusende (Kardiospasmus).
Nach 36 Stunden ist die 1. Hälfte des Colon transversum
prall gefüllt. Das Colon steigt zur Gallenblase steil
aufwärts und erfährt hier eine Knickung von 180°; der
absteigende Schenkel kreuzt sogar teilweise den aufsteigenden, beide sind nicht voneinander zu trennen.
Distal von diesem Schlingenkonvolut nur einzelne
pillenförmige Brocken im Transversum und Descendens.
Nach 48 Stunden (s. Abb. 909) ist die Lage des Dick-
darmkonvoluts in der Gegend der Steinblase genau
die gleiche. Bis hierher ist das Colon breit. Distal davon
zeigt das jetzt stärker gefüllte Colon transversum nur
etwa die Hälfte der Breite des proximalen Abschnittes.
Auch jetzt starke Gasblase im Magen. Diagnose:
Adhäsionen am Colon transversum in der Gegend der
Gallenblase infolge Cholelithiasis.

Gallenblase und von Verlötungen der Därme untereinander durch Verwachsungen, die von
einer *Gallenblasenentzündung* ihren Ausgang genommen haben. Hierbei kommt es durch
Schrumpfung des dazwischenliegenden Mesenteriums zum fixierten parallelen Verlauf
von Colon transversum und Coecum ascendens, das hinaufgezogen wird, oder von zwei
Schenkeln einer nach oben oder unten U-förmig gebogenen Transversumschlinge (vgl.
Abb. 907, 908, 909). Ferner entstehen Dickdarmadhäsionen im Bereiche des Colon
ascendens und transversum nicht selten durch *perigastritische und periduodenale Entzündungen,* die von einem Ulcus pylori oder duodeni ausgehen. Hierbei sind Magen und
Dickdarm, die gleichzeitig per os und durch Einlauf dargestellt werden, auch bei der
Palpation nicht oder nur mangelhaft voneinander zu trennen und hängen auch bei Verschiebung dieser Teile und Lageänderung des Patienten miteinander zusammen. Das
klinische Bild ist abgesehen von den bereits geschilderten Adhäsionskoliken des Darmes
wegen der gleichzeitigen perigastritischen bzw. periduodenalen Adhäsionen nach LANDERER

dadurch ausgezeichnet, daß durch Zug der Verwachsungen am Magen oder Duodenum ein anhaltendes Erbrechen saurer Massen ausgelöst wird, welches dem Kranken keinerlei Erleichterung bringt. An der *Flexura lienalis* ist der typische Sitz der *Doppelflinten-stenose*, da hier schon normalerweise die beiden Schenkel eng benachbart verlaufen. Die Stenose braucht nicht nur, wie oben beschrieben, an der Flexur selbst zu liegen, sondern kann auch diejenige Stelle betreffen, an der das Transversum zuerst an das Descendens herantritt, um dann mit scharfem Knick nach oben diesem parallel zu verlaufen. Diese Umbiegungsstelle bildete in den

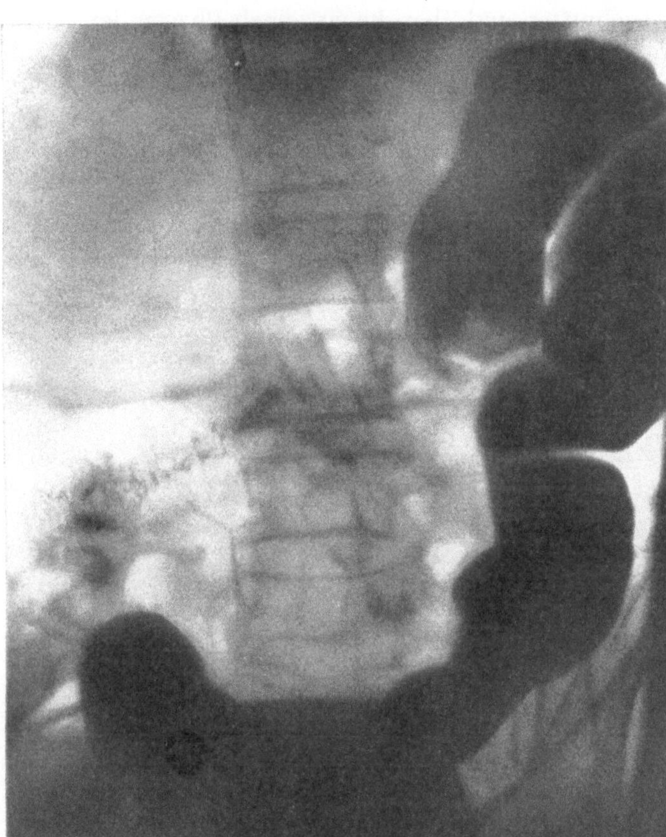

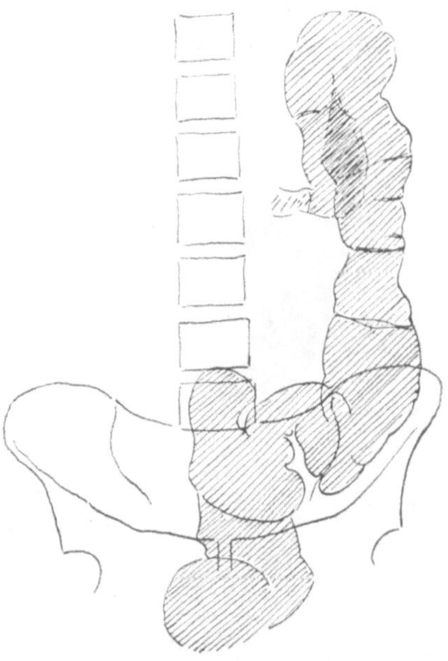

Abb. 910.   Abb. 911.

Abb. 910. Payrsche Doppelflintenstenose infolge Adhäsion zwischen beiden Schenkeln (Operation).

Abb. 911. Flintenlaufstenose an der Flexura lienalis. Payrsche Krankheit. Einlaufbild.

Klinisch: Vor 6 Jahren Unterleibsentzündung. Ständig Leibschmerzen, besonders in der Magengegend, unabhängig von der Nahrungsaufnahme, zum Teil krampfartig und mit Erbrechen. Röntgenbefund: Einlauf. Das Descendens und der aufsteigende Schenkel des Transversums liegen dicht beieinander, lassen sich auch durch Palpation und bei Lagewechsel nicht voneinander trennen. Zwischen dem aufsteigenden Schenkel und dem horizontalen Ast des Transversums besteht eine rechtwinklige Knickung, die vom Einlauf zunächst gar nicht, später nur zum geringen Teil überwunden wird. Nach Breimahlzeit Verzögerung der Dünndarmentleerung, nach 24 Stunden noch Füllung der untersten Dünndarmschlingen, teilweise mit horizontaler Spiegelbildung und Gasblasen darüber. Operation: Beiderseitige Tubentuberkulose und adhäsive tuberkulöse Peritonitis. Der aufsteigende Schenkel des Quercolons und das Descendens sind durch zahlreiche derbe, kurze Adhäsionsstränge miteinander fest verwachsen (typische Doppelflintenlaufstenose). Hierdurch entsteht eine rechtwinklige Abknickung zwischen dem letzten aufsteigenden Stück des Transversums und dem übrigen Quercolon.

beiden in Abb. 910 und 911 abgebildeten Fällen ein absolutes Hindernis für den Einlauf, welcher die Flexura lienalis selbst glatt passiert hatte. Die Operation ergab übereinstimmend eine *narbige Schrumpfung des Mesenteriums zwischen Colon transversum und descendens*, die eng miteinander verlötet waren, und eine *scharfe Abknickung des zur Flexur aufsteigenden Abschnittes gegen das übrige Transversum*. Auch an der *Flexura sigmoidea* finden sich nicht selten Adhäsionen. Diese können u. a. von einer *Divertikulitis* ihren Ausgang nehmen, welche S. 687 näher besprochen wurde. Eine *Verlötung der* weit nach rechts hinüberreichenden *Sigmaschlinge mit dem Coecum* wird namentlich auf *appendicitischer Grundlage* nicht selten beobachtet. Die den einzelnen Fällen entsprechenden Röntgenbilder ergeben sich aus den geschilderten Lageverhältnissen von selbst.

4. Funktionelle Störungen des Dickdarms.

a) Obstipation.

Bei der *Obstipation*, die in der Klinik eine recht verschiedenartige Auffassung erfahren hat, stand früher einer genaueren Analysierung der Vorgänge der Umstand im Wege, daß man damals nur über die Verweildauer des Inhalts im Darm im ganzen, nicht aber über den Aufenthalt in besonderen Abschnitten und über die einzelnen Phasen der Darmpassage unterrichtet war. Gerade in dieser Hinsicht hat die Röntgenuntersuchung uns einen genaueren Einblick in den Verdauungsvorgang gewährt und diesen Teil der Frage in sicherer Weise beantwortet. Die Ursache der Motilitätsstörung und die nähere Art, wie diese zustande kommt, ist freilich hiermit allein noch nicht geklärt. Auch hier hat die Röntgenuntersuchung manch wichtige Einzelheiten der Form der mit Kontrastinhalt gefüllten Darmabschnitte und der Bewegungsvorgänge enthüllt, auf Grund

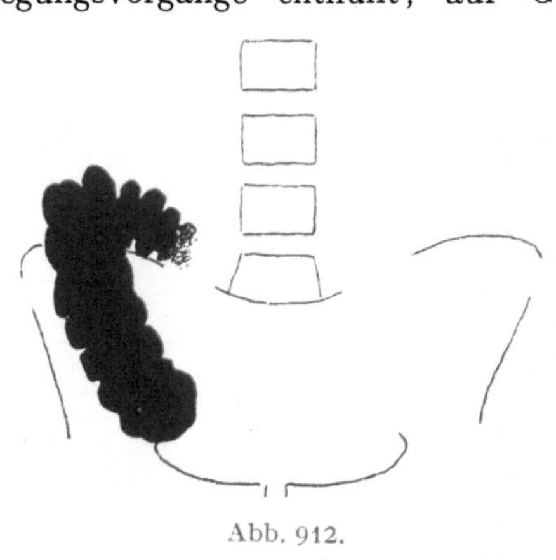

Abb. 912.

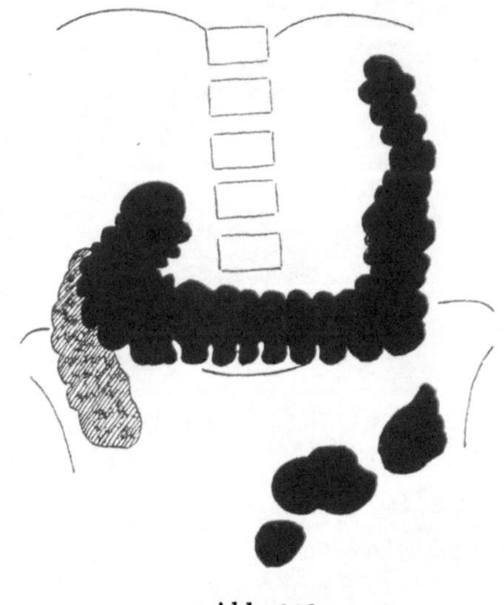

Abb. 913.

Abb. 912. Obstipation vom Ascendenstypus.
Schematisch nach STIERLIN.

Abb. 913. Obstipation. Transversostase. Aufnahme nach 72 Stunden.
Klinisch: Seit vielen Jahren schwere Obstipation. Allgemeine Nervosität. Röntgenbefund: Magen- und Dünndarmentleerung nicht verzögert. Nach 48 und 72 Stunden ist das Colon transversum zusammenhängend gefüllt. Es bildet ein U-förmig bzw. steigbügelartig gestaltetes Band mit deutlicher Haustrierung.

deren die bisherigen durch Kombination verschiedenartiger klinischer Beobachtungen gewonnenen Anschauungen kritisch bewertet und vertieft werden konnten. Es muß jedoch bekannt werden, daß eine restlose Lösung des Obstipationsproblems auch auf Grund der wertvollen Ergebnisse der Röntgenuntersuchung zur Zeit noch nicht möglich ist.

Unter diesen Umständen erscheint es angebracht, zuerst von den sichergestellten Tatsachen auszugehen und die *Verweildauer des Kotes in den einzelnen Darmabschnitten* bei den verschiedenen Obstipationsformen zu besprechen und dann erst auf die Frage der Ursache und die feineren Vorgänge der Motilitätsstörung einzugehen, wobei zugegeben wird, daß diese Behandlung nach äußeren Merkmalen den Kern des Problems nicht trifft.

Zunächst hat die Röntgenuntersuchung erwiesen, daß bei den verschiedenen Obstipationsformen die *Dünndarmpassage nicht* oder nicht erheblich *verzögert ist* und daß *die großen Verschiedenheiten in der Verweildauer* des Kotes sich erst *im Dickdarm* ergeben. Hier zeigt sich bei den einzelnen Arten der Obstipation ein sehr unterschiedliches Verhalten. Nur in der Minderzahl der Fälle handelt es sich um eine gleichmäßige Verlangsamung des Kottransportes durch den ganzen Dickdarm. Häufiger betrifft die Verzögerung besondere Abschnitte.

So ist eine wohl charakterisierte Gruppe, der sog. *Ascendenstypus* von STIERLIN,
dadurch ausgezeichnet, daß der Inhalt sich im Coecum und Colon ascendens und häufig
auch im Anfangsteil des Transversums länger als gewöhnlich, bis zu mehreren Tagen,
aufhält. Diese Abschnitte sind breit und prall gefüllt; der übrige Dickdarm ist leer (vgl.
Abb. 912). Das Endstück der Inhaltssäule schneidet an der Flexura hepatica oder im
Anfangsteil des Transversums scharf ab. Nur von Zeit zu Zeit lösen sich kleine Ballen
von der zusammenhängenden Füllung ab und wandern langsam durch das Transversum
und Descendens analwärts, um sich in den untersten Abschnitten wieder zu etwas größeren
Ansammlungen zu vereinigen. Die hier in Betracht kommenden Ursachen dieser Obstipationsform sollen später erörtert werden (vgl. S. 696—698).

Bei einer anderen Gruppe ist die Passage
durch das Ascendens nicht besonders verzögert, dagegen bleibt der Inhalt im Colon
transversum auffällig lange bis zu vielen Tagen
liegen, während Ascendens und Descendens
leer oder nur wenig gefüllt sind (vgl. Abb. 913

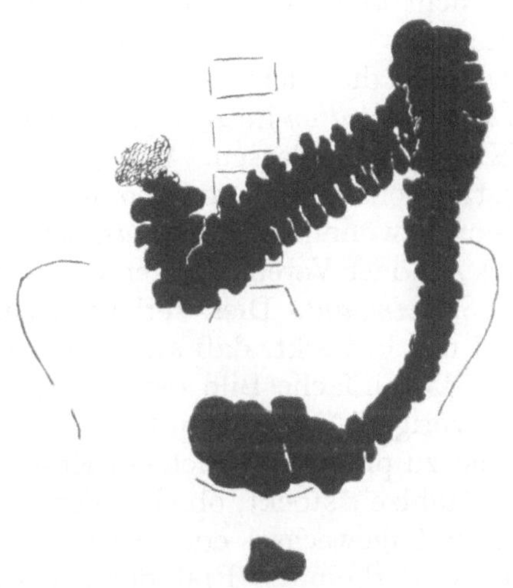

Abb. 914. Spastische Obstipation. Aufnahme
5 Tage nach Breimahlzeit.

Colon transversum, descendens und Sigma zusammenhängend
gefüllt, von zahlreichen, tiefen haustralen Einschnürungen
durchsetzt.

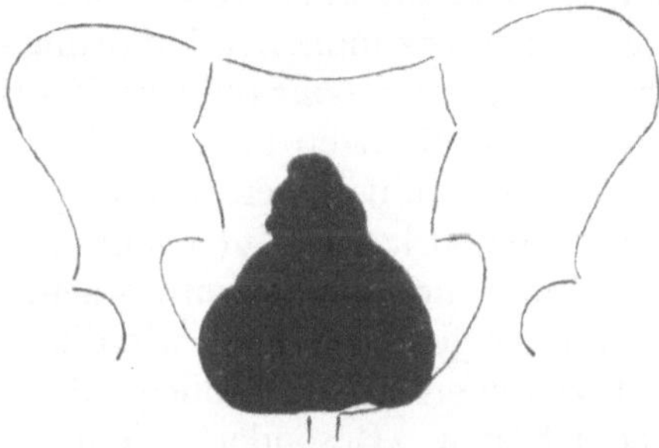

Abb. 915. Dyschezie. Aufnahme nach 60 Stunden.

Klinisch: Seit Jahren schwere Obstipation. Röntgenbefund: Nach
38 Stunden ist der gesamte Dickdarm mit Ausnahme des Mastdarms
vom Brei passiert. Im Rectum ist ein massiger „Globus pelvicus"
nach 60 Stunden in unveränderter Form vorhanden.

und 877). Das Abweichende dieses Vorganges vom normalen Verhalten liegt nicht nur
in der Verzögerung des Transportes, sondern auch darin, daß das Transversum im ganzen
als ein ununterbrochenes Band gefüllt ist, während sonst gewöhnlich Lücken im Füllungsbilde entstehen infolge der großen Colonbewegungen, die einzelne Teile der Kotsäule
von den übrigen abreißen und weiter analwärts befördern. Die *Transversostase* findet
sich bisweilen, aber keineswegs ausschließlich bei einer Coloptose, an welcher das Transversum besonders stark beteiligt zu sein pflegt.

Einen anderen Typus bilden die Fälle, bei welchen die übrige Passage mit gewöhnlicher oder nach HOLZKNECHT und SINGER sogar mit gesteigerter Schnelligkeit
vor sich geht, dann aber eine *lange Stockung* in den *distalen* Darmpartien, besonders
im Descendens und Sigma eintritt. Das Füllungsbild dieser Abschnitte ist in der Regel
auffällig schmal und zeigt eine starke Haustrierung. Dies Verhalten ist von SINGER
und HOLZKNECHT als Kennzeichen der spastischen Obstipation geschildert worden (vgl.
Abb. 914).

Bei einer letzten Gruppe endlich betrifft die Verzögerung des Stuhltransports hauptsächlich die allberuntersten Abschnitte, das Rectum und unter Umständen das untere
Sigma, nachdem der übrige Dickdarm in normaler Zeit durcheilt worden ist. Hier sammelt
sich ein dicker Kotballen an und bleibt tagelang liegen, ohne entleert zu werden. In
anderen Fällen erfolgen zwar regelmäßige Stuhlgänge; diese sind aber unvollständig
und führen nicht zu einer Leerung der untersten Dickdarmabschnitte (sog. fragmentierte
Stuhlentleerungen, BOAS). Diese Form ist als *proktogene Obstipation* von STRAUSS bzw.
als *Dyschezie* von HERTZ beschrieben worden (vgl. Abb. 915).

44*

Diese Einteilung, bei der nur gewisse besonders scharf hervortretende Typen geschildert wurden, kann nur als grob schematisch gelten. Dagegen sind zahlreiche Übergangs- und Kombinationsformen zwischen den einzelnen Gruppen aus Gründen der Klarheit absichtlich nicht berücksichtigt worden. STIERLIN, welcher bisher die umfassendsten Untersuchungen bei Obstipation angestellt hat, unterscheidet weiter zahlreiche Untergruppen und trennt sie vor allem nach dem Verhalten des Tonus der einzelnen Darmabschnitte, den er aus Breite und Form und namentlich aus der Gestalt der Haustrenzeichnung des Füllungsbildes erschließt. Da er hiernach in demselben Fall oft ein verschiedenartiges Verhalten des Tonus in verschiedenen Dickdarmabschnitten annimmt, ergeben sich sehr mannigfache und komplizierte Kombinationen. Auf diese soll hier nicht näher eingegangen werden, zumal es mir noch nicht klar ist, ob die von STIERLIN gezogenen Schlüsse als völlig gesichert gelten können.

Es soll jedoch nunmehr der Versuch gemacht werden, die wichtige Frage nach der *Ursache* und der näheren Art des Zustandekommens *der Obstipation* im Zusammenhang zu besprechen, soweit dies unsere noch lückenhaften Kenntnisse zulassen. Von jeher wird eine Trennung in *mechanische* und *funktionelle* Obstipationsformen vorgenommen.

Bei den *mechanischen* Hindernissen handelt es sich gewöhnlich um *Adhäsionen* und Stränge meist entzündlichen Ursprungs oder um *Tumoren* oder Verengerungen des Darmlumens durch *narbig entzündliche Veränderungen der Schleimhaut.* Dies Verhalten ist in besonderen Abschnitten besprochen worden. Hier sei nur bemerkt, daß außer schweren Stenose- und Okklusionserscheinungen auch lediglich das einfache Bild der Obstipation daraus entstehen kann. Zur Diagnose sind die in den vorigen Abschnitten beschriebenen Untersuchungsmethoden anzuwenden. Insbesondere ist zu prüfen, ob auch ein Kontrasteinlauf an der gleichen Stelle wie die per os gegebene Mahlzeit stockt, ob eine Verschieblichkeit zwischen zusammenliegenden Schlingen durch Lagewechsel oder Palpation zu erzielen ist, usw. Besonders wichtig ist mehrfache Wiederholung. Erst der Nachweis eines konstanten Befundes gestattet die wahrscheinliche Annahme, daß Hemmungen des Transportes der Kontrastmahlzeit auf einem organischen Hindernis beruhen. Dies ist aber auch nicht ganz sicher, da auch aus funktioneller Ursache scharf abgesetzte Inhaltsmassen lange Zeit und wiederholt an derselben Stelle verweilen können. Es sei hier besonders auf den Ascendenstypus verwiesen, dem sowohl eine Bridenabschnürung, am häufigsten cholecystitischen Ursprungs, am Anfangsteil des Transversums als auch lediglich eine Innervationsstörung ohne jedes anatomische Hindernis zugrunde liegen kann. Nach STIERLIN und ebenso auch nach meiner Überzeugung spielen auch Kombinationen zwischen organischen und funktionellen Hemmungen eine große Rolle, indem durch die anatomischen Ursachen funktionelle Störungen, Spasmen usw., ausgelöst werden. Das oft wechselnde Verhalten auch bei organischer Stenose, z. B. das plötzliche Auftreten und Schwinden von Okklusionserscheinungen bei manchen Darmcarcinomen, die außerhalb solcher Anfälle keine wesentlichen Störungen der Darmentleerung hervorrufen, spricht durchaus in diesem Sinne.

Bei der Obstipation auf *funktioneller* Basis hat FLEINER auf Grund klinischer Beobachtungen eine *atonische* und eine *spastische* Form unterschieden. Er ist hierbei zwar auf Widerstand von BOAS gestoßen, und es ist fraglich und wohl nicht sehr wahrscheinlich, daß diese Trennung in ganz schematischer Weise einfach durchzuführen ist und das Problem erschöpft.

Es ist aber der Typus der *spastischen Obstipation* als scharf gezeichnetes klinisches Symptomenbild anerkannt und hat auch gerade durch die Ergebnisse der Röntgenuntersuchung eine wertvolle Bestätigung erfahren. Nach FLEINER besteht die spastische Konstipation in der Zurückhaltung fester Kotmasen durch Darmabschnitte, welche dieselben in Kontraktion festhalten und ihre Fortbewegung hemmen, statt sie zu bewirken. Als linische Merkmale der spastischen Obstipation bezeichnet FLEINER kleinballigen Stuhl, Tastung strangförmig kontrahierter Colonteile, krampfhaften Verschluß des Sphincter ani. Diesen Symptomen fügte SINGER als weiteres, nach ihm ziemlich regelmäßig rectoskopisch zu beobachtendes Merkmal den Nachweis eines spastischen Verschlusses am Genu recto-romanum hinzu.

Durch *Röntgenuntersuchung* fanden SINGER und HOLZKNECHT bei dieser Obstipationsform, daß der erste Dickdarmabschnitt ohne Verzögerung, häufig sogar auffallend schnell passiert wurde und der Kontrastinhalt frühzeitig, bisweilen schon nach 6 Stunden in den unteren Teilen im Descendens, Sigma und Rectum anlangte. In diesen distalen Abschnitten bleibt der Kot dann verschieden lange Zeit liegen. Im Einlaufsbild stellten SINGER und HOLZKNECHT die auffallende *Schmalheit des Schattenbandes in den unteren Abschnitten* fest, das etwa die Hälfte der normalen Breite aufweist, ferner häufig eine *Unterbrechung*

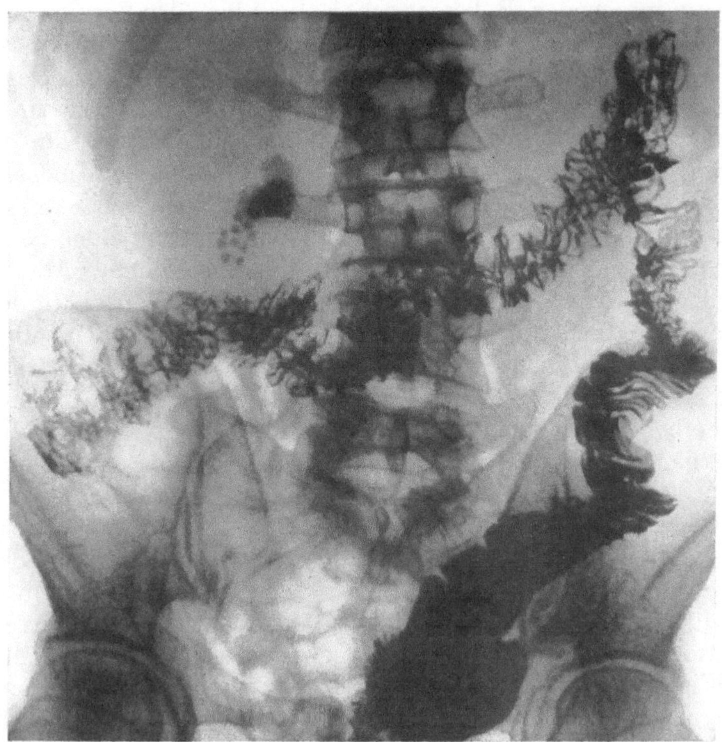

Abb. 916. Spastisches Colon bei Nephrolithiasis rechts. Schleimhautdarstellung.

des Schattens in der Gegend des Genu recto-romanum, die sie in Beziehung zu dem von SINGER daselbst rectoskopisch beobachteten Sphincterkrampf brachten. Außerdem fällt im Röntgenbilde die ungewöhnlich *starke Haustrenzeichnung mit tiefen Einkerbungen* auf. Diese ist nach meinen Erfahrungen am häufigsten und deutlichsten bei den Formen zu beobachten, bei denen eine tagelang anhaltende Stockung und ununterbrochene Füllung im Colon transversum oder in diesem und dem Descendens zugleich besteht (vgl. Abb. 877 und 914). Dies Verhalten ist mir als Regel bei den schweren Verstopfungen nervöser Leute erschienen, die wir wohl mit Recht als spastische Obstipation bezeichnen. Eine Analogie hierzu ist das Bild des Dickdarms unter Einwirkung von Pilocarpin, das krampfhafte Kontraktionen der Muskulatur auslöst (vgl. S. 457 und Abb. 545). Für die spastische Entstehung der Obstipation sprechen ferner die Lösung derselben nach einer nervösen Entspannung und die Erfolge der Behandlung mit Atropin und Papaverin, die freilich oft nur in einem Nachlassen der Beschwerden, nicht immer in Beschleunigung der Entleerung bestehen.

Der spastischen Obstipation steht ihrem Wesen nach die sog. *Colitis muco-membranacea* nahe, bei welcher STIERLIN im Röntgenbilde ebenfalls ein *stark verschmälertes Schattenband* gefunden hat. In seinen Beobachtungen zeigte dieses aber nicht eine vermehrte, sondern im Gegenteil eine aufgehobene Haustrenzeichnung. Hierin sieht STIERLIN den Ausdruck einer besonders stark erhöhten tonischen Kontraktion der Ringmuskulatur.

Als Vertreter des entgegengesetzten Typus, der *atonischen Obstipation*, sind nach den Ergebnissen der Röntgenuntersuchung vielleicht die Formen zu betrachten, bei denen die Beförderung des Inhalts durch den Dickdarm sich verlangsamt vollzieht oder auch an einzelnen Stellen besonders verzögert ist und bei denen das *Schattenband verbreitert* und die *Haustrenzeichnung verstrichen* oder undeutlich ist. Man schließt hieraus auf eine Erschlaffung der Darmwand und kann hierbei auf die analogen Bilder zurückgreifen, die nach Atropinwirkung beobachtet werden. Auch bei örtlicher Verlangsamung des Kottransportes und örtlicher Verbreiterung der Kontrastschatten wird von einer örtlichen Atonie des Darmes gesprochen, z. B. bei manchen, nicht bei allen Formen des von STIERLIN geschilderten Ascendenstypus. Wieweit dies Anschauung berechtigt ist, kann aber schwer beurteilt werden. Gerade beim Ascendenstypus weist die im Beginn des Transversums gewöhnlich scharf abschneidende Abgrenzung und die Loslösung kleiner Ballen an dieser örtlich begrenzten Stelle darauf hin, daß hier ein erhöhter Kontraktionszustand besteht. BÖHM vergleicht diesen Zustand mit dem von ihm und ebenso früher schon von JACOBI und CANNON bei der Katze beobachteten Verhalten. Er sah dabei nach Eröffnung der Bauchhöhle im erwärmten RINGER-Bad, daß an einer bestimmten Stelle im Anfangsteil des Transversums sich ein Kontraktionsring bildete. Abwärts von diesem verliefen analwärts gerichtete Wellen, die zur Loslösung und Weiterbeförderung einzelner Ballen gerade wie bei der genannten Obstipationsform des Menschen führten; oralwärts fanden dagegen antiperistaltische Bewegungen statt. Durch verstärkte Rückwärtsbewegung könnte also auch sehr gut die Verbreiterung des Coecum-Ascendens-Schattens und besonders der bei dieser Form häufig beobachtete Tiefstand desselben (Elongatio coeci) erklärt werden, ohne daß zur Annahme einer Atonie ein zwingender Grund vorliegt.

Von solchen Gedankengängen ausgehend, unterscheidet SCHWARZ *hyper-* und *dyskinetische* Formen. Bei letzteren nimmt er eine unzweckmäßige Wirkung der gesteigerten Zerteilungsbewegung oder eine Vermehrung der retrograden Impulse an. Theoretisch spricht manches für diese Auffassung. Sichere allgemein gültige Beweise hierfür hat bisher auch die Röntgenuntersuchung trotz mancher wertvoller Einzelbeobachtungen nicht erbracht. Wir dürfen eben aus den einzelnen Bildern nicht allzu sichere Schlüsse auf die ursächlich wirkenden Kräfte ziehen, da die uns nur sichtbaren Ergebnisse auf verschiedene Weise entstanden gedacht werden können. Diese Zurückhaltung dürfte insbesondere auch gegenüber der schon fast als selbstverständlich betrachteten Anschauung geboten sein, daß aus der verschiedenen Breite einzelner Dickdarmabschnitte im selben Falle ohne weiteres auf eine Kombination von atonischen (meist im proximalen Abschnitt) und hypertonischen Zuständen (meist im distalen Teil) geschlossen wird. Es wurde bereits von mir darauf hingewiesen, daß eine breite Füllung der proximalen Abschnitte auch aus anderen Gründen als durch eine Atonie erklärt werden kann. Ebensowenig beweist eine Schmalheit des Schattenbandes unter allen Umständen eine spastische Kontraktion der Darmwandungen. Sie kann auch allein durch eine geringere Füllung des Darmes hervorgerufen sein. So erscheinen einzelne Darmabschnitte ganz auffallend schmal dann, wenn der Zufluß aus den davorgelegenen Teilen aus irgendeinem Grunde gehemmt ist, z. B. hinter einer Stenose, ferner dann, wenn einige Zeit vorher eine teilweise Entleerung in weiter analwärts gelegene Abschnitte oder durch den Stuhlgang erfolgt ist. Die geringere Breifüllung ruft dann ein schmales, besonders im Colon transversum oft auch von tiefen haustralen Einschnürungen durchsetztes Schattenband hervor, welches dem Bilde ähnlich sieht, das gewöhnlich als typisch für eine spastische Obstipation angesehen wird, ohne daß man hier zu dieser Annahme berechtigt wäre.

Bei einer Erörterung der Ursachen der verschiedenen Obstipationsformen ist endlich zu erwähnen, daß STRAUSS bei der von ihm so genannten proktogenen Obstipation (Dyschezie, HERTZ) zwei Momente unterscheidet, nämlich eine mangelnde Reizauslösung des Stuhldranges infolge herabgesetzter Empfindlichkeit der Rectalschleimhaut und andererseits Schwäche der bei der Defäkation wirksamen Muskeln. Außerdem ist aber auch auf die von PAYR betonte Tonuserhöhung des Afterschließmuskels hinzuweisen, die in manchen Fällen durch eine oft übersehene Analfissur hervorgerufen wird.

Zusammenfassend ist über die Ergebnisse der Röntgenuntersuchung zu sagen, daß sie uns manche wertvollen Einblicke in den Mechanismus der Obstipation gewährt und in mehrfacher Hinsicht zu einer Befestigung unserer theoretischen Vorstellungen geführt hat, daß sie aber bezüglich der Erklärung der Ursachen und des tieferen Wesens der Obstipation auch noch keine volle Klarheit geschaffen hat.

Auch für die *Therapie* hat die Röntgenuntersuchung wichtige Hinweise gegeben. Die Unterscheidung der einzelnen Formen ist deshalb von praktischem Nutzen, weil für jede Art gesonderte Behandlungsmethoden in Betracht kommen. Die röntgenologisch zu verfolgende Wirkung oder Erfolglosigkeit von Mitteln von bekanntem pharmakologischen Einfluß kann andererseits vorsichtige Rückschlüsse auf die Natur der zugrunde liegenden Störung gestatten. Bei der spastischen Obstipation hat sich abgesehen von einer Allgemeinbehandlung des nervösen Zustandes unter besonderer Berücksichtigung der psychisch wirksamen Faktoren die Anwendung von tonusherabsetzenden Mitteln: Atropin, Eumydrin, Papaverin bewährt, bei dem Ascendenstypus von STIERLIN unter anderem das von ihm auch durch die Röntgenuntersuchung erprobte Sennainfus, bei der Dyschezie Einläufe neben einer Erziehung zu zeitlich geregelten Versuchen der Stuhlentleerung, gegebenenfalls die Behandlung einer ursächlich wichtigen Analfissur. SCHLESINGER empfiehlt, gleich im Anschluß an die diagnostische Röntgenuntersuchung das jeweils in Betracht kommende Mittel anzuwenden und seine Wirkung röntgenologisch zu kontrollieren.

b) Dickdarmspasmen bei Diarrhoe.

Spastische, Erscheinungen am Dickdarm finden sich nicht nur unter dem klinischen Bilde der Obstipation, sondern im Gegenteil auch bei dünnflüssigen diarrhoischen Entleerungen, die bisweilen unter lebhafter Schmerzempfindung plötzlich einsetzen und oft ebenso schnell verschwinden, manchmal auch in demselben Falle abwechselnd unter beiden verschiedenen äußeren Erscheinungsformen. Die Grundursache besteht bei beiden Zuständen in der nervösen Übererregbarkeit des Dickdarms bzw. bestimmter Dickdarmabschnitte. Die Feststellung des Röntgenbefundes ist hierbei zuerst durch STIERLIN erfolgt; sonst liegen nur vereinzelte Mitteilungen im Schrifttum vor.

Bei *nervösen Diarrhoen* fand STIERLIN, daß die Breimahlzeit in wenigen Stunden bis in die untersten Dickdarmabschnitte vordrang. Teile der Mahlzeit waren aber im ganzen Verlauf des Dickdarms teils in Gestalt eines stark verschmälerten, von haustralen Einschnürungen durchfurchten Schattenbandes, teils als Schattenflecken oder unregelmäßig zerfetzte Schatten sichtbar, die nur an manchen Stellen ihre Zugehörigkeit zu einer in der Längsachse des Darmes gelegenen, schmalen Lumenfüllung erkennen ließen. Das gleiche Bild hielt nahezu 24 Stunden lang an. Auf Atropingaben trat eine mäßige Verbreiterung des Schattenbandes unter gleichzeitigem Schwinden der Schmerzen ein.

Eine einzelne, sehr wichtige Beobachtung des röntgenologischen Verhaltens bei einer *tabischen Dickdarmkrise* beschreibt SCHLESINGER. Der Patient, welcher die ausgebildeten Erscheinungen der Tabes bot und früher auch Magenkrisen gehabt hatte, litt unter heftigen kolikartigen Schmerzen in der linken Unterbauchgegend, die hauptsächlich unmittelbar nach reichlichen dünnen Entleerungen, nie bei geformtem Stuhl auftraten und sich zeitweilig plötzlich zu heftigen Kolikanfällen steigerten. Bei einer Einlaufuntersuchung, die zur Zeit der üblichen mäßigen Schmerzen gemacht wurde, zeigte das Darmbild nur eine mäßige Verschmälerung des Sigma und Descendens. Als während der Untersuchung plötzlich der beschriebene heftige Schmerzanfall eintrat, verengte sich das Füllungsbild nur dieser distalen Darmteile zu einem fadendünnen Bande, von dem seitlich in schiefer Richtung feine, unregelmäßig gestaltete Sprossen und Schattensprenkel

abgingen, welche als Ausdruck der stark kontrahierten und teilweise gegen die Längsachse verschobenen Haustren angesprochen wurden. Die Hauptmasse des Inhalts dieser
aufs äußerste verengten distalen Darmabschnitte war rückläufig in das Colon transversum eingedrungen, das hierdurch verbreitert war, aber sonst keine wesentlichen Abweichungen zeigte. Bei einer Wiederholung der Untersuchung im anfallsfreien Stadium
wies das Einlaufbild in allen Darmabschnitten normale Verhältnisse auf.

5. Geschwürige Dickdarmprozesse.

(Colitis ulcerosa, dysenterica, tuberculosa, luica, leucaemica;
Amyloidosis; Lymphogranuloma inguinale.)

Die Diagnose der *geschwürigen Dickdarmprozesse* wird zwar wohl immer in erster
Linie auf Grund der klinischen Symptome gestellt werden. Namentlich sind hier der
charakteristische Stuhlbefund (Beimengungen von Schleim, Blut und Eiter), unter
Umständen auch der rectoskopische Befund, Druckempfindlichkeit des Leibes im Verlaufe des Dickdarms sowie das allgemeine, meist schwere und oft zu außerordentlich
chronischem Verlauf neigende Krankheitsbild zu nennen. Auch ist die bisweilen sehr
schwierige Differentialdiagnose bezüglich der Ätiologie nur von einer bakteriologischen
und allgemein klinischen Untersuchung zu erwarten, wobei ich auf die von mir oft gemachte
Erfahrung hinweise, daß chronische, mit schwerem Marasmus einhergehende Colitiden
mit Unrecht in der Regel allein auf den schlechten Allgemeinzustand hin als tuberkulös
angesprochen werden. Auch in diesen Fällen geschwüriger Dickdarmprozesse kann indes
der Röntgenbefund insofern die übrigen Untersuchungsergebnisse unterstützen, als er
die Lokalisation und Ausdehnung erkennen läßt und in gewisser Hinsicht vielleicht
auch über die Schwere der Wanderkrankung Auskunft gibt. Besonders hoch ist der
Wert dieser Feststellung dann zu veranschlagen, wenn es sich um die Frage eines operativen Eingriffes handelt.

Die *Röntgenuntersuchung* kann sowohl durch die Verfolgung einer *Kontrastspeise* per os
als eines *Kontrasteinlaufs* erfolgen. Für die Verhältnisse in den höheren Dickdarm-
abschnitten sind beide Verfahren nebeneinander, für die unteren Teile hauptsächlich der
Einlauf geeignet. Mit diesem soll begonnen werden. Wichtig ist auch die Aufnahme
eines Restbildes nach Entleerung des Einlaufs und die dadurch erreichte *Darstellung des
Schleimhautreliefs*. Hierzu eignet sich eine möglichst feine Verteilung einer geringen
Menge von Bariumaufschwemmung unter Umständen bei gleichzeitiger, genau abgestufter
Kompression (KNOTHE) oder nach KALKBRENNER die Verwendung eines kolloidalen
Thoriumpräparates *Umbrathor*, welches auf der Mucosa zusammenhängende zarte Nieder-
schläge bildet. Sehr klare Bilder werden auch durch eine kombinierte Untersuchung
mittels Lufteinblasung und Kontrasteinlauf nach FISCHER erhalten.

Die Röntgenbefunde bei geschwürig-indurativen Veränderungen des Coecum-Ascendens wurden bereits im Kapitel über die Ileocöcaltuberkulose beschrieben. In entsprechender Weise zeichnen sich die gleichen Vorgänge am übrigen Dickdarm im Röntgenbilde ab, nur betreffen sie hier meist größere Abschnitte. Zwischen den verschiedenen
der Krankheitsursache nach in Betracht kommenden Prozessen, den tuberkulösen,
dysenterischen und anderen ätiologisch zum Teil noch nicht näher geklärten Erkrankungen, ergeben sich im Röntgenbilde keine durchgreifenden Unterschiede, wie ja auch
die anatomischen Bilder große Ähnlichkeit aufweisen können. Auch diese Befunde sind
zuerst von STIERLIN erhoben und später von SCHWARZ und NOVACYNSKI, KIENBÖCK,
LOHFELDT im wesentlichen bestätigt worden. REINHARD hat die Untersuchungen bezüglich der tropischen Colitiden ergänzt. Eine weitere erhebliche Förderung hat die Diagnostik der chronisch entzündlichen Dickdarmveränderungen einerseits durch die Beschreibung der Veränderungen des Schleimhautreliefs von KNOTHE, ALBRECHT u. a.
sowie andererseits durch genaue Vergleiche zwischen röntgenologischem und anatomischem
Befund von FLEISCHNER und HAMMER erfahren.

Auch an den übrigen Dickdarmabschnitten ist das sogenannte, bei Besprechung der Ileocöcalgegend bereits geschilderte STIERLIN-Symptom zu nennen, welche darin besteht, daß die erkrankte Partie einen isolierten Schattenausfall zeigt. Allerdings ist hierunter zumeist nicht ein vollständiges Fehlen jeden Kontrastschattens, sondern nur eine *konstante Unterbrechung des normalen Schattenbandes* zu verstehen. Dagegen ist die erkrankte Darmpartie gewöhnlich durch eine eigenartige unregelmäßige Schattenzeichnung kenntlich gemacht, die meist noch durch den Kontrast mit einer starken Gasblähung besonders deutlich hervortritt. Wo diese fehlt, ist aufmerksame Betrachtung der Bilder erforderlich, um die oft sehr zarten und fein verteilten Schatten wahrzunehmen. Die äußeren

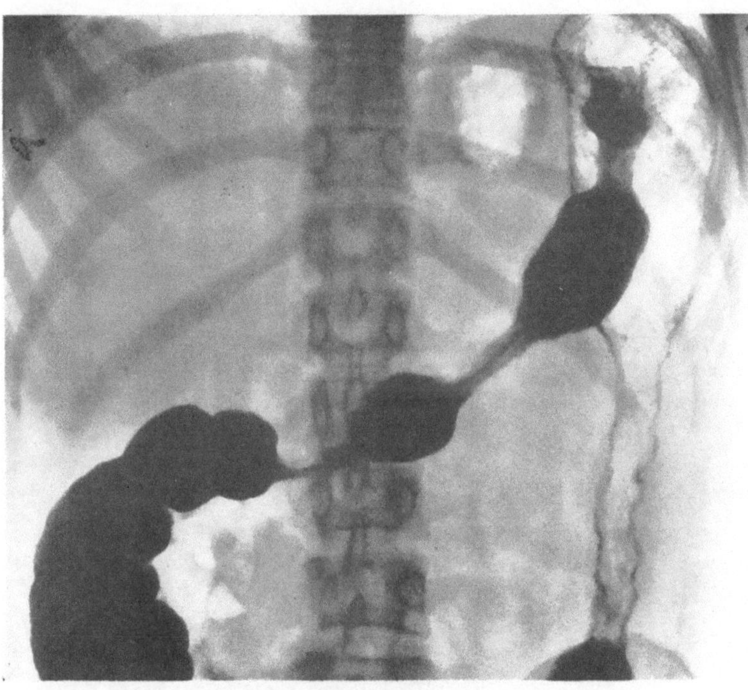

Abb. 917. Colitis ulcerosa.
Darmverlauf gestreckt. Luftkeulenform des Descendens.

Konturen des Darmrohres sind an der erkrankten Partie gewöhnlich durch die Luftfüllung, bisweilen auch durch einen *feinen wandständigen Kontraststreifen* gekennzeichnet. Sie zeigen *keine Haustrenzeichnung*, sondern verlaufen entweder ganz geradlinig oder sind unregelmäßig zackig gestaltet und erlangen dadurch ein zerknittertes Aussehen. Die *Weite des Lumens* ist verschieden. Gewöhnlich ist es deutlich *verengt*, und zwar am stärksten bei schrumpfenden Prozessen, aber auch dort, wo auf den Entzündungsreiz hin die Darmwandungen sich kontrahieren. Zuweilen wird andererseits eine *breite Darmlichtung* beobachtet, namentlich *bei starker Gasblähung*, aber auch ohne dieselbe. Ein solches Verhalten beschreibt besonders REINHARD bei gewissen Formen tropischer Colitiden. Eine starre Beschaffenheit der Wandungen ist durch mangelnde Dehnbarkeit bei Lufteinblasung zu erkennen.

Die erwähnte *unregelmäßige Schattenzeichnung an den erkrankten Darmpartien* kann verschiedenartig gestaltet sein. Teils handelt es sich um sehr *zarte feinkörnige Schleier*. Diese sind wahrscheinlich auf feine Niederschläge des Kontrastmittels innerhalb einer diffusen, der Wand anliegenden Schleimschicht zu beziehen. Sehr zarte Wandbeläge sind am deutlichsten dann zu erkennen, wenn das Darmrohr an einzelnen Stellen im Querschnitt ringförmig projiziert ist, da es dann der Länge nach in größerer Schicht von den Strahlen getroffen wird. Schärfer als diese zarten feinkörnigen und netzartigen Schleier

heben sich einzelne kleine, oft unregelmäßig gestaltete Flecken, „*Spritzer*", ab (vgl.
Abb. 918). Diese werden von SCHWARZ auf kleine, in zähe Schleimklümpchen eingehüllte
Bröckel des Kontrastmittels bezogen, wie sie CASE in der entleerten Einlaufsflüssigkeit
beobachtet hat. Sie können nicht als beweiskräftig für Ulcerationen der Schleimhaut
angesehen werden. In anderen Fällen entsteht eine unregelmäßige längsstreifige oder
fleckige, an einigen Stellen zusammenfließende, an anderen wieder von Aufhellungen
unterbrochene „*marmorierte*" *Schattenzeichnung*. SCHWARZ und NOVACYNSKI fanden bei

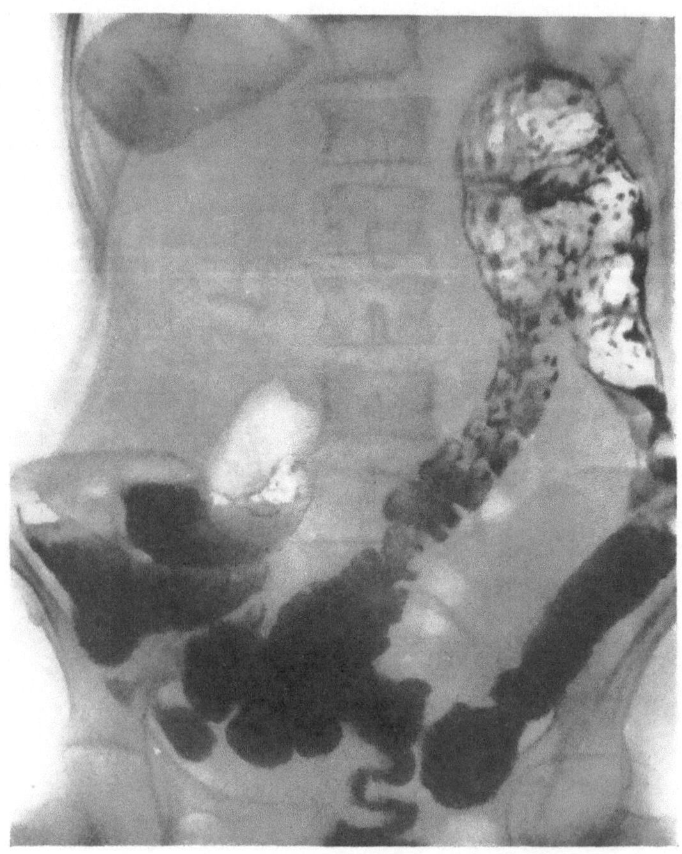

Abb. 918. Colitis.
Unregelmäßige Fleckung durch Bariumreste im gasgeblähten Colon, besonders in der Flexura lienalis.

einer ausgedehnten „*Flechtbandzeichnung*" in autoptisch kontrollierten Fällen nur spärliche Ulcera in den betreffenden Darmpartien. HAMMER nimmt auf Grund gleicher
Erfahrungen an, daß es sich hierbei nur um die Folge von Tonusveränderungen der
Wandmuskulatur handelt, wie sie allgemein bei Diarrhoen auch ohne organische Wand-
schädigung beobachtet werden. Wahrscheinlich spielen hierbei auch entzündliche Schwellungen der Schleimhaut und Zusammenziehungen der Muscularis mucosae, ganz abgesehen
von den geschwürigen Stellen, eine große Rolle. Dies ist auch bei der Deutung des Relief-
bildes der Schleimhaut zu berücksichtigen. Auf diesem finden sich statt der normalerweise verschiedenartigen, aber regelmäßig angeordneten Schleimhautzeichnung, bei
welcher bald Längs-, bald Querfaltung, bald eine zierlich gewundene Streifenzeichnung
vorherrscht, entweder überhaupt keine oder unregelmäßig gestaltete, meist längs gerichtete,
teils verbreiterte, teils unterbrochene Schattenstreifen, andererseits auch rundliche Aufhellungen und am Rande zackige, wie ausgefranst erscheinende Konturen. Eine *wabenartige Zeichnung* wird von KNOTHE auf eine pseudopolypöse Beschaffenheit der entzünd-
lich-hyperplastischen Schleimhaut zurückgeführt, indem das Kontrastmittel nur die

Zwischenräume zwischen den polypösen Erhebungen erfüllt, während diese selbst im Schattenbild ausgespart werden.

Eine *röntgenologische Darstellung einzelner Geschwüre* mittels Kontrastmahlzeit oder Einlauf ist selten. So fand STIERLIN als Ursache eines auffallend runden zweifrankstück-großen Schattens am Coecum bei der Sektion an entsprechender Stelle ein ebenso großes isoliertes Schleimhautulcus. Deutlicher gelingt die *Abbildung einzelner Ulcera* mitunter mittels der kombinierten Kontrasteinlaufluftfüllung. Hierbei treten feine fleckförmige, streifige oder ringartige Schatten auf, die auf Grund der Übereinstimmung mit dem anatomischen Befund von FLEISCHNER, HAMMER und KREMER als Niederschläge auf dem Geschwürsgrunde oder an den Geschwürs-rändern bzw. auf der Oberfläche von tuber-kulösen Infiltraten und Follikelschwel-lungen angesprochen wurden. Zur sicheren

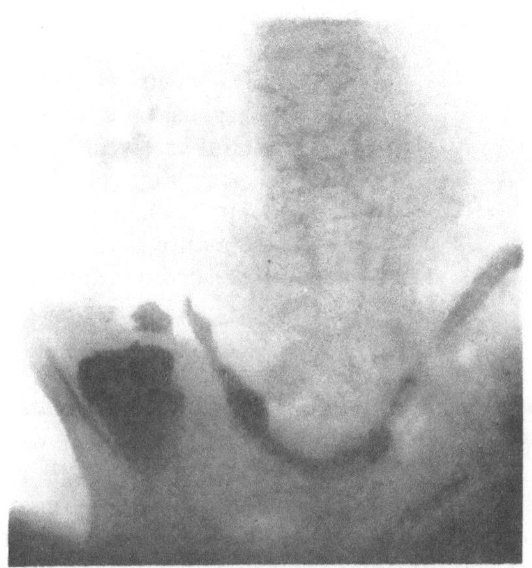

Abb. 919. Schwere chronische Colitis.
Aufnahme von Prof. RINDFLEISCH-Dortmund. Röntgenbefund: Schmale bandförmige Füllung des gestreckten und verkürzten Dickdarms ohne jede Haustrenzeichnung. Nur Coecum breit gefüllt.

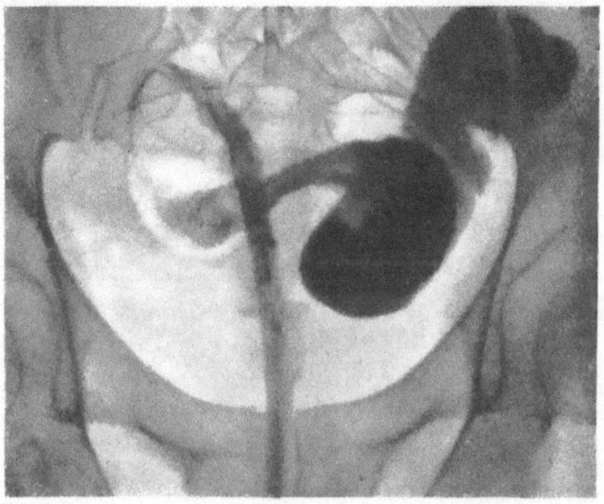

Abb. 920. Sigmoiditis und Proctitis ulcerosa bei tropischer Amöbenruhr. Einlaufbild.

Deutung aller Einzelheiten des Röntgenbefundes sind noch weitere genaue Vergleiche mit anatomischen Präparaten erforderlich.

Im Verlaufe einer chronischen ulcerösen Colitis stellt sich häufig eine *narbige Schrump-fung mit Verengerung des Lumens und Verkürzung des Darmrohres* ein. Diesem Zustand entspricht im Röntgenbild ein *stark verschmälertes und verkürztes, auffallend gestreckt verlaufendes Schattenband ohne jede Haustrierung* (vgl. Abb. 919). Besonders deutlich tritt die Streckung und Verkürzung an der gewöhnlich stark gewundenen *Sigmaschlinge* hervor (vgl. Abb. 920). Doch ist bei der Diagnose einer Schrumpfung Vorsicht geboten. Denn es können *schmale haustrenlose Schattenbänder* besonders in den unteren Dickdarm-abschnitten allein *infolge Tonusänderungen der Muskulatur der Darmwand* zustande kommen; auch ist gerade beim Sigma seine außerordentlich verschiedene Länge unter ganz normalen Verhältnissen zu berücksichtigen.

Als Folge einer schweren Colitis, welche die Serosa in Mitleidenschaft zieht, treten bisweilen peritoneale Adhäsionen mit Verklebungen von Darmschlingen auf, deren röntgenologische Diagnose in den Abschnitten über Adhäsionen (S. 689) und Stenosen (S. 653) beschrieben ist. Der geschwürige Prozeß kann auch die *Ileo-cöcalklappe* ergreifen und zu ihrer *Insuffizienz* und unter Umständen auch zu einer *Stenose* an derselben führen und dann eine auffallend lange Füllung der Dünndarm-schlingen nach Einnahme einer Kontrastmahlzeit hervorrufen, wie dies ebenfalls früher geschildert ist.

Auf dem Boden zirkulärer *tuberkulöser Geschwüre* kann sich durch nachfolgende Schrumpfung auch an anderen Stellen im Verlaufe des Dickdarms, so z. B. in der Mitte des Colon transversum (vgl. Abb. 861), eine lokale schwere Stenose entwickeln, die im Röntgenbild von einem carcinomatösen Scirrhus nicht zu unterscheiden ist. Einen Röntgenbefund bei der seltenen *Tuberkulose des Rectums* beschreibt RENANDER und hebt eine Enge mit unregelmäßigen Konturen hervor, die im Gegensatz zum Carcinom dehnbar ist und deshalb je nach dem Füllungszustand ein verschieden weites Lumen aufweist.

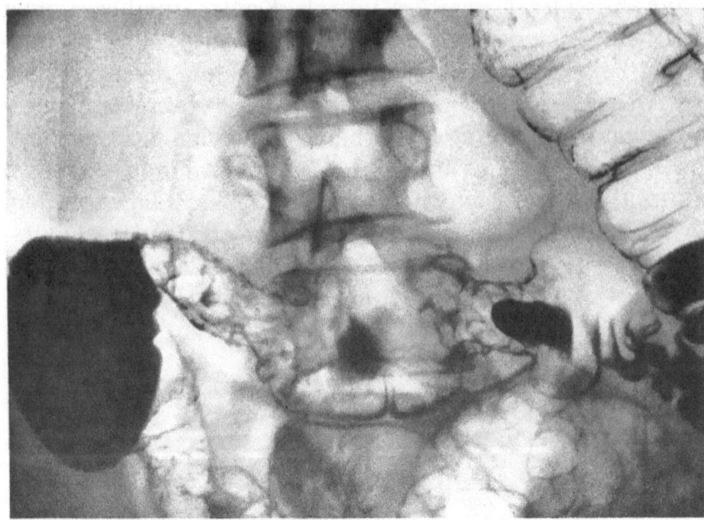

Abb. 921. Dickdarmtuberkulose. Einlaufbild.

Die *Lues* erzeugt am Dickdarm beetartige, flache, bisweilen ringförmig das Lumen umgreifende Infiltrationen, die durch Zerfall in ebenfalls flache Ulcerationen mit glattem Grunde übergehen und eine *ausgesprochene Neigung zu narbiger Schrumpfung und Stenosenbildung* zeigen. Sie sind am häufigsten im Rectum, wo die Stenosen dem in den Mastdarm eingeführten Finger als trichterförmige Verengerungen zugänglich sind, kommen aber auch an anderen Abschnitten des Dickdarms, insbesondere am Sigma vor. Im Gegensatz zu den tuberkulösen und carcinomatösen Prozessen ist die *glatte Beschaffenheit der luischen Wandveränderungen* hervorzuheben. Das Bild des Röntgeneinlaufs zeigte dementsprechend in den von SCHWARZ und ENGELSTAD beschriebenen Fällen glatte Konturen der in ein starres Rohr verwandelten verengten Stellen.

Am Rectum ruft das in neuerer Zeit auch in Deutschland häufiger beobachtete *Lymphogranuloma inguinale* namentlich bei Frauen stark entzündliche Wandveränderungen hervor, die oft auf die Umgebung übergreifen und zu pericolitischen Fisteln führen, ferner auch Strikturen des Lumens erzeugen können. Das von LANGER und ENGEL beschriebene Röntgenbild nach Einlauf zeigte ein mäßig verengtes Lumen mit unregelmäßigen Wandkonturen, von dem verästelte Schattenstreifen seitlich ausgingen.

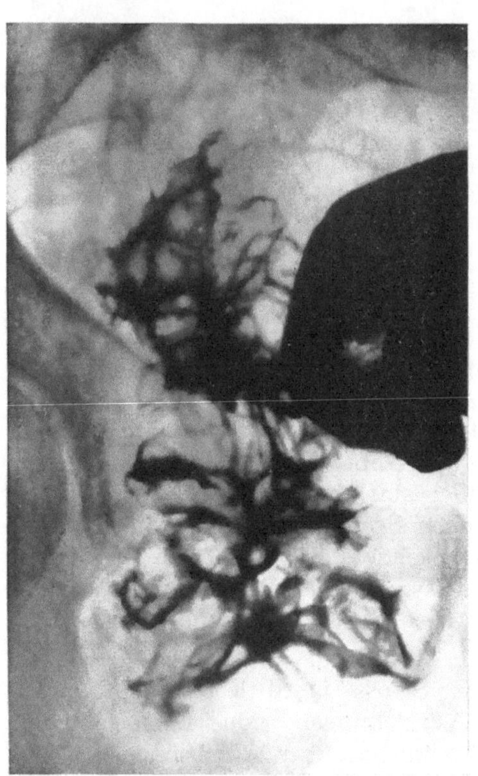

Abb. 922. Leukämie des Rectums.
Rectoskopisch stark leukämisch infiltrierte Schleimhaut.

Ein ganz ähnliches Röntgenbild sah ich in einem Fall von *lymphatischer Leukämie* bei leukämischen Wandveränderungen des Rectums, die auch im Rectoskop als unregelmäßige, leicht blutende Verdickungen der Schleimhaut sichtbar waren (vgl. Abb. 922).

Bei *Amyloidose des Dickdarms* beschreibt HEEREN eine unregelmäßig zackige, wie angefressen aussehende Kontur und erhebliche Dehnbarkeit der Wand bei Luftfüllung im Bereiche des Sigma, Colon descendens und transversum.

Bei *Endometriose* werden umschriebene Wandveränderungen und Einengung des Lumens namentlich im Bereiche des S Romanum beobachtet.

6. Dickdarmgeschwülste.

a) Carcinome.

Die röntgenologische Untersuchung ist bei *Dickdarmcarcinomen* deshalb besonders bedeutungsvoll, weil sie bisweilen schon ihre Feststellung gestattet, wenn noch keine klaren klinischen Erscheinungen vorliegen. Diese bestehen nicht immer in dem Bilde der tiefen Darmstenose, sondern manchmal nur in einer sonst unerklärlichen Abmagerung, Anämie, gewissen Stuhlbeschwerden, unter denen Obstipation und Diarrhoe abwechseln

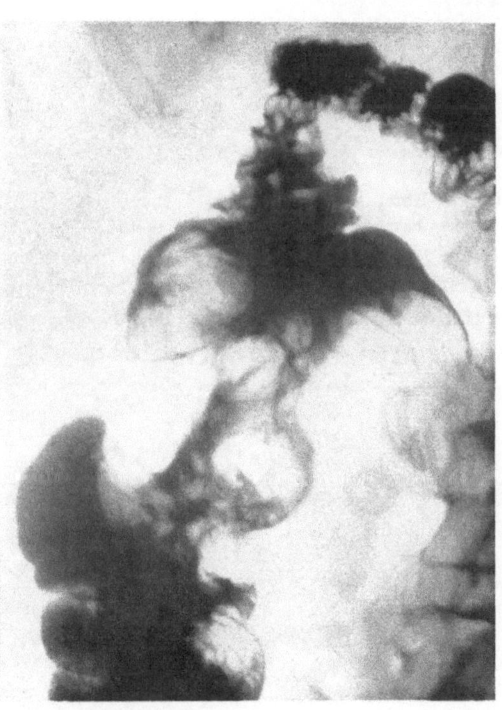

Abb. 923. Carcinom des Colon ascendens (Reliefdarstellung).

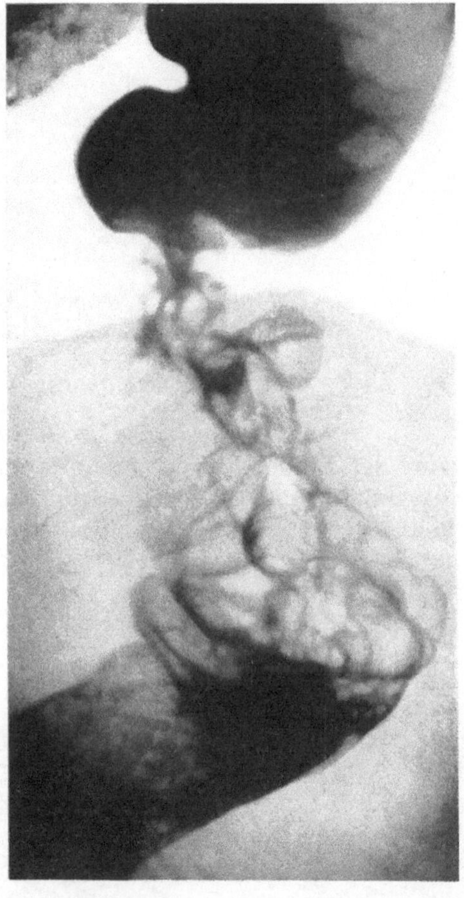

Abb. 924. Stenosierendes Carcinom des Colon descendens (Reliefdarstellung).

können, in Blutbeimengungen zum Stuhl, mitunter in ruhrähnlichen Erscheinungen. Es ist auch wichtig zu wissen, daß bei Dickdarmcarcinomen in ganz beschwerdefreien Perioden plötzlich Ileuserscheinungen eintreten und auch wieder verschwinden können (Okklusionskrisen).

Die *röntgenologische* Feststellung der Dickdarmcarcinome gründet sich hauptsächlich auf den Nachweis einer *Darmstenose*, der nicht ganz selten schon gelingt, wenn deutliche klinische Stenosenerscheinungen fehlen. Diesem Zweck dient am besten die *Einlauf-untersuchung* im Liegen nach den Regeln von HAENISCH. Es ist hierbei nicht nur das Eindringen, sondern auch die Entleerung des Einlaufs nach Senken des Irrigators zu verfolgen und auf Restschatten zu achten. Daneben ist besonders bei hochsitzenden

Carcinomen, vor allem in der Cöcalgegend, die Untersuchung nach Einführung des
Kontrastmittels per os heranzuziehen. Außer den allgemeinen Stenosenerscheinungen

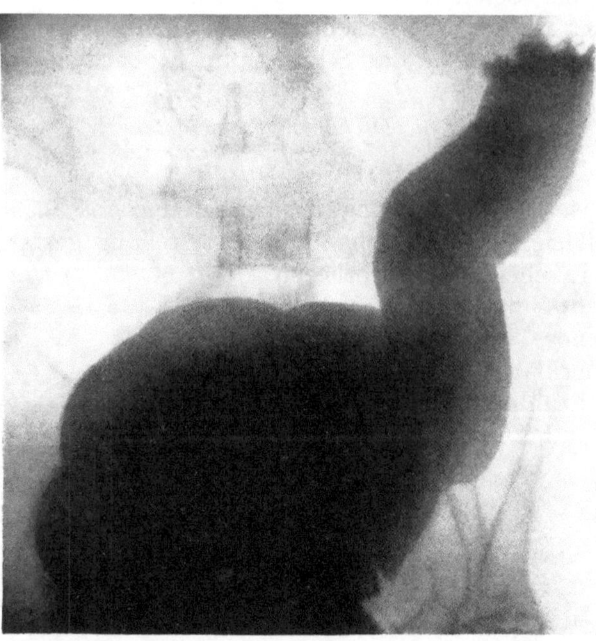

Abb. 925. Carcinom der Flexura lienalis (Operation).
Einlauf dringt nur bis zur Flexura lienalis vor und endet hier mit unregelmäßig zackiger Grenze.

ist an der Stelle des Tumors oft eine unregelmäßige Begrenzung des Schattenbildes
(vgl. Abb. 925 und 890), namentlich bei ausgedehnteren Geschwülsten *ein verschmälertes,*
mitunter gewundenes Schattenband mit unregelmäßigen Konturen (vgl. Abb. 923, 924,

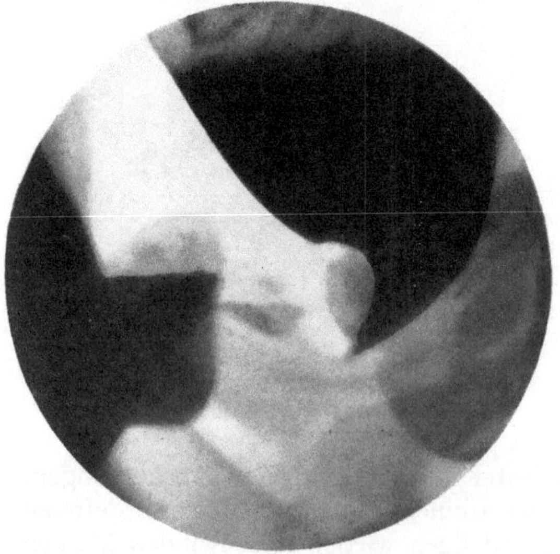

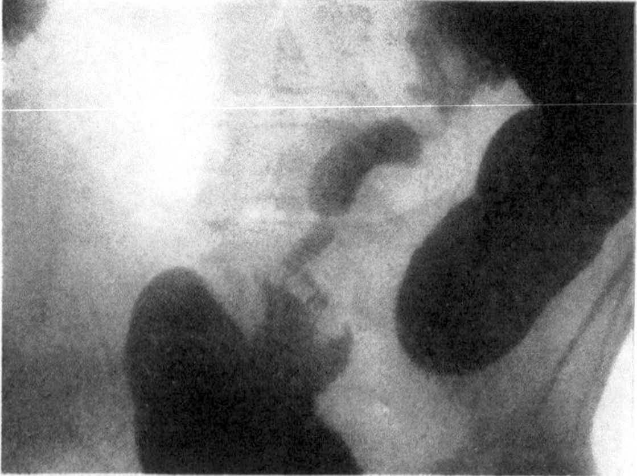

Abb. 926. Stenosierendes Carcinom im S Romanum.   Abb. 927. Stenosierendes Carcinom des S Romanum
in einer Ausdehnung von 14 cm (Operation).

927 und 928) sichtbar; am Reliefbilde der Schleimhaut kann an der Stelle des Tumors
ein Abbruch der normalen Faltenzeichnung, Unregelmäßigkeit der Konturen und unter
Umständen ein Schattendefekt beobachtet werden. Bei scirrhösen Formen ist eine
scharfe Einschnürung an örtlich beschränkter Stelle (vgl. Abb. 926 und 869) festzustellen.

In einzelnen Fällen tritt auch der Tumor selbst ohne Kontrastfüllung des Darms als Schatten innerhalb einer Gasfüllung des geblähten prästenotischen Darmabschnitts hervor (vgl. Abb. 859). Unregelmäßigkeiten der Tumoroberfläche können durch Niederschläge des Kontrastmittels, die an ihnen haften bleiben, besonders deutlich innerhalb eines hellen lufterfüllten Darmlumens zum Ausdruck kommen. Von solchen Erfahrungen ausgehend empfiehlt FISCHER den Kontrasteinlauf nach teilweisem Ablassen mit einer Lufteinblasung in das Rectum zu vereinigen (vgl. S. 424 und 680). Eine auf diese Weise besonders deutlich hervortretende Geschwulst ist in Abb. 889 dargestellt.

Die röntgenologischen Merkmale der stenosierenden Dickdarmcarcinome sind einschließlich der Differentialdiagnose in dem allgemeinen Abschnitt über Dickdarmstenose unter Anführung einzelner Beispiele näher geschildert (vgl. S. 653, 663 und Abb. 869 und 870).

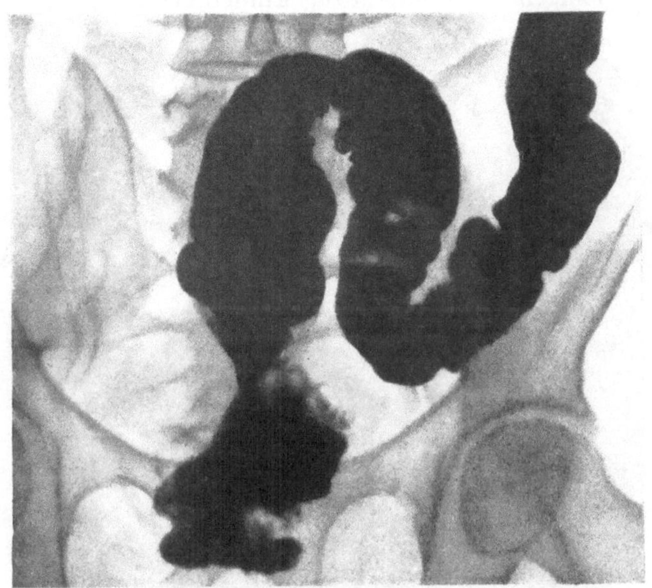

Abb. 928. Stenosierendes Rectumcarcinom (Einlaufbild).

Auch in solchen Fällen, in denen keine Hemmung der Darmpassage zu beobachten ist, ist von STIERLIN ein Schattenausfall in dem sonst zusammenhängenden Darmfüllungsbild beschrieben worden, welcher der erkrankten Darmpartie entspricht. STIERLIN hat dies Zeichen aber nicht nur bei carcinomatöser, sondern auch bei andersartiger, namentlich tuberkulöser und dysenterischer Infiltration und Ulceration der Darmwand gefunden. Ein solcher Schattendefekt ist namentlich im Coecum-Ascendens, auch im Anfangsteil des Transversums, dagegen weniger in den tieferen Dickdarmabschnitten von diagnostischem Wert, da in diesen auch unter normalen Verhältnissen oft kleinere und größere Lücken des Darmfüllungsbildes nach Einnahme von Breimahlzeit vorhanden sind.

b) Hämangiome

können zur Verengerung des Darmlumens Anlaß geben. Dieses erweitert sich bei Aufblähung des Darmes auch in dem verengten Bereich, aber bedeutend weniger als in der Umgebung desselben. Der Übergang zwischen der verengten Partie und dem normalen Darmrohr vollzieht sich allmählich. Charakteristisch sind feine, rundliche Schattenflecke im Tumorbereich, die von Phlebolithen herrühren (KAIJSER).

c) Lymphangiome

sind sehr selten. BARTSCH und PSENNER beschrieben einen Fall, welcher eine rundliche Aussparung des Füllungsbildes, außerdem einen Spasmus der Wand zeigte.

d) Lipome.

Lipome des Dickdarms werden selten beobachtet; in einem erheblichen Teil der Fälle geben sie Anlaß zum Auftreten einer Darminvagination. Berichte über die Darstellung von Dickdarmlipomen im Röntgenbilde liegen von STEWART und ILLICK, BARSONY und KOPPENSTEIN sowie von KNOP vor. Die Lipome rufen rundliche Schattendefekte im Ausgußbilde des Dickdarms hervor (vgl. S. 681 und Abb. 891) oder bewirken, falls sie eine Invagination des Darms nach sich ziehen, die hierbei S. 660 beschriebenen charakteristichen Veränderungen im Röntgenbilde.

e) Myome.

Myome des Rectums kommen in Gestalt von *gestielten Polypen* (vgl. S. 708/709) andererseits von grobknolligen Tumoren, die das Lumen erfüllen, vor. In einem von POHL

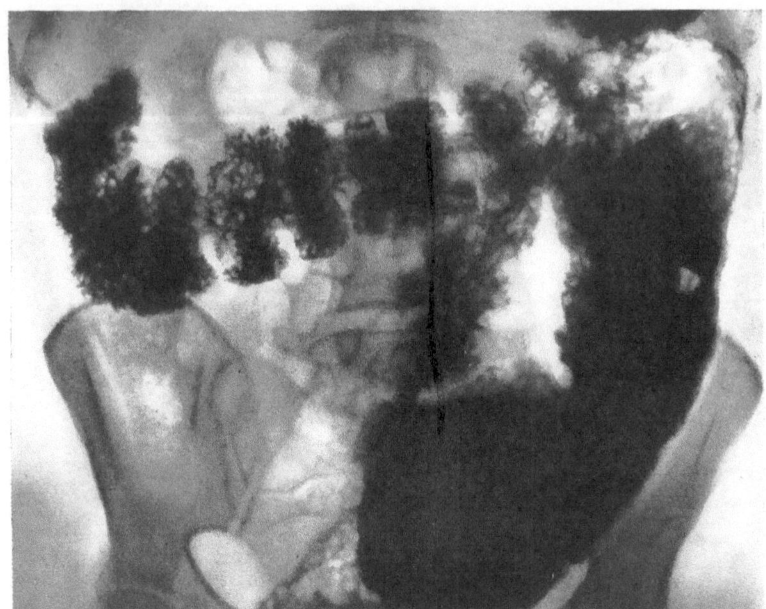

Abb. 929. Polyposis coli (Autopsie).
Die zahllosen rundlichen Aussparungen sind sämtlich von warzenähnlichen Polypen hervorgerufen.

beschriebenen Falle waren dadurch im Einlaufbilde unregelmäßig begrenzte Schattendefekte hervorgerufen, die vom Bilde eines Carcinoms nicht zu unterscheiden waren.

f) Polypen.

Dickdarmpolypen treten weit seltener einzeln als multipel auf. Die *einzelnen Polypen* können bei genügender Größe rundliche Aussparungen im Füllungsbilde hervorrufen; meist werden sie aber bei vollständiger Füllung des Darmlumens verdeckt und treten erst nach Entleerung der Hauptmenge des Kontrasteinlaufs hervor. An dieser Stelle ist alsdann der Darm nicht kollabiert und anstatt einer normalen Schleimhautzeichnung eine rundliche Schattenaussparung, die unter Umständen von einem zarten Randschatten umgeben ist, erkennbar (ZIEGLER). Noch deutlicher kann der Tumor selbst bei Luftaufblähung des Darmes als rundlicher Schatten innerhalb des hellen Darmlumens dargestellt werden, insbesondere wenn bei gleichzeitiger Einfüllung eines Kontrastmittels ein Kontrastniederschlag an der Oberfläche sichtbar ist. Ein von BAENSCH beschriebener Fall zeigte auch im Leerbilde einen ovalären Ringschatten, der durch Kalkeinlagerungen der Wand entstanden war.

Das Röntgenbild einer *Invagination des Dickdarms*, zu welchem ein im Colon ascendens sitzender Polyp Anlaß gegeben hatte, ist in den einzelnen Phasen von LAURELL beschrieben worden. Kennzeichnend war bei der Entstehung der Einstülpung ein vom Colon ascendens bis zum Transversum fortschreitender Füllungsdefekt, wobei aber im Inneren des Darmrohrs ein zentraler, längs verlaufender Kontraststreifen und in der Scheide der Invagination parallele Randstreifen sichtbar waren; bei Auffüllung des Einlaufs löste sich die Invagination, was an einer vollständigen Füllung des gesamten Darmlumens erkennbar war.

Weit häufiger sind multipel und oft in sehr großer Zahl, am meisten im Dickdarm auftretende *Darmpolypen (Polyposis intestini).* Sie rufen an sich schon ein manchmal nicht leichtes, durch hartnäckige Diarrhoen und Darmblutungen ausgezeichnetes Krankheitsbild hervor. Eine noch größere Bedeutung erlangen sie dadurch, daß sie zu einer Intussuszeption des Darmes Anlaß geben können, und vor allem dadurch, daß die Polypen in außerordentlichem Maße zur carcinomatösen Degeneration neigen. Gerade in Rücksicht auf diese häufige maligne Entartung kommt therapeutisch die Resektion der erkrankten Darmabschnitte in Betracht. Alsdann ist es wichtig, nicht nur das Vorhandensein einzelner Polypen festzustellen, was in den untersten Abschnitten am klarsten mittels der Rectosigmoskopie gelingt, sondern auch ein Urteil über die Ausdehnung des Prozesses zu gewinnen. Nach den Angaben von W. MÜLLER und A. W. FISCHER, welche Fälle von sehr ausgedehnter Polyposis intestini beschrieben haben, vermag die Röntgenuntersuchung nach Einlauf diese Aufgabe zu lösen. Eine sehr sorgfältige vorherige Darmreinigung und die Verwendung

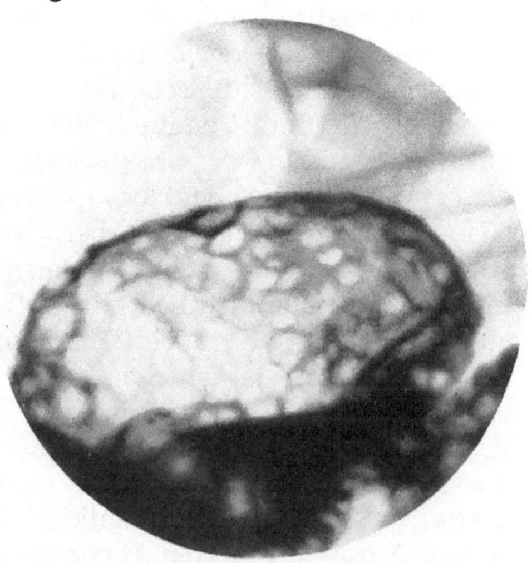

Abb. 930. Polyposis coli (Autopsie).

einer dünnen Kontrastbreiaufschwemmung sowie eine nur mäßige Füllung des Darmes sind technische Vorbedingungen dafür, daß die Polypen sich innerhalb einer nicht zu dicken und nicht zu dichten Säule des schattengebenden Einlaufs abheben. Eine mäßige Kompression begünstigt die Darstellung. Die Polypen treten hier als längliche, gestielte, teilweise dentritisch verzweigte Aussparungen oder auch nur als rundliche Aufhellungen innerhalb des Schattenbandes hervor (vgl. Abb. 929). Noch deutlicher werden sie durch die Kombination eines Kontrasteinlaufs mit Lufteinblasung dargestellt, wobei multiple warzige Polypen eine marmorierte Zeichnung hervorrufen (vgl. Abb. 930). Differentialdiagnostisch hat STENSTROEM darauf aufmerksam gemacht, daß ähnliche Bilder mit dichtstehenden rundlichen Aufhellungen durch Kotreste, die der Darmwand anhaften, hervorgerufen werden können. Des kommt besonders bei Fettstühlen infolge Pankreaserkrankungen vor.

VI. Verschiedene Bauchorgane.

(Leber, Milz, Pankreas, Nebennieren, Peritoneum.)

Die meisten soliden Bauchorgane werden bei einer ohne besondere Hilfsmittel ausgeführten Aufnahme nur unvollkommen oder gar nicht dargestellt, da die Absorption der Röntgenstrahlen durch die verschiedenen Organe nur geringe Unterschiede aufweist und außerdem eine reichliche Bildung von Sekundärstrahlen das Zustandekommen scharf abgegrenzter Weichteilschatten stark beeinträchtigt. Eine schärfere Zeichnung der Weichteilschatten ist dadurch zu erzielen, daß der störende Einfluß der Sekundärstrahlen durch Verwendung der *bewegten* BUCKY-*Blende* weitgehend eingeschränkt wird. Mittels dieses Verfahrens gelingt es, namentlich solche Organe, die sich durch größere Dicke oder Dichte auszeichnen (Leber, Niere, Uterus), mit scharfen Konturen darzustellen. Hierdurch kann ein Urteil über Form und Größe dieser Organe gewonnen werden, wobei freilich der oft beträchtliche Einfluß der Verzerrung durch Projektion kritisch in Rechnung zu stellen ist. Auch Tumoren, z. B. Hypernephrome, können mitunter an einer verhältnismäßig starken Schattenintensität in deutlicher Begrenzung erkannt werden. Weit kräftigere, scharf gezeichnete Schatten entstehen dann, wenn Verkalkungen oder Verknöcherungen innerhalb der Bauchorgane vorhanden sind, so bei verkalkten Uterusmyomen, Echinokokken, Zahn- und Knochenbildung in Dermoiden und Teratomen (LAURELL, PLESS), bei verkalkten Lymphdrüsen und Abscessen insbesondere tuberkulöser Natur, verkalkten Appendices epiploicae, ferner bei Steinbildungen in den Harnorganen, Gallenwegen, Pankreas und Prostata. Im Gegensatz zu der vermehrten Schattentiefe der meisten Abdominalorgane können sich *Dermoidcysten* nach der Angabe von ODQVIST infolge der geringen Strahlenabsorption der in ihnen enthaltenen Talgmassen als scharf begrenzte relative Aufhellungen innerhalb des Abdominalschattens abzeichnen. In anderen Fällen wird eine Trennung zwischen einer helleren oberen und einer dichteren unteren Schicht beobachtet, deren Grenzlinie sich bei Lagewechsel waagerecht einstellt (HELLMER).

A. Leber und Gallenwege.

1. Leber.

Die röntgenologische Feststellung der *Leberkonturen* ist auch ohne besondere Vorbereitungen teilweise möglich. Der obere Rand ist zwar nicht direkt sichtbar, aber durch die Lage des Zwerchfells, welches in der Regel der Leberoberfläche dicht anliegt, mittelbar als untere Begrenzung des Lungenfeldes festgelegt. Der untere und seitliche Rand der Leber ist auf gut durchgearbeiteten Aufnahmen, die mittels der BUCKY-Blende hergestellt sind, auch innerhalb des Abdominalschattens oft deutlich zu unterscheiden. Betrachtung aus schräger Richtung erleichtert die Wahrnehmung der feinen Schattenunterschiede.

Sehr klar ist der untere Leberrand bei Säuglingen gegenüber den darunter liegenden mit Luft gefüllten Darmschlingen abzugrenzen. Auch bei Erwachsenen ist dies möglich, wenn das unter der Leber hinziehende *Quercolon* bei Meteorismus oder durch künstliche Luftblähung vom After aus *mit Gas gefüllt* ist. LÖFFLER und MEYER-BETZ haben dies Verfahren als Methode zur Darstellung der Leber empfohlen.

Bei schlaffen Bauchdecken, namentlich bei plötzlich eingetretener hochgradiger Abmagerung können besonders die rechten Leberpartien hinabsinken und dann das Colon in den Raum zwischen Leberoberfläche und Thoraxwand und weiterhin bis unter das Zwerchfell hinaufrücken. Begünstigt wird dieses Ereignis sowohl durch eine

Verkleinerung der Leber als durch einen Zug nach abwärts, wie er durch ein bei der Interposition des Colons mehrfach beobachtetes Ulcus der Pylorusgegend mit Adhäsionen an der unteren Leberfläche stattfindet (BÜRGER, PODKAMINSKY). Durch geeignete Lagerung mit erhöhtem Becken und durch Druck kann auch in diesen Fällen die Leber gewöhnlich wieder an ihren richtigen Ort unter das Zwerchfell gebracht und das Colon reponiert werden. Derartige Fälle von *Hepatoptose* sind von WEINBERGER, CHILAIDITI u. a. als besondere Art von Wanderlebern beschrieben worden. Sie können abgesehen

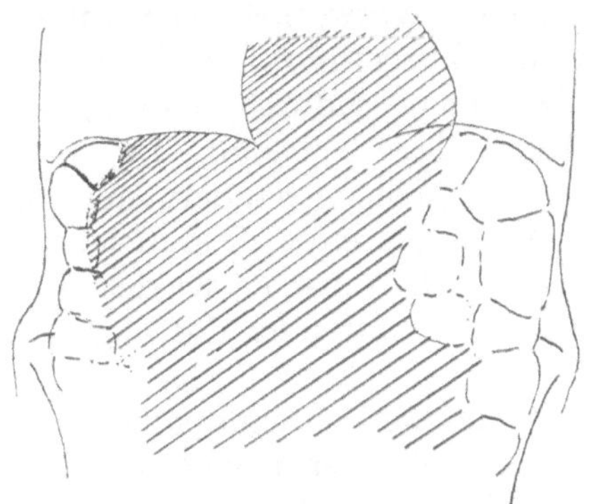

Abb. 931. Coloninterposition zwischen Bauchwand bzw. Zwerchfell und Leberoberfläche.
. Nebenbefund bei einer Lungenuntersuchung.

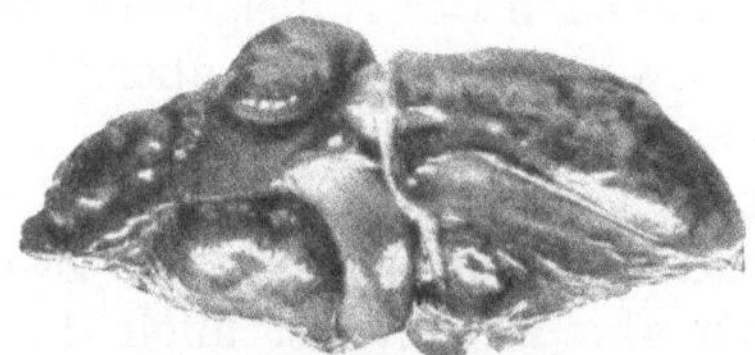

Abb. 932. Das anatomische Präparat des Falles von Abb. 933.
In entsprechender Lage aufgenommen, so daß die Konturen der Leberoberfläche mit denen im Röntgenbild übereinstimmen.

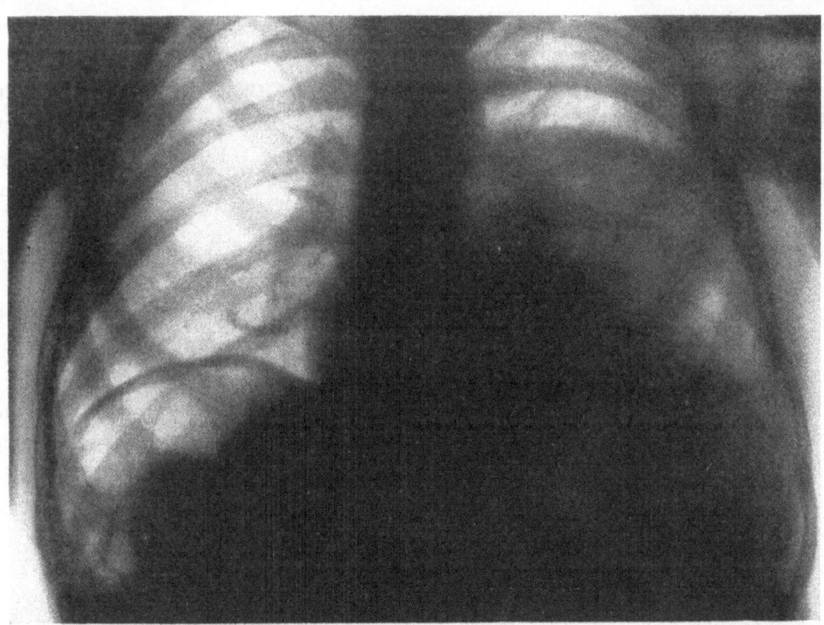

Abb. 933. Coloninterposition zwischen Zwerchfell und Leber bei höckeriger Oberfläche einer luischen Schrumpfleber.
Im linken Lungenfelde Lungeninfiltration um Bronchiektasien (luischer Natur?). Autopsie.

von den allgemeinen Erscheinungen der Enteroptose ohne klinische Symptome verlaufen, aber auch mit Schmerzen einhergehen, welche in die rechte Schulter ausstrahlen. Dies wird besonders von BÜRGER hervorgehoben, der die Beschwerden auf Druck des zwischen Zwerchfell und Leber gelegenen gashaltigen Colons zurückführt und eine Verstärkung derselben namentlich bei schlackenreicher blähender Kost beobachtet hat.

Zuweilen findet auch ohne Senkung der Leber eine *Einschiebung des meteoristisch geblähten Colon transversum zwischen Zwerchfell und Leberoberfläche* statt (vgl. Abb. 931). In einem anderen selbstbeobachteten Fall war diese Zwischenlagerung offenbar durch die stark unregelmäßig höckerige Oberfläche der Leber begünstigt worden (vgl. Abb. 932 und 933). Die eigenartigen Bilder, welche infolge der Gasblähung des Colons einen hellen

Raum zwischen Leberschatten und der schmalen Bogenlinie des Zwerchfells stets nur rechts erkennen lassen, zeigen eine gewisse Ähnlichkeit mit den *Luftansammlungen unter dem Zwerchfell,* die *bei Gasfüllung des Abdomens* infolge Perforation eines Magen- oder Darmgeschwürs oder bei künstlicher Lufteinblasung beobachtet werden, und haben in den von WEILAND und POPPER veröffentlichten Fällen zu Verwechslungen Anlaß gegeben. Eine Unterscheidung ist dadurch zu treffen, daß das luftgefüllte Colon gewöhnlich eine Haustrenzeichnung erkennen läßt, und ferner besonders dadurch, daß es seine Lage unter dem Zwerchfell in der Regel auch in der Rückenlage beibehält. Dagegen ist freie Luft im Abdomen, wenn es sich nicht um sehr große Mengen handelt, nur im Stehen, und zwar meist beiderseitig unter dem Zwerchfell ausgebreitet. Bei Rückenlage entweicht sie nach der Nabelgegend hin; dann geht der Leberschatten wieder ohne Absatz in den Zwerchfellschatten über. Eine ganz sichere Auskunft über die Lage des Colons verschafft der Kontrasteinlauf.

Grobe *Unregelmäßigkeiten der Leberoberfläche,* welche die Leberkuppe betreffen, heben sich dadurch, daß sie sich der Zwerchfellkontur mitteilen, gegen das helle Lungenfeld deutlich ab. Es ist aber auch das umgekehrte Verhalten zu berücksichtigen, daß die Form der Zwerchfellkuppel die Gestaltung der Leberoberfläche beeinflußt. Schon bei normaler tiefer Einatmung, namentlich aber bei behindertem Lufteintritt, bei Bronchusstenose usw., findet eine verstärkte Ansaugung des Zwerchfells statt; hierbei gibt der schwächere mediale vordere Abschnitt besonders auf der rechten Seite dem Zuge nach oben oft mehr nach als die übrigen Teile. Hierdurch bildet sich dann eine mediale Vorwölbung, die von dem lateralen Teil durch eine Einkerbung getrennt ist. Diese Verhältnisse sind im Kapitel Zwerchfell näher auseinandergesetzt (vgl. S. 386—391 und Abb. 459, 463/464). Die unter dem Zwerchfell liegende Leberoberfläche macht diese Formveränderung mit. Von dieser regelmäßigen medialen Vorwölbung zu unterscheiden sind mehr *unregelmäßig gestaltete Ausbuchtungen,* die bei Leberabscessen und Tumoren in wenigen Fällen beschrieben sind (BECLÈRE, FAULHABER). Der Grund für die Seltenheit dieses wichtigen Nachweises liegt wohl darin, daß eben nur gerade die Ränder zur Abbildung gelangen, welche durch die von der Röhre zur Leberoberfläche gezogenen Tangenten getroffen werden. So war in einem von mir beobachteten Fall bei Einstellung der Röhre in gleicher Höhe mit der Leberoberfläche keine Abweichung von der normalen Rundung ihres oberen Randes sichtbar. Dagegen konnte ich durch den Strahlengang von der hinten oben angebrachten Röhre nach vorn unten eine lokale Vorwölbung der Zwerchfellkontur nachweisen, welche ich mit größter Wahrscheinlichkeit auf einen nahe der Vorderfläche gelegenen Leberabsceß bezog. Dieser Punkt deckte sich mit einer lokalen Druckempfindlichkeit. Das übrige klinische Bild (u. a. intermittierendes Fieber während vieler Monate mit hohen Zacken und dann wieder langen fieberfreien Intervallen) stellte die Anwesenheit eines Leberabscesses sicher.

Eine sehr starke, regelmäßig rundliche Vorwölbung der rechten Zwerchfellkontur im medialen Abschnitt sah ich bei einem *Leberechinococcus,* der sich an der Oberfläche der Leber unterhalb des Zwerchfells entwickelt hatte. Die Diagnose des Echinococcus war in diesem Falle dadurch erleichtert, daß die Kapsel verkalkt war und die tangential getroffenen Wandungen des im allgemeinen kugelrunden Körpers einen kreisrunden Schatten ergaben (vgl. Abb. 934). Bemerkenswerterweise zeigte dieser aber an einer Stelle eine halbkugelige Vorwölbung, welche genau der Lage des schon oben beschriebenen, bei tiefem Inspirium häufig auftretenden medialen Bogens der geteilten Zwerchfellkuppe entsprach (vgl. Abb. 935 und 936). Zumal da auch am anatomischen Präparat auf dem Durchschnitt an dieser Stelle keine besondere Abgrenzung im Inneren etwa in Gestalt von Tochterblasen gefunden wurde, liegt die Annahme wohl nahe, daß hier die im Inspirium auftretende Ausbuchtung des Zwerchfells nach oben zunächst den Anlaß zu der besonderen Entwicklung der Echinococcusblase in dieser Richtung gegeben hatte und daß dann später andererseits die primäre Zwerchfellbogenteilung durch die verkalkte Echinococcuscyste als Dauerzustand erhalten wurde. Auch hier war genau wie bei der gewöhnlichen Bogenteilung des Zwerchfells eine teilweise Überkreuzung der beiden Bögen deutlich sichtbar. Sie ist auch hier dadurch zustande gekommen, daß

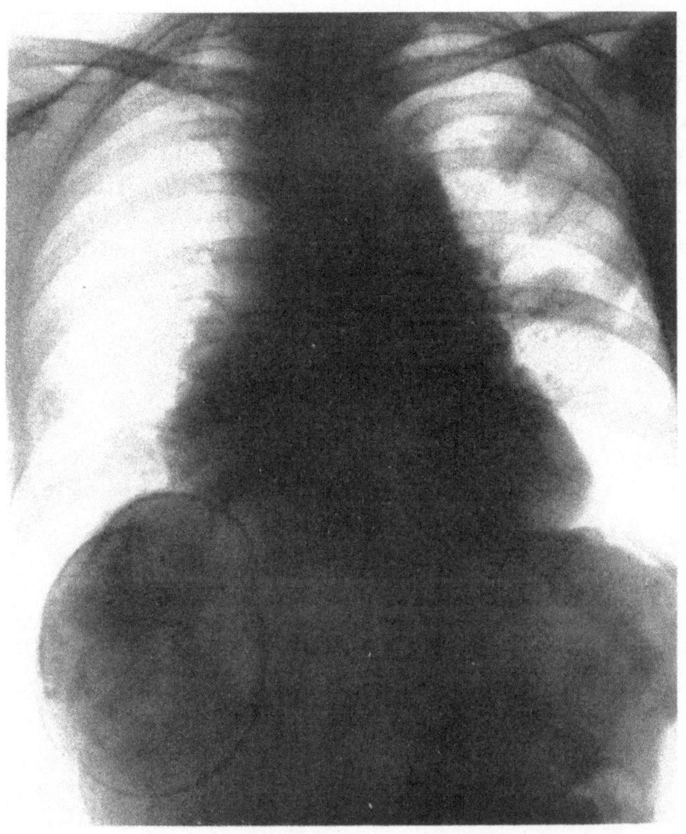

Abb. 934. Verkalkter Leberechinococcus (Autopsie).

Ovalärer Ringschatten, der oben entsprechend der medialen Vorwölbung des Zwerchfells ausgebuchtet ist. Überschneidung der Bögen. Außerdem Mediastinaltumor (Thymuscarcinom).

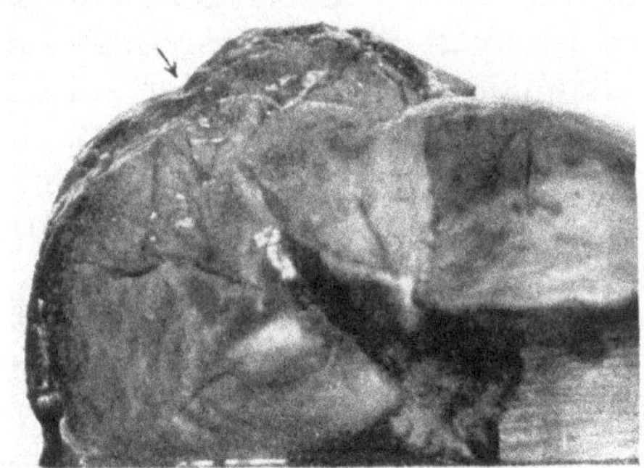

Abb. 935. Verkalkter Leberechinococcus. Anatomisches Präparat des Falles von Abb. 934. Ansicht von vorn.

Bei Pfeil Einkerbung zwischen dem großen Echinococcussack und dessen medialer oberer Ausbuchtung.

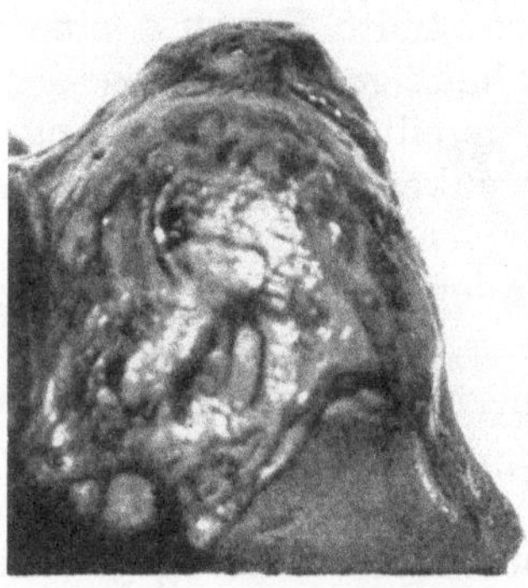

Abb. 936. Verkalkter Leberechinococcus. Anatomisches Präparat desselben Falles von der rechten Seite und hinten gesehen.

Man erkennt die Einkerbung zwischen dem großen Echinococcussack, dessen oberer Rand mit der Oberfläche der Leber zusammenfällt, und der lokalen medialen oberen Ausbuchtung.

zwei bei sagittalem Strahlengange schräg zueinander liegende gewölbte Oberflächen, nämlich einmal die Echinococcuskugel und zweitens ihre buckelige Ausbuchtung, auf eine Fläche projiziert werden.

In einem anderen Falle war die *höckerige Gestalt der Oberfläche einer luischen Leber* sehr deutlich gegen den hellen Luftraum des gasgefüllten Colons zu erkennen, das sich zwischen Leber und Zwerchfell eingeschoben hatte (vgl. Abb. 932 und 933).

Durch *künstliche Lufteinblasung ins Abdomen* nach RAUTENBERG kann eine weit genauere Kenntnis der Größe, Form und Oberflächengestaltung der Leber sowie ein Urteil über Adhäsionen zwischen dieser und den Nachbarorganen gewonnen werden. Mitteilungen darüber stammen von RAUTENBERG selbst. So hat er die kugelige Gestalt der Leber mit Abstumpfung ihrer Ränder bei *venöser* und *Gallenstauung*, eine Starre und stumpfwinkelige Abknickung der Leber bei *Lues hepatis*, Unebenheiten der Konturen gröberer Art durch *Carcinomknoten* und in feinerer Form bei *Lebercirrhose* beschrieben. Bei *akuter gelber Leberatrophie* fand er in einem Falle einen herdförmigen Defekt, der nur

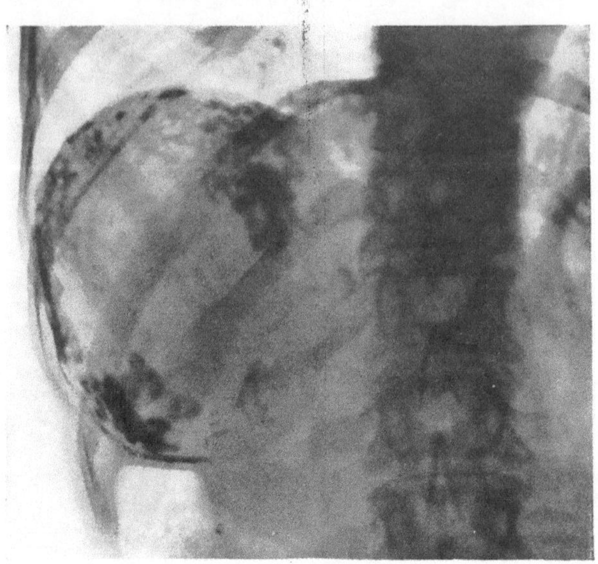

Abb. 937. Verkalkter Echinococcus der Leber.

den linken Lappen betraf. In einem subakuten Stadium von gelber Leberatrophie auf luischer Basis stellte STRAUSS eine höckerige Beschaffenheit der Leberoberfläche fest. Diese unregelmäßige Gestaltung der Leberoberfläche ist auch als Merkmal einer sonst oft kaum feststellbaren Beteiligung der Leber am Krankheitsprozeß bei der zunächst nur als Nervenkrankheit betrachteten STRÜMPELL-WESTPHAL*schen Pseudosklerose* und der WILSON*schen Krankheit* von einigen Seiten beschrieben, von anderen aber nicht gefunden worden. Eine grob-höckerige Beschaffenheit der Leberkonturen sah TESCHEN-DORF bei einer Cystenleber.

Von großer Bedeutung ist die Luftfüllung des Abdomens zum Nachweis von *Leber-echinokokken*, die buckelige Vorwölbungen der Leberkontur an der Stelle der Cysten hervorrufen. PARTSCH hebt dabei die größere Transparenz der Schatten der nicht ver-kalkten Echinococcusblasen gegenüber dem dichteren Leberschatten hervor. Auch weist er auf oft von ihm dabei beobachtete feine Unebenheiten der Leberkonturen hin, die hauptsächlich durch Adhäsionen hervorgerufen werden. Als Unterscheidungsmerkmal einer durch Echinokokken verursachten Lebervergrößerung gegenüber der Stauungs-leber betont er ferner, daß die Echinokokkenleber abgesehen vom Sitz der Cysten ihre plastische Formbarkeit und ihre normale, am lateralen Rande geschweifte Kontur behält und nicht die Abstumpfung der Ränder wie die Stauungsleber zeigt.

Auch bei sonst nicht lokalisierbaren *Leberabscessen* hat v. TEUBERN das Pneumo-peritoneum angewandt und den Ort der Abscesse mehrfach als rundliche, umschriebene Vorwölbung der Leberfläche erkannt oder auch nur aus örtlichen Adhäsionen erschlossen.

Innerhalb des Leberschattens ist nur ausnahmsweise eine Differenzierung von Schatten möglich. Am meisten ist dies bei *verkalkten Echinokokken* bekannt, die sich als dichtere rundliche oder ringförmige Schatten abheben (SIELMANN, MOLLOW, ASSMANN, ARNOLD, vgl. Abb. 937 und 938). Als Ausdruck zahlreicher Verkalkungsherde eines infiltrierend die Leber durchwachsenden Echinococcus alveolaris beschreiben PREUSCHOFF, STEINMANN, FRIEDRICH-VEIEL, HEEREN und UTZ sehr intensive, streifenförmige, scharf begrenzte, schmale, spritzerartige Schattenstreifen, die in bestimmten Bereichen gehäuft zusammenliegen, und daneben auch kleinste Flecken.

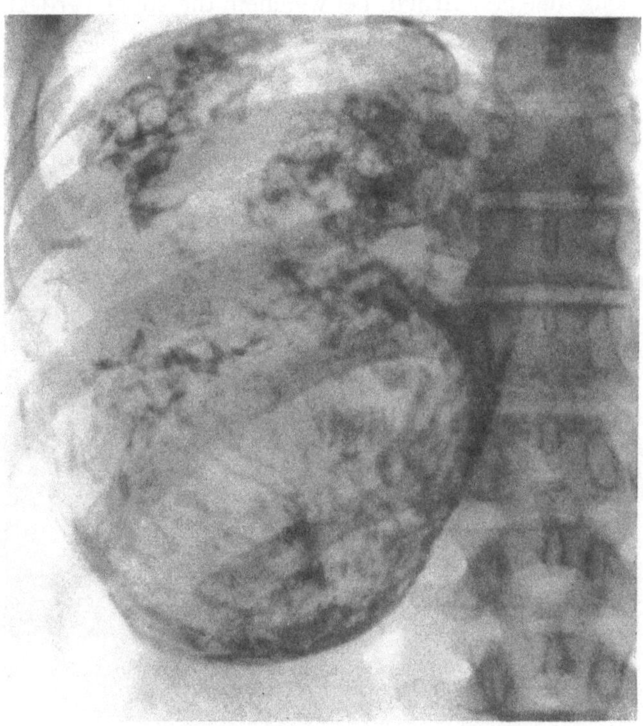

Abb. 938. Verkalkter Echinococcus der Leber.

Selten werden scharf gezeichnete, rundliche, schrotkornartige oder größere Schattenflecken ähnlich wie in der Milz (vgl. S. 736 und Abb. 966) innerhalb des Leberschattens beobachtet, die von verkalkten Tuberkeln (COURTIN und DUKEN, FREESE), Abscessen (FREESE), Phlebolithen, Angiomen, Pentastomen (SAUPE) herrühren können.

Eine im ganzen etwa pflaumengroße Verschattung von traubenförmiger Struktur ist von SCHLÖRER als Ausdruck eines tuberkulösen Kalkherdes beschrieben, der durch Sektion bestätigt wurde.

Die *Darstellung des durch Speicherung von Thorium- oder Jodsolen verstärkten Leberschattens* und von intrahepatischen Krankheitsherden, welche diese Stoffe nicht aufnehmen und sich daher durch geringere Schattenintensität abheben, ist S. 737 zusammen mit der auf gleiche Weise bewirkten Darstellung der Milz beschrieben.

Einen *intrahepatischen gashaltigen Absceß,* welcher nicht weit von der Zwerchfelloberfläche entfernt war, konnte ich in einem Falle dadurch feststellen, daß innerhalb des Leberschattens eine *Gasblase mit darunter befindlichem horizontalem Spiegel* erkennbar war. Der Absceß wurde operativ eröffnet und der Fall geheilt. Gleichartige Fälle sind mehrfach im französischen Schrifttum und im deutschen durch LENK und SCHENK mitgeteilt. HORMUTH sah dasselbe Bild bei einem vereiterten und gashaltigen Leberechinococcus.

Innerhalb einer gashaltigen Echinococcuscyste sind zahlreiche kleine bogenförmige Erhebungen des Flüssigkeitsspiegels als Ausdruck von massenhaften Tochterblasen, die auf der Oberfläche schwimmen, dargestellt worden (LAMARQUE und BETOUILLÈRES, PIAGGIO-BLANCO und GARCIA-CAPURRO, v. KEISER).

Ein *subphrenischer Absceß* ruft *Hochstand*, stärkere, aber gewöhnlich nicht deutlich lokal begrenzte Vorwölbung und meist *aufgehobene* oder wenigstens sehr mangelhafte *respiratorische Beweglichkeit des Zwerchfells* hervor. Die ersten Mitteilungen hierüber stammen von WEINBERGER. Die Hochdrängung der Zwerchfellkontur ist besonders auch im frontalen Strahlengange ersichtlich, bei welchem die sonst verdeckten hinteren Partien der Zwerchfellwölbung übersehen werden können. Ist der *Absceß gashaltig*, so bildet sich eine *helle Luftschicht unter dem Zwerchfellbogen,* die *unten von einer horizontalen, bei Schütteln*

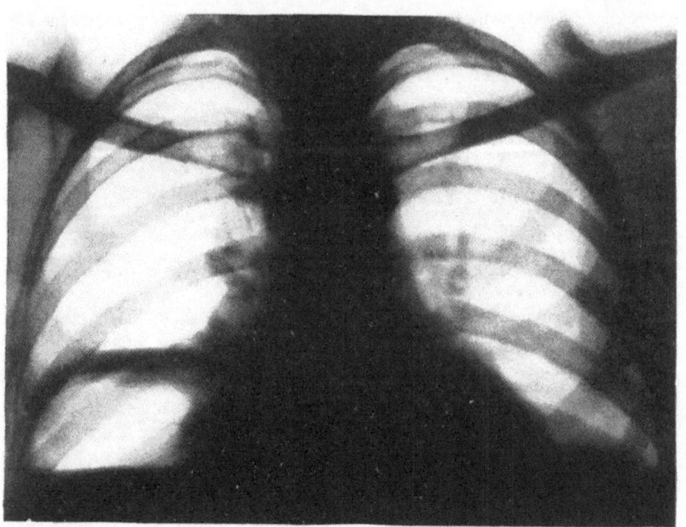

Abb. 939. Subphrenischer gashaltiger Absceß rechts.

wellenschlagenden Linie begrenzt wird (vgl. Abb. 939). Die Überlegenheit der röntgenologischen Untersuchung über die übrigen klinischen Methoden kommt besonders dann zum Ausdruck, wenn eine komplizierende Verdichtung der unteren Lungenpartien oder ein sympathischer Pleuraerguß oberhalb des Zwerchfells den Nachweis des Zwerchfellstandes und des subdiaphragmalen Hohlraumes verhindert. In einem derartigen von REINECKE beschriebenen und einem gleichen von mir beobachteten Falle trat im weiteren Verlauf nach einer Rippenresektion eine zweite horizontale Grenzlinie, aber oberhalb des Zwerchfells, im Lungenfelde auf. Sie rührte von einem Pleuraerguß unterhalb eines durch die operative Eröffnung der Brusthöhle geschaffenen Pneumothorax her. Unter solchen verwickelten Verhältnissen ist die Röntgenuntersuchung zur Klärung der Sachlage von unschätzbarem Wert. Ist ein Absceß von vornherein nicht gashaltig, so kann er nach erfolgreicher Punktion durch anschließende Injektion einer kleinen Luftmenge an der entstehenden hellen Gasblase im Röntgenbilde deutlich erkannt und dadurch seine Lage näher bestimmt werden, was unter Umständen für die Operation von Wichtigkeit ist (SCHINZ, KOHLMANN).

2. Gallenblase.

Die Gallenblase prägt sich gewöhnlich innerhalb des Abdominalschattens nicht ab; doch wird sie bisweilen, besonders wenn sie vergrößert ist, bei starker Gasfüllung des Colons als rundliche Ausbuchtung an dem Schatten des unteren Leberrandes kenntlich (vgl. Abb. 940). Zu diesem Zweck kann die künstliche Luftaufblähung des Dickdarms vom Rectum aus oder des Duodenums und Jejunums mittels der Duodenalsonde (TESCHENDORF) verwandt werden. Noch deutlicher, aber nicht in jedem Falle, ist die Gallenblase sowohl normalerweise als besonders bei Vergrößerung (Hydrops) durch das Pneumoperitoneum darzustellen (vgl. Abb. 992, 994, 999).

Nach dem Bericht amerikanischer Autoren (GEORGE, LEONARD, KIRKLIN) soll die pathologisch veränderte Gallenblase, welche infolge Vergrößerung, Wandverdickung, Eindickung der Galle oder Steinfüllung die Strahlen in stärkerem Maße als normalerweise absorbiert, häufig als zarter, etwas intensiverer Schatten innerhalb des übrigen Abdominalschattens bei besonders sorgfältiger Technik darstellbar sein. Am besten werden mehrere Aufnahmen mit etwas wechselnder Strahlenhärte, im allgemeinen aber recht weicher Strahlung mittels BUCKY-Blende angefertigt. Diese Angaben sind von HAENISCH, teilweise auch von EISLER und HAUDEK bestätigt. Jedoch hat die Kontrolle durch die Cholecystographie gezeigt, daß keineswegs alle als Gallenblase angesprochenen Schatten in dieser Gegend wirklich auf diese zu beziehen sind, sondern zum großen Teil auch anderen Organen ihre Entstehung verdanken (CASE). Zu einem sicheren Nachweis der Gallenblase ist daher meist die Cholecystographie erforderlich (vgl. S. 720). Deutlichere Schatten kommen dann zustande, wenn die Gallenblase eine besonders kalkreiche, von VOLKMANN so genannte „Kalkmilch"-Galle enthält, die aus amorphen Niederschlägen von Calciumcarbonat besteht. Meist enthält die Gallenblase in diesen Fällen außerdem noch hydropische klare Galle, die sich bei aufrechter Stellung des Patienten oberhalb der schweren Kalkgalle lagert. Auf Röntgenbildern, die im Stehen aufgenommen sind, tritt hierbei eine horizontale Trennungslinie oberhalb eines dichten Schattens am Boden der Gallenblase hervor (KNUTSSON).

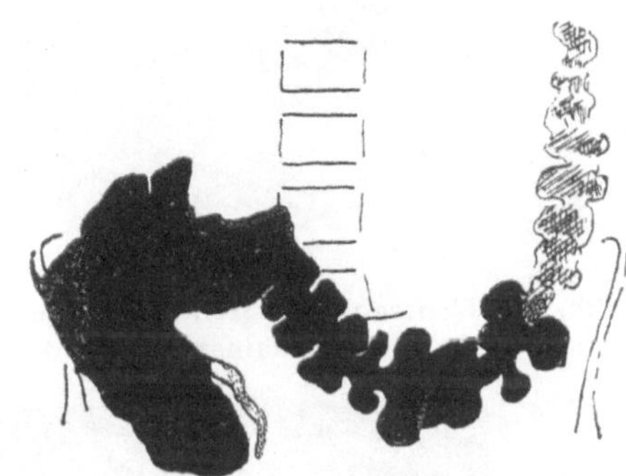

Abb. 940. Einbuchtung des Colon transversum durch die anliegende, über hühnereigroße Gallenblase (Operation).

Verkalkungen der von den Strahlen tangential getroffenen *Gallenblasenwand* sind ohne weitere Hilfsmittel als zarte gebogene Schattenstreifen oder als ein geschlossener ovalärer bzw. eiförmiger Schattenring sichtbar (Porzellangallenblase). Das Bild kann dem eines Solitärsteines mit Kalkschale ähnlich sehen. Die Verkalkungen der Gallenblasenwand zeigen aber meist eine unregelmäßigere Anordnung, wodurch eine feine fleckige Marmorierung innerhalb der Randschatten entstehen kann (HERZ). Ein verkalktes Divertikel der nicht verkalkten Gallenblase erzeugte in einem von HARTMANN mitgeteilten, operativ geklärten Fall einen entsprechenden ovalären Schattenring.

In seltenen Fällen ist eine gashaltige Gallenblase, in der sich Gas durch bakterielle Zersetzung gebildet hat, als rundliche Aufhellung im Röntgenbild sichtbar. Um diese herum kann eine schmale gashaltige Zone innerhalb der Wand der Gallenblase vorhanden sein (CULVER und KLINE). Ferner kann Gas durch eine Fistelverbindung mit dem Magen-Darmkanal in die Gallenblase eindringen. Dann sind meist auch die Gallenwege gashaltig dargestellt (vgl. S. 731, 732).

Namentlich bei starker Vergrößerung und Verwachsung mit den Nachbarorganen kann die Gallenblase eine örtlich beschränkte, konkave Einbuchtung sowohl an dem Schattenbilde des Magens (vgl. Abb. 669) oder des Duodenums als besonders auch des Colon transversum in seinem Anfangsdrittel (vgl. Abb. 940) hervorrufen.

3. Gallensteine.

Die Hoffnung, entsprechend den großen Erfolgen bei Nierenkonkrementen in ähnlicher Weise auch Gallensteine in der Mehrzahl der Fälle auf direktem Wege sicher röntgenographisch nachweisen zu können, hat sich entgegen den optimistischen Äußerungen früherer Untersucher, z. B. von BECK, nicht bestätigt. Doch haben sich auf Anregung amerikanischer Autoren auch in Deutschland die Stimmen gemehrt, daß sich mit Hilfe einer verbesserten Technik doch wesentlich häufiger Gallensteine abbilden können, als dies bisher angenommen wurde (SCHÜTZE, HAENISCH, EISLER).

Technik. Bei den im Durchschnitt recht unsicheren Erfolgen des direkten Gallensteinnachweises ist eine so einheitliche Auffassung über die Technik wie bei den Nierensteinen bisher noch nicht zustande gekommen. Unter den verschiedenen empfohlenen Verfahren dürfte die meisten Aussichten eine Aufnahme bieten, bei welcher der Film von den Steinen durch eine möglichst geringe Schicht kompakten Gewebes (Leber) getrennt ist. Es empfiehlt sich also eine Strahlenrichtung von hinten oben nach vorn unten (BECLÈRE). Dabei wird meist der Film unter den mit erhöhtem Oberkörper auf dem Bauche liegenden

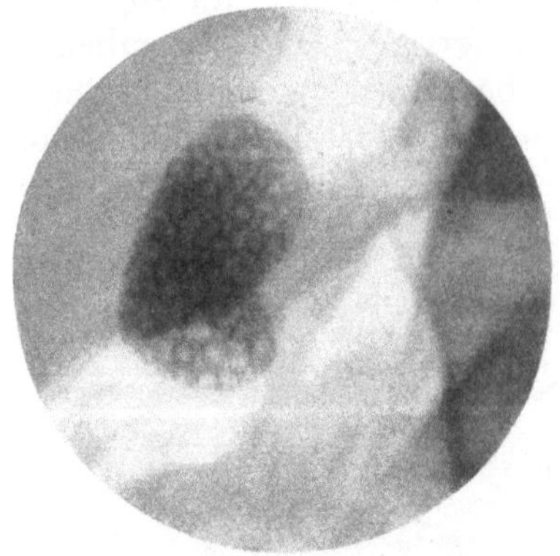

Abb. 941. Von zahllosen Steinen gefüllte Steinblase.
Leeraufnahme.

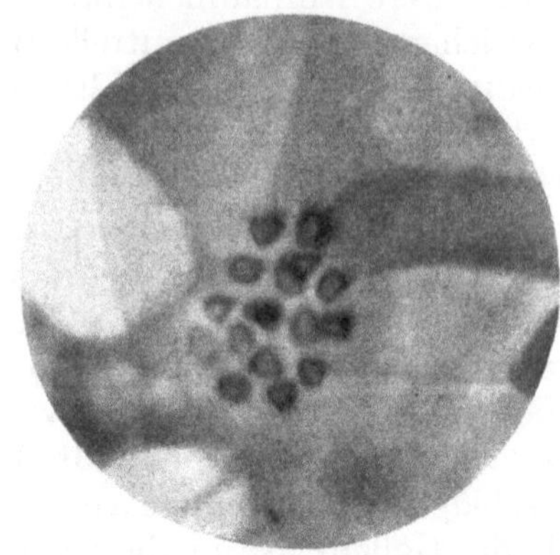

Abb. 942. Kalkhaltige Steine in der Gallenblase.

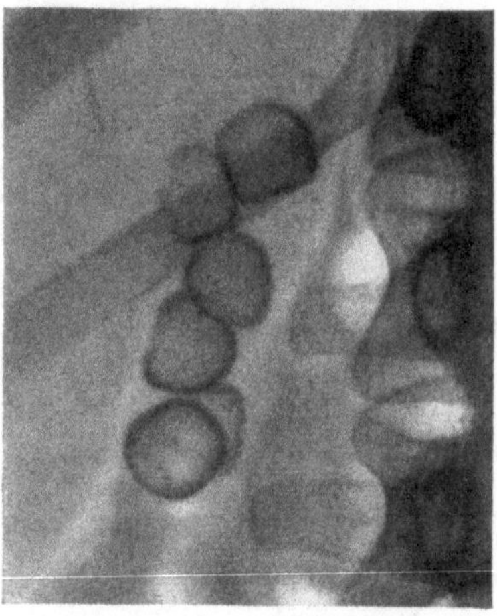

Abb. 943. Gallensteine. Leeraufnahme.

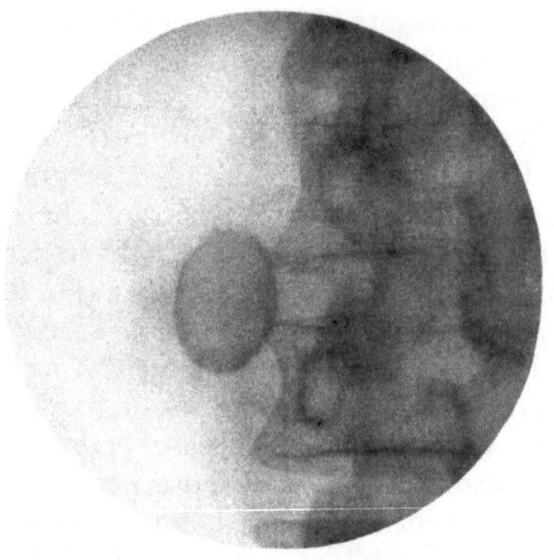

Abb. 944. Cholesterinstein mit äußerer Kalkschale
im Ductus choledochus.
Operation (vgl. Abb. 819).

Patienten gelegt und die Röhre mit Blendentubus über dem Rücken angebracht (BECK), oder die Röhre befindet sich am Tisch unter dem auf dem Rücken liegenden Patienten und der in einer runden Kassette ruhende Film wird in das Abdomen hineingepreßt (RUBASCHOW). In jedem Falle erscheint der *dorsoventrale Strahlengang* dem ventrodorsalen überlegen. Die geringere Schärfe der Konturen von Gallensteinschatten bei der zweiten gegenüber der erstgenannten Strahlenrichtung ist sogar als differentialdiagnostisches Merkmal gegenüber Nierensteinen empfohlen, bei welchen die entgegengesetzten Verhältnisse vorliegen. Weitere Aufnahmebedingungen sind vorherige Darmentleerung, weiche Strahlung, Ausschaltung der Bewegung durch kurzzeitige Belichtung bei Atemstillstand. Zur möglichsten Vermeidung von störenden Gasblasen empfiehlt sich die S. 763 bei der Aufnahmetechnik der Nierensteine angegebene Vorbereitung.

Darstellung der Gallensteine. Für die *Darstellung der Gallensteine* maßgeblich ist in erster Linie ihre *chemische Zusammensetzung*, ferner ihre Größe und Zahl und endlich die *Beschaffenheit ihrer Umgebung.*

Die Gallensteine bestehen am häufigsten, wenn auch selten rein, aus *Cholesterin*. Da die Absorptionsfähigkeit des Cholesterins gering ist und sich von der der Gallenflüssigkeit und des Lebergewebes wenig unterscheidet, können keine erheblichen Kontraste zwischen Steinen und Umgebung im Röntgenbilde entstehen. Nach den Versuchen von MATTHIAS

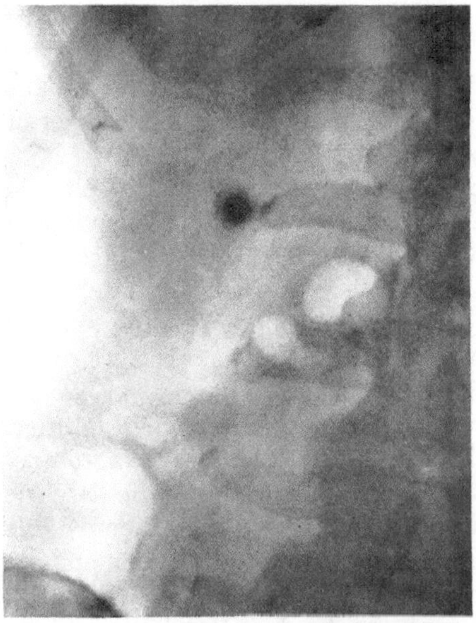

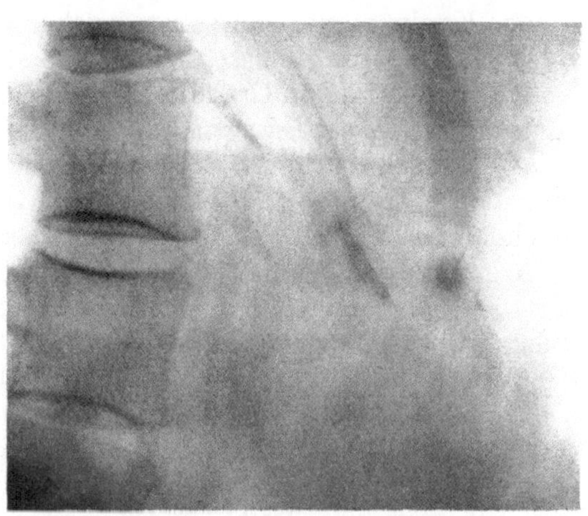

Abb. 945. Geschichteter Gallensteinschatten mit schattendichtem rundlichen Kern rechts neben dem zweiten Lendenwirbelquerfortsatz gelegen.

Abb. 946. Derselbe Fall von Abb. 945 bei frontalem Strahlengang.

Der Schatten wird weit nach vorn nahe der vorderen Bauchwand, weit vor den vorderen Wirbelsäulenrand projiziert, im Gegensatz zu einem Nierensteinschatten, welcher weiter hinten im Wirbelsäulenschatten erscheinen würde.

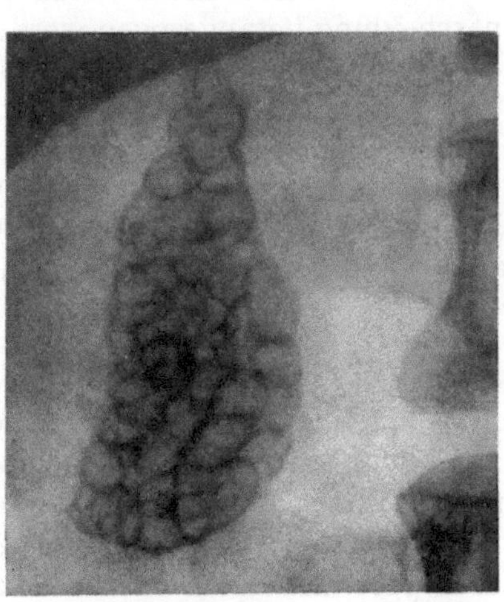

Abb. 947. Steingefüllte Gallenblase (Leeraufnahme).

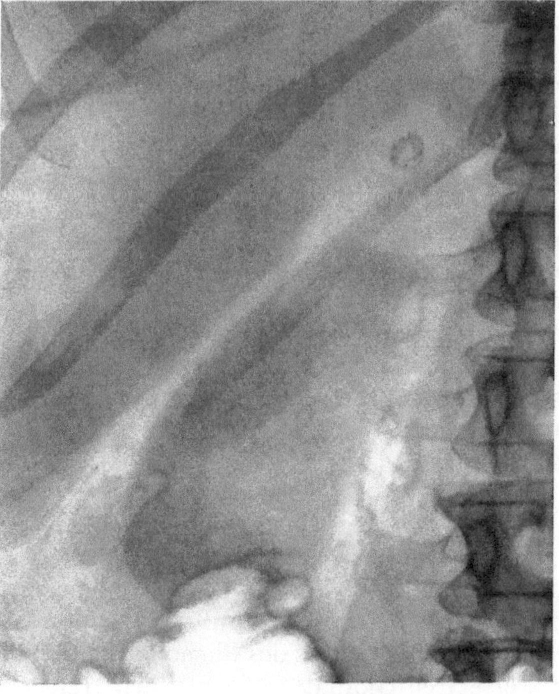

Abb. 948. Hydrops der Gallenblase bei Cysticusverschlußstein.

und FETT, welche Cholesterinsteine in Galle legten und röntgten, erscheinen die *Steine* sogar *als lichtere Stellen innerhalb des stärkeren Schattens der Flüssigkeit*. Doch sind diese

Unterschiede so gering, daß innerhalb des Körpers eine solche negative Abbildung der Steine gewöhnlich nicht zustande kommt. Nach den Mitteilungen von SCHÜTZE und HAENISCH soll dies gelungen sein. Mir selbst ist kein derartiger Fall vorgekommen. Von BREUER, AKERLUND, KOMMERELL u. a. sind sternförmige Aufhellungen beschrieben worden, welche auch an herausgenommenen Gallensteinen nachgewiesen sind und auf Sprünge innerhalb der Cholesterinsteine bezogen werden, in denen sich Gas befindet (KOMMERELL und WOLPERS). Dementsprechend ist auch ihr spezifisches Gewicht weit geringer als das solider Konkremente von sonst gleichartiger Zusammensetzung (AKERLUND).

Mit zunehmendem *Kalkgehalt,* welcher sich bei Cholesterinsteinen nicht selten in geringerem oder stärkerem Grade findet, steigen die Aussichten für eine positive Schattenbildung. *Größere Cholesterinsteine mit äußerer Kalkschale* werden als *ovaläre Ringschatten dargestellt* (ALBERS-SCHÖNBERG, FRAENKEL u. a.). Abb. 944, die von einem später durch die Operation entfernten Choledochusstein von der gleichen Zusammensetzung stammt, kennzeichnet dies Verhalten. *Bilirubinkalksteine* geben stärkere Schatten als Cholesterinsteine, erreichen aber nicht die Schattentiefe, welche die seltenen *aus reinem Calciumcarbonat und -phosphat bestehenden Konkremente* aufweisen. Entsprechend dem häufigen multiplen Auftreten kleiner Kalksteine zeichnen sich diese als *traubenförmig angeordnete Schattenflecke* ab (DE QUERVAIN, RUBASCHOW, LÜDIN, WITTE u. a.), während die beschriebenen ovalären Ringschatten gewöhnlich großen Solitärsteinen eigen sind. Wenn Cholesterinsteine mit einem gewissen Kalkgehalt in großer Menge über- und nebeneinander in einer Gallenblase liegen, kann die mit Steinen gefüllte Blase als Ganzes als länglichovalärer Schatten mit leicht marmorierter Zeichnung nach der Beschreibung von MATTHIAS und FETT kenntlich sein. EISLER hat gleichartige Erfahrungen bekanntgegeben.

Etwas bessere Bedingungen für die Darstellung als innerhalb der mit Galle und Schleim gefüllten Gallenblase sind bei Schrumpfung derselben oder beim Sitz der Steine in den Gallengängen gegeben. Nicht wenige veröffentlichte Fälle von Steinnachweis betreffen *Solitärsteine,* welche die Gallenblase ganz ausfüllen, und *Choledochussteine* (vgl. Abb. 944).

Der Lage nach können Gallensteine unter Umständen mit Nierensteinen verwechselt werden, sogar in den Nierenschatten hineinprojiziert werden. Die oft vertretene Ansicht, daß sie weiter lateral als Nierensteine gelegen sind, konnte LÜDIN nicht bestätigen. Gewöhnlich sind sie jedoch durch die beschriebenen andersartigen Formen, sowie häufig eine traubenförmige Anordnung untereinander, endlich unschärfere Darstellung bei ventrodorsalem als bei dorsoventralem Strahlengange ausgezeichnet. Im Zweifelsfalle kann eine Aufnahme im frontalen Strahlengange zur Entscheidung herangezogen werden, bei welcher die Gallensteine weiter nach vorn, die Nierensteine weiter nach hinten projiziert werden (vgl. Abb. 946), sowie einerseits eine Pyelographie und andererseits eine Cholecystographie.

In indirekter Weise wies SIMON einen Choledochusstein nach, indem dieser einen ovalären, scharf gezeichneten Defekt im Schattenbilde der mit Kontrastbrei gefüllten Pars descendens duodeni unmittelbar oberhalb der Papilla Vateri hervorgerufen hatte. Die Operation bestätigte die Diagnose.

Cholecystographie.

Untersuchungsmethode und Technik. Die starken Unzulänglichkeiten, welche einer direkten Abbildung der Gallenblase anhaften, gaben Anlaß zu dem Versuch, sie mit Kontrastmitteln zu füllen. Fußend auf der Leberfunktionsprüfung von ROSENTHAL, bei welcher das Natriumsalz des Phenolphthaleins durch die Leber mit der Galle ausgeschieden wird, ersetzten GRAHAM und COLE den Halogenanteil durch Jod oder Brom. Diese Salze haben eine strahlenabsorbierende Wirkung und erzeugen dadurch, daß sie in die Gallenblase übergehen, deren deutliche Darstellung im Röntgenbilde. Im allgemeinen hat sich die Jodverbindung besser bewährt als die Bromverbindung und wird daher fast allgemein verwandt.

Als Methode der Einführung kommt der *Weg per os* und die *intravenöse Injektion* hauptsächlich in Betracht; die *rectale Zufuhr* (STEGEMANN) eignet sich weniger.

Vor der Kontrastfüllung der Gallenblase ist in jedem Falle die *Anfertigung einer Leeraufnahme* anzuraten, die am zweckmäßigsten am Tage der Einführung des Mittels nach der vorbereitenden Darmreinigung gemacht wird. Hierdurch sind unter Umständen schon Konkremente oder auch Verkalkungen der Wand nachzuweisen, deren Vergleich mit dem später erhaltenen Kontrastschatten der Gallenblase von großem Wert sein kann. Fehlt die Leeraufnahme, so kann bei manchen Schatten kaum entschieden werden, ob diese auf das Kontrastmittel, welches den Konkrementen oder der Blasenwand anhaftet, oder auf diese selbst zu beziehen sind.

Als *Vorbereitung des Patienten* ist Darmentleerung, nur bei Verstopfung durch ein Abführmittel, in jedem Falle aber durch einen Einlauf in rechter Seitenlage kurz vor der Aufnahme, und geringe Nahrungsaufnahme am Tage vor der Injektion, darauf nahezu nüchternes Verhalten, bei liegendem Patienten Einnahme von rechter Seitenlage bis zur Aufnahme angezeigt. Von PRIBRAM, KALK und SCHÖNDUBE ist die Injektion von 2 ccm Hypophysin eine halbe Stunde vor der Injektion empfohlen, um die Gallenblase zur Entleerung anzuregen. Ferner wird von PRIBRAM und GREBE eine Injektion von 1 ccm einer 1 %igen Atropinlösung angeraten, um den Erbrechen erregenden Vagusreiz zu mindern und etwa vorhandene Spasmen der Gallenwege, welche die Füllung der Gallenblase verhindern können, zu lösen.

Die *Einverleibung per os* ist namentlich für den ambulanten Betrieb einfacher und führt in vielen Fällen zu den gleichen Ergebnissen wie die intravenöse Injektion, nachdem jetzt die meisten Nachteile, welche der peroralen Methode früher anhafteten, auf ein geringes Maß zurückgeführt sind. Insbesondere können Veränderungen des Mittels durch den Magensaft und andererseits Störungen der Resorption im Darm jetzt kaum mehr in wesentlichem Grade angenommen werden; eine Kontrolle, ob die Resorption gelitten hat, bietet das Auftreten von Kontrastschatten im Darm. Deshalb soll, zumal bei der peroralen Einverleibung, eine Durchleuchtung des Abdomens vor der Aufnahme der Gallenblase nicht unterlassen werden; diese ist freilich ohnehin in jedem Falle zur Orientierung über den genaueren Sitz des Gallenblasenschattens zu empfehlen.

Bei der *peroralen Einverleibung* wird das Mittel, als welches sich Biliselectan und Oraltetragnost bewährt haben, in 250—300 ccm Wasser nach langsamem Anrühren gelöst. Durch gewisse Verbesserungen, nämlich Verwendung von kohlensäurehaltigem (Selters-) Wasser (FANTUS, SANDSTRÖM, KIRKLIN), Verabfolgung in fraktionierten Dosen (SANDSTRÖM, NISSEN) und Zugabe von Glucose, welche entweder auf peroralem (PFEIFFER) oder intravenösem Wege (ANTONUCCI) stattfinden kann und welche eine erhebliche Beschleunigung der Kontrastfüllung bewirkt, sind die Ergebnisse der peroralen Methode wesentlich verbessert worden.

Die *intravenöse Methode* hat den Vorzug, daß Störungen der Resorption hier gänzlich auszuschließen sind, womit eine wichtige Fehlerquelle des negativen Füllungsnachweises ausscheidet. Örtliche Schädigungen, welche bei Austritt der Flüssigkeit ins umgebende Gewebe in nicht unerheblicher Weise möglich sind, können bei einwandfreier Injektionstechnik fast stets vermieden werden. Empfehlenswert ist die Verwendung einer langen Nadel, welche tief in das Venenlumen einzuführen ist, der vor der Injektion in üblicher Weise durch Ansaugen von Blut zu erbringende Nachweis, daß die Nadel richtig liegt, und die nachträgliche Einspritzung von Kochsalzlösung, um die Reste des Mittels zu entfernen und dadurch der Entstehung von Thrombosen vorzubeugen.

Die Menge des Tetra-Jodphenolphthaleins beträgt bei der peroralen Methode 0,06 bis 0,07 g je Kilo, bei der intravenösen 0,05 g je Kilo, also im ganzen durchschnittlich 4—5 g bei der peroralen oder etwa 3,5 g bei der intravenösen Einführung, bei welcher diese Menge mit etwa 50 ccm sterilen Wassers zu verdünnen ist.

Die Aufnahmen werden meist 12—15 Stunden nach der Einführung des Mittels gemacht. LUDWIG fand die beste Füllung in der Regel bereits nach 4 Stunden. Nach peroraler Zufuhr erfolgt die Füllung mitunter etwas später als nach intravenöser Injektion; durch Zugabe von Glucose oder Decholin oder orale Zufuhr von Liebigs Fleischextrakt $^1/_2$ Stunde vor der intravenösen Tetragnostinjektion kann sie beschleunigt werden und schon nach wenigen Stunden eintreten (PFEIFFER, ANTONUCCI). Dabei findet nach den Beobachtungen von BERNSTEIN zunächst eine Abscheidung von schattenreicher Galle in den wandständigen, bei stehender Körperstellung in den unteren Abschnitten der Gallenblase statt; im Röntgenbilde ist im Stehen eine Schichtung eines am Boden der Gallenblase befindlichen dichteren und eines darüberliegenden helleren Schattens zu erkennen; später tritt eine Aufschichtung auch in den höher gelegenen Abschnitten der Gallenblase ein. Wie AKERLUND gegenüber BERNSTEIN hervorhebt, handelt es sich bei der Galle von höherem spezifischem Gewicht um den Einfluß der jodhaltigen Kontrastflüssigkeit, nicht um eine konzentriertere Nativgalle und um einen allmählichen

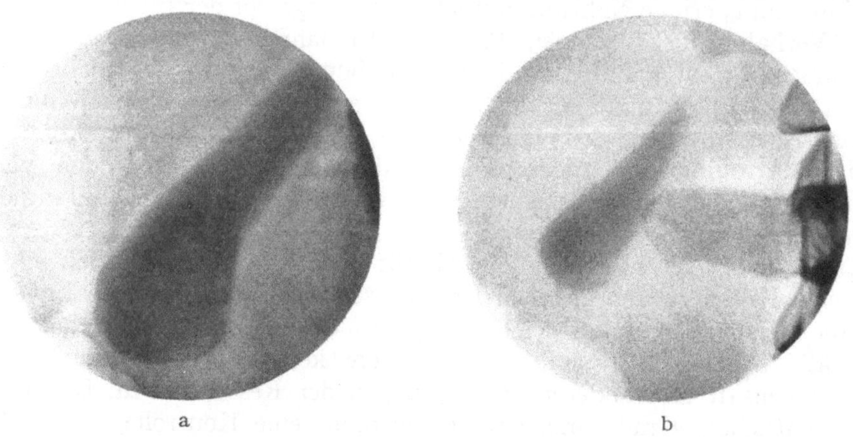

Abb. 949a u. b. Cholecystographie. Gallenblasenfüllung bei a vor, bei b nach Eidottermahlzeit.

Übergang zwischen der schwereren und der leichteren Flüssigkeit, nicht um Bildung einer scharfen Grenzfläche.

Die Aufnahmen werden bei völligem Atemstillstand mit einem mittelharten Strahlengemisch einer scharf zeichnenden Röhre mittels BUCKY-Blende ausgeführt.

Während früher meist die Aufnahmen im Liegen nach feststehendem Schema in gleicher Weise angefertigt wurden, empfiehlt es sich nach dem Vorschlag von ELIASZ, OLSHAUSEN, SANDSTRÖM, AKERLUND mehr, zunächst durch Durchleuchtung im Stehen die für den Einzelfall günstigste Position festzustellen und dann gezielte Aufnahmen dieser Gegend bei entsprechender Kompression zu machen. *Bei aufrechter Stellung* sinken die Gallensteine, welche im Liegen häufig inmitten der Gallenblase sich befinden, auf den Grund der Blase herab, wo sie deutlicher hervortreten; sie sind deshalb im Stehen bei richtigem Grade der Kompression leichter darzustellen. In manchen Fällen sind die Gallensteine hierbei auch in einer horizontal gelegenen Schicht als rosenkranzähnlich angeordnete rundliche Aufhellungen etwa in mittlerer Höhe der Gallenblase zwischen einem darüber- und einem darunterliegenden Flüssigkeitsschatten sichtbar; diese auffällige Erscheinung wird dadurch erklärt, daß das spezifische Gewicht solcher Gallensteine in der Mitte zwischen dem einer dichteren unten liegenden und einer dünneren oberen Gallenflüssigkeit liegt (AKERLUND).

Die *Entleerungsfähigkeit der Gallenblase* wird durch Verabfolgung einer *Eidottermahlzeit* von drei Eidottern oder nach Injektion von 1 ccm Hypophysin geprüft. Hierdurch tritt normalerweise schnell eine Verkleinerung des Gallenblasenschattens ein, während diese unter pathologischen Verhältnissen, z. B. bei Schrumpfblasen, nur in geringfügigem Maße oder verspätet erfolgt.

Nachdem die Füllung der Gallenblase erwiesen ist und die betreffenden Aufnahmen gemacht worden sind, ist es oft zweckmäßig, eine *Untersuchung des Verdauungskanals mit Bariumaufschwemmung* anzuschließen, um durch diese *kombinierte Methode* ein Urteil über die Beziehungen der Gallenblase zu dem benachbarten Duodenum sowie zum Dickdarm zu erhalten.

Eine Beeinträchtigung kann die Kontrastfüllung der Gallenblase *durch eine schwere Schädigung der Leber* erleiden, weil hierbei die *Ausscheidung des Mittels durch die Leber* in die Gallenwege *behindert* ist; ferner nach OLSSON durch *Stillen*, weil hierbei ein teilweiser Übergang des Kontrastmittels in die Milch stattfindet.

Ohnehin stellen schwere Leberleiden, Gravidität, Stillen schon in Rücksicht auf das Kind, Basedow, Jodempfindlichkeit, Dekompensation des Herzens, schwere Lungentuberkulose und andere schwere Allgemeinerkrankungen *Gegenanzeigen* gegen die Anwendung der Cholecystographie dar.

Normale Gallenblase. Die Kontrastfüllung vermittelt ein sehr anschauliches Bild von der *Lage und Form der Gallenblase,* die schon unter normalen Verhältnissen recht wechselnd ist. Man kann eine ovalär rundliche breite, eine ei- bzw. birnenförmige und eine schmale, länglich gestreckte Form des Gallenblasenschattens unterscheiden. Außerdem kommen auch hakenähnliche Krümmungen vor, die mitunter, aber keineswegs immer, auf Adhäsionen beruhen (vgl. Abb. 950—952).

Die durchschnittliche Lage des Gallenblasenschattens reicht etwa von der 12. Rippe bis zum 3. Lendenwirbel abwärts und fällt in seitlicher Hinsicht in den Raum zwischen Mamillarlinie und rechten Wirbelsäulenrand.

Form und Lage der Gallenblase zeigen einen gewissen Wechsel je nach der Stellung des Patienten. Aufnahmen im Liegen ergeben meist eine breitere Gestalt und höheren Stand der Gallenblase, Aufnahmen im Stehen eine mehr länglich gestreckte Form und ein tieferes Hinabreichen derselben. Auch zu verschiedenen Zeiten kann die Gallenblase eine etwas verschiedene Gestalt, je nach ihrem Füllungsgrade, zeigen.

Häufig findet die konstitutionelle Wuchsform des Körpers einen gewissen Ausdruck in der Form und Lage der Gallenblase, namentlich ist bei langem schmalem Körperbau auch der Gallenblasenschatten oft langgestreckt und reicht tief herab.

Die Lage und der Füllungszustand der umgebenden Organe hat unter Umständen einen gewissen Einfluß auf die Lage und Gestalt der Gallenblase. Insbesondere hebt eine starke Gasfüllung des Querdarms die Gallenblase, die über ihn senkrecht zu seinem Verlauf hinwegzieht. Eine beträchtlichere Hochdrängung kann durch den schwangeren Uterus stattfinden. Auf Lageänderung durch Adhäsionen wird auf S. 725 näher eingegangen werden.

Auch in seitlicher Beziehung zeigt die Lage der Gallenblase gewisse Verschiedenheiten. Meist liegt sie rechts von der Wirbelsäule, sie kann aber auch in den Wirbelsäulenschatten hineinprojiziert werden und dann bei Untersuchung in sagittalem Strahlengange leicht übersehen werden (vgl. Abb. 953); eine geringe Drehung bringt sie dagegen zu deutlicher Darstellung.

Die Kontrastfüllung der Gallenblase hat weiterhin unsere Kenntnisse über die *Physiologie der Gallenwege* und ihr Verhalten unter verschiedenen pharmakologischen Einflüssen gefördert. Verkleinerungen des Gallenblasenschattens, wie sie besonders auf eine fettreiche Nahrung hin und nach Hypophysininjektionen beobachtet werden, werden von den meisten Autoren (v. BERGMANN, KATSCH, SCHÖNDUBE, WESTPHAL, BÄTZNER, BRONNER, BRUGSCH und HORSTERS), entgegen einer von anderen (GRAHAM, HABERLAND, BLOND) vertretenen Auffassung, auf *aktive Kontraktionen ihrer Wandmuskulatur* bezogen. Hierdurch kann es sogar bei der Entleerung zur Rückstauung der Blasengalle in den Ductus hepaticus kommen, der als kontrastgefüllter, oben geteilter Schattenstreifen zur Darstellung gelangt. Nach der Schilderung von SCHÖNDUBE beginnt die Entleerung der Gallenblase meist mit vorwiegender Kontraktion der ringförmig wirkenden Muskeln, erst später werden Verkürzungen in der Längsrichtung deutlich. Das Collum erfährt in der ersten Phase der Entleerung eine starke Ausweitung und Aufrichtung, gegen Ende der Entleerung wird es kleiner und undeutlicher; Cysticus und Choledochus bleiben stark gefüllt; die Gallenblase vermag sich bis auf wenige Kubikzentimeter zu entleeren.

Gerade die erst durch die Kontrastfüllung ermöglichte genaue Kenntnis von der Lage der Gallenblase hat ergeben, daß sie mitunter auffällig tief, sogar bis unter den 5. Lendenwirbel hinabreicht, und dazu geführt, diesen Zustand als *Ptose* der Gallenblase zu bezeichnen. Man soll in solchen Fällen jedoch nicht das hauptsächlich in die Augen

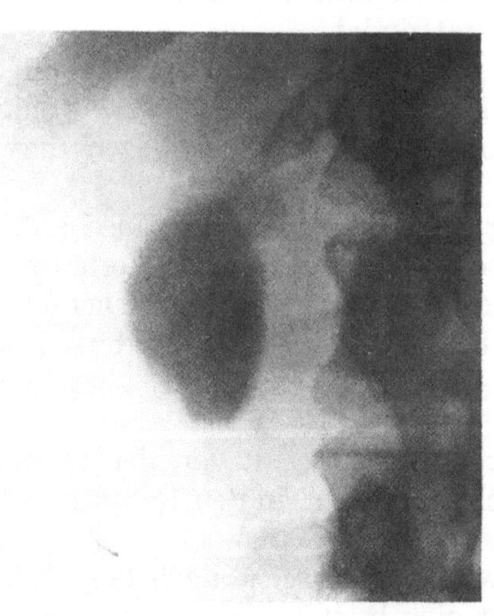

Abb. 950. Cholecystographie, rundlicher Gallenblasenschatten ohne krankhafte Veränderung.

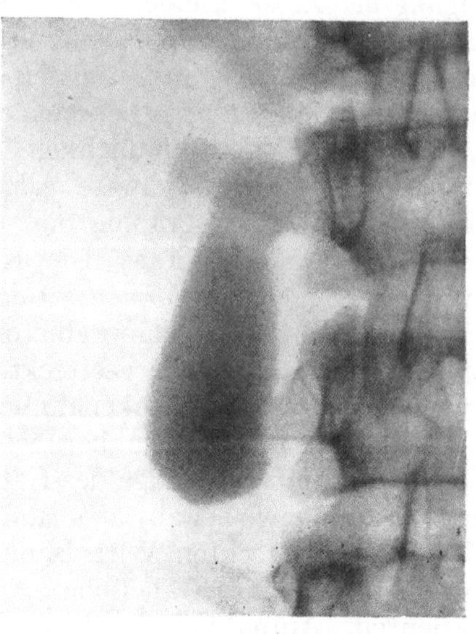

Abb. 951. Cholecystographie, langgestreckter
Gallenblasenschatten ohne krankhafte Veränderung.

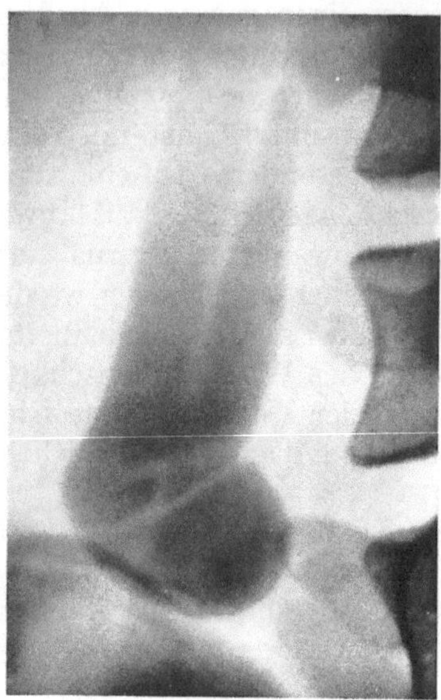

Abb. 952. Cholecystographie, hakenförmig gebogener Gallenblasenschatten.

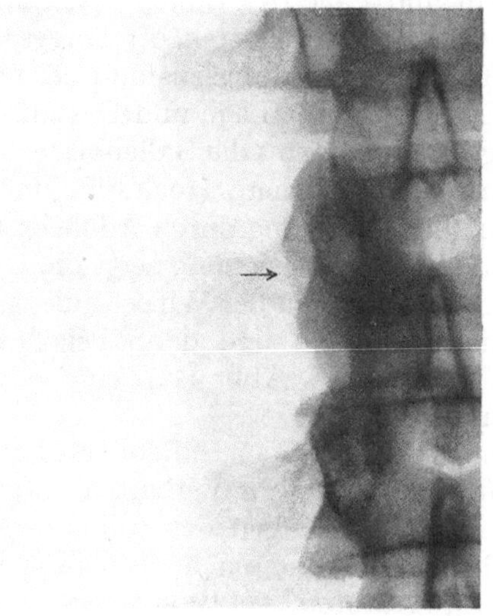

Abb. 953. Cholecystographie, länglicher Gallenblasenschatten
am rechten Wirbelsäulenrand.
Kann infolge Deckung mit dem Wirbelsäulenschatten leicht übersehen werden!

fallende Kontrastbild der Gallenblase allein betrachten, sondern auch den Stand des unteren Leberrandes berücksichtigen, der sowohl nach der verschiedenen Körperform wechseln, als auch unter anderen Einflüssen (Kantenstellung der Leber, z. B. bei Meteorismus, kongenitale und durch Schnürung entstehende Furchung, Vergrößerungen und Verkleinerungen der Leber) ein sehr verschiedenes Verhalten aufweisen kann und zum großen Teil die Lage der an der Leberunterfläche haftenden Gallenblase mitbedingt.

Pribram und d'Amato führen auf Ptose bzw. Atonie manche klinische Beschwerden zurück, die hierbei von Patienten geäußert werden und in Spannungsgefühl, Übelkeit, Erbrechen, kolikartigen Schmerzen bestehen sollen. Nach operativer Entfernung der Gallenblase hat Pribram Schwinden dieser Erscheinungen beobachtet. Es ist noch eine breitere Erfahrung notwendig, um die Berechtigung solcher Beziehungen anzuerkennen. Vorläufig erscheint mir die Aufstellung eines klinischen Krankheitsbildes der Ptose und Atonie der Gallenblase nicht fest genug begründet zu sein.

Angeborene Anomalien. Durch die Cholecystographie können verschiedenartige Anomalien der Form der Gallenblase, z. B. gewundene Gestalt (Posthorngallenblase), Doppelbildungen, Divertikel und Abteilungen des Lumens durch Ringfurchen usw. erkannt werden (Zwicker u. a.).

Stauungsgallenblase. Bei den Zuständen, welche eine *Stauung in den Gallenwegen* mit Einschluß der Gallenblase bewirken, kommt es nach längerem Bestehen unabhängig von der Natur des Hindernisses, das aus Steinen und Neoplasmen der Gallenwege, insbesondere des Ductus choledochus oder an der Papilla Vateri und in Kompression von außen durch andere Ursachen bestehen kann, in der Regel zu einer Schädigung des Leberparenchyms. Dies hat eine Herabsetzung der Galleabscheidung durch die Leberzellen und auch eine Störung in der Abscheidung des Kontrastmittels zur Folge. Demgemäß findet die *Kontrastfüllung der Gallenblase* erst *verspätet*, etwa bis zur doppelten Zeit der Norm statt, und die *Intensität* des meist infolge der Stauung vergrößerten *Schattens* ist oft *wesentlich geringer* als unter normalen Verhältnissen.

Cholecystitis und Schrumpfgallenblase. Bei einer *Schrumpfgallenblase*, die gewöhnlich aus einer Cholecystitis hervorgeht, ist dann, wenn der Ductus cysticus verlegt oder stark verengt ist, gar *keine Füllung vorhanden*. Sind die Gallenwege dagegen durchgängig, so kann eine Kontrastfüllung zustande kommen; jedoch ist die Schattenintensität oft stark vermindert. Der Grad derselben richtet sich nach dem Zustand des Epithels, das bei entzündlichen Prozessen oft die Gallenkonzentrationsfähigkeit eingebüßt hat, und nach dem Inhalt der Gallenblase, welcher unter Umständen auch entzündlich verändert ist und aus Eiter, Schleim und seröser Flüssigkeit neben oder statt der Galle bestehen kann. Aus diesen Gründen wird die Kontrastfüllung oft sehr verlangsamt oder ganz verhindert. Ist die Wand der Gallenblase durch vorangegangene Entzündungen verdickt und starr, so ist der Gallenblasenschatten keiner Formänderung fähig. Das *Bild der Schrumpfblase* ist meist *schmal und klein* und kann unter Umständen auch Unregelmäßigkeiten der Konturen aufweisen.

Adhäsionen der Gallenblase mit der Nachbarschaft. *Adhäsionen der Gallenblase mit den benachbarten Teilen des Verdauungskanals*, unter denen die Antrumgegend des Magens, der Bulbus und die obere Hälfte der Pars descendens duodeni und das Colon transversum zu nennen sind, kommen sehr häufig vor und spielen bei der Entstehung der oft schwer zu deutenden Beschwerden in der rechten Oberbauchgegend eine große Rolle. Sie gehen meist von der erkrankten Gallenblase aus, können aber auch vom Magen, insbesondere von einem Ulcus der Pylorusgegend, aber auch von Entzündungsherden an entfernteren Stellen, so vom Wurmfortsatz, ihren Ausgang nehmen. Am häufigsten werden *Verwachsungen zwischen der Gallenblase einerseits und dem Duodenum oder Dickdarm andererseits* beobachtet. Die Darstellung der Verwachsungen durch Konturveränderungen und Verlagerungen der mit Kontrastbrei gefüllten Abschnitte des Magen-Darmkanals ist bereits bei diesen, insbesondere beim Duodenum, besprochen; es wird auf diese Schilderungen verwiesen (vgl. S. 615). Sehr gewonnen hat die hierbei oft nicht leichte Diagnose der periduodenalen Adhäsionen durch die gleichzeitige Füllung der Gallenblase mittels der Cholecystographie. Diese Kombination gestattet es, die benachbarten Organe nebeneinander darzustellen und ihre näheren Lagebeziehungen zueinander nachzuweisen.

Die *Feststellung der Adhäsionen* zwischen Gallenblase bzw. Duodenum gründet sich besonders auf die in allen Drehungsrichtungen, insbesondere auch im zweiten schrägen Durchmesser, enge Nachbarschaft beider Organe, auf die *Unmöglichkeit, sie durch Palpation voneinander zu trennen,* auf *passive Mitbewegung des einen Teils* (Gallenblase) *bei palpatorischer Lageveränderung des anderen* (Magen oder Duodenum), ferner auf die *Beobachtung unregelmäßiger Konturen,* die häufiger und stärker am Magen und Duodenum als an der Gallenblase ausgeprägt zu sein pflegen. Eine Deckung von Gallenblasen- und Duodenalschatten allein in einer Richtung liefert keinen sicheren Beweis von Verwachsungen, sondern kann auch ohne Adhäsionen bei stark medialer Lage der Gallenblase vorkommen, welche dem Duodenum vorgelagert ist. Diese durch Projektion hervorgerufene Überlagerung wird dagegen durch Untersuchung in anderen Drehungsrichtungen aufgehoben.

Bei Verwachsungen der Gallenblase mit dem Colon umgibt dieses oft kranzförmig in nach oben konkavem Bogen die Gallenblase (vgl. Abb. 940); auch hier ist zum Nachweis von Verwachsungen die Unmöglichkeit der Trennung zu fordern.

Ferner kommen auch Adhäsionen der Gallenblase mit Dünndarmschlingen vor, die an die Gallenblase herangerafft sind, ihre Lage nicht verändern und unter Umständen eine Behinderung der Entleerung und Restschatten aufweisen.

Bei Verwachsungen mit der unteren Leberfläche kann die Gallenblase eine *quere Lage* einnehmen, welche im Kontrastbild sehr deutlich zum Ausdruck kommt.

Mangel bzw. Fehlen einer Kontrastfüllung. Will man aus dem *Mangel einer Kontrastfüllung* diagnostische Schlußfolgerungen ableiten, so ist zunächst sicherzustellen, daß eine Resorption des Mittels stattgefunden hat. Diese Voraussetzung ist eindeutig bei intravenöser Injektion erfüllt, nicht ganz so sicher bei der peroralen Einverleibung. Deshalb kommt gerade bei negativem Füllungsnachweis die größere Beweiskraft der intravenösen Methode zu. Auch hierbei ist darauf zu achten, daß der Patient nicht danach eine reichliche Fettnahrung oder solche Medikamente eingenommen hat, welche die Entleerung der Gallenblase begünstigen, ferner darauf, daß nicht ein von der Wirbelsäule gedeckter Kontrastschatten der Gallenblase dem Auge entgeht. Auch muß feststehen, daß Patient nicht anhaltendes Erbrechen gehabt hat, wobei eine schnelle Entleerung der Gallenblase eintritt.

Sind solche Fehlerquellen ausgeschaltet, so kann für den Mangel einer Kontrastfüllung der Gallenblase einerseits *eine Störung der Abscheidung in der Leber* oder andererseits *ein Hindernis in den Gallenwegen von der Leber bis zur Gallenblase hin* verantwortlich gemacht werden; *dieses ist* meist *im Ductus cysticus* gelegen.

Eine Störung der Galleabscheidung in der Leber tritt häufig bei *Parenchymschädigung* auf, die entweder primär in der Leber entstehen oder sekundär infolge lange dauernder Stauung der Galle, z. B. bei Choledochusverschluß, aus verschiedenen Ursachen sich entwickeln kann. In beiden Fällen handelt es sich oft nur um eine Hemmung, meist nicht um einen völligen Verlust der Abscheidung, und es tritt häufig doch eine gewisse Kontrastfüllung, wenn auch verspätet und in geringerer Intensität, auf. Indes kann man bei nachgewiesener Leberinsuffizienz, die im klinischen Bilde deutlich ausgesprochen ist, dem Fehlen einer Gallenblasenfüllung für die Diagnose eines mechanischen Hindernisses der Gallenwege nur ein geringeres Gewicht beilegen als bei sicher erhaltener Funktion des Leberparenchyms. Nach den Berichten verschiedener Autoren soll die Füllung der Gallenblase infolge Glykogenmangels und dadurch beeinträchtigter Funktion des Leberparenchyms auch bei *Diabetes* und *Morbus Basedow,* ferner nach ORATOR, GRÄBE, THOM, LEB in einem erheblichen Prozentsatz der *Ulcus*fälle fehlen können, was freilich von anderer Seite (BRONNER, FRIEDRICH) bestritten wird.

In der Regel weist der Ausfall der Kontrastfüllung bei Ausschaltung der genannten Fehlerquellen und Ausnahmen auf eine mechanische Störung des Gallenflusses in den Gallenwegen von der Leber bis zur Gallenblase oder auf eine Schädigung der Gallenblase selbst hin. Das Hindernis kann bestehen in einer entzündlichen Schwellung der Gallenwege akuter oder chronischer Natur *(Cholangitis* und *Cholecystitis)*, einer *narbigen Stenose* derselben, *Verlegung durch Neubildungen*, hauptsächlich carcinomatöser Art, die von der Gallenblase oder den Gallenwegen selbst oder auch von der Umgebung, besonders Magen und Pankreas, ausgehen, ferner in *Konkrementen,* welche den Ductus cysticus verlegen oder die Gallenblase so weitgehend ausfüllen, daß kein Platz für die Kontrastflüssigkeit mehr übrigbleibt. Verstärkt werden können diese Einflüsse durch *spastische Kontraktionen der Muskulatur,* welche namentlich auf dem Boden von Steinen sich einstellen. Ferner kann die Konzentrationsfähigkeit der Galle durch Schädigung ihres Epithels, die sich bei Steinen, Entzündungen und Neubildungen einstellt, stark gestört sein. In allen diesen Fällen handelt es sich um eine zugrunde liegende organische örtliche Erkrankung. Nach einigen Mitteilungen, z. B. von GREBE, sollen aber auch Spasmen lediglich auf funktioneller Grundlage entstehen bzw. von entfernten Krankheitsherden ausgelöst werden und die Kontrastfüllung der Gallenblase verhindern können. Um solche Möglichkeiten auszuschalten und lokale Spasmen zu lösen, wird von GREBE eine Atropininjektion empfohlen. Die nunmehr an vielen Stellen gewonnenen operativen Erfahrungen lehren jedoch, daß in den allermeisten Fällen bei fehlender Kontrastfüllung eine organische Störung der Gallenblase bzw. der zu ihr hinführenden Gallenwege, am häufigsten des Ductus cysticus, vorhanden ist. Deshalb ist der negative Ausfall der Untersuchung bei intravenöser Injektion von verhältnismäßig großem, wenn auch nicht unbedingt zuverlässigem diagnostischem Wert. Er gewinnt naturgemäß an Bedeutung, wenn er durch andere klinische Zeichen gestützt wird, und soll andererseits bei entgegenstehenden klinischen Gründen nicht als allein ausschlaggebend betrachtet werden. Auch *hier wie überall ist das Ergebnis der Röntgenuntersuchung im Rahmen des gesamten klinischen Bildes zu werten.*

Fehlen oder häufiger verminderte Intensität des Kontrastschattens der Gallenblase kann ferner dadurch zustande kommen, daß neben der kontrastreichen Galle kontrastarme Galle abgeschieden wird (ELIASZ). Bei horizontaler Lagerung des Patienten auf dem Bauch oder Rücken ergibt sich dann dadurch, daß Schichten verschiedener Dichte von den gleichen Strahlen durchquert werden, eine gleichmäßig verminderte Intensität der Verschattung, die geringer ist, als wenn der gesamte Inhalt der Gallenblase aus kontrastreicher Galle gebildet wird. Bei aufrechter Körperhaltung ist ein Unterschied zwischen kontrastreicher und kontrastarmer Galle, welche sich nicht miteinander mischen, daran zu erkennen, daß die kontrastreiche, schwere Galle am Boden der Gallenblase, die kontrastarme leichte Galle in den oberen Abschnitten der Gallenblase sich sammelt; besonders deutlich ist die Schichtung zweier Flüssigkeiten von verschiedenem spezifischem Gewicht und verschiedener Absorptionskraft dann zu erkennen, wenn an der Grenze zwischen diesen Schichten Gallensteine von einem mittleren spezifischen Gewicht schwimmen, die im Röntgenbilde als eine rosenkranzähnliche Perlenkette erscheinen (AKERLUND, vgl. Abb. 958). Durch eine Eidottermahlzeit kann bewirkt werden, daß allein die obere kontrastarme Galle abfließt und die schwerere kontrastreiche Galle zurückbleibt; alsdann zeigt das Röntgenbild einen kontrastreichen Schatten der zugleich verkleinerten Gallenblase (ELIASZ).

Gallensteine. Wertvoller als diese negative Beweisführung ist die positive *Feststellung von Gallensteinen.* Freilich ist zu berücksichtigen, daß Gallensteine nicht selten auch bei praktisch als gesund zu bezeichnenden Menschen vorkommen, ohne irgendwelche Störungen zu verursachen. Die klinische Auswertung des Röntgenbefundes hat daher auch hier nach allgemein ärztlichem Urteil zu erfolgen.

Kalkhaltige Konkremente sind oft schon auf Aufnahmen ohne Kontrastfüllung sichtbar (vgl. S. 720); bei den meisten Steinen fehlt jedoch ein Gehalt an genügend Strahlen absorbierenden Stoffen. Auch bei diesen gestattet die Kontrastfüllung der Gallenblase den Steinnachweis dadurch, daß *am Ort der Gallensteine der Kontrastschatten ausfällt,* der *Stein* sich also *als Aufhellung innerhalb des Kontrastschattens der Gallenblase* abhebt. Die Randkonturen der Steine sind dadurch, daß sie von Kontrastmitteln eingehüllt werden,

mitunter auch dann als Randschatten um die Aufhellungen herum sichtbar, wenn keine
Kalkschale vorhanden ist. Da aber eine solche allein ganz gleichartige Randschatten
hervorrufen kann, ist eine Entscheidung, ob die Randschatten auf einem Überzug mit

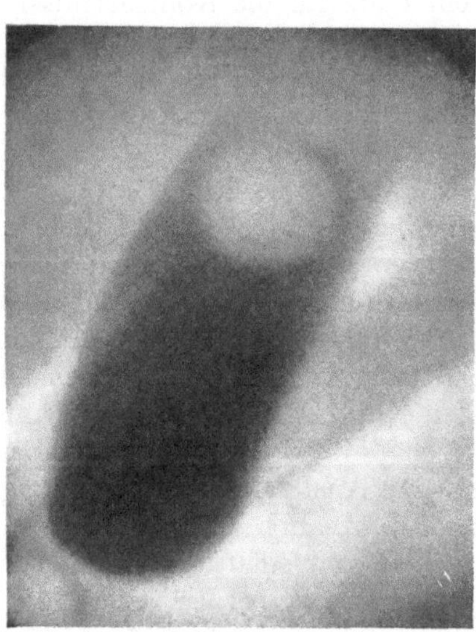

Abb. 954. Cholecystographie.
Gallenstein im Gallenblasenhals.

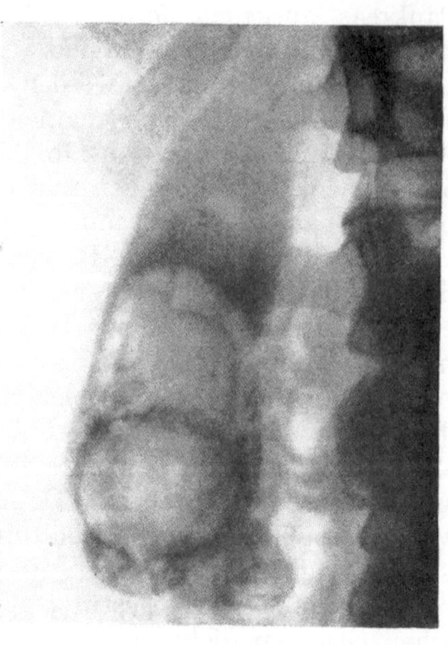

Abb. 955. Cholecystographie. Sehr großer, langer
Gallenblasenschatten mit großen, runden, scharf
begrenzten Aussparungen, die von entsprechend
geformten Steinen herrühren (Operation).

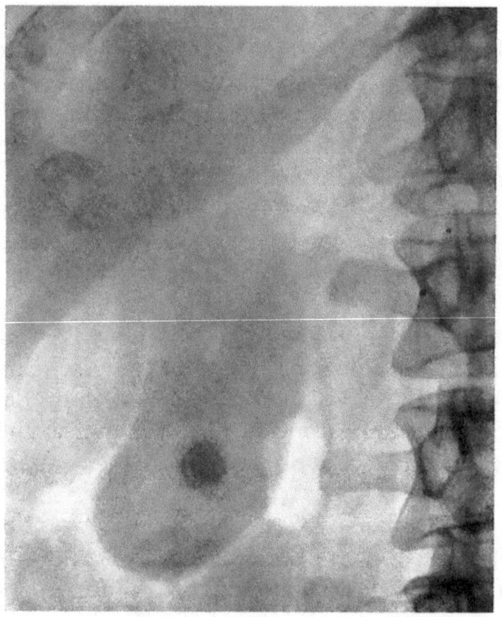

Abb. 956. Kalkhaltiger Gallenstein in kontrastgefüllter
Gallenblase. Aufnahme in Bauchlage.

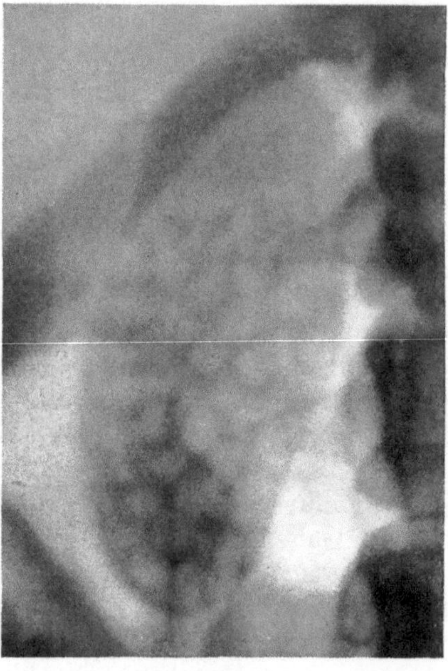

Abb. 957. Cholecystographie. Von facettierten
Gallensteinen erfüllte Gallenblase.

Kontrastmitteln oder auf einer Kalkschale beruhen, nur durch eine Leeraufnahme herbeizuführen. Am zweckmäßigsten ist es, diese stets der Kontrastaufnahme vorangehen zu
lassen. Die Darstellung eines einzigen hoch gelegenen Steines bei fehlender Füllung der
Gallenblase deutet auf einen Verschlußstein am Hals der Gallenblase bzw. beim Übergang
in den Ductus cysticus hin.

Die Gestalt der Schattenaussparungen richtet sich nach der Form der Gallensteine. Große Solitärsteine rufen meist deutlich in die Augen springende runde oder ovaläre Aufhellungen innerhalb des Kontrastschattens hervor oder lassen auch nur die Bildung eines schmalen Mantelschattens zu. Kleinere Steine, die meist multipel vorhanden sind, erzeugen kleinere und schwächere Aufhellungen. Die so häufig in großer Zahl auftretenden facettierten Cholesterinsteine bewirken wabige, von einem zarten Schattenrandgerüst umgebene Aufhellungen (vgl. Abb. 957). Sie lassen mitunter ebenso wie auf Leeraufnahmen im Inneren eine mercedessternartige Aufhellung erkennen (vgl. S. 720). Kleine Steine können innerhalb der Kontrastflüssigkeit ganz verschwinden. Wenn sie auch auf einer Aufnahme im Liegen ganz verborgen bleiben, treten sie doch manchmal auf einer Aufnahme

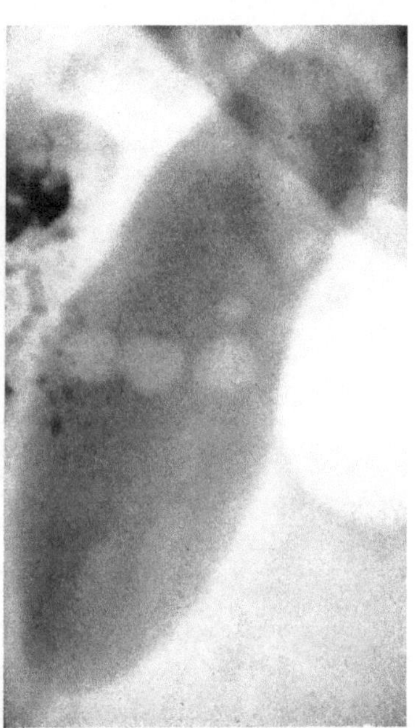

im Stehen als Aufhellungen dadurch hervor, daß sie sich am Grunde der Gallenblase durch Sedimentation zusammendrängen (D'AMATO, ELIASZ) oder daß sie eine Zwischenschicht zwischen einer leichteren und einer schwereren Galleflüssigkeit bilden (AKERLUND, vgl. Abb. 958). Mitunter kommen sie auch erst nach teilweiser Entleerung der Gallenblase zum Vorschein. In einigen Fällen ist eine Ortsänderung der Steine innerhalb der gefüllten Gallenblase und von BERG auch eine durch Kontraktionen der Gallenblase hervorgerufene völlige Umgruppierung derselben beobachtet worden. Am deutlichsten war die Wirkung einer Pituitrininjektion auf die der veränderten Gestalt der Gallenblase entsprechende Anordnung der Steine.

Mit Sicherheit gestattet der Nachweis einer ganz regelmäßigen Kontrastfüllung der Gallenblase nicht den Ausschluß kleinerer Konkremente.

Eine Auflösung von Gallensteinen innerhalb der Gallenblase beobachteten KOMMERELL und WOLPERS an der Hand von Aufnahmen, die über eine Zeit von 6 Jahren fortgesetzt wurden und ein allmähliches Kleinerwerden und schließliches Verschwinden der durch die Gallensteine innerhalb der mit Kontrastflüssigkeit gefüllten Gallenblase bewirkten Aufhellungen zeigten. Während die Steinaufhellungen

Abb. 958. Schwebende Gallensteine.
Aufnahme im Stehen.

zunächst eine recht einheitliche Form und Größe hatten und in einer schwebenden Schicht zusammenlagen, ließen sie später eine Verschiedenheit der Form und eine verschiedene Lage erkennen, die auf ein verschiedenes spezifisches Gewicht der Steine bezogen werden mußte.

Differentialdiagnostisch sind *Aufhellungen innerhalb des Kontrastschattens durch Gasblasen des überlagernden Colons* zu erwähnen. Die Tatsache, daß diese sich meist auch in der Umgebung des Gallenblasenschattens über dessen Grenzen hinaus erstrecken, und eine oft ausgesprochene haustrierte Form derselben läßt ihre Entstehung meist klar erkennen. Im Zweifelsfalle klärt eine Bariumfüllung des Dickdarms oder eine Wiederholung der Aufnahme die Sachlage.

Eine seltene Ursache steinähnlicher runder Aufhellungen im Gallenblasenkontrastschatten stellen *Papillome* dar (KIRKLIN, HEFKE); im Gegensatz zu Steinen ist hierbei die Aufhellung in verschiedenen Körperlagen nicht veränderlich.

Auch *Folgeerscheinungen*, welche *durch Gallenkonkremente* hervorgerufen werden, sind mitunter durch die Kontrastfüllung zu erkennen, namentlich Veränderungen der Form des Gallenblasenschattens in Gestalt einer Verschmälerung im ganzen oder von Einziehungen, die auf spastische Kontraktionen der Wand zurückzuführen sind. Ferner vermindert nicht selten eine Schädigung des Epithels durch die Konkremente die Konzentrationsfähigkeit der Galle und dadurch die Schattenintensität der Kontrastfüllung. Eine narbige Schrumpfung der Gallenblase und Verlegung der Gallenwege am Hals der Gallenblase oder im Ductus cysticus kann die Füllung der Gallenblase ganz verhindern. Die Bedeutung dieses negativen Befundes ist S. 726/727 besprochen.

4. Gallenwege.

Bei dem Durchgang einer Kontrastmahlzeit durch den Magen-Darmkanal werden die *Gallengänge* nur selten mit Kontrastmitteln gefüllt und sodann im Röntgenbilde sichtbar.

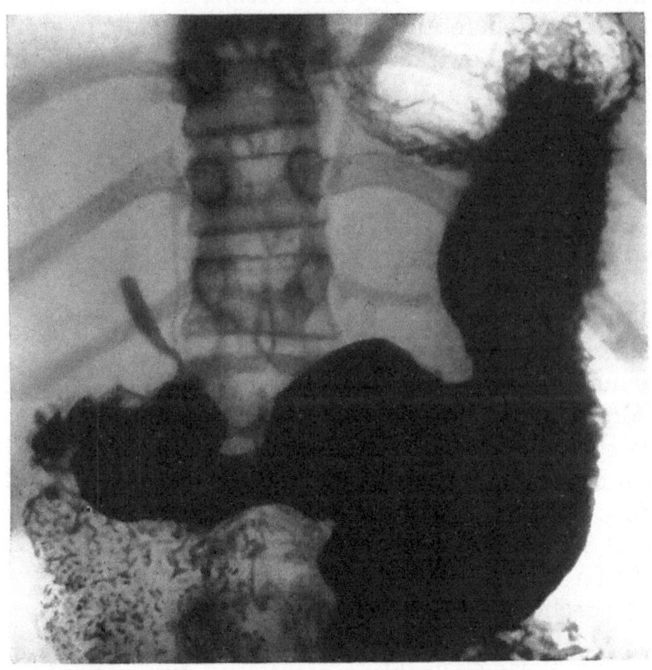

Abb. 959. Füllung des Ductus choledochus bei Narbenbulbus.

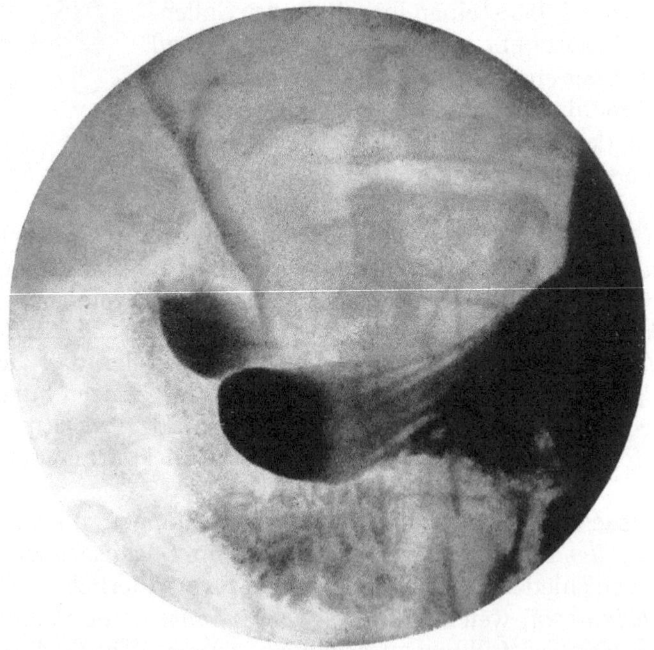

Abb. 960. Füllung der Gallenwege mit Kontrastbrei. Gabelige Teilung des Ductus hepaticus.
Der Befund wurde einmal bei der Magenuntersuchung einer Patientin erhoben, deren Beschwerden auf eine Cholelithiasis hinwiesen; bei mehrfachen Wiederholungen blieben dagegen die Gallenwege ungefüllt. Nach intravenöser Tetrajodinjektion keine Gallenblasenfüllung, wahrscheinlich infolge Cysticusverschluß.

Eine derartige *Darstellung der Gallenwege* kann *durch Eindringen von Kontrastbrei vom Duodenum her* durch eine Fistel erfolgen, welche eine Verbindung der Gallenwege mit dem Duodenum herstellt, oder auch von der Papilla Vateri aus auf rückläufigem Wege bei fehlendem Verschluß des Sphincter Oddi, z. B. infolge narbiger Schrumpfung der Papilla Vateri, zustande kommen. Solche Bilder sah FRIEDRICH in zwei an der Leipziger Medizinischen Poliklinik beobachteten Fällen, bei welchen die Vorgeschichte und die Beschwerden auf ein Gallensteinleiden hinwiesen. Es ist hierbei die Füllung des Ductus choledochus und hepaticus sowie dessen Aufteilung in die Hauptäste sichtbar (vgl. Abb. 960).

Die Darstellung der Fisteln zwischen Gallenwegen und Magen-Darmkanal ist S. 732 näher beschrieben.

Indirekt prägt sich mitunter der *Ductus choledochus* (AKERLUND) oder der *Ductus cysticus* (BERG) dadurch aus, daß er zumal im Zustande der Erweiterung einen Druck auf den anliegenden Bulbus duodeni ausübt und in dessen Füllungsbild eine Eindellung der medialen Randkontur bzw. eine in der Längsrichtung leicht schräg verlaufende rinnenförmige Aufhellung hervorruft.

Häufiger kommt eine teilweise *Darstellung der Gallenwege* im Röntgenbild *nach* oraler oder intravenöser *Einverleibung von Tetrajodphenolphthalein* zustande. Hierbei wird nicht selten eine vorübergehende *Füllung des Ductus cysticus und choledochus* während und gleich nach einer schnellen Entleerung der Gallenblase beobachtet, die sich auf gewisse Reize hin, z. B. nach einer Eidotter- oder Fettmahlzeit, zusammenzieht. Diesen Zeitpunkt benutzt KOMMERELL zur systematischen Darstellung der Gallenwege und empfiehlt hierzu Aufnahme in Rückenlage, in welcher der Abfluß befördert wird, sogleich nachdem vorher Bauchlage zwecks Ansammlung der Kontrastflüssigkeit in der Gallenblase eingenommen worden war. Eine Füllung des oben gabelig geteilten Ductus hepaticus durch Rückstauung kommt sonst unter normalen Verhältnissen nur vereinzelt vor, dagegen häufiger nach BRONNER bei Erkrankungen des Gallengangsystems

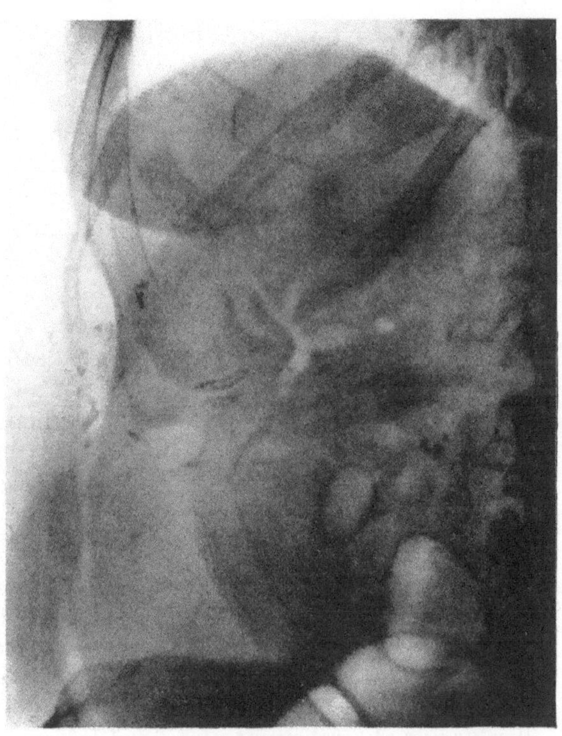

Abb. 961.
Gasfüllung von intrahepatischen Gallengängen.
Befund bei einer fieberhaften Cholangitis nach intravenöser Cholecystographie.

infolge Regulationsstörungen in ihrem Mündungsgebiet zustande. Nur ausnahmsweise wird eine länger dauernde *Füllung* und entsprechende Abbildung *der intrahepatischen Gallengänge* gefunden, wenn sich in diesen das in der Leber ausgeschiedene Tetrajodphenolphthalein in abnormer Weise anstaut. Ein derartiges Bild, bei welchem zahlreiche Schattenstreifen im Gebiete der Leber als Ausgüsse gestauter intrahepatischer Gallenwege hervortreten, ist von DIENST veröffentlicht. Hier war die Stauung durch Steine hervorgerufen, die in den intrahepatischen Gallenwegen lagen und zum Teil auch schon vor der Tetrajodinjektion als rundliche ringförmige Schatten sichtbar waren.

Eine Gasfüllung der Gallenwege kann durch eine Fistelverbindung mit Abschnitten des Magen-Darmkanals (vgl. S. 732) oder auch durch bakterielle Infektion zustande kommen (Abb. 961).

Cholangiographie. Operativ können die Gallenwege durch Einführung eines Drains in den aufgeschnittenen Ductus choledochus nach Einspritzung einer Thorotrastlösung kenntlich gemacht werden *(Cholangiographie)*. Namentlich wenn Verwachsungen den Überblick bei der Operation behindern, können hierdurch wichtige Schlüsse auf pathologische Veränderungen der Gallenwege, wie Verziehungen oder Verschluß und auch Steine in denselben gezogen werden (SARALEGNI, MIRIZZI, HUNT, HICKEN und BEST).

a) Gallensteine in den Gallenwegen.

Auch in *den Gallenwegen innerhalb der Leber* können *Gallensteine* unter günstigen Umständen, wenn sie einen Kalkgehalt zeigen, direkt sichtbar sein oder dadurch, daß sie eine gewisse Hemmung der durchfließenden Galle hervorrufen, eine Darstellung der gestauten Lebergänge nach Eingabe von Tetrajodphenolphthalein bewirken. DIENST hat einen derartigen Fall beschrieben, in welchem die Anordnung der Gallensteinschatten und der nach Zufuhr des Jodpräparates auftretenden streifenförmigen Kontrastschatten den intrahepatischen Gallenwegen entsprach.

b) Carcinom der Gallenwege.

Carcinome der Gallenwege bewirken nicht selten einen *Ausfall der Kontrastfüllung* der Gallenblase nach Einverleibung von Tetrajodphenolphthalein, und zwar entweder dadurch, daß sie den Zugang zur Gallenblase im Ductus cysticus verlegen, oder dadurch, daß die Gallenblasenwand selbst vom Carcinom ergriffen und zur Schrumpfung gebracht wird. In seltenen Fällen können *unregelmäßig begrenzte Defekte an dem Schatten der kontrastgefüllten Gallenblase als Ausdruck eines Tumors* erkannt werden. TATERKA und AKERLUND haben solche Bilder bei *Carcinom*, KIRKLIN und HEFKE bei *Papillom* beschrieben. Zum Unterschied von Aussparungen, welche durch Gallensteine hervorgerufen werden, ist die Unveränderlichkeit des Ortes der Aussparungen, besonders wenn diese in mittlerer Höhe liegt, anzuführen, ferner eine auf Aufnahmen bei tangentialem Strahlengange sichtbare breitbasige Verbindung des Schattendefektes mit der Gallenblasenwand; bezüglich der örtlichen Unveränderlichkeit ist freilich zu bemerken, daß auch oben im Gallenblasenhals eingeklemmte Gallensteine ihre Lage nicht verändern.

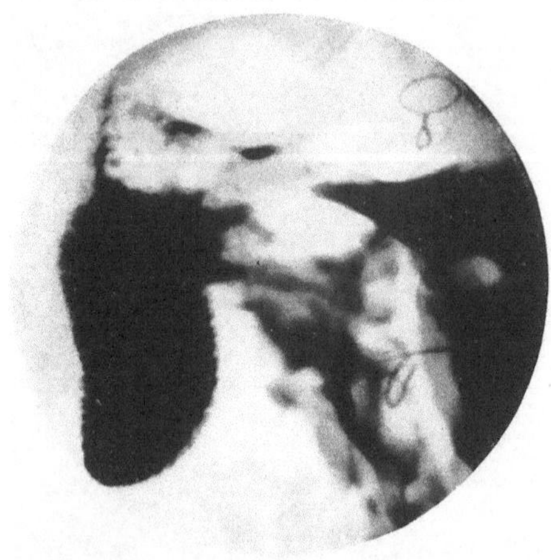

Abb. 962. Gallenblasen-Duodenalfistel. Kontrastfüllung der Gallenblase vom Magen-Darmkanal aus. Gezähnelte Konturen derselben. Aufnahme von Dr. ABEL, Oldenburg.

Beim Carcinom des Ductus choledochus und *der Papilla Vateri* ist der Zugang zur Gallenblase nicht gehemmt und die *Blase gestaut.* Es entsteht hierdurch das schon S. 725 geschilderte *Bild eines vergrößerten Blasenschattens von meist verminderter Schattenintensität.*

c) Fisteln zwischen Gallenwegen und Magen-Darmkanal.

Fisteln zwischen Gallenwegen und Magen-Darmkanal können auf verschiedene Weise zustande kommen, einerseits spontan durch Durchbruch eines Ulcus duodeni in die Gallenwege oder durch Durchbruch eines Gallensteines oder selten eines Carcinoms aus der Gallenblase oder den Gallenausführungsgängen in Magen, Duodenum oder Colon transversum, anderseits auf operativem Wege nach Anlage einer Cholecysto- oder Choledocho-entero-(duodeno- bzw. gastro-)stomie. Durch die so geschaffene Verbindung können Kontrastmassen sowie Luft bzw. Gas aus dem Magen-Darmkanal in die Gallenwege übertreten. Bisweilen ist auch der Fistelgang zwischen Gallenblase und Duodenum durch einen schmalen verbindenden Schattenstreifen zwischen beiden nachzuweisen. Der Kontrastschatten der Gallenblase ist mitunter von einer Flüssigkeitsschicht überlagert und von einer Gasblase gekrönt. Fälle, in denen eine Gasanhäufung in der Gallenblase oder den Gallenwegen im Röntgenbilde sichtbar war, sind von FRIEDRICH, ODISCHARIA, OEHNELL und LINDBLOM, GRABERGER, PRÉVÔT, LENK mitgeteilt (vgl. Abb. 961). Eine Kontrastfüllung der Gallenwege durch Verbindung mit dem Darmkanal ist häufiger, z. B. von BERG, HAVLICIK, RYBAK, FETZER, TANDOJA, MARDERSTEIG, LÖNNERBLAD, PRÉVÔT, DU MESNIL DE ROCHEMONT u. a., beschrieben worden. Die

Unterscheidung von derartigen Bildern, in denen die Gallenblase vom Magen-Darmkanal her gefüllt ist, und von Duodenaldivertikeln kann Schwierigkeiten bereiten. Meist sind freilich die Duodenaldivertikel innerhalb des Duodenalringes im Gegensatz zu der stets außerhalb derselben befindlichen Gallenblase gelegen; es kommen aber auch selten am äußeren Rande gelegene Divertikel vor (vgl. Abb. 766); im Zweifelsfalle kann eine Füllung der Gallenblase auf dem Wege der Cholecystographie die Frage klären. Bei häufiger starker Füllung der Gallenblase mit Magen- bzw. Duodenalinhalt kann sich eine Hypertrophie der Muskelzüge in der Wand der Gallenblase entwickeln. Im Röntgenbild zeigt die mit Kontrastmittel gefüllte Gallenblase dann gezähnelte Konturen, die ABEL als Zeichen einer „Balkengallenblase" beschreibt (vgl. Abb. 962).

Gallensteine bei Gallengangsfisteln können teils direkt als Schatten innerhalb der gasgefüllten Gallenwege sichtbar sein, teils dadurch kenntlich gemacht werden, daß nach Bariumfüllung des Duodenums durch Beckenhochlagerung und Rechtslage, unterstützt durch Kompression der Pars horizontalis inferior Kontrastbrei durch die Fistel in die Gallenwege eindringt und bei nachfolgender Entleerung nach längerem Umhergehen schattengebende Bariumbeschläge auf der Oberfläche der Konkremente zurückbleiben (BEUTEL).

Die *carcinomatöse Natur einer Gallenblasenduodenalfistel* wurde von BEUTEL in einem später autoptisch bestätigten Falle daran erkannt, daß unregelmäßig begrenzte Defekte im Ausguß einer mit Kontrastbrei gefüllten Fistel zwischen Gallenblase und Duodenum sichtbar waren; außerdem waren in diesem Falle auch zahlreiche intrahepatische Gallengänge durch Kontrastbrei und Luftfüllung dargestellt.

B. Milz.

Ähnlich wie bei der Leber ist nur ein Teil der diaphragmalen Fläche der *Milz* durch die Abgrenzung des darüber lagernden Zwerchfells gegen das helle Lungenfeld mittelbar festzustellen. Die übrigen Ränder heben sich bei ungefilterten Aufnahmen innerhalb des Abdominalschattens gewöhnlich nicht ab. Bei Ausschaltung der störenden Streustrahlen durch die bewegte BUCKY-Blende ist dies aber namentlich unter günstigen sonstigen Umständen, insbesondere bei mageren Personen, doch nicht selten der Fall. Die Darstellung der Milz mittels Thoriumdioxyd-Solen, welche in den Endothelien gespeichert werden und verstärkte Kontraste erzeugen, ist S. 737 geschildert.

Auch ohne diese Maßnahme können die Milzkonturen dadurch sichtbar werden, daß die anliegenden Organe, Magen und Colon transversum, mit Gas oder mit Kontrastbrei gefüllt sind. Auf diese Weise ist die Milz nicht selten als Nebenbefund auf Aufnahmen erkennbar, die zur Untersuchung des Magen-Darmkanals hergestellt sind. Die gleichen Methoden, sowohl die *Luft-* als auch die *Kontrastfüllung des Colons und,* wenn nötig, zugleich *des Magens*, können zu einer systematischen Untersuchung der Lage und Größe der Milz herangezogen werden. Unter Umständen kann dies Verfahren von diagnostischem Wert zur Feststellung einer fraglichen Milzvergrößerung gegenüber anderen Tumoren in der linken Oberbauchgegend sein.

Hierbei sind die topographischen Beziehungen der Organe zueinander und ihre peritonealen Verbindungen zu beachten. Der medialen Fläche der Milz ist der Magen, dem unteren Abschnitt derselben das Colon angelagert. Magen und Milz sind durch das Ligamentum gastrolienale, Milz und Flexura lienalis coli gleichfalls durch eine ziemlich lockere Peritonealduplikatur miteinander verbunden, die von manchen Autoren als Ligamentum colicolienale benannt, meist aber gar nicht näher bezeichnet wird. Von größerer Bedeutung ist das durch straffes Bindegewebe ausgezeichnete *Ligamentum phrenicocolicum*, welches die Flexura lienalis coli mit dem Zwerchfell verbindet. Dies bildet den Boden, auf dem der untere Milzpol ruht. Bei einer Vergrößerung der Milz wird es nach unten ausgebuchtet. Hierdurch besonders, abgesehen von dem Druck der Nachbarorgane, wird die sonst leicht bewegliche Milz in ihrer Lage fixiert.

Eine *Milzvergrößerung* führt zu einer *Medialwärtsverdrängung des Magens.* Dagegen kann das Colon eben wegen seiner Fixation an das Zwerchfell durch das ziemlich feste Ligamentum phrenicocolicum schwerer verschoben werden. *Die Milz lagert sich* vielmehr bei einer Vergrößerung nach abwärts *vor die Flexura lienalis coli.* Dabei legt sich der letzte Abschnitt des Transversums häufig halbkreisförmig um den unteren Milzpol herum und bringt damit dessen Konturen zur klaren Darstellung. Auf dem Bilde in Abb. 963, das von einem Patienten mit großem, aber wegen Bauchdeckenspannung und Meteorismus schwer fühlbaren septischen Milztumor stammt, war so der Milzrand vollständig sichtbar gemacht. In anderen Fällen, und zwar namentlich bei größeren Milztumoren, weicht das zugleich am Magen durch das Ligamentum gastrocolicum angeheftete Colon hinter der Milz aus und steht wesentlich höher als der untere Milzpol. Die Flexura lienalis coli bleibt in manchen Fällen infolge der Fixation durch das Ligamentum phrenicocolicum in ihrer Lage erhalten. STIERLIN hebt dies als besonders für Milztumoren charakteristisches Zeichen hervor. Ich habe diesem Punkt gleichfalls seit Jahren Beachtung geschenkt in dem Bestreben, in dem Verhalten der Flexura lienalis ein differentialdiagnostisches Mittel zu finden, habe aber in einer Reihe von Beobachtungen recht wechselnde Befunde erhoben. Teils verblieb die Flexura lienalis auch bei sehr großen Milztumoren, die unten an den Beckeneingang anstießen, fast unverändert in ihrer Lage, teils wurde sie schon durch mäßige Milzvergrößerung erheblich nach abwärts verlagert (vgl. Abb. 965). In der Regel war eine deutliche, mäßige Senkung der Flexur vorhanden, die gewöhnlich höher lag als der untere Milzpol (vgl. Abb. 964). Das straffe, am Zwerchfell angeheftete Ligamentum phrenicocolicum erweist sich dabei im allgemeinen als

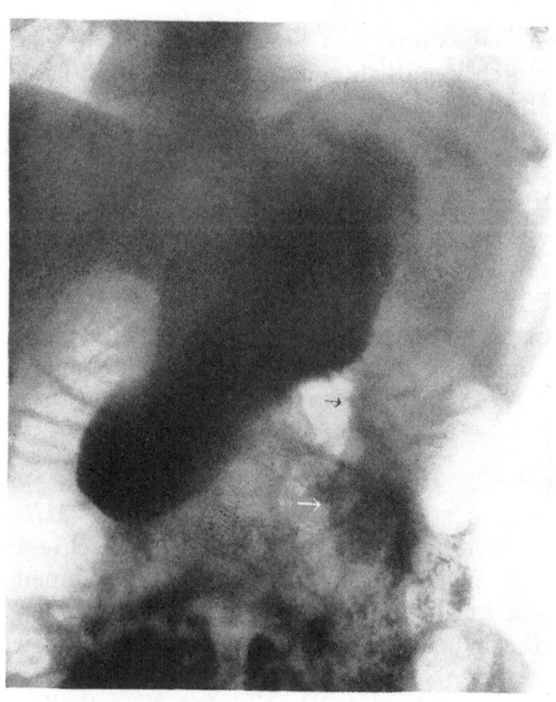

Abb. 963. Milzschatten eines septischen Milztumors, durch Abgrenzung gegen das anliegende künstlich aufgeblähte Colon sichtbar (Pfeile).
Der mit Kontrastbrei gefüllte Magen ist nach rechts verdrängt.

widerstandsfähiger als das an der unteren medialen Fläche der Milz ansetzende sog. Ligamentum colicolienale. In den seltenen Fällen einer starken Senkung der Flexur muß aber angenommen werden, daß auch das Ligamentum phrenicocolicum eine starke Dehnung erfährt, falls nicht ausnahmsweise aus kongenitaler Ursache eine Verlötung der Peritonealblätter unterblieben ist.

In differentialdiagnostischer Hinsicht ist gegenüber andersartigen Tumoren in der linken Oberbauchgegend folgendes zu bemerken:

In Betracht kommen zunächst solche *Fornix-(Fundus)carcinome des Magens,* die unter dem linken Rippenbogen fühlbar sind und dann nicht ganz selten mit Milztumoren verwechselt werden. Wenn die Geschwulst den oberen Pol des Magens befällt, kann eine je nach der Ausdehnung desselben verschiedene Distanz zwischen dem durch das Zwerchfell begrenzten Lungenfelde und dem Füllungsbilde des Magenlumens erkennbar sein. Dagegen reicht der normale Magen gewöhnlich bis an den Zwerchfellbogen heran. Nur selten wird er davon besonders im lateralen Abschnitt durch einen Zwischenraum getrennt, der von einer weit nach oben und medialwärts gelagerten, normal großen Milz herrührt. Größere Milztumoren verdrängen dagegen den Magen medialwärts. *Unregelmäßige Schattendefekte* und *zackige Konturen* charakterisieren ein *Magencarcinom, glatte*

Begrenzung der Ränder das normale Magenbild. Allerdings ist dabei zu berücksichtigen, daß durch die Faltenbildung der Magenschleimhaut, die gerade im Fornix-(Fundus)teil des Magens auf Aufnahmen im Liegen häufig stark ausgesprochen ist, auch eine vielfache Einkerbung und Zähnelung der Kontur zustande kommt. Diese ist aber von der unregelmäßig zackigen Linienführung eines Carcinoms durch ihre mehr gleichmäßige Verteilung und Beschaffenheit sowie den Wechsel bei mehrfachen Untersuchungen unterschieden. Unter Umständen kann der Magen im oberen Teil der großen Kurvatur durch Milztumoren eine konkave, aber regelmäßig gestaltete Einbuchtung erfahren. Für diese Untersuchung ist es erforderlich, daß die obersten Abschnitte wirklich vollständig gefüllt sind. Dies ist oft beim stehenden Patienten nicht zu erreichen und dann eine *Untersuchung in Rückenlage mit Beckenhochlagerung* vorzunehmen.

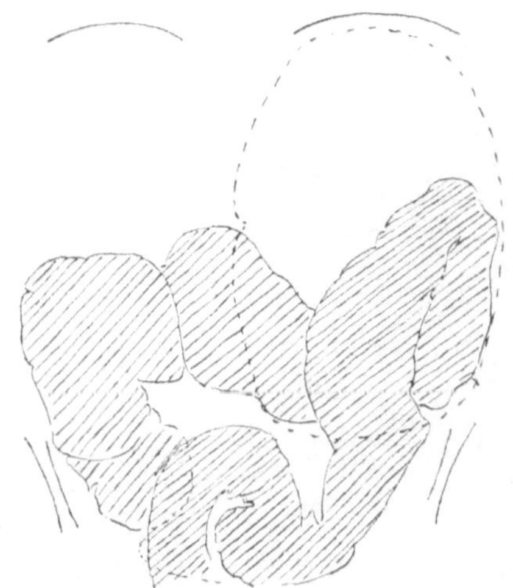

Abb. 964. Mäßige Verlagerung der Flexura lienalis coli nach abwärts bei großem leukämischem Milztumor (gewöhnliches Verhalten).

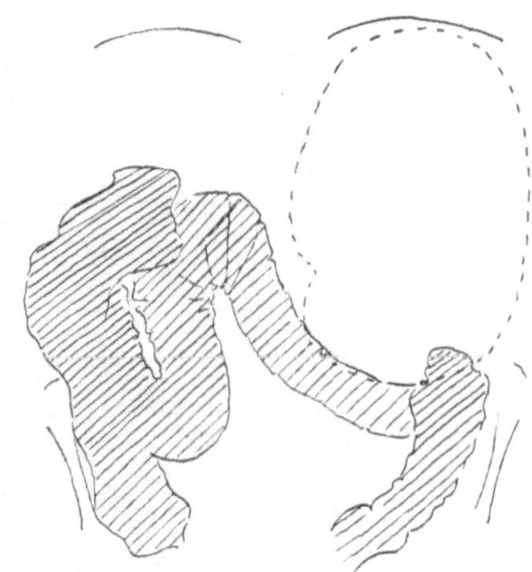

Abb. 965. Starke Verlagerung der Flexura lienalis coli nach abwärts bei mittelgroßem leukämischem Milztumor (seltenes Verhalten).

Bei größeren Tumoren, die vom linken Rippenbogen aus weiter ins Abdomen hinunterreichen, kann die Entscheidung zwischen Milz und *Niere* Schwierigkeiten bereiten. Hier wird die Lage des Colons von jeher zur Klärung der Frage herangezogen. Nach alter klinischer Regel *spricht erhebliche Verlagerung des Colons nach vorn, vor den Tumor, für die Niere, fehlende Verlagerung für die Milz.* Ein *Nierentumor schiebt das Colon an seiner vorderen Fläche,* zum Teil freilich unter gleichzeitiger seitlicher Verdrängung, *vor sich her,* so daß es als ein über den Tumor hinwegziehender Strang bei Luftaufblähung fühlbar und perkutierbar nnd bei Kontrastfüllung im Röntgenbilde sichtbar ist. Die Wandungen des über dem gewölbten Tumor ausgespannten Colons liegen oft flach aneinander, so daß die *Einlauffüllung* bisweilen nur bei stärkerem Druck gelingt oder *unvollständig* ist und ebenso durch Druck von der Oberfläche her leicht aufgehoben werden kann (vgl. S. 777/781 und Abb. 1033). Dagegen *lagert sich die Milz vor das Colon* oder drängt es in verschiedenem, meist mäßigem Grade nach abwärts, ohne es zu komprimieren, so daß sein Füllungsbild stets erhalten bleibt.

Noch deutlicher als durch diese indirekte Bestimmung mittels Darstellung des angrenzenden Colons treten die Milzkonturen bei *Gasfüllung der freien Bauchhöhle* nach dem Vorschlag von RAUTENBERG namentlich in *rechter Seitenlage* hervor (vgl. Abb. 998). Dieses Verfahren gestattet eine klare Abgrenzung der Milz gegenüber anderen Bauchorganen und Geschwülsten und gibt bei Fernaufnahmen auch über ihre Größe Aufschluß. Die künstliche Lufteinblasung bedarf in jedem Falle einer Indikationsstellung.

Verkalkungen in der Milz sind nicht häufig, aber doch mehrfach beschrieben. Sie kommen aus verschiedenen Ursachen zustande.

Verkalkte Membranen von Echinokokken können teils ringförmig angeordnete, teils mehr unregelmäßige streifige Schatten hervorrufen, wie die von CALM, HOLL und WIGAND teils durch Operation, teils durch Sektion geklärten Fälle zeigen.

Auch verkalkte *Milzcysten* anderer Art können ringartige Schatten erzeugen. In den von NOLTE und ZDANSKY mitgeteilten Fällen wurde bei der Operation eine kalkhaltige Schale und klarer, flüssiger Inhalt festgestellt. In einem ähnlichen von BAUMANN und KOHNSTAMM beschriebenen Falle wurde bei der Autopsie eine Kalkschale mit Cholesterininhalt gefunden, welche bei dem Fehlen von Echinococcushäkchen auf ein verkalktes Aneurysma spurium bezogen wurde. Auch in 2 von SÄFWENBERG beschriebenen, durch Sektion geklärten Fällen waren Ringschatten durch die verkalkten Wandungen eines Milzarterienaneurysmas hervorgerufen.

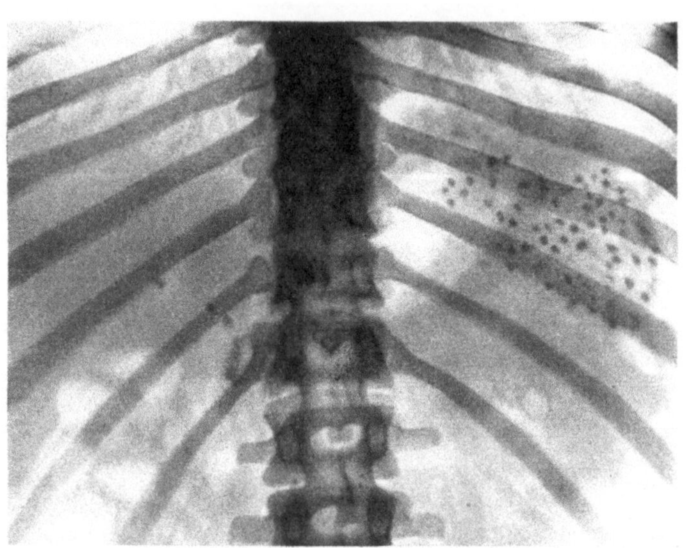

Abb. 966. Schrotkornähnliche Fleckung der Milz.
Einzelne gleichartige Flecken im Leberschatten wahrscheinlich infolge verkalkter Tuberkel (gleichzeitig verkalkte mesenteriale Lymphdrüsen und Lungentuberkulose). Gleichartige Bilder sind auch bei verkalkten Pentastomen beschrieben.

Verkalkte bzw. *verkäste Tuberkel* erzeugen rundliche, scharf begrenzte Flecken, die in verschiedener Zahl und Größe *in der Milz* auftreten können. COURTIN und DUKEN beobachteten mehrere derartige Fälle, in denen teilweise gleichzeitig eine verkalkte Miliartuberkulose der Lungen, teilweise eine verkalkte Mesenterialtuberkulose nachweisbar war. Auf einem Bilde erscheint der Milzschatten wie von feinen Schrotkörnern durchsetzt. Dasselbe Bild bot ein selbstbeobachteter Fall, bei welchem gleichzeitig Drüsenschatten und Zeichen einer Knochentuberkulose auf stattgehabte hämatogene tuberkulöse Streuungen hinwiesen. Ähnliche Befunde von verkalkten Milztuberkeln sind ferner von RIEDEL, HRBEK, SPITZ und FREESE, größere maulbeerförmige Schatten mit gekerbter Oberfläche von Haselnußgröße von SCHAICH beschrieben.

Genau das gleiche Bild von scharf begrenzten, runden, schrotkornähnlichen Flecken in Milz und Leber ist von SAUPE bei Kalkherden gefunden, die nach der autoptischen Feststellung von verkalkten Parasiten, nämlich *Pentastomum denticulatum*, herrührten.

Als *verkalkte Phlebolithen* sind von POLGAR und SZEMZÖ und KOPPENSTEIN multiple runde, scharf begrenzte Flecken beschrieben. Diese Fälle sind nicht autoptisch kontrolliert; doch haben BARSONY und SCHÜTZ die Darstellbarkeit von verkalkten Phlebolithen in der Milz als runde Flecken am anatomischen Präparat nachgewiesen.

Auch in Tumoren, am häufigsten in verödeten Angiomen, kommen solide oder cystenartige Verkalkungen vor (SCHROEDER). Eine intensive isolierte herdförmige Verschattung in der Milzgegend habe ich in einem Falle als *verkalkten Milzinfarkt* gedeutet.

Zu einer klaren Entscheidung der *Ätiologie* derartiger Kalkherde sind autoptische Befunde unumgänglich notwendig; das gleichzeitige Vorhandensein anderer klinischer Anhaltspunkte läßt nur wahrscheinliche Kombinationsschlüsse zu.

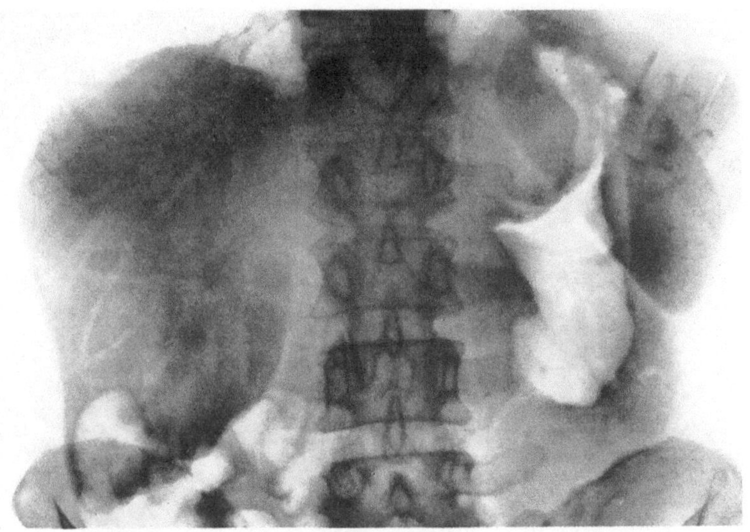

Abb. 967. Leber und Milz nach Thorotrastinjektion.
(Aufnahme von Dr. Löpp, Königsberg.)

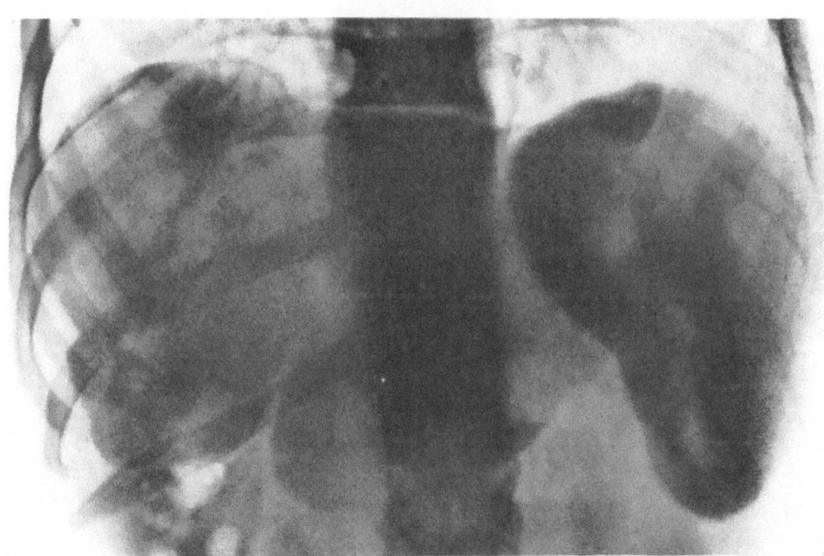

Abb. 968. Lebercirrhose und Milzvergrößerung. Hepatolienographie.
[Nach Schmechel und Held: Chirurg 4 (1932).]

Kontrastdarstellung von Leber und Milz.

Eine *Kontrastdarstellung von Leber und Milz (Hepatolienographie)* ist von Oka und Radt unabhängig voneinander durch intravenöse Injektion von Thoriumdioxyd-Solen erzielt worden, welche in den Endothelien dieser Organe gespeichert werden. Nach der Empfehlung von Radt werden 40—80 cm³ des jetzt nicht mehr im Handel befindlichen Präparates Thorotrast in Abständen intravenös injiziert und darauf Aufnahmen von Leber und Milz angefertigt. Im allgemeinen wurden die Einspritzungen ohne wesentliche Beschwerden vertragen. Gelegentlich wurden Temperatursteigerungen und Schüttelfröste beobachtet. Schwerere Störungen können bei lange bestehendem starkem Ikterus

sowie bei Schädigung des retikuloendothelialen Apparates, endlich bei Asthma bronchiale
auftreten. Deshalb sind diese Krankheitszustände als Gegenanzeige gegen die Anwendung
der Methode anzusehen.

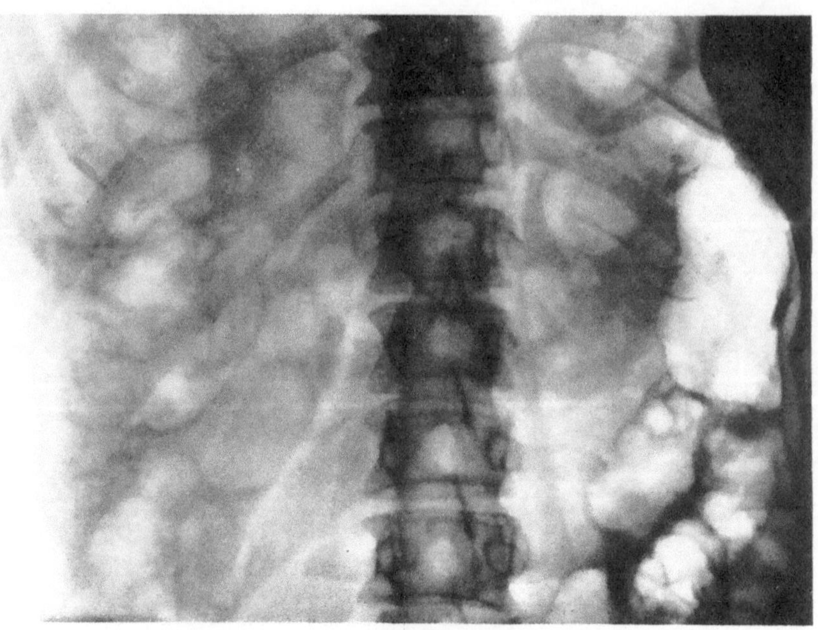

Abb. 969. Von Carcinomknoten durchsetzte Leber nach Thorotrastinjektion.
Die Carcinomknoten treten als runde Aufhellungen innerhalb des Leberschattens hervor. (Aufnahme von Dr. Löpp, Königsberg.)

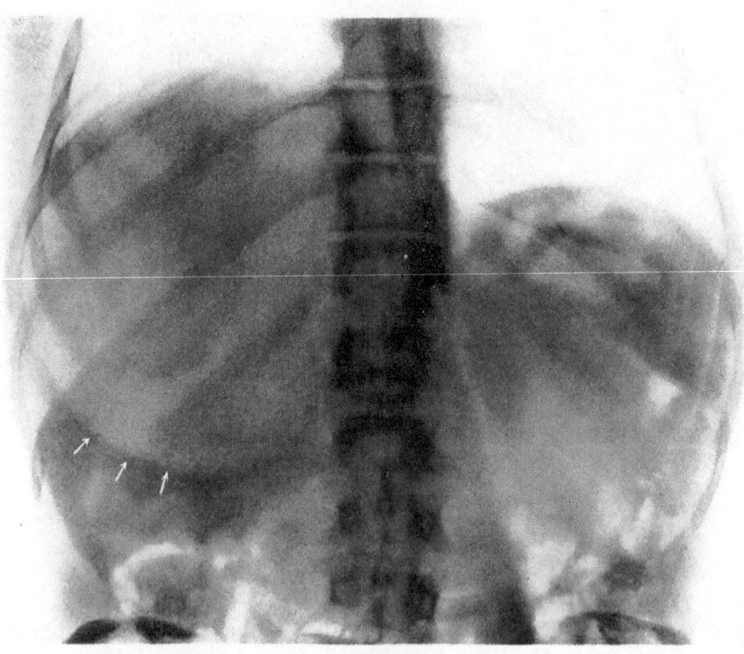

Abb. 970. Leberechinococcus als große runde Aussparung in dem durch Thorotrastfüllung verstärkten
Leberschatten dargestellt.

In einem von Büngeler und Krautwig beschriebenen Falle, in welchem ein großer Milztumor
mit einer Systemerkrankung des Retikuloendothels vorlag, ist im Anschluß an die Injektion eine
ausgedehnte Milzvenenthrombose mit tödlicher Blutung in die Bauchhöhle erfolgt.

Ob späterhin Strahlenschädigungen durch die lange im Körper verbleibenden Thoriummengen vorkommen, worauf Beobachtungen von NAEGELI und LAUCHE sowie ANDERS und LEITNER an Tieren hinweisen, ist noch nicht entschieden. Jedenfalls ist aber die Unschädlichkeit der Methode vorläufig nicht als erwiesen anzusehen. Dementsprechend erscheint eine Zurückhaltung allgemein und hauptsächlich in den Fällen geboten, in welchen Funktionsstörungen des retikuloendothelialen Apparates von Leber und Milz anzunehmen sind, also gerade dort, wo ein näherer Einblick in die Struktur dieser Organe am meisten erwünscht wäre. Dagegen sind bei Verwendung von Jodsolen, Abkömmlingen der Trijodstearinsäure (DEGKWITZ), die eine gute Darstellung von Leber und Milz bewirken, bisher keine wesentlichen Schädigungen bekanntgeworden (BECKERMANN und POPKEN).

Die Methode kann zur *Feststellung von Lage, Größe und Form des Schattens von Leber und Milz* und in der Differentialdiagnose namentlich zur Unterscheidung der Milz von anderen Bauchtumoren in der linken Oberbauchgegend dienen. Bezüglich der Größenverhältnisse ist freilich zu beachten, daß die Größe der Schattenbilder keineswegs mit der wahren Größe der Organe gleichzusetzen ist, da das Schattenbild wesentlich durch Lageänderungen infolge Änderung der Projektion beeinflußt wird.

Bei *Einlagerung örtlicher krankhafter Prozesse*, z. B. von *Krebsmetastasen, Echinokokken, Abscessen* usw., in das im übrigen funktionstüchtige Parenchym sind entsprechende *Aufhellungen innerhalb des Kontrastschattens* beobachtet worden (vgl. Abb. 969 und 970). Bei *Lebercirrhose* haben HELD und MEESE eine deutliche Granulierung des Leberschattens gefunden; sie nehmen an, daß die Schattenflecken von den erhaltenen Parenchyminseln, die schattenfreien Zwischenräume von den interstitiellen Bindegewebszügen herrühren (vgl. Abb. 968).

C. Pankreas.

Die versteckte Lage des *Pankreas* in der Tiefe des Abdomens bietet an sich der Röntgenuntersuchung wenig Chancen. Nach HESSEL ist es mittels des Pneumoperitoneums in Bauchlage als ein quer bzw. leicht schräg verlaufendes, von der Wirbelsäule zur Milz hinziehendes Schattenband darzustellen. Auf Schichtaufnahmen, die nach KUHLMANN am besten in schräger Linksseitenlage, so daß die mittlere Frontalebene mit der Unterlage des Patienten einen Winkel von 70 Grad bildet, angefertigt werden, ist das Pankreas in einer Schichttiefe von 13—15 cm als ein quer vor dem 2. oder 3. Lendenwirbel liegender, fast rechtwinkliger Schattenstreifen, aber naturgemäß ohne scharfe Konturen zu erkennen.

ENGEL und LYSHOLM und in ähnlicher Weise KUHLMANN bestimmen die Größe der Pankreasloge nach Aufblähung des Magens mit Luft auf Röntgenaufnahmen, die in Bauch- oder Rückenlage mit horizontalem Strahlengange angefertigt werden, und messen den Abstand zwischen der hinteren Magenwand und der Wirbelsäule, der normalerweise etwa der Breite des Wirbelkörpers gleicher Höhe entspricht. Diese Entfernung ist verringert bei mageren Personen und bei Pankreasatrophie und Schrumpfung, vergrößert bei fettem Leib und bei retroperitonealen Tumoren, die dem Pankreas oder anderen dort liegenden Organen angehören können.

Etwas günstigere Bedingungen für die röntgenologische Darstellung liefert das *vergrößerte* Organ. Große Pankreascysten geben bisweilen im Röntgenbilde sichtbare Weichteilschatten (WOLFF, HARING). Eine diffuse Verschattung ist ferner von GOLDMANN bei der akuten Pankreatitis beschrieben, bei welcher außerdem auch ein entzündliches Ödem für die Schattenbildung von Einfluß ist. In der Regel bilden sich aber selbst große Pankreastumoren innerhalb des Abdominalschattens nicht ab; dagegen können sie im *Pneumoperitoneum* bei Durchleuchtung des stehenden Patienten in verschiedenen Durchmessern und bei Seitenlagerung als intensive Schattenbildungen zum Ausdruck gelangen, die hinter bzw. unter der Leber in der Nähe der Wirbelsäule gelegen sind. Ein solcher Fall, in welchem die kugelige Gestalt einer Pankreascyste sich innerhalb des hellen Luftraumes abhob, wurde von GROSS und das gleichartige Bild eines faustgroßen, carcinomatösen Pankreaskopftumors von FRIEDRICH beobachtet (vgl. Abb. 602).

Eine diffuse *Verkalkung* des Pankreas, die sich an chronische Entzündungen desselben angeschlossen hatte, ist S. 748 beschrieben.

Ein indirekter Schluß läßt sich auf die Beschaffenheit des Pankreas in solchen Fällen ziehen, in denen durch seine Vergrößerung ein *Druck auf die benachbarten Organe ausgeübt wird.*

In erster Linie ist hier eine *Kompression der Flexura duodeno-jejunalis* zu nennen. Diese braucht nicht so hochgradig zu sein, daß sie auch sonst erkennbare klinische Symptome wie Galleerbrechen oder auch nur einen stärkeren Rückfluß von Galle und Pankreassaft in den Magen hervorruft. Dagegen ist schon eine leichte Kompression im Röntgenbilde an einem *dauernden vollständigen Ausguß* des *C-förmig gekrümmten Duodenums zu erkennen,* wie das DORNER an mehreren durch Operation oder Sektion geklärten Fällen aus der Leipziger Medizinischen Klinik beschrieben hat (vgl. Abb. 602, 971, 978 und 980). Bisweilen kann bei der Durchleuchtung eine antiperistaltische Bewegung besonders an den unteren Abschnitten bemerkt werden, die hier freilich gelegentlich auch ohne grobe anatomische Veränderungen beobachtet wird (vgl. S. 611).

Auch die bei einer *akuten Pankreatitis* auftretende Schwellung des ganzen Organs vermag eine allseitige Erweiterung des Ringes der Duodenalschlinge herbeizuführen und auch einen Druck auf die Flexura duodeno-jejunalis auszuüben. Teils hierauf, in erster Linie aber wohl auf eine Paralyse der Wandungen, die sich auch auf die Jejunumschlingen erstrecken kann (BADE), ist eine breite Dauerfüllung besonders der abhängigen Duodenalabschnitte zu beziehen. HULTÉN und BRONNER messen diesem Zeichen im Verein mit den übrigen klinischen Erscheinungen einen diagnostischen Wert für die Erkennung des oft nicht leicht zu deutenden akuten Krankheitsbildes bei.

GOLDMANN beschreibt eine diffuse Verschattung an Stelle des geschwollenen Pankreas. Als weitere Zeichen, die bei der akuten Pankreatitis durch die Röntgenuntersuchung feststellbar sind, nennt HULTÉN Druckempfindlichkeit und Ausfüllung zwischen Magen und Quercolon an der Stelle des Pankreas, nachschleppende oder stillstehende linke, bisweilen auch rechte Zwerchfellkuppe, kleinen Exsudatschatten im linken, bisweilen auch im rechten Pleuraraum, sowie Interlobärstreifen (wohl richtiger streifenförmige Atelektasen!) innerhalb der Lungenbasen, undeutliche Psoaskontur auf der linken Seite, Ausfüllung der Bursa omentalis mit Verschmälerung des Magenbildes, Gas im Bulbus duodeni sowie im Quercolon. Der Nachweis dieser Folgezustände hat für die Erkennung der primären Ursache naturgemäß nur einen bedingten Wert, vermag aber im Verein mit anderen klinischen Symptomen die schwierige Diagnose zu erleichtern.

Manchmal wird durch einen Pankreaskopftumor das *Duodenum verdrängt* und dadurch der Abstand der Pars descendens duodeni von der Wirbelsäule und dem Antrum ventriculi vergrößert (FREUD, vgl. Abb. 602 und 978). Im frontalen Strahlengange erscheint die Pars descendens duodeni und die Flexura duodeno-jejunalis nach vorn verlagert (KUHLMANN). Über großen Cysten und Pseudocysten des Pankreas können die unteren Abschnitte des Duodenums zu einem langen, querverlaufenden Bande mit nach oben konkaver Krümmung ausgezogen werden (vgl. Abb. 984).

Häufig wird auch die *Lage und Form des Magens,* mitunter auch die des *Colon transversum* durch Pankreasgeschwülste beeinflußt. Die Art und Weise, in der dies geschieht ist in den einzelnen Fällen recht verschieden. Es hängt dies von mehrfachen Umständen dem Sitz, der Form und Größe der Pankreasgeschwülste und der primären Form des Magens ab. Ein an und für sich hochstehender Magen wird durch das Pankreas nach oben gedrängt. PÜSCHEL hat häufig einen kleinen hochgelegenen Magen bei Pankreastumoren beobachtet. Mehrfach ist mir eine etwa rechtwinklig gestaltete Magenform meist mit konkaver Einbuchtung der kleinen Kurvatur begegnet, indem der obere Magenteil in vertikaler, der untere in horizontaler Richtung verlief und die Hauptmenge des Breies den unteren sackförmigen Teil erfüllte, während der mittlere vertikalgestellte Magenabschnitt nur eine verhältnismäßig dünne Breischicht enthielt. Ich führe die Entstehung dieses Bildes darauf zurück, daß der Pankreastumor von hinten auf den vor ihm liegenden Korpusabschnitt eines angelhakenförmigen Magens drückt (vgl. Abb. 973 und 975). Hierbei kann auch eine Durchleuchtung bei frontalem Strahlengange von

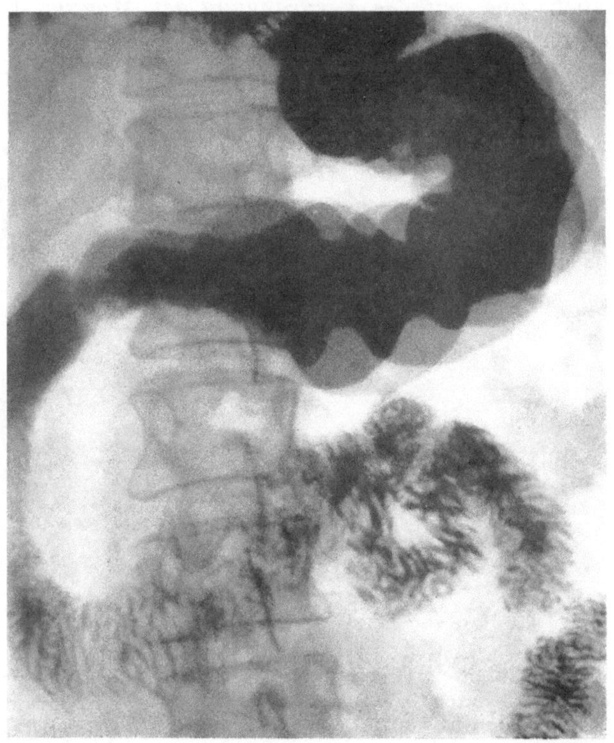

Abb. 971. Magenpolygramm bei Pankreaskopftumor. C-förmig erweiterte Duodenalschlinge.

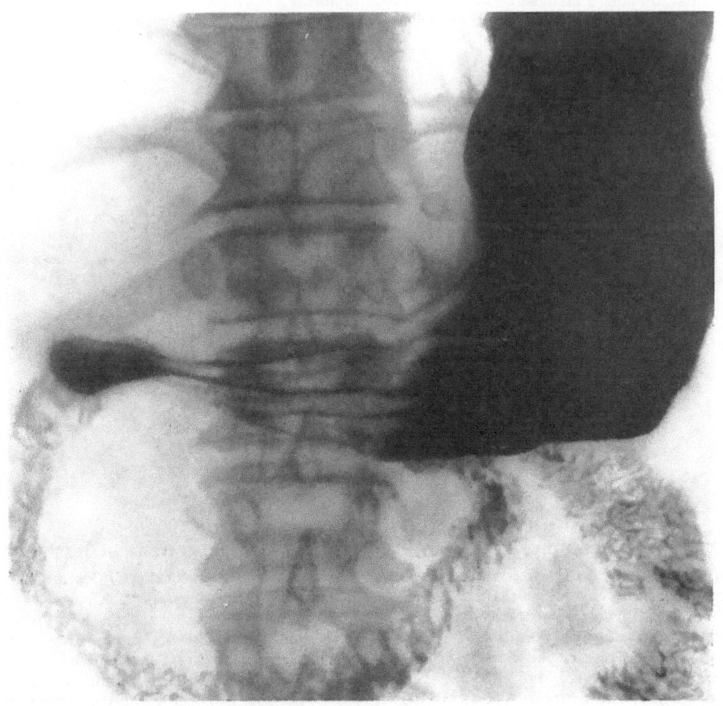

Abb. 972. Lymphosarkom in Gegend des Pankreaskopfes. Bogenförmiger Verlauf des Duodenums.
Pelottensymptom in Antrum und Regio praepylorica des Magens.

Wert sein (vgl. Abb. 974). Bei dieser wird eine konkave Eindellung der Hinterwand
des Magens erkennbar, deren Größe und Sitz dem Pankreastumor entspricht.

Mitunter findet auch eine *seitliche Verdrängung des Magens* statt, und zwar durch Geschwülste des Pankreaskopfes und -körpers nach links, wobei ein vergrößerter Abstand

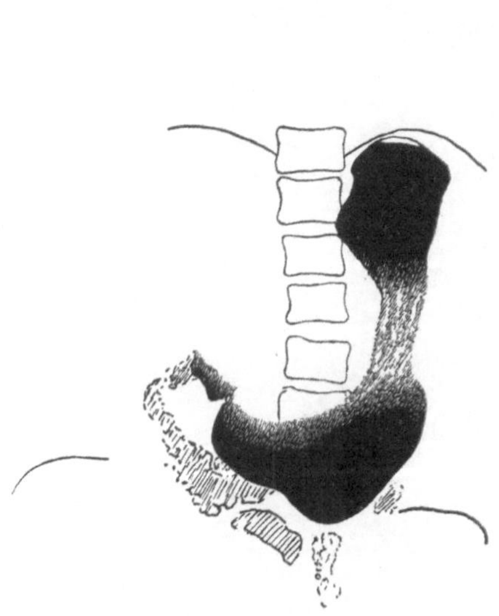

Abb. 973. Kreisörmige Ausbuchtung der inneren Magen-konturen infolge Kompression durch Pankreascyste.

Klinisch: In der Oberbauchgegend in der Tiefe fühlbarer rundlicherTumor, hier Druckempfindlichkeit und spontane Schmerzen. Fettstühle mit unverdauten Muskelfasern. Tryptisches und lipolytisches Ferment im Duodenalsaft stark vermindert. Operation: Nahezu kindskopfgroße Pankreascyste, aus der bei späterer Eröffnung 1$^1/_2$ Liter dunkler Flüssigkeit entleert werden; in dieser reichlich diastatisches tryptisches und lipolytisches Ferment.

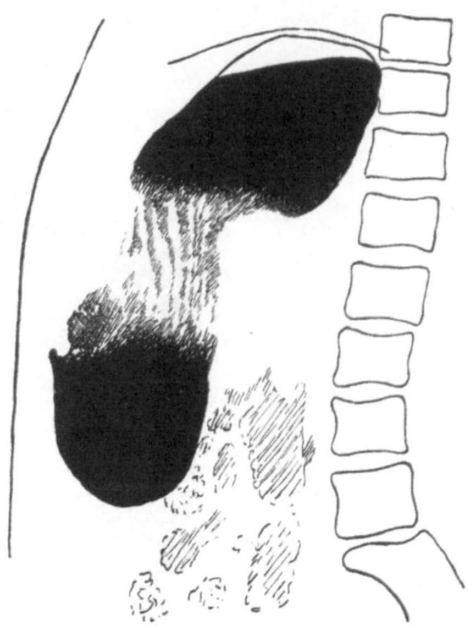

Abb. 974. Derselbe Fall von Abb. 973 bei frontalem Strahlengang.

Das Querbild des Magens zeigt Einbuchtung der Hinter-wand und einen Füllungsdefekt in den mittleren Magen-partien infolge Kompression durch die dahinterliegende Pankreascyste. Im Bereiche des Defekts ausgedehnte Längsfaltenzeichnung.

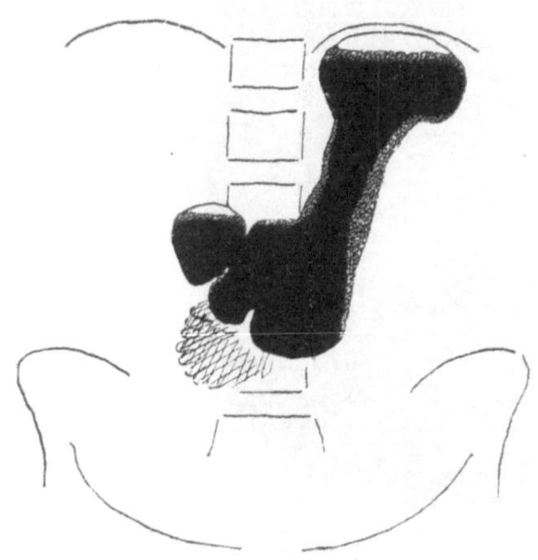

Abb. 975. Pankreastumor.

Klinisch: In der Tiefe palpabler Tumor im Epigastrium und unter dem linken Rippenbogen. Magensaft anacide, enthält viel Galle und Darmbakterien. Klinische Diagnose: Magencarcinom. Rönt-genbefund: Der Korpusabschnitt des Magens ist verschmälert, von geringerer Schattenintensität als die oberen und unteren Magen-teile. Innerhalb des Korpusabschnitts sind die seitlichen Teile noch schlechter gefüllt als ein zentraler Streifen. Breiter Bulbus duodeni und Dauerfüllung des übrigen Duodenums.

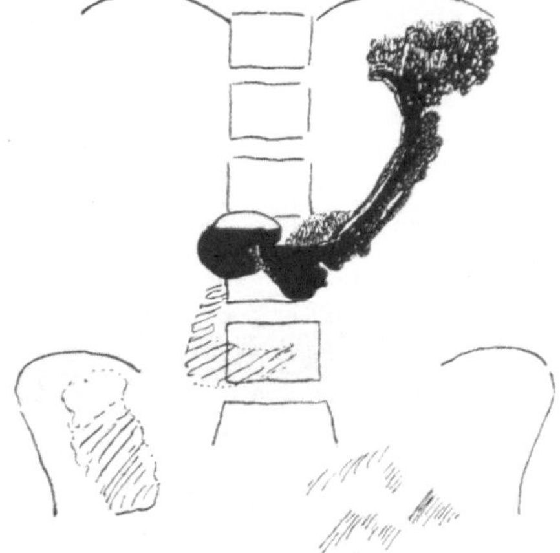

Abb. 976. Dreistundenrest desselben Falles wie Abb. 975.

Korpusabschnitt verschmälert. Darin streifenförmige Schattenaus-sparungen durch Längsfalten. Kleine Kurvatur konkav eingebuchtet. An der großen Kurvatur zackige Konturen, die lediglich durch starke Schleimhautfalten hervorgerufen werden. Nach 8 Stunden beträcht-licher Magenrest in fast genau der gleichen Form und Ausdehnung wie auf diesem Bilde. Dauerfüllung des ganzen Duodenums. Autopsie: Magen normal. Ein über faustgroßer Tumor, welcher das ganze Pankreas mit Ausnahme des Kopfteils durchsetzt, drückt von hinten her auf den Korpusabschnitt des Magens. Einzelne carcinomatöse Drüsen kompri-mieren die Flexura duodeno-jejunalis. Außerdem mäßiger Milztumor.

zwischen Magen und Duodenum entsteht (vgl. Abb. 602), durch Tumoren des Schwanz-teiles nach rechts (vgl. Abb. 981 und 982).

Als Zeichen eines *Carcinoms des Pankreasschwanzes* hat SCHOLZ eine unregelmäßig begrenzte Einbuchtung der großen Kurvatur im Korpusbereich des Magens auf Grund von drei autoptisch kontrollierten Fällen beschrieben; bei der Sektion zeigte sich der Pankreastumor mit dem Magen verwachsen.

Bei einem *Inseladenom* des Pankreas, das sich an der Vorderfläche desselben vorwölbte, stellte OLSSON eine kleine örtliche Einbuchtung an der Hinterwand des luftgefüllten Magens im Querbilde bei frontalem Strahlengange fest.

Ferner können folgende Verdrängungserscheinungen namentlich durch große Pankreasgeschwülste, insbesondere Cysten und Pseudocysten erzeugt werden: Sofern diese die mittleren Abschnitte des Körpers betreffen oder die Bursa omentalis erfüllen (sog. Pseudocysten), bewirken sie eine *Ausweitung des Magenwinkels zwischen auf- und absteigendem Schenkel* und eine *konkave Einbuchtung der kleinen Kurvatur* mit *Verdrängung des Magenkörpers nach links* (vgl. Abb. 973). Die *Breite des Magenschlauches kann* im ganzen Verlauf durch den Druck der Cyste *verschmälert werden.* Das schmale Magenband umgibt dann halbkreisförmig kranzartig den Tumor. ALBU und SCHLESINGER, ESAU und GERT haben derartige Fälle mitgeteilt. Durch besonders große Cysten können die mittleren Magenabschnitte in der Korpusgegend auch ganz leer gedrückt werden und deshalb im Bilde des sonst mit Bariumbrei gefüllten Magens völlig ausgelöscht erscheinen, so in den Fällen von FRIEDRICH und HOESCH und von HARING.

Sind die Geschwülste oder Cysten etwas tiefer gelegen, was namentlich beim Ausgang vom Kopfteil aus vorkommt, so werden hauptsächlich die unteren median gelegenen Magenabschnitte in der *Regio praepylorica komprimiert.* Sie erscheinen quer in horizontaler Richtung ausgezogen, verschmälert und von geringerer Schattenintensität als das übrige Füllungsbild des Magens; mitunter entstehen auch ausgesprochene Schattendefekte. Abb. 979 und 984, die von zwei opera-

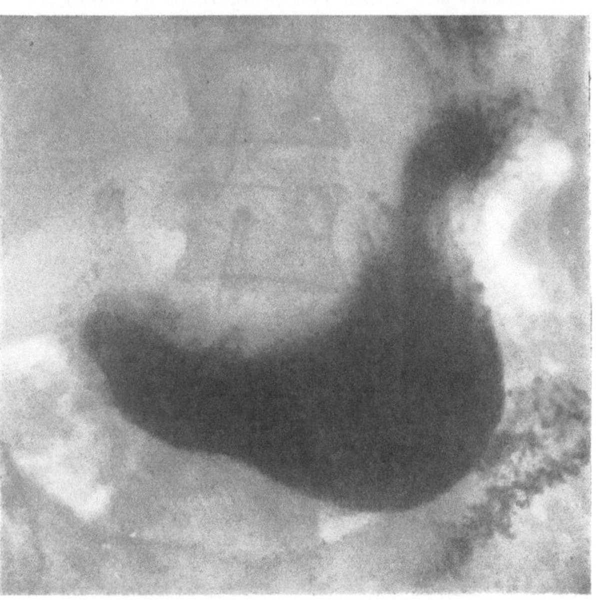

Abb. 977. Konkave Einbuchtung der kleinen Kurvatur des Magens durch Pankreascarcinom.

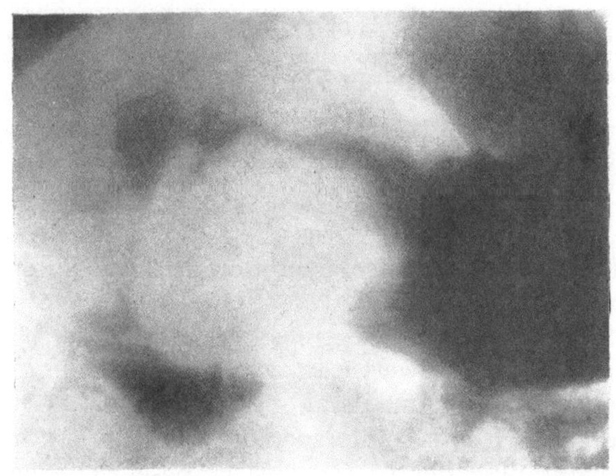

Abb. 978. Pankreaskopfcarcinom (Sektion). Etwas unregelmäßiger Schattendefekt der Regio praepylorica und der Pars descendens duodeni sowie C-förmige Dauerfüllung des Duodenums infolge Kompression durch ein Pankreaskopfcarcinom.

tiv kontrollierten Pankreascysten herstammen, erläutern dies Verhalten und zeigen gleichzeitig die vorher besprochene vollständige Füllung des Duodenums. Ein ähnliches Bild wurde auch bei einem faustgroßen tuberkulösen Tumor des Pankreaskopfes beobachtet, der gleichzeitig auf den Körper übergriff (vgl. Abb. 980). Abb. 978 zeigt einen großen, dem Bilde eines Magencarcinoms sehr ähnlichen Schattendefekt an der Pars praepylorica und eine weitere Schattenaufhellung an der im übrigen gefüllten Pars descendens duodeni, welche durch Druck eines Pankreaskopftumors auf den intakten Magen und Zwölffingerdarm entstanden waren. Der C-förmige dauernde Ausguß des Duodenums ist durch Verdrängung der Pars verticalis und Kompression der Pars transversa inferior duodeni hervorgerufen.

Cysten, welche vom links der Wirbelsäule gelegenen Korpusabschnitt oder vom *Schwanzteil des Pankreas* ausgehen, bewirken eine ganz andere Verlagerung der Nachbarorgane, die wieder verschiedenartig ausfallen. kann. Bei der einen Form wölbt sich die Geschwulst zwischen Magen und Colon transversum vor und drängt den Magen nach vorn oben rechts, das Colon nach unten links. Hierbei kann die große Kurvatur des

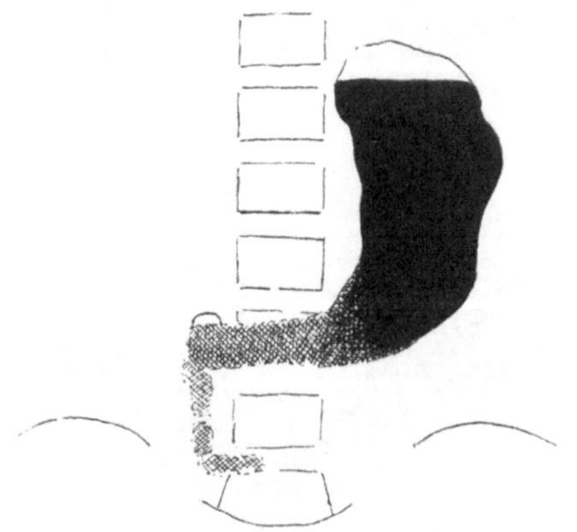

Abb. 979. Pankreascyste.

Klinisch: Seit ¹/₂ Jahr Schmerzen in der Magengegend. Seit 3 Wochen häufiges Erbrechen von stets stark galliger Färbung. Resistenz und starke Druckempfindlichkeit in der rechten Oberbauchgegend. Probefrühstück: Freie HCl = 25, A. = 52, ebenso wie das Erbrochene stark gallig gefärbt. Röntgenbefund: Die kleine Kurvatur des Magens leicht konkav eingebuchtet. Der absteigende Magenteil verläuft fast senkrecht, der untere Magenabschnitt fast horizontal, so daß beide fast einen rechten Winkel miteinander bilden. Die Regio pylorica ist schmal, von geringer Schattenintensität wegen geringer Füllung. Der Pylorus steht trotz normalem Salzsäuregehalt des Magensaftes dauernd offen. Das Duodenum ist dauernd vollständig als C-förmiges Band gefüllt. Verzögerung der Entleerung von Magen und Duodenum. Operation: Pankreascyste von 1 Liter Inhalt, welche die Bursa omentalis vollständig ausfüllt und außerdem die Flexura duodeno-jejunalis komprimiert.

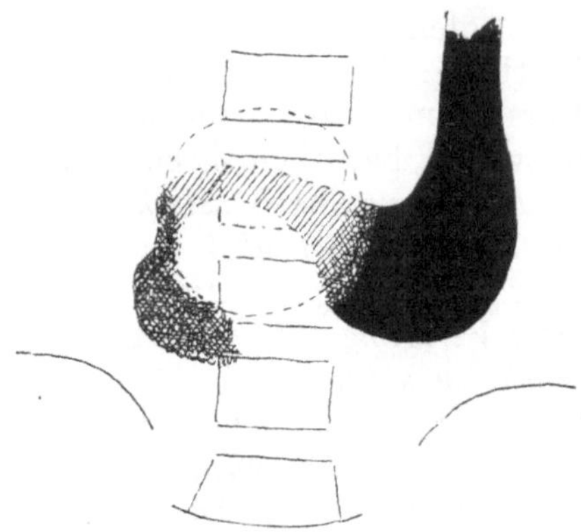

Abb. 980. Tuberkulöser Pankreastumor.

Klinisch: Palpabler Tumor in der Magengegend. Freie HCl —, A. = 18. Blutprobe im Stuhl —. Röntgenbefund: Die mittleren Partien des Magens ziemlich schmal, die unteren links stärker sackförmig gefüllt. Im Gegensatz dazu ist die Regio pylorica und die Pars superior duodeni größtenteils ausgespart, aber zeitweilig auch hier deutliche, wenn auch auffällig schwache Füllung und am Magen normale Peristaltik. In dieser Gegend ist in der Tiefe ein rundlicher Tumor fühlbar. Pylorus steht dauernd offen. Das Duodenum ist in den mittleren und unteren Abschnitten dauernd breit gefüllt. Nach 8 Stunden geringer Rest am unteren Magenpol. Autopsie: Überfaustgroßer Pankreaskopftumor, der aus höckerigen tuberkulösen Knoten und Granulationsgewebe zusammengesetzt ist. Geringere gleichartige Veränderungen im Korpusabschnitt. Das Duodenum zieht rund um den Tumor herum. Die Regio pylorica und die Flexura duodeno-jejunalis werden durch den Tumor leicht komprimiert, jedoch liegt keine Stenose des Lumens vor.

Magens konkav eingebuchtet und sein Füllungsbild verschmälert werden (vgl. Abb. 981 und 982).

Ein anderer Typus einer Verlagerung der Nachbarorgane durch Pankreascysten findet sich bei vorzugsweiser Entwicklung derselben nach unten. Alsdann werden Magen und Colon transversum zusammen nach oben gedrängt. Ein solches Verhalten wurde auch durch die Röntgenuntersuchung von ZIEGLER und ZONDEK festgestellt (vgl. Abb. 983). Die Topographie der beiden zuletzt beschriebenen Arten kann eine große Ähnlichkeit mit den gleichfalls variablen Lageverhältnissen einer linksseitigen Hydronephrose aufweisen.

Abgesehen von der Verlagerung kann das *Colon transversum* auch durch eine Pankreasgeschwulst komprimiert und sein Füllungsbild verschmälert werden (vgl. Abb. 982).

Zusammenfassend finden sich bei Tumoren des Pankreas in der Regel, die aber je nach der Lage des Falles mannigfache Ausnahmen erleidet, hauptsächlich folgende topographische Veränderungen:

Bei Tumoren des *Pankreaskopfes* wird der Bulbus duodeni meist nach oben, manchmal auch nach links verdrängt; der Duodenalring wird zu einem großen C erweitert und ist häufig vollständig gefüllt; die Pars descendens und die Flexura duodeni jejunalis werden nach vorn verlagert. Am Magen werden oft in der Gegend des Antrums Kompressionsdefekte beobachtet.

Tumoren der *Korpusgegend* rufen verschiedenartige Verdrängungen und Kompressionsdefekte des Magens, so oft eine konkave Einbuchtung der kleinen Kurvatur und meist

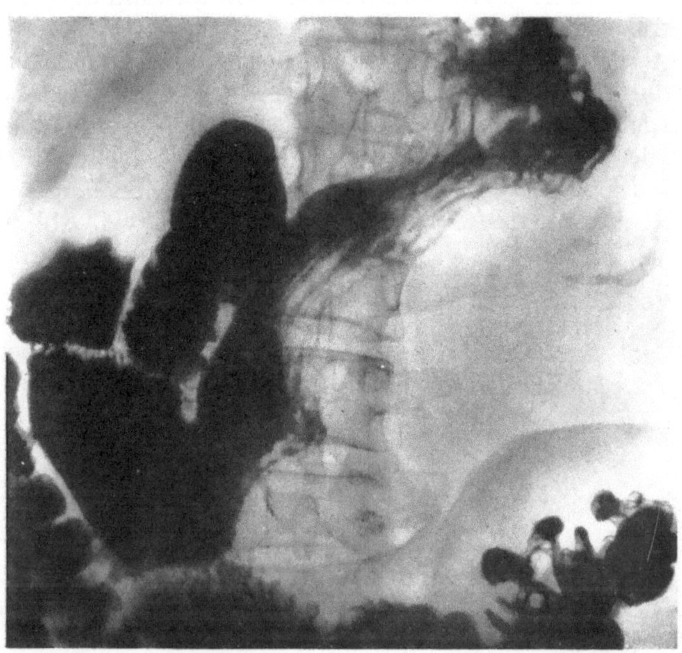

Abb. 981. Verlagerung des Magens durch Pankreasschwanzcyste (Operation).

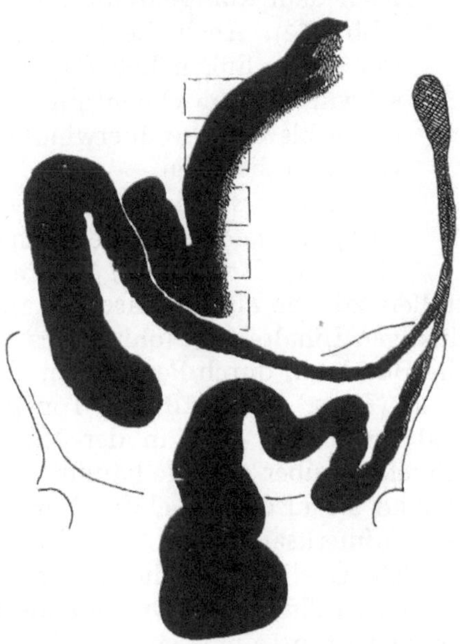

Abb. 982. Links von der Wirbelsäule gelegene Pankreascyste.
Gleichzeitig Magenfüllung und Darmeinlauf. Klinisch: 74jähriger Mann. Nach
Trauma unter kolikartigen Leibschmerzen schnelle Ausbildung einer halbkugelig
sich vorwölbenden, prall elastischen Geschwulst unter dem linken Rippenbogen.
Röntgenbefund: Der Magen ist nach rechts oben, das Quercolon nach unten verlagert. Auch sind beide durch Kompression verschmälert. Dazwischen liegt der
palpable Tumor. Operation: Punktion der Pankreascyste ergibt dunkle
hämorrhagische Flüssigkeit. Heilung.

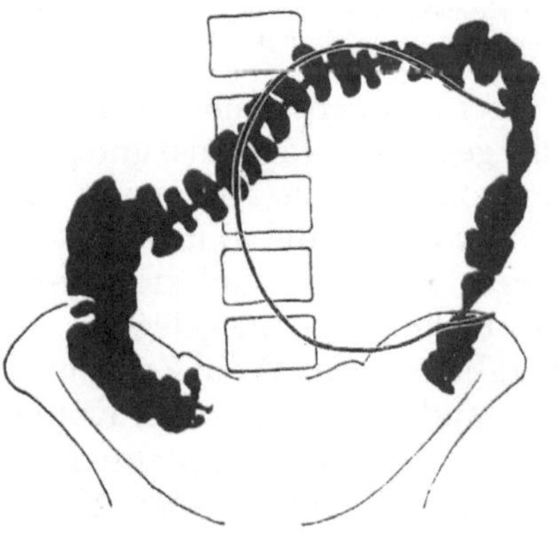

Abb. 983. Verdrängung des Colon trans-
versum nach oben durch Pankreascyste
(Operation).
(Nach ZONDEK: Berl. klin. Wschr. 1921, Nr. 33.)
Das Colon transversum umgibt oben, das Colon
descendens außen den durch Bleidraht markierten
Tumor.

eine Verlagerung der Hinterwand nach vorn hervor, so daß im Querbild der Abstand
zwischen dieser und dem Vorderrand der Wirbelsäule vergrößert wird; häufig ist hierbei
auch eine konkave Eindellung der Hinterwand erkennbar.

Tumoren des *Schwanzteiles* bewirken eine Vorwärtsdrängung der oberen Magenabschnitte. Manchmal wird eine Kaskadenform, manchmal auch eine Einbuchtung der großen Kurvatur und eine konkave Eindellung der Hinterwand im Querbilde beobachtet. Auch das Colon transversum kann in verschiedenartiger Weise verdrängt werden.

Differentialdiagnostisch ist bei den Formen, bei denen Einbuchtungen, Verschmälerungen und Aufhellungen des Füllungsbildes oder gar völlige Schattendefekte entstehen, vor allem das Magencarcinom zu berücksichtigen. Die Entscheidung kann schwierig sein, aber doch in den meisten Fällen am Reliefbilde der Schleimhaut bei aufmerksamer Durchleuchtung und gleichzeitiger Palpation in verschiedenen Lagen dadurch getroffen werden, daß die Ränder meist, freilich nicht ausnahmslos (vgl. Abb. 978), regelmäßiger

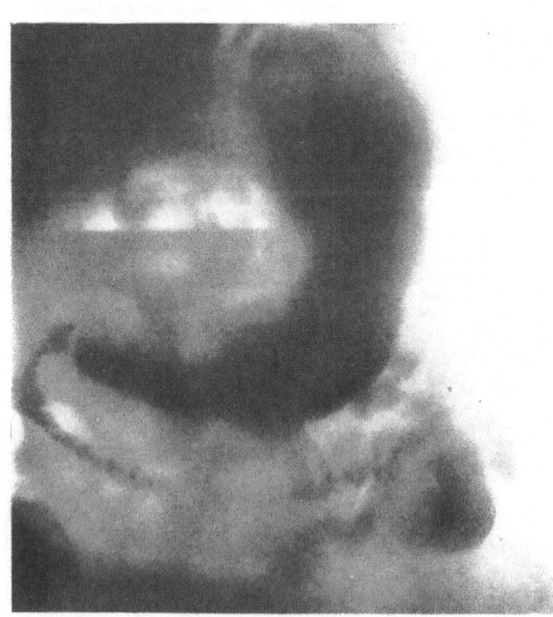

gestaltet sind, oft noch eine Peristaltik erkennen lassen, und daß unter bestimmten Umständen, z. B. bei Lagewechsel, doch häufig eine wenigstens teilweise Füllung der vorher ausgesparten Partien erzielt und von einem palpablen Tumor abgetrennt werden kann. Die Unterscheidung von Pankreasgeschwülsten und anderen extraventrikulären Tumoren, vor allem gegenüber retroperitonealen Lymphdrüsentumoren, z. B. carcinomatöser, sarkomatöser oder granulomatöser Art, die vor der Wirbelsäule und links davon gelegen sind, ist dagegen allein nach dem Röntgenbilde unmöglich (vgl. Abb. 972). Auch die Trennung von Tumoren des linken Leberlappens und Geschwülsten im Omentum minus kann große, bisweilen unüberwindliche Schwierigkeiten bereiten.

Abb. 984. Pankreaspseudocyste (Operation).
Horizontaler Spiegel infolge Ansammlung von Flüssigkeit und Gas in der Bursa omentalis.

Gasabscesse des Pankreas bzw. *gashaltige Pseudocysten*, die durch eine nekrotisierende Erkrankung des Pankreas hervorgerufen werden und die *Burs aomentalis* erfüllen, können als Gasblasen erkannt werden, die gegenüber dem darunter befindlichen flüssigen Inhalt des Hohlraumes durch eine horizontale Linie abgegrenzt sind. Das gleiche Bild kann durch Perforation eines Magengeschwürs in die Bursa hervorgerufen werden (BADE). Gemäß der Topographie der *Bursa omentalis* sind sie zwischen Nabel und Zwerchfell etwa in der Mittellinie oder etwas links davon gelegen; sie können auch etwas über die Medianlinie nach rechts hinüberreichen. Vom Zwerchfellbogen selbst sind sie in der Regel durch einen mäßigen Abstand getrennt, worauf KOHLMANN besonders aufmerksam macht. Dies Verhalten weist der in Abb. 984 dargestellte Fall auf, der eine solche Gasblase und die vorher beschriebene Einbuchtung der kleinen Kurvatur und die Dauerfüllung des Duodenums zeigt. Bei der Operation wurde hinter dem vorgewölbten Omentum minus ein mit Gas und 1 Liter Eiter gefüllter Hohlraum gefunden, der nekrotische Pankreasfetzen enthielt und als sog. Pseudocyste des Pankreas aufzufassen war. Bei hochgradiger Spannung des Inhalts kann der Gasraum aber auch nach den von BITTORF und COENEN sowie von HARING beschriebenen Bildern bis an die Zwerchfellgrenze selbst heranreichen.

Pankreassteine

habe ich zuerst in einem autoptisch geklärten Fall auf der Röntgenplatte nachgewiesen. Weitere Mitteilungen liegen von PFÖRRINGER, ZUCKSCHWERT, SCHÖNDUBE, HARING, LÜDIN, KÖRNER, POHL, v. PANNEWITZ, KUHLMANN, ENGELSTAD und RÖMCKE u. a. vor.

Ferner hat Simmonds die röntgenologische Darstellung von Pankreassteinen an verschiedenen anatomischen Präparaten beschrieben. Wolf und Tietze sahen bei einem mit Fettstühlen, aber ohne Koliken verlaufenden Falle von *Pankreascirrhose* einen dichten wurstförmigen zusammenhängenden Schatten, der schräg über den 1. Lendenwirbel hinwegzog, und bezogen ihn auf zusammenhängende *Pankreassteine*; diese wurden auch bei der Operation innerhalb des Ductus Wirsungianus gefunden.

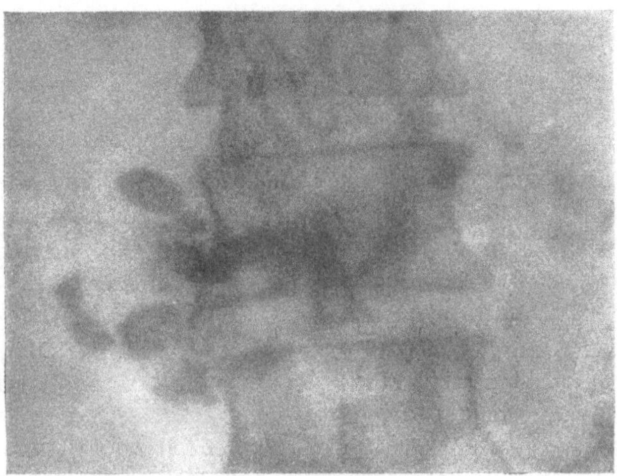

Abb. 985. Pankreassteine.

Nebenbefund bei einem Pankreascarcinom, welches wahrscheinlich durch den Reiz der Pankreassteine entstanden war.
Röntgenbefund: Etwa haselnußgroße und kleinere Steinschatten beiderseits neben dem 2. Lendenwirbel sowie an dessen rechtem Rande.

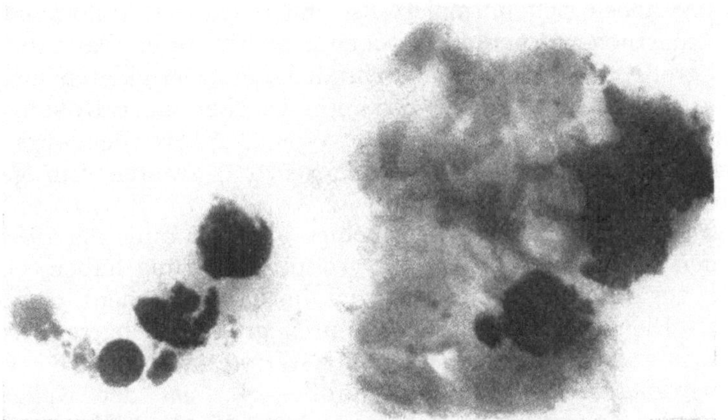

Abb. 986. Steinschatten in dem anatomishcen Präparat desselben Falles.

Die Pankreaskonkremente bestehen hauptsächlich aus Calciumcarbonat und -phosphat. Auch in meinem Fall wies ich diese Zusammensetzung nach. Dementsprechend prägten sich die Steine sehr deutlich als rundliche Schattenflecken von knapp Haselnußgröße zu beiden Seiten des 2. Lendenwirbels ab (vgl. Abb. 985). Die Steine können auch höher in Höhe des 1. Lendenwirbels liegen (Haring). In dem genannten Falle stellten die Steine einen unerwarteten Befund bei einem Pankreascarcinom dar, bei dessen Entwicklung sie wahrscheinlich von ursächlicher Bedeutung gewesen waren, ohne daß sie aber irgendwelche im klinischen Bilde hervortretende Symptome verursacht hatten. Von größter Wichtigkeit würde die Darstellung von Pankreaskonkrementen in den Fällen von Pankreaskoliken sein, die zuweilen durch Pankreassteine hervorgerufen werden und mit Glykosurie verlaufen können (Lichtheim).

Ein wesentlich anderes Aussehen zeigten multiple, in weit auseinanderstehenden Gruppen verteilte, kleine, rundliche, zum Teil etwas abgeplattete Schattenringe mit hellem Zentrum, die von FRIEDRICH und HÖSCH dargestellt und auf facettierte gallensteinähnliche Konkremente in einer großen Pankreascyste bezogen wurden. Eine chemische Analyse der Steine liegt leider nicht vor, da die Steine bei der Operation nicht aufgefunden wurden.

Feinkörnige Konkrementschatten in der Gegend des Pankreaskopfes rechts vom 1. Lendenwirbel sind in dem von BELZ beschriebenen Fall mit Autopsiebefund durch verkalkte *Gummen* hervorgerufen worden.

Eine diffuse *Verkalkung* des Pankreas, die sich vielleicht im Anschluß an eine überstandene Pankreatitis oder an Fettnekrosen entwickelt hatte, ist von REEVES und MORAN sowie von EPSTEIN und ISAACS beschrieben. Das Röntgenbild zeigte dicht zusammenliegende körnige Kalkschatten, die sich im linken Oberbauch in Höhe des 1.—2. Lendenwirbels bis unterhalb der 12. linken Rippe schräg lateral aufwärts erstreckten.

Als Technik zur Darstellung von Pankreassteinen empfiehlt sich am meisten eine Aufnahme in ventrodorsaler Richtung, die auf die Mittellinie in Höhe des 1. bis 2. Lendenwirbels eingestellt ist, mit BUCKY-Blende.

Im Anschluß hieran sei erwähnt, daß auch kalkhaltige Konkremente anderer Speicheldrüsen auf Röntgenaufnahmen dargestellt werden können. So hat RABLOCZKY die Abbildung zahlreicher dicht nebeneinander liegender *Parotissteine* a s stecknadelkopf- bis linsengroße Schattenflecke beschrieben, die in der Peripherie eine größere Dichte als im Zentrum zeigten. Längliche dattelkernartige Schatten sind als Ausdruck von Speichelsteinen in der Submaxillaris von KERNER mitgeteilt.

D. Nebennieren.

Die *Nebennieren* heben sich normalerweise innerhalb des Abdominalschattens nicht ab. Auch beim künstlichen Pneumoperitoneum stehen ihrer Darstellung wegen ihrer versteckten Lage große, wenn nicht unüberwindliche Schwierigkeiten entgegen. Dagegen können sie durch Gaseinblasung in die Fettkapsel der Niere nach ROSENSTEIN bei Durchleuchtung in schrägen Durchmessern und ventrodorsalem Strahlengange, und zwar links im (umgekehrten) ersten und rechts im (umgekehrten) zweiten schrägen Durchmesser sichtbar gemacht werden (vgl. S. 763).

Von pathologischen Veränderungen erscheinen in erster Linie die *Tumoren der Nebennieren*, unter denen die *Hypernephrome* die größte Bedeutung haben, einer Darstellung im Röntgenbilde zugänglich. Sie prägen sich mitunter namentlich auf Aufnahmen, die mittels BUCKY-Blende hergestellt sind, durch größere Schattentiefe innerhalb des Abdominalschattens aus. So war an einem von WINKEL mitgeteilten Falle ein später durch Operation nachgewiesenes kastaniengroßes *Adenom* der Nebenniere als entsprechend großer rundlich-ovalärer Schatten deutlich oberhalb des Nierenschattens sichtbar; ferner prägten sich zwei von SIMON beschriebene, etwa faustgroße Nebennierenrindentumoren (1 Carcinom, 1 Adenom), die zum klinischen Bilde des Morbus Cushing Anlaß gegeben hatten, als entsprechend große, rundliche Schatten oberhalb des Nierenschattens ab (vgl. Abb. 987). In anderen Fällen ist eine klare Abbildung auch von größeren Tumoren nur nach Anlage eines künstlichen Pneumoperitoneums (vgl. Abb. 1002) oder nach Lufteinblasung ins Nierenlager zu erzielen.

Diejenigen seltenen Hypernephrome, welche von der Nebenniere selbst ausgehen und von der Niere zu trennen sind (extrarenale Geschwülste) drängen die Niere nach unten, was besonders deutlich am Pyelogramm zu ersehen ist, und das Zwerchfell nach oben. In diesen Fällen kann vielleicht eine Beobachtung des Zwerchfellstandes besonders im dorsalen Abschnitt bei frontaler Strahlenrichtung von Wert sein, ferner die Durchleuchtung nach Anlegung eines Pneumoperitoneums. Am Magen wird die kleine Kurvatur ähnlich wie bei Pankreastumoren rundlich eingebuchtet, im Querbilde erscheint der

Magen nach vorn gedrängt. Wenn Hypernephrome von versprengten Nierenkeimen ausgehen, die innerhalb der Niere gelegen sind, wie es meist der Fall ist (pararenale Geschwülste),
so unterscheidet sich die Geschwulst in topographischer Hinsicht nicht von den Nierentumoren. Dagegen ist die Lage des durch Kontrastmittelfüllung dargestellten Nierenbeckens innerhalb des Tumorschattenbildes verschieden; es liegt bei Nierentumoren im Zentrum desselben, bei Hypernephromen dagegen exzentrisch. Die Verdrängungserscheinungen benachbarter Organe sind ähnlich wie bei Nierengeschwülsten (vgl. Abb. 601 und 607).

Auch die vom Nebennierenmark ausgehenden, meist im Kindesalter auftretenden *Sympathicoblastome* können sowohl direkt als weichteildichte Schatten in der Nierengegend zum Teil mit eingelagerten Verkalkungen als auch indirekt durch Verdrängung des kontrastgefüllten Nierenbeckens im Röntgenbilde erkannt werden. Sie bilden häufig Metastasen von einem von HUTCHINSON beschriebenen Typus mit charakteristischem Sitz am Schädel am oberen Rande der Augenhöhle, welche Exophthalmus und Hämorrhagien an den Augenlidern hervorrufen können (ROSENDAL, SELANDER).

Bei der ADDISONSCHEN Krankheit liegt oft eine Verkäsung der Nebennieren vor. Meist ist der Kalkgehalt zu gering, als daß dadurch eine deutliche Verschattung innerhalb des Abdominalschattens hervorgerufen würde. Doch sind in vereinzelten Fällen scharf abgrenzbare Schatten in der Gegend der Nebenniere seitlich vom 1. Lendenwirbel dicht unterhalb der 12. Rippe von SCHATZKI, THOMPSON, BALL, GREENE, CAMP, ROWNTREE, SACHS und STRITZKO, BEUTEL bei Morbus Addison beschrieben (vgl. Abb. 988).

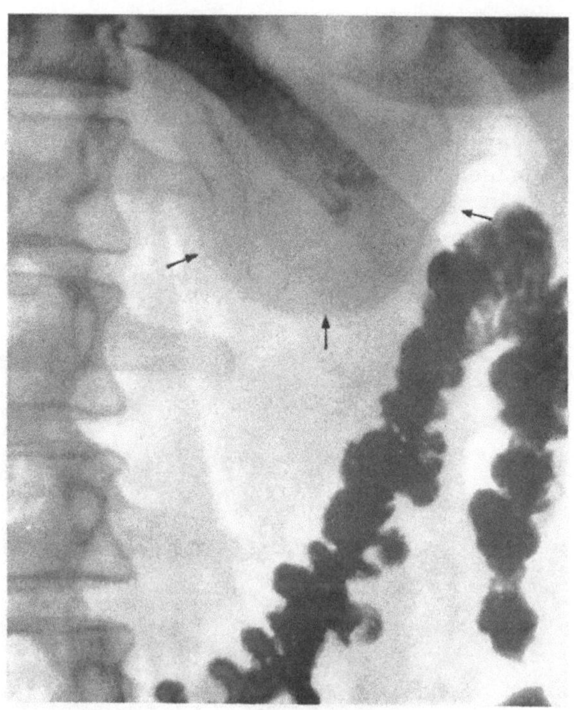

Abb. 987. Nebennierenadenom links.

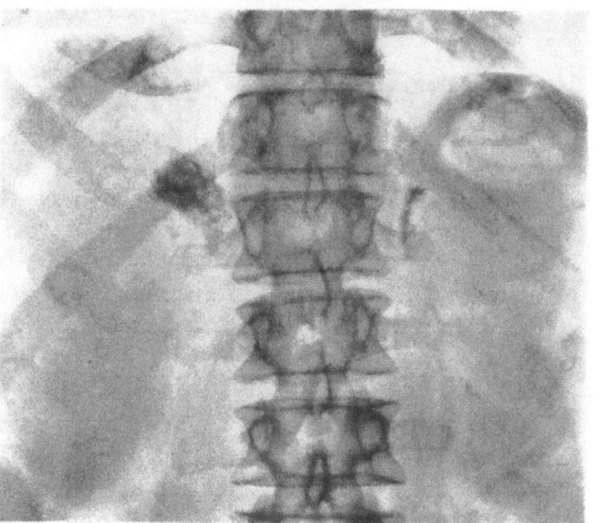

Abb. 988. Verkalkte Nebennieren bei Morbus Addison.
(Aufnahme von Dr. SCHATZKI, Leipziger Medizinische Klinik Prof. MORAWITZ.)

E. Peritoneum.

Als ein capillärer, nur von wenig Flüssigkeit erfüllter Spaltraum bildet das *Peritoneum* an sich kein Objekt für die Röntgenuntersuchung. Dagegen vermögen Ansammlungen von Luft und von Luft und Flüssigkeit zugleich röntgenologisch darstellbare Kontraste von ungewöhnlicher Schärfe hervorzurufen. Ferner können peritoneale Adhäsionen die Gestalt, Lage und Verschieblichkeit der Bauchorgane, vor allem des Magens

und in geringerem Grade des Darmes, verändern sowie die Fortbewegung ihres Inhalts
hemmen und damit ebenfalls durch die Röntgenuntersuchung erkennbar werden.

Pneumoperitoneum, Pneumaskos.

Luft kann in die Bauchhöhle außer durch künstliche Einblasung durch *Perforation
des gashaltigen Magens oder Darmes* eindringen. Den Anlaß dazu kann ein Geschwür
des Magens oder Darmes oder eine zerfallene Geschwulst oder eine traumatische Läsion
der Magen- oder Darmwand bilden. Erfolgt der Durchbruch in die freie Bauchhöhle, so
sammelt sich die Luft bei aufrechter Körperhaltung unter beiden oder einem Zwerchfellbogen an und bildet hier einen Hohlraum zwischen Zwerchfell und den darunterliegenden
Bauchorganen. Das *Zwerchfell* hebt sich dann als *regelmäßig gebogene schmale Schattenlinie* ungemein scharf zwischen dem hellen Lungenfeld und der darunter befindlichen

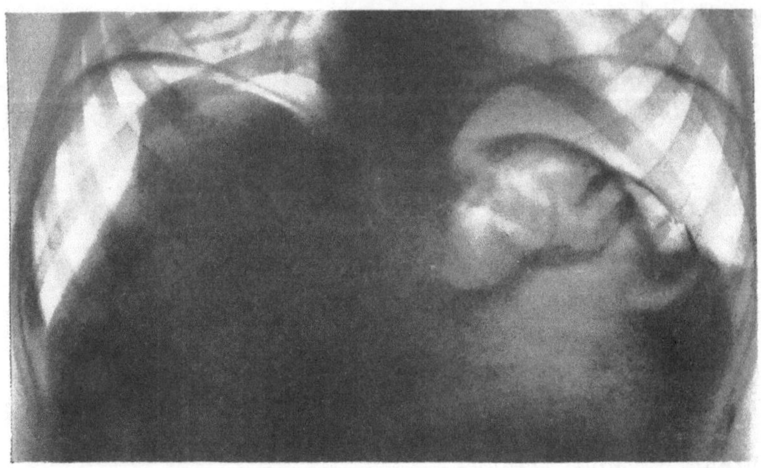

Abb. 989. Pneumoperitoneum infolge Perforation eines Ulcus ventriculi.

noch helleren *Gasansammlung* ab. Ebenso ist der Kontrast gegenüber dem rechts darunterliegenden Leberschatten, links gegenüber dem Milzschatten und den bogenförmigen
Begrenzungslinien des ebenfalls meist gasgefüllten Magens und Colons äußerst stark.
Die Gestalt der peritonealen Lufträume ist *bei kleineren Mengen* von Luft schmal und
sichelförmig. Durch größere Gasansammlung wird die Leber auch seitlich von der Bauchwand abgedrängt, die Konturen ihrer Oberfläche erscheinen dabei oft eigenartig winklig
gebogen. Es entsteht so ein etwas unregelmäßig gestalteter Hohlraum, der in Abb. 989
sichtbar ist.

Dies Bild kann eine gewisse Ähnlichkeit mit dem eines zwischen Leber und Zwerchfell
eingeschobenen *gasgeblähten Colons* aufweisen, wie es zuerst von WEINBERGER und
CHILAIDITI beschrieben worden ist. Indes ist hier gewöhnlich die Haustrenzeichnung
ausgesprochen, die Gestalt des gasgeblähten Colons ist nicht schmal sichelförmig wie bei
kleinen Luftansammlungen. Bei größeren Gasmengen kann allerdings durch die seitliche
Abdrängung der Leber von der Bauchwand eine ziemlich übereinstimmende Form des
hellen Raumes hervorgerufen werden. Ein wichtiges Unterscheidungsmerkmal ist die
Veränderung des Bildes bei Lagewechsel. Während das Colon gewöhnlich in verschiedenen
Körperstellungen an Ort und Stelle bleibt — Ausnahmen können allerdings vorkommen —,
entweicht die Luft in der freien Bauchhöhle nach dem jeweils höchsten Punkt, also bei
Rückenlage nach der vorderen Bauchwand und läßt die Bauchorgane wieder an ihren
alten Platz unter das Zwerchfell rücken. Bei einer Durchleuchtung in Horizontallage
sind dann die hellen Räume unter dem Zwerchfell verschwunden, um bei Aufrichten des
Patienten wieder hervorzutreten. Nur bei sehr großen Gasmengen im Abdomen ist auch

in Rückenlage eine Abdrängung der gesamten Bauchorgane von der Bauchwand und dem Zwerchfell durch einen schmalen Luftsaum erkennbar. Der eindeutigste Nachweis kann durch *Kontrastfüllung des Colons mittels Einlauf* geliefert werden, indem dabei der Querdarm an normaler Stelle außerhalb der Luftansammlung sichtbar ist.

Dieser Schilderung liegen mehrere eigene Beobachtungen zugrunde. Die beiden ersten Fälle seien kurz geschildert, zumal der übereinstimmende günstige Verlauf bei gleichem physikalischem und röntgenologischem Befund, aber ganz verschiedenen Allgemeinerscheinungen und dementsprechend verschiedener Behandlung lehrreich sein dürfte.

1. Im ersten Falle handelt es sich um einen bisher stets gesunden Mann, der nur zeitweilig geringe und vorher kaum beachtete Magenschmerzen gehabt hatte. Im Anschluß an eine starke körperliche Anstrengung nach reichlichem Genuß von kohlensäurehaltigem Getränk traten plötzlich *Schmerzen in der rechten Oberbauchgegend* auf, *die auch in die rechte Schulter ausstrahlten.* Außer einer

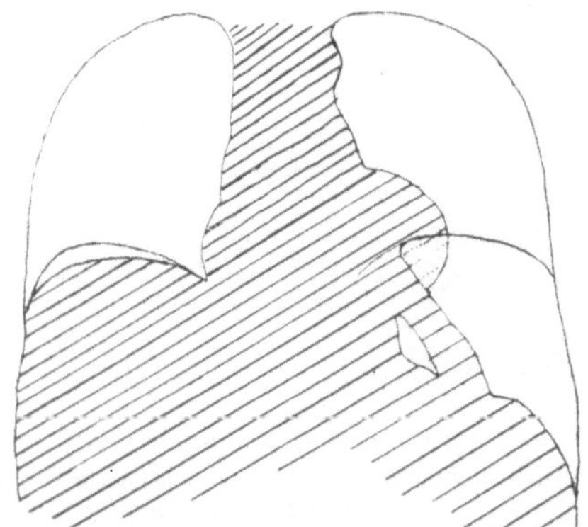

Abb. 990. Freie Gasansammlung im Abdomen bei perforiertem Ulcus duodeni.

Bezüglich des klinischen Befundes vgl. Text.
Röntgenbefund: Unter beiden Zwerchfellbögen helle Gasräume.

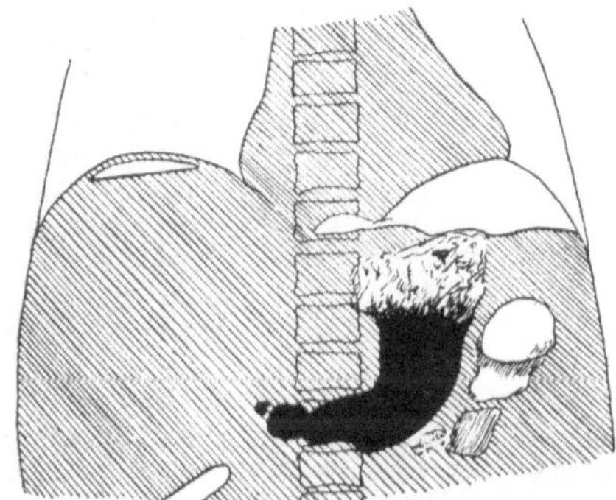

Abb. 991. Gas in der freien Bauchhöhle, welches sich im Stehen unterhalb beider Zwerchfellhälften ansammelt

Infolge Perforation einer carcinomatösen Lebermetastase ins Duodenum und dadurch hervorgerufener Perforationsperitonitis (Autopsie).

leichten Atembehinderung bestanden keine größeren Beschwerden. Die sofort vorgenommene Untersuchung ergab leichte Bauchdeckenspannung, *aufgehobene Leberdämpfung* und an deren Stelle auffällige *Tympanie.* Es bestand kein Fieber und gute Pulsfüllung. Die *Röntgenuntersuchung* (Abb. 989) zeigte *unter den hochstehenden Zwerchfellbögen beiderseits große helle Lufträume,* in denen sich rechts die Leber, links die Wandungen des ebenfalls mit Gas gefüllten Magens und Dickdarmes und am Rande der obere Milzpol scharf abhoben. *Bei Rückenlage verschwanden die hellen subdiaphragmalen Lufträume vollständig. Ein Einlauf zeigte das Colon an normaler Stelle unterhalb der Leber gelegen.*

Bei dem guten Allgemeinbefinden wurde zunächst von einem operativen Eingriff abgesehen, und Patient genas unter interner Schonungsbehandlung und ist seit vielen Jahren völlig leistungsfähig und bis auf zeitweilige Magenschmerzen beschwerdefrei. Eine spätere Röntgenuntersuchung zeigte gesteigerte Peristaltik und an einer Stelle eine leichte spastische Einschnürung an der großen Kurvatur des Magens, sonst keinen krankhaften Befund. Es muß angenommen werden, daß es sich um Perforation eines Ulcus wahrscheinlich des Magens gehandelt hat, aus dem reichlich Gase, aber nicht Mageninhalt in nennenswerter Menge in die freie Bauchhöhle gelangt sind.

2. Ein viel schwereres Bild bot der sonst sehr ähnliche zweite Fall. Auch hier waren nur in den letzten 14 Tagen nicht sehr bedeutende Magenbeschwerden vorangegangen, und plötzlich traten *Schmerzen in der rechten Oberbauchgegend* auf, *die in Rücken und Schulterblatt ausstrahlten.* Die Untersuchung ergab eine starke Bauchdeckenspannung rechts mehr als links, *Ödem des Unterhautzellgewe es rechts hinten in der Gegend der 10. Rippe,* hochgerückte verschmälerte, aber noch erhaltene Leberdämpfung und besonders links, weniger rechts, eine starke *Tympanie,* die vom übrigen Abdominalschall deutlich abzugrenzen war. Es bestand Fieber und kleiner, leicht unterdrückbarer Puls. Die *Röntgenuntersuchung* ließ wie im vorigen Fall unter den Zwerchfellbögen *zwei helle Lufträume* erkennen (Abb. 990).

Die Diagnose wurde auf ein *perforiertes Duodenalgeschwür mit beginnender Peritonitis* gestellt und durch die sofort vorgenommene Operation bestätigt. Auch hier erfolgte Heilung.

Der gleiche Befund schmaler sichelförmiger Hohlräume unter den Zwerchfellbögen wird in übereinstimmenden Berichten des Schrifttums über Perforation eines Magen- oder Darmgeschwüres mit Gasansammlungen in der freien Bauchhöhle von POPPER,

WEILAND, KENEZ, WEIL, SCHOTTMÜLLER, DAHM, FINSTERBUSCH und GROS u. a. beschrieben. Auch bei anderweitiger Perforationsperitonitis können Gas- und Flüssigkeitsansammlungen im Abdomen durch die Röntgenuntersuchung nachgewiesen werden (vgl. Abb. 991). KIRCHHOFF hat derartige Befunde bei Neugeborenen beschrieben, bei welchen die Perforation in mehreren Fällen aus nicht bekannter Ursache im Coecum erfolgt war.

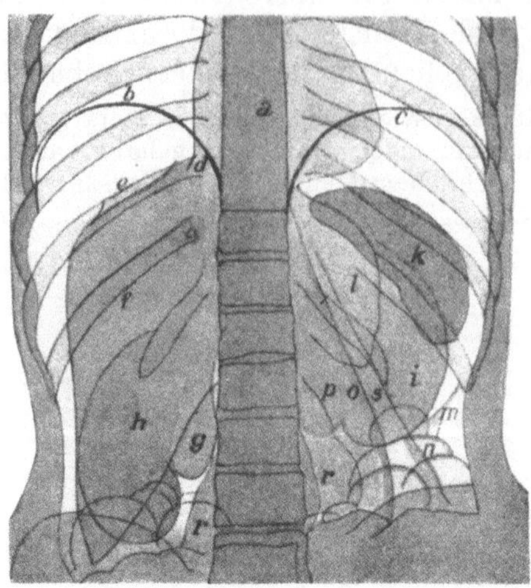

Abb. 992. Normale Lage der Bauchorgane bei künstlichem Pneumoperitoneum nach GÖTZE.
Übersichtsbild beim stehenden Patienten. *a* Herz; *b* rechtes Zwerchfell; *c* linkes Zwerchfell, exspiratorisch; *d* Vena cava inferior bzw. Lebervene; *e* Lig. coronarium hepatis dextrum; *f* rechter Leberlappen; *g* Gallenblase; *h* rechte Niere, durch die Leber größtenteils verdeckt; *i* linke Niere; *k* Milz; *l* linker Leberlappen; *m* Lig. colicum sinistrum; *n* Flexura lienalis coli; *o* Curvatura major ventriculi; *p* Pankreas; *r* Dünndarmkonvolut; *s* Netz

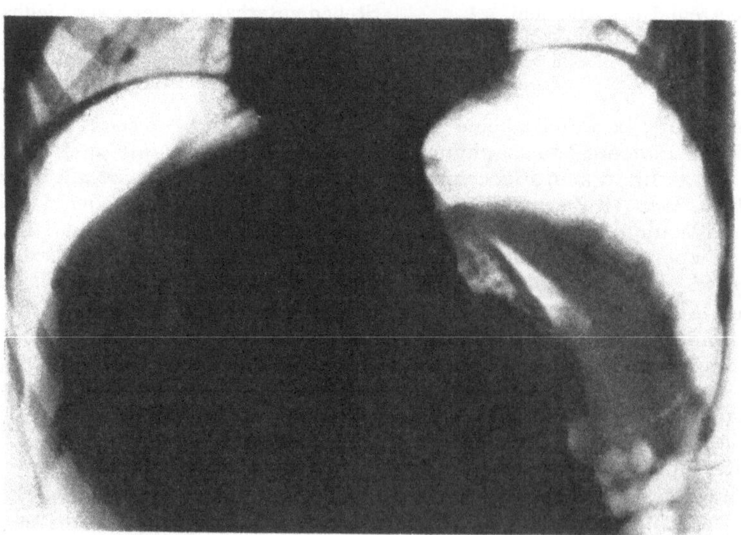

Abb. 993. Künstliches Pneumoperitoneum. Normale Verhältnisse.
Rechts Leber, links Milz, medial davon der zum Teil mit Barium und Luft gefüllte Magen.

Künstliches Pneumoperitoneum.

Gleichartige Bilder entstehen bei *künstlicher Einblasung von Luft ins Abdomen*, wie sie zuerst auf Grund einer zufälligen Beobachtung von LOREY und nach Tierexperimenten und Leichenversuchen von WEBER als diagnostische Methode empfohlen und sodann von RAUTENBERG beim Menschen in systematischer Weise geübt wurde. Das von RAUTENBERG in die Klinik eingeführte Verfahren ist von ihm selbst und später besonders von GÖTZE nach manchen Richtungen hin ausgebaut worden.

Die *Technik* besteht nach RAUTENBERG in einer Einführung von Luft, die einen Wattefilter passiert hat, durch eine die Bauchdecken zwischen Nabel und Symphyse durchbohrende Kanüle mittels eines Doppelgebläses. GÖTZE verwendet eine dem von FORLANINI angegebenen Pneumothoraxapparat entsprechende Apparatur mit Manometer. Er bringt den Patienten auf einen um 45 Grad geneigten Tisch in rechte Seitenlage

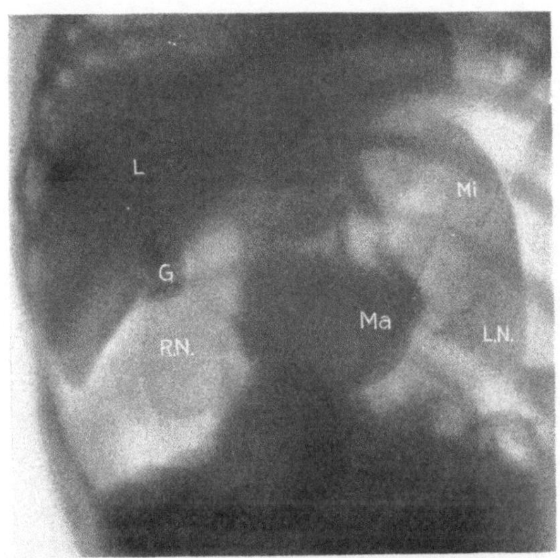

Abb. 994. Künstliches Pneumoperitoneum.
Adhäsionen zwischen Zwerchfell und Leberoberfläche. (Aufnahme von Dr. RUPPRECHT, Univ.-Kinderklinik, Leipzig.) Es ist kein Gasraum zwischen Zwerchfell und Leberoberfläche wegen Verwachsung dieser Organe vorhanden. An der Unterfläche der Leber Gallenblase sichtbar. *L* Leber; *G* Gallenblase; *R.N.* rechte Niere; *Mi* Milz; *Ma* Magen; *L.N.* linke Niere.

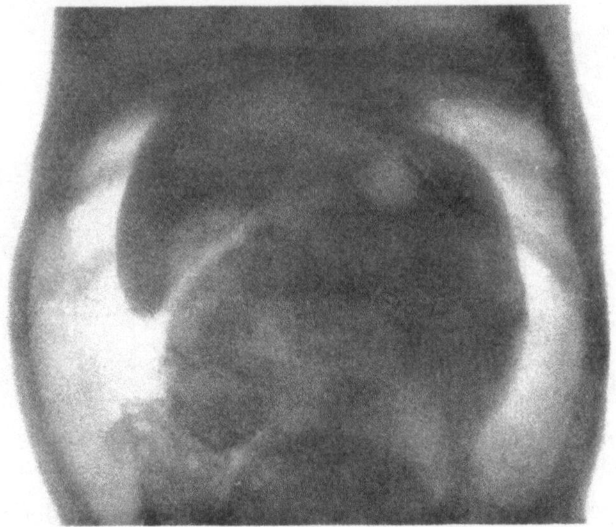

Abb. 995. Künstliches Pneumoperitoneum bei akuter gelber Leberatrophie.
(Aufnahme von Dr. RUPPRECHT, Univ.-Kinderklinik, Leipzig.) Stark verkleinerte Leber. Autoptische Kontrolle.

und dann in starke Beckenhochlage und sticht etwa 3—4 Querfinger nabelwärts von der linken Spina iliaca ein. Diese Lagerung wird von GÖTZE deshalb empfohlen, weil hierbei an der Stelle der Punktion ein negativer Druck im Abdomen angetroffen wird, dessen Nachweis durch das Manometer anzeigt, daß sich die Nadel in der freien Bauchhöhle befindet. Erst dann soll die langsame Füllung mit etwa 2 Liter *Sauerstoff* beginnen. Vor dem Eingriff ist der Magen-Darmkanal und die Blase zu entleeren. Für bestimmte Zwecke kann eine Füllung des Magens und Darmes oder auch des Nierenbeckens mit

Kontrastmitteln oder Luft bzw. Sauerstoff von Nutzen sein. Stets hat zunächst eine *Durchleuchtung* zu erfolgen, bei welcher ein Überblick über die Topographie gewonnen und festgestellt wird, bei welcher Lagerung das wesentlichste Objekt der Untersuchung am klarsten hervortritt. Für die Darstellung von Zwerchfell, Leber und Milz eignet sich am besten die aufrechte Stellung bzw. für Leber und Milz und ebenso für die Nieren Lagerung auf die entgegengesetzte Seite, für die Vorderfläche des Bauches die

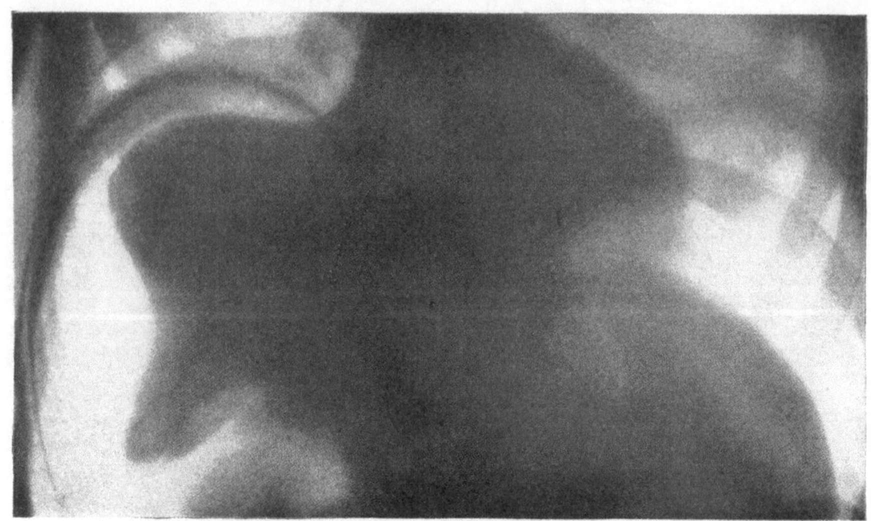

Abb. 996. Künstliches Pneumoperitoneum bei Lebercirrhose.
Die Leber ist verkleinert.

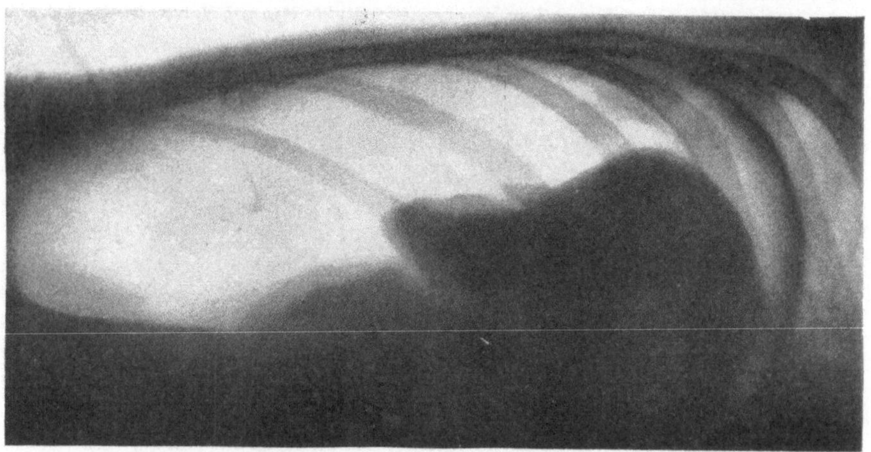

Abb. 997. Derselbe Fall wie in Abb. 996. Aufnahme in linker Seitenlage.
Hier ist auch eine leicht höckerige Beschaffenheit der Leberoberfläche am unteren seitlichen Rande sichtbar.

Rückenlage bei horizontalem Strahlengange und Aufnahme von der Seite; für die Aorta, Wirbelsäule und das Mesenterium der Dünndärme die Knie-Ellenbogenlage, für die Beckenorgane Beckenhochlagerung. Nach Einstellung des betreffenden Teils auf dem Leuchtschirm können dann zur Fixierung des Befundes und zur Darstellung genauerer Einzelheiten *Aufnahmen*, unter Umständen unter Verwendung von Blenden, angeschlossen werden.

Als *Gegenindikation* werden *entzündliche Prozesse der Bauchhöhle, Meteorismus, Ileus* angegeben. Nicht seltene *Beschwerden bei der Einfüllung* sind ein gewisses *Spannungsgefühl* oder Schmerzen *in der rechten Oberbauch- und Schultergegend*, ganz ähnlich wie sie bei Erkrankungen der Leber häufig auftreten. Wirkliche Schädigungen sind bei Beachtung der Vorschriften und Gegenanzeigen bisher nur vereinzelt veröffentlicht.

Das Verfahren gestattet wichtige, sonst nicht in so klarer Weise erhältliche Einblicke in die Topographie und Oberflächengestaltung zahlreicher Bauchorgane. Namentlich *Leber*, *Milz* und *Nieren*, sowie auch die *Beckenorgane* treten bei entsprechender Lagerung in ihren Konturen scharf gegenüber dem hellen Luftraum hervor, so daß ihre Form und Größe und auch Einzelheiten ihrer Oberfläche deutlich beurteilt werden können (vgl. Abb. 992—1002). Die *Gallenblase* kann in manchen Fällen, aber nicht immer dargestellt

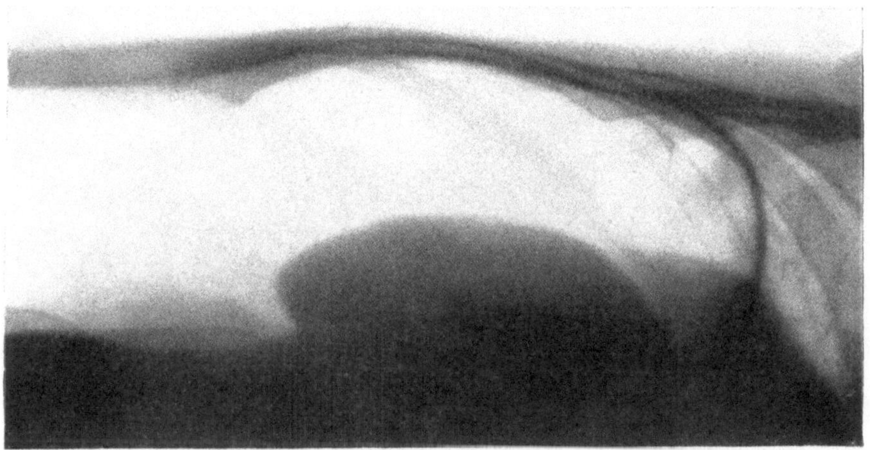

Abb. 998. Vergrößerte Milz bei Lebercirrhose.
Aufnahme desselben Falles von Abb. 996 und 997 in rechter Seitenlage.

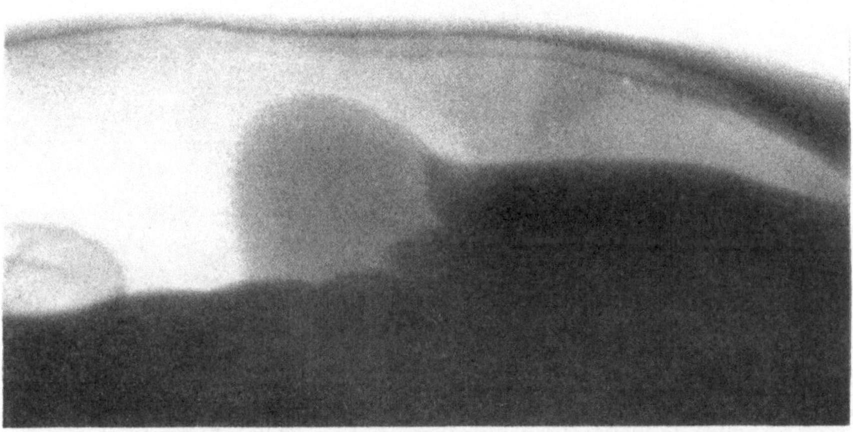

Abb. 999. Hydrops der Gallenblase im Pneumoperitoneum.
Seitliche Aufnahme in Rückenlage.

werden (vgl. Abb. 992, 994, 999). *Geschwulstknoten* an der vorderen Bauchwand, dem Zwerchfell, der Oberfläche der soliden Organe, Leber-, Milz-, Nieren-, Pankreastumoren, aus verbackenen Darmschlingen oder Netzteilen gebildete Adhäsionsgeschwülste sowie Tumoren des Beckens usw. werden sichtbar. Insbesondere ist die Diagnose der Echinococcuscysten in der Leber (RAUTENBERG, PARTSCH, NEMENOW) und im Abdomen (NEMENOW), der Cystenleber (TESCHENDORF, SCHINZ) und der Cystennieren (SCHINZ) hierdurch außerordentlich erleichtert. Ein Mangel an Verschieblichkeit der Organe und die fehlende Bildung eines sonst an bestimmten Stellen entstehenden Gasraumes zeigt intraperitoneale Adhäsionen an. So sinkt die Leber bei aufrechter Stellung infolge Verwachsung zwischen Zwerchfell und Leberoberfläche nicht wie gewöhnlich herab (vgl. Abb. 994). Mit und ohne Kombination mit Gasblähung des Colons und Magens können

Adhäsionen zwischen Magen-Darmkanal und der Bauchwand als Schattenstränge innerhalb des hellen Luftraumes in überlegener Weise abgebildet werden (vgl. Abb. 1001). Sie müssen von den in ähnlicher Weise unter normalen Verhältnissen dargestellten Ligamenta falciforme hepatis und phrenicocolicum unterschieden werden. Ferner heben sich Lymphdrüsen als traubenförmige Schatten vom Mesenterialansatz ab, der bei Knie-Ellenbogenlage isoliert im Luftraum schwebend dargestellt wird, nachdem die schwereren Därme

Abb. 1000. Faustgroßer Pankreaskopftumor im Pneumoperitoneum.
Aufnahme in linker Seitenlage. Der Tumor ist auch in aufrechter Stellung unterhalb der Leber gut im Pneumoperitoneum sichtbar. Starke Verdrängung des Magens nach links (vgl. Abb. 602).

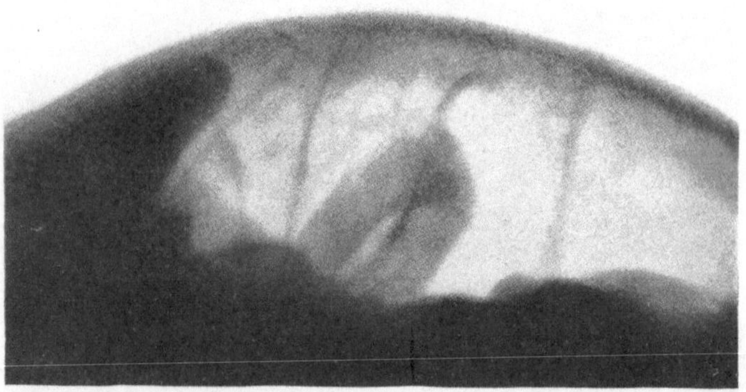

Abb. 1001. Künstliches Pneumoperitoneum bei tuberkulöser Peritonitis. Darmadhäsionen.
Seitliche Aufnahme in Rückenlage. (Aufnahme von Dr. Rupprecht, Univ.-Kinderklinik, Leipzig.) Im Gasraum sind mehrere Adhäsionsstränge und eine an der Vorderfläche der Bauchwand angeheftete Dünndarmschlinge sichtbar. Die höckerigen Konturen der Innenfläche der Bauchwand sind auf tuberkulöse Schwielen zu beziehen.

zur vorderen Bauchwand herabgesunken sind (Gelpke und Rupprecht). Auch *Konkremente in den Nieren* werden durch dies Verfahren infolge Steigerung der Kontraste in wesentlich schärferer Weise als gewöhnlich abgebildet. Ferner gestattet das Pneumoperitoneum in klarer Weise eine Unterscheidung zwischen Hernia und Relaxatio diaphragmatica, sofern nicht Verwachsungen bei einer Hernie den Brustraum von der Bauchhöhle abschließen. Endlich kommen die normalen Beckenorgane und pathologische Veränderungen derselben dann deutlich zum Ausdruck, wenn durch eine passende Lagerung die Luft in das kleine Becken hinaufsteigt und allseitig die Organe umgibt. Die besondere Technik und ihre Ergebnisse für die Gynäkologie sind von Stein und Stewart, Götze, Behne, Polano und Dietl u. a. mitgeteilt. Von ihnen wird Schräglagerung des Körpers mit abwärtsgeneigtem Kopf und Hochlagerung der Beine, Bauchlage auf einer schiefen Ebene, Stellung der Röhre oben über dem Gesäß senkrecht über der

Beckeneingangsebene, Lage der Kassette unter dem Bauch der Patientin empfohlen. Stereoskopische Aufnahmen sind gerade hier besonders wirksam und erhöhen den plastischen Eindruck.

Dieser Schilderung liegen die Angaben des Schrifttums zugrunde. Wenn ich auf diesem Gebiete in bewußtem Gegensatz zu anderen Autoren über keine ausgedehnten eigenen Erfahrungen berichten kann, so liegt dies daran, daß mir trotz der angegebenen Unschädlichkeit des Verfahrens eine strikte Indikationsstellung, die auch RAUTENBERG selbst betont, notwendig erscheint und daß ich mich zu dem Eingriff, den die Anlegung

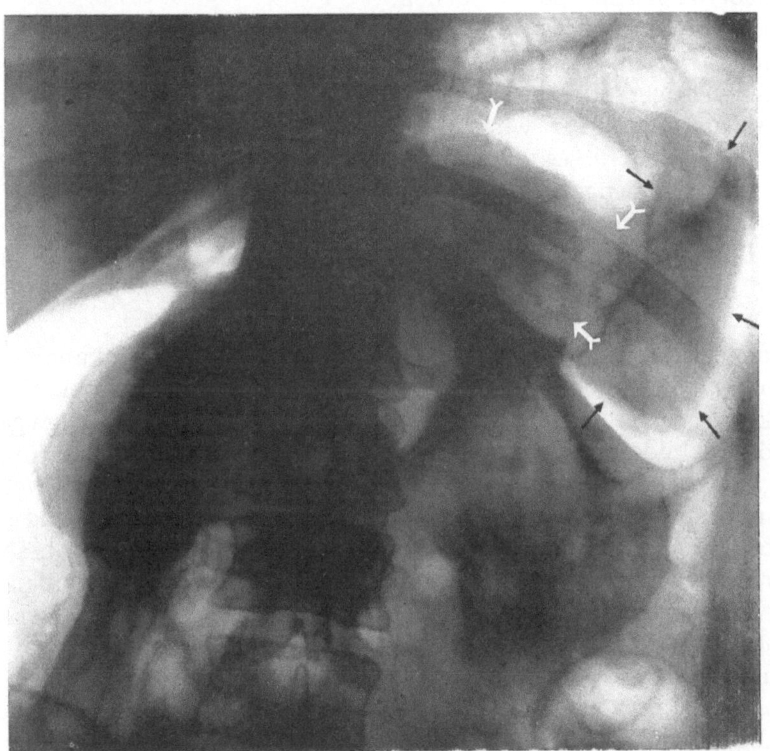

Abb. 1002. Linker Nebennierenrindentumor (gefiederte Pfeile) im Pneumoperitoneum.
Die Milz ist von einfachen Pfeilen umrahmt.
Aufnahme von Dr. GÜLZOW, Med. Univ.-Klinik Greifswald (Prof. KATSCH).

eines künstlichen Pneumoperitoneums zweifellos darstellt, nur in wenigen Fällen für berechtigt hielt. Die Indikation sehe ich darin, daß von der Untersuchung ein Nutzen *für den Patienten* zu erwarten ist, der die entstehenden Unbequemlichkeiten und die doch sicher in Betracht zu ziehenden, wenn auch seltenen Gefahren überwiegt. Es kommt nicht nur die naheliegende Möglichkeit einer Verletzung der Därme und eine Infektion der Bauchhöhle, sondern auch die gewiß recht entfernte Gefahr einer Gasembolie[1], um derentwillen jedenfalls der Einblasung von Sauerstoff an Stelle von Luft der Vorzug zu geben ist, und endlich die spätere Bildung von Adhäsionen durch den gesetzten mechanischen Reiz in Betracht. Aber selbst wenn diese Gefahren sich auf ein ganz unbeträchtliches Minimum beschränken, so fallen doch, abgesehen von den schon vorher genannten Gegenanzeigen bei akuten Krankheitszuständen, eine große Zahl von Fällen für den Eingriff fort:

1. Alle Fälle, in denen die Aktivierung oder Ausbreitung eines auch zur Zeit nicht mehr akut entzündlichen Prozesses in der Bauchhöhle möglich ist, z. B. bei Perityphlitis usw.

---

[1] Dies Ereignis, das ich bereits in der ersten Auflage in Betracht zog, ist später tatsächlich bei einem von JOSEPH mitgeteilten Falle eingetreten, bei welchem allerdings ganz besondere topographische Verhältnisse vorlagen.

2. Alle Fälle mit Schädigung des Herzens und sonstigen schweren Störungen des Kreislaufs sowie des Allgemeinzustandes.

3. Alle Fälle, in denen man durch andere sicher unschädliche Methoden zum gleichen diagnostischen Resultat gelangt. Zum Beispiel darf die „schönere" Darstellung eines Nierensteines nie die Veranlassung zur Anlegung eines Pneumoperitoneums geben.

4. Alle Fälle, in denen von einer genaueren Diagnosestellung kein Hinweis auf eine therapeutische Beeinflussung zu erwarten ist. Zum Beispiel halte ich es für unberechtigt, bei nachgewiesenem inoperablem primärem Carcinom die Feststellung von Carcinomknoten der Leberoberfläche zu versuchen.

5. Alle Fälle, in denen man ohnehin zur Laparotomie entschlossen ist und von den Schlüssen, die nach Anlegung des künstlichen Pneumoperitoneums gezogen werden könnten, kein wichtiger Hinweis für den Operationsplan zu erwarten ist.

Unter Ausschaltung dieser wichtigsten Gruppen sind mir nur wenig Fälle übriggeblieben, in denen ich dieses glänzende Verfahren erproben konnte. Die erhaltenen Bilder waren von überzeugender Klarheit.

Die diagnostischen Ergebnisse des Verfahrens sind im einzelnen bei den verschiedenen Abschnitten: Leber, Milz usw. besprochen.

Abgesackte Gasansammlungen im Abdomen

können aus der gleichen Ursache, Perforation des Magen-Darmkanals, wie die Luftfüllung der freien Bauchhöhle zustande kommen. Außerdem kann aber auch durch Bakterienwirkung in einem abgesackten Eiterherd Gas in solcher Menge gebildet werden, daß es im Röntgenbilde zur Darstellung gelangt. Es ist dann die darunter befindliche eitrige Flüssigkeit bei aufrechter Stellung als horizontaler, bei Schütteln wellenschlagender Spiegel erkennbar. Ein Urteil über die gesamte Form und Ausdehnung solcher Höhlen kann am besten durch Durchleuchtung in verschiedenen Richtungen, besonders aber bei sagittaler Durchleuchtung in verschiedenen Lagen des Patienten gewonnen werden, wobei sich die Grenzlinie zwischen Gas und Flüssigkeit stets im Sinne der Wasserwaage einstellt. Die Unterscheidung der Gasansammlungen in der Peritonealhöhle von Gasblasen im Magen oder Dickdarm, die namentlich auf der linken Seite in Betracht kommen, ist durch Untersuchung mittels Kontrastmahlzeit oder Kontrasteinlauf sicherzustellen.

Derartig abgekammerte, Gas und Flüssigkeit enthaltende Räume finden sich gewöhnlich in anatomisch vorgebildeten Taschen der Peritonealhöhle, die an verschiedenen Seiten durch Abdominalorgane und Peritonealduplikaturen, an anderen durch Verklebungen und Adhäsionen gegen die freie Bauchhöhle abgegrenzt werden. Die topographische Übersicht über solche abgeteilte Räume wird durch die Kenntnis der anatomischen „Logen" oder Kammern sehr erleichtert, die im Bereiche der Oberbauchgegend, namentlich, aber nicht ausschließlich in der subphrenischen Region von MARTINET in folgender übersichtlicher Weise zusammengestellt und durch LIEBMANN und SCHINZ in das deutsche Schrifttum eingeführt sind.

Auf der *rechten Seite* handelt es sich hauptsächlich um die *interhepato-diaphragmatische Kammer*, die sich zwischen Zwerchfell und Oberfläche des rechten Leberlappens einschiebt und medialwärts durch das Ligamentum suspensorium hepatis begrenzt wird. Hier bilden sich die rechtsseitigen subphrenischen Abscesse, welche bei gleichzeitigem Gasgehalt das bekannte Bild der Zwerchfellspange oberhalb eines Luftraumes von unterer horizontaler Begrenzung erzeugen.

Man kann auch von einem *interhepato-renalen Raum* zwischen Leberunterfläche und Vorderseite der Niere sprechen (nicht von MARTINET angegeben). Hier finden sich bisweilen Abscesse, die von einem perforierten Ulcus duodeni ausgehen (vgl. Abb. 1003).

Auf der *linken Seite* sind 4 *intra*-peritoneale Kammern zu beachten:

1. Die der rechten Seite entsprechende linke *interhepato-diaphragmatische Kammer* ist zwischen Zwerchfell und Oberfläche des linken Leberlappens sowie einem Teil der Vorderfläche des Magens gelegen und medialwärts vom Ligamentum suspensorium hepatis begrenzt. Das Röntgenbild zweier von LIEBMANN und SCHINZ beobachteter

Gasabscesse in diesem Raume zeigte eine erhebliche Gasansammlung unter dem linken Zwerchfell und einen darunterliegenden horizontalen Flüssigkeitsspiegel. Eine Verwechslung mit der teilweise sich hiermit deckenden Gasblase und dem flüssigen Inhalt des Magens konnte durch Drehung und verschiedene seitliche Lagerungen sowie durch Kontrastfüllung des Magens leicht ausgeschlossen werden. Sowohl diese wie auch von anderen in diesem Raume beobachtete Abscesse gingen von geschwürigen Prozessen an der Vorderfläche des Magens aus.

2. Der *perisplenische Raum*, in dessen Mitte die Milz gelegen ist, wird großenteils vom Zwerchfell, ferner von einem Teil des linken Leberlappens, der großen Kurvatur des Magens und kleinen Abschnitten von Pankreas, Niere, Netz und Colon begrenzt. Abscesse

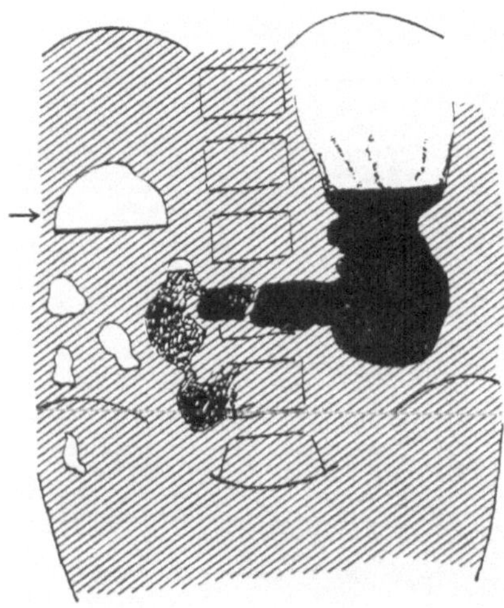

Abb. 1003. Gasabsceß zwischen Leberunterfläche und rechter Niere infolge Perforation eines Ulcus duodeni.

Unter der Gasblase horizontaler Flüssigkeitsspiegel (Pfeil). Die weiter unten befindlichen kleinen Gasblasen gehören der Flexura hepatica coli an. Außerdem zwei Geschwürsnischen an der kleinen Kurvatur des Magens. Operative und autoptische Kontrolle.

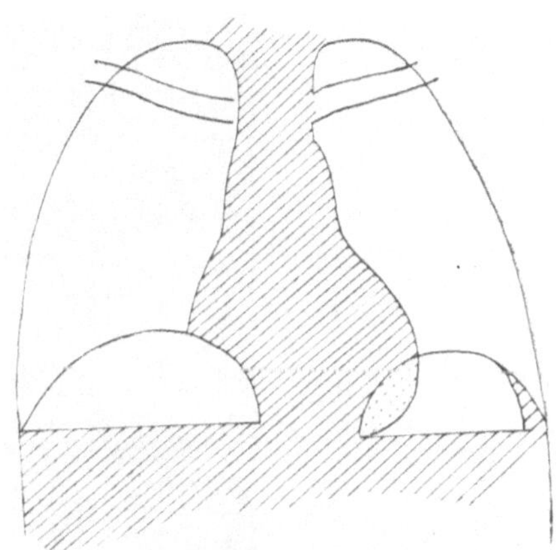

Abb. 1004. Subphrenischer Prozeß.

Operation. Gasblase und horizontaler Flüssigkeitsspiegel unter dem rechten Zwerchfell. Unter dem linken Zwerchfell Magenblase.

dieser Region gehen gewöhnlich von der Milz oder der Kardia oder der Fornix (Fundus) des Magens aus.

3. Die *retrostomachale Kammer* entspricht der *Bursa omentalis*. Es sei besonders an ihre Lage zwischen Hinterwand des Magens, hinterer Bauchwand, Unterfläche der Leber und Colon transversum erinnert und hervorgehoben, daß sie sich links bis zur Flexura lienalis coli erstreckt und oben am Lobus caudatus der Leber bis fast zum Foramen venae cavae heranreicht. Für die Darstellung dieser Region ist es von Bedeutung, daß sie oben bei normaler Ausdehnung nicht ganz bis an das Zwerchfell heranreicht. Die Kennzeichen des hierbei entstehenden Röntgenbildes sind S. 746 geschildert (vgl. Abb. 984). Eiter- und Flüssigkeitsansammlungen in der Bursa gehen meist von Geschwüren an der Hinterwand des Magens oder vom Pankreas aus.

4. Die *interhepato-stomachale Kammer* ist nach oben durch die Unterfläche des linken Leberlappens, nach unten durch die kleine Kurvatur und einen Teil der Vorderfläche des Magens, nach rechts durch den Leberhilus, nach hinten durch das Omentum minus, nach links und nach vorn durch Adhäsionen zwischen Vorderrand des linken Leberlappens und Vorderfläche des Magens begrenzt.

Ferner sind mehrere *retro*peritoneale subphrenische Regionen, die in der Umgebung der Nieren, des Pankreas und extraperitoneal hinter der Leber sowie hinter dem Colon transversum und Duodenum liegen, für die Bildung perinephritischer, peripankreatitischer usw. Abscesse von Bedeutung.

Außerdem können natürlich auch an vielen anderen Stellen der Bauchhöhle, z. B. in der Cöcalgegend, im Douglas, teils durch Deckung anliegender Organe (besonders des

Netzes), teils durch Verklebungen abgesackte Räume entstehen. Diese sind hier aber nicht ausführlicher zu erörtern, da hierbei die Röntgendiagnostik nur selten eine Rolle spielt.

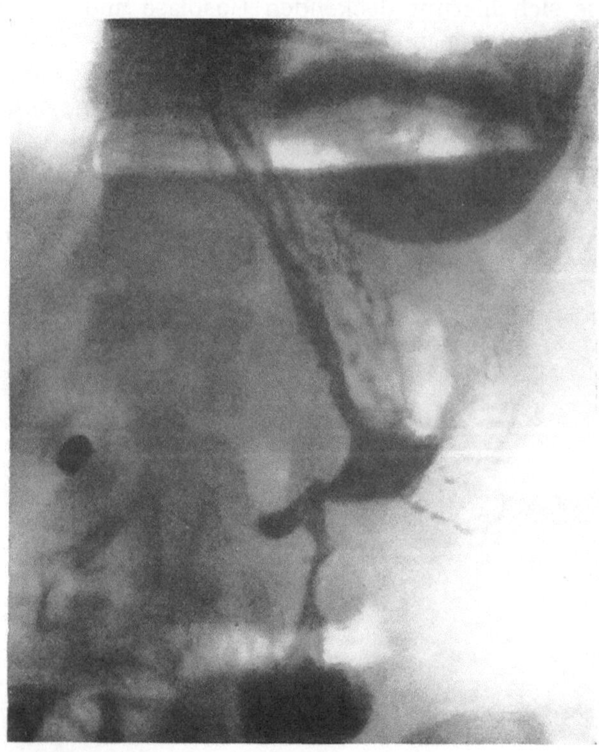

Abb. 1005. Abgegrenzte Peritonitis mit Gas- und Eiteransammlung im linken Hypochondrium (horizontaler Flüssigkeitsspiegel) infolge eines Ulcus penetrans ventriculi, durch Operation bestätigt und geheilt.

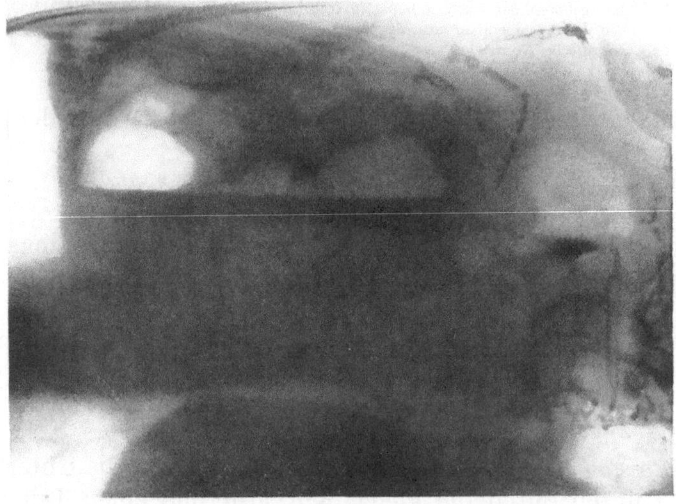

Abb. 1006. Derselbe Fall wie Abb. 1005 in rechter Seitenlage.
Der vorher horizontale Flüssigkeitsspiegel hat sich jetzt im Sinne der Wasserwaage parallel zur Wirbelsäule oberhalb ihres linken Randes eingestellt. Die Ausdehnung der mit Gas und Eiter gefüllten Höhle entspricht wahrscheinlich der Bursa omentalis.

Abscesse im Abdomen ohne Gasbildung sind bei weitem schwieriger durch die Röntgenuntersuchung festzustellen, als wenn sie durch eine darüberliegende Gasblase kenntlich gemacht werden. Es können aber indirekte Schlüsse aus Verdrängungserscheinungen abgeleitet werden, welche sie hervorrufen. Am häufigsten kann eine Hochdrängung des Zwerchfells im Verein mit anderen klinischen Symptomen zur Diagnose eines subphrenischen Abscesses verwertet werden. Außer einer Durchleuchtung im sagittalen

Durchmesser ist oft auch eine Untersuchung bei frontalem Strahlengange wertvoll, da hierbei die sonst verdeckten hinteren Zwerchfellpartien sichtbar werden. Nach meinen Erfahrungen werden gerade diese bisweilen durch paranephritische Abscesse emporgedrängt (vgl. S. 397). Die Behinderung der Zwerchfellbewegung, die auf der erkrankten Seite besonders durch subphrenische, teilweise auch durch parancphritische Abscesse hervorgerufen wird, wurde bereits im Kapitel Zwerchfell näher geschildert.

Ist ein Absceß punktiert worden, so kann seine Lagebestimmung nach dem Vorschlag von SCHINZ dadurch sehr erleichtert werden, daß im Anschluß an die Punktion etwas Luft in die Eiterhöhle eingespritzt wird. Diese hebt sich bei der Durchleuchtung innerhalb des Abdominalschattens deutlich ab und kann bei Anwendung verschiedener Strahlenrichtungen genau lokalisiert werden.

Ascites

in größerer Menge veranlaßt reichliche Sekundärstrahlenbildung und trübt infolgedessen die mittels Breifüllung des Magen-Darmkanals erhaltenen Kontraste. LAURELL hebt hervor, daß die von Flüssigkeit umspülten Darmschlingen hierbei lockerer liegen und dann, wenn sie Gas enthalten, nicht die bei unmittelbarer Nachbarschaft durch gegenseitigen Druck entstehenden kantigen, sondern abgerundete Konturen aufweisen und zwischen sich keilförmige Flüssigkeitsschatten erkennen lassen. Für die Röntgenuntersuchung kommt ein Ascites auch insofern in Betracht, als er die ohnehin nicht schwierige Technik der künstlichen Luftfüllung des Abdomens noch erleichtert. Es entsteht dann im Röntgenbilde das bekannte Merkmal eines Luftraumes mit darunter befindlicher horizontaler Flüssigkeitsschicht.

Bei einer

peritonealen Carcinose,

die gewöhnlich mit Ascites einhergeht, gestattet die Anlegung eines Pneumoperitoneums zuweilen die Darstellung von Carcinomknoten an der vorderen Bauchwand, der Unterfläche des Zwerchfells sowie von Adhäsionssträngen und die Abbildung von Netztumoren innerhalb des Luftraumes.

Durch peritoneale Carcinommetastasen, welche von Ovarialcarcinomen ausgehen, wird nicht selten das S Romanum eingemauert, so daß dadurch eine im Röntgenbild sichtbare Verengerung des Lumens entsteht; auch bei völlig extraintestinalem Sitz der einscheidenden Tumormassen können die Konturen des Ausgußbildes eine unregelmäßig zackige Gestalt aufweisen, die von FLEISCHNER auf ein Ödem der Darmschleimhaut bezogen wird (vgl. S. 662).

Peritoneale Adhäsionen

können bei Füllung des Magen-Darmkanals mit Kontrastbrei sowohl daran erkannt werden, daß diese Teile, insbesondere der Magen, Einschnürungen und *Verziehungen der Form* erfahren, sowie daran, daß ihre *Verschieblichkeit bei der Palpation beeinträchtigt* ist. Wird durch die Adhäsionen das Lumen des Magen-Darmkanals wesentlich eingeengt, so kann dadurch die *Passage gehemmt* und die Verweildauer des Breies in einzelnen Abschnitten verlängert werden, sowie infolge Zersetzung des retinierten Inhalts *abnorme Gasansammlung in den Därmen* auftreten. Die einschlägigen Verhältnisse sind im Kapitel Magen-Darmkanal geschildert worden.

Die *künstliche Gaseinblasung ins Abdomen* kann, zumal wenn gleichzeitig der Magen oder das Colon mit Luft oder Kontrastbrei gefüllt sind, die *Adhäsionsstränge* selbst als *feine Schattenstriche und Spangen* und verwachsene Nntzabschnitte als gröbere Schatten innerhalb eines hellen Luftraumes hervortreten lassen (vgl. Abb. 1001). Auch das bei tuberkulöser Peritonitis oft zusammengeschrumpfte große Netz wird als dichter zusammenhängender Schatten in der Mitte des Abdomens sichtbar. Appendicit'sche od.r tuberkulöse Adhäsionstumoren der Ileocöcalgegend, die aus verwachsenen Darmschlingen oder Netzteilen bestehen, sind als Schattenkonvolute in der rechten Unterbauchgegend, und zwar am besten in linker Seitenlage gut darzustellen (v. TEUBERN).

F. Weibliche Genitalorgane.

Die *Röntgendiagnostik der weiblichen Genitalorgane* wird in diesem Buche nicht besprochen, da sie nicht in den Bereich der inneren Medizin fällt. Nur aus differentialdiagnostischen Gründen seien einige kurze Bemerkungen eingefügt. Auf Aufnahmen des Abdomens, welche zur Ausschaltung von Sekundärstrahlen mittelst der bewegten Bucky-Blende hergestellt sind, kann unter günstigen Bedingungen der Uterus durch verstärkte Schattenintensität mit deutlichen Konturen sich abbilden, insbesondere wenn er durch

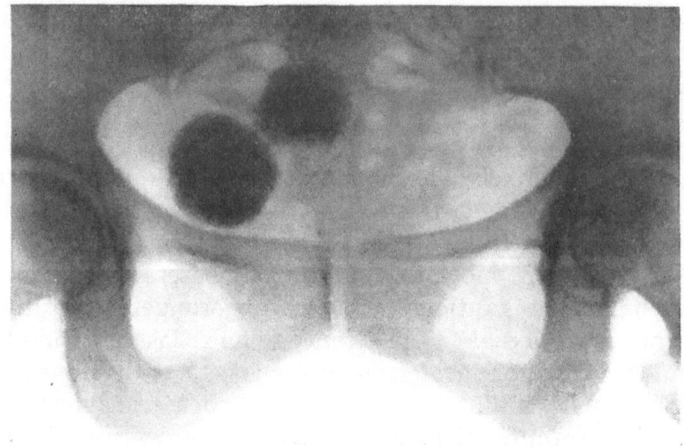

Abb. 1007. Verkalkte Myomknoten.

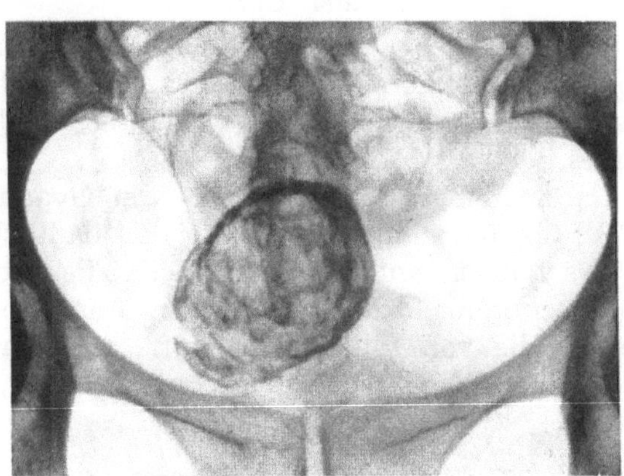

Abb. 1008. Verkalktes Uterusmyom.

Gravidität oder Geschwülste vergrößert ist. Sehr deutlich sind Verkalkungen, die hauptsächlich in subserösen Myomen sowie in Dermoiden und Teratomen auftreten, zu erkennen (vgl. Abb. 1007 und 1008). Sowohl durch den vergrößerten Uterus als durch Ovarialtumoren und Cysten erleiden die umgebenden Organe Lageveränderungen; insbesondere werden die Dünndärme oft empor und zur Seite gedrängt und umgeben dann kranzförmig das aus dem Becken in die Mitte des Bauches emporragende Organ (vgl. Abb. 828).

Eine besondere Ausbildung hat die Röntgenuntersuchung in der Gynäkologie einerseits durch die Verwendung des Pneumoperitoneums (vgl. S. 756) und andererseits durch Einführung von schattengebenden Mitteln in die Uterushöhle und besonders in die Tuben *(Salpingographie)* erfahren. Außerdem kann bei der Luftdurchblasung der Tuben das in die Bauchhöhle einströmende Gas an der stehenden Patientin unter dem Zwerchfell bei der Röntgendurchleuchtung erkannt werden. Die Ergebnisse dieser besonderen fachärztlichen Untersuchungsmethoden können hier nicht besprochen werden.

VII. Harnorgane.

Die Röntgenuntersuchung der Harnorgane vermittelt ein Urteil über *Form und Lage der Harnorgane* und dient besonders dem Nachweis von Konkrementen. Ihre Lichtungen werden durch Füllung mit Kontrastmitteln kenntlich gemacht. Auf diesem Wege sind auch physiologische Vorgänge wie die Kontraktionen des Nierenbeckens, die Peristaltik der Ureteren und die Frage des Blasenverschlusses näher erforscht worden.

Untersuchungsmethoden.

Bei der Untersuchung der Harnorgane und insbesondere bei dem Nachweis von Konkrementen werden fast nur Aufnahmen verwandt; diese sind zur Vermeidung der störenden Sekundärstrahlungswirkung sämtlich mit BUCKY-Blende auszuführen. Durchleuchtungen kommen lediglich bei Füllung der Harnwege, namentlich der Harnblase, mit kontrastgebender Flüssigkeit in Betracht. Vor der Röntgenuntersuchung muß der Darm gut entleert sein; es dürfen weder Kotmassen noch auch stärkere Gasansammlungen in den Därmen vorhanden sein, da hierdurch die Bilder unklar werden. Zu diesem Zweck empfiehlt HAENISCH am meisten folgende Vorbereitung nach VAN DER BURG: Am Nachmittag des Vortages Abführen mit 40 g Ricinus, leichte Abendmahlzeit mit Zwieback und Tee; am Morgen vor der Aufnahme gleich nach dem Erwachen Einnahme der *rechten* Seitenlage, dann langsamer Einlauf in *rechter*, nicht linker Seitenlage, die vom liegenden Patienten, abgesehen von der Entleerung, bis zur Aufnahme beibehalten werden soll.

Die Lage und Form der Nieren und auch von Konkrementen in ihnen kann in wesentlich deutlicherer Weise durch das Pneumoperitoneum zum Ausdruck gebracht werden, das in einem besonderen Abschnitt näher beschrieben ist (vgl. S. 752). Namentlich Nierentumoren und Cystennieren können hierdurch in sehr klarer Weise dargestellt werden. Meines Erachtens ist die Anwendung dieses Verfahrens aber nur in solchen Fällen angezeigt, bei welchen von der Sicherung der Diagnose, die auf andere, einfachere Weise einschließlich der Pyelographie nicht gestellt werden kann, für den Patienten wichtige Entscheidungen etwa hinsichtlich der Frage des operativen Vorgehens abhängen. Dies dürfte nur selten der Fall sein.

Das gleiche gilt auch für ein weiteres von ROSENSTEIN angegebenes Verfahren der *Sauerstoffeinblasung in die Fettkapsel der Nieren*. ROSENSTEIN empfiehlt zu diesem Zweck den Einstich einer Trokarnadel in Seitenlage am Rande des Musculus erector trunci in Höhe des 1. Lendenwirbels und darauf folgende Einblasung von 500—600 cm^3 Sauerstoff. Auf die Möglichkeit einer Gasembolie glaube ich hinweisen zu müssen. Zum Nachweis, daß die Nadel nicht in ein größeres Blutgefäß mündet, ist eine vorherige Ansaugung durch eine angesetzte Spritze erforderlich. Auch andere Gefahren sind zu berücksichtigen; so ist, wie JOSEPH berichtet, eine schwere Infektion des Nierenlagers durch Anstich einer infizierten Hydronephrose vorgekommen. Mir erscheint daher Zurückhaltung gegenüber dieser Methode geboten.

Die Lage der Ureteren kann durch *Einführung von schattengebenden, z. B. aus wismuthaltigen Stoffen gefertigten Kathetern* (GÖBELL) im Röntgenbilde kenntlich gemacht werden. Dies Verfahren ist besonders zur Lagebestimmung fraglicher, auf Uretersteine verdächtiger Schatten zu empfehlen. Die Cystopyelographie und ihre Ergebnisse werden in einem besonderen Abschnitt S. 781 besprochen.

Steinnachweis.

Auf die angegebene Weise gelingt der *Steinnachweis* in der Mehrzahl der Fälle, jedoch sicher nicht in allen, wie RUMPEL seinerzeit behauptete. Nach den übereinstimmenden Angaben verschiedener Autoren muß man in etwa 2—3 % der Fälle mit einem Versagen

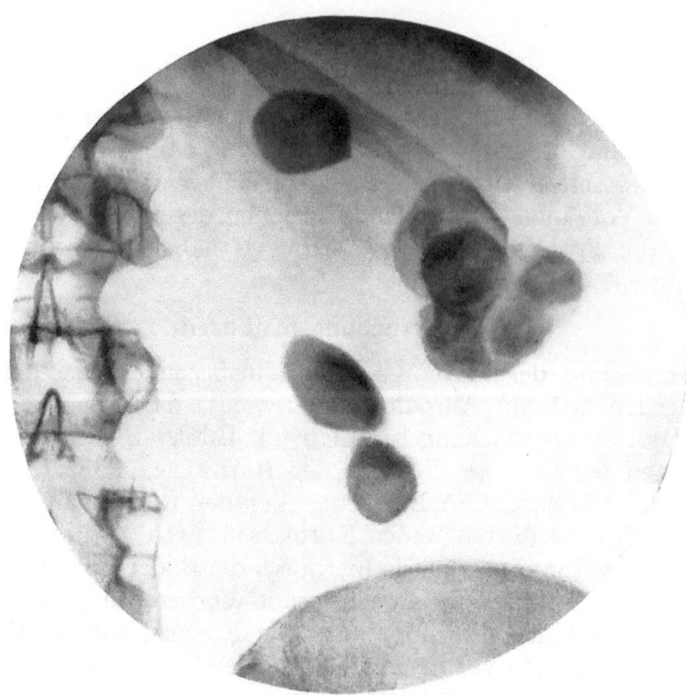

Abb. 1009. Facettierte Nierensteine innerhalb eines hydronephrotischen Sackes (Operation).

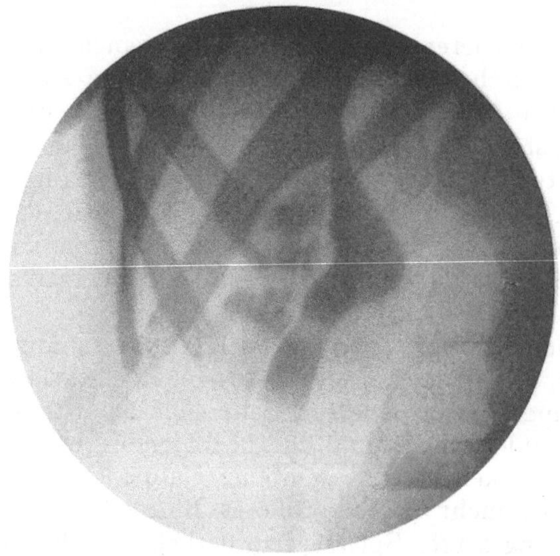

Abb. 1010. Cystinsteine der rechten Niere. Durch Operation und chemische Untersuchung bestätigt.

der Röntgendiagnostik bzw. Fehldiagnosen rechnen. Ich selbst würde den Prozentsatz der Fälle, in denen nach dem klinischen Bilde und den Urinveränderungen das Vorliegen von Harnsteinen höchstwahrscheinlich ist, das Röntgenbild aber keine Anhaltspunkte hierfür liefert, weit höher einschätzen. Jedenfalls darf ein auch bei sorgfältigster Technik und vollständiger Untersuchung erhobener negativer Befund nicht zum zweifelsfreien Ausschluß der Diagnose eines Steinleidens verwandt werden.

Die Aussichten für die Darstellung der Konkremente richten sich einerseits nach ihrer *Absorptionsfähigkeit für Röntgenstrahlen* im Verhältnis zu der der einhüllenden Gewebe,

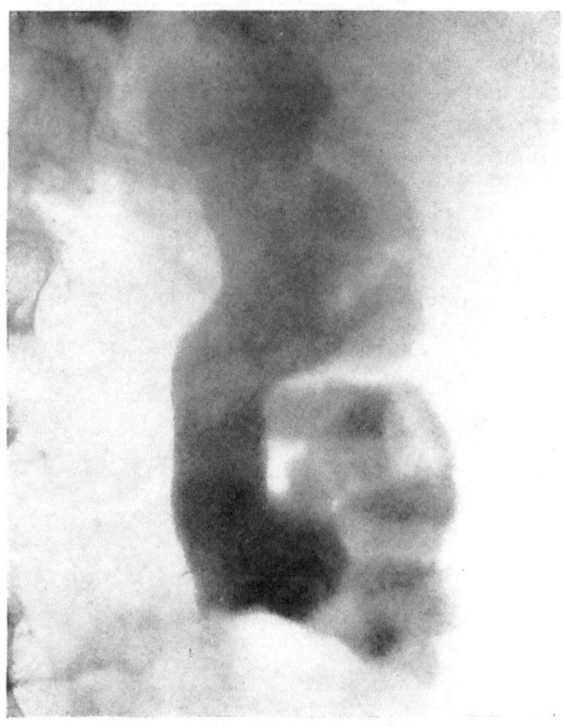

Abb. 1011. Großer Korallenstein (Steinschatten, keine Pyelographie!).

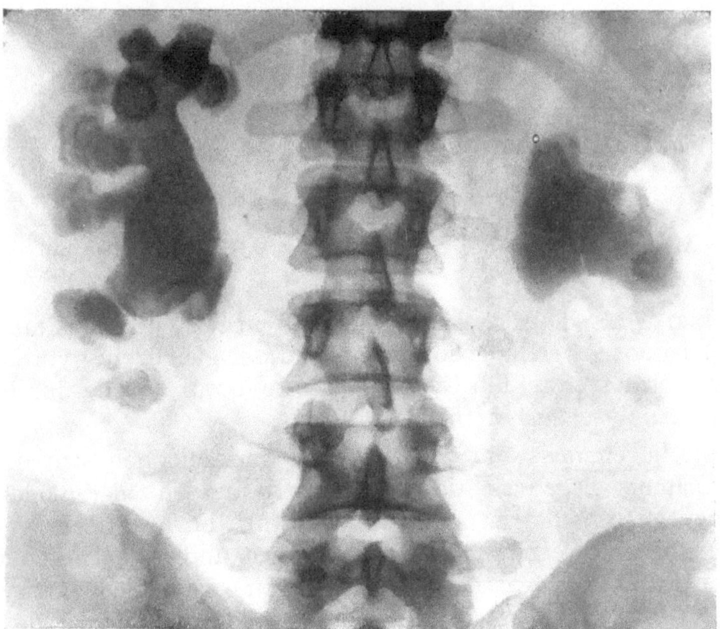

Abb. 1012. Ausgußsteine in beiden Nierenbecken.

welche etwa der des Wassers gleichzusetzen ist, ferner nach der Dicke der Konkremente. Eine Skala der Darstellungsfähigkeit, welche von TELEMANN unter Berücksichtigung der chemisch-physikalischen Verhältnisse aufgestellt ist und im genauen Einklang mit den empirischen Erfahrungen steht, ist folgende: Die größten Kontraste geben *oxalsaurer Kalk,* dann *kohlensaurer* oder *phosphorsaurer Kalk,* dann *phosphorsaure Ammoniak-Magnesia,* alsdann *Cystin,* was nach früheren Anschauungen nicht erwartet wurde. Dagegen geben *Xanthin* und *Harnsäure* nur sehr geringe Kontraste, weil ihr Absorptionsvermögen mit dem des Wassers nahezu übereinstimmt. Diesen von TELEMANN errechneten Verhältnissen entspricht die von RUMPEL mitgeteilte gute Darstellung von *Cystinsteinen.* Eine eingehende Arbeit über Cystinsteine ist von RENANDER veröffentlicht. Auch ich beobachtete einen Fall von Cystinsteinen in beiden Nierenbecken, welche sich

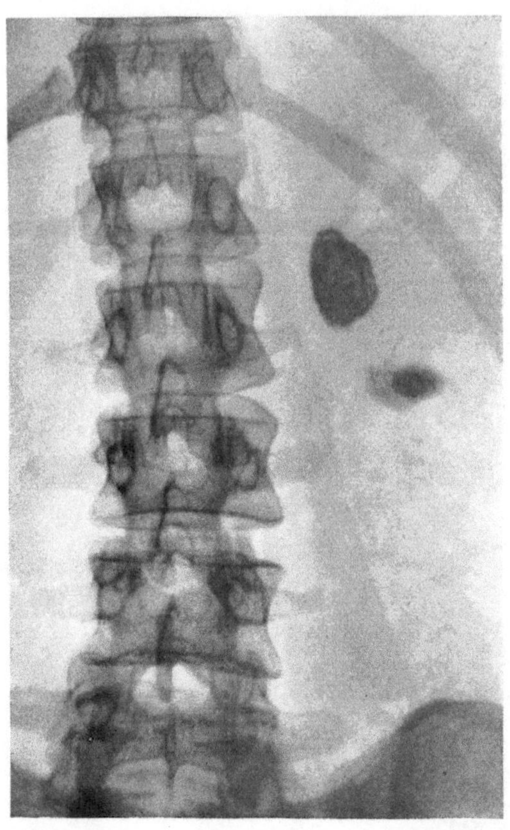

Abb. 1013. Linksseitige Nierensteine (vgl. Abb. 1014 und 1050).

auf der Röntgenplatte als deutliche Schatten von mittlerer Intensität abhoben (vgl. Abb. 1010). Die Diagnose, welche schon auf Grund der gleichzeitig vorhandenen mikroskopisch und chemisch festgestellten Cystinurie gestellt war, wurde durch die Operation und die chemische Analyse der Steine bestätigt.

Die *Nierensteine* liegen meist im Nierenbecken und zeichnen sich in der Nähe des Nierenhilus ab. Seltener liegen sie tiefer im Innern in den Nierenkelchen und fallen damit weiter in den Nierenschatten selbst hinein. Ihre Form ist sehr verschiedenartig. *Oxalatsteine* zeigen oft eine regelmäßige Maulbeerform und ergeben scharf gezeichnete, meist regelmäßig gerundete Schatten. *Urate* haben eine verschiedenartige, auch oft annähernd rundliche Gestalt und geben nur sehr geringe Kontraste. Die *phosphor- und kohlensauren Kalkverbindungen* zeigen die verschiedensten Formen. Sie sind es gewöhnlich, welche die großen korallenartigen Nierenbeckenkonkremente mit verzweigten Ausläufern, die den Kelchausgüssen entsprechen, und manchmal mit einem spornartigen Fortsatz in den Harnleiter hinein bilden. Hiermit sollen nur die Haupttypen schematisch charakterisiert sein. Tatsächlich zeigen die Steine selten eine reine chemische

Zusammensetzung. Häufig finden sich verschiedene chemische Bestandteile miteinander vermengt oder namentlich eine Kalkschale um einen andersgearteten Kern, z. B. von Uraten, angeordnet.

Uretersteine sind weit häufiger, als man früher angenommen hatte. Sie finden sich an den physiologischen Engen im Anfang des Harnleiters unterhalb des Nierenbeckens und besonders häufig dicht oberhalb der Einmündung in die Blase (vgl. Abb. 1015 bis 1017 und 1019—1024), kommen aber auch an jeder anderen Stelle des Ureters vor. Bisweilen liegen sie zu mehreren übereinander. Bei Aufnahmen, die zu verschiedenen

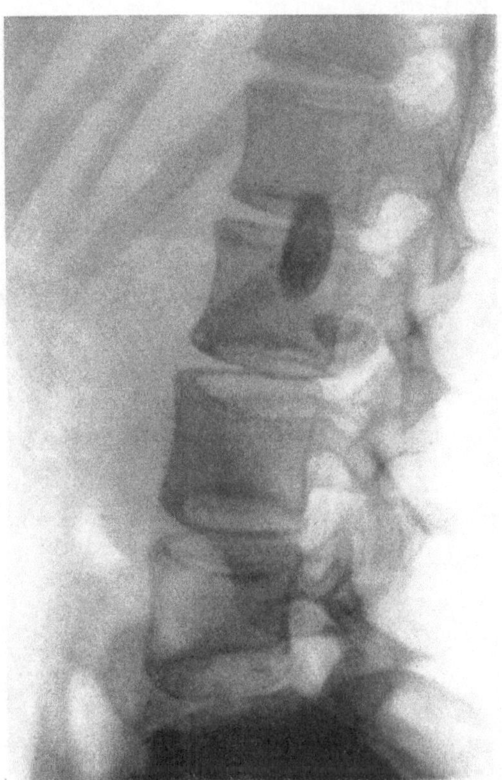

Abb. 1014. Nierenstein (Queraufnahme).

Zeiten nacheinander gemacht sind, ist mitunter ein Weiterrücken der Steine zu verfolgen. In seltenen Fällen wurde auch ein Rücktransport ins Nierenbecken hinauf beobachtet.

In der *Blase* liegen die Steine meist im Blasengrunde; sie können auch in Blasendivertikeln gelegen sein und sich hier dem Nachweis mittels der Cystoskopie entziehen, woraus die Wichtigkeit der Röntgenuntersuchung hervorgeht. Die Blasensteine sind meist rundlich gestaltet und zeigen oft auch im Röntgenbilde eine deutliche Schichtung. Sie erreichen häufig eine beträchtliche Größe. In der Blase kommt außerdem der Nachweis von *Fremdkörpern* in Betracht, die naturgemäß sehr verschiedene Formen haben können und bisweilen durch Imprägnation mit Kalksalzen noch deutlicher hervortreten.

Sind Schatten, die auf Harnsteine verdächtig sind, auf der Aufnahme nachgewiesen, so erwächst dem Arzt die Aufgabe, zu entscheiden, ob es sich mit Sicherheit um Konkremente in den Harnorganen oder um andere schattenbildende Körper handelt, die nicht selten zu *Fehldiagnosen* Anlaß geben. Diese Aufgabe erfordert eine erhebliche Erfahrung und Kritik. Es ist zunächst die Lage der Schatten zu beachten, ob sich diese mit der Lage der Niere oder des Ureters, dessen Verlauf in Abb. 1045 abgebildet ist, sowie der Lage der Blase decken. Im Zweifelsfalle kann dies durch Darstellung des Ureters durch einen eingelegten Katheter oder durch Pyelographie entschieden werden (vgl. Abb. 1015, 1016, 1022, 1023). Ferner bietet ein von ZIEGLER angegebenes Verfahren für die in der Blasenwand liegenden und dieser benachbarten Konkremente ein deutliches

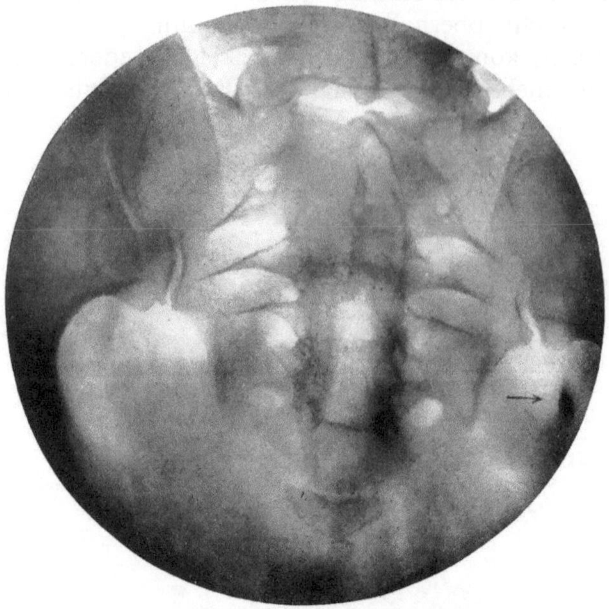

Abb. 1015. Ureterstein oberhalb der Einmündung des Ureters in der Blase (Pfeil).

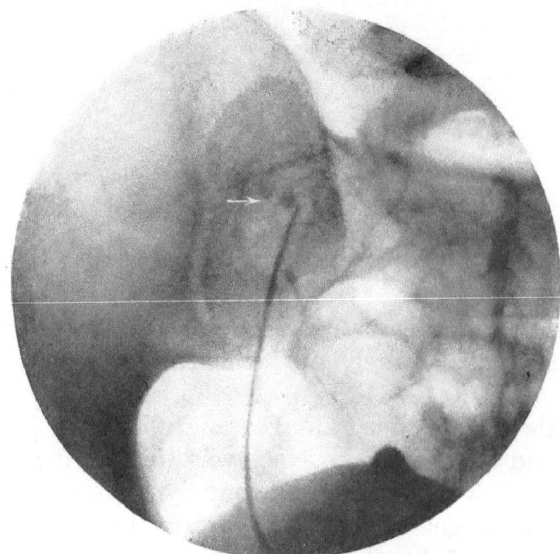

Abb. 1016. Ureterstein innerhalb des Kreuzbeinschattens, auf welchen die Spitze des eingeführten Ureterkatheters hinweist.

Erkennungsmerkmal gegenüber Phlebolithen und anderen Beckenflecken. Es besteht darin, daß zunächst eine Aufnahme bei leerer und darauf gleich anschließend eine zweite auf den gleichen Film bei künstlich gefüllter Blase gemacht wird. Durch die Lageänderungen der Blasenwand zeigen die in oder dicht an ihr liegenden Steine eine starke Ortsverschiebung und dadurch im ebenso hergestellten Röntgenbilde doppelte Konturen, die außerhalb liegenden Körper dagegen die gleiche Lage und darum eine einheitliche Darstellung.

Sodann gibt auch die Form der Schatten wichtige Anhaltspunkte. *Differentialdiagnostisch* kommen in Betracht:

1. Kalkschatten in der Niere selbst auf Grund tuberkulöser Veränderungen. Diese sind häufig von unregelmäßiger Gestalt und haben mehr gezackte oder verwaschene Ränder

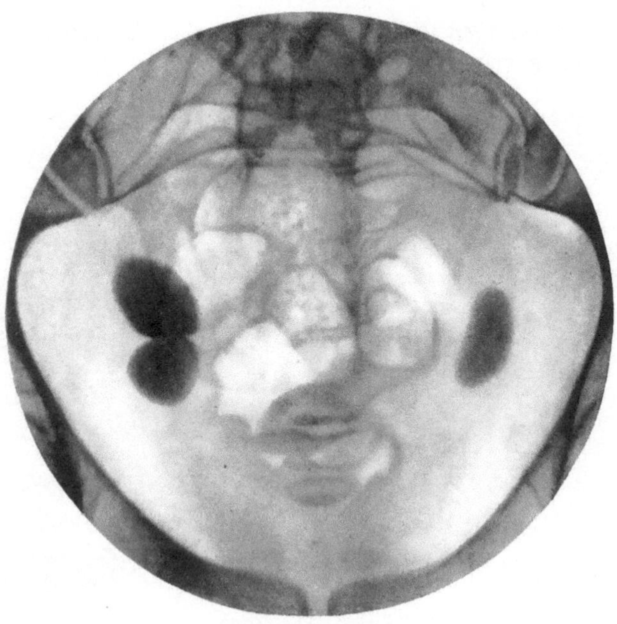

Abb. 1017. Beiderseits Uretersteine (operativ bestätigt).

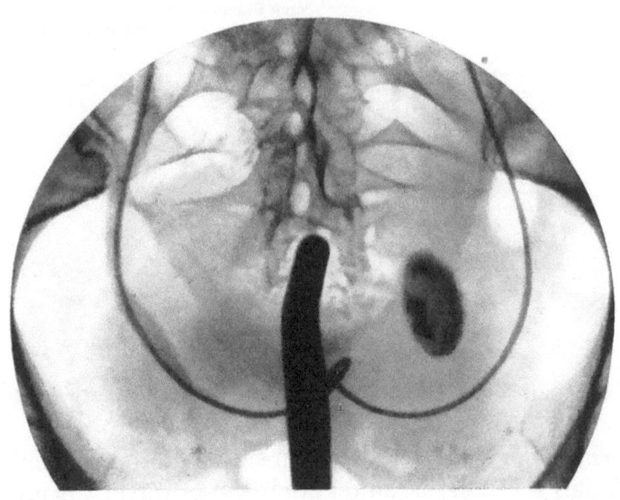

Abb. 1018. Verkalkte Lymphdrüse im kleinen Becken, kein Ureterstein.

oder sie sind punkt- oder strichförmig, oft in der Vielzahl vorhanden und geben dann dem Bilde ein gesprenkeltes Aussehen (vgl. Abb. 1031, 1032). Sie sind gewöhnlich in der Peripherie des Nierenschattens gelegen.

2. Gallensteinschatten, die in seltenen Fällen in den Nierenschatten hineinprojiziert sein können. Eine facettierte Form ist nicht entscheidend, da sie auch bei Nierensteinen vorkommt. Zur Unterscheidung empfiehlt SGALITZER die Aufnahme bei frontalem Strahlengange; hierbei werden Nierensteine bei normaler Lage der Niere in die vorderen drei Viertel der oberen Lendenwirbelkörper, Gallensteine dagegen, welche in der Gallenblase oder in den Gallengängen gelegen sind, weiter nach vorn in einem gewissen Abstand *vor* die Wirbelsäule projiziert (vgl. Abb. 1014 und 946). Allerdings ist diese Regel nicht ohne Ausnahme, indem in seltenen Fällen Nierensteinschatten auf Queraufnahmen auch ventralwärts von der Wirbelsäule abgebildet worden sind (HAENISCH, eigene Beobachtung). Im Zweifelsfalle können sowohl die Pyelographie als die Cholecystographie zur Differentialdiagnose herangezogen werden.

3. Circumscripte Verkalkungen und Compactainseln in den Knochen, Rippen und Darmbein, die leicht als solche erkennbar sind.

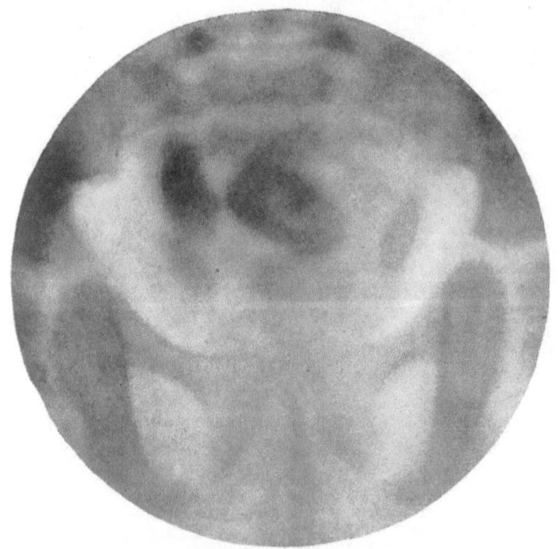

Abb. 1019. Blasen- und Uretersteine bei einem 3jährigen Knaben. Außerdem beiderseits Nierensteine.

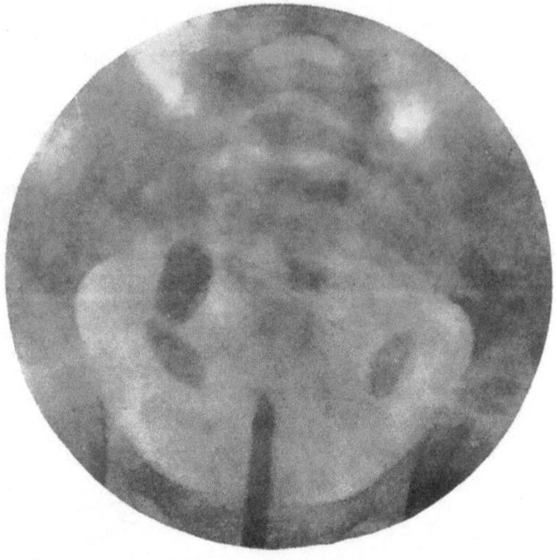

Abb. 1020. Uretersteine beiderseits. Derselbe Fall wie Abb. 1019 nach operativer Entfernung der Blasensteine. Die Uretersteine sitzen im unteren Ende der Ureteren dicht oberhalb deren Einmündung in die Blase. Der untere senkrechte Schattenstreifen rührt von einem in die Blase eingelegten Katheter her.

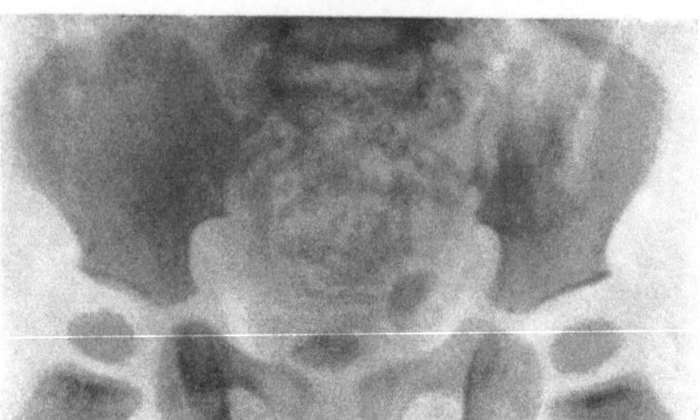

Abb. 1021. Ureter- und Harnblasensteine bei einjährigem Kind.

4. Verkalkte Mesenterialdrüsen. Diese haben schon häufig zu Fehldiagnosen namentlich von Uretersteinen Anlaß gegeben; sie sind aber meist durch etwas unregelmäßige Schattendichte an verschiedenen Stellen der Schattenfläche und häufig durch multiples Auftreten an verschiedenen Stellen charakterisiert (vgl. Abb. 1024). Die Aufnahme mit eingelegtem Katheter oder ein Pyelogramm zeigt, daß die Drüsenschatten gewöhnlich außerhalb des Ureterverlaufes liegen (vgl. Abb. 1018); es kommt aber auch vor, daß sie dem Ureter eng benachbart sind und dann eine Verziehung desselben verursachen und zur Harnstauung und nierensteinähnlichen Symptomen führen.

5. Kotsteine und Skybala, welche aber meist geringere Schattendichte und eine charakteristische Form aufweisen (vgl. S. 671).

6. Phlebolithen, die besonders im Becken gelegen sind. Sie haben in der ersten Zeit sehr häufig Irrtümer hervorgerufen und können auch leicht mit kleinen Steinen verwechselt werden. Doch sind sie gegenüber den meist nicht ganz so scharfrandigen

Steinschatten gewöhnlich durch eine ganz scharfe Begrenzung, vollkommene Kreisform und häufig einen lichteren Kern ausgezeichnet. Oft sind mehrere Phlebolithenschatten reihenförmig angeordnet (vgl. S. 154 und Abb. 1023 und 1025).

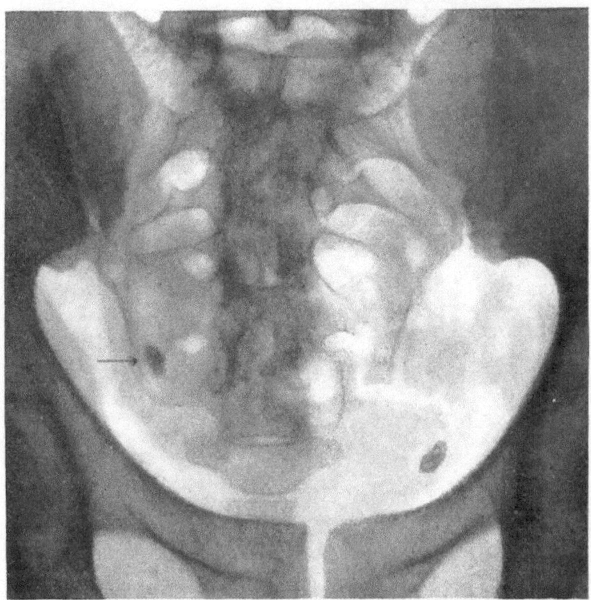

Abb. 1022. Rechts Ureterstein (bei Pfeil), links Phlebolith.

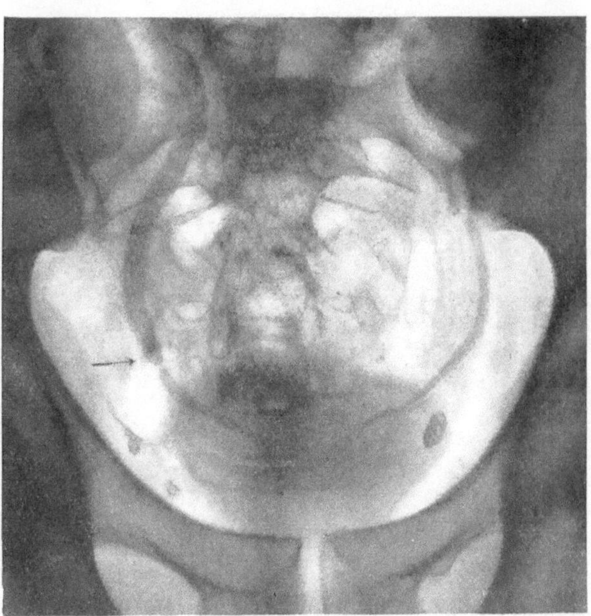

Abb. 1023. Aufnahme desselben Falles von Abb. 1022 nach intravenöser Pyelographie.
Der Ureterstein rechts (Pfeil) liegt im Verlauf des Ureters, der Phlebolith (links) nicht.

7. *Verkalkte Appendices epiploicae,* die entweder am Darm adhärent sind oder in der freien Bauchhöhle, am häufigsten im DOUGLASschen Raume liegen und dann einen auffälligen Ortswechsel zeigen können. Sie haben meist eine Kalkschale und sind dann als Schattenringe dargestellt, können aber auch als granulierte oder homogene rundliche ovaläre Schatten erscheinen. Ihre Größe schwankt von der einer Erbse bis zu einer Mandel, kann aber auch die eines Hühnereies erreichen (MORALES).

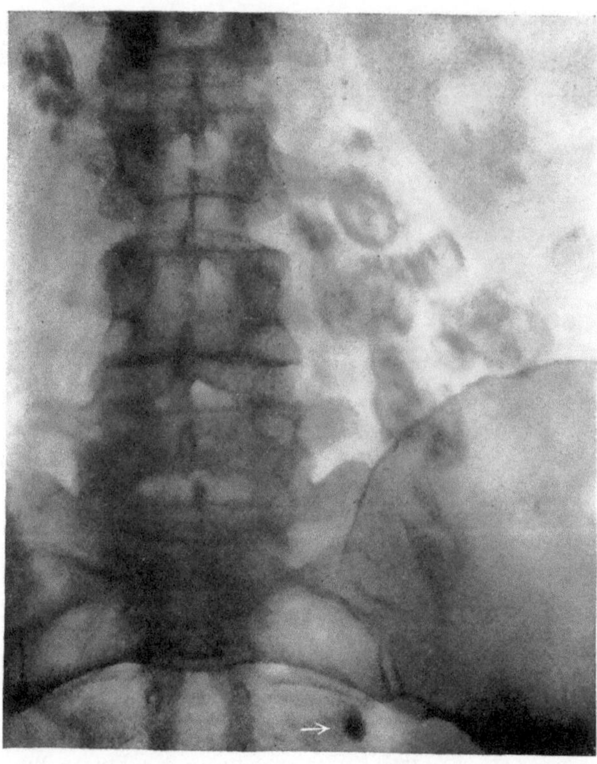

Abb. 1024. Kleinerbsengroßer Ureterstein oberhalb der Einmündung in die Blase (Operation). Außerdem
verkalkte Lymphdrüsen.

Der Steinschatten liegt dicht unterhalb und etwas medialwärts von der Articulatio sacro-iliaca (Pfeil). Die zahlreichen viel gröberen
Schatten von ungleichmäßiger Beschaffenheit im Abdomen beiderseits der Wirbelsäule rühren von verkalkten Lymphdrüsen her.

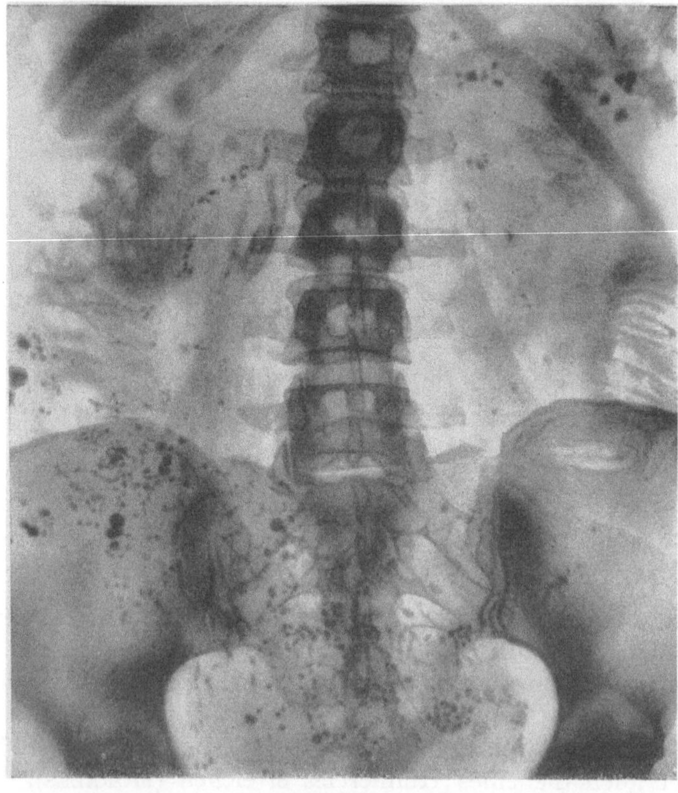

Abb. 1025. Multiple interabdominelle Verkalkungen nach einer tuberkulösen Peritonitis.

8. Kalkherde in Uterusmyomen und Ovarien.

9. Knochen- und Zahnbildungen in Dermoidcysten.

10. Prostatakonkremente. Diese liegen dicht über der Symphyse und kommen nach
FORSSELL in zwei Formen zur Beobachtung: 1. als kleinste bis hanfkorngroße multiple

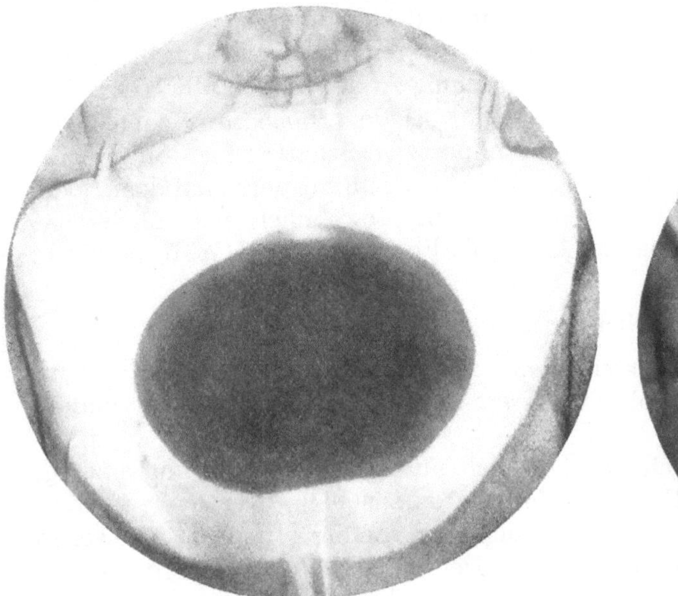

Abb. 1026. Geschichteter Blasenstein.

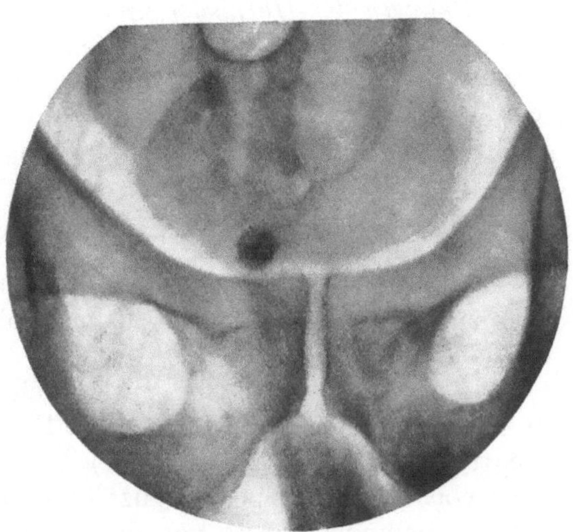

Abb. 1027. Prostatastein.

Fleckchen, welche verkalkten Corpora amylacea entsprechen, und 2. seltener als größere
Konglomerate von zusammengebackenen abgerundeten Schatten (vgl. Abb. 1028). Ein
einzelner kleinerbsengroßer Prostatastein ist in Abb. 1027 abgebildet. Ihre Lage nahe

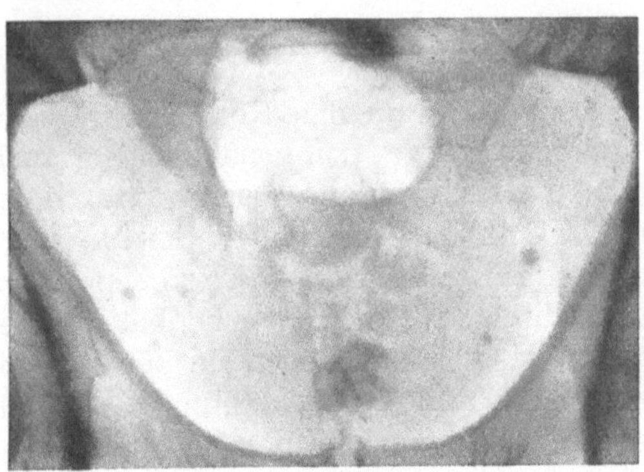

Abb. 1028. Prostatakonkremente
oberhalb der Symphyse. Außerdem Phlebolithen.

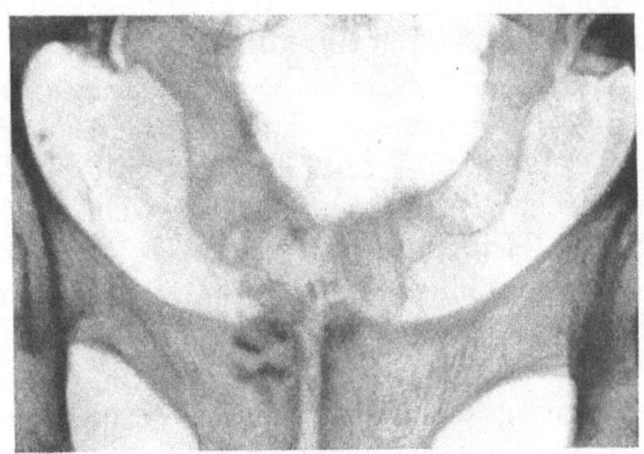

Abb. 1029. Verkalkte Prostatatuberkulose.

der Medianlinie dicht über der Symphyse läßt die Prostatakonkremente gewöhnlich
richtig erkennen, wenn man nur an sie denkt. Bei frontalem Strahlengange sind sie
ganz ventral dicht hinter dem Schambein gelegen.

Außer den genannten sind noch viele andere Quellen harnsteinähnlicher Schatten
bekannt geworden. ALBERS-SCHÖNBERG hat 26 zusammengestellt. Es handelt sich aber
dabei entweder um nur vereinzelte Vorkommnisse oder um Irrtümer, die bei einiger
Erfahrung leicht vermieden werden können.

Im Anschluß hieran sei erwähnt, daß *Verkalkungen der Harnleiter und Samenblasen* selten bei Männern im vorgerückten Alter (E. FRAENKEL) vorkommen und *Verkalkungen der Vasa deferentia* bei alten Diabetikern beobachtet werden (JOSLIN). Die verkalkten Samenblasen werden als längliche, von der Medianlinie parallel zum unteren Rand des Kreuzbeins verlaufende Schatten abgebildet. Die verkalkten Vasa deferentia erscheinen im Röntgenbild als schmale Schattenstreifen im kleinen Becken, die von der Gegend des Blasengrundes am oberen Rand der Symphyse zunächst steil ansteigen, dann horizontal lateralwärts in Windungen verlaufen und darauf gradlinig zu den Hoden abwärts ziehen. *Verkalkungen der Harnleiter und der Blasenwand*, die bei der *Bilharziosis* nach LOTSY durch verkalkte Eier hervorgerufen werden, können intensive Schatten im Röntgenbilde erzeugen. Verkalkungen, die an den gleichen Teilen des Urogenitaltractus auf dem Boden der *Tuberkulose* entstehen, geben nur selten und dann gewöhnlich nur zu weniger dichten und weniger ausgedehnten Schatten Anlaß (E. FRAENKEL) (vgl. Abb. 1029).

Lage und Form von Nieren, Harnleiter und Blase.

Außer dem weitaus an erster Stelle stehenden Steinnachweis vermag die Röntgenuntersuchung in vielen Fällen Auskunft über *Form und Lage der Harnorgane*, insbesondere der Nieren zu geben.

Die *normale Niere* ist bei guter Technik, aber auch nur unter dieser Voraussetzung, in der Mehrzahl der Fälle durch die Röntgenaufnahme darzustellen. Der ovale Nierenschatten reicht vom 11. Brust- bis 3. Lendenwirbel und wird von der 11. und 12., bisweilen auch von der 10. Rippe gekreuzt (vgl. Abb. 1030). Der mediale Rand verläuft parallel dem Psoasrande und ist von diesem meist durch einen schmalen, etwa 1 mm breiten Streifen getrennt. Er zeigt in der Mitte eine dem Hilus entsprechende Einkerbung. Die Darstellung des normalen Nierenschattens ist wichtig wegen der Beziehung zu nachgewiesenen Steinschatten, ferner um vor einer beabsichtigten Exstirpation einer kranken Niere das Vorhandensein der zweiten festzustellen.

Die respiratorische Beweglichkeit der Niere, welche übrigens oft schon durch die Palpation sicher nachweisbar ist, ist auch durch Verwendung der Pyeloskopie (Füllung der Nierenbecken mit Kontrastflüssigkeit und angeschlossene Durchleuchtung) nach dem Bericht von HITZENBERGER und REICH deutlich zu erkennen.

Auch zum Nachweis von *Lageveränderungen der Niere* kann das Röntgenverfahren herangezogen werden. Eine *Wanderniere* kann außer der Verlagerung nach unten auch eine Drehung um ihre Längsachse mit der Konvexität nach hinten aufweisen, wodurch der Nierenschatten bei ventrodorsaler Durchstrahlung verschmälert erscheint. SCHÜRMAYER gab als Zeichen einer Wanderniere die Verbreiterung des in unklarer Weise so genannten phrenicolumbalen Winkels an, welchen der hintere lumbale Zwerchfellschenkel mit der Wirbelsäule bei seitlicher Durchleuchtung bildet. Es ist dies eine allgemein bei Zwerchfelltiefstand, so auch infolge von Enteroptose zu beobachtende Erscheinung. Als Teilerscheinung einer Enteroptose kann auch Nierensenkung vorkommen, braucht aber nicht immer dabei vorhanden zu sein. Die Erweiterung des sog. phrenicolumbalen Winkels ist aber nicht für Wanderniere im besonderen charakteristisch.

Bei *Hydro-* bzw. *Pyonephrose* sind charakteristische Bilder zuerst von HÄNISCH beschrieben worden. Wenn das Nierenbecken stark erweitert ist und diese Erweiterung nicht nur auf Kosten der Nierensubstanz geht, sondern sich auch nach außen (von der Niere aus gerechnet), d. h. medialwärts hin erstreckt, so erscheint auf dem Röntgenbilde medialwärts vom Nierenschatten und von diesem durch eine Einkerbung getrennt ein zweiter Schatten, der eine medialwärts konvexe bogige Begrenzung zeigt. Bei entsprechender Größe des vom ausgeweiteten Nierenbecken gebildeten Sackes kann das hierdurch entstehende Bild eine Semmelform annehmen und fast an zwei nebeneinanderliegende und an den Hilusflächen zusammenstoßende Nieren erinnern. Die untere Kontur dieser beiden rundlichen Schatten, welche an der Grenze von beiden eine Einkerbung aufweist, wird von HÄNISCH mit einem W verglichen. Andere Fälle von Hydronephrose, bei welchen die Erweiterung des Nierenbeckens sich nicht nach außen, sondern ins Innere der Niere hinein erstreckt und so zur Ausbildung eines gleichmäßig gerundeten Nierentumors Anlaß gibt, zeigen nicht diese Aussackung am Hilus, sondern nur eine allgemeine Vergrößerung des Nierenschattens, sofern dieser überhaupt deutlich erkennbar ist. Wenn einzelne Kelche besonders stark erweitert sind und dabei die verschmälerte Nierenrinde buckelförmig vorgetrieben wird, so können solche örtlichen Vorbuchtungen an der Konvexität des Nierenschattens auch im Röntgenbilde sichtbar werden.

Als Merkmale von *Hufeisennieren* hat VOORHOEVE eine vertikale und mediane Lage beider Nieren, die meist tief stehen, und ihre Unbeweglichkeit in seitlicher mediolateraler Richtung, manchmal außerdem die Sichtbarkeit einer medianen Verbindungsbrücke beschrieben und hieraus die Diagnose richtig gestellt. Als Verdachtsmoment auf Hufeisennieren ist bei Nachweis von Nierenstein-schatten eine weit mediane Lage derselben und ihre Projektion *vor* statt in den Wirbelsäulenschatten bei frontalem Strahlengange (SGALITZER) anzusehen.

Auch *Nierencysten, Tumoren, Echinococcusblasen* sind von HÄNISCH, EISENBERG, BECK, STRÄTER, JOSEPH, LEPEHNE u. a. röntgenographisch dargestellt worden. Durch Verkalkung der Cystenwandungen können kontrastreiche Schattenringe in der Lendengegend entstehen, innerhalb welcher zum Teil eine gleichfalls von oberflächlicher Verkalkung herrührende feine netzartige Schattenzeichnung erkennbar ist (JOSEPH). Die Röntgenuntersuchung kann ferner zum Nachweis einer *Nierenvergrößerung und Nierenschrumpfung* herangezogen werden. *Paranephritische Abscesse* (ALEXANDER, KOLL, LAURELL, ROTHBARTH u. a.) und Hämatome (SIMON) erzeugen

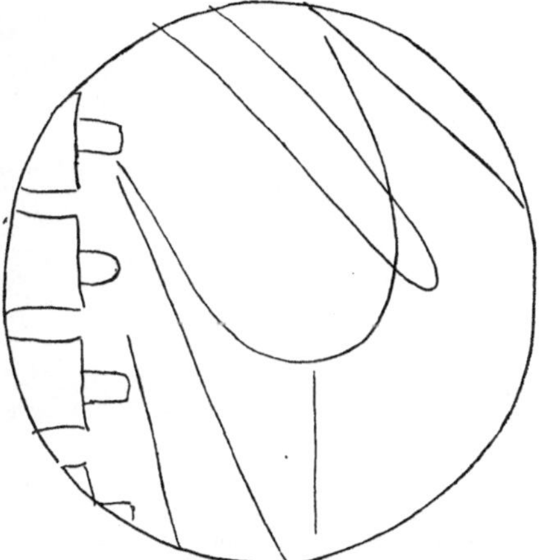

Abb. 1030. Normale Nierenaufnahme.

bei entsprechender Größe intensive Schatten von rundlicher Begrenzung in der Lendengegend. Nach den operativ kontrollierten Beobachtungen von REVECZ heben sich *para- und perinephritische Abscesse* selten als besondere Schatten neben dem Nierenbild, häufiger als scheinbare Vergrößerungen des Nierenschattens ab, die tatsächlich durch Infiltration der Nierenkapsel hervorgerufen werden. Mitunter ist sogar eine Grenze zwischen Niere und infiltrierter Kapsel sichtbar. Sehr wichtig sind die indirekten Hinweise, welche die Beobachtung des Zwerchfells bei paranephritischen Abscessen gewährt (vgl. S. 397 und 405). Es kann hierbei eine Behinderung der respiratorischen Bewegung der betreffenden Zwerchfellhälfte und eine Hochdrängung des hinteren Zwerchfellabschnittes im Profilbild bei frontalem Strahlengange sowie auch bei sagittaler Strahlenrichtung, tiefstehender Röhre und vornübergeneigter Stellung des Patienten sichtbar sein (vgl. Abb. 472 bis 476). Infolge der Behinderung der Zwerchfellbewegung zeigt ein während der Atmung aufgenommenes sog. „Veratmungspyelogramm" an der kranken feststehenden Niere klare und scharfe Konturen im Gegensatz zu der gesunden Seite, auf welcher das Kontrastbild des Nierenbeckens verwaschen erscheint (HILGERFELDT). Als weitere Folge von paranephritischen Abscessen ist oft eine nach der gesunden Seite konvex gebogene Skoliose der Wirbelsäule, ferner mitunter ein Verschwinden des Psoasschattens festzustellen.

Bei *Nierentuberkulose* sind strich- und punktförmige Schatten und auch unregelmäßige Flecken von vielfach ungleicher Dichte und unscharfer Begrenzung von STRÄTER und verschiedenen anderen Autoren beschrieben worden. Sie rühren von Käse- und Kalkherden her, welche besonders nach der Peripherie der Niere zu lokalisiert sind (Kittniere) (vgl. Abb. 1031 und 1032). Diese Schatten müssen, wie bereits bei der Besprechung des Steinnachweises betont wurde, von Konkrementen und ferner von verkalkten Mesenterialdrüsen und den Kreide- bzw. Kalkmassen eines Psoasabscesses unterschieden werden.

Die tuberkulösen Nieren zeigen häufig wegen einer gleichzeitigen Schrumpfung des gleichfalls tuberkulös veränderten Ureters einen beträchtlichen Tiefstand.

Wenn im Vorstehenden eine Reihe von Nierenveränderungen aufgeführt wurde, welche durch die Röntgenuntersuchung dargestellt worden sind, so darf hieraus nicht der

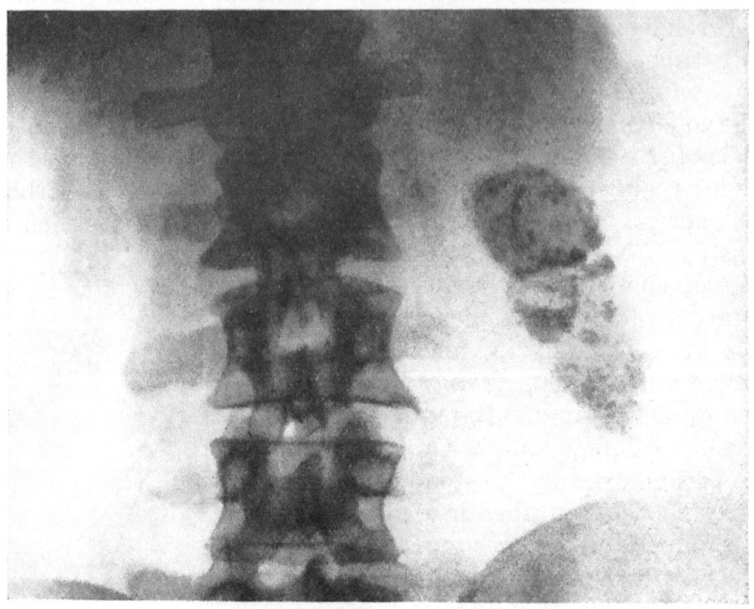

Abb. 1031. Verkalkte Nierentuberkulose.

Zahlreiche intensive Schattenstreifen und Flecken im Bereich des verkleinerten und herabgesunkenen Nierenschattens. Der Tiefstand ist durch Verkürzung des geschrumpften Ureters zu erklären. Klinisch: Cystitis nodularis. Linke Ureteröffnung nicht sichtbar (verödet), links keine Indigocarminausscheidung.

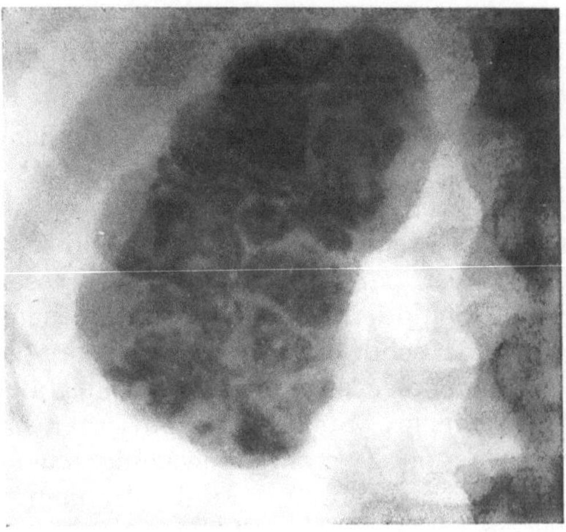

Abb. 1032. Tuberkulöse Mörtelniere.

Schluß gezogen werden, daß dies in jedem Falle möglich wäre. Auch auf Aufnahmen, die als Kennzeichen einer einwandfreien Technik eine klare Darstellung des Musculus psoas usw. aufweisen, sind in manchen Fällen von Hydronephrose, Tumoren usw. sowie bei Nierentuberkulose die äußeren Konturen des Nierenschattens nicht deutlich zu erkennen. Dagegen sind Lage und Form von Nieren- und Nebennierentumoren durch die *künstliche Luftfüllung des Abdomens* bei Lagerung auf die entgegengesetzte Seite klar ersichtlich, soweit sie sich gegenüber dem hellen Luftraum abheben. Vielfach ist auch

eine Differenzierung der Konturen gegenüber den Schatten anliegender Abdominalorgane möglich. Cystennieren können mittels des Pneumoperitoneums an ihrer höckerigen Oberfläche erkannt werden (SCHINZ). Eine noch klarere Darstellung der Nieren
in normalen und pathologischen Fällen ist nach ROSENSTEIN durch *Sauerstoffeinblasung
in die Fettkapsel der Niere* zu erzielen (vgl. S. 763).

Auch die einfachere und sicher gefahrlose Methode der *Dickdarmfüllung mit Luft
oder* durch einen *Kontrasteinlauf* gibt in vielen Fällen wichtige diagnostische Hinweise. Da

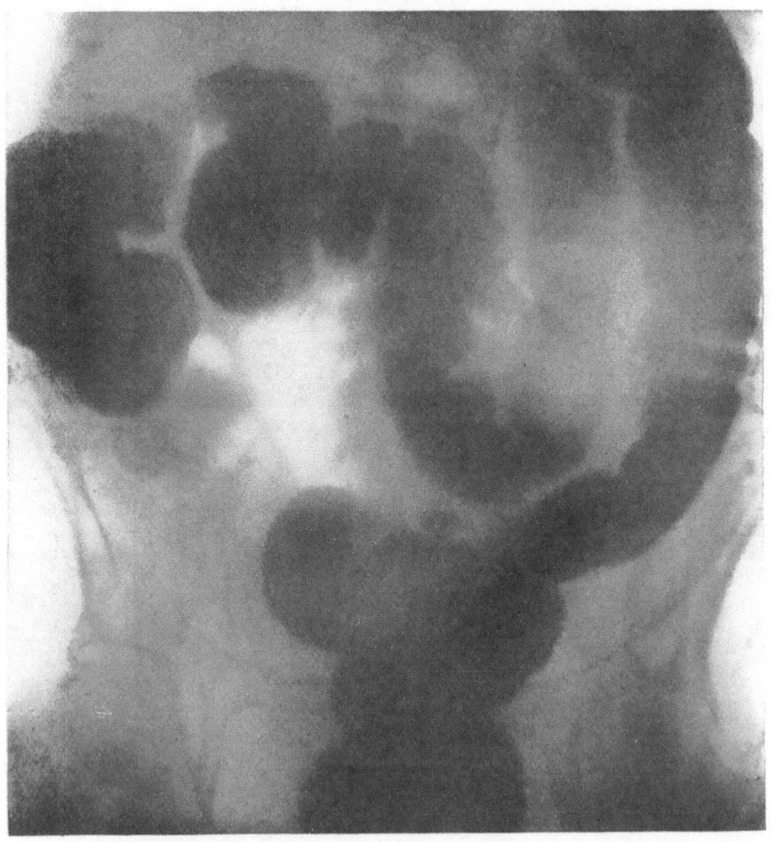

Abb. 1033. Linksseitiger Nierentumor. Einlaufbild.

Die Lage des Nierentumors ist durch eine geringere Füllung bzw. Schattenaufhellung im ansteigenden Transversumschenkel und Descendens
gekennzeichnet. Bei Druck auf das Abdomen entstand hier ein völliger Schattendefekt. Autopsie: Großer linksseitiger Nierentumor,
über welchen medial der aufsteigende Transversumschenkel, lateral das Descendens hinwegzieht.

das Colon an der Flexura hepatica mit dem unteren Pol der rechten Niere und in der
Gegend der Flexura lienalis mit der Vorderfläche der linken Niere in Beziehung tritt,
können Lageänderungen des Colons auf eine Verschiebung durch die vergrößerte oder
verlagerte Niere schließen lassen.

Rechtsseitige Wandernieren und noch mehr rechtsseitige Nierentumoren und Hydro-
nephrosen können eine konkave Eindellung des Colons an der Flexura hepatica und bei
starker Entwicklung auch eine Verschiebung desselben medial- und abwärts verursachen,
wie STIERLIN gezeigt hat. Besonders charakteristisch ist die konkave Einbuchtung am
rechten oberen Winkel, während eine Verdrängung nach unten auch durch die vergrößerte
Leber hervorgerufen werden kann. Ein anderes Verhalten zeigte ein von ZIEGLER beobachteter Fall, in welchem die Flexura hepatica an ihrem Platz geblieben war, aber das
Colon ascendens eine konkave Einbuchtung durch den lateralwärts davon gelegenen
Tumor erfahren hatte.

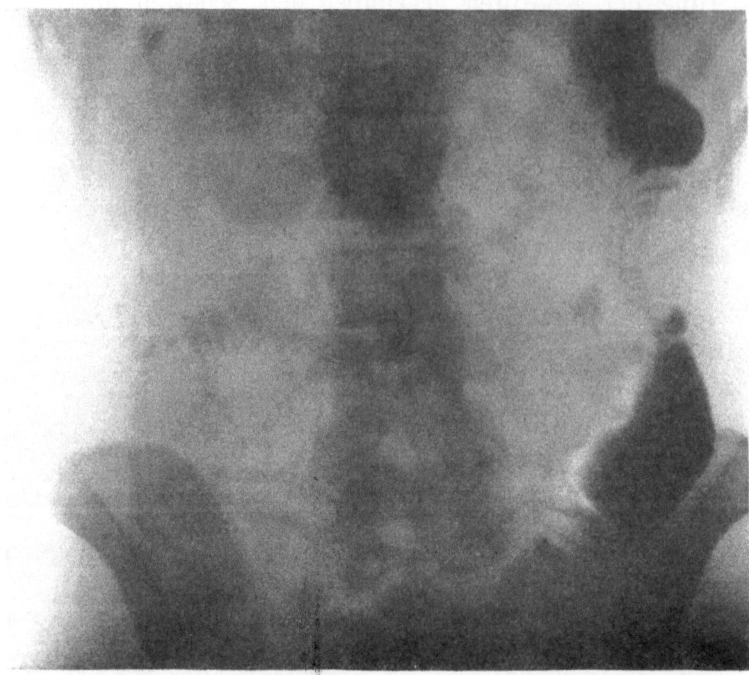

Abb. 1034. Colonfüllung bei großem paranephritischem Absceß.

Aufnahme nach teilweisem Ablauf eines Kontrasteinlaufs. Klinisch: Als Tumor imponierende ungewöhnlich deutlich palpable linke Niere, die durch einen diese umgebenden und besonders dahinter gelegenen paranephritischen Absceß vorgebuchtet ist. Operative Kontrolle. Röntgenbefund: Nach teilweisem Ablauf des Kontrasteinlaufs ist ein Rest oberhalb des Nierentumors im oberen Teil des Colon descendens zurückgeblieben. Der über den Tumor hinwegziehende Teil des Descendens ist fast entleert, nur durch einen ganz schmalen Schattenstreifen angedeutet. Die unterhalb des Tumors gelegenen Darmabschnitte sind gefüllt, da eine weitere Entleerung des Einlaufs durch Abklemmung des Darmrohrs verhindert wurde.

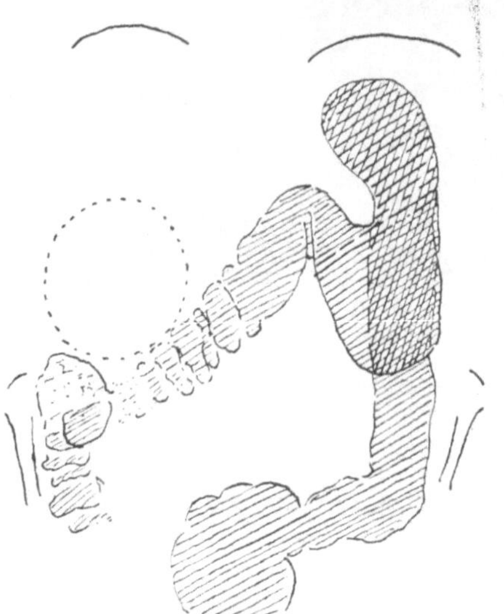

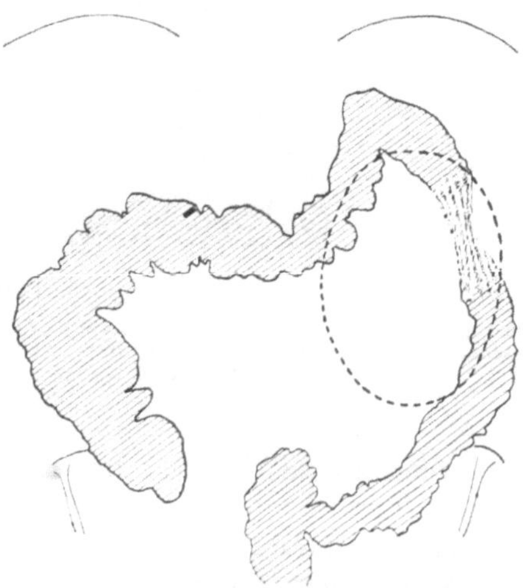

Abb. 1035. Verdrängung des Colon transversum nach unten durch rechtsseitigen Nierentumor. Einlaufbild.

Die gleiche Verdrängung könnte auch durch einen vergrößerten rechten Leberlappen hervorgerufen sein. Die Diagnose auf Nierentumor wurde besonders auf Grund klinischer Momente gestellt (deutliches Anschlagen in der Lendengegend bei Druck auf den Tumor von vorn und Untenbleiben des festgehaltenen, inspiratorisch tiefergetretenen Tumors bei der Exspiration).

Abb. 1036. Verdrängung des Colon descendens nach vorn und seitlich durch linksseitigen Nierentumor. Einlaufbild.

Das über der Vorder- und Außenfläche des Nierentumors ausgespannte Colon descendens zeigt außerdem verschmälerte und verringerte Füllung.

Linksseitige Nierentumoren drängen das an ihrer Vorderfläche liegende Colon vor sich her. Daß ein durch Luftaufblähung kenntlich gemachter palpabler und perkutorisch nachweisbarer Dickdarmstrang, welcher über die Oberfläche eines Tumors in der linken

Lendengegend hinwegzieht, für Niere spricht, ist eine altbewährte klinische Regel, welche namentlich gegenüber Milztumoren von großer differentialdiagnostischer Bedeutung ist.

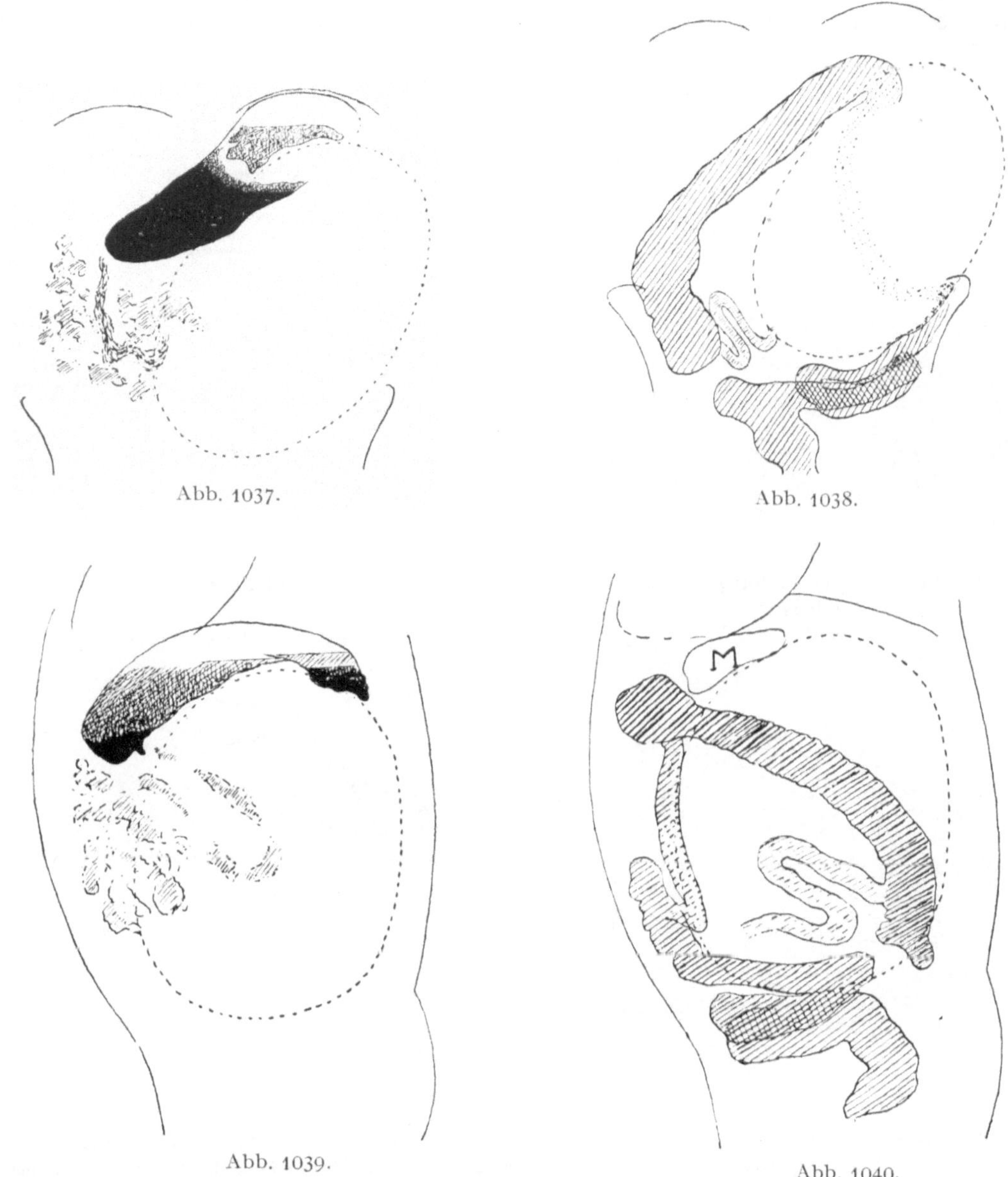

Abb. 1037.

Abb. 1038.

Abb. 1039.

Abb. 1040.

Abb. 1037—1040. Verdrängung von Magen und Colon durch einen linksseitigen Nierentumor bei einem 2jährigen Kinde.

Zu Abb. 1037. Magen und Duodenum nach rechts und oben verdrängt. Oberes isoliertes Breidepot in einer besonderen dorsal gelegenen Tasche (vgl. Abb. 1039).

Zu Abb. 1038. Einlaufbild: Colon descendens, welches über die Oberfläche des Tumors hinwegzieht, ist durch den Druck des Tumors nur ganz unvollständig gefüllt.

Zu Abb. 1039. Frontalbild: Verschiedene Breidepots im oberen hinteren und vorderen unteren Magenabschnitt. Beide sind voneinander durch den von unten sich vorwölbenden Tumor getrennt.

Zu Abb. 1040. Seitlich-schräge Aufnahme (zwischen frontalem und umgekehrtem ersten schrägen Durchmesser; das Kind liegt auf der rechten Seite in Annäherung an Bauchlage, um das Colon descendens isoliert hervortreten zu lassen). Das Colon descendens verläuft leicht gewölbt an der Oberfläche des Tumors und ist nur schwach gefüllt.

Dasselbe Verhalten kann auch durch die Röntgenuntersuchung, mit welcher die gleichzeitige Palpation des Tumors zu verbinden ist, erkannt werden. Da die Wandungen des Dickdarms, welcher über einer gewölbten Geschwulst ausgespannt ist, aneinandergepreßt und zum Teil noch von den Bauchdecken gedrückt werden, so kommt an der

komprimierten Stelle oft nur eine *mangelhafte Füllung* zustande. Auch hierdurch wird oft
die Lage eines Nierentumors gekennzeichnet. Genügt der Druck des Tumors allein nicht, um
das Einlaufsbild abzuschwächen oder zu unterbrechen, so kann doch ein lokaler Schattenausfall über dem Nierentumor durch leichten Druck aufs Abdomen hervorgerufen

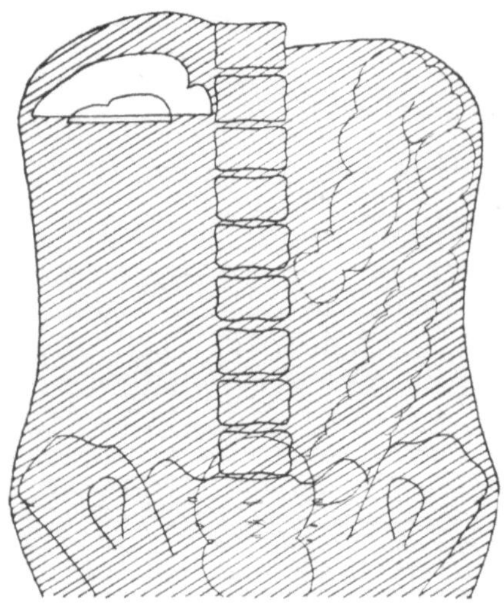

Abb. 1041. In stehender Stellung bei sagittalem
Strahlengang.

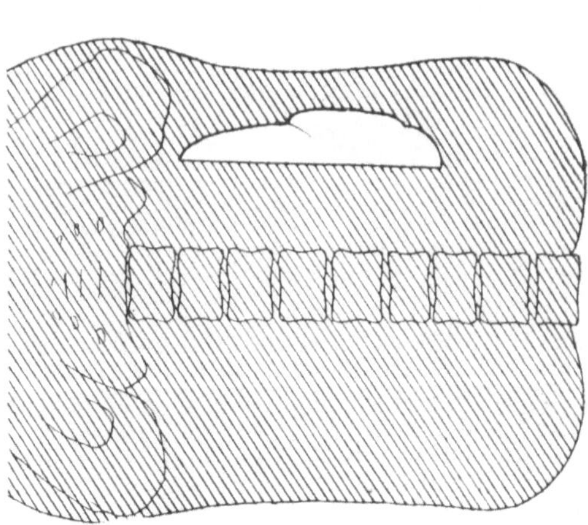

Abb. 1042. In linker Seitenlage.

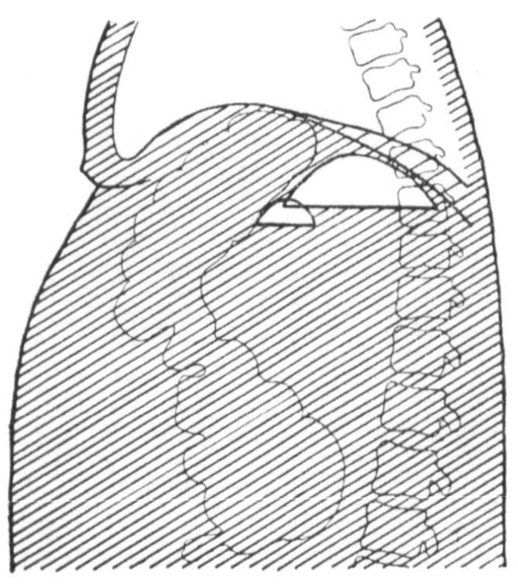

Abb. 1043. In stehender Stellung bei frontalem
Strahlengang.

Das Colon verläuft an der Vorderfläche des Sackes.

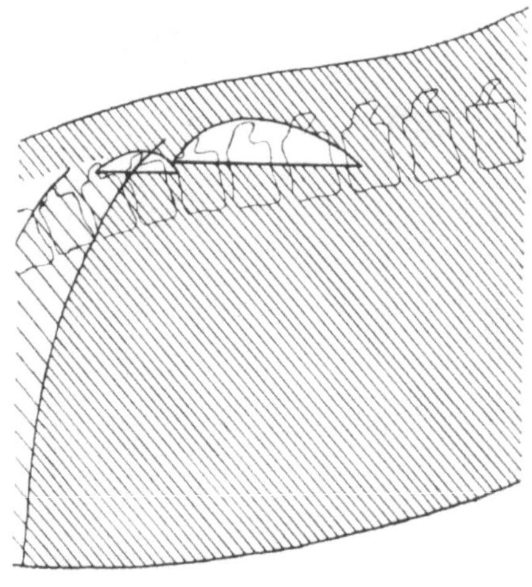

Abb. 1044. In Knie-Ellenbogenlage.

Die Höhle reicht nach hinten in der Lendengegend bis zum hinteren
Rande des Wirbelsäulenschattens.

Abb. 1041—1044. Nachweis und Größenbestimmung eines großen pyonephrotischen Sackes durch Lufteinblasung und Lageänderung.

Große, die gesamte rechte Bauchseite einnehmende und weit nach links hinüberreichende, fast das ganze Abdomen füllende Geschwulst,
die deutliche Fluktuation zeigt. Die Unterscheidung gegenüber einem abgesackten Erguß in der Bauchhöhle ist dadurch erschwert, daß
äußerlich eine Abschnürung an dem gespannten Abdomen fühlbar ist und der Urin infolge stockender Sekretion aus dem rechten Ureter
zunächst keine Veränderungen erkennen läßt. Nach Absaugen von 150 cm³ trüben Urins aus dem rechten Ureter und Einblasen von 120 cm³
Luft werden die obenstehenden Bilder erhalten, die die Ansammlung der Luft an den jeweils höchsten Stellen bei verschiedener Lagerung
erkennen lassen und dadurch ein Urteil über die Größe und Lage des Hohlraums gestatten.

werden (Pelottensymptom). Sehr deutlich ist die unterbrochene Partie bisweilen auf
Restaufnahmen nach teilweisem Ablassen des Einlaufs zu erkennen, während oberhalb
und unterhalb des Tumors noch eine Füllung des Dickdarms erkennbar ist (vgl. Abb. 1034).
In direkter Weise ist die Lage des Colons *vor* der Niere und sein bogenförmiger Verlauf über die rundlich gewölbte Vorderfläche am besten bei frontaler oder annähernd.
frontaler, leicht schräger Durchleuchtung zu erkennen (vgl. Abb. 1040).

Eine *seitliche Verlagerung* des Colons durch einen linksseitigen Nierentumor kommt vor, geschieht aber hierbei nicht in konstanter Weise. Die Flexura lienalis zeigt im allgemeinen das Bestreben, über die Vorderfläche der linken Niere hinweg, an den *lateralen* Rand zu gelangen, wo sie ins Colon descendens übergeht (Corning). Hiernach ist dann, wenn das Colon descendens überhaupt eine seitliche Verdrängung durch einen Nierentumor erfährt, eher eine Verlagerung nach außen als nach innen zu erwarten. Tatsächlich ist eine Auswärtsverlagerung des Colon descendens durch Nierentumoren von Ziegler und Markiewitz sowie auch von mir beobachtet. Dagegen beschreibt Stierlin eine Medialwärtsverschiebung des Colon transversum und descendens nach rechts als Zeichen linksseitiger Nierentumoren. Ich sah diese Verlagerung bei besonders großen Nierentumoren. Wegen dieses verschiedenartigen Verhaltens, bei welchem vielleicht die Größe der Nierentumoren neben anderen Ursachen eine Rolle spielen mag, messe ich einer *seitlichen Lageänderung* des Colons nicht die gleiche diagnostische Bedeutung bei, welche seiner Lage *vorn an der Oberfläche des Nierentumors* zukommt.

Bei einer kongenitalen Verlagerung der linken Niere nach abwärts, die auf dem linken Beckeneingang fühlbar war, sah ich ein auffällig weit nach abwärts reichendes Colon descendens, welches über die laterale Wand des fühlbaren und auch auf der Aufnahme durch größere Schattendichte sich abhebenden Nierentumors hinwegzog und an dieser Stelle eine Aufhellung des Schattenbandes infolge Kompression durch die Niere aufwies.

Der *Magen* wird durch linksseitige Nierentumoren von erheblicher Größe nach rechts und oben verlagert (vgl. Abb. 601 und 1037). Doch können hieraus allein kaum verwertbare diagnostische Schlüsse gezogen werden, weil die gleiche Folge auch aus vielen anderen Ursachen entsteht.

Cystopyelographie.
1. Methode und Technik.

Eine Methode, welche die Darstellung der Lichtungen der Harnorgane ermöglicht, ist die von Völcker und v. Lichtenberg eingeführte und von letzterem in Gemeinschaft mit Dietlen weiter ausgebaute *Cystopyelographie. Auf dem transvesicalen Wege* wird eine erwärmte Kontrastflüssigkeit in die Blase bzw. mittels Ureterkatheter in den Harnleiter und das Nierenbecken eingefüllt. Zunächst wurde eine 5—10%ige *Collargolaufschwemmung* genommen, jetzt werden entweder nach dem Vorschlage von Braasch und Held sowie von v. Lichtenberg eine 25%ige *Bromnatrium-* oder eine *Jodkalium-* bzw. *Jodlithiumlösung* (Joseph), das sog. *Umbrenal* oder andere jodhaltige Lösungen (*Uroselektan, Abrodil* usw.), verwandt. Alsdann wird eine Übersichtsaufnahme der gesamten Harnorgane mittels Bucky-Blende ausgeführt. Da Nierenbecken und Kelche ihrer größten Ausdehnung nach nicht in einer Frontalebene, sondern in dazu etwa um 80° geneigten schrägen Ebenen, bei tiefstehenden Nieren sogar nahezu in einer sagittalen Ebene angeordnet sind, erscheint ihr Schattenbild auf der üblichen rückenanliegenden Aufnahme in einer nicht unbeträchtlichen Verkürzung. Um eine volle Übersicht zu gewinnen, empfehlen daher Sgalitzer und Hryntschak Aufnahmen in entsprechend schräger Richtung, bei Nierentiefstand im queren Durchmesser.

Außer von der Blase her kann auch *auf dem Blutwege* ein Zufuhr des Kontras mittels zum Nierenbecken zustande gebracht werden. Nach verschiedenen Vorversuchen von Rowntree und Mitarbeitern, die Jodnatrium versuchten, von Roseno, der eine Verbindung von Harnstoff und Jod anwandte, und anderen sind nunmehr in den jodhaltigen Stoffen *Uroselektan* und *Perabrodil* durch Swick und v. Lichtenberg Mittel gefunden worden, die eine verhältnismäßig kontrastreiche Darstellung des Nierenbeckens und der ableitenden Harnwege ermöglichen. Es werden hiervon etwa 20 cm³ einer 35- bis 40%igen Lösung in die Blutbahn gespritzt. Da die Ausscheidung in den Nieren schnell, aber nicht in allen Fällen in genau den gleichen Zeiträumen erfolgt, müssen mehrere Aufnahmen bald nach der intravenösen Injektion, durchschnittlich am besten nach 15 und 25 Min. gemacht werden. Eine besondere Verstärkung des Nierenbeckenschattens kann dadurch erreicht werden, daß die Ureteren nach dem Vorschlage von Ziegler und Köhler durch einen aufgeblasenen Gasballon in der Gegend der Articulatio sacroiliaca derart komprimitiert werden, daß hierdurch eine Harnstauung hervorgerufen wird; jedoch werden hierdurch unphysiologische Verhältnisse geschaffen, die einen Schluß auf die unbeeinflußte Sekretion nicht zulassen.

Eine Darstellung des Nierenbeckens auf dem Blutwege bleibt aus bei Störung der Nierenfunktion durch schwere Nierenerkrankung, länger dauernden kompletten Harnleiterverschluß, Stauung infolge Herzinsuffizienz und Infektion, z. B. bei Prostataerkrankungen, Nierengeschwülsten usw. Kontraindikationen gegen die Anwendung der Methode sind festgestellte Jodidiosynkrasie, Thyreotoxikose, Gravidität, schwere Nierenerkrankungen, Dekompensation des Herzens, akute Lungentuberkulose und andere schwere Allgemeinerkrankungen.

In manchen Fällen von komplettem Harnleiterverschluß, der bereits mehrere Stunden besteht, wird ein auffallend intensiver Schatten der abgeschlossenen Niere infolge starker Speicherung des Kontrastmittels innerhalb des Organs bei fehlender Kontrastfüllung des Nierenbeckens und Harnleiters gefunden. Tritt gar keine Kontrastdarstellung weder der Niere noch des Nierenbeckens und der ableitenden Harnwege ein, so darf daraus geschlossen werden, daß der Abschluß der Niere bereits einige Tage alt ist (Boeminghaus).

Die Vorzüge der hämatogenen Kontrastfüllung der ableitenden Harnwege gegenüber der Füllung von der Blase her bestehen allgemein in der geringeren Belästigung der Patienten, ihre Nachteile in dem geringeren Füllungsgrade des Nierenbeckens und in der minderen Kontraststärke der Röntgenbilder; jedoch ist diese zur Diagnose meist ausreichend. Es gibt aber auch Fälle, in denen krankhafte Veränderungen, z. B. Tumoren und Tuberkulose der Niere, wegen mangelhafter oder fehlender Füllung bei hämatogener Pyelographie dem Nachweis entgehen, während sie bei der transvesicalen Methode zum Ausdruck kommen (Joseph). Allein anwendbar ist die Füllung auf dem Blutwege bei Stenosierung der Urethra und Stenose oder Verschluß der Ureteren. Sie ist ferner der transvesicalen Methode vorzuziehen bei starken Reizzuständen der Blase, insbesondere bei Schrumpfblase und bei infektiöser Erkrankung der Blase, bei welcher die Einführung von Kathetern in die Ureteren wegen der Gefahr einer Keimverschleppung nicht angezeigt ist. Unter Umständen ist es zweckmäßig, beide Untersuchungsarten zur gegenseitigen Kontrolle nacheinander auszuführen.

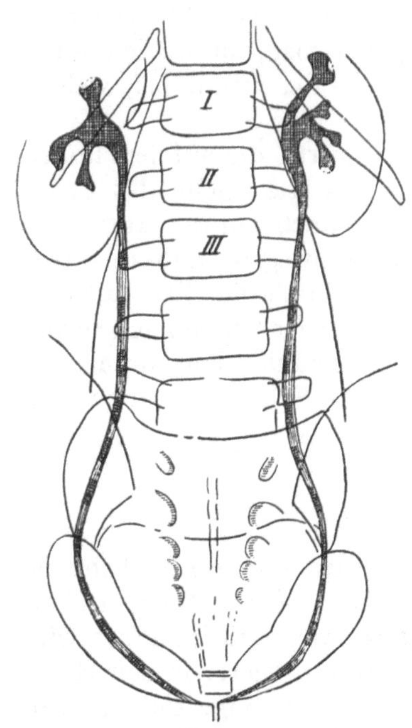

Abb. 1045. Eingeführte Ureterkatheter und Kontrastfüllung der Nierenbecken nach Dietlen.

Außerdem ist auch eine perorale und rectale Zufuhr der gleichen Kontrastmittel, insbesondere des Abrodils bei gleichzeitiger Kompression der Ureteren angewandt worden; die Kontraste sind hierbei aber wesentlich geringer und diese Methoden weniger empfehlenswert.

Durch Füllung der *Blase* mit denselben Kontrastflüssigkeiten (Bromnatriumlösung usw.) und angeschlossene Durchleuchtungen (Eisler) oder Aufnahmen in den verschiedenen Durchmessern kann ein Überblick über Form, Kontraktionszustand und pathologische Veränderungen dieses Organs erhalten werden.

Zu dem gleichen Zweck wie die Kontrastfüllung ist von v. Lichtenberg und Dietlen die *Sauerstoffeinblasung ins Nierenbecken* empfohlen worden, welche ursprünglich nach dem Vorschlag von Burkhardt und Polano in die Blase zur Erzielung größerer Kontraste beim Steinnachweis ausgeführt wurde.

Auf diese Weise gelingt es, auch solche Steine nachzuweisen, die infolge ihrer großen Strahlendurchlässigkeit keine deutlichen Schatten geben. Die Kontraste können weiterhin dadurch erhöht werden, daß gleichzeitig ein Pneumoperitoneum angelegt wird. Mit der Methode der Sauerstoffeinblasung in die Lichtungen der Harnorgane sind gewisse Gefahren verknüpft; zum mindesten ist die Anwendung höherer Druckwerte sorgsam zu vermeiden, um die hierbei im Tierexperiment erwiesene Möglichkeit eines plötzlichen Übertritts von Gas in die Nierenvenen auszuschalten. Auf der anderen Seite ist freilich der Gewinn, daß hierdurch eine klare Feststellung des Vorhandenseins und der Lage von Konkrementen auch in solchen Fällen erreicht werden kann, in denen dies auf andere Weise nicht gelingt, namentlich mit Rücksicht darauf zu beachten, daß hierdurch ein bestimmter Weg für die Operation angezeigt werden kann. In der Regel führen jedoch andere einfachere und gefahrlose Untersuchungsmethoden wie die direkte Röntgenphotographie und die Pyelographie zum Ziele; diese sind daher stets zunächst zu versuchen.

Die gleichzeitige Füllung der vorher sorgfältig entleerten Blase mit geringen Mengen, etwa 20—30 ccm Jodipin und Luft zu gleichen Teilen, empfiehlt REISER, um hierdurch auch kleine Tumoren der Blasenwand bei sagittalem und schrägem Strahlengange kenntlich zu machen, welche bei starker Füllung verdeckt werden.

Weiterhin ist es möglich, die *männliche Harnröhre* mittels einer gewöhnlichen Spritze mit Kontrastflüssigkeit zu füllen und ihre Lichtung sowie *Strikturen* darin im Röntgenbilde darzustellen. Auch in die *Samenblasen* können durch Einführung einer besonderen Metallsonde Kontrastmittel eingespritzt und so Veränderungen ihrer Lichtung abgebildet werden (DELZELL und LOWSLEY).

Näher kann auf diese Methoden, welche in das Sonderfach der Urologie fallen, hier nicht eingegangen werden.

2. Ergebnisse.

Die *Cystopyelographie* gewährt einen klaren Einblick in das Verhalten der *Lichtungen der Harnorgane* und vermittelt dadurch weiterhin ein Urteil über *Form und Lage der Nieren, Ureteren und Blase.* Auch die Kenntnis der *Bewegungsvorgänge* an den Harnwegen ist hierdurch sehr gefördert worden. Teils durch aufmerksame Durchleuchtung der kontrastgefüllten Harnwege, teils durch direkte Beobachtung am lebenden Organ wurde ermittelt, daß eine peristaltische Bewegung von den Nierenkelchen über das Nierenbecken durch die Harnleiter zur Blase abläuft. Am Ureter bilden die peristaltischen Wellen nach BAENSCH spindelförmige, etwa 4 cm lange Kontrastsäulen; sie folgen einander in einem durchschnittlichen Zwischenraum von 15—20 Sek. Mit Hilfe kinematographischer Aufnahmen beobachtete JARRE unter normalen Verhältnissen abwechselnd Zusammenziehung und Erweiterung zwischen Kelchen und Nierenbecken, und zwar eine individuelle, voneinander unabhängige Zusammenziehung der einzelnen Kelche; bei Infektion der Harnwege blieben diese Bewegungen aus. Bei spastischen Zuständen oder Ureterstenosen, z. B. infolge Steinverschluß, kommt eine ausgesprochene *Stenosenperistaltik* zustande. Die Einschnürungen sind dann tief und ringförmig und teilen nicht mehr spindelförmig sich verjüngende, sondern scharf abgesetzte walzenförmige Abschnitte voneinander ab (BAENSCH). Unterhalb des Steinverschlusses fehlt jede Bewegung, wie MAINTZ und WÜLLENWEBER im Kymogramm nachwiesen.

Bei Nierenkoliken kann ein Ausfall der Kelchfüllung infolge spastischer Kontraktion ihrer Muskulatur entstehen, während zur anfallsfreien Zeit ein ganz normales Füllungsbild beobachtet wird (SCHIFFER).

Form und Größe des Nierenbeckens sind schon unter normalen Umständen sehr verschiedenartig gestaltet. Abgesehen von den von HYRTL beschriebenen Formtypen und ihren Abarten läßt die Pyelographie vor allem das *Fassungsvermögen* des Nierenbeckens sicher beurteilen. Hierbei wird ein weiter *ampullärer* und ein enger *lineärer Typ* unterschieden; zwischen beiden kommen alle Übergänge vor (vgl. Abb. 1046, 1053 und 1054).

Auch die zahlreichen *kongenitalen Anomalien* wie *Verdoppelung der Nieren, Nieren-becken und Ureteren* auf einer Seite, nur *einseitige Anlage der Nieren,* Bildung einer *Huf-eisenniere* mit ihren einander genäherten Nierenbecken, deren Achsen nach unten statt

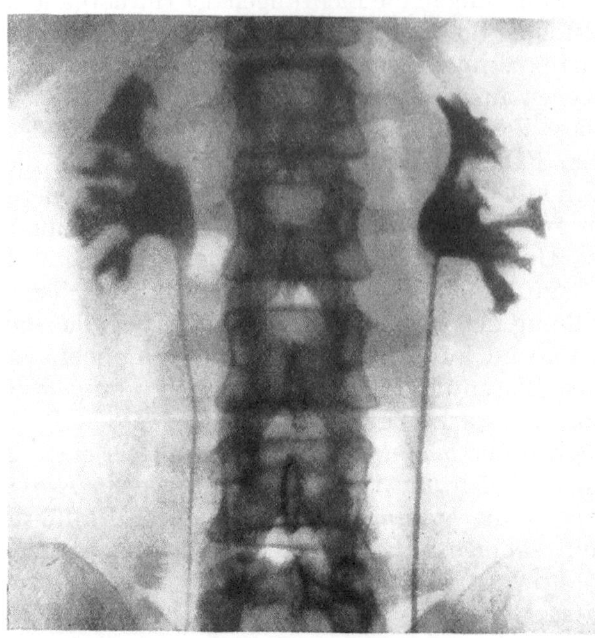

Abb. 1046. Ampullärer Typ des Nierenbeckens beiderseits.

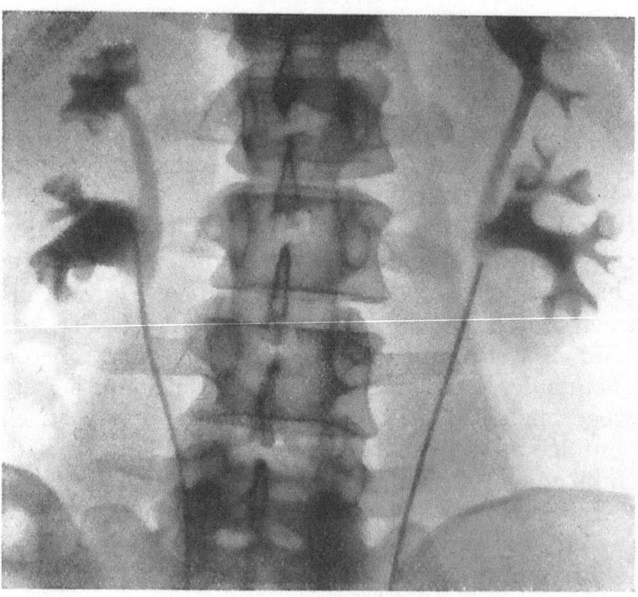

Abb. 1047. Ureter bifidus beiderseits.

wie normalerweise nach oben konvergieren, können durch die Pyelographie klar erkannt werden. Von praktischer Bedeutung ist die durch Erfahrung erwiesene Tatsache, daß derartige Anomalien für eine spätere Erkrankung, z. B. Steinbildung, hydronephrotische Stauung und auch Infekte, eine gewisse Disposition schaffen.

Eine *kongenital tiefliegende Niere* ist durch den geraden Verlauf eines kurzen Ureters von einer erworbenen Verlagerung nach abwärts zu unterscheiden; bei dieser ist der

Harnleiter von gewöhnlicher Länge und zeigt einen entsprechend gewundenen Verlauf (vgl. Abb. 1048).

Gasblasen im Nierenbecken bzw. in den Nierenkelchen, die im Pyelogramm als rundliche Aufhellungen erscheinen, kommen bei gasbildenden Zersetzungsvorgängen im Urin bei Diabetes vor (OLSSON).

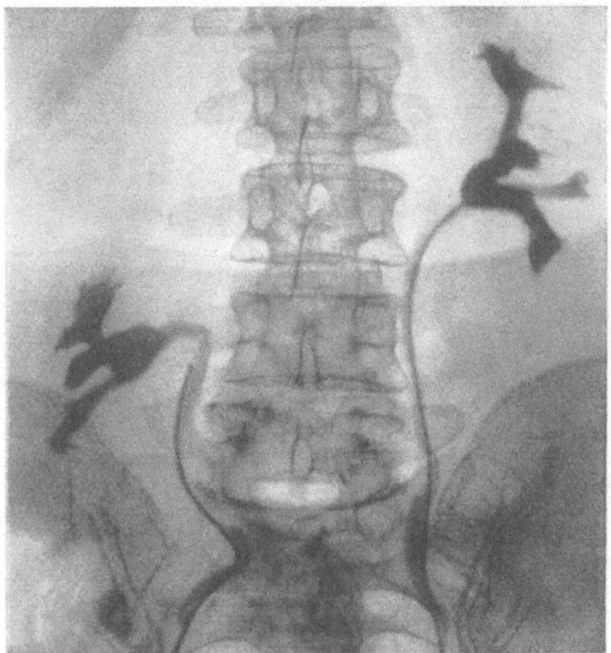

Abb. 1048. Nephroptose.

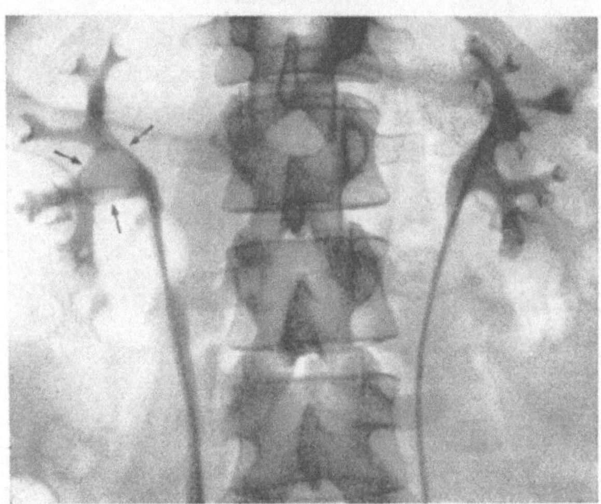

Abb. 1049. Nicht schattenbildender Stein im rechten Nierenbecken (Operation). Geringer Reflux rechts.

Steine im Nierenbecken sind im Pyelogramm als scharf begrenzte *Aussparungen* zu erkennen (vgl. Abb. 1049); sie müssen von solchen rundlichen Schattendefekten unterschieden werden, die durch orthoröntgenograd gerichtete, in das Becken einspringende Nierenpapillen hervorgerufen werden und durch ihre Lage eben in dieser Gegend gekennzeichnet sind. Kalkhaltige Steine pflegen durch größere Schattenintensität innerhalb der Nierenbeckenfüllung hervorzutreten (vgl. Abb. 1051 und 1052). Auch solche Nierenkonkremente, die an sich keinen Schatten im Röntgenbilde verursachen, können nach Abfluß der Kontrastflüssigkeit als Randschatten erkannt werden, welche durch die an

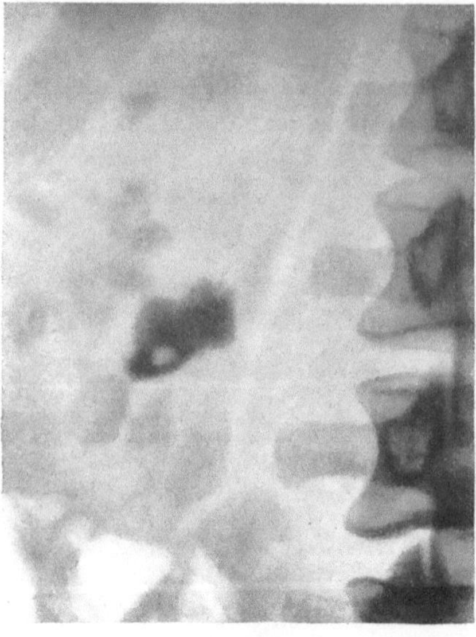

Abb. 1050. Nierenbeckenstein rechts.

Aufnahme bald nach intravenöser Abrodilinjektion. Fleckige
Abbildung der erweiterten Nierenkelche bereits angedeutet.

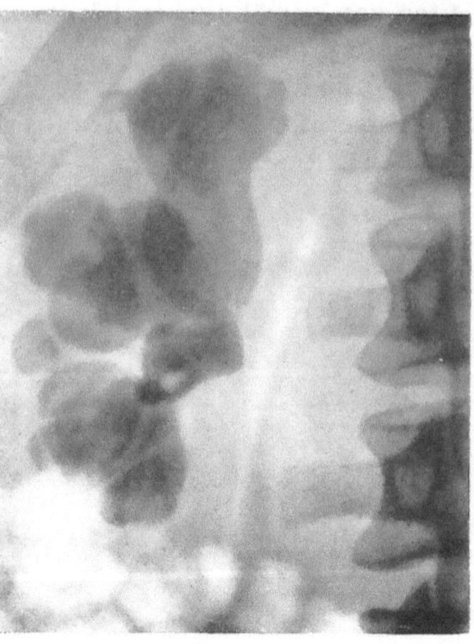

Abb. 1051. Derselbe Fall von Abb. 1050 eine Stunde
später nach intravenöser Abrodilinjektion.

Das erweiterte Nierenbecken und die Nierenkelche sind jetzt
vollständig dargestellt. Im Beckenausgang Steinschatten.

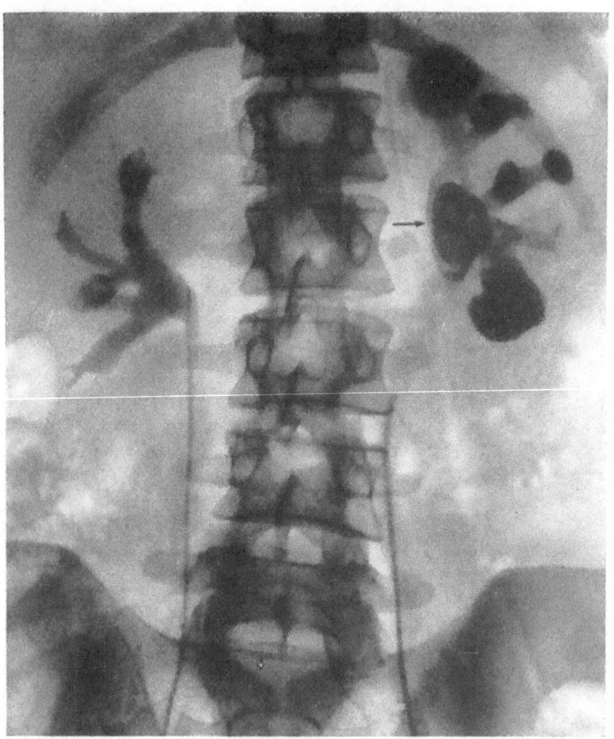

Abb. 1052. Steinpyonephrose links.
Vgl. Abb. 1013.

ihrer Oberfläche zurückgebliebenen Kontrastniederschläge hervorgerufen werden (JOSEPH).
Vorsicht bei der Deutung ist gegenüber Restschatten geboten, die bisweilen nach der
Füllung des Nierenbeckens in Nischen desselben zurückbleiben.

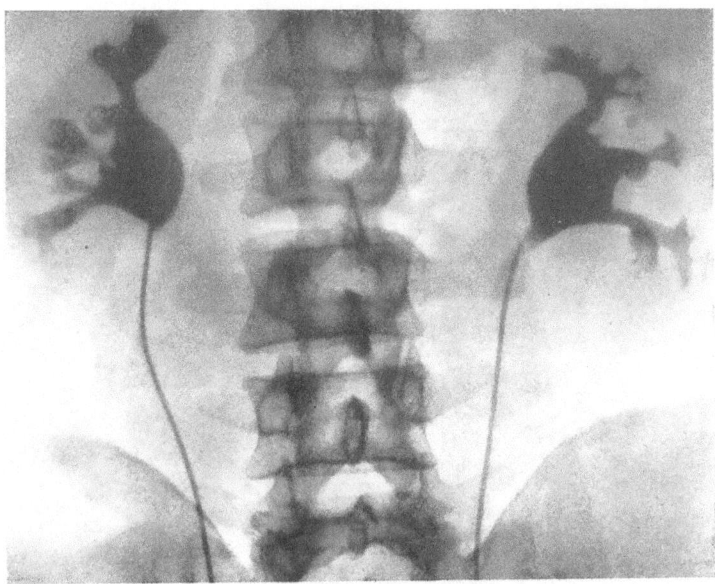

Abb. 1053. Beginnende Stauungshydronephrose beiderseits. Mäßige Erweiterung der Nierenbecken bei normalen Kelchen.

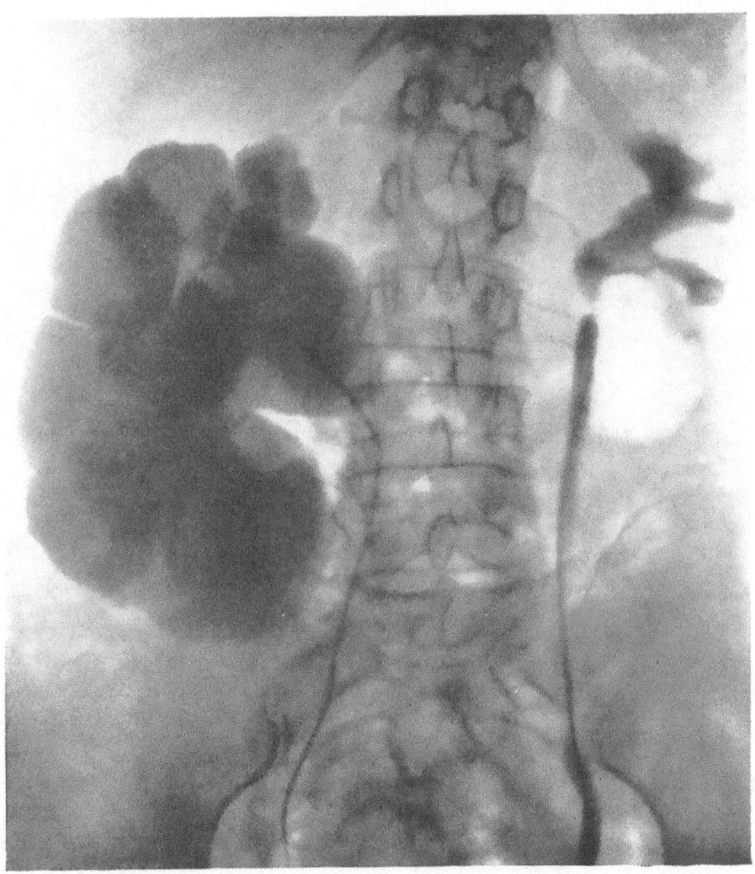

Abb. 1054. Hydronephrotische Sackniere rechts.

Ganz ähnliche Bilder wie Steine können auch rundlich geformte *Blutkoagula* im Nierenbecken verursachen. Schattendefekte, die von *Tumoren* herrühren, sind meist durch ihre unregelmäßigere Gestalt und weniger scharfe Begrenzung von Konkrementaussparungen zu unterscheiden.

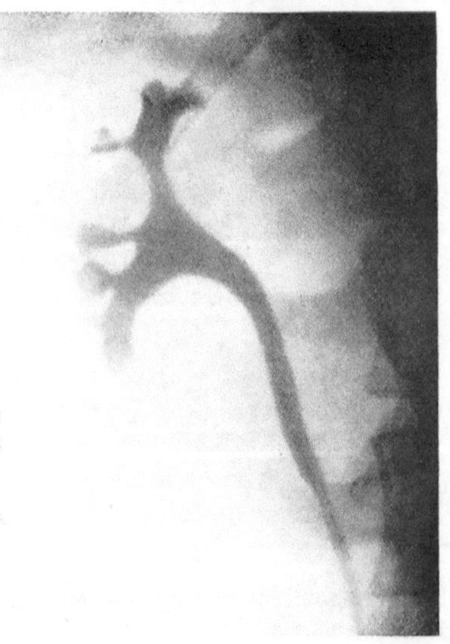

Abb. 1055. Normales schmales Nierenbecken.

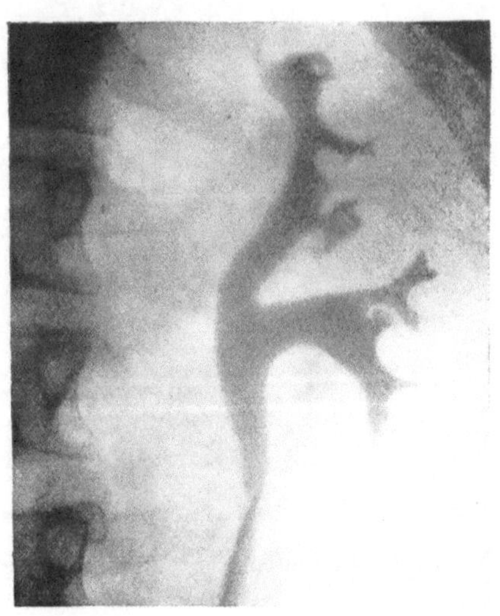

Abb. 1056. Normales zweigeteiltes Nierenbecken.

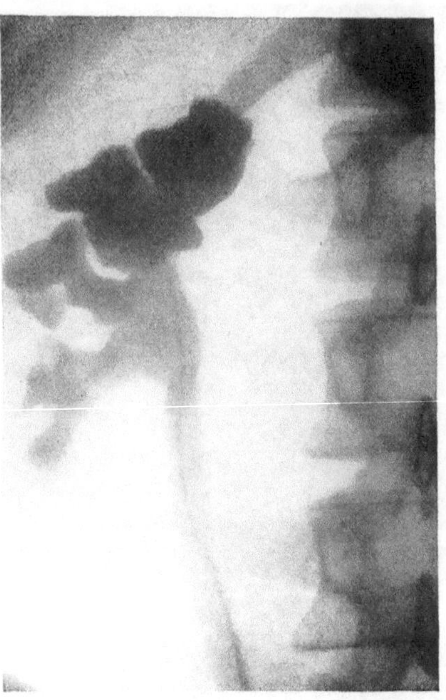

Abb. 1057. Entzündliche Erweiterung der Nierenkelche bei fast fehlender Erweiterung des Nierenbeckens.

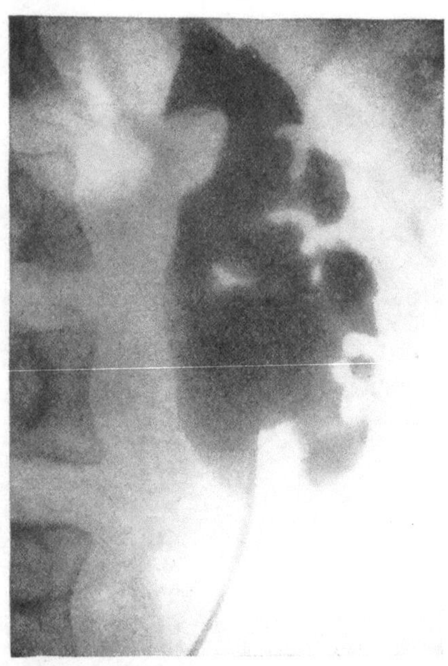

Abb. 1058. Starke Erweiterung des linken Nierenbeckens und der Kelche bei Steinniere.

Sehr deutlich ist die *Erweiterung von Nierenbecken und Kelchen bei Hydronephrose, Pyelitis und Pyonephrose* durch die Pyelographie darzustellen. VÖLCKER trennt hierbei zwei Typen der Erweiterung, einmal durch primäre *Stauung* und andererseits durch primäre *Entzündung* ab, welche sich auch im anatomischen Verhalten unterscheiden. Die *Stauungsdilatation* betrifft *hauptsächlich das Nierenbecken,* die Kelche sind dagegen wenigstens anfangs nur wenig *erweitert*. Von der *entzündlichen Erweiterung* werden dagegen hauptsächlich und zuerst die *Kelche* betroffen, die einem anfangs kaum oder wenig

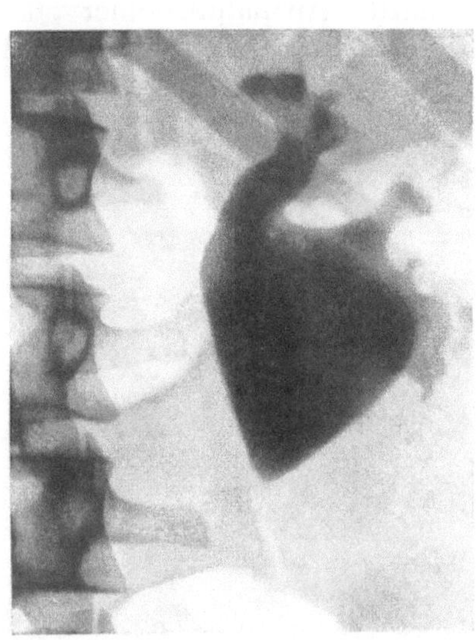

Abb. 1059. Beginnende ·Hydronephrose.

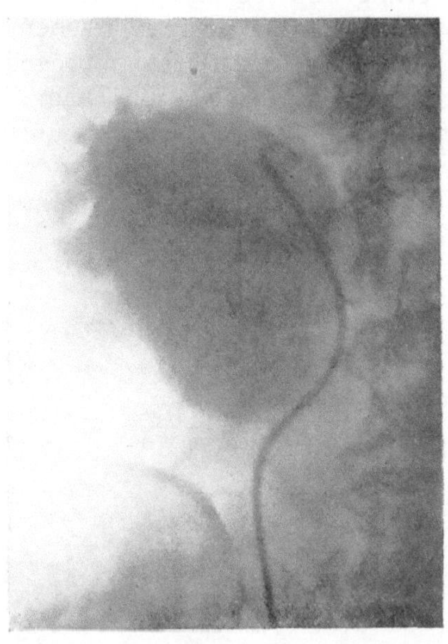

Abb. 1060. Starke Erweiterung des rechten Nierenbeckens infolge Ventilverschluß des Ureters, der am oberen Ende des Sackes einmündet.

Klinisch: In der rechten Nierengegend schmerzhafter Tumor fühlbar, der eine mehrfach wechselnde Größe zeigt.

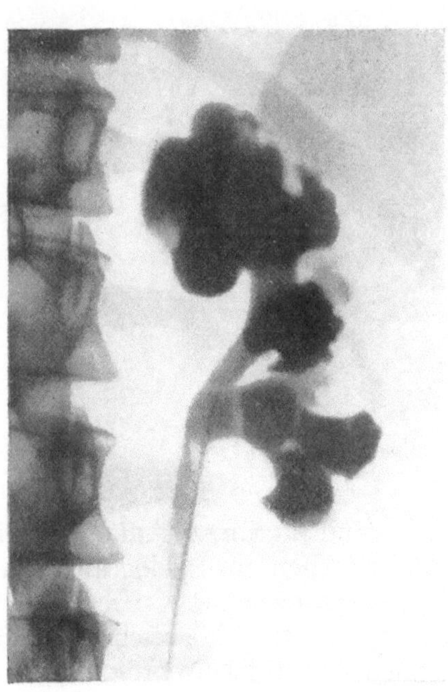

Abb. 1061. Phthisis renalis tuberculosa mit typischer Kavernenbildung.

Große rundliche Erweiterungen der Nierenkelche.

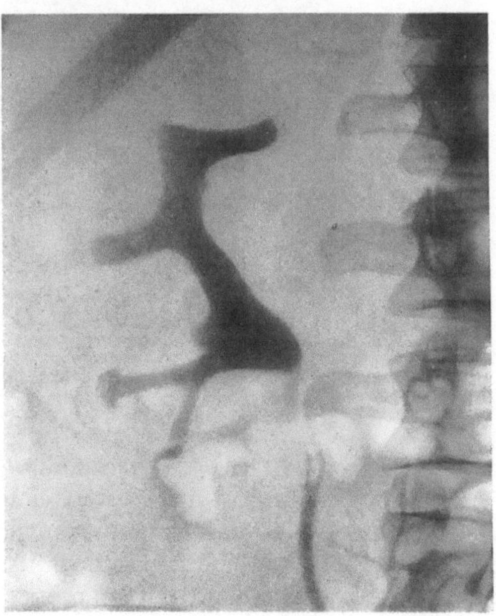

Abb. 1062. Hypernephrom im oberen Pol der rechten Niere (Operation).

erweiterten Nierenbecken wie Trauben aufsitzen (vgl. Abb. 1057); durch Einschmelzung des· dazwischenliegenden Nierenparenchyms können die Kelche miteinander vereinigt werden. Bei hohen Graden der Erweiterung kommt es in beiden Fällen zu einer

ausgesprochenen *Sackniere,* bei welcher das stark zurückgegangene Nierenparenchym nur
einen schmalen Rand um den erweiterten Hohlraum bildet. Im ganzen ist die scharfe
Kontur erung und regelmäßige Gestaltung der gefüllten Höhlen sowohl bei der hydronephrotischen als bei der pyelitischen Erweiterung hervorzuheben, während die tuberkulöse Zerstörung meist weniger regelmäßige Bilder schafft. Ausnahmen hiervon sind
jedoch möglich; die ätiologische Diagnose ist daher nicht allein auf solche formale Zeichen,
sondern wie immer auch auf den übrigen klinischen Befund zu gründen.

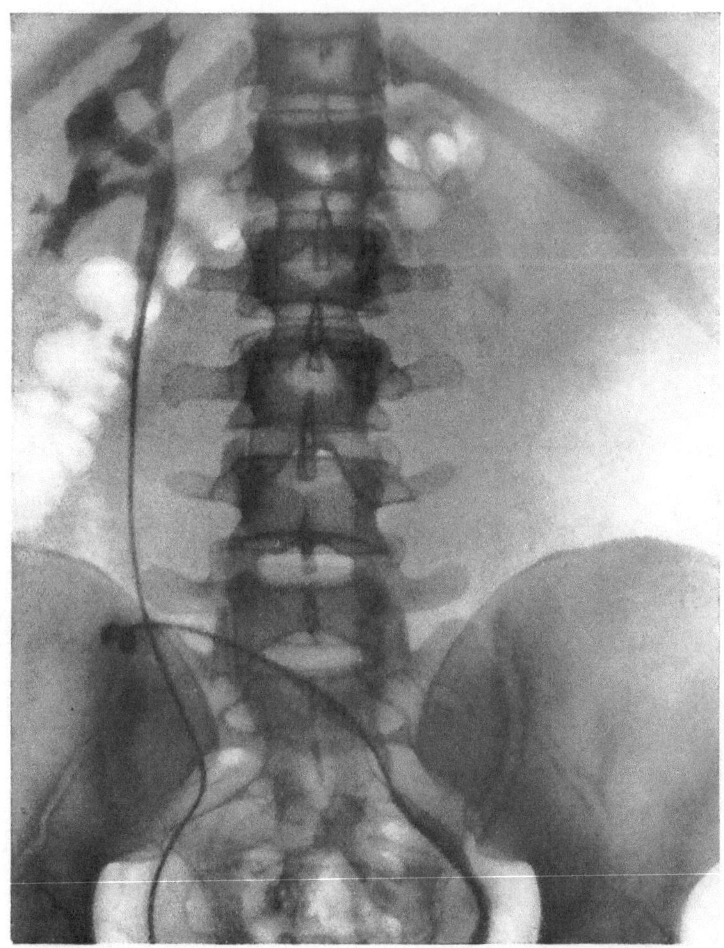

Abb. 1063. Große hydronephrotische Sackniere links.

Die *tuberkulösen Gewebseinschmelzungen der Nieren* sind in ihren Anfangsstadien,
sofern sie überhaupt mit den Nierenkelchen in Verbindung stehen, im Pyelogramm durch
unregelmäßige, wie ausgefranste Konturen der Kelche gekennzeichnet. Hiermit nicht
zu verwechseln sind feine büschelförmig angeordnete Schattenstreifen, welche gleichfalls
von der Spitze der Kelche ins Nierenparenchym ausgehen und auf Durchtritt von Kontrastflüssigkeit in die an der Spitze der Kelche besonders reichlich angeordneten Venen-
plexus beruhen (pyelovenöser Reflux). Solche Bilder werden gelegentlich unter normalen
Verhältnissen nament'ich bei erhöhtem Injektionsdruck sowie unter Umständen, welche
die Widerstandsfähigkeit der trennenden Epithelschicht herabsetzen, beobachtet. Eine
stärkere tuberkulöse Zerstörung und *Kavernenbildung* gibt sich durch Bildung rundlicher
Erweiterungen der Kelche kund, die miteinander zu größeren Höhlen verschmelzen
können (vgl. Abb. 1061, 1064 und 1067). Tritt eine *sekundäre Schrumpfung einer tuberkulös*

veränderten Niere ein, so zeigt das *Nierenbecken* einen *geraden, vertikal gerichteten Verlauf*
(JOSEPH); ebenso schrumpft auch der von tuberkulösen Wandveränderungen durchsetzte

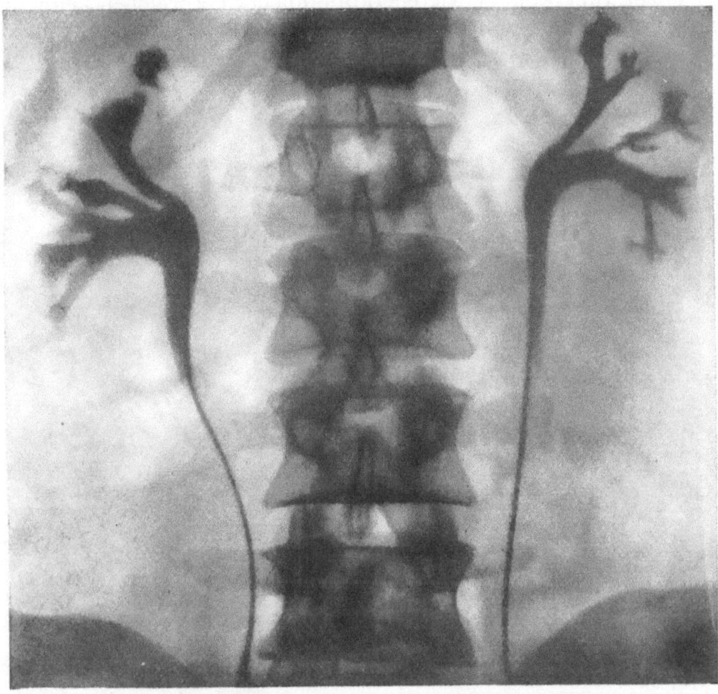

Abb. 1064. Tuberkulöse Kaverne im oberen Pol der rechten Niere.

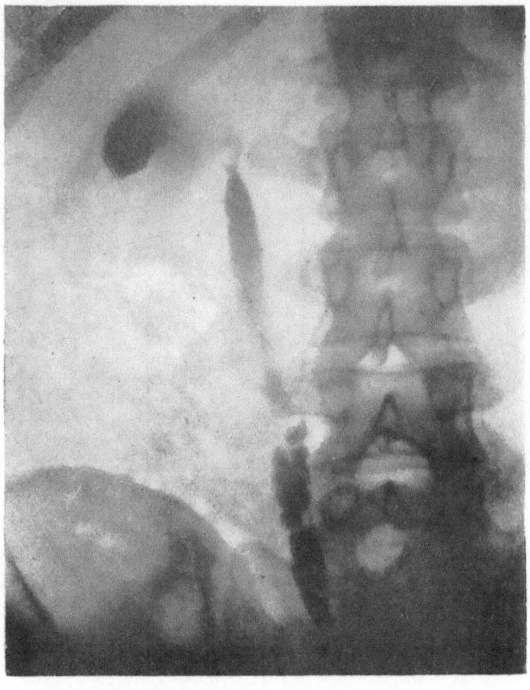

Abb. 1065. Nieren- und Uretertuberkulose.
Gestreckter Verlauf des rechten Ureters.

Ureter, er weist einen *geradlinigen Verlauf* statt der normalen Krümmung auf und ist
stark verkürzt (vgl. Abb. 1065). Dadurch wird die *Niere herabgezogen,* es fällt an ihr

ein erheblicher *Tiefstand* auf (vgl. Abb. 1031, welche außerdem reichliche intensive fleckige und streifige Schatten als Ausdruck von tuberkulösen Kalkherden in der Niere zeigt).

Auch bei solchen Fällen tuberkulöser Nierenerkrankungen, bei welchen keine deutlichen Konturveränderungen des Nierenbeckens und der Kelche im Röntgenbilde erkennbar sind, kann die

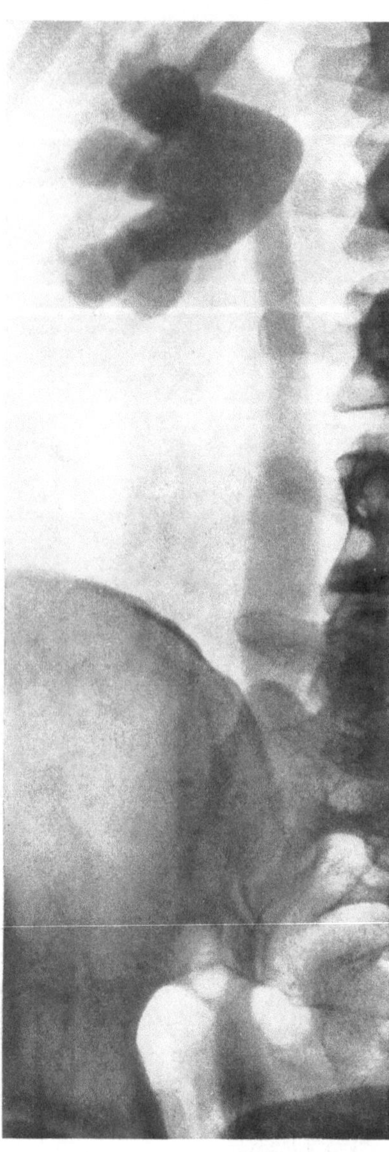

Abb. 1066. Nierentuberkulose.

Hydronephrose und Hydroureter bei Stenosierung des Harnleiterostiums durch tuberkulöse Granulationen in der Blasenwand. Intravenöse Pyelographie (Operation).

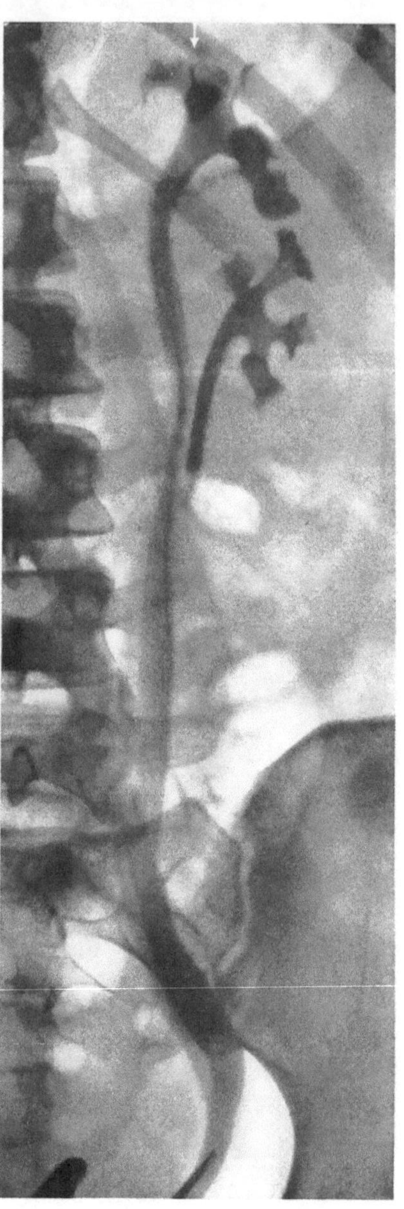

Abb. 1067. Doppelniere (Ureter fissus) links.

Beginnende Tuberkulose des oberen Nierenpoles (Operation).
Klinisch : Starke Hämaturie.

Pyelographie nach der Mitteilung von HUTTER noch indirekt Hinweise dadurch geben, daß hierbei infolge toxischer Tonusstörung eine Schlaffheit der Wandungen auftritt, die sich in einer passiven Anlehnung des Nierenbeckens an den Psoasrand und Schlängelung sowie Schlingenbildung und wechselnder Weite der Harnleiter äußert. Diese atonischen Erscheinungen kommen freilich auch bei unspezifischer Pyelitis vor. Eine sichere ätiologische Deutung solcher indirekter bzw. negativer Symptome ist selbstverständlich unmöglich.

Auch wird eine Verringerung der Kontrastschattendichte bei hämatogener Pyelographie als Zeichen von Nierentuberkulose angegeben. Nach den ausgedehnten Untersuchungen von OLSSON

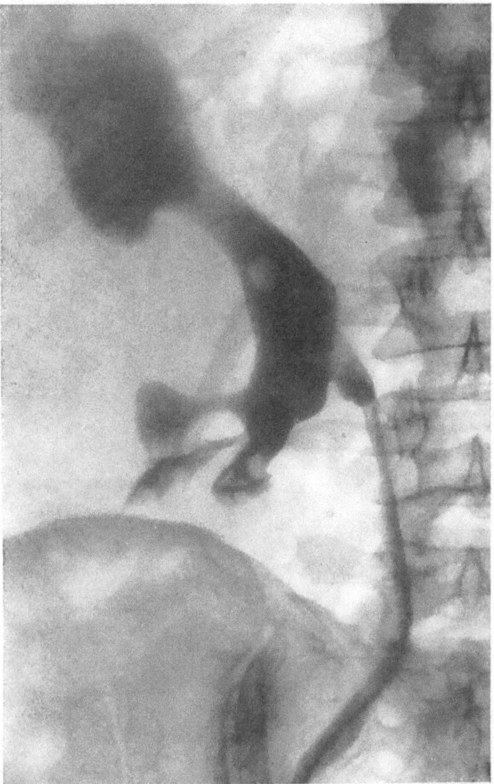

Abb. 1068. Hypernephrom der rechten Niere.

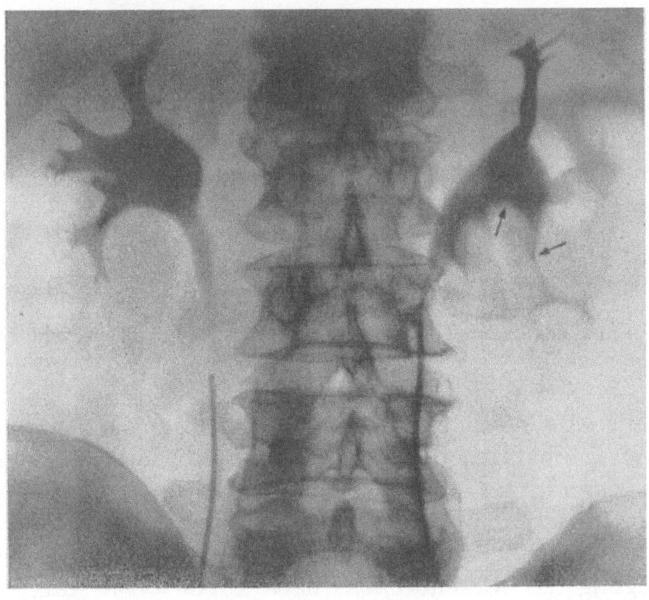

Abb. 1069. Hypernephrom links. Deformierung des linken Nierenbeckens und Einengung des unteren Kelches durch Hypernephrom.

wird diese Abweichung aber nur in etwa $^2/_3$ der Fälle von tuberkulösen Nieren beobachtet und ist naturgemäß nicht pathognomonisch. $^1/_4$ der Fälle von Nierentuberkulose, und zwar meist die Frühfälle, zeigten in der Statistik von OLSSON normale Kontrastschattendichte, in $^1/_7$ fehlte die Kontrastausscheidung vollständig.

Sehr wichtig ist die Pyelographie für die Diagnose der *Tumoren*. *Hypernephrome,* die von der extrarenal gelegenen Nebenniere ausgehen, rufen eine Verdrängung des *Nierenbeckens nach abwärts* hervor; solche von versprengten Nebennierenkeimen ausgehende *Hypernephrome,* welche im *Nierenparenchym selbst* liegen, *drängen die Kelche auseinander und verengen sie* (vgl. Abb. 1070 und 1071). *Nierencarcinome* rufen teils

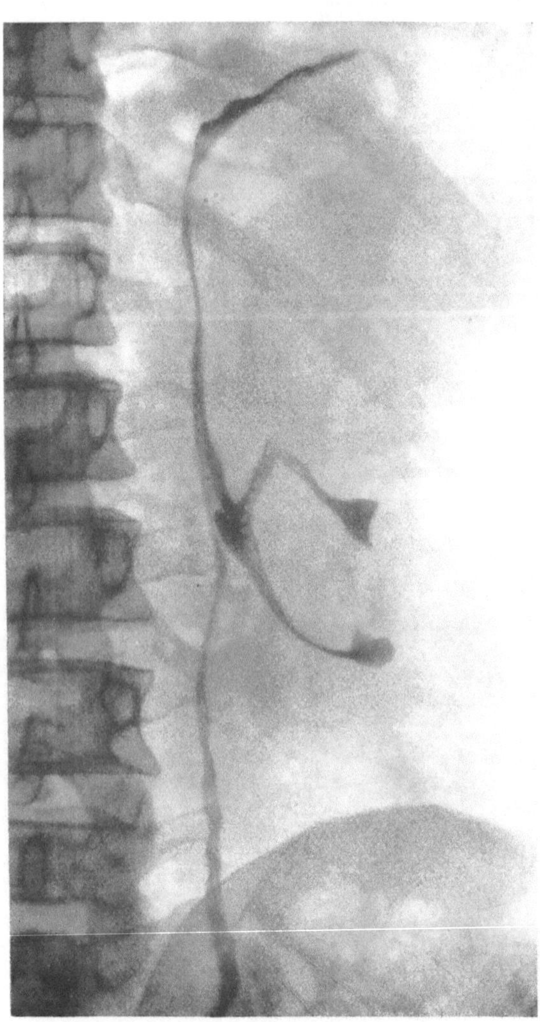

Abb. 1070. Hypernephrom des linken Niere
(Operation).

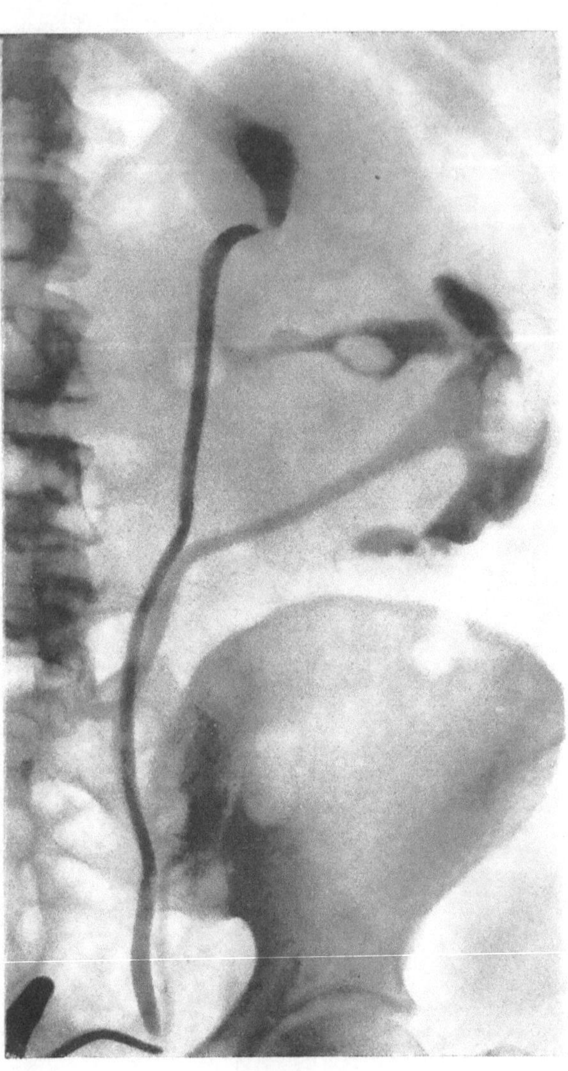

Abb. 1071. Hypernephrom in Doppelniere
(Ureter fissus).

Schattendefekte, teils eine Verengerung und Verdrängung der Nierenkelche hervor und können an ihnen unregelmäßige oder auch spitzige Konturen erzeugen.

Bei *extrarenalen Tumoren* ist oft eine Verdrängung, unter Umständen auch eine Verschmälerung des Nierenbeckens und eine Verschiebung der Ebene, in welcher das Nierenbecken gelegen ist, zu erkennen. Bei retroperitonealen metastatischen Tumoren findet meist eine Verdrängung des Nierenbeckens nach außen oben statt (JOSEPH), wie z. B. in dem in Abb. 1072 dargestellten Falle. Abb. 1073 zeigt eine Verlagerung der linken Niere nach unten und eine Abwärtsverlagerung und Erweiterung des linken Nierenbeckens durch Druck eines Pankreasschwanztumors, Abb. 1074 eine Verdrängung und Einengung des rechten Nierenbeckens und eine Verlagerung des rechten Ureters durch ein perirenales Hämatom.

Perinephritische Abscesse, die bei Wandverletzungen der Nierenbecken oder Harnleiter am häufigsten durch Steine, manchmal auch durch den zur Untersuchung eingeführten Katheter zustande kommen, werden dann, wenn das eingespritzte Kontrastmittel in das umgebende Gewebe eindringt, durch entsprechende, dem Nierenbecken oder Harnleiter anliegende Schatten von verschiedenartiger Gestalt dargestellt (HORMUTH, SPITZENBERGER). Die indirekten Folgeerscheinungen, wie Verwaschenheit des Psoasschattens, Hochdrängung des Zwerchfells, Wirbelsäulenkrümmung nach der gesunden Se te sind S. 775 beschrieben.

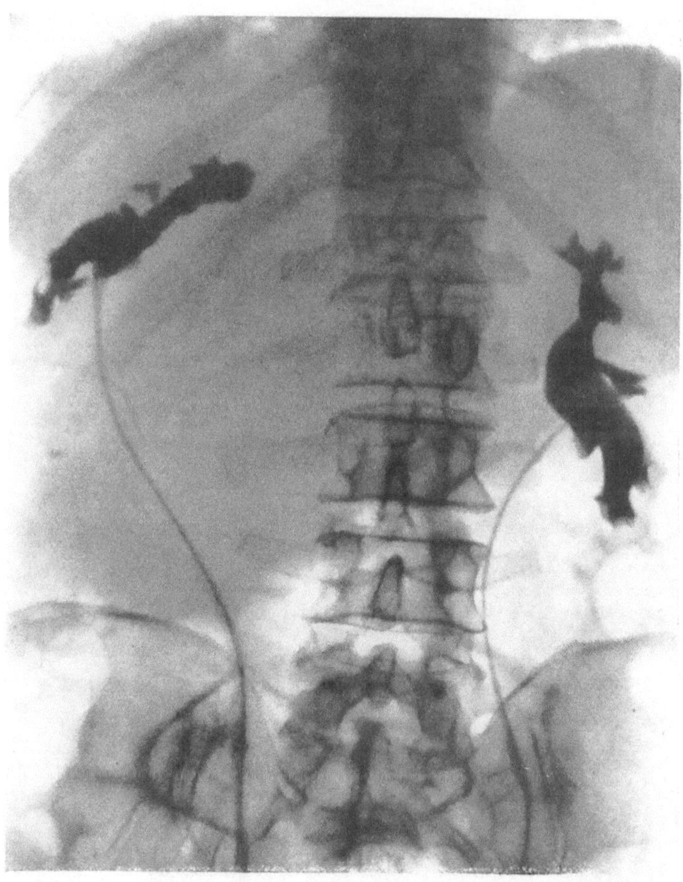

Abb. 1072. Kompression und Verlagerung des rechten Nierenbeckens durch retroperitonealen Tumor (Metastase eines Bronchialcarcinoms) in der rechten Lendengegend.

Papillomatöse und carcinomatöse *Tumoren des Nierenbeckens* verursachen ebenfalls *unregelmäßig konturierte Defekte* seines Füllungsbildes und bisweilen eine *exzentrische Erweiterung desselben* (JOSEPH), sowie Dilatation, in manchen Fällen auch Füllungsdefekte der Kelche (HORMUTH).

Auch durch aberrierende Gefäße, welche von außen einen Druck auf das Nierenbecken ausüben, kann ein Schattendefekt im Füllungsbilde desselben hervorgerufen werden (WOLKE).

Cystennieren, die meist mit einer starken Vergrößerung des ganzen Organs einhergehen und gewöhnlich doppelseitig auftreten, haben oft eine *spinnenartige Verschmälerung der weit auseinandergezogenen Kelche* zur Folge; diesen sitzen *becherförmig gestaltete Endstücke* auf, in welche die *Cysten* hineinragen. Kennzeichnend ist ferner die *starke Vergrößerung des Nierenbeckens*, und die *Doppelseitigkeit des Prozesses*. Infolge der durch die Größenzunahme des Organs bewirkten Abwärtsverlagerung des Ansatzes der Ureteren am Nierenbecken zeigen die Ureteren gewöhnlich einen gewundenen Verlauf (vgl. Abb. 1077).

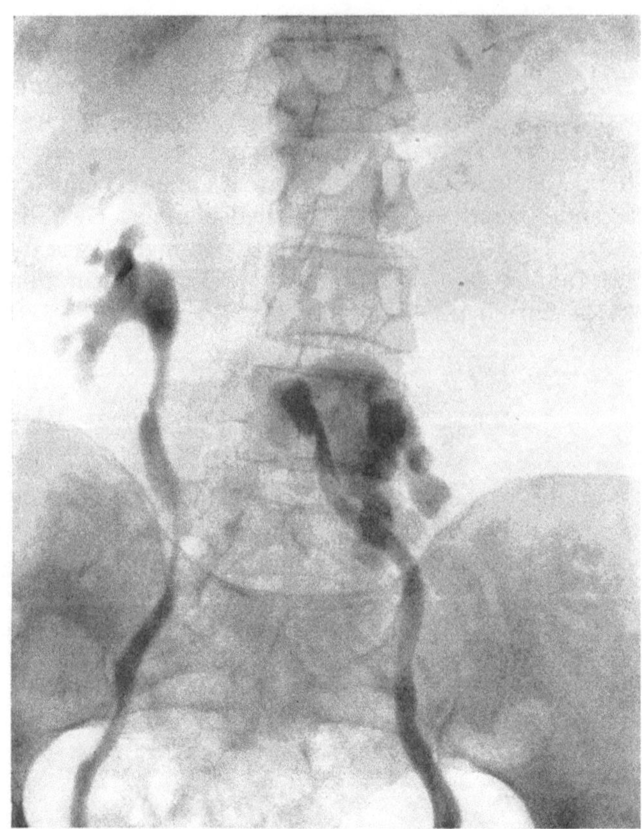

Abb. 1073. Verlagerung der linken Niere und Erweiterung des linken Nierenbeckens bei Pankreasschwanztumor.

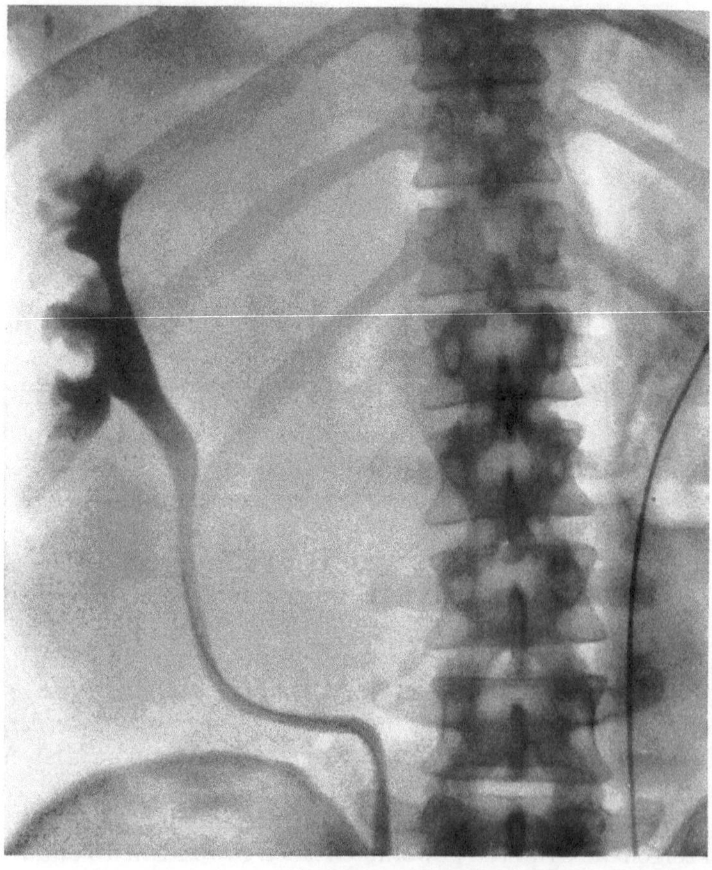

Abb. 1074. Perirenales Hämatom rechts.

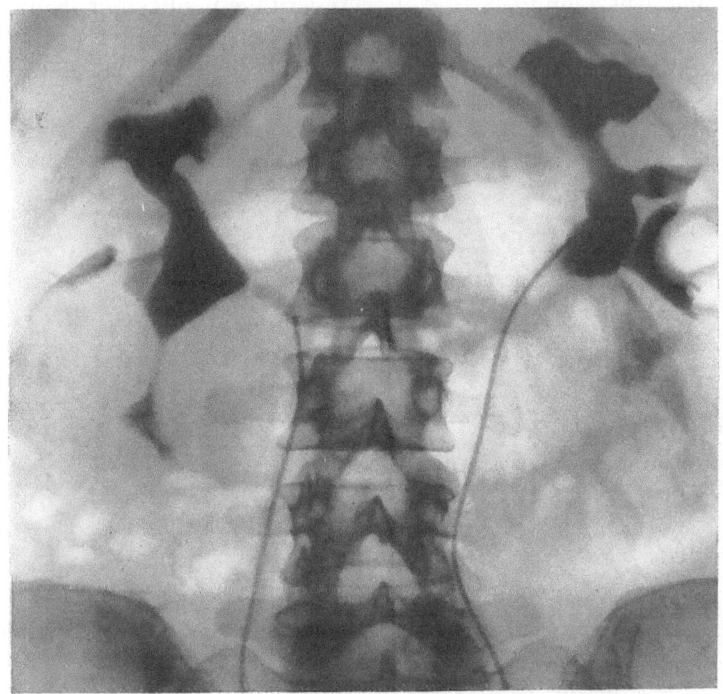

Abb. 1075. Cystenniere.

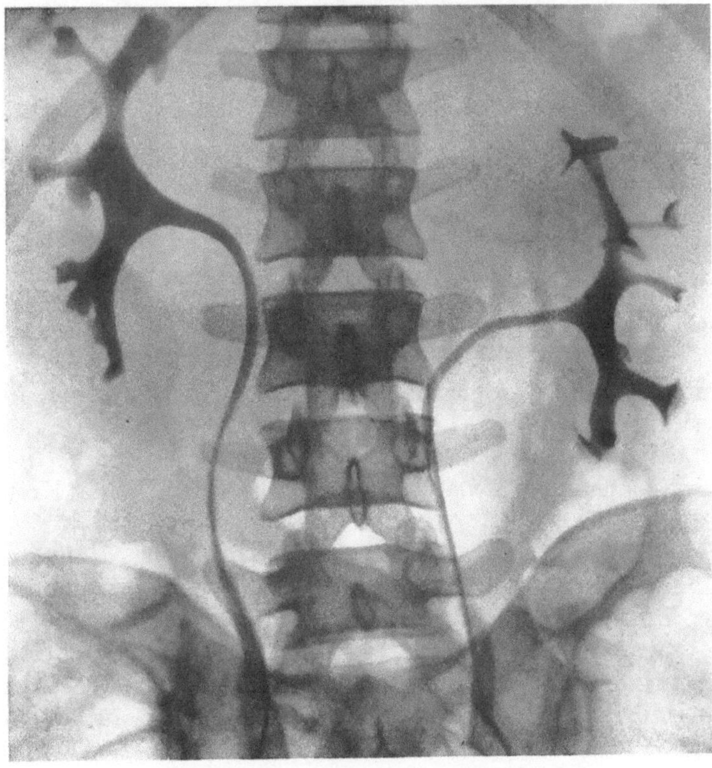

Abb. 1076. Cystenniere.
Tiefstand der linken Niere durch perirenalen Absceß (Operation).

Solitäre *Nierencysten* bewirken um so mehr, je weiter zentral sie gelegen sind, eine Verdrängung und oft auch eine Gestaltveränderung des Nierenbeckens; charakteristisch sind bogenförmige Ausziehungen und Verlängerungen einzelner Kelche. Durch große Cysten kann auch der Ureter verlagert werden (ANDRESEN). Es gibt auch Cysten, die mit dem Nierenbecken in Verbindung stehen. Diese können bei der Pyelographie auch

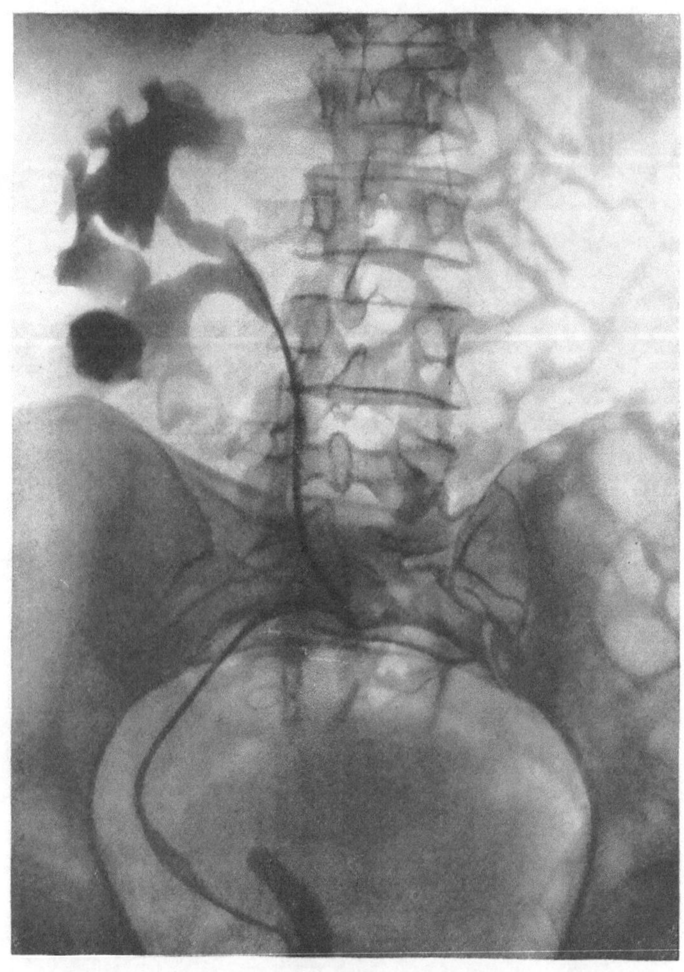

Abb. 1077. Cystenniere (Operation).
Stark vergrößertes, geteiltes und unregelmäßig gestaltetes Nierenbecken mit Erweiterung und Ausziehung der Kelche, an denen zum Teil kreisrunde Aussparungen durch die Cysten hervorgerufen sind. Der Ureter verläuft gewunden und reicht bis zur Mittellinie.

mit Kontrastmittel gefüllt werden und als runde Schatten neben dem Nierenbecken erscheinen (NATVIG).

Auf gewisse *kongenitale Anomalien der Harnleiter,* wie *Verdoppelung des Ureters auf einer Seite,* wurde bereits hingewiesen. Hierbei findet oft eine Kreuzung der beiden Ureteren statt (vgl. Abb. 1078).

Eine seitliche *Verlagerung der Ureteren* kommt durch Verdrängung durch Tumoren oder am Psoasrande abwärts sich erstreckende Senkungsabscesse zustande. Dabei kann der Ureter unter Umständen auch eine *Verlängerung* erfahren. Eine *Verkürzung* kommt andererseits bei angeborenem Tiefstand der Nieren, so auch oft bei der Hufeisenniere, ferner infolge Schrumpfung von tuberkulösen Veränderungen des Ureters selbst und seiner Umgebung zustande; hierbei zeigt der Ureter einen auffällig geradegestreckten Verlauf (vgl. Abb. 1065). Dagegen ist in früheren Stadien der Tuberkulose diese Verkürzung noch nicht ausgebildet.

Ein *stark geschlängelter Verlauf* des Ureters kommt bei erworbenem Tiefstand der Niere *(Wanderniere)*, ferner oft bei *Cystennieren* vor (vgl. Abb. 1077). Eine Erweiterung, Verlängerung und Schlingenbildung der Harnleiter infolge Schlaffheit der Wandungen wird sowohl bei tuberkulösen als auch bei unspezifischen entzündlichen Prozessen beobachtet (vgl. S. 792, Abb. 1079).

Erweiterungen des Ureters werden häufig *durch Kompression* desselben von außen, z. B. durch den graviden Uterus und Abdominaltumoren, ferner durch *Abknickung*, die z. B. durch Narbenzug anliegender tuberkulöser Mesenterialdrüsen

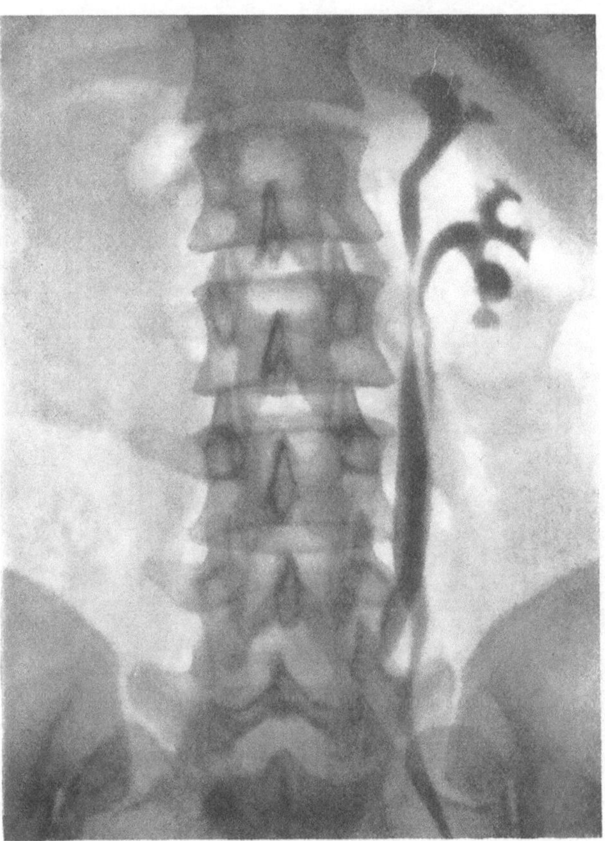

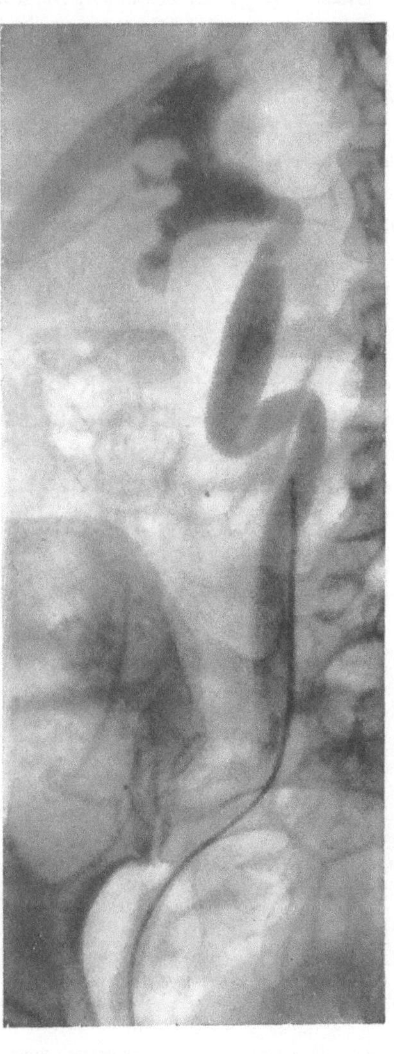

Abb. 1078. Doppelte getrennte Nierenbecken und Ureteren, die sich zum Teil kreuzen und erst oberhalb der Articulatio sacroiliaca vereinigen.

Abb. 1079. Dilatation und Elongation des rechten Ureters bei Stauung und Infektion infolge Ureterstein.

hervorgerufen wird, sowie durch *Strikturen* und im Lumen selbst gelegene Hindernisse, insbesondere *Konkremente* erzeugt (vgl. Abb. 1080 und 1081). Durch ein kongenital angelegtes aberrierendes Gefäß wird eine Abknickung und bisweilen auch eine Impression des Ureters an seinem oberen Ende hervorgerufen. Es kann auch eine ausgeprägte Schnürfurche, ferner Schleifen- und Schlingenbildung zustande kommen. Als Folge entsteht eine Erweiterung des Nierenbeckens (Hydro- bzw. Pyonephrose) (vgl. Abb. 1082).

Bei Ureteritis cystica finden sich dichtstehende kleine runde Füllungsdefekte, die ein körniges Schleimhautrelief voraussetzen lassen (KNUTSSON).

Eine sehr starke Erweiterung der Harnleiter bis zur Breite von Dünndärmen findet sich bei der *Insuffizienz des vesicalen Ureterendes* (vgl. Abb. 1089). Diese kann dadurch erkannt werden, daß sich die Harnleiter und Nierenbecken von der gefüllten Blase aus allein unter dem in diesem herrschenden Druck ohne Ureterenkatheterismus mit Kontrastlösung füllen. Die Insuffizienz kommt bei Harnstauung in der Blase durch tiefersitzende Stenosen, teils auch ohne anatomisches Hindernis aus nicht immer klar ersichtlichen Gründen zustande.

Blasenartige Erweiterungen des unteren Endes des Ureters kommen oberhalb seiner Einmündung in die Blase vor; sie können im Röntgenbild der gefüllten Blase als rundliche Aussparungen erscheinen. Bei intravenöser Pyelographie bilden sie sich als entsprechend geformte, runde Schatten ab (vgl. Abb. 1083), die durch ihre größere Tiefe innerhalb des Blasenschattens hervortreten. Diese Schatten sind in charakteristischer Weise von einem schmalen Aufhellungsring eingefaßt, welcher von der Ureterwand herrührt.

Ähnliche Aussparungen an der gleichen Stelle im Bilde der mit Kontrastflüssigkeit gefüllten Blase können auch bei einem am unteren Ureterende eingeklemmten Stein dadurch hervorgerufen werden, daß die ödematöse Schleimhaut des Ureters sich

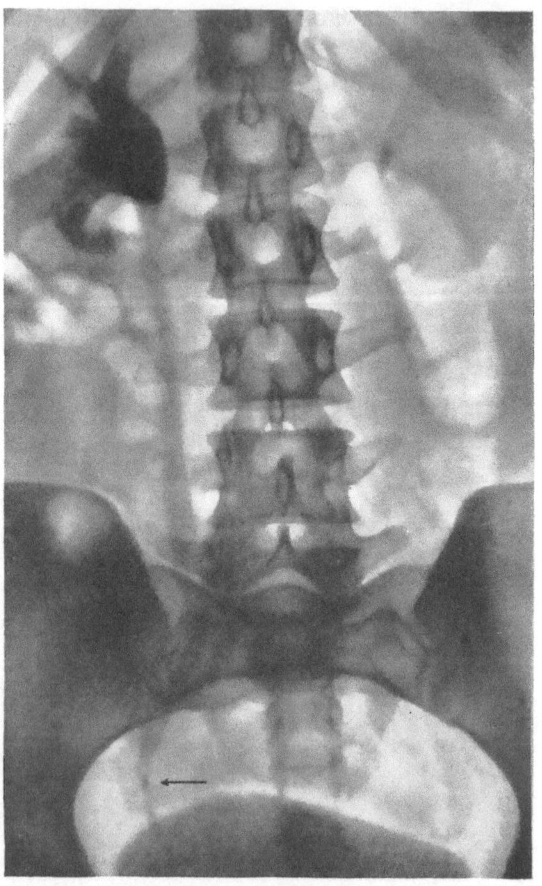

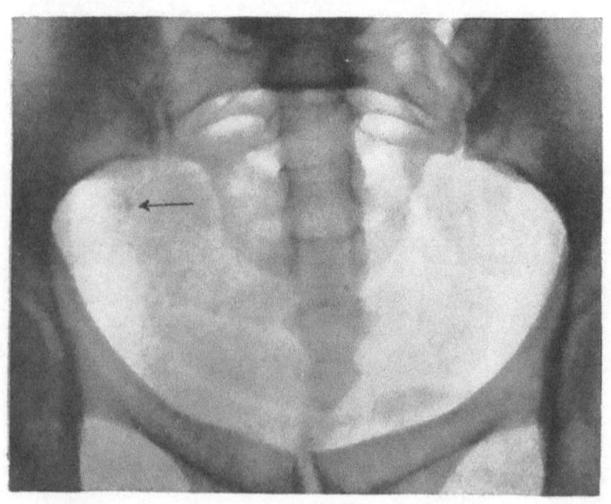

Abb. 1080. Rechtsseitiger Ureterstein im kleinen Becken.
Bei Pfeil ganz zarter Fleck, als Steinschatten durch Zusammenfallen mit der Lage des oberhalb davon erweiterten Ureters durch intravenöse Pyelographie erwiesen (vgl. Abb. 1081).

Abb. 1081. Erweiterung des rechten Nierenbeckens und rechten Harnleiters durch tiefsitzenden Ureterstein (Pfeil).
Aufnahme nach intravenöser Pyelographie.

prolapsartig in das Blasenlumen vorwölbt (POLGAR, HERKOVITS). Innerhalb einer mit Kontrastflüssigkeit gefüllten Blase ist dann der Steinschatten auch von einem hellen Ring umgeben, der von der ödematösen Ureterschleimhaut hervorgerufen wird (AKERLUND). Zum Unterschied von der blasenartigen Erweiterung des unteren Ureterendes handelt es sich hierbei aber nicht um einen Kontrastmittelschatten, wie Leeraufnahmen ergeben. Auf diesen kann das Konkrement sich entweder als Schatten abbilden oder auch wegen zu geringer Dichte oder Größe dem direkten Nachweis entgehen.

Die seltenen *Carcinome der Harnleiter* rufen entweder unregelmäßig begrenzte Engen hervor oder bilden einen Abschluß des Füllungsbildes, dessen Grenzen eine konkave schalenförmige Kontur (KEY und AKERLUND) oder eine pinselförmige Auffaserung (SCHEELE) erkennen lassen.

Auch die Füllung der *Blase* mit Kontrastflüssigkeit gibt klare Auskunft über ihre Lage und Form und ihr Verhalten bei der Miktion sowie über pathologische Veränderungen.

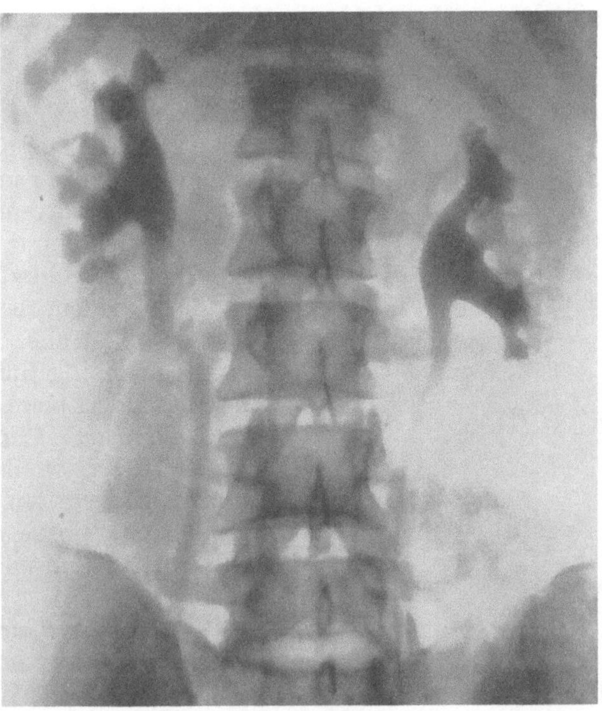

Abb. 1082. Links normales Nierenbecken mit schlanken Konturen. Rechts Erweiterung, plumpe Beschaffenheit und etwas unregelmäßige Begrenzung des Nierenbeckens und der Kelche infolge Abknickung des Ureters durch Bindegewebsstrang (Operation).

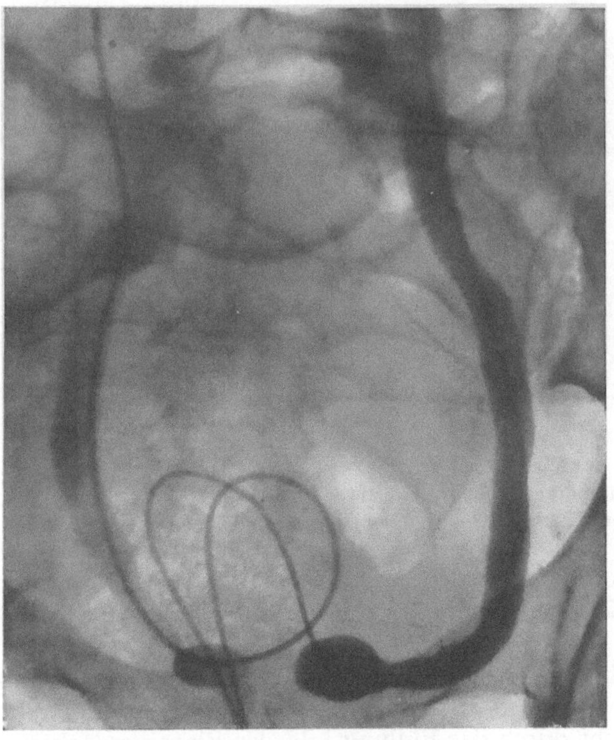

Abb. 1083. Beiderseitige Ureterocele.

Dies ist dann besonders wichtig, wenn die sonst in erster Linie ausschlaggebende Cystoskopie, z. B. infolge starker Reizung der Schleimhaut nicht ausgeführt werden kann oder wegen eines ganz trüben Inhalts kein klares Bild liefert.

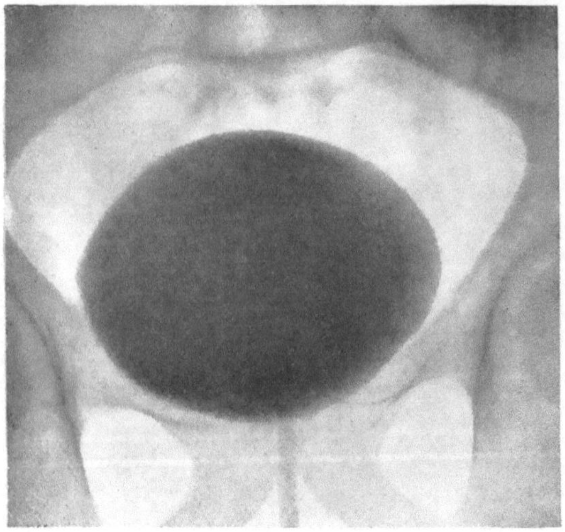

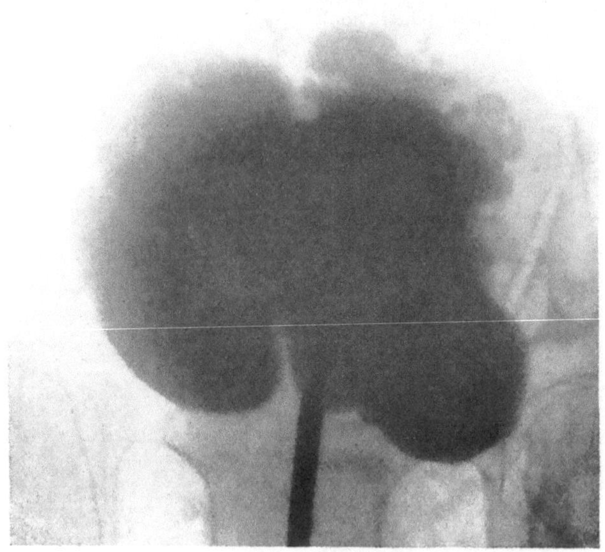

Abb. 1084. Normale Blase nach Füllung mit 20% Bromnatriumlösung.
Untere konvexe Begrenzung.

Die gefüllte *normale Blase* bildet im kleinen Becken und oberhalb der Symphyse einen regelmäßig rundlich bzw. querovalär gestalteten Schatten. Beim Auftreten des Harndranges nimmt die Ausdehnung des Längsdurchmessers zu. Bei der Miktion tritt der Blasenboden tiefer, und der Scheitel rückt in die Höhe. Nach teilweiser Entleerung im halbgefüllten Zustande hat die Blase besonders beim weiblichen Geschlecht eine schüsselartige Form. In seitlicher Ansicht ist das Schattenbild weniger regelmäßig geformt; es zeigt am vorderen Rande, welcher der Symphyse anliegt, eine konkave Einbuchtung und nach hinten unten einen Vorsprung.

Verschiebungen der Blase und *Einbuchtungen* ins Lumen kommen durch angrenzende *Tumoren*, den schwangeren Uterus und *Beckenexsudate* häufig zustande. Eine Verlagerung in einen Prolaps hinein ist gleichfalls im Röntgenbilde zu erkennen.

Divertikel der Blase sind als Ausbuchtungen des Blasenschattens bei sagittalem Strahlengange deutlich darzustellen, wenn sie seitliche Ausstülpungen der Blase bilden. Um Divertikel der Hinterwand zur Anschauung zu bringen, die bei praller Füllung der Blase durch deren dichten Schatten im sagittalen Strahlengange verdeckt werden, läßt KRAFT nach vollständiger Füllung einen Teil der Kontrastflüssigkeit wieder entleeren und erzielt dadurch die Sichtbarkeit des dauernd gefüllt bleibenden Divertikels bei nur geringer und nicht mehr störender Füllung der Blase selbst. BLUM, EISLER und HRYNTSCHAK empfehlen die Durchleuchtung der mittels Kontrastfüllung (5—10% Jodkali- oder 20% Bromnatriumlösung) sichtbar gemachten Blase in den verschiedensten Durchmessern, um dadurch dauernde

Abb. 1085. Multiple Blasendivertikel. In einem derselben ein Carcinom (zerklüftete Konturen rechts oben). Sektion.

Abweichungen von der normalen Gestalt (bei Descensus vaginae, Blasendivertikeln, intra- und extravesiculären Tumoren) und vorübergehende Formveränderungen der Blase zu erkennen.

Blasentumoren bilden Aussparungen des Schattenbildes mit unregelmäßigen Konturen, wenn sie von Tangentialstrahlen getroffen werden (vgl. Abb. 1086); bei anderer Lage können sie leicht durch das Füllungsbild der Blase verdeckt werden. Alsdann empfiehlt sich einmal die Durchleuchtung bei Drehung des Patienten, um nacheinander alle

Wandflächen zur Darstellung zu bringen, sowie Anfertigung eines Bildes nach Ablassen der Kontrastflüssigkeit und folgender Lufteinblasung. Dabei bilden sich die auf der unregelmäßigen Tumorfläche haftenden Kontrastniederschläge deutlich innerhalb des künstlich geschaffenen hellen Hohlraumes ab. Ferner können auch kleine Tumoren durch gleichzeitige Füllung der Blase mit *geringen* Mengen von Jodipin und Luft nach Reiser als Aussparungen im Schattenbilde kenntlich gemacht werden; noch deutlicher treten sie bei Kompression hervor.

Eine *Schrumpfblase*, wie sie besonders auf Grund tuberkulöser Wandveränderungen vorkommt, ist nicht nur durch ihr geringes Fassungsvermögen, sondern auch durch ihre kugelrunde Form ausgezeichnet; bei starken narbigen Wandveränderungen können ihre Konturen etwas unregelmäßig gestaltet sein.

Durch Vergrößerungen und Formveränderungen der *Prostata* kann das Blasenfüllungsbild charakteristische Veränderungen erleiden. Eine *Prostatahypertrophie*, welche vorwiegend den Mittellappen betrifft, ruft eine Hebung des Grundes des Blasenschattens hervor. Die untere Begrenzung des Blasenschattens, welche normalerweise in einer leicht nach unten konvexen Krümmung dicht oberhalb des horizontalen Schambeinastes oder im oberen Drittel der Symphyse verläuft (vgl. Abb. 1084), liegt bei erheblicheren Graden von Prostatahypertrophie querfingerbreit oberhalb der Symphyse und bildet hier eine gerade, nicht mehr nach unten bogig gekrümmte Linie. Bisweilen ist auch eine median gelegene, konkave Einbuchtung durch den vergrößerten Mittellappen sichtbar (vgl. Abb. 1088, 1089). Die Konturen sind bei einfacher Hypertrophie glatt. Das Schattenbild der bei einer

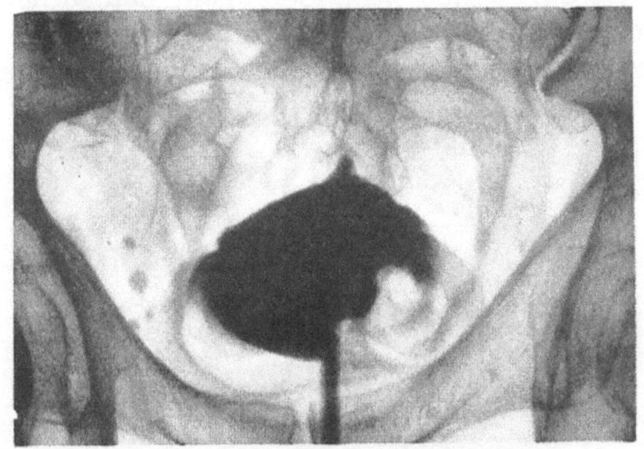

Abb. 1086. Papillom der Harnblase.

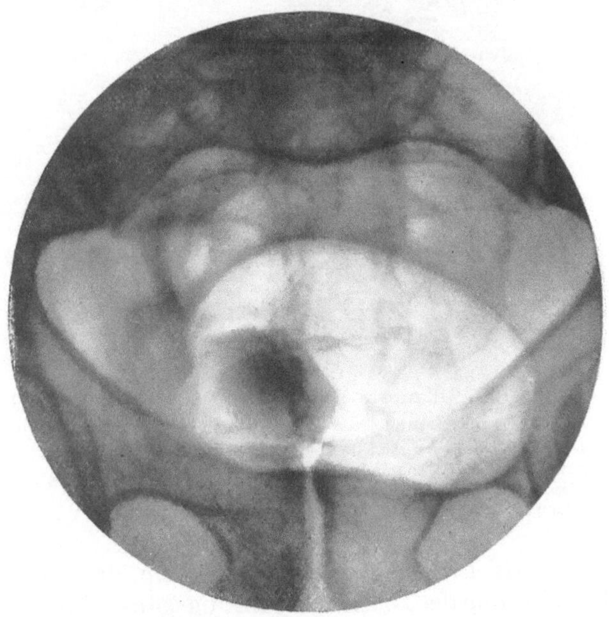

Abb. 1087. Papillom der Blase bei Luftfüllung derselben.
(Aufnahme von Dr. Loepp, Königsberg.)

länger bestehenden Prostatahypertrophie meist stark dilatierten Blase ist am Grunde breiter als am Scheitel und erlangt dadurch eine birnenähnliche Form. Stark vorspringende Muskelwülste einer Balkenblase rufen gezähnelte Konturen hervor (vgl. Abb. 1088).

Prostatacarcinome können bei entsprechender Größe und Form des Tumors einen median gelegenen Defekt am Grunde des Blasenschattens und unter Umständen unregelmäßige, zerrissene Konturen erzeugen (Kraft). Auf Grund eigener pathologisch-anatomischer Erfahrungen muß ich freilich einschränkend bemerken, daß die Ausbildung solcher charakteristischer Konturen dann nicht erwartet werden kann, wenn die Carcinome nicht unregelmäßig gestaltete Geschwülste, sondern, wie dies gar nicht selten der Fall ist, nur innerhalb einer normal großen oder nur allgemein leicht vergrößerten Drüse gelegene kleine Knoten bilden oder auch zu einer cirrhotischen Schrumpfung des alsdann im Gegenteil verkleinerten Organs Anlaß geben. Solche Carcinome können trotz ihrer geringen Ausdehnung den Ausgangspunkt von schwersten metastatischen Knochenzerstörungen bilden (vgl. S. 942/943).

Durch Injektion von Kontrastmitteln (Jodöl oder Thorotrast) in die Urethra können unter Umständen Veränderungen, namentlich Einschmelzungen, des Parenchyms der Prostata nachgewiesen werden, während das Kontrastmittel in das normale Prostatagewebe in der Regel nicht eindringt. Dagegen ist bei *gonorrhoischer* und sonstiger

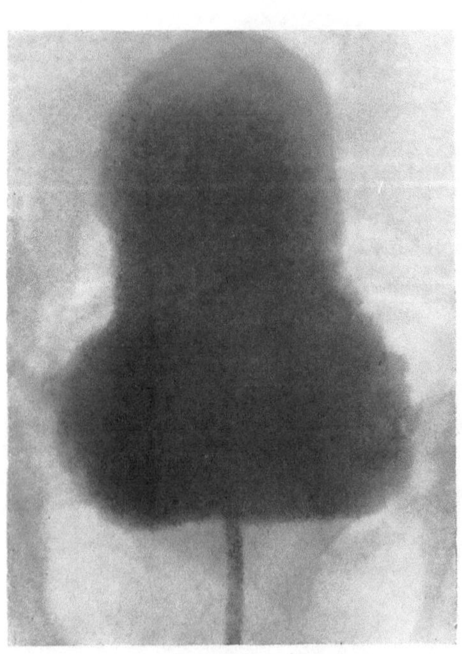

Abb. 1088. Dilatierte Balkenblase bei Prostatahypertrophie.

Birnenähnliche Gestalt, gezähnelte Konturen. Gerade, nicht konvexe Kontur des Blasengrundes. In der Mitte des unteren Randes sogar konkave Einbuchtung durch den vergrößerten Mittellappen als zarte Aufhellung des Schattens erkennbar.

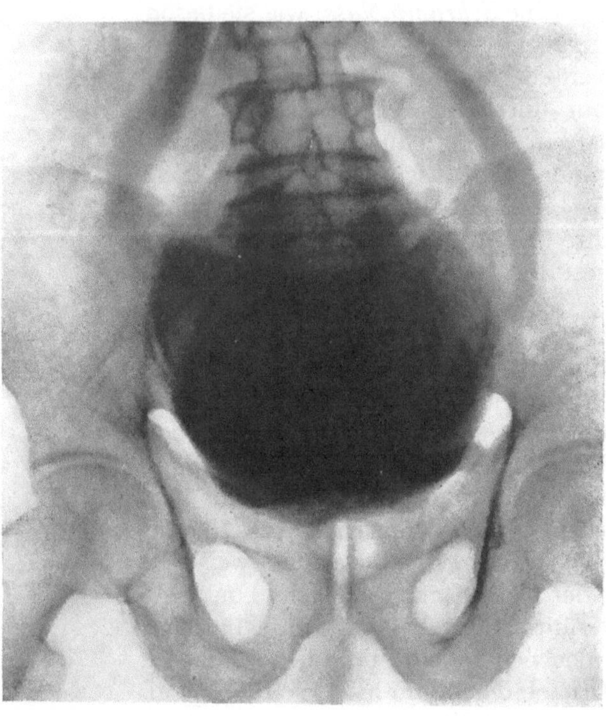

Abb. 1089. Birnförmige Erweiterung der Blase und Dilatation der Ureteren infolge Prostatahypertrophie. Am Grund der Blase Aussparung durch die vergrößerte Prostata.

unspezifischer Entzündung der Prostata, die zur Schrumpfung derselben und dadurch zur Erweiterung der Drüsenausführungsgänge führt, oft ein System verzweigter, mit Kontrastmittel gefüllter Gänge sichtbar; manchmal, aber nur selten wird auch ein Ausguß von Höhlenbildungen mit Kontrastmittel beobachtet. Weit häufiger sind Einschmelzungen dagegen bei der *Tuberkulose*, die sowohl multiple kleine traubenförmig zusammenliegende Höhlen als auch große Kavernen bildet, die durch Füllung mit Kontrastmittel deutlich hervortreten.

Die mittels einer besonderen Technik durch Einführung von Metallsonden in die Vasa deferentia zu erzielende Füllung der *Samenblasen* zeigt diese als längliche, lappig begrenzte Schatten, die oberhalb der Symphyse auseinanderweichen und zwischen sich die gewundenen Schläuche der Vasa deferentia erkennen lassen. Bei *chronischer Entzündung* wird sowohl eine atonische Dilatation als eine Verengerung infolge Wandverdickung beobachtet (SARGENT). Bei *tuberkulöser Zerstörung* und bei *Abszedierung der Samenblasen* kann ein Ausfall oder eine Erweiterung und unregelmäßige Gestaltung des Füllungsbildes zustande kommen.

VIII. Nervensystem.

Veränderungen am Nervengewebe selbst sind durch die Röntgenuntersuchung nur *selten nachzuweisen*; es gelingt dies z. B. bei kalkhaltigen Hirntumoren. Viel häufiger ist es möglich, Rückschlüsse auf krankhafte Zustände des Nervensystems aus röntgenologisch erkennbaren *Veränderungen an Knochen* zu ziehen, die durch ein Nervenleiden hervorgerufen werden. Diese Einwirkung auf den Knochen vom Nervensystem aus kann in direkter Weise geschehen, z. B. bei Usur des Schädelknochens durch eine Hirngeschwulst, oder in ndirekter Weise durch Störung der Nervenzuleitung, z. B. bei den Knochenveränderungen infolge Syringomyelie. Umgekehrt kann aber auch ein Nervenleiden sekundär durch eine primäre Erkrankung des Knochensystems hervorgerufen werden, z. B. eine Sehstörung durch Craniostenose oder eine Rückenmarkslähmung durch Wirbelcaries, und der röntgenologische Nachweis der ursächlichen Knochenerkrankung für die neurologische Beurteilung und auch für die Behandlung von großem Werte sein.

Außer an den Knochen werden auch an anderen Organen röntgenologisch nachweisbare Störungen vom Nervensystem ausgelöst, z. B. *Veränderungen des Magentonus* bei Tabes oder *Zwerchfellähmung* bei der Poliomyelitis acuta, und umgekehrt kann wiederum die Ursache einer nervösen Störung durch die Röntgenuntersuchung eines anderen Organs erkannt werden, z. B. die Ursache einer Recurrenslähmung durch den röntgenologischen Nachweis eines Aneurysmas.

Es bestehen also mannigfache Zusammenhänge bezüglich Ursache und Wirkung zwischen Störungen am Nervensystem und an anderen Organen, welche der Röntgenuntersuchung mehr zugänglich sind als das Nervensystem selbst. Ausführlich sollen hier hauptsächlich die für die neurologische Diagnostik wichtigen Veränderungen an den Knochen besprochen werden. Die röntgenologisch nachweisbaren Veränderungen an den übrigen Organen, welche eine geringere Rolle spielen, sind größtenteils in den vorstehenden Abschnitten bereits erörtert. Es wird daher auf diese verwiesen und hier nur eine kurze Zusammenfassung dieser Verhältnisse gegeben.

Der Ausbau der Röntgendiagnostik im Dienste der Neurologie ist besonders durch die Arbeiten von SCHÜLLER eingeleitet worden. Auch auf diesem Gebiete ist aber noch in manchen Punkten eine sichere Festlegung des diagnostischen Wertes der aufgefundenen röntgenologischen Zeichen durch zahlreichere autoptische Kontrolluntersuchungen erforderlich.

Eine ganz besondere Technik und Erfahrung erfordert die Herstellung und Deutung von Röntgenaufnahmen der im Felsenbein gelegenen Anteile des inneren Ohres, der Augenhöhle, der Nebenhöhlen der Nase sowie der Schädelbasisknochen. Auf die vielen Einzelheiten, welche hier genauestens zu berücksichtigen sind, kann in dieser zusammenfassenden Darstellung nicht eingegangen werden; es wird in dieser Hinsicht auf Sonderwerke, insbesondere auf die sorgfältigen Arbeiten von E. G. MAYER (Wien) verwiesen.

Technik. Für die *Röntgenuntersuchung der Knochen* sind *nur Aufnahmen*, keine Durchleuchtungen zu verwenden. Am *Schädel* sind in jedem Falle zunächst Übersichtsaufnahmen zu machen, und zwar mindestens eine im frontalen und eine im sagittalen Durchmesser. Kommt es auf besondere Verhältnisse der Innen- oder Außenfläche des Schädeldaches an, so ist darauf zu achten, daß diese Stellen von den Strahlen in tangentialer Richtung getroffen werden. Von den pneumatischen Räumen des Schädels werden die Stirn- und Kieferhöhlen am besten auf einem dem Gesicht frontal anliegenden Film abgebildet; die Keilbeinhöhlen werden am deutlichsten bei einem vom Schädeldach zur Basis gerichteten Strahlengange auf Filmen dargestellt, die in den Mund eingeführt sind. Bezüglich der Technik bestimmter Schrägaufnahmen, die von Schüller zur Darstellung besonderer Verhältnisse am Schädel empfohlen sind, sowie der Aufnahmen des Felsenbeins (Stenvers) (vgl. Abb. 1104—1107) und der Schädelbasisknochen (Rhese, Mayer) muß auf Sonderdarstellungen dieser Gebiete verwiesen werden, bei denen zahlreiche feine Einzelheiten zu berücksichtigen sind. Durch *Schichtaufnahmen* des Schädels können örtliche Veränderungen der Schädelknochen frei von störenden Deckschatten deutlich kenntlich gemacht werden. Da der Schädelinnendruck sich je nach dem Ort eines drucksteigernden Prozesses in bestimmter Richtung auf die Innenfläche des Schädels auszuwirken pflegt (Ostertag) und am Schädelinnenrelief örtliche Veränderungen hervorrufen kann, kann versucht werden, daraus Anhaltspunkte für Bestimmung des

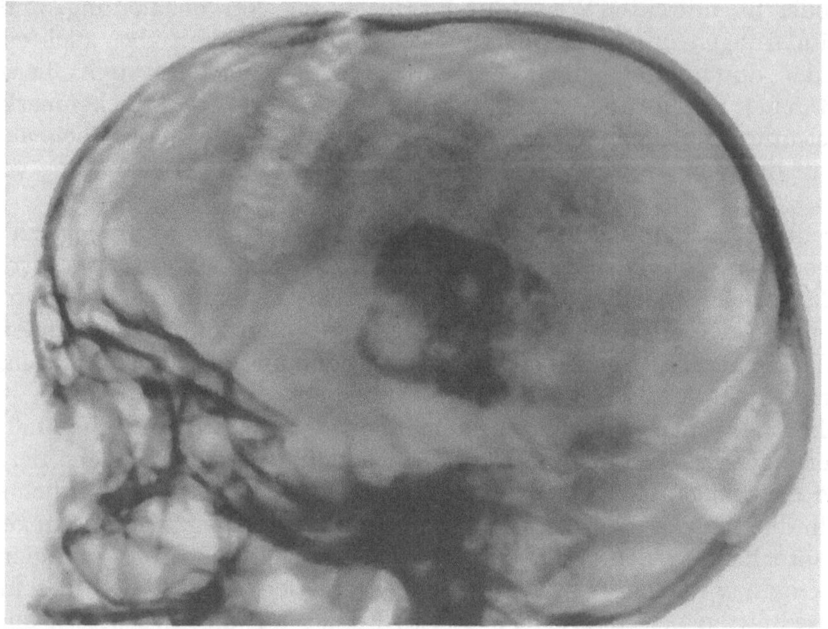

Abb. 1090. Verkalktes Endotheliom innerhalb der linken Hemisphäre (Operation).
(Aufnahme von Dr. Wisselinck, Gumbinnen.)

Sitzes der Ursache zu gewinnen (Schiffer). *Stereoskopische Aufnahmen* sind gerade am Schädel von hervorragender plastischer Wirkung und für die Erkennung der Lage und Form einzelner Schattengebilde, insbesondere von intrakraniellen Tumoren, von hohem Werte.

An der *Wirbelsäule* sind außer den ventrodorsalen Bildern je nach den Umständen im Brustteil auch Quer- und Schrägaufnahmen anzuwenden. Die beiden obersten Halswirbel sind am besten auf einer sagittalen Aufnahme mit weit geöffnetem Munde zwischen Ober- und Unterkiefer zu erkennen, der durch Einschieben eines Keils zwischen die Zähne festgestellt ist.

Die Technik der *künstlichen Füllung der Hohlräume an Hirn und Rückenmark* mit Luft oder Kontrastmitteln wird in einem besonderen Abschnitt beschrieben werden (S. 845 ff.).

A. Gehirn und Schädel.

1. Direkter Nachweis von Hirnherden.

In seltenen Fällen ist es möglich, eine Erkrankung des Gehirns direkt durch die Röntgenuntersuchung nachzuweisen. Hierzu ist es erforderlich, daß der Krankheitsherd die Strahlen in stärkerem Maße als die Umgebung absorbiert. Bei der dichten Beschaffenheit des Gehirns und besonders der Schädelknochen ist diese Voraussetzung fast ausschließlich nur dann erfüllt, wenn *Kalkablagerungen* stattgefunden haben. Dies kann bei Psammomen, Endotheliomen (Meningeomen), Angiomen, Gliomen und anderen Geschwülsten, Solitärtuberkeln, Gummen, Cysticercen, alten encephalitischen Herden und Hämatomen eintreten. Die im Schrifttum veröffentlichten sicheren Fälle (FITTIG, GRUMMACH, ROBINSOHN, KLIENEBERGER, ALGYOGYI, STERTZ und STICK, GROSS, SCHÜLLER, SPRINZEL, LUGER, STRUBELL, STRÖM, SCHMIDT, LÖW-BEER, MAYER, GORALEWSKI u. a.) betreffen hauptsächlich verkalkte Hypophysengangtumoren (vgl. Abb. 1092), seltener Psammome, Endotheliome oder Sarkome. Die Verkalkungen finden sich entweder als mehr oder weniger dichte krümelige Schatten im Innern des Tumors

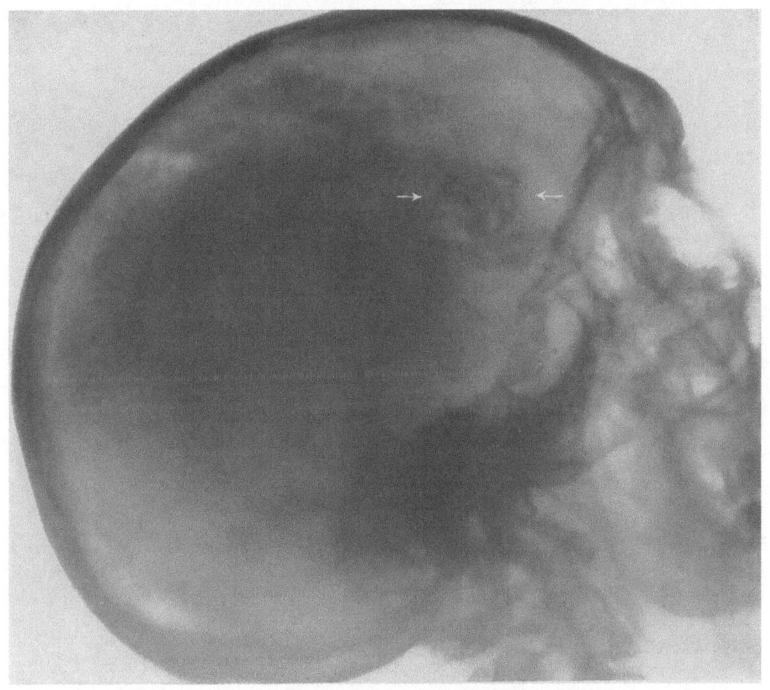

Abb. 1091. Verkalktes Gliom des linken Stirnhirns (Pfeile) (Operation) mit starker sekundärer Erweiterung der Sella turcica.

oder als schalenförmige Schatten an der Peripherie derselben, letzteres vorwiegend bei cystischen Tumoren (MAYER). Verkalkte Tuberkel liefern mitunter gesprenkelte Schatten (KINGREEN). Verkalkte Hämatome traumatischen Ursprungs (Hirnsteine) werden besonders im Mark des Stirn- und Scheitelhirns beobachtet; sie zeigen im Röntgenbild intensive, scharf gezeichnete, korallenförmige Schatten von fleckig netzartiger Struktur mit ausgezackten Konturen (KAUTZKY). Die verkalkten Wandungen von Cysten und Aneurysmen, z. B. der Carotis interna (SPIESS und PFEIFFER, ALBL), bilden bogenförmige Schattenspangen bzw. Ringschatten. Bisweilen erzeugen auch die verkalkten Wandungen nicht erweiterter Arterien gewundene Schattenstreifen. Am häufigsten treten solche von der Carotis interna gebildete Schatten innerhalb der Sella turcica hervor; sie dürfen nicht mit verkalkten Tumoren verwechselt werden; seltener werden andere verkalkte basale Arterien oberhalb der Basisknochen sichtbar (SCHÜLLER und PINCHERLE, REVESZ).

Konvolute geschlängelter paralleler Schattenstreifen, welche meist im Bereich des Hinterhauptlappens gelegen sind und bisweilen zusammen mit Angiomen und epileptiformen Krampfanfällen bei der STURGE-WEBERschen Krankheit beobachtet werden (FRIGYER, KRABBE und WISSING, DYES u. a.), sind bisher auf ein verkalktes Angioma racemosum der Hirnoberfläche bezogen worden; nach den histologischen Untersuchungen von KRABBE und dem operativen Befund von DYES werden sie aber von Verkalkungen der Hirnrindenwindungen hervorgerufen, die sich zu beiden Seiten eines Sulcus in die Tiefe senken (vgl. Abb. 1093).

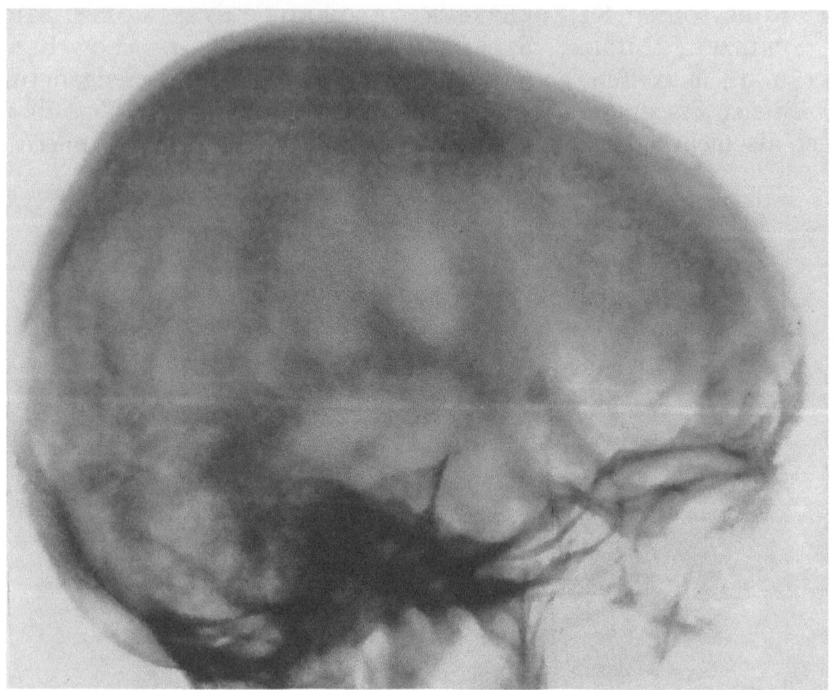

Abb. 1092. Erweiterung der Sella turcica durch Hypophysengangtumor, darin ein Kalkherd.
Ein Querfinger oberhalb des stark erweiterten Sellaeinganges ist ein runder dichter Schatten (Verkalkungsherd) sichtbar.
Klinisch: Dystrophia adiposo-genitalis mit myxödematösen Zügen.

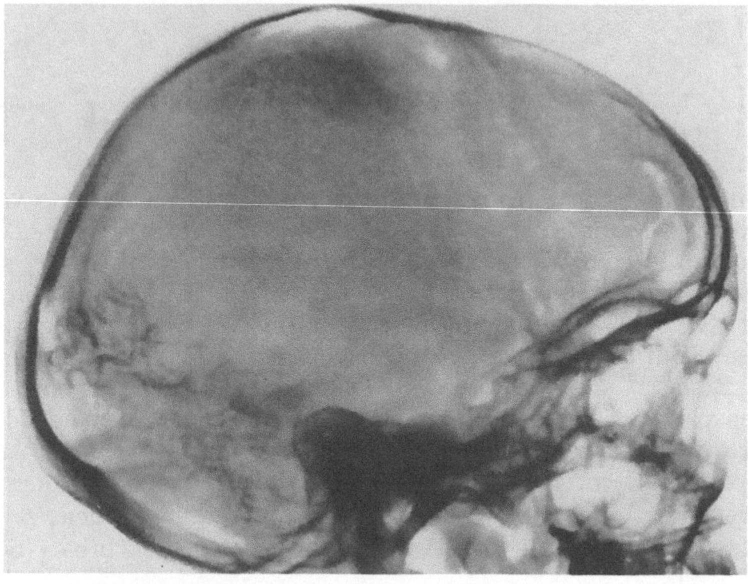

Abb. 1093. Verkalkungen bei STURGE-WEBERscher Krankheit.
(Aufnahme von Dr. LOEPP, Königsberg i. Pr.)

Differentialdiagnostisch ist zu berücksichtigen, daß auch bei verkalkten Oligodendrogliomen, die meist in den Hemisphären Erwachsener sitzen, bogenförmige und gerade verlaufende Doppelstreifen neben kalkdichten Flecken vorkommen (MÜLLER-KEMLER und FRIN).

Kompakte zusammenhängende Verkalkungen, die besonders die Wandungen der Capillaren und periarteriellen Räume betreffen, sind in seltenen Fällen in der Gegend der grauen Stammganglien (Nucleus caudatus, lentiformis, putamen) und den Kleinhirnkerngebieten von STAEMMLER, WEIMANN, HALLERVORDEN, W. MÜLLER, PIERACH, HOLM, CAMP beobachtet worden. Im Röntgenbilde werden hierdurch grobe Schattenherde an den genannten Stellen hervorgerufen. CAMP sah in mehreren Fällen eine gleichzeitig bestehende Nebenniereninsuffizienz mit tetanischen Symptomen.

Außerhalb des Gehirns an seiner Oberfläche kommen schalenartige Verkalkungen als Folge eines subduralen Hämatoms vor; sie erzeugen entsprechend gestaltete ausgedehnte Verschattungen. Auch kann eine plattenartige Verkalkung der weichen Hirnhäute einen diffusen Kalkschatten hervorrufen (DYES).

Von nicht verkalkten Prozessen, die im Röntgenbilde einen Schatten geben, halten nur wenige Fälle einer kritischen Prüfung stand. Auch auf diesem Gebiete, in dem

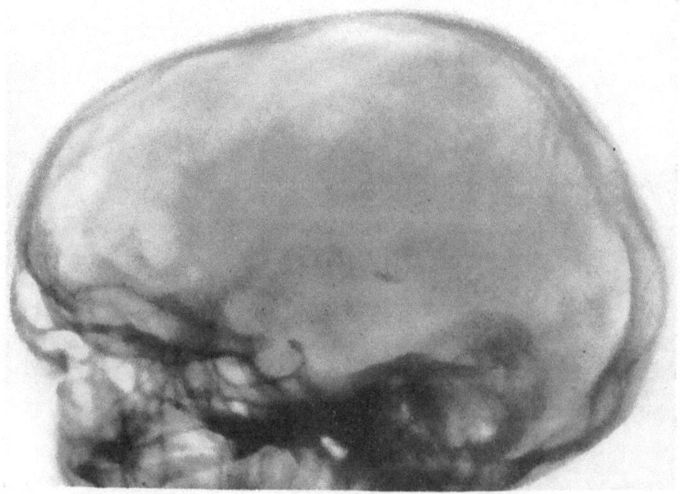

Abb. 1094. Verkalkte Zirbeldrüse.

namentlich in der ersten Epoche der Röntgenära viele phantastische Diagnosen gestellt worden sind, hat das sachliche Urteil von HOLZKNECHT frühzeitig klärend gewirkt. Aus dem neueren Schrifttum ist ein Fall von HOLTHUSEN hervorzuheben, bei dem an der Stelle eines später autoptisch festgestellten Stirnhirnglioms auf einer der Stirn anliegenden Aufnahme eine intensive Verschattung sichtbar war; eine Erklärung für dies ungewöhnliche Verhalten fehlt. Im allgemeinen muß daran festgehalten werden, daß vielleicht abgesehen von ganz besonderen, äußerst selten verwirklichten Umständen *nur verkalkte Herde im Röntgenbilde einen Schatten geben*. Diese Bedingung ist aber nur in einem kleinen Prozentsatz der Hirngeschwülste usw. erfüllt, verhältnismäßig am häufigsten noch bei den Hypophysentumoren. Hierbei ist differentialdiagnostisch zu beachten, daß Kalkablagerungen als an sich belangloser Nebenbefund in der Glandula pinealis, in den Plexus chorioidei, den PACHIONIschen Granulationen, in der Falx cerebri und gelegentlich auch als flächenhafte Osteophytenbildungen in den der Tabula interna des Schädels anliegenden Teilen der Dura mater (CLAUS) angetroffen werden. Am häufigsten wird die verkalkte Zirbeldrüse als dunkler linsengroßer Schatten in der Mitte des Schädels etwas oberhalb der Felsenbeinpyramide abgebildet (vgl. Abb. 1094). Bei wesentlichen Abweichungen von dieser Lage können Rückschlüsse auf einen raumändernden Krankheitsprozeß gezogen werden, der eine Verdrängung oder Verziehung bewirkt hat.

Außerdem können vom Innern des Schädels ausgehende Geschwülste direkt sichtbar werden, wenn sie die Schädelbasis durchbrechen und in die pneumatischen Höhlen hineinwuchern, deren helles Feld sie verdunkeln.

2. Indirekter Nachweis von Erkrankungen des Gehirns am Schädel.

a) Durch Hirnleiden verursachte Veränderungen der Schädelknochen.

Eine größere Bedeutung hat die Feststellung von *Knochenveränderungen, die durch raumbeschränkende Prozesse am Schädel hervorgerufen werden,* weil sie ungleich häufiger gelingt als deren direkter Nachweis. Aber auch diese Beobachtungen stehen in der Minderzahl gegenüber den Fällen, in denen die einfache Röntgenuntersuchung bei Hirngeschwülsten und anderen Hirnleiden ganz ergebnislos ist. Die ist kein Gegengrund, sie nicht in jedem Falle anzuwenden. Denn bei den häufigen Schwierigkeiten und Fehlerquellen durch Fernwirkung, welche die neurologische Lokaldiagnose beeinträchtigen, ist jedes positive Ergebnis von größtem Wert namentlich hinsichtlich der Frage der operativen Behandlung.

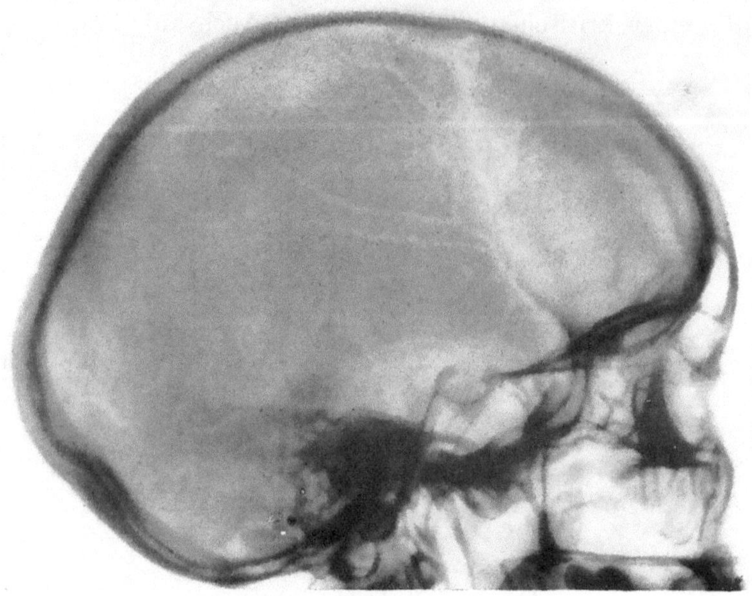

Abb. 1095. Normale Sella.

Es sind lokale und diffuse Einwirkungen der Hirntumoren (im weiteren Sinne des Wortes) auf die Schädelknochen zu unterscheiden.

Lokale Druckwirkung.

Am meisten verbreitet ist die Kenntnis von einer *lokalen Ausweitung* des anliegenden Schädelabschnittes der *Sella turcica* durch einen *Hypophysentumor.* Nach dem Vorgang von OPPENHEIM sind eine große Anzahl von Berichten hierüber veröffentlicht worden. In einem Teil der Fälle war auch *die Geschwulst selbst durch Kalkeinlagerungen als Schatten sichtbar* und konnte besonders mittels des stereoskopischen Verfahrens in plastischer Deutlichkeit dargestellt werden. Es ist hierbei vor einer Verwechslung mit dem gebogenen Schatten der Ohrmuschel zu warnen. Er ist zumal bei der Verwendung ziemlich weicher Strahlen deutlich erkennbar und wird auf Profilbildern gerade in die obere Begrenzung der Sella hineinprojiziert, so daß er leicht zusammen mit der unteren Kontur der Sella zu einem rundlichen, die Sella ausfüllenden Schatten ergänzt werden kann. Streifenförmige Schatten, die innerhalb der Sella liegen, können von verkalkten Wandungen der Arteria carotis interna hervorgerufen werden.

Bei der Erörterung der Frage, ob die *Sella turcica* in pathologischer Weise verändert ist, ist es zunächst notwendig, sich die *große Variationsbreite des Umfangs und der Gestalt der Sella unter normalen Verhältnissen* gegenwärtig zu halten. Nach den Angaben von FITZGERALD und von GOLDFARB betragen die anatomischen Maße der Länge 10—14,5 bzw. 8—14,5, durchschnittlich 10,7, die der Breite 14—17 bzw. 10—17, durchschnittlich 13,8 und die der Höhe um 7 bzw. 6—11, durchschnittlich 8,8 mm. Hiermit stimmen die röntgenologischen Messungen von BURI und BALLI des antero-posterioren Durchmessers, welcher der Länge entspricht, im Betrage von 8—15 mm überein. Die auf meine Veranlassung an einer großen Zahl von normalen Schädelaufnahmen von BIERSTEDT vorgenommenen Messungen ergaben für den antero-posterioren Durchmesser 7—15, durchschnittlich 11,2 mm und für die Höhe, welche dem senkrechten Abstand der Eingangsebene vom Boden der Sella entspricht, 5,5—11, durchschnittlich 8,7 mm. Die auf Grund einer Zusammenstellung des Schrifttums und eigenen Untersuchungen von HAAS berechneten Maße betragen für den sagittalen Durchmesser 9,3—16,1, im Durchschnitt 12,7 mm,

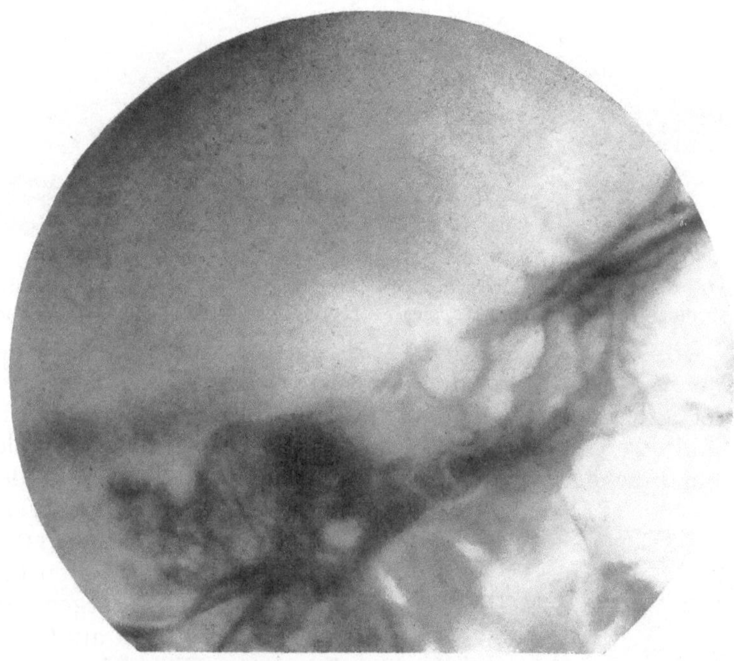

Abb. 1096. Rundliche gleichmäßige Ausbuchtung der Sella bei Psammom der Dura oberhalb der Hypophyse, ausgehend von der Scheide des rechten Nervus opticus (Autopsie).

für den axillaren Durchmesser 6,6—12, im Durchschnitt 9,3 mm. Die großen Abweichungen der Sellamaße unter normalen Verhältnissen machen eine erhebliche Vorsicht bei der Feststellung einer Erweiterung und ganz besonders auch einer Verkleinerung der Sella erforderlich, welche häufig unter ganz normalen Umständen recht wenig umfangreich ist; dies ergibt sich auch bei Ausmessung der lateralen und medianen Profilfläche, die eine große Streuungsbreite aufweist und im Durchschnitt 68 bzw. 81,5 mm² beträgt (MARX, HESSE und NEUMANN). Bei den Zuständen, die zu einer Erweiterung führen, kommt nicht nur eine Zunahme dieser Maße, sondern auch eine Veränderung der Form, und zwar besonders durch Destruktionsprozesse am Dorsum sellae und den Processus clinoidei in Betracht, die vielfach von größerer Wichtigkeit sind als die Erweiterung der Sella selbst. Bei starker anhaltender Druckwirkung, so besonders bei der Craniostenose und dem chronischen Hydrocephalus, tritt eine allgemeine Vertiefung der ganzen mittleren Schädelgrube ein (vgl. Abb. 1102, 1103, 1111 und 1113).

Nach ERDHEIM kann aus der Art der Veränderung an der Sella ein Schluß auf den Sitz und damit auch bis zu einem gewissen Grade auf die He kunft des Tumors gezogen werden. Die von ihm begründete Differentialdiagnose zwischen intra- und extrasellaren Tumoren ist später besonders von ERDELYI noch weiter ausgebaut worden.

Intrasellare, von der Hypophyse ausgehende *Geschwülste* rufen eine rundliche gleichmäßige Erweiterung der Sella und eine Verdünnung und Verlängerung, unter Umständen auch eine Aufrichtung des Dorsum sellae hervor (vgl. Abb. 1097 und 1098). Die Processus clinoidei und das Dorsum sellae bleiben sichtbar, werden nicht vollständig usuriert; die

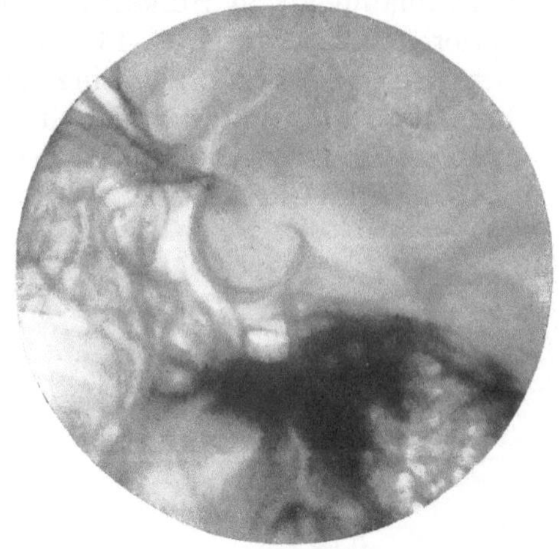

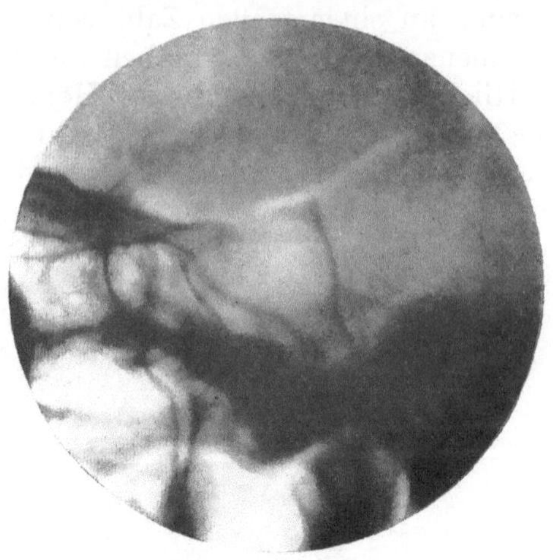

Abb. 1097. Erweiterte Sella turcica durch intrasellaren Hypophysentumor. Akromegalie (Autopsie).

Abb. 1098. Erweiterte Sella durch intrasellaren Hypophysentumor bei Akromegalie. Dorsum sellae hochgedrängt.

Processes clinoidei anteriores können von großen Geschwülsten an ihrer Unterfläche arrodiert, unterhöhlt werden. Bei den langsam wachsenden eosinophilen Adenomen, welche eine Akromegalie hervorrufen, entwickeln sich manchmal auf den chronischen Druckreiz hin periostale Verdickungen an der Basis der Sella (ERDELYI). Bei den bösartigen Hypophysentumoren finden sich diese in der Regel nicht, dagegen häufiger stärkere Arrosionen, besonders am Dorsum sellae und den Processus clinoidei.

Bei den *suprasellaren* Geschwülsten ist die Erweiterung am Eingang und im Sagittaldurchmesser der Sella am stärksten, die Verlängerung im Tiefendurchmesser ist verhältnismäßig gering. Die Processus clinoidei posteriores und das Dorsum sellae sind oft zerstört, die Processus clinoidei anteriores zugespitzt (vgl. Abb. 1099).

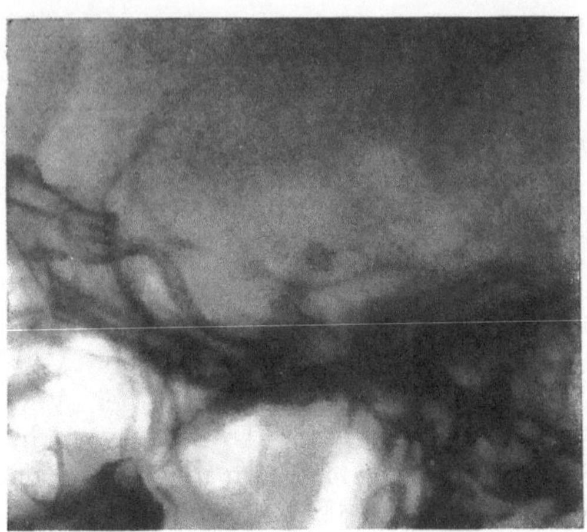

Abb. 1099. Suprasellärer Tumor. Kalkherd oberhalb und dorsalwärts vom Sellaeingang.

Infrasellare Geschwülste, die meist von Resten des Hypophysenganges, der Rachendachhypophyse und der Chorda ausgehen, und metastatische bösartige Tumoren dieser Gegend pflegen stärkere Zerstörungen des Keilbeinkörpers und nach Einbruch in den Sinus sphenoidalis Verschattungen desselben hervorzurufen. Die Sella ist nicht erweitert.

Parasellare Geschwülste bewirken asymmetrische Zerstörungen der Sella und oft auch ihrer Umgebung, so der Siebbeinzellen und der Felsenbeinspitze. Meist handelt es sich um Meningeome. Topographisch ähnlich verhalten sich Aneurysmen der Carotis interna, auf die Kalkplatten hinweisen können.

Retrosellare Geschwülste beugen das Dorsum sellae nach vorn, können es auch usurieren und verengen den Sellaeingang.

Präsellare Geschwülste, unter denen die ERDHEIMschen Hypophysengangtumoren eine Rolle spielen, machen in der Regel keine erheblichen Veränderungen der Sella. Sie werden oft durch Flecken, die vor und oberhalb des Sellaeinganges gelegen sind und von Verkalkungen herrühren, kenntlich gemacht.

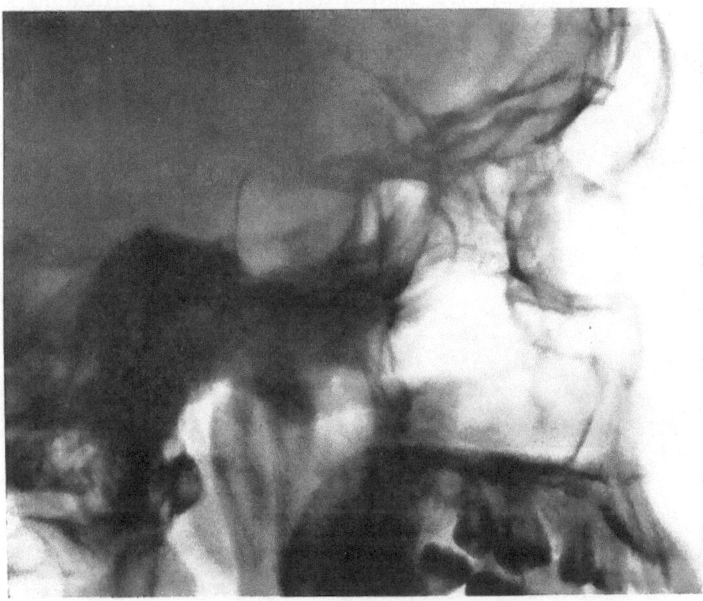

Abb. 1100. Akromegalie.
Sella erweitert, Dorsum sellae verschmälert. Weite Kiefer- und Stirnhöhlen.

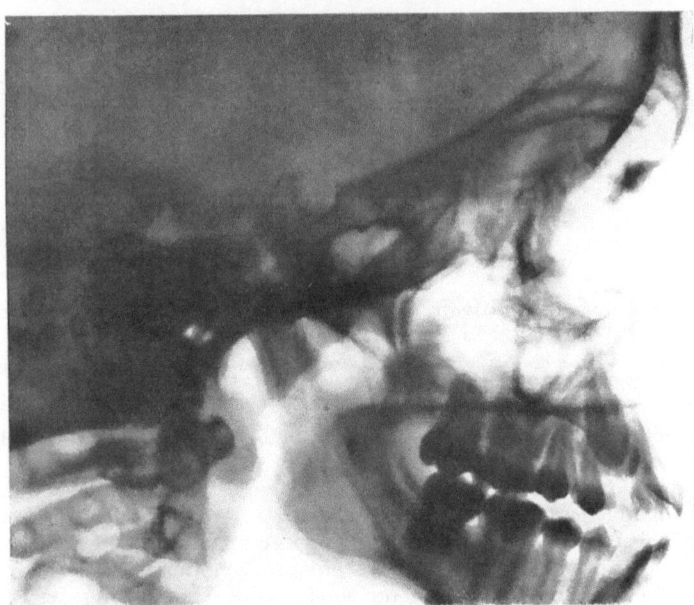

Abb. 1101. Hypophysärer Zwergwuchs. Kleine Sella.

Was die klinischen hypophysären Krankheitsbilder anbetrifft, so entsprechen ihnen sehr verschiedenartige Röntgenbefunde. Sie gehen in der Regel dann mit ausgesprochenen röntgenologischen Veränderungen einher, wenn es sich um größere Tumoren handelt. So finden sich bei der Akromegalie die bei den intrasellaren Tumoren geschilderten Merkmale einer gleichmäßigen Ausweitung der Sella und der steilen Aufrichtung eines verschmälerten Dorsum sellae (vgl. Abb. 1100). Andererseits kann auch eine verminderte

Drüsenfunktion die Folge einer Zerstörung oder Kompression des Drüsenanteils durch
Tumoren sein, die dann auch im Röntgenbilde Ausdruck finden können. Sie kann
aber auch durch eine Atrophie oder tuberkulöse, gummöse oder andersartige Entzündung oder Vernarbung hervorgerufen sein; in diesen Fällen werden gewöhnlich keine
röntgenologischen Veränderungen oder manchmal auch eine auffallend kleine Sella beobachtet (vgl. Abb. 1101). Beiderlei Befunde werden bei der SIMMONDSschen Atrophie, dem
hypophysären Zwerchwuchs, der Dystrophia adiposo-genitalis und auch beim Diabetes
insipidus erhoben.

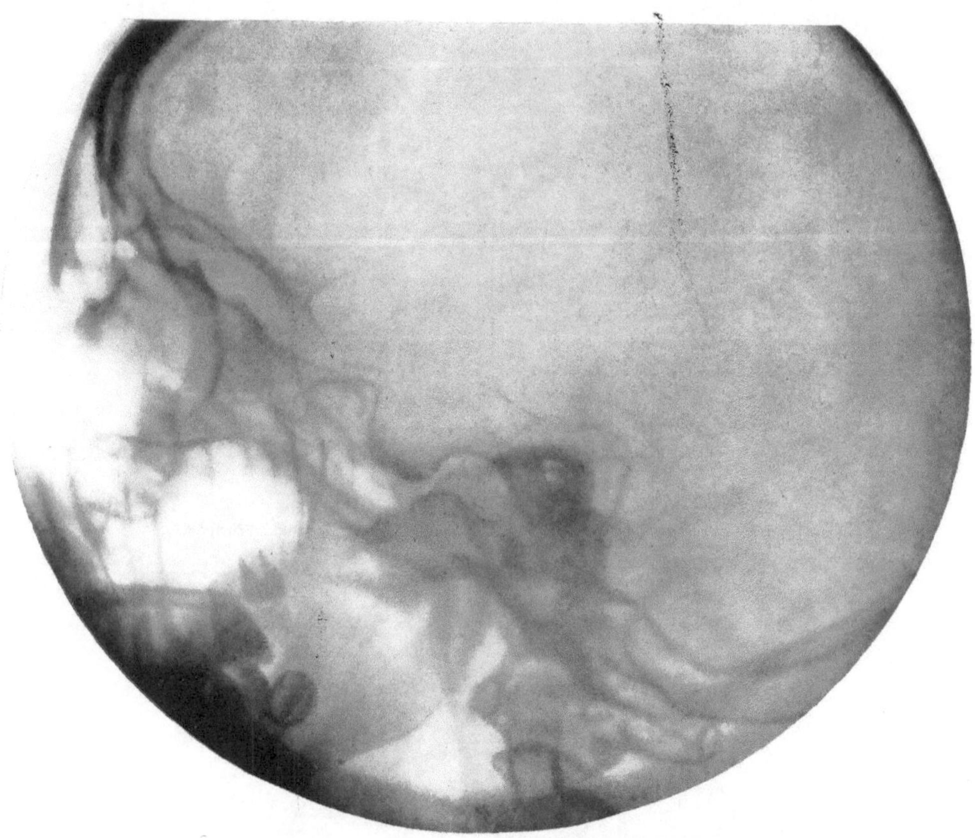

Abb. 1102. Starke Erweiterung der mittleren Schädelgrube infolge hochgradigem Hydrocephalus internus
bei dem klinischen Bilde der Dystrophia adiposo-genitalis.

Spätere Autopsie: Kleines Fibrom, welches den Aquaeductus Sylvii verschlossen und dadurch zu einem hochgradigen Hydrocephalus internus
der darüberliegenden Hirnhöhlen (Seitenventrikel, 3. Ventrikel) geführt hat.

Unter eigenen Beobachtungen von *Dystrophia adiposo-genitalis* erscheinen folgende Fälle besonders erwähnenswert.

In einem Falle, der außerdem thyreogene, an Myxödem erinnernde Störungen zeigte, wie sie bei
hypophysären Erkrankungen nicht ganz selten beobachtet werden, war die Sella stark erweitert,
ihr Dach emporgerichtet und oberhalb des Sellaeinganges ein rundlicher Schatten sichtbar, der einem
Kalkherd innerhalb des angenommenen Tumors entsprechen dürfte (vgl. Abb. 1092).

In zwei anderen Fällen handelte es sich um eine starke Erweiterung des Bodens der mittleren
Schädelgrube (vgl. Abb. 1102 und 1103). In dem einen Falle war die Zunahme der Erweiterung durch
Vergleich der ersten (Abb. 1102) mit der zwei Jahre später gemachten Aufnahme (Abb. 1103) deutlich
zu verfolgen. Die klinischen Symptome bestanden in dem ausgesprochenen Bilde der Dystrophia
adiposo-genitalis, ferner in Sehstörungen, Papillitis, zuletzt allgemeinen Hirndruckerscheinungen,
Benommenheit usw. Die Autopsie ergab in beiden einander in allen Zügen sehr ähnlichen Fällen
einen *Verschluß des Aquaeductus Sylvii* durch einen kleinen Tumor, einmal ein Fibrom, das andere Mal
ein Gliom. Hierdurch war ein enormer *Hydrocephalus internus* mit mächtiger *Dilatation* der Seitenventrikel und auch *des 3. Ventrikels* entstanden. Diese letztere hatte zu der im Röntgenbilde
auffallend starken Erweiterung der mittleren Schädelgrube geführt und ist auch für das Zustandekommen des klinischen Bildes der Dystrophia adiposo-genitalis verantwortlich zu machen.

Zwei weitere mit Diabetes insipidus kombinierte Fälle sind aus der Leipziger Medizinischen Klinik von EBSTEIN beschrieben worden. In dem einen Falle ließ das Röntgenbild eine mäßige Erweiterung des Sellaeinganges und oberhalb desselben einige Kalkschatten erkennen. Der andere klinisch sehr ausgesprochene Fall zeigte keine Erweiterung der Sella, auch keine Zerstörungen an ihren Knochenwandungen, nur ein ziemlich plumpes Dorsum sellae (vgl. S. 887). Die Sella war im Gegenteil klein. Es handelte sich in diesem Falle überhaupt nicht um einen wesentlich raumbeschränkenden oder fortschreitenden Prozeß, Sehstörungen fehlten gänzlich, und trotz des Bestehens eines schweren Diabetes insipidus von frühester Kindheit an und sehr ausgesprochener Entwicklungsstörungen im Sinne der Dystrophia adiposo-genitalis war während einer 8jährigen intermittierenden klinischen Beobachtung keine Verschlimmerung, sondern im Gegenteil mit Eintritt der Pubertät ein deutlicher Rückgang der Erscheinungen zu beobachten. Nach dem aus anderer Ursache erfolgten Tode wurde bei der Autopsie kein Tumor, dagegen eine allgemeine Hypoplasie der Hypophse gefunden.

Auch in verschiedenen anderen Fällen von Dystrophia adiposo-genitalis wurde eine nicht erweiterte, eher auffällig kleine Sella beobachtet.

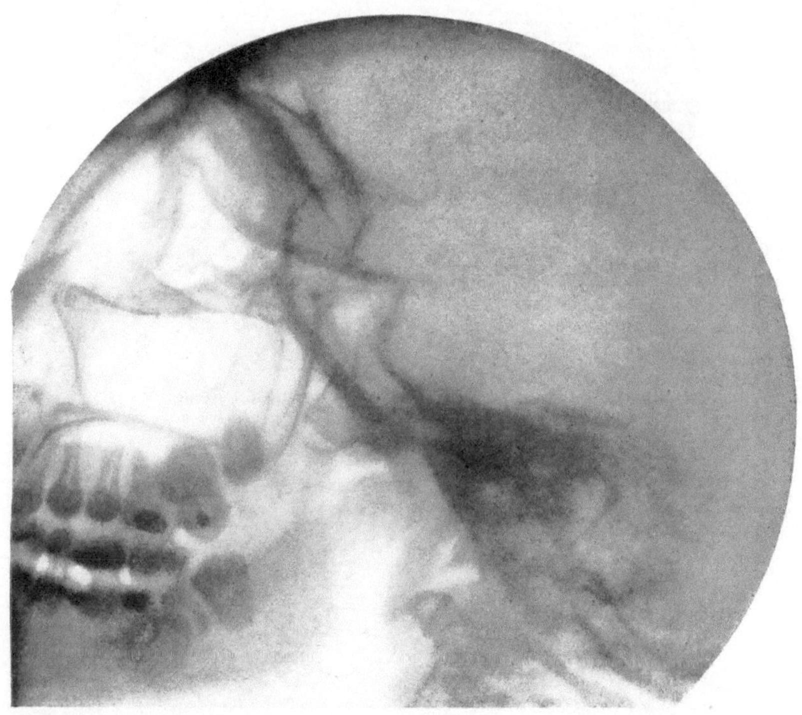

Abb. 1103. Derselbe Fall von Abb. 1102 2 Jahre nach der ersten Aufnahme.
Erhebliche Zunahme dieser Erweiterung bei klinisch hochgradig gesteigerten Hirndrucksymptomen.

Eine *Erweiterung* und in höheren Graden auch eine Zerstörung *der Sella* kann außer durch Geschwülste der Hypophyse und in deren näherer Umgebung auch *durch Fernwirkung* als Teilerscheinung einer allgemeinen Ausweitung der Schädelkapsel *infolge gesteigerten Hirndrucks* bei irgendwelchen, auch in größerer Entfernung im Hirn lokalisierten raumbeschränkenden Prozessen zustande kommen. Besonders stark ist die Ausweitung der Sella turcica dann, wenn ein *Hydrocephalus internus* mit starker Beteiligung des 3. Ventrikels besteht, welcher bis an den Sellaeingang hinabreicht. Dies pflegt in hohem Grade bei Verschluß des Aquaeductus Sylvii z. B. durch Tumoren der Fall zu sein (vgl. Abb. 1102/1193). Unter den eigenen autoptisch kontrollierten Beobachtungen von einer erheblichen *flachen* Erweiterung der Sella und starker Destruktion der Processus clinoidei und des Dorsum sellae befanden sich z. B. ein Duraendotheliom am Stirnhirn, ein Gliom des Stirnhirns und ein Kleinhirnbrückenwinkeltumor. Andererseits wurde eine regelmäßige, rundliche Erweiterung der Sella mit erhaltenem Dorsum sellae, welche dem bei intrasellaren Tumoren beschriebenen Bilde sehr ähnlich war, bei einem Endotheliom an der Spitze des Schläfenlappens gefunden. Diese Erweiterung durch Fernwirkung des Druckes kann von einer örtlichen Ausbuchtung dann unterschieden werden, wenn gleichzeitige Ausweitungen auch an anderen Stellen des Schädels, z. B. am Schädeldach, erkennbar sind (vgl. Abb. 1111). Dagegen entstehen dadurch Schwierigkeiten, daß die Sella auch bei allgemeiner Drucksteigerung ganz allein eine Veränderung aufweisen kann; an ihr macht sich der Einfluß eines erhöhten Hirndruckes deshalb leichter als an den übrigen Schädelknochen geltend, weil sie verhältnismäßig zarte Wandungen hat, die

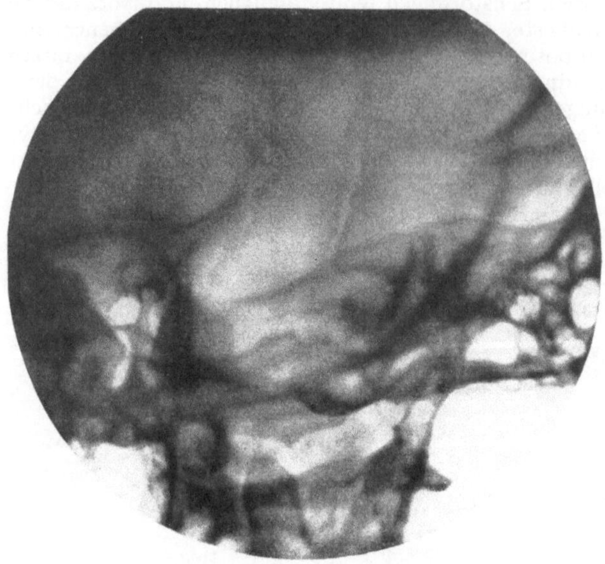

Abb. 1104. Stenvers-Aufnahme des normalen Felsenbeins.
(Aufnahme von Dr. Loepp, Königsberg.)

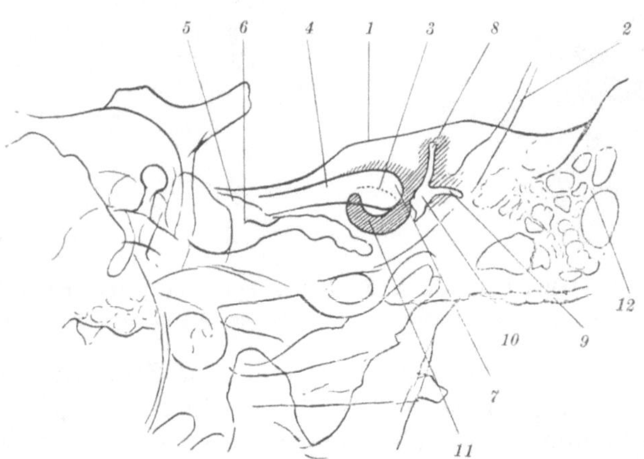

Abb. 1105. Skizze zu Abb. 1104.

1 Obere Pyramidenkante; *2* Crista sagittalis; *3* Crista transversa; *4* Porus acusticus internus; *5* Synchondrosis petro-occipitalis, die mediale und untere Pyramidenspitze begrenzend; *6* mediale Gegend des Canalis caroticus, lateral Foramen jugulare; *7* Canalis facialis; *8* oberer Bogengang; *9* lateraler Bogengang; *10* Vestibulum; *11* Schnecke; *12* Zellen des Warzenfortsatzes.

oberhalb lufthaltiger Räume gelegen sind, und weil der Druck eines erweiterten Recessus infundibuli unmittelbar auf sie einwirkt. Die *Erweiterung der Sella* und bei höheren Graden die *Ausbauchung der ganzen mittleren Schädelgrube* ist hierbei nicht viel anders als die Stauungspapille *nur* als *Symptom des allgemein gesteigerten Hirndruckes* zu bewerten. Es ist davor zu warnen, hieraufhin allein eine lokale Diagnose zu stellen oder gar die Indikation zu einem Eingriff in der Hypophysengegend zu gründen, da die Geschwulst an ganz entfernter Stelle im Schädel sitzen kann. Auch hier bestätigt sich wieder der eigentlich selbstverständliche, aber nach praktischen Erfahrungen nicht genug zu betonende

Satz, daß der Röntgenbefund allein, auch wenn er noch so charakteristisch erscheint, nicht als ausreichend zur Diagnosenstellung zu betrachten ist, sondern immer nur im Rahmen der gesamten klinischen Untersuchung bewertet werden darf.

ⱡ Eine Stelle des knöchernen Schädels, deren Erweiterung ein ausgesprochenes lokales Zeichen einer angrenzenden Hirngeschwulst bildet, ist der *Meatus acusticus internus.* Er wird nach HENSCHEN durch die vom Boden des inneren Gehörganges ausgehenden *Neurofibrome des Acusticus* sehr bald nach ihrer Entstehung ausgeweitet und stellt so ein Frühsymptom dieser Erkrankung dar (vgl. Abb. 1107), während solche Kleinhirnbrückenwinkeltumoren, die nicht vom inneren Gehörgang, sondern von der Schädelhöhle ihren Ausgang nehmen, den Meatus acusticus nicht ausdehnen (HENSCHEN).

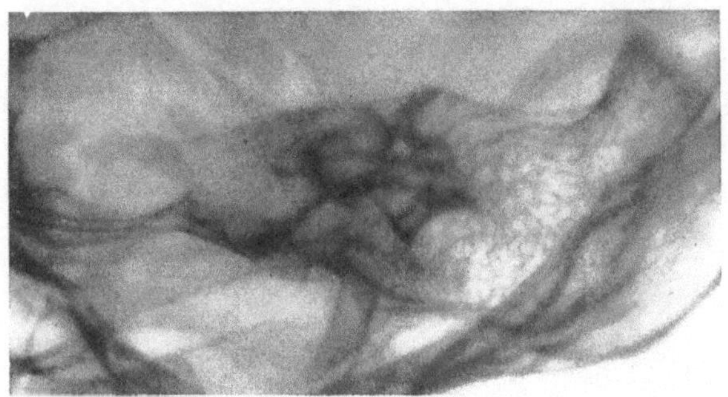

Abb. 1106.

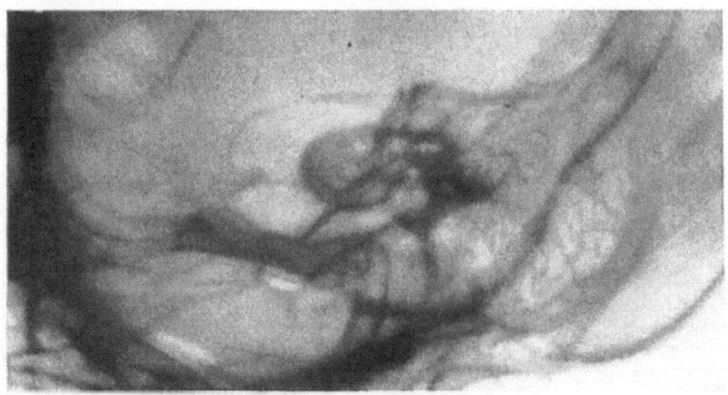

Abb. 1107.

Abb. 1106 und 1107. STENVERS-Aufnahmen bei Kleinhirnbrückenwinkeltumor, zum besseren Vergleich seitengleich dargestellt. Abb. 1106 gesunde Seite; Abb. 1107 Tumorseite.

Andere Kleinhirnbrückenwinkeltumoren können nach SCHÜLLER im Röntgenbilde dadurch Ausdruck finden, daß sie die Sattellehne zunächst durch Usur ihrer hinteren Fläche verdünnen und dann in toto nach vorn drängen. In einem selbstbeobachteten Falle von Kleinhirnbrückenwinkeltumor war das ganze Dorsum sellae zerstört und eine erhebliche flache Erweiterung der mittleren Schädelgrube ohne deutliche hintere Begrenzung entstanden.

Oft wird auch bei Kleinhirnbrückenwinkeltumoren und anderen raumbeschränkenden Prozessen dieser Gegend, z. B. Aneurysmen, eine *Arrosion der Knochen an der Felsenbeinspitze* gefunden. Die Bedeutung dieser Veränderung als Lokalsymptom wird freilich dadurch etwas eingeschränkt, daß auch infolge einer allgemeinen Hirndrucksteigerung, z. B. bei Hemisphärentumoren, Arrosionen der Pyramidenspitze nicht selten vorkommen; in der Regel sind sie hierbei aber nur in geringerem Grade vorhanden (MOSER und LOEPP).

Ferner sind örtliche Erweiterungen an den *Furchen der Arteria meningea media* beobachtet worden, welche durch *Hämangiome* derselben hervorgerufen wurden (ISENSCHMIDT). Allgemein stark erweiterte Gefäßfurchen zeigt Abb. 1108. Durch größere *Aneurysmen der Carotis interna* werden Usuren der Knochen im Bereich der mittleren Schädelgrube besonders an einem Processus clinoideus anterior verursacht.

Von den *geschlängelten Furchen der Arterien* sind die *gerade und gleichmäßig gestalteten Kanäle der Venen* zu unterscheiden. Sie sind schon normalerweise am *Sinus sphenoparietalis*, welcher parallel der Kranznaht ganz gerade aufwärtszieht, und am *Sinus*

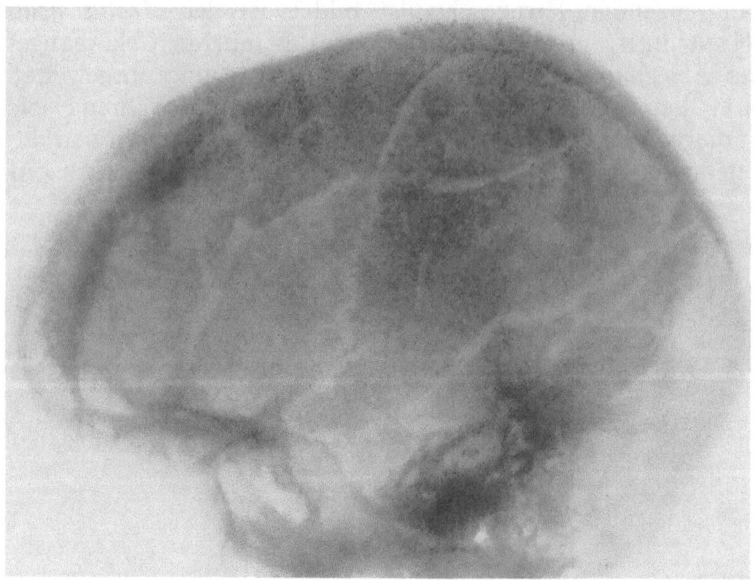

Abb. 1108. Starke Erweiterung der arteriellen Gefäßfurchen am Schädeldach.

Klinisch: Sausende Geräusche am ganzen Schädel. Starke Pulsation der anscheinend erweiterten Carotiden außen am Halse und auch innen vom Rachen aus sicht- und fuhlbar. Herz und Aorta ohne Befund. Epileptiforme Anfälle, herabgesetzte Intelligenz.

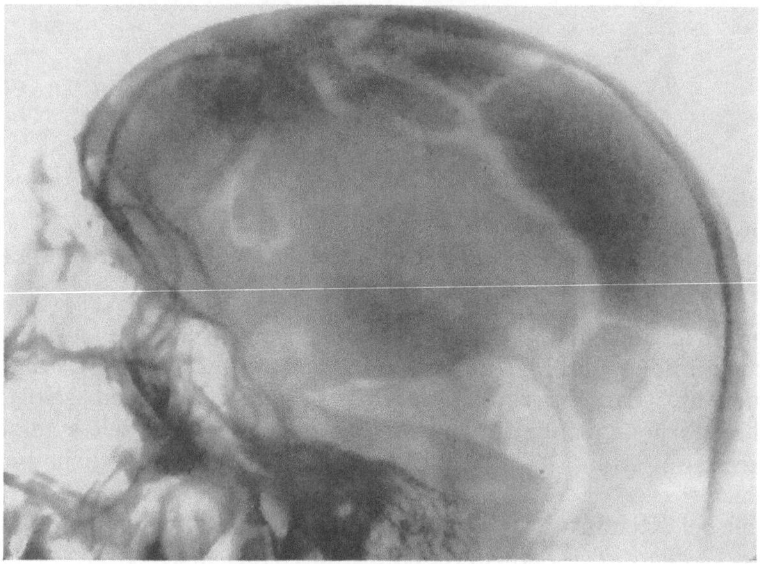

Abb. 1109. Starke Venenerweiterung am Schädeldach bei einem Epitheliom der linken Hemisphäre (Sektion).

Eine zartere Aufhellung ist durch künstliche Luftfüllung des erweiterten Seitenventrikels hervorgerufen, von welchem das Unter- und Hinterhorn am deutlichsten hervortritt.

transversus, der bogenförmig zwischen mittlerer und hinterer Schädelgrube verläuft, deutlich ausgesprochen. Diese und andere venöse Sinus können teils auf Grund angeborener Anlage ohne weitere pathologische Ursachen, teils infolge von Strömungshindernissen, insbesondere durch Tumoren, eine auffällige Erweiterung erfahren (vgl. Abb. 1109).

An jeder beliebigen Stelle des Schädels kann ein angrenzender Tumor eine örtliche Verdünnung und schließlich eine vollkommene *Usur* der Schädelknochen hervorrufen. ALBERS-SCHÖNBERG veröffentlichte die erste derartige Beobachtung bei einem Endotheliom der Dura mater. Ich verfüge über einen ähnlichen Fall. Bei Cholesteatomen sind mehrfach scharf begrenzte Schattenaussparungen, zum Teil mit Umrandung durch eine neugebildete zarte Knochenschale (WERTHEIMER) beschrieben. Meningeome und andere Tumoren der Olfactoriusgegend (CUSHING) können eine Zerstörung der Siebbeinplatte und der angrenzenden Knochen der vorderen Schädelgrube hervorrufen. Dies kann auch von unten her durch Epipharynxtumoren zustande kommen, welche auch oft Usuren an der Felsenbeinspitze und am Foramen ovale (GRAHAM und MEYER) und meist außerdem Veränderungen an den Nebenhöhlen setzen; dies ist für die Differentialdiagnose von Bedeutung (MAYER).

Der Druck meningealer Tumoren kann andererseits durch Reizwirkung auf den benachbarten Schädelknochen die Ausbildung einer lokalen *Hyperostose* verursachen (SCHÜLLER, MAYER, CAUP u. a.). Eine Unterscheidung von gleichfalls vorkommenden idiopathischen sklerosierenden Hyperostosen ist nach MAYER dadurch möglich, daß bei jenen vom Knochenkern eines Schädelknochens ausgehenden Erkrankungen die Grenzen der Knochenränder glatt und scharf sind und mit der Ausdehnung einzelner Schädelknochen zusammenfallen, während die sekundären Hyperostosen bei Meningeomen und anderen Tumoren wenigstens stellenweise gewisse Unregelmäßigkeiten erkennen lassen und sich nicht an die Grenzen der einzelnen Skeletteile halten. Hierbei ist zu beachten, daß örtlich beschränkte und auch ausgedehntere Knochenverdickungen, die als Osteome und Hyperostosen erscheinen, durch reaktive osteoplastische Vorgänge hervorgerufen werden können, die durch ein *malignes Duraendotheliom* ausgelöst sind (ERDHEIM). Dieses kann sowohl an der inneren als an der äußeren Fläche der Schädelknochen Knochenwucherungen hervorrufen, innerhalb deren histologisch Geschwulstmetastasen gefunden werden. Die Knochenwucherungen sind stärker bei der ausgedehnteren rasenförmigen als bei der örtlich beschränkten knotigen Form. Im Röntgenbilde erscheinen die Knochenbildungen nur im Beginn als locker strukturierte, später als massive, homogen verschattete Verdickungen der Schädelkapsel.

In seltenen Fällen werden oberhalb intrakranieller Tumoren (Meningeomen und Endotheliomen) auch büschelförmig senkrecht von der Außenfläche des Schädels ausstrahlende spiculaähnliche Knochenwucherungen ähnlich wie bei Knochensarkomen gebildet (CAMP, KOHLBACH).

Bei *Meningeomen der Olfactoriusrinne* werden charakteristische Exostosen beobachtet, die im Röntgenbild des Schädels im sagittalen Durchmesser als runde Schatten neben der Mittellinie zwischen den oberen Rändern der Augenhöhlen, im seitlichen Bilde als flache Knochenhügel an der Schädelbasis im hinteren Abschnitt der Siebbeinplatte hervortreten (ERIKSON).

SCHÜLLER berichtet, daß er in einigen Fällen von Hirntumoren eine *Ausweitung der* BRECHET*schen Venen der Diploe* gefunden habe, die im Röntgenbilde als helle Streifen oder Bänder den Knochenschatten durchziehen, und daß eine lokale Erweiterung derselben seiner Erfahrung nach dem Sitze des Tumors entspreche, welcher den Abfluß der Venen hemme. Es ist jedoch auf die große physiologische Schwankungsbreite in der Weite der Diploevenen hinzuweisen und namentlich in bezug auf die topische Tumordiagnose meines Erachtens große Zurückhaltung geboten. Zu erwähnen ist ferner die Bildung erweiterter, meist mit dem Sinus longitudinalis in Verbindung stehender venöser Hohlräume, die das Schädeldach ganz durchsetzen und im Röntgenbilde einen lokalen Schattendefekt hervorrufen *(Sinus pericranii)*. Klinisch handelt es sich dabei um Fälle, die oft jahrelang migräneartige Kopfschmerzen haben, deren Herkunft so lange nicht erkannt wird, bis der Nachweis einer fluktuierenden, beim Bücken zunehmenden Geschwulst oder die röntgenologische Feststellung eines Knochendefektes die Ursache aufdeckt.

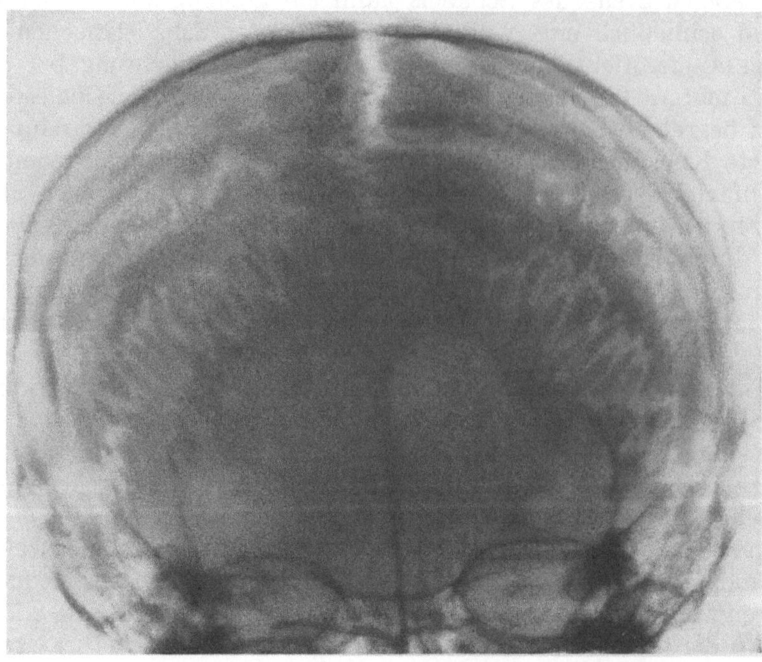

Abb. 1110. Hydrocephalus internus und Dehiscenz der Nähte bei Kleinhirnbrückenwinkeltumor links (Operation). Derselbe Fall von Abb. 1106 und 1107.

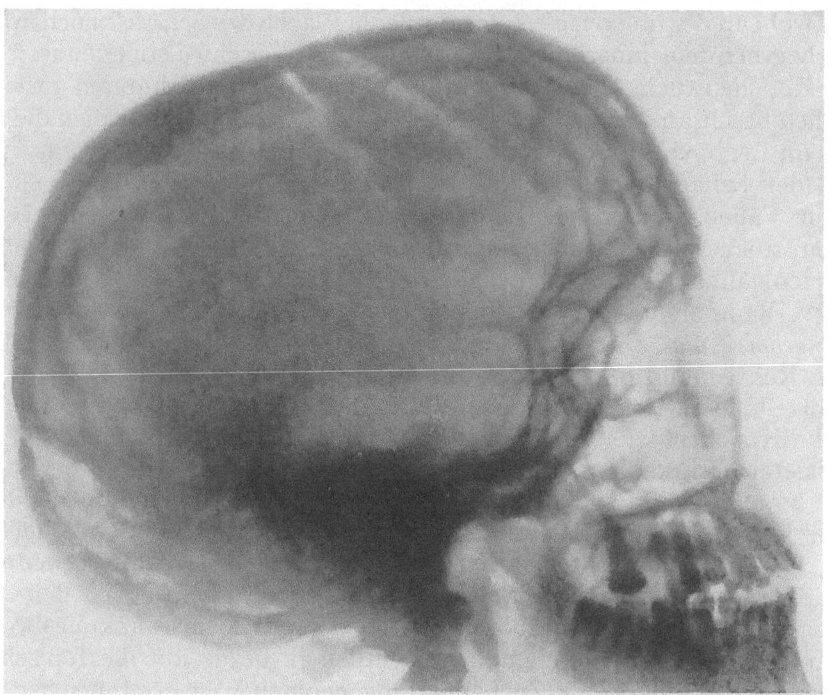

Abb. 1111. Starke Erweiterung der mittleren Schädelgrube infolge von enormem Hydrocephalus internus bei Verschluß des Aquaeductus Sylvii durch ein Gliom (Autopsie).

Klinisch: Schettern des Schädels infolge klaffender Nähte. Stauungspapille. Augenmuskelstörungen. Adipöse Dystrophie. Röntgenbefund: Vertiefung und Erweiterung der mittleren Schädelgrube. Destruktion der Sella. Vertiefte Impressiones digitatae, zugeschärfte Juga cerebralia besonders am Stirnbein. Klaffende Coronar- und Lambdanaht.

Diffuse Druckwirkung.

Die *Einwirkung eines allgemein erhöhten Hirndruckes auf die Sella* und die *mittlere Schädelgrube* im allgemeinen, welche übrigens lange nicht in allen Fällen röntgenologisch erkennbar ist, wurde bereits geschildert. Ebenso werden am Schädeldach die *Impressiones digitatae* durch den Druck der Hirnwindungen *erweitert* und die dazwischenliegenden *Kämme der Juga cerebralia verschärft*. Die *Nahtstellen* werden *verdünnt* und es kann namentlich im jugendlichen Alter zu einem *Klaffen der Nähte* kommen (vgl. Abb. 1110 und 1111). Insbesondere werden diese Folgeerscheinungen *bei lange Zeit einwirkendem Druck*, z. B. beim *Hydrocephalus chronicus* beobachtet. In stärkstem Maße sind sie bei der später näher zu besprechenden *Craniostenose* entwickelt, seltener bei Hirntumoren, und zwar meist nur dann, wenn diese ein langsames Wachstum zeigen. Eine stärkere Ausbreitung dieser Veränderung auf einer Seite soll unter Umständen mit Vorsicht für die Seitendiagnose des Sitzes eines Tumors verwertet werden können.

Zur Beurteilung, ob eine pathologische Veränderung vorliegt, ist zunächst eine Kenntnis des normalen Verhaltens erforderlich. Das Vorkommen von Impressionen ist abhängig von Alter und Geschlecht. Während der Wachstumsperiode des Schädels und des Gehirns sind sie am häufigsten erkennbar, während sie in der Altersklasse über 50 Jahre praktisch kaum vorkommen. Bei Frauen der gleichen Altersklasse sind die Impressionen häufiger als bei Männern (RITTER). Da tiefe Impressiones digitatae auch unter normalen Verhältnissen vorkommen können, sind sie als sicheres Drucksymptom nur dann zu verwerten, wenn eine Zunahme ihrer Tiefe durch Vergleichsaufnahmen, die über größere Zeiträume ausgedehnt sind, beobachtet wird.

b) Vom Schädel ausgehende Veränderungen.

Veränderungen allgemeiner Natur.

Von *allgemeinen Veränderungen des Schädels*, die röntgenologisch

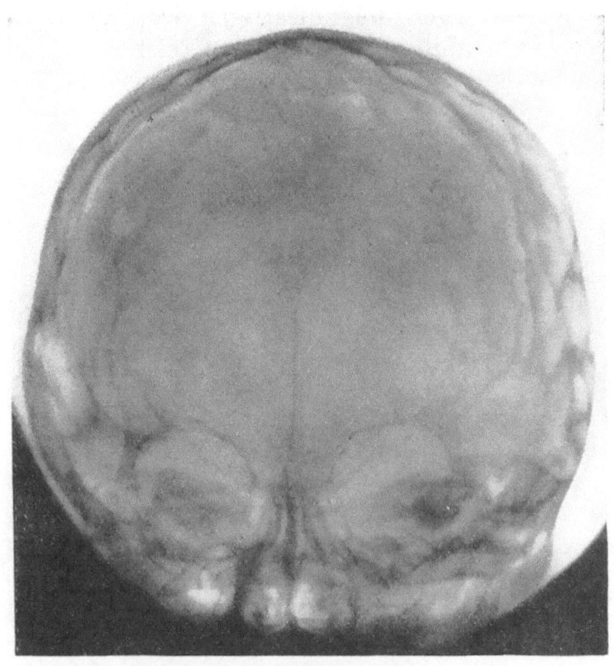

Abb. 1112. Turmschädel.

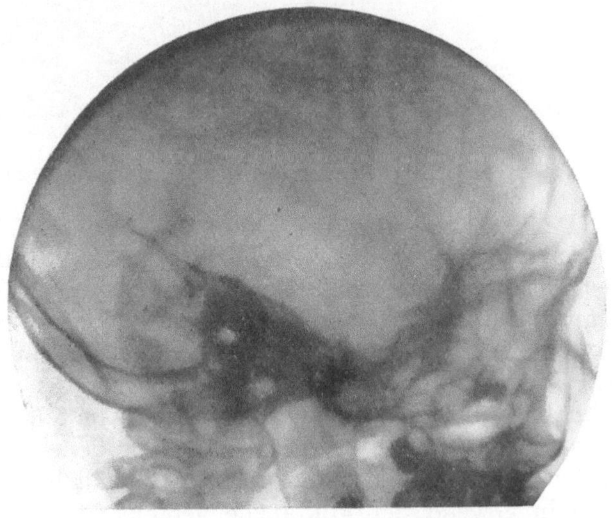

Abb. 1113. Turmschädel. Seitenansicht.
Impression der mittleren Schädelgrube.

nachweisbar sind und in der neurologischen Diagnostik eine Rolle spielen, ist zunächst die *Craniostenose* zu erwähnen, welche durch frühzeitige Verknöcherung der Nähte zustande kommt. Ihre häufigste Form ist der *Turmschädel*. Röntgenologisch ist dieser abgesehen von der charakteristischen Kopfform durch *mangelhafte Sichtbarkeit der Nähte* und ferner durch die sehr stark ausgesprochenen Zeichen der allgemeinen Einwirkung eines erhöhten Hirndruckes auf die Schädelknochen, nämlich durch *ausgeprägte Erweiterung der Impressiones digitatae und Zuschärfung der Juga cerebralia*, gekennzeichnet. Diese treten auf

Frontalaufnahmen am deutlichsten hervor. Dagegen ist im Profilbilde die charakteristische *Impression der mittleren Schädelgrube* und ihr großer Abstand vom Schädeldach, ferner der *steile Anstieg der Basis der vorderen Schädelgrube* zu erkennen. Daneben besteht bisweilen eine allgemeine Verdünnung, unter Umständen aber im Gegenteil eine Verdickung der Schädelkapsel (vgl. Abb. 1112 und 1113). Die klinischen Symptome bestehen in Sehstörungen, migräneartigen Kopfschmerzen, bisweilen epileptischen Insulten und psychischen Störungen sowie den Zeichen allgemeinen Hirndruckes. Der röntgenologische Nachweis der beschriebenen pathologischen Verhältnisse an den Schädelknochen ist für die operative Therapie von wesentlicher Bedeutung.

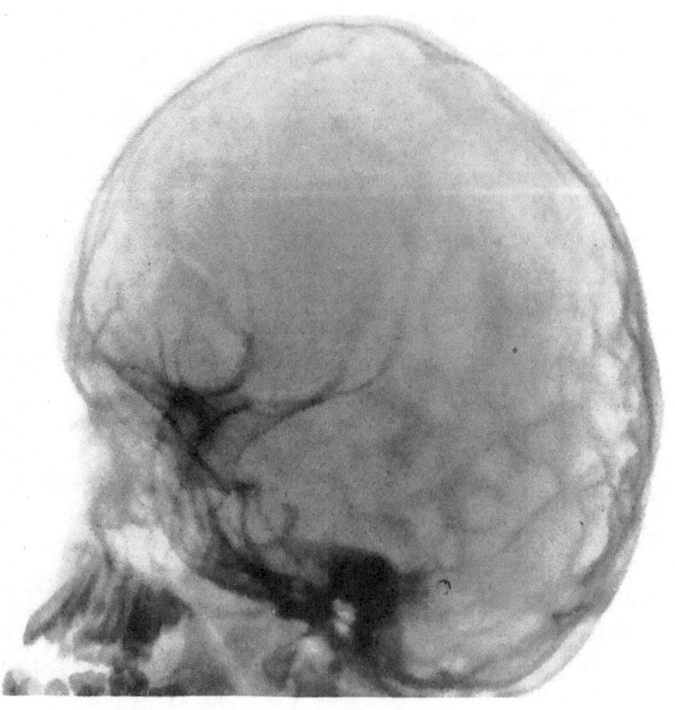

Abb. 1114. Akrocephalie.

   Dem Turmschädel nahe verwandt bzw. als Abarten desselben zu bezeichnen sind die als *Dysostosis cranio-facialis* (CROUZON) und als *Akrocephalie* (APERT) genannten Schädelanomalien. Auch bei diesen sind die Nähte verknöchert und die Impressiones digitatae durch Erhöhung des Innendruckes erweitert. *Bei der Dysostosis cranio-facialis* (CROUZON) zeigt der Schädel oft eine buckelförmige Auftreibung des Stirnbeins in Gegend der Fontanelle und weitere Besonderheiten der Gesichtsbildung in Form einer papageischnabelähnlichen Bildung der Nase, Vorstehen der Augen und eines vorstehenden Unterkiefers, dessen Schneidezähne vor denen des Oberkiefers stehen. Bei der Akrocephalie wird der höchste Punkt des Schädels von dem nach oben vorgewölbten Stirnbein in Gegend der Fontanelle gebildet; von hier fällt das Schädeldach parallel zur Schädelbasis steil nach hinten ab (vgl. Abb. 1114).
   Sehr auffällige große, durch Schattenrippen von einander abgetrennte Aufhellungen zeigt der *Lückenschädel.* Er stellt eine Bildungsanomalie dar, bei welcher die Verknöcherung der häutig angelegten Schädelknochen nur in ganz unvollkommener Weise vor sich gegangen ist.
   Bei der PAGETschen *Erkrankung* fällt schon äußerlich eine *Vergrößerung des Schädelumfanges* infolge pathologischer Knochenwucherung auf. Die Veränderungen, die bei den Knochenerkrankungen näher geschildert sind (vgl. S. 907), bestehen teils in osteoporotischen Vorgängen, teils in Neubildung eines weichen kalkarmen Knochengewebes,

zum Teil auch in sklerotischen Prozessen. Durch den Wechsel von *ausgedehnten Aufhellungen* und stärkerem Hervortreten von *linsen- bis erbsengroßen dichteren Knochenherden* kommt am Schädel ein eigenartiges schwammig-wolkiges oder *mosaikähnliches Bild* an der senkrecht durchstrahlten Fläche zustande; auch die tangential getroffenen

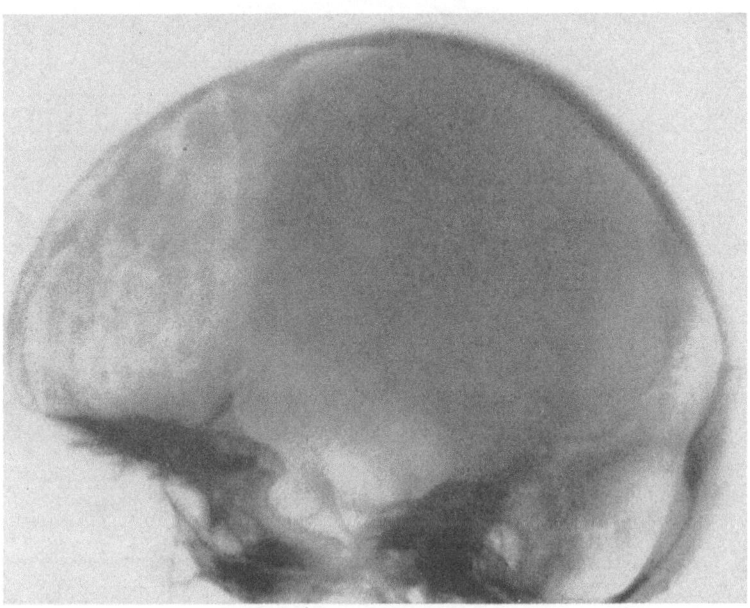

Abb. 1115. Lues des Schädels.
Im Bereich des Stirnbeins unregelmäßige Aufhellungen. Klinisch: Heftige Stirnkopfschmerzen. Wa.R. positiv.

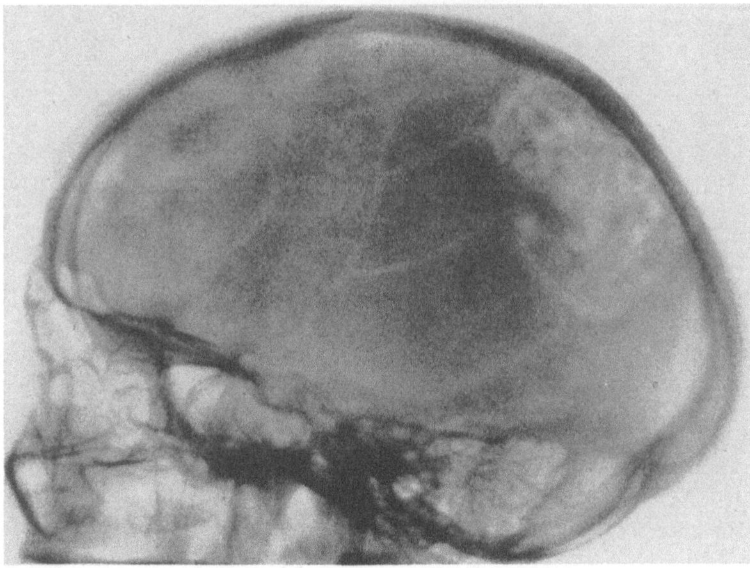

Abb. 1116. Umschriebene Knochenzerstörung durch gummöse Lues des Schädelknochens.

Stellen der verdickten Schädelkapsel weisen einen *Wechsel von Schattenverdichtungen und Aufhellungen* auf (vgl. Abb. 909). Infolge der abnormen Nachgiebigkeit dieses hochgradig veränderten Knochens kann eine *typische Deformation des Schädels* entstehen. Dabei wird der die Last des Kopfes tragende Rahmen des Hinterhauptwirbels in das Schädelinnere hineingedrängt, die Felsenbeinpyramiden werden emporgehoben und es kommt hierdurch eine beträchtliche Verengerung der hinteren Schädelgrube zustande (SCHÜLLER).

Die *Lues der Schädelknochen*, die häufig zu hartnäckigen Kopfschmerzen Anlaß gibt, ruft verschiedenartige röntgenologische Bilder hervor, teils allgemeine oder besonders lokal verstärkte *Osteosklerose* im Sinne einer Verdickung der Diploe oder auch *periostitische*

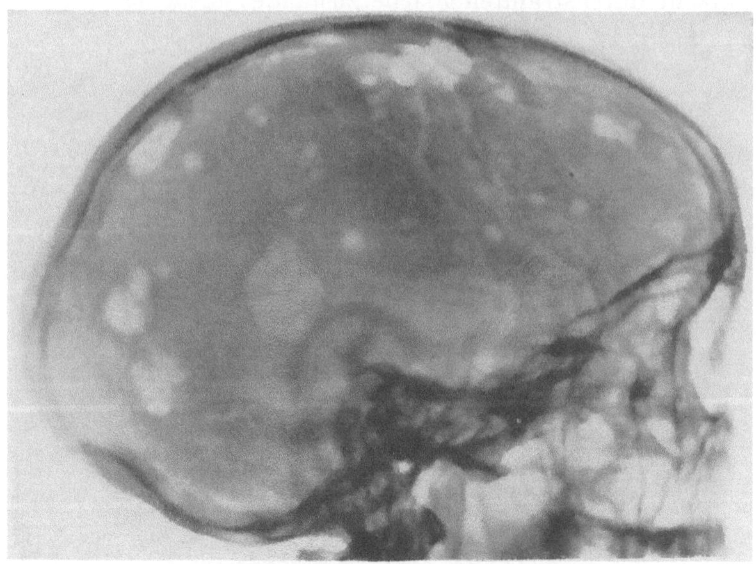

Abb. 1117. Osteoklastische Carcinose des Schädels durch Metastasen eines Prostatacarcinoms.

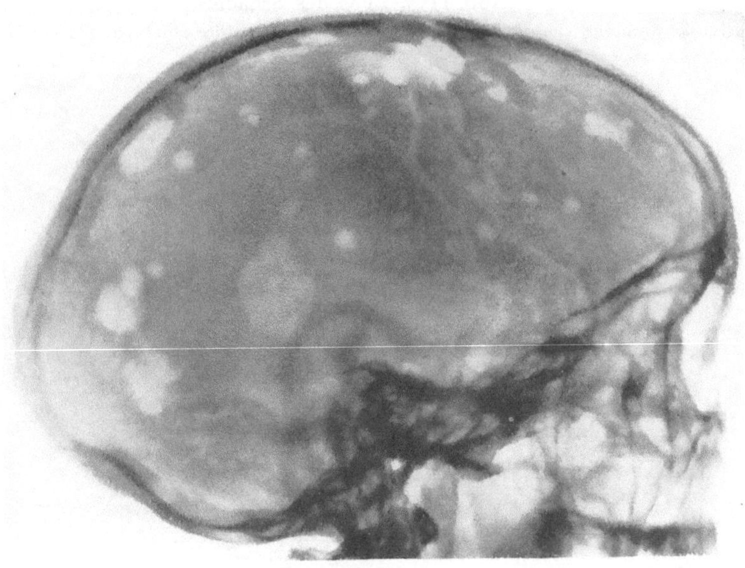

Abb. 1118. Maligner Hypophysentumor mit knochenzerstörenden Metastasen an Felsenbeinpyramide und Hinterhauptsschuppe (Sektion).

Auflagerungen und andererseits unregelmäßig lokal verstärkte *osteoporotische* Vorgänge, die dem Röntgenbilde ein *wolkiges* oder *landkartenähnliches* Aussehen verleihen (vgl. Abb. 1115/1116). *Gummen* können *isolierte Lochdefekte* des Schädeldaches verursachen.

Ziemlich ähnliche Bilder kommen bei Durchsetzung der Schädelknochen durch *Geschwülste* vor. Die *multiplen Myelome* verursachen *scharf umschriebene*, wie mit dem Locheisen ausgestanzte, rundliche *Defekte*, die in der Mehrzahl vorhanden sind (vgl. Abb. 947). Weniger regelmäßig gestaltete, oft ausgedehntere Aufhellungen rufen *osteoklastische Carcinommetastasen* in den Schädelknochen hervor (vgl. Abb. 1117 und 1118). Bei *osteoplastischer Carcinose*, welche am häufigsten bei Knochenmetastasen eines Prostatacarcinoms auftritt, zeigt das Röntgenbild eine unregelmäßig wolkige, aus abwechselnden Verdichtungen und Aufhellungen zusammengesetzte Beschaffenheit der Schädelknochen und unregelmäßige Wucherungen, z. B. an der Sella turcica (eigene Beobachtung).

Scharf begrenzte, im allgemeinen rundlich gestaltete Aufhellungen von landkartenartigem Aussehen kommen auch bei der CHRISTIAN-SCHÜLLERschen Erkrankung vor, welche in der Regel außerdem mit Diabetes insipidus und Exophthalmus verbunden ist; sie werden hierbei durch Einlagerung von xanthomatösen lipoidhaltigen Stoffen verursacht (vgl. S. 953 und Abb. 1296).

Ebenso rufen *Cholesteatome* der Schädelknochen scharf umschriebene, zum Teil ausgedehnte rundliche, oft etwas gelappte Aufhellungen hervor (BADE, OLSSON). Die vom Mittelohr ausgehenden Cholesteatome erzeugen solche Aufhellungen in der Pars mastoidea des Schläfenbeins. Derartige Fälle sind von WERTHEIMER sowie LAW und ASAI beschrieben.

Gelegentlich werden umschriebene Aufhellungen der Schädelknochen als Nebenbefunde bei Schädelaufnahmen festgestellt, ohne daß sonst eine Erkrankung der Knochen oder des Nervensystems erkennbar ist. SCHÜLLER hat solche Befunde, bei denen eine Ursache der lokalen Knochenresorption nicht festzustellen ist, unter der unverbindlichen Bezeichnung „*circumscripte Osteoporose*" zusammengefaßt. Später sind sie von WEISS als Frühform der Ostitis deformans Paget, seltener als Folgeerscheinung andersartiger pathologischer Knochenprozesse aufgefaßt worden.

Lokale primäre Knochenveränderungen am Schädel.

Angeborene Deformitäten des Schädels (Mikrocephalie usw.) sowie *Schädeldefekte* bei Hirnbrüchen werden durch die Röntgenstrahlen in klarer Weise dargestellt. In vielen Fällen von Hirnstörungen *traumatischer* Entstehung, die in das chirurgische Grenzgebiet fallen, aber den Neurologen und Internen ebenso wie den Chirurgen beschäftigen, fördert die Röntgenuntersuchung verhältnismäßig häufig wichtige Befunde zutage, indem durch sie *Fremdkörper, Frakturen, Fissuren, Impressionen, Knochendefekte, Knochensplitter, Calluswucherungen* und *periostale Knochenbildungen* aufgedeckt werden. Wichtig ist auch nach SCHÜLLER eine *Verschattung der pneumatischen Höhlen,* insbesondere der Keilbeinhöhle *durch ein Hämatom* bei einem *Schädelbasisbruch.*

Eine *Verdunkelung der Keilbeinhöhle* kann auch *durch maligne Geschwülste, Hyperostosen und entzündliche Knochenerkrankungen des Keilbeins* zustande kommen. Vom Knochen ausgehende Tumoren dieser Gegend, die die Schädelbasis durchbrechen und in die Sella hineinwuchern, können ähnliche klinische Symptome hervorrufen wie die Geschwülste der Hypophyse und ihrer Anhänge. Die Röntgenuntersuchung erlaubt eine Unterscheidung, indem sie bei jenen das früher beschriebene Bild einer Erweiterung der Sella, bei Keilbeintumoren dagegen eine Verdunkelung der pneumatischen Räume und eine Verwaschenheit oder auch eine Zerstörung der Knochenkonturen, aber keine regelmäßige Vertiefung der Sella turcica zeigt.

Eine *Trübung der pneumatischen Räume,* nämlich der *Stirn-, Highmors- und der Keilbeinhöhle* wird ferner bei Exsudaten, namentlich bei *Empyemen* derselben beobachtet, die hartnäckige Kopfschmerzen mit Neuralgien des Supra- bzw. Infraorbitalnerven verursachen können (vgl. Abb. 1119). Die versteckt gelegenen Keilbeinhöhlen sind am besten beim Strahlengange vom Schädeldach zur Basis auf Aufnahmen von Filmen zu übersehen, die in die Mundhöhle eingeführt werden (SCHEIER, KNICK, vgl. Abb. 1120 und 1121). Ebenso erscheinen die *Zellen des Warzenfortsatzes* verdunkelt, wenn sie mit Exsudat oder Eiter im Anschluß an eine Otitis media gefüllt werden. Etwa von der 3. Woche an können die knöchernen Scheidewände zwischen den einzelnen Luftkammern einschmelzen. Es verschwindet alsdann die wabenartige Zeichnung im Röntgenbilde.

Wird diese Veränderung einseitig bei klaren Strukturverhältnissen der Gegenseite festgestellt, so können hieraus bisweilen bei schweren cerebralen Symptomen unklarer Herkunft (Meningitis, Hirnabsceß) außerordentlich wichtige Schlüsse auf den primären
Krankheitsherd und die einzuschlagende operative Behandlung gezogen werden (KNICK).

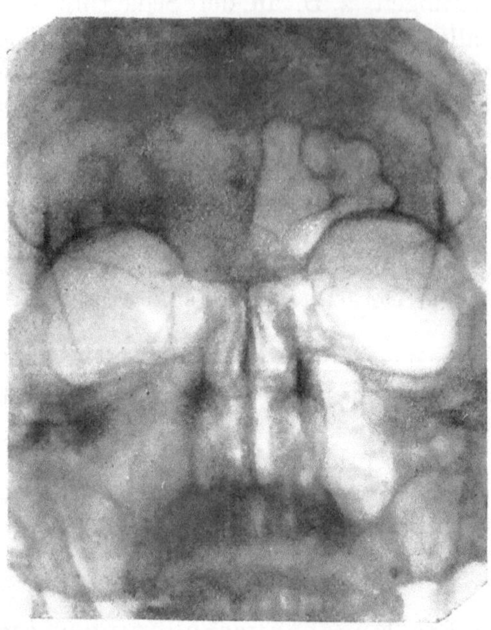

Abb. 1119. Stirn- und Highmorshöhlenempyem rechts.
(Aufnahme von Prof. KNICK.)

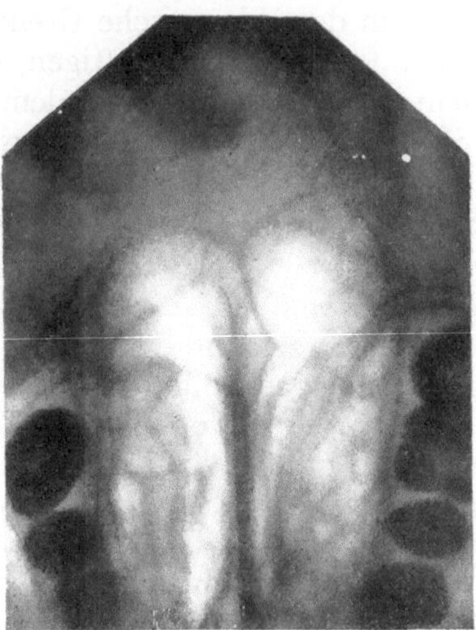

Abb. 1120. Normale Keilbeinhöhle.
(Mundfilmaufnahme von Prof. KNICK.)

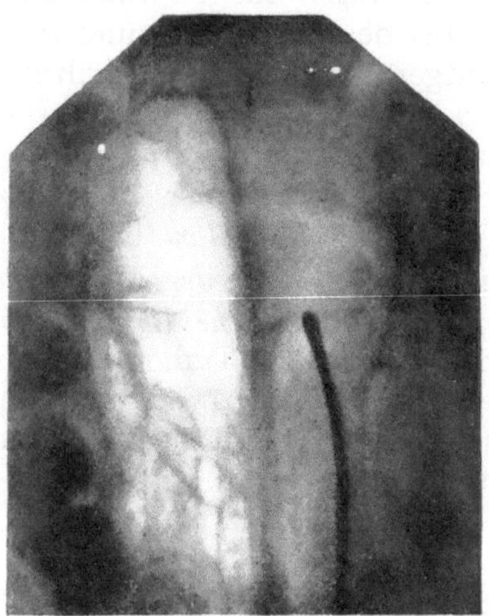

Abb. 1121. Empyem einer Keilbeinhöhle (Sonde).
(Mundfilmaufnahme von Prof. KNICK.)

Der röntgenologische Nachweis von *Exostosen des Schädels* ist deshalb in der Mehrzahl
der Fälle nicht von großer Wichtigkeit, weil diese sich meist nach außen entwickeln.
Selten ist ein gleichzeitiges Wachstum nach innen. Unter Umständen kann aber auch der
Nachweis einer äußeren Exostose oder einer Knochenwucherung in einen pneumatischen
Raum des Schädels hinein für die Lokaldiagnose eines Hirntumors einen gewissen
Wert haben, weil in einigen Fällen das gleichzeitige Vorkommen einer im Innern im
Gehirn bzw. in dessen Häuten und einer an der Außenfläche des Schädels entwickelten

Geschwulst beobachtet wurde (SCHÜLLER, SCHLESINGER, eigene Beobachtung). Wie ERD-
HEIM nachwies, handelt es sich dabei um eine osteoplastische Reaktion auf gewucherte
Geschwulstinseln eines malignen Duraendothelioms (vgl. S. 819).

Von größerer neurologischer Bedeutung als die Exostosen sind im allgemeinen die
nach dem Innern des Schädels zu entwickelten Knochenverdickungen (Enostosen). Eine
Hyperostosis cranialis interna im Bereiche des Stirn-, zum Teil auch des Scheitelbeins
findet sich gemäß der alten Beschreibung von MORGAGNI und neueren Berichten von
STEWART, MOREL und HENTSCHEN besonders bei älteren Frauen, die an Kopfschmerzen
leiden, gleichzeitig verbunden mit Fettsucht und Virilismus. MOORE stellte bei diesem
Symptomenbild häufig entsprechende Verschattungen an der inneren Fläche der Schädelkapsel in Gestalt örtlicher höckeriger oder beetförmiger oder mehr allgemeiner Verdickungen des Schädeldaches besonders im Bereich der Stirn- und zum Teil auch der
Scheitelbeine fest.

In dieser Gegend entstehen nicht selten auch sekundäre kompensatorische Verdickungen, die einen durch Schwund intrakranieller Weichteile antstandenen freien
Raum ausfüllen, s. nach cerebraler Kinderlähmung, nach Ausheilung eines Hydrocephalus, bei seniler Hirnatrophie, und zwar hier hauptsächlich im Bereiche des Stirn-
teiles. Überhaupt pflegt bei Hyperostosen auch allgemeiner Natur wie beim Turmschädel, bei der Rachitis proliferans, Epilepsie usw. das Stirnbein am stärksten betroffen
zu sein (SCHÜLLER).

Bei *Epileptikern* wurden von REDLICH und SCHÜLLER sehr verschiedenartige röntgenologische Befunde am Schädel erhoben, nämlich unregelmäßige Schädelbildung, Deformitäten teils angeborener, teils traumatischer Art und andere Residuen von Traumen wie
Fremdkörper, Knochensplitter, Calluswucherungen usw., Zeichen von intrakranieller
Drucksteigerung, die schon besprochenen Merkmale der Craniostenose, ferner Hyperostose und Osteoporose bei Lues, endlich verkalkte encephalitische Herde. In zahlreichen
anderen Fällen ist dagegen nach meinen Erfahrungen die Röntgenuntersuchung ganz
ergebnislos.

Von der größten praktischen Wichtigkeit ist der Nachweis von *Knochenverdickungen
an der Innenfläche des Schädels* besonders in der Gegend der motorischen Zentren bei der
JACKSONschen *Epilepsie* in Rücksicht auf die Möglichkeit der operativen Behandlung.

B. Rückenmark und Wirbelsäule.

1. Primäre Erkrankungen des Rückenmarks.

Ein direkter röntgenologischer Nachweis von Krankheitsherden im Rückenmark wie
bei verkalkten Tumoren im Gehirn ist bisher nicht gelungen. Die Bedingungen hierfür
sind innerhalb der sehr intensiven Wirbelschatten, die zudem eine eigene differenzierte
Zeichnung aufweisen, sehr ungünstig; außerdem sind zur Verkalkung neigende Prozesse
im Rückenmark noch sehr viel seltener als im Gehirn.

Dagegen lassen sich Störungen, die von Rückenmarkskrankheiten ausgehen und an
anderen Organen, sowohl an Knochen als an Weichteilen, zutage treten, zum Teil röntgenologisch gut nachweisen. Da sie meist bei den einzelnen Abschnitten besprochen werden,
soll hier nur eine kurze Zusammenfassung der Befunde erfolgen.

Rückenmarkstumoren.

Vorwiegend durch extramedulläre Tumoren und Cysten innerhalb des Wirbelkanals
können die Wirbelbögen auseinandergedrängt werden. Auf Aufnahmen im sagittalen
Durchmesser erscheint dann der Abstand der im Querschnitt getroffenen Bogenwurzeln
voneinander erweitert (ELSBERG und DYKE) (vgl. Abb. 1123). Hierbei ist die in verschiedener Höhe der Wirbelsäule verschiedene Größe des Abstandes, die im Cervical- und
Lumbalteil größer, im Dorsalteil geringer ist, in Rechnung zu stellen und besonders auf
das Verhältnis zu den benachbarten höheren und niederen Wirbeln zu achten. Ferner

kann die auf Aufnahmen im sagittalen Durchmesser konvexe Begrenzung der Bogenwurzeln auf der medialen Seite abgeflacht oder sogar konkav gestaltet und die Bogen-
breite verringert werden. Es ist zu berücksichtigen, daß eine Erweiterung der Wirbelbögen nicht nur durch den Tumor selbst, sondern auch oberhalb desselben durch den
darüber erhöhten Liquordruck hervorgerufen werden kann (MAYER). Auch an der
Hinterfläche der Wirbel können durch Rückenmarkstumoren Einbuchtungen entstehen
und auf Queraufnahmen erkannt werden (HANNAN, HUGHES und MULVEY).

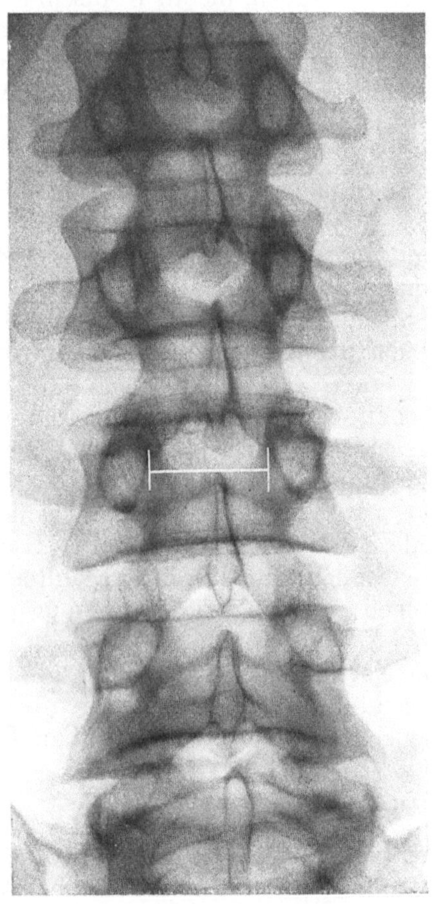

Abb. 1122. Normale Lendenwirbelsäule.
Abstand zwischen den inneren Rändern der Querschnittsbilder
der Wirbelbögen in allen Lendenwirbeln annähernd gleich groß.

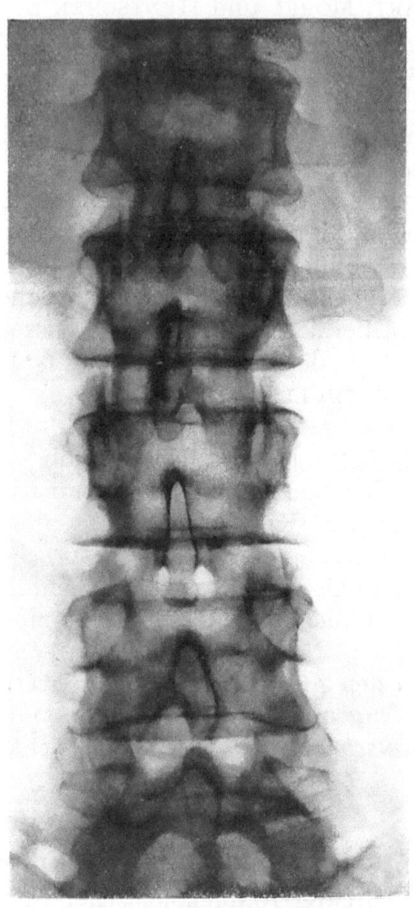

Abb. 1123. Extramedullärer Conus- und
Caudatumor (Hämangiosarkom) (Operation).
Wirbelbögen des 1.—3. Lendenwirbels auseinandergedrängt und
undeutlich dargestellt (ELSBERG-DYKES-Symptom).
Vgl. die normalen Verhältnisse in Abb. 1122.

Bei Neurinomen, welche von den Rückenmarkswurzeln innerhalb des Wirbelkanals
ausgehen, durch das Foramen intervertebrale hindurchwachsen und außerhalb desselben
sich verbreitern, so daß sie Sanduhrform annehmen, entsteht eine Druckatrophie der
angrenzenden Teile der Wirbelbögen und der Wirbelkörper und dadurch eine Erweiterung
der Intervertebrallöcher, die auf Quer- und Schrägaufnahmen darzustellen sind.

Ferner sind bei Rückenmarkstumoren, und zwar insbesondere bei solchen mit
extramedullärem Sitz, in gleicher Höhe Exostosen in den *Wirbelkörpern* von MARBURG,
SGALITZER und YATROU sowie ERDELYI gefunden worden.

Endlich hat MAYER eine winklige Kyphose infolge Zwangshaltung im Bereich der
Wirbel, die in der Höhe von Rückenmarkstumoren gelegen sind, im Halsteil beschrieben.

Diese kennzeichnenden Veränderungen an den Knochen werden durch die S. 870/872
geschilderten Merkmale, welche die Myelographie ergibt, ergänzt.

Tabes.

Störungen des Schluckaktes können im Röntgenbilde nach Einnahme einer Kontrastspeise gut erkannt werden. Es bleiben Teile der Kontrastspeise im Pharynx oberhalb des Kehlkopfeinganges, bisweilen auch im Ösophagus liegen.

Am *Magen*, der mit einer Kontrastmahlzeit gefüllt ist, können während der *gastrischen Krisen* recht verschiedene eigenartige Zustände beobachtet werden. Nach den ersten Berichten von Stierlin und Chylarz und Selka sind von Helm systematische Untersuchungen darüber angestellt worden, die auch der Forderung gerecht wurden, daß hierbei vorhergehende Morphiumgaben unterlassen werden, welche an sich Magenspasmen erzeugen können und deshalb den Wert der danach erfolgten Beobachtungen trüben. Nach den Angaben der genannten Autoren kommen während der Krisen am Magen spastische Zustände verschiedener Art vor, und zwar sowohl in selteneren Fällen ein *totaler Spasmus*, bei welchem der Magen der ganzen Länge nach zu einem Faden ausgezogen erscheint, als besonders *regionäre und circumscripte Spasmen* der Ringmuskulatur, welche in einer Kontrakion ganzer Abschnitte, namentlich der Regio praepylorica, oder in lokaler sanduhrförmiger Einschnürung in den mittleren Partien bestehen (vgl. Abb. 1135 und 1136). Die Peristaltik zeigt mannigfache Störungen. Nach den Beobachtungen von Helm wird sie manchmal vom caudalen Pol an distalwärts flacher, statt wie normalerweise tiefer; bisweilen schreitet sie an bestimmten Stellen eine gewisse Zeit gar nicht fort und bildet so „stehende Wellen". Nach Schüller kommt nicht selten eine antiperistaltische Bewegung vor. Auffallend rasch kann während der Krisen der Magentonus wechseln, der vom Ablauf der Peristaltik unabhängig ist. Helm sah eine hochgradige *Atonie* während einer Pause in den Anfällen. Schmieden, Ehrmann und Ehrenreich beobachteten eine sehr erhebliche Atonie und Ektasie des tief gesenkten, weit nach rechts hinüberreichenden Magens gerade während eines Anfalles und nach demselben Rückbildung zur Norm. Ich selbst habe in vielfachen Untersuchungen von tabischen Krisen sehr verschiedenartige Zustände, teils Spasmen (vgl. Abb. 1135/1136), teils Erschlaffung, die sich zum Teil auch auf das Duodenum erstreckte, angetroffen (vgl. Abb. 1138).

Auch am Dünndarm sah ich in einem Falle tabischer Krisen eine erhebliche Verzögerung der Entleerung in den Dickdarm, der nach 5 Stunden noch keine Spur von Füllung zeigte (vgl. S. 841). Am *Dickdarm* beobachtete Schlesinger zur Zeit des schmerzhaften Anfalls im Einlaufsbilde eine krampfhafte Kontraktion der distalen Abschnitte, welche sich zu einem fadendünnen Band verengten, von dem seitlich sprossenartige quer- bzw. leicht schräggestellte Schattenstreifen und -flecken als Ausdruck der zusammengefalteten Wandungen abgingen (vgl. S. 699).

Sehr deutliche Veränderungen werden oft und mitunter auch schon in Frühfällen von Tabes am *Knochensystem* gefunden. Diese sind zusammen mit den Veränderungen bei Syringomyelie im Abschnitt über die neuropathischen Knochen- und Gelenkveränderungen geschildert (vgl. S. 958—962).

Trophopathia pedis myelodysplastica (Kienböck).

Bei Mißbildungen des Rückenmarks, z. B. Spina bifida occulta, werden in seltenen Fällen degenerative Veränderungen und Defekte an den Knochen der Gliedmaßen, namentlich der Füße, beobachtet. Sie sind von Kienböck als *Trophopathia pedis myelodysplastica* beschrieben worden.

Bei der

Poliomyelitis acuta

der Kinder kommt es zu schweren *Wachstumsstörungen an den Knochen,* die sowohl in der Längenzunahme zurückbleiben als eine Verschmälerung namentlich des diaphysären, weniger des epiphysären Abschnittes zeigen. Ausnahmsweise sind aber auch abnorme Verlängerungen der langen Knochen an den gelähmten Gliedmaßen beobachtet worden (Seligmüller).

Die bei der Poliomyelitis nicht ganz seltene *Zwerchfellähmung* kann durch die Röntgenuntersuchung in deutlichster Weise festgestellt werden. Die Symptome sind im Abschnitt „Zwerchfell" näher beschrieben.

2. Koordinierte Erkrankungen an Rückenmark und Wirbelsäule.

Gleichzeitige kongenitale Störungen am unteren Ende des Rückenmarks und des Wirbelkanals finden sich bei *Spina bifida,* die eine Teilerscheinung des Status dysraphicus darstellt. Diese kann sowohl mit einer Meningomyelocele einhergehen als auch äußerlich geschlossen erscheinen (Spina bifida occulta). Bisweilen weist eine abnorme Behaarung der darüberliegenden Hautpartien und eine grübchenartige Vertiefung in der Haut

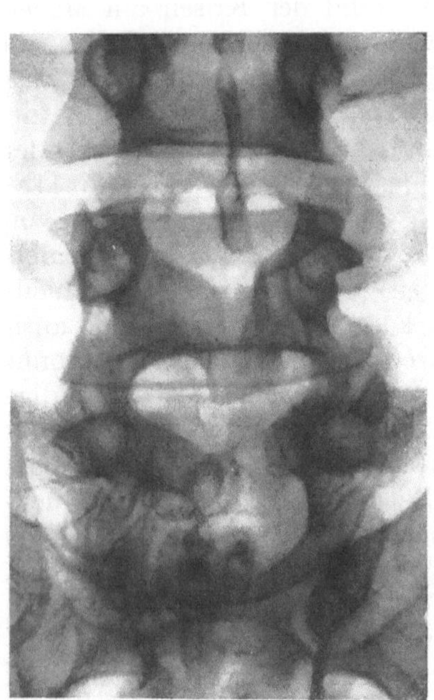

der Steißbeingegend (Foveola coccygea) auf die tiefere Störung hin, in anderen Fällen fehlt jedes äußere Zeichen. In einem Teil der Fälle sind verhältnismäßig unbedeutende nervöse Störungen vorhanden, die in Enuresis nocturna und leichten Sensibilitätsstörungen am Perineum bestehen. Die *Hemmungsbildungen* am Knochensystem verhindern den hinteren Abschluß des Wirbelkanals im Bereiche des Kreuzbeins oder auch der untersten Lendenwirbelbögen. Am häufigsten betrifft die *Spaltbildung* den ersten Kreuzbeinwirbel, danach den 5. Lendenwirbel, sodann die nächstunteren Kreuzbeinsegmente.

Entsprechende Spaltbildungen der Wirbelsäule werden auch in anderen Abschnitten derselben, z. B. im Halsteil, beobachtet und sind nicht selten mit einer Verwachsung der Halswirbel untereinander vergesellschaftet, wodurch eine Verkürzung und Versteifung des Halses mit herunterrückender Haargrenze entsteht (KLIPPEL-FEILsches *Syndrom*).

3. Primäre Erkrankungen der Wirbelsäule, die Störungen des Nervensystems hervorrufen.

Abb. 1124. Spina bifida.

Hier sind zunächst *die traumatisch entstandenen Veränderungen* an der Wirbelsäule zu nennen, deren Kenntnis auch für den Internen und Neurologen erforderlich ist, zumal nicht ganz selten die Ätiologie dieser Zustände verkannt wird und die betreffenden Beschwerden als funktionell angesehen werden. *Luxationen der Halswirbelsäule* können zu Schädigungen peripherer Nerven führen. So bestand in einem selbst beobachteten Fall einer Luxation zwischen 4. und 5. Halswirbel eine Lähmung ausschließlich in einigen Abschnitten des Deltoideus. Die Ursache war hier bei der auffallenden Geringfügigkeit des vorangegangenen Traumas vor der Röntgenuntersuchung nicht klar gewesen. Die Feststellung einer *Kompressionsfraktur,* die durch eine Verringerung der Höhe des betreffenden Wirbelkörpers und gleichzeitige Verbreiterung desselben ausgezeichnet ist, war uns nicht nur bei schweren Querschnittsläsionen des Rückenmarks, sondern u. a. auch in einem Falle wichtig, bei dem die davon ausgehenden Beschwerden bisher als Neurasthenie oder Simulation angesehen waren.

Der röntgenologische Nachweis *von tuberkulösen Zerstörungen der Wirbelknochen,* die zur Kompression des Rückenmarks und dem Bilde einer Querschnittsmyelitis führen können, sollte bei der Häufigkeit des Leidens und der praktischen Wichtigkeit be der Differentialdiagnose gegenüber Geschwülsten des Rückenmarks nie unversucht gelassen werden. Außer den Strukturveränderungen, die in unregelmäßigen Aufhellungen und Verwaschenheit der Bälkchenzeichnung bestehen und auf guten Aufnahmen vielfach schon im Beginn erkannt werden können, ist in den Stadien, die zu neurologischen Veränderungen am Rückenmark geführt haben, noch eine Zerstörung der äußeren Form sichtbar. Die Kennzeichen bestehen in unregelmäßigen Knochendefekten mit zernagten

Konturen sowie in einer Verkürzung der Höhe des Wirbe körpers mit oder ohne gleichzeitige Verbreiterung oder in einem Einsinken des höhergelegenen in den erweichten unteren Wirbel. Auch die Zwischenwirbelscheiben können eingeschmolzen werden. Da der cariöse Prozeß meist auf einer Seite des Wirbelkörpers stärker entwickelt ist als auf der anderen, welche der Belastung noch standhält, so ist bei höheren Graden der Zerstörung oft eine seitliche winklige Abknickung der Wirbelsäule in dieser Höhe vorhanden. Häufig leistet besonders in beginnenden Fällen, die bei sagittalem Strahlengange noch keine sicheren Veränderungen erkennen lassen, eine seitliche Aufnahme gute Dienste, indem auf dieser Nekroseherde als umschriebene Aufhellungen und auch ger.nge Formveränderungen der Wirbelkörper deutlich hervortreten. Außer der Zerstörung der Wirbelkörper sind oft, und zwar nach SGALITZER in etwa zwei Drittel der Fälle, auch davon ausgehende *tuberkulöse Abscesse* zu erkennen.

Sie bilden meist beiderseits von der Wirbelsäule bogenförmige, oft nach unten an Breite zunehmende, aber auch vielfach nach aufwärts sich erstreckende, ovaläre oder birnähnliche Schatten (vgl. Abb. 1249). Besonders gut grenzen sie sich in den oberen Thoraxabschnitten gegen das helle Lungenfeld ab. Bisweilen lassen sie sich aber auch innerhalb des Herzschattens differenzieren (vgl. Abb. 220). Am besten gelingt dies bei Anwendung harter Strahlen. Hierbei ist vor Verwechslung mit dem Schatten des linken Vorhofs zu warnen, der sich manchmal, namentlich bei Stauungszuständen, gerade bei Verwendung harter Strahlen am rechten Rande der Wirbelsäule innerhalb des Herzschattens mit bogenförmiger Kontur abhebt. Im Lendenteil der Wirbelsäule ist die direkte Darstellung innerhalb des

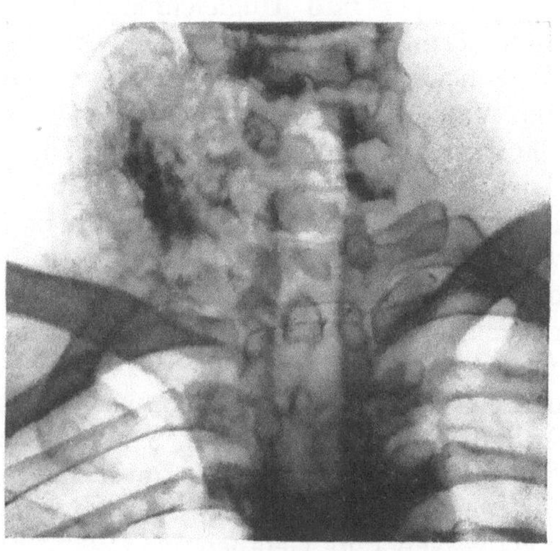

Abb. 1125. Osteosarkom der Halswirbelsäule.
Klinisch: Armlähmung infolge Kompression der cervicalen Nerven.

dichten Abdominalschattens meist weniger deutlich. Doch können hier nach KLOIBER Verbreiterungen und besonders unförmig bauchig aufgetriebene Konturen des Psoasschattens auf einen im Psoas sich entwickelnden Absceß hinweisen, der fast stets von einem tuberkulösen Herd der Wirbelsäule ausgeht. Zu bemerken ist, daß die sonst gerade verlaufenden Konturen des Psoasschattens bei Skoliose auch ohne Anwesenheit eines Abscesses oft einen bogenförmigen, aber doch meist regelmäßig gestalteten Verlauf zeigen. In alten Abscessen können Kreide- und Kalkmassen dichte Schatten in der Umgebung der Wirbelsäule verursachen (vgl. Abb. 1250).

Verhältnismäßig häufig führt auch eine Zerstörung der Wirbelkörper durch Lymphogranulomatose zu einer Kompression des Rückenmarks und zu einer Querschnittsunterbrechung.

Die gleichen Folgen einer Kompression des Rückenmarks werden selten durch primäre Tumoren *(Sarkome, Hämangiome)* (vgl. Abb. 1125), dagegen häufig durch *metastatische Geschwülste* in den Wirbelkörpern hervorgerufen, durch welche der Knochen zerstört wird (vgl. Abb. 1286/1287). Am häufigsten nehmen sie von primären Carcinomen der Mamma ihren Ausgang.

Auch SCHMORLsche Knötchen, die an der Hinterfläche der Wirbelkörper in den Wirbelkanal vorspringen, können zu Kompressionserscheinungen Anlaß geben (vgl. S. 988).

Selten führt die *Lues* an den Wirbelknochen zu umschriebenen Herden; die im Röntgenbilde Veränderungen der Knochenstruktur, aber in der Regel nicht schwerere Zerstörungen der Wirbelkörper wie die vorhergenannten Prozesse erkennen lassen. Bei der *Aktinomykose* sind derartige röntgenologische Befunde ganz ungewöhnlich. Von *osteomyelitischen* Prozessen bildet nicht ganz selten der *Typhus* Knochenherde in der

Wirbelsäule, die im Röntgenbilde als Aufhellungen erscheinen. Sie verursachen heftige Rückenschmerzen. Eine Zerstörung des Wirbelkörpers, die zur Kompression des Rückenmarks führt, wird bei den typhösen Knochenherden aber nur selten beobachtet (vgl. S. 933).

Die *Ostitis deformans* (PAGET) kann an der Wirbelsäule sowohl zu einer *Kompression der nachgiebigen Wirbelkörper* als auch zu *Knochenwucherungen* an diesen führen und dadurch einerseits zu einer *Einengung des Wirbelkanals* und *Druck auf das Rückenmark*, andererseits zu einer *Verengerung der Intervertebrallöcher* und *Kompression der austretenden Rückenmarksnerven* Anlaß geben (WYLLIE). Nach dem anatomischen Befund sind im Röntgenbilde teilweise Verdichtungen und unter Umständen auch Aufhellungen, namentlich Ungleichmäßigkeit der Schatten der Wirbelsäule, bisweilen Verkürzung der Höhe der Wirbelkörper und Ungleichmäßigkeit ihrer Konturen, insbesondere an den Kanten lippenförmig über die Zwischenwirbelscheiben sich ausbreitende Fortsätze zu erwarten.

Von weiteren Erkrankungen der Wirbelsäule pflegt in neurologischen Abhandlungen die Versteifung derselben (*Spondylarthritis ankylopoetica*, STRÜMPELL-MARIE- und BECHTEREWsche Krankheit) besprochen zu werden. Daß freilich dabei entsprechend den Angaben von BECHTEREW wirklich anatomische Läsionen des Nervensystems die Ursache bilden, ist kaum anzunehmen. Nach übereinstimmenden neueren Erfahrungen ist es wahrscheinlich, daß es sich bei diesen Formen um einen einheitlichen Krankheitsprozeß handelt, der auch nach unseren Erfahrungen zu den chronisch-arthritischen Veränderungen zu rechnen ist. Für die Annahme von BECHTEREW, daß infolge der Verknöcherung an den seitlichen Teilen der Wirbelsäule die aus den Foramina intervertebralia austretenden Nerven gedrückt werden, war in allen unseren recht zahlreichen Fällen klinisch kein Anhaltspunkt zu gewinnen. SIMMONDS bemerkt ausdrücklich, daß er eine Einengung der Intervertebrallöcher stets vermißt habe. SCHMORL und JUNGHANNS fanden zwar zum Teil eine gewisse Verengerung, aber im Knochengerüst genügend Raum für den Durchtritt von Nerven und Gefäßen.

Bei der *Spondylosis deformans* kann in manchen Fällen eine Einengung der Zwischenwirbellöcher durch Knochenwucherungen im Röntgenbilde nachgewiesen werden (POLGAR, SCHMORL und JUNGHANNS, GÖTTE). Namentlich wird dies an der Halswirbelsäule beobachtet, bei welcher Exostosen an den in der Nachbarschaft der Wirbellöcher gelegenen sog. unco-vertebralen Gelenken eine Rolle spielen können (GIRAUDI, TROLARD, KROGDAHL und TORGENSEN). GÖTTE fand in solchen Fällen mit röntgenologisch festgestellter Einengung der Intervertebrallöcher durch Knochenwucherungen klinisch in Höhe der entsprechenden Rückenmarkssegmente Schmerzen und Parästhesien sowie auch motorische Störungen namentlich in Höhe der unteren Halsmarksegmente, die er auf Kompression der austretenden Nerven in den Intervertebrallöchern bezieht (vgl. S. 987).

Ferner findet besonders häufig in der unteren Lendenwirbelsäule ein Druck durch vorquellende degenerierte Zwischenwirbelscheiben auf vorwiegend sensible Nervenwurzeln vor oder bei ihrem Durchtritt durch die Intervertebrallöcher statt (LINDBLOM). Ein Anzeichen hierauf ist oft dadurch gegeben, daß sich die Zwischenwirbelscheiben an der Hinterfläche der Wirbelkörper gegen den Rückenmarkskanal vorwölben. Röntgenaufnahmen der Wirbelsäule in 2 Ebenen liefern oft wertvolle diagnostische Anhaltspunkte, indem eine Verschmälerung der Zwischenwirbelscheiben (vgl. Abb. 1339), die bisweilen auf einer Seite stärker als auf der anderen ausgeprägt ist, ferner zackige Vorsprünge an den Wirbelkanten, welche an die Zwischenwirbelscheiben angrenzen, und manchmal eine Verschiebung zwischen den oben und unten der Zwischenwirbelscheibe benachbarten Wirbelkörpern sichtbar ist. Der noch deutlichere Nachweis durch die Myelographie ist S. 875 besprochen.

Endlich ist bei dem hier geschilderten Verhältnis der Wirbelsäule zu den nervösen Störungen darauf hinzuweisen, daß ebenso wie die Röntgenuntersuchung bisweilen organische Veränderungen bei zu Unrecht als funktionell angesehenen Störungen aufdeckt, so auch nicht selten in umgekehrter Weise der Nachweis eines normalen Verhaltens

der Knochen zur Erkennung des funktionellen Ursprungs von Beschwerden verhilft, die
zu irrtümlicher Annahme einer organischen Wirbelerkrankung usw. geführt haben.
Selbstverständlich darf man allein aus einem negativen röntgenologischen Befund das
Bestehen organischer Veränderungen nicht mit Sicherheit ausschließen, insbesondere
nicht Frühformen einer Wirbelgelenkerkrankung (Spondylarthritis ankylopoetica). Die
Entscheidung ist vielmehr auf das gesamte Ergebnis der neurologischen Untersuchung
und klinischen Beobachtung zu gründen. Im Rahmen derselben verleiht aber ein zuver-
lässiger negativer Röntgenbefund der Beurteilung eine wertvolle Stütze. Dies galt besonders für die Fälle auch jugendlicher Teilnehmer am ersten Weltkrieg, die mit der Annahme
einer „Insufficientia vertebrae" (SCHANZ) mit Gipskorsetts behandelt wurden, während
die neurologische Untersuchung (NONNE) die Grundlosigkeit dieser Beschwerden aufdeckte und sie auf Begehrungsvorstellungen minderwertiger, aber organisch gesunder
Menschen zurückführte.

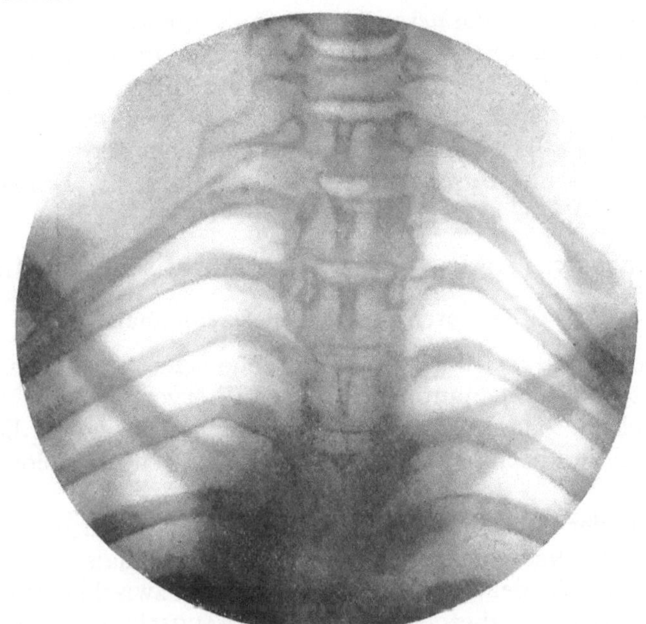

Abb. 1126. Halsrippen.

C. Periphere Nerven und zugehörige Knochen.

Eine direkte Röntgenuntersuchung der peripheren Nerven liefert auch bei Erkrankung derselben keine Ergebnisse. Doch vermittelt die Durchleuchtung die Erkennung
von *Krampf- und Lähmungszuständen des Nervus phrenicus* durch Beobachtung der
Zwerchfellbewegung (vgl. S. 400 und 402).

Gleichzeitige Veränderungen an peripheren Nerven und am Knochen werden bei der
auf kongenitaler Anlage beruhenden *Neurofibromatosis Recklinghausen* zuweilen angetroffen. Zum Teil handelt es sich um Bildungsanomalien; diese sind meist atrophischer
Art, z. B. am Schädel oder am Handskelet, andererseits auch im Sinne partieller Hyperostose und Wachstumsförderung, z. B. an einem Bein. Verhältnismäßig häufig zeigt die
Wirbelsäule eine Kyphose; selten kommt es dabei zu einer so starken Abknickung der
Wirbel, daß dadurch eine Kompression des Rückenmarks und Querschnittsläsion desselben entsteht. Außerdem können sanduhrförmige Neurinome der Nervenwurzeln von
den Foramina intervertebralia aus teils nach innen in den Wirbelkanal hinein wuchern
und dort zu einer Kompression des Rückenmarks Anlaß geben, teils nach außen sich
verbreitern und dort im Lungenfelde des Thoraxbildes als paravertebrale seitlich scharf
begrenzte Schatten erscheinen; sie können zu Usuren der Wirbelkörper und Wirbelbögen Anlaß geben.

Wichtig ist ferner die Feststellung ursächlich wirksamer Knochenveränderungen, die zu Störungen an peripheren Nerven führen, z. B. von *Halsrippen* (vgl. Abb. 1126), welche bisweilen zusammen mit einem Spasmus des Musculus scalenus anticus (ADSON) vorkommen, wobei durch Druck auf den Plexus brachialis motorische und sensible Störungen, besonders Parästhesien hervorgerufen werden können, ferner von Knochenwucherungen usw., die einen peripheren Nerven komprimieren. Häufig ist dies besonders am Epicondylus medialis humeri der Fall, dem der Nervus ulnaris anliegt, ferner an den Umschlagstellen des Nervus radialis um den Humerus und des Nervus peronaeus um die Fibula usw.

Auch an den Weichteilen kann durch die Röntgenuntersuchung die Ursache einer Nervenstörung aufgedeckt werden, z. B. der Grund einer Recurrenslähmung in einem Aneurysma oder die Ursache einer Sympathicusparese, die unter dem Bilde des HORNERschen Symptomenkomplexes mir in Süddeutschland auffallend häufig begegnet ist, in einer retrosternalen Struma usw.

Für die Feststellung *arteriosklerotischer Gefäßveränderungen bei intermittierendem Hinken* liefert die Röntgenuntersuchung bisweilen Unterlagen. Nicht selten fällt sie aber hierbei auch negativ aus. Die angiospastischen Zustände, die dieser Krankheit zugrunde liegen, kommen eben nicht nur an verkalkten Arterien vor. Insbesondere werden an der Femoralis und Iliaca Verkalkungen seltener als an den mehr peripheren Arterien, namentlich der Tibialis postica und antica sowie der Dorsalis pedis, beobachtet (vgl. S. 149).

D. Neurosen, angio- und trophoneurotische Störungen.

1. Neurosen des Magen-Darmkanals.

Bei den *Neurosen des Magen-Darmkanals*, welche sehr verschiedenartige Krankheitsbilder umfassen, ist die Röntgenuntersuchung von hervorragendem Wert; sie ist nicht nur diagnostisch wichtig, sondern setzt uns vielfach auch instand, in die hierbei vorliegenden sehr verwickelten und noch keineswegs restlos geklärten physiologischen Verhältnisse tiefer einzudringen.

Zum Verständnis der Störungen ist die Kenntnis der wichtigsten *normalen* physiologischen Vorgänge am Nervensystem des Magen-Darmkanals erforderlich. Die intramural zwischen den verschiedenen Muskelschichten bzw. zwischen Muscularis und Serosa gelegenen nervösen Organe, insbesondere der AUERBACHsche und MEISSNERsche Plexus, ermöglichen auch nach Lostrennung von den zuführenden Nerven einen Fortgang der Bewegungen; doch fehlt diesen die normalerweise fein abgestufte Ordnung. Die Regelung von Peristaltik und Tonus geschieht vom Zentralnervensystem aus unter Vermittlung besonderer Nervenbahnen, und zwar werden vom *Sympathicus* hemmende, von den funktionell gleichwirkenden *Nervus vagus* und *pelvicus*, die auch als „*Parasympathicus*" zusammengefaßt werden, fördernde Einflüsse auf Peristaltik und Tonus zugeführt. Über das Verhalten der *Sphincteren*, insbesondere der Kardia, des Pylorus, ferner auch des ELLIOTschen Muskels an der Valvula Bauhini liegen vielfach widersprechende Angaben vor. Beispielsweise beobachtete KLEE unter bestimmten Versuchsbedingungen an der decerebrierten Katze bei erhöhtem Sympathicustonus im Gegensatz zur völligen Erschlaffung der Muskulatur des Magens selbst Schluß der Sphincteren und bei erhöhtem Vagustonus umgekehrt neben einem regionären Gastrospasmus des Mittel- und des Pylorusteils eine Herabsetzung des Schließungstonus des Sphincter pylori; in diesem Falle lag also ein entgegengesetztes Verhalten der Sphincteren gegenüber dem der übrigen Magenwand vor. Manche weitere Versuche sprechen für einen ähnlichen Gegensatz zwischen Kardia und Ösophagus, andere aber nicht (vgl. S. 440—444). Vorläufig lassen sich über die jedenfalls sehr verwickelten Verhältnisse an den Sphincteren noch nicht allgemein gültige Regeln aufstellen.

Wichtig für die nähere Erforschung der nervösen Zustände und teilweise auch im Röntgenbilde zu verfolgen ist die Einwirkung verschiedener *Pharmaca* auf die Muskulatur des Magen-Darmkanals. Vagusreizend wirken Cholin und Acetylcholin sowie in ähnlicher

Weise Muscarin, Physostigmin und Pilocarpin, vagus-
lähmend Atropin; wie ein Sympathicusreiz verhält
sich Adrenalin, wie eine Sympathicuslähmung wirken
Ergotamin und Histamin. Auch diese pharmakologischen Wirkungen sind aber nicht unter allen Bedingungen gleichartig; unter verschiedenen Umständen wird manchmal ein der sonstigen Regel wider-
sprechendes, „inverses" Verhalten beobachtet, z. B.
beim Adrenalin. Der Wirkungsgrad der Pharmaca ist
sehr verschieden und von ihrer Dosierung, der Art
ihrer Einverleibung, ihrer Resorption und Verteilung
und andererseits Zerstörung in den Körpergeweben
wie auch von dem jeweiligen Gleichgewichtszustand
des Nervensystems abhängig.

Unter den *Störungen des nervösen Gleichgewichts*,
bei welchem sich in der Ruhe die fördernden und die
hemmenden Nerveneinflüsse die Waage halten, ist
einerseits ein Überwiegen von fördernden Impulsen in
bezug auf Tonus und Peristaltik und bei stärkeren
Reizen das Auftreten von *spastischen Kontraktionen*,
andererseits ein Vorherrschen von Hemmungen und
bei höheren Graden derselben der Eintritt von *atonischen und Lähmungszuständen* anzuführen. Auch für
das vegetative Nervensystem gilt das von BASCH aufgestellte Gesetz der gekreuzten Innervation, welches
besagt, daß Erregung einer Muskelgruppe zur Hemmung
der Antagonisten führt. Außer diesen einfachen Aus-
schlägen nach den beiden entgegengesetzten Seiten der
Gleichgewichtslage kommen aber wahrscheinlich noch
viele andersartige Störungen in dem gegenseitigen Zusammenwirken der verschiedenartigen nervösen Einflüsse vor, deren genauere Beschaffenheit noch großenteils im Dunkeln liegt.

Das Verhalten der vegetativen Nerven ist vielfach
abhängig von *psychischen Einflüssen*. Ihre Wirkung
äußert sich ebensowohl in Änderungen der Menge und
Beschaffenheit der Sekrete z. B. des Magensaftes, des
Darmschleimes als auch in Änderungen des Kontraktionszustandes und der Bewegungen der Wandungen
des Magen-Darmkanals, die im Röntgenbilde objektiv
zu verfolgen sind.

An den *einzelnen* Teilen des Magen-Darmkanals
sind zusammenfassend besonders folgende Störungen
hervorzuheben, die größtenteils in früheren Abschnitten näher geschildert sind.

Am *Ösophagus* werden *Spasmen* vorwiegend an
den physiologischen Engen und dort beobachtet, wo
von außen her ein Druck auf den Ösophagus einwirkt.
Mir sind Spasmen am häufigsten an der Aortenenge
aufgefallen. Die Spasmen werden entweder durch
lokale Reize, z. B. durch eine verkalkte, mit der Wand
des Ösophagus verwachsene Drüse (vgl. Abb. 559), ein
Divertikel (vgl. Abb. 585), oder *durch Reize aus der
Ferne* ausgelöst, wie z. B. von einem Ulcus duodeni

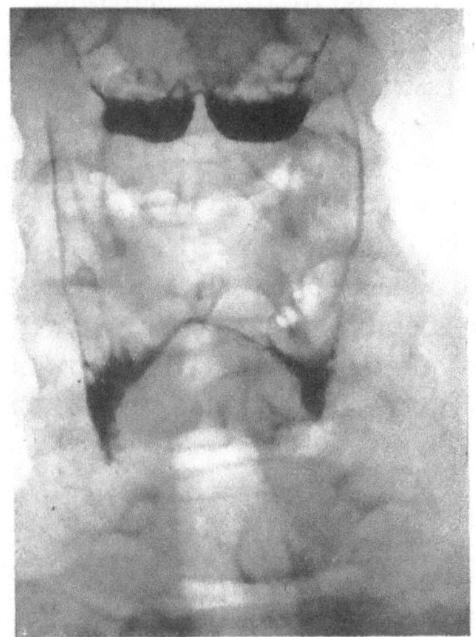

Abb. 1127. Schlucklähmung bei Botulismus.

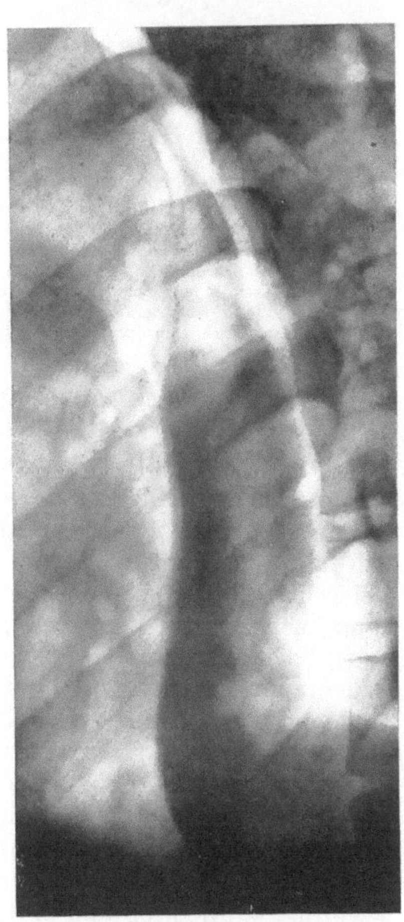

Abb. 1128. Ösophagusfüllung
bei Botulismus.

Beim Schluckakt füllt der Brei zunächst prall die Valleculae glossoepiglotticae sowie die Sinus piriformes
und bleibt dort lange liegen. Sodann fließt der Brei
lediglich der Schwere nach an den Wänden des Ösophagus langsam herab, ohne durch aktive Bewegungen transportiert zu werden. Nach Passage des Breis
kollabiert der Ösophagus nicht, sondern bleibt wie ein
Rohr offenstehen und erscheint im ganzen erweitert.

(vgl. Abb. 561) oder ventriculi aus. Eine völlige *Erschlaffung des Ösophagus* findet sich bei *Vaguslähmung*. Solche Bilder sah ich bei Lähmung des Nervus vagus infolge Kompression an der Schädelbasis (vgl. Abb. 556), bei Recurrensparese infolge eines Ösophaguscarcinoms (vgl. Abb. 554) und bei toxischer Vagusschädigung durch Botulismus (vgl. Abb. 1128). Leichtere *atonische Zustände* sollen nach HOLZKNECHT und OLBERT und PALUGYAY bei nervösen Personen nicht selten vorkommen. Eine Vereinigung von Spasmus der Kardia bzw. des epikardialen Ösophagusabschnittes mit einer Erschlaffung des übrigen Ösophagus ist bei der sog. *idiopathischen Ösophagusdilatation* vorhanden, welche mit einer gewissen Wahrscheinlichkeit auf Störungen des Vagus, sei es organischer, sei es funktioneller Natur, zurückgeführt wird. Bemerkenswerterweise war in etwa einem Drittel der von mir beobachteten Fälle gleichzeitig ein Spasmus in höheren Abschnitten,

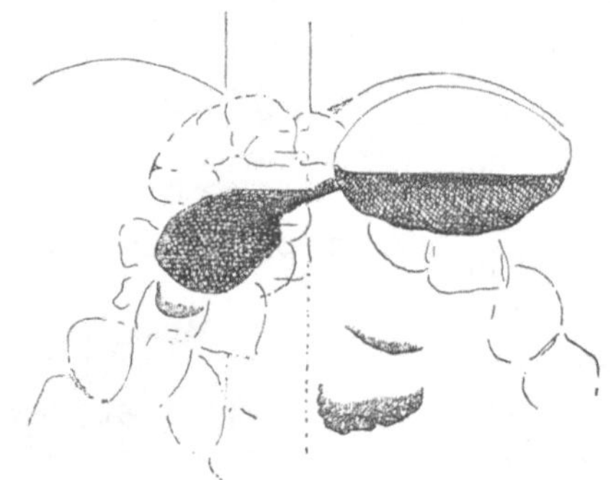

Abb. 1129. Magen bei schwerer Tetanie.

Klinisch: schwere Tetanie, heftige Leibschmerzen, Durchfälle. Röntgenbefund: Aufnahme im Stehen. Hoch- und querstehender Kaskadenmagen mit zwei verschiedenen horizontalen Spiegeln in beiden Säcken; dazwischen eine schmale Einschnürung. Stark meteoristisch geblähtes Colon, welches an der Stelle der Einschnürung quer uber den Magen hinwegzieht. Bei der Durchleuchtung peristaltische Bewegungen und Pylorusabschnürung nicht wahrzunehmen. Geringe Kontrastfüllung in einzelnen erweiterten Dünndarmschlingen mit Andeutung von Querrippung.

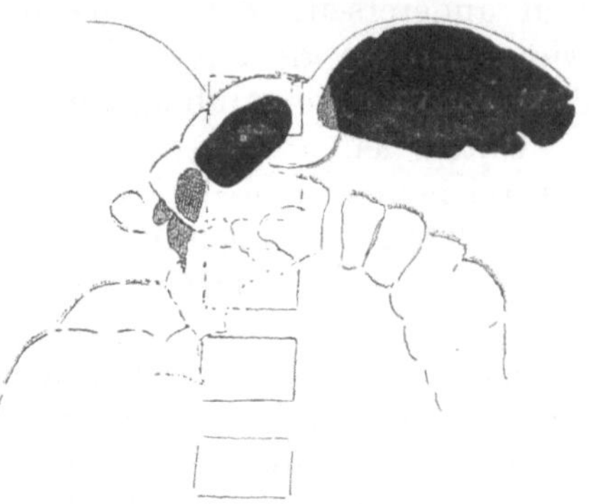

Abb. 1130. Derselbe Fall. Aufnahme in Rückenlage.

Der Magen ist in der Mitte durchgeschnürt; über ihn zieht das stark meteoristisch geblähte Colon hinweg. Auch hier sind keine peristaltischen Wellen wahrzunehmen, dagegen feine Einke,bungen der Kontur, an denen aber keine Bewegung sichtbar ist.

am häufigsten an der Aortenenge, vorhanden, was auf eine Übererregbarkeit auch dieser Teile neben der allgemeinen Erschlaffung hinweist (vgl. S. 471). Außerdem kommen am Ösophagus Passagestörungen bei *tabischen Krisen* vor (vgl. Abb. 555).

Am *Magen* treten häufig *spastische Zustände* auf, die HOLZKNECHT in lokale, circumscripte und totale Spasmen eingeteilt hat (vgl. S. 497—501). Zum Teil entwickeln sie sich auf einer organischen Grundlage, in anderen Fällen ist eine solche Ursache nicht ersichtlich. Außer den bekannten lokalen Reizen von Geschwüren und Verätzungen kann auch Druck des meteoristisch geblähten Colons und vorzugsweise im Liegen auch Druck der Wirbelsäule, besonders wenn diese skoliotisch oder lordotisch gegen den Bauchraum hin vorspringt, Zusammenziehungen der Magenwand an der gedrückten Stelle in Gestalt von größeren Einbuchtungen oder auch von ausgesprochenen Einschnürungen hervorrufen. Namentlich bei vorhandener Übererregbarkeit, wie sie insbesondere bei der *Tetanie* vorliegt, werden an den Druckstellen dauernde Kontraktionen ausgelöst. Spastische Einschnürungen sind bei Tetanie von verschiedenen Seiten, so von HOLZKNECHT, FALTA und KAHN und MELCHIOR beschrieben. Meines Erachtens ist die Rolle, die ein lokaler, von außen einwirkender Druck hierbei spielt, noch nicht genügend gewürdigt worden, obwohl z. B. in der Abbildung des Falles von MELCHIOR und ebenso in Abb. 1129/1130 sich der lokale Spasmus ganz offensichtlich auf den vom geblähten Colon bzw. von der Wirbelsäule gedrückten Teil beschränkt. Abgesehen von dieser lokalen Kontraktion zeigt der von mir beobachtete, in Abb. 1131 abgebildete Magen während der Schmerzattacken eine hochgestellte, weit nach rechts hinüberreichende Form, an der peristaltische Bewegungen nicht wahrzunehmen waren. Auf eine gewisse Ähnlichkeit dieses Bildes bei Tetanie (vgl. Abb. 1131) mit denen bei Hämatoporphyrie

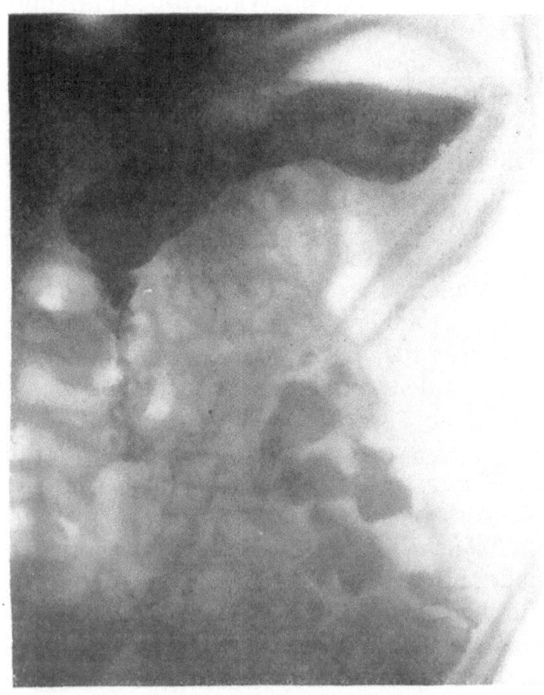

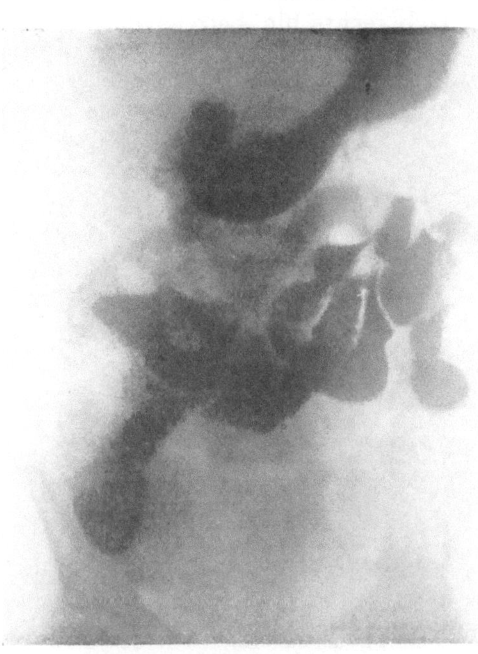

Abb. 1131. Abb. 1132.

Abb. 1131. Derselbe Fall von Tetanie. 3 Wochen nach der ersten Untersuchung. Aufnahme gleich nach Mahlzeit.

Klinisch: Die tetanischen Symptome bestehen weiter, haben aber an Stärke abgenommen. Röntgenbefund: Starker Colonmeteorismus. Hochliegender quergestellter, weit nach rechts hinüberreichender, in der Mitte kontrahierter Magen, Pylorus steht offen. Dauernde Duodenalfüllung. Autopsie: Organisch normaler Magen.

Abb. 1132. Tetanie im Anfall. Anderer Fall.

Aufnahme $^5/_4$ Stunden nach Mahlzeit. Magen in der Mitte eingeschnürt. Zusammenhängende breite Dünndarmfüllung mit einzelnen Gasblasen.

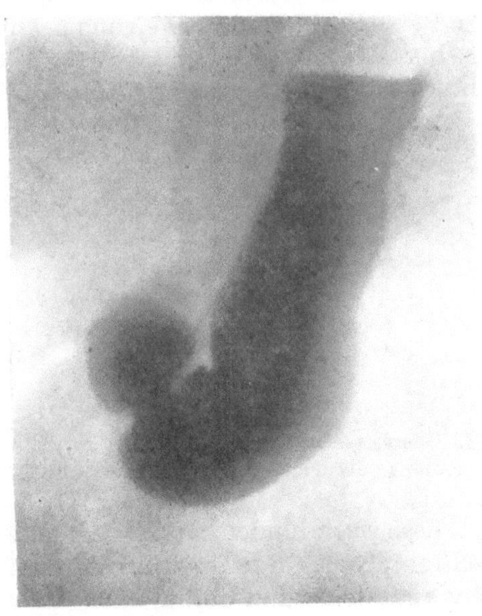

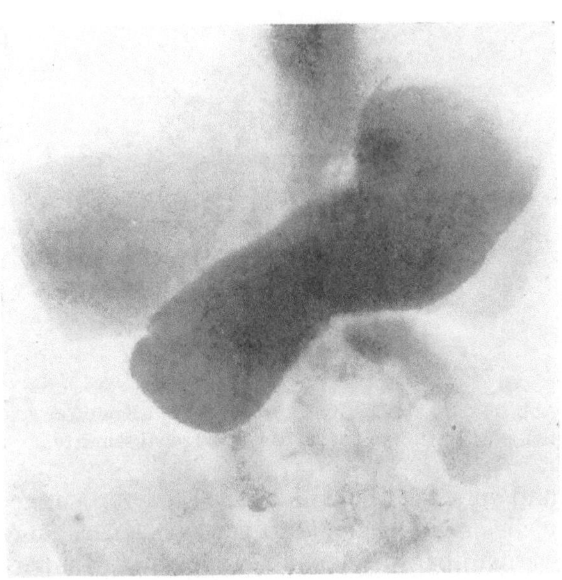

Abb. 1133. Normaler angelhakenförmiger Magen desselben Falles von Abb. 1134 im anfallsfreien Stadium.

Abb. 1134. Tabische Krise. Hochstehender, weit nach rechts hinüberreichender Magen desselben Falles von Abb. 1133 während einer Krise.

(vgl. Abb. 852) und manchen Magenformen bei tabischen Krisen (vgl. Abb. 1134) und Cholelithiasisattacken möchte ich hinweisen. Bei allen fällt ein Hochstand und eine weit nach rechts hinüberreichende Form des Magens sowie meist ein Mangel der Peristaltik und ein offenstehender Pylorus auf. Außerdem findet sich hierbei vielfach ein erheblicher Colonmeteorismus, der abgesehen von einer Tonusänderung der Magenwand selbst wahrscheinlich auch oft von Einfluß auf die Entstehung der Lage und Form des Magens ist.

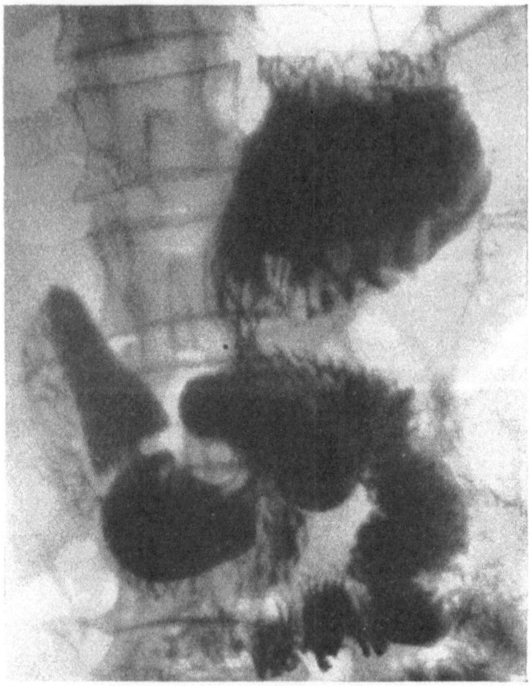

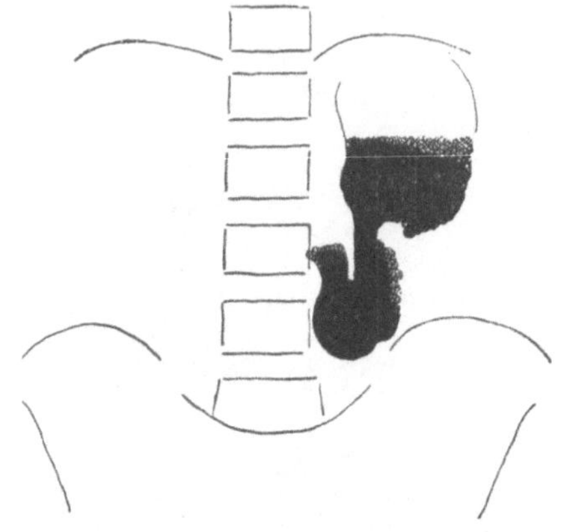

Abb. 1135. Magen in tabischer Krise.

Eine nähere *Analyse des Erregungszustandes* der einzelnen Nerven am Magen ist besonders durch die Versuche von KLEE ermöglicht worden. Diese zeigten, daß *Vagusreizung* eine *verstärkte Peristaltik* und *Erhöhung des Tonus* sowie insbesondere *Kontraktionen der untersten Magenabschnitte im Gebiet der Regio praepylorica* hervorruft; dabei findet eine schnelle Magenentleerung durch den *geöffneten Pylorus* statt. *Sympathicusreizung* bewirkt dagegen *Schlaffheit* und *Aufhören der Peristaltik* des Magens bei gleichzeitigem *Pylorusschluß*. Dem Zustande eines Vagusreizes mit starker Verengerung besonders der unteren Magenabschnitte (vgl. Abb. 1137) gleichen genau die Bilder, welche manchmal bei tabischen Krisen (vgl. Abb. 1136), ferner bisweilen bei Gallensteinkoliken (WESTPHAL) beobachtet werden. Demnach leuchtet es ein, daß die von dem Patienten als „Magenkrämpfe" geschilderten Schmerzen bei Gallensteinanfällen tatsächlich auf Kontraktionen des Magens zu beziehen sind. Aber auch das entgegengesetzte Verhalten, nämlich Erschlaffung des Magens im Sinne einer Sympathicusreizung, wird bei tabischen Krisen (SCHMIEDEN, EHRMANN und EHRENREICH; ASSMANN, vgl. Abb. 1138)

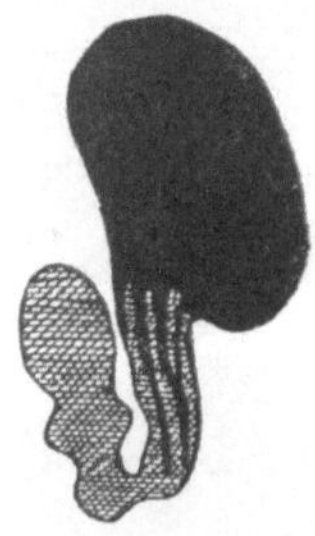

Abb. 1136. Tabische Krise. Anderer Fall. Kontraktion der mittleren und unteren Magenabschnitte.

Abb. 1137. Gastrospasmus, erzeugt durch Erhöhung des Vagustonus an der decerebrierten Katze von KLEE.

und auch bei Cholelithiasis (WESTPHAL) angetroffen. Diese wechselnden Zustände können vielleicht in Analogie zu den von KLEE näher erforschten Stadien des Brechaktes gesetzt werden, bei welchem auch zunächst eine periphere Sympathicus- und darauf eine Vaguserregung am Magen erfolgt. In einem S. 442 näher geschilderten Falle von PALschen *Gefäßkrisen* wurden gleichfalls wechselnde Bilder zunächst mit Steigerung des Tonus, darauf mit Erschlaffung und erheblich verzögerter Entleerung des Magens beobachtet;

dabei bestand aber auch im Erschlaffungsstadium eine gewisse Übererregbarkeit, indem nämlich an der durch das meteoristische Colon gedrückten Stelle eine vollkommene spastische Durchschnürung auftrat (vgl. Abb. 523—526).

Eine *Erschlaffung des Magens*, entsprechend dem Bilde bei Sympathicusreiz, fand LÜDIN außerdem bei Ohnmacht und in prämenstruellen Zuständen, ferner MANGELSDORF sowie KAUFMANN und LEVINE bei Migräne, HEEREN als vorübergehende Erscheinung in 3 Fällen von Ulcus duodeni. In einem Falle von Erschlaffung des tief hinabreichenden vergrößerten Magens, an dem die Peristaltik erloschen war und eine Retention des Inhalts

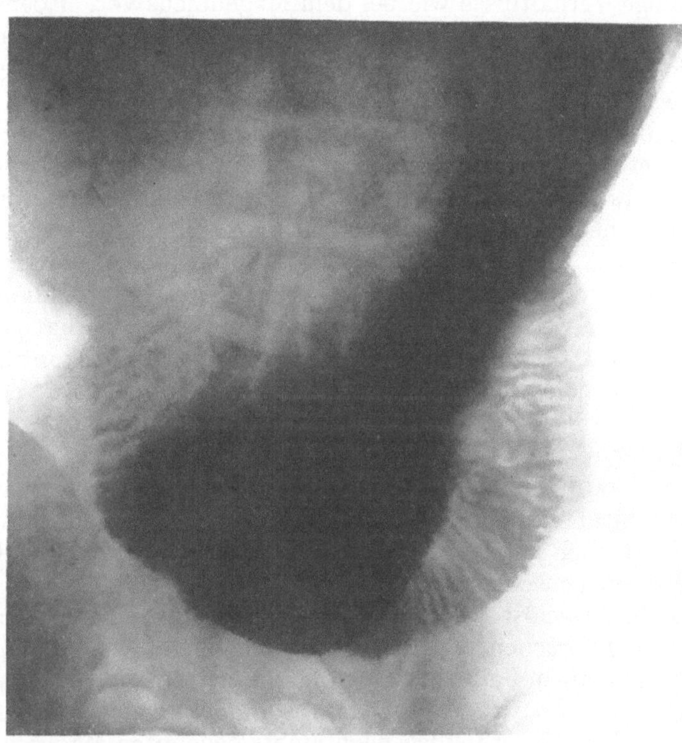

Abb. 1138. Magen in tabischer Krise.

Im Anfall langer, tief hinabreichender, auffallend breiter Magen, welcher die Mittellinie 4 Querfinger nach rechts überragt, bei Durchleuchtung keine Peristaltik zeigt. Pyloruseinschnürung deutlich. Duodenum sehr breit, zeigt ausgesprochene Querfaltenzeichnung. Nach 7 Stunden halbmondförmiger Restschatten, nach 24 Stunden Magen leer. In der anfallsfreien Zeit zeigt der nicht so tief hinabreichende Magen guten Tonus und fortlaufende Peristaltik und überragt die Mittellinie nur um 1—2 Querfinger.

über 24 Stunden hinaus bestand, beobachtete WENDT nach Verabfolgung von Gynergen, welches den Sympathicus hemmt, eine Verkleinerung des Magens mit Wiederherstellung des Tonus, der Peristaltik und normalen Entleerungszeit. Vielleicht ist hierunter auch die akute Magendilatation zu rechnen, welche besonders nach Bauchoperationen auftritt und von dem hiermit oft fälschlich zusammengeworfenen mechanisch bedingten arteriomesenterialen Darmverschluß zu trennen ist.

Änderungen von Kontraktionszustand, Peristaltik und Entleerungszeit des Magens durch psychische Einflüsse sind bei Personen mit gestörtem nervösem Gleichgewicht von HEYER und durch Suggerierung verschiedenartiger Empfindungen von CHARMANDARJAN, PLATONOW und BESTSCHINSKAJA mit Hilfe der Röntgenuntersuchung nachgewiesen.

In einem autoptisch kontrollierten, von PORGES mitgeteilten Falle eines Kleinhirntumors, welcher auf den Boden der Rautengrube in der Gegend des dorsalen Vaguskerns drückte, fand sich bei Nüchternaushebung stark salzsäurehaltige Flüssigkeit, bei der Röntgenuntersuchung eine Stenosenperistaltik und bei der Autopsie eine Hypertrophie der Pylorusmuskulatur, welche PORGES auf Reizung des Vaguskerns durch den Tumor bezieht.

Außer der Muskelwandschicht des Magens ist auch die *Muscularis mucosae* Ände-rungen der nervösen Erregbarkeit unterworfen. Eine gesteigerte Erregung, welche in einer „gezähnelten Kontur" besonders der großen Kurvatur Ausdruck findet, kommt in einem erheblichen Teil der Fälle von Ulcus ventriculi, außerdem aber auch bei allgemeinen nervösen Erregungszuständen ohne erkennbare organische Ursache vor (vgl. S. 502 und Abb. 618).

Am *Duodenum* werden gleichfalls häufig lokale spastische Erscheinungen beobachtet, die meist durch ein in derselben Höhe gelegenes Ulcus duodeni hervorgerufen werden. Es liegen hier analoge Verhältnisse wie bei dem Magenulcus vor. Ebenso wie am Magen können aber auch am Duodenum Spasmen ohne lokale Ursache, so auf einen aus der Ferne wirkenden Reiz hin, entstehen. Zum Beispiel beobachtete ich eine sanduhrähnliche Einschnürung eines Bulbus, an welchem auch die Operation (freilich nur bei äußerer Betrachtung und Abtastung) keinen lokalen krankhaften Befund ergab; dagegen wurden hier starke, von einer alten Appendixoperation herrührende Verwachsungen am Coecum gefunden, welche voraussichtlich als Reizquelle anzusehen waren (vgl. Abb. 807/808). Dasselbe dürfte in einem nur klinisch beobachteten Fall anzunehmen sein, welcher wiederholte fieberhafte Attacken von Appendicitis durchgemacht hatte und im Röntgen-bilde noch nach 24 Stunden eine Füllung der untersten Ileumschlingen aufwies, also höchstwahrscheinlich Verwachsungen in der Ileocoecalgegend hatte; auch hier war zeitweise ein leichter spastischer Defekt an der lateralen Bulbuskontur zu beobachten, ohne daß sichere röntgenologische oder klinische Erscheinungen für ein Ulcus duodeni sprachen; bemerkenswert erschien besonders, daß Druck auf die als deutlicher Strang fühlbare gefüllte unterste Ileumschlinge ein Schmerzgefühl in der Magengegend auslöste (vgl. S. 672). Auch CHAOUL berichtet über die Beobachtung von spastischen Bulbus-defekten bei Ileocöcaltuberkulose, chronischer Appendicitis und in einem Falle von Nierenektopie mit gänzlich negativem Operationsbefund am Bulbus duodeni.

Anscheinend können von einem Duodenalulcus aus in seltenen Fällen krisenähnliche funktionelle Zustände ausgelöst werden. Ich beobachtete schwere Attacken mit perio-dischem anhaltendem Erbrechen, heftigsten Schmerzen und hochgradiger über 24stün-diger Magenretention in einem Falle, der außerhalb dieser Zustände gar keine Verzögerung der Magenentleerung aufwies (vgl. S. 616). Das Röntgenbild zeigte außerhalb der Anfälle einen deutlich, aber nicht sehr erheblich nach rechts gedehnten Magen und die typischen Zeichen eines Ulcus duodeni, keine Behinderung der Entleerung; innerhalb der Anfälle verstärkte sich die Rechtsdehnung bis zur ausgesprochenen Halbmondform, und es trat ein 24-Stundenrest und ein erheblicher Colonmeteorismus auf (vgl. Abb. 751/752). Die Operation ergab ein tief eingezogenes Ulcus bzw. eine Ulcusnarbe am Duodenum dicht hinter dem Pylorus und einige Adhäsionen zwischen Pars descendens duodeni, Gallen-blase und Colon, welche aber keine wesentliche Stenose verursachten.

Ferner sah ich einen Spasmus in der Mitte der Pars descendens duodeni, welche durch einen dicht vor der Papilla Vateri gelegenen Choledochusstein hervorgerufen war (vgl. Abb. 819).

Auf Innervationsstörungen noch nicht sicher geklärter Art ist vielleicht auch die im Abschnitt über das Duodenum näher geschilderte Erscheinung des *Dauerbulbus* zurück-zuführen, welche am häufigsten beim Ulcus duodeni vorkommt, aber auch aus anderer Ursache, so in den vorher genannten Fällen von appendicitischen Verwachsungen, beobachtet wurde. CANNON erzeugte den Dauerbulbus durch Läsion des Ganglion coeliacum (zit. nach v. BERGMANN).

Endlich ist auf den von HART anatomisch geführten Nachweis des häufigen Vor-kommens eine *Hypertrophie der Pylorusmuskulatur bei Ulcus duodeni* hinzuweisen, welche aller Wahrscheinlchkeit nach auf einen vom Ulcus her reflektorisch erregten verstärkten Pylorusschluß zurückzuführen sein dürfte. Ein reflektorisch erzeugter, verstärkter Pylorusschluß, der zu Magenretention Anlaß gibt, und dementsprechend eine Hyper-trophie der Pylorusmuskulatur wird ferner nach eigenen und fremden Beobachtungen bisweilen selbst bei tiefsitzenden Duodenalstenosen gefunden und dadurch das Bild einer Pylorusstenose vorgetäuscht; dagegen kommt das sonst für Duodenalstenose charakteristische röntgenologische Merkmal einer prallen und vollständigen Füllung des Duodenums und ausnahmsweise selbst das klinische Zeichen der galligen Beimengung zum Erbrochenen infolge des verstärkten Pylorusschlusses nicht zustande (vgl. S. 624/626).

Am *Dünndarm* kommen gleichfalls *Spasmen* vor und können hier zu den Erscheinungen des oft mit Unrecht geleugneten *spastischen Ileus* führen. Die Spasmen können sowohl durch lokale Reize, so durch Gallensteine und Fremdkörper auch kleineren Kalibers, durch Würmer (Ascariden) oder durch ulceröse Prozesse der Darmwand, die an sich keine organische Stenose hervorrufen, erzeugt werden, als auch ohne örtliche Ursache auf rein funktioneller Grundlage infolge nervöser Übererregbarkeit oder durch toxische Einflüsse, so durch Blei- und Morphiumvergiftung, entstehen (vgl. S. 652 und Abb. 850 und 851). Ferner ist unter den funktionellen Störungen die hochgradige Verzögerung des Dünndarmtransports in den S. 652/653 und Abb. 852—855 näher gezeichneten Anfällen von *Hämatoporphyrie* zu erwähnen, in denen längere Zeit als normalerweise breit gefüllte, zusammenhängende Dünndarmschlingen im Röntgenbilde sichtbar sind. Die Veränderungen sind zwar hierbei am Dünndarm am stärksten ausgesprochen, sie beschränken sich aber nicht hierauf, sondern betreffen auch den Dickdarm, welcher hochgradig erweitert und meteoristisch gebläht sein kann, und auch den Magen, an dem eine hochstehende, weit nach rechts hinüberreichende Form und lokale Einschnürungen an den vom meteoristisch geblähten Colon gedrückten Stellen beobachtet werden. Außerhalb der Anfälle zeigen dagegen Magen und Darm völlig normale Form und Entleerungszeit. Bezüglich der Natur dieser funktionellen Störungen bei Hämatoporphyrie ist anzunehmen, daß hier spastische und andererseits auch atonische Zustände dem Krankheitsbilde zugrunde liegen (vgl. S. 652). Dieselbe Auffassung hat übrigens schon WILMS für den spastischen Ileus vertreten. Wegen der klinischen Ähnlichkeit der Anfälle von Hämatoporphyrie mit denen des spastischen Ileus bei Bleivergiftung sei darauf hingewiesen, daß auch bei der ·Bleivergiftung zuweilen Hämatoporphyrinausscheidung im Urin vorkommt. Auch in einem Falle von tabischen Krisen sah ich eine Verzögerung der Dünndarmentleerung, indem nach 5 Stunden noch kein Brei ins Coecum eingetreten war. Schwere *atonische Zustände* am Dünndarm, die zur Verzögerung des Transports und Erweiterung der Schlingen mit Gasblasenbildung führen, finden sich beim paralytischen Ileus, z. B. infolge Peritonitis (KLOIBER). Breite Dünndarmschlingen infolge Herabsetzung des Tonus beschreibt PANSDORF beim Myxödem.

Am *Dickdarm* werden *lokale Spasmen* besonders häufig in der Gegend des coecocolischen Sphinctertrakts teils auf einer organischen Grundlage, teils auf rein nervöser Basis beobachtet (vgl. Abb. 664). Klinisch bedeutungsvoll sind die *Spasmen*, welche auf dem Boden organischer Veränderungen, namentlich bei *Dickdarmadhäsionen*, und auch bei *Carcinomen* entstehen und eine durch diese verursachte, nicht immer an sich erhebliche Verengerung hochgradig steigern und zu Okklusionskrisen führen können. *Tabische Krisen des Dickdarms* mit spastischer, im Röntgenbilde sichtbarer Kontraktion des Darmlumens sind von SCHLESINGER beschrieben (vgl. S. 699). Häufig wird bei krisenartigen Zuständen verschiedener Art, so bei tabischen Krisen, Gallen- und Nierensteinkoliken, Anfällen von Hämatoporphyrie und Tetanie, ein starker *Colonmeteorismus* beobachtet, der durch Hemmung der normalen Darmbewegungen zustande kommt.

Allgemeine spastische und andererseits *atonische Zustände des Dickdarms* ohne lokale Ursachen kommen bei den verschiedenen Formen der funktionellen Obstipation vor und sind bei deren Darstellung näher geschildert (vgl. S. 696/698). Es ist hierbei besonders auf den großen Einfluß psychischer Eindrücke (Angst, Depression, Aufregung, Spannung) hinzuweisen, die teils zu Obstipation, teils zu Durchfällen Anlaß geben können. Dort, wo bei dem HIRSCHSPRUNGschen *Symptomenbild* ein anatomisches Hindernis bei genauester Untersuchung nicht zu finden ist, liegt es nahe, nervöse Ursachen zur Erklärung der Erscheinungen heranzuziehen. Bei einzelnen Fällen sind Spasmen am S romanum rektoskopisch nachgewiesen (SCHREIBER), nach deren Beseitigung die Stuhlverstopfung verschwand. Häufiger werden hierbei auch *Spasmen des Sphincter ani* beobachtet, und zwar nicht nur in Fällen, wo ein lokaler Reiz in Gestalt einer Fissur oder eines Geschwürs am Anus hierzu Anlaß gibt; auf die Analogie der Erscheinungen bei der HIRSCHSPRUNG-schen Krankheit mit dem Verhalten bei der idiopathischen Ösophagusdilatation, bei welcher gleichfalls ein Spasmus am Ausgang und in den übrigen Abschnitten eine hochgradige, über das gewöhnliche Maß der Stauung hinausgehende Erweiterung vorhanden ist, ist mehrfach hingewiesen worden.

Diese kurze *Übersicht* zeigt die Vielseitigkeit und große klinische Bedeutung der Innervationsstörungen des Magen-Darmkanals; bezüglich ihrer röntgenologischen Kennzeichen wird auf die Schilderung in den einzelnen Abschnitten verwiesen. Zusammenfassend ist zu betonen, daß die nervösen Einflüsse nur in einem Teil der Fälle *selbständig* oder ausschließlich das klinische Krankheitsbild hervorrufen. Zu einem großen Teil werden sie erst durch *organische* Veränderungen ausgelöst, welche an sich geringfügiger Natur sein können; die funktionellen Erscheinungen haben deshalb doch an dem Zustandekommen des klinischen Bildes häufig einen hervorragenden Anteil. Charakteristisch für die Einwirkung nervöser Einflüsse ist der oft krisenartige Wechsel der Krankheitserscheinungen.

Mit einer allgemeinen Erschlaffung ist häufig eine Übererregbarkeit verbunden, welche an den Stellen äußeren Druckes zu lokalen Spasmen Anlaß gibt, z. B. bei den PALschen Krisen des Magens an den Druckstellen durch den geblähten Darm usw.

Der Versuch einer näheren Analyse, wieweit Vagus und Sympathicus an der Entstehung der einzelnen Zustände eine Rolle spielen, läßt in manchen Fällen, z. B. bei tabischen Krisen, Gallensteinkoliken usw., ein Vorherschen des Tonus des einen der Antagonisten erkennen. In zahlreichen anderen Fällen ist es dagegen sehr schwierig, wohl auch nicht möglich, eine klare Entscheidung lediglich nach einer Seite hin zu treffen. Wahrscheinlich sind hier verwickeltere Störungen im Gleichgewicht des Nervensystems anzunehmen, indem abnorme Innervationszustände, seien es Erregungen oder Hemmungen, sowohl im Bereiche des Vagus als des Sympathicus, nebeneinander vorhanden sind und im einzelnen schwer näher zu zerlegende Gesamtwirkungen entfalten. Es sei nur daran erinnert, daß an der so gut übersehbaren äußeren Haut bei nervöser Erregung oft Erröten und Erblassen, also Reiz und Erschlaffung der Vasoconstrictoren miteinander abwechseln. So dürften auch vielen der geschilderten Störungen am Magen-Darmkanal recht verwickelte und oft wechselnde Innervationszustände zugrunde liegen.

Neuerdings ist über neurogene Veränderungen am Magen-Darmkanal bei *Sklerodermie* berichtet worden. GEBAUER und HALTER beschreiben eine Passagestörung des Kontrastbreies durch den Ösophagus und Haftenbleiben von Breibeschlägen an dessen starren Wandungen. PINKER und BRAUN sahen eine Einengung des Lumens und starre Wandungen in ausgedehnten Abschnitten des Magens und Dickdarms, die sie in Beziehung zu sklerodermieartigen Veränderungen der Haut setzen. Der abgebildete Schrumpfmagen und die trichterförmige Verengung des Rectums zeigen völlige Übereinstimmung mit den bei Lues bekannten Veränderungen, doch waren hierfür sonst klinisch und serologisch keine Anhaltspunkte vorhanden.

2. Neurotische Veränderungen am Knochensystem.

Wichtige Veränderungen bei den Neurosen usw. werden ferner an den *Knochen* angetroffen. Bei der RAYNAUDschen Krankheit werden auf dem Boden angioneurotischer Störungen entstandene Knochenatrophien mit Aufhellung, Verschmälerung und sogar Destruktion der Knochen, besonders an den Endabschnitten der Phalangen beobachtet. Ähnliche Befunde sind auch in manchen Fällen von *Sklerodermie* und bei einer besonderen Form derselben, der *Sklerodaktylie*, beschrieben. Abb. 1139, die von einem typischen Falle von Sklerodermie herrührt, zeigt derartige Verkümmerung der Endphalangen. In einigen Fällen wurden neben den atrophischen Vorgängen auch hypertrophische Prozesse am Knochen gefunden, in wieder anderen gar keine Veränderungen angetroffen. Bei der *Erythromelalgie* ·ist sowohl eine Vergrößerung der Knochen in den betroffenen Partien als auch Knochenatrophie beobachtet worden. Als *Osteodystrophia progressiva* ist ein vollkommener Verlust der knöchernen Endphalangen und eine Zuspitzung der Mittelphalangen der Hände bei Erhaltung der Weichteile in einem Falle von MEYER beschrieben und auf trophoneurotische oder innersekretorische Störungen bezogen worden. Bei der *Lepra nervorum* hat DEYCKE PASCHA resorptive Veränderungen im Sinne einer hochgradigen Knochenatrophie, einer Rarefikation und schließlich eines vollkommenen

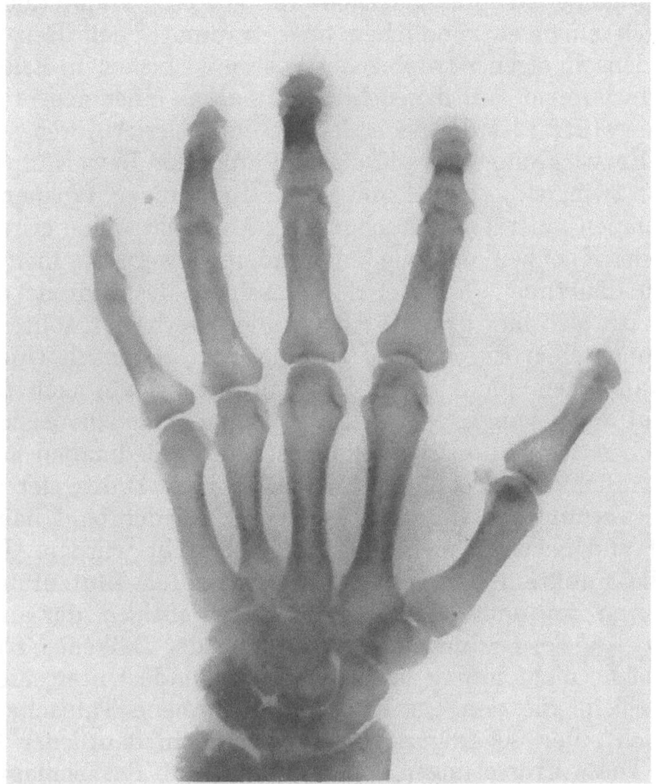

Abb. 1139. Verkümmerung der Endphalangen bei Sklerodermie.

Schwundes von Knochensubstanz beschrieben, die er als trophoneurotische Störungen auffaßt. Diese Veränderungen zeigen eine gewisse Ähnlichkeit mit den Befunden bei RAYNAUDscher Krankheit. Sie sind streng von der lokalen umschriebenen Knochenzerstörung durch einzelne lepröse Knochenherde und von der leprösen Periostitis zu trennen.

Als Folge einer trophoneurotischen Störung wird nach dem Vorgang von SUDECK, dem eine Reihe namhafter Forscher unter den Chirurgen, Neurologen und Röntgenologen beigestimmt hat, die *Knochenatrophie* angesehen, die sich an Verletzungen, Entzündungen und andere Schädigungen eines Gliedes anschließt, ferner auch an Gelenkleiden, bei denen diese Vorgänge besonders von KIENBÖCK studiert sind. Andere haben die am Knochen auftretenden Veränderungen lediglich als Folge einer Inaktivitätsatrophie aufgefaßt. Im Röntgenbilde handelt es sich dabei zunächst um unscharf begrenzte, fleckförmige Aufhellungen der Knochen in der Umgebung und auch in weiter Entfernung von der geschädigten Stelle, die den Knochenschatten ein *scheckiges Aussehen* verleihen (vgl. Abb. 1208). Dieser Zustand tritt nach SUDECK frühestens $4^{1}/_{2}$, gewöhnlich 6—8 Wochen nach der Schädigung auf, und kann dann, wenn das Grundleiden nicht behoben wird, in eine chronische diffuse Knochenatrophie übergehen. Bei dieser zeigt das Röntgenbild eine *glasartige Beschaffenheit* der Knochen mit zarten, sehr verschmälerten Knochenbälkchen und einer feinen, außerordentlich verdünnten Randschicht (vgl. Abb. 1209).

Was die nähere Art der Entstehung dieser im Röntgenbilde so deutlich erkennbaren Knochenatrophie anbetrifft, so nahmen SUDECK und KIENBÖCK, einer früher von WOLFF ausgesprochenen Ansicht folgend, hierbei einen reflektorischen Vorgang an, indem von dem geschädigten Körperteil ein Reiz ausgelöst und auf dem Wege des aus zentripetalen und zentrifugalen Nervenfasern gebildeten Reflexbogens die Ernährung der Knochen in ungünstigem Sinne beeinflußt wird. Neuerdings führen RIEDER und SUDECK die akute trophoneurotische Knochenatrophie dagegen auf erhöhte kollaterale Umbauvorgänge zurück, welche durch einen entzündlichen oder traumatischen Reiz ausgelöst werden sollen. Das Vorhandensein eigener trophischer Fasern ist bisher im Knochen nicht sichergestellt. Das Hauptargument, auf das sich die Annahme einer neurotischen Entstehung der Knochenatrophie stützt, ist die nach der Meinung der Autoren sonst unerklärliche Schnelligkeit ihrer Entwicklung. Gerade dieser Punkt der Beweisführung erscheint mir aber durchaus nicht zwingend. Es sei nur an die in wenigen Wochen bei einer Ruhigstellung von Gliedmaßen auftretende hochgradige Muskelatrophie erinnert. Es ist nicht einzusehen, warum der Knochen, der, wie jedes andere Gewebe des menschlichen Körpers, physiologisch einem dauernden Wechsel der einzelnen Bestandteile durch Abbau und Anbau unterworfen ist, sich hier grundsätzlich anders verhalten sollte. In diesem Sinne sprechen die experimentellen Ergebnisse von BRANDES, der nach Durchschneidung der Achillessehne bei Kaninchen eine Atrophie des Calcaneus schon nach 14 Tagen auftreten sah, ferner Beobachtungen von LENK. Dieser sah nach Knochenläsionen und anderen Traumen eine Knochenatrophie an den ruhiggestellten Gliedmaßen auch fern vom Ort der besonderen Schädlichkeit regelmäßig von der zweiten Hälfte der vierten Woche an eintreten. Dagegen vermißte er sie stets, wenn die Glieder bald nach der Verletzung usw. aktiv betätigt und belastet, nicht nur passiv bewegt wurden. Beim Knochen ist außer der durch die Funktion der Gliedmaßen geregelten Blutzufuhr noch besonders der formative Reiz von Zug und Belastung zu berücksichtigen, der augenscheinlich von so großer Bedeutung auf die Bildung und Anordnung der Bälkchenstruktur ist (ROUX). Vielleicht sind es solche nicht immer leicht zu beurteilende Unterschiede der Belastung und Zugwirkung, welche die von SUDECK hervorgehobene Tatsache erklären, daß in manchen Fällen nach einer Schädigung eine Atrophie in deutlicher Weise auftritt, in anderen ausbleibt. Diese Erörterungen sollen dartun, daß das Schlagwort der „trophoneurotischen Atrophie" sich noch nicht auf festbegründete Tatsachen stützt und ebensowenig ein Beweis für eine scharfe Trennung von der Inaktivitätsatrophie bisher erbracht worden ist.

Das gleiche Bild von *Knochenatrophien* und, wenn es sich um jugendliche Individuen handelt, auch von *Wachstumsstörungen* an den betreffenden Gliedmaßen wird auch *bei Lähmungszuständen des Nervensystems* beobachtet. Bei der Poliomyelitis wurde ein derartiger Befund bereits geschildert. Hier liegt es noch näher, besondere trophoneurotische Einflüsse anzunehmen als bei den vorher genannten Zuständen, da hier anatomisch nachgewiesene Nervenschädigungen vorhanden sind. Aber auch hier fehlen sichere Beweise für diese Anschauung. Es ist wohl nicht unwichtig, darauf hinzuweisen, daß die gleichen Veränderungen, allerdings nicht regelmäßig und oft in verschiedenem Grade, ebenso nach Schädigungen der Vorderhornzellen bei der Poliomyelitis als des zentralen Neurons, z. B. bei der cerebralen Kinderlähmung, wie auch der peripheren Nerven und ebenso bei der progressiven Muskeldystrophie, ja sogar nach den Angaben von SCHÜLLER und späteren gleichlautenden Berichten von SIMONS und NONNE entgegen dessen früheren Befunden auch bei funktionellen Lähmungen auf hysterischer Basis beobachtet wurden. Das Gemeinsame all dieser verschiedenen Zustände ist die *Funktionsstörung*. Zu ganz ähnlichen Schlüssen, wie sie bereits in den früheren Auflagen dieses Buches vertreten sind, gelangte BAASTRUP auf Grund einer eingehenden Durchsicht des Schrifttums und eigener Tierexperimente, die das Auftreten ganz gleichartiger atrophischer Erscheinungen sowohl nach verschiedenartigen Läsionen als nach lediglich passiver Ruhigstellung der Gliedmaßen durch Gipsverband ergaben.

Besonders liegen die Verhältnisse bei den an anderer Stelle besprochenen Knochenveränderungen bei der Tabes und Syringomyelie. Hier weisen die schweren Gelenkveränderungen sowie die abnorme Knochenbrüchigkeit auf die Einwirkung einer besonderen Schädlichkeit hin, die wohl in der anatomischen Erkrankung des Nervensystems zu suchen ist. Aber auch hierbei fand LEVY eine Abnahme des Kalkgehaltes im Sinne der SUDECKschen Atrophie im Röntgenbilde nur in solchen Fällen, bei welchen infolge langer Bettruhe eine Inaktivität bestand oder die statischen Verhältnisse in besonderer Weise verändert waren.

Bei diesen beiden Erkrankungen, der Tabes und Syringomyelie, aber in vereinzelten Fällen auch bei anderen Schädigungen des Nervensystems, so nach traumatischen Rückenmarksläsionen, kann eine Verkalkung und Verknöcherung in der Umgebung der Knochen und Gelenke, an den Sehnen und Muskelansätzen auftreten, die als *Myositis ossificans* später beschrieben werden wird (vgl. S. 995).

Die künstliche Darstellung der Oberfläche und Hohlräume des Gehirns (Encephalographie).

Sie ist zuerst durch Luftfüllung vom Amerikaner DANDY, in Deutschland durch BINGEL ausgeführt worden. Dadurch, daß in den luftgefüllten Hirnventrikeln und unter Umständen auch in den Subarachnoidealräumen Aufhellungen zwischen den dichten Schatten des Gehirns und der umgebenden Knochen entstehen, wird die Gestalt und Größe der Hohlräume sowie die Oberfläche der angrenzenden Hirnteile kenntlich gemacht.

Methoden. Es stehen drei Methoden der Luftfüllung zur Verfügung:

1. Die Luftfüllung durch *Lumbalpunktion.* Hierbei dringt Luft zunächst in den Subarachnoidealraum des Rückenmarks und dann des Hirns, außerdem aber auch durch die unter physiologischen Verhältnissen offenen Foramina (mediale und lateralia) des 4. Ventrikels in die Hirnventrikel ein und sammelt sich bei aufrechter Haltung des Patienten in den Hohlräumen des Hirns an.

2. Die Luftfüllung durch *Zisternenpunktion.* Bei dieser wird mittels Suboccipitalstich aus der Cisterna magna cerebelli Liquor durch Punktion entnommen und durch Luft ersetzt. Die Luft verbreitet sich in den basalen Zisternen sowie in den Subarachnoidealräumen, aber oft nur in unregelmäßiger Weise, und dringt bei offenen Wegen in die Hirnventrikel ein.

3. Die Luftfüllung durch *Ventrikelpunktion* nach DANDY. Bei diesem Verfahren werden nur die Hirnventrikel, und zwar in sicherster Weise auf direktem Wege gefüllt, dagegen bleiben die Subarachnoidealräume ungefüllt. Hierfür ist die schlecht gebildete Bezeichnung Ventrikulographie in Gebrauch.

Die Wahl zwischen diesen drei Methoden richtet sich nach verschiedenen Gesichtspunkten, insbesondere nach dem Grad der damit verbundenen Gefahren, ferner nach den für die Diagnose zu erwartenden Ergebnissen; beide sind je nach der Lage des Falles bei verschiedenen Methoden oft verschieden zu bewerten. Unter gewissen äußeren Umständen kann auch das Maß der Übung des Arztes und die zur Verfügung stehenden Hilfsmittel (Personal, Instrumentarium) eine Rolle spielen; im allgemeinen ist jedoch zu fordern, daß sämtliche Eingriffe nur von erfahrenster Hand ausgeführt werden und daß die äußeren Bedingungen allen Anforderungen genügen und die Entscheidung nicht zu beeinflussen brauchen.

Maßgeblich für die Wahl der Methode ist in erster Linie die *Art des vorliegenden Falles.* Bei solchen Prozessen, bei welchen ein Abschluß zwischen Hirnventrikeln und Subarachnoidealräumen zu erwarten steht, also bei einem Hydrocephalus occlusus und manchen, namentlich den mit starker Drucksteigerung einhergehenden Hirntumoren insbesondere aber bei allen raumbeschränkenden Prozessen der hinteren Schädelgrube kommt nur die Ventrikelpunktion als die wenigst gefährliche und am meisten erfolgversprechende Methode in Betracht; ein gewisses Maß von Gefahr haftet freilich auch dieser Methode an, insbesondere bei stark ausgeprägtem Hydrocephalus. Eine Lumbalpunktion ist in diesen Fällen stets zu unterlassen, weil durch Druckerniedrigung im Rückenmarkskanal und gleichzeitig erhöhten Hirndruck die Medulla oblongata ins Foramen occipitale magnum eingepreßt, hier eingekeilt und dadurch ein plötzlicher Tod hervorgerufen werden kann; überdies ist bei vorhandenem Abschluß durch intralumbale Luftzufuhr und ebenso auch durch den Suboccipitalstich keine Ventrikelfüllung zu erzielen.

Kommt es dagegen auf eine gleichzeitige Darstellung der subarachnoidealen Räume an, wie z. B. bei vielen posttraumatischen und meningealen Erkrankungen, Epilepsie, Hirnatrophie usw., so kann diese nicht durch die Ventrikelpunktion und oft auch nur unvollkommen durch die Zisternenpunktion, dagegen in bester Weise durch die intralumbale Luftzufuhr erreicht werden und ist hierbei in der Regel auch mit keiner Gefahr verbunden. Die intralumbale Methode hat abgesehen von ihrer größeren technischen Einfachheit den Vorteil, daß hierbei eine gleichmäßigere Verteilung der Luft in den Subarachnoidealräumen eintritt und somit die besten Vorbedingungen für die diagnostische Auswertung geschaffen werden. Die Nebenerscheinungen sind für den Patienten bei der intralumbalen Methode im Durchschnitt etwas unangenehmer als bei der Ventrikelpunktion, jedoch meist nicht von allzu großer Bedeutung und nicht von langer Dauer.

Die suboccipitale Methode steht in jeder Hinsicht zwischen den anderen. Sie erfordert wegen der Nähe lebenswichtigster Zentren besondere Sorgfalt und Übung, bietet aber bei entsprechender Erfahrung keine erheblichen technischen Schwierigkeiten. Ihr Hauptvorteil besteht in dem geringsten Maß von Beschwerden für den Patienten; dies hat zu einer immer größeren Verbreitung der Methode geführt. Ein Mangel des suboccipitalen Verfahrens ist die nicht immer gleichmäßige und daher nicht sicher zu beurteilende Füllung der Subarachnoidealräume. Ein weiterer Nachteil gegenüber der Ventrikelpunktion liegt darin, daß bei Verschluß der Verbindung zwischen Subarachnoidealraum und Seitenventrikeln diese nicht gefüllt werden können.

Technik. 1. *Intralumbale Methode.* Nach dem Vorschlag von BINGEL wird je eine Lumbalpunktionsnadel in zwei übereinanderliegenden Intervertebralspalten der Lendenwirbelsäule (im 3. und 4. Intervertebralspalt) oder es werden beide Nadeln nebeneinander in demselben Spalt eingestochen und durch die eine Liquor abgelassen, durch die andere Luft eingeblasen. Das Verhältnis von Luftzutritt und Liquorabfluß ist durch eine besondere, von BINGEL angegebene Einrichtung genau geregelt.

Die dem Liquorabfluß dienende Nadel steht durch einen Schlauch mit einem Steigrohr, die der Luftzufuhr dienende Nadel durch einen abklemmbaren Schlauch mit einer geschlossenen lufthaltigen Flasche in Verbindung. Die Luft in der Flasche wird durch eine in deren Grund einmündende wassergefüllte Röhre unter Druck gesetzt, der etwa 30 cm größer ist als der im Steigrohr angezeigte Spiegel des Liquors. Nach vorsichtigem Öffnen der Klemme am luftzuführenden Schlauch wird durch die entstehende Druckdifferenz allmählich Luft in den Wirbelkanal eingeblasen und in entsprechendem Verhältnis Liquor aus dem Steigrohr herausgedrückt.

Einfacher und meist unbedenklich ist das Verfahren, daß durch *eine* Lumbalpunktionsnadel abwechselnd je eine kleine Menge (etwa 5—10 cm³) Liquor abgelassen und darauf mittels einer genau eingepaßten Rekordspritze annähernd ebensoviel oder etwas weniger Luft injiziert wird. Auch kann eine Lumbalpunktionsnadel mit einer Teilung in zwei Arme verwandt werden, von denen der eine zum Abfluß des Liquors, der andere zur Einspritzung der Luft dient. Die einzuführende Luftmenge ist meist auf etwa 60—100 cm³ zu bemessen. Bei starker Erweiterung der Hirnventrikel fassen diese mehrere hundert Kubikzentimeter, doch ist es keineswegs nötig und unter Umständen gefahrvoll, die gesamte Liquormenge durch Luft zu ersetzen. Sind sehr große Luftmengen eingeblasen, so ist es zweckmäßig, diese entsprechend dem Vorschlag von DANDY u. a. nach der Ausführung der Aufnahmen wieder abzulassen und durch Normosal- oder Tyrodelösung unter streng aseptischen Kautelen zu ersetzen.

Diese Maßnahmen werden am nüchternen Patienten in sitzender Stellung ausgeführt und sodann die unten näher bezeichneten Röntgenaufnahmen gemacht. Darauf soll der Patient nach BINGELS Vorschlag einige Minuten mit erhöhtem Becken und gesenktem Kopf gelagert werden und alsdann 24 Stunden in ganz horizontaler Lage im Bett gehalten werden.

2. Beim *Suboccipitalstich* wird am sitzenden oder liegenden Patienten eine etwa 10 cm lange Hohlnadel in der Mittellinie auf die Membrana atlanto-occipitalis eingestochen, die Cisterna magna punktiert und die abgesogene Liquormenge durch Luft ersetzt.

3. Die *Ventrikelpunktion* wird meist auf der dem vermuteten Krankheitsherd gegenüberliegenden Seite nach den Regeln von KOCHER dicht vor oder hinter dem Bregma, 2—3 cm seitlich von der Medianlinie, ausgeführt, die Nadel 5—6 cm tief bis in den Seitenventrikel eingestochen und alsdann abwechselnd Liquor abgelassen und im gle chen Verhältnis Luft eingeblasen. Es kann auch ebenfalls nach KOCHER das Unterhorn punktiert werden, indem man 3 cm hinter und 3 cm über dem äußeren Gehörgang einsticht und schräg aufwärts gegen die Spitze der anderseitigen Ohrmuschel die Nadel bis zu einer Tiefe von 4 cm einführt. Wenn man oberhalb der Linea temporalis bleibt, wird hierbei der Sinus transversus sicher vermieden.

Die *Aufnahmen* werden vornehmlich bei sagittalem Strahlengange in occipito-frontaler und fronto-occipitaler Richtung und sodann bei frontalem Strahlengange von rechts nach links und umgekehrt ausgeführt. Es ist zweckmäßig, diese Reihenfolge einzuhalten, um zunächst jede seitliche Neigung des Kopfes zu vermeiden, weil hierdurch eine ungleichmäßige Füllung beider Ventrikel zustande kommen kann. Ferner ist auf gerade Kopfhaltung zu achten, da schon bei geringer Schiefstellung des Kopfes eine stärkere Luftfüllung in der höherliegenden Seite eintreten kann. Bei verschiedener Stellung des Kopfes lassen sich verschiedene Teile der Hohlräume des Hirns, namentlich wenn sie erweitert sind, darstellen. Dabei muß der Strahlengang horizontal gerichtet sein, damit die Luft sich oberhalb des Flüssigkeitsspiegels klar abbildet. So werden in Rückenlage die Vorderhörner, bei Bauchlage die Hinterhörner deutlich dargestellt. Auf frontalen Aufnahmen lassen sich beide Seitenventrikel durch geringe Drehung des Kopfes um die Sagittalachse sehr gut übereinander projizieren und in ihrer Form und Größe vergleichen. Für manche Fälle sind Aufnahmen im Sitzen bei verschiedener Neigung des Kopfes zu empfehlen. SCHÜLLER schlägt vor, das Wandern der Luftblase oberhalb der Flüssigkeit durch die Durchleuchtung zu verfolgen.

Im allgemeinen empfiehlt JÜNGLING die Beachtung folgenden Vorgehens in bestimmter Reihenfolge:

a) Vermeidung jeder längeren Seitenneigung des Kopfes nach ausgeführter Gasfüllung (gleichgültig, ob durch Ventrikelpunktion oder durch Lumbalpunktion);

b) Durchleuchtung in sitzender Stellung;

c) Aufnahme in Hinterhauptslage, unter sorgfältiger Vermeidung von Seitenneigung des Kopfes zur Darstellung des Vorderhorns;

d) Übergang in Gesichtslage, ebenfalls unter sorgfältiger Vermeidung von Seitenneigung zur Darstellung des Hinterhorns;

e) erst nach einwandfreier Beurteilung der gewonnenen Sagittalaufnahmen (Notwendigkeit eventueller Kontrollaufnahmen!) wird die Aufnahme in rechter bzw. linker Seitenlage zur Darstellung der Seitenventrikel vorgenommen, die eine ganz ungleichmäßige Verteilung des Gases zur Folge hat.

Für besondere Zwecke sind noch Einzelheiten der Aufnahmetechnik zu beachten, die in den dieses Gebiet behandelnden Fachaufsätzen geschildert sind (WEIGELDT, JÜNGLING u. a.), z. B. Aufnahmen am hängenden Kopf in Rückenlage zur Darstellung des 3. Ventrikels.

Nebenwirkungen. Als Nebenwirkungen werden häufig Schwindel, Kopfschmerzen, Schweißausbruch, Erbrechen und Schlafsucht, vereinzelt auch Kollaps und dünner, fadenförmiger Puls, sehr selten epileptiforme Anfälle, aber keine Dauerschädigungen, dagegen in einzelnen Fällen günstige Beeinflussungen vorher vorhandener Beschwerden beobachtet. Todesfälle sind in nicht geringer Zahl vorgekommen und mahnen daran, auch dieses Verfahren nur bei bestimmter Indikation anzuwenden. Bei richtiger Auswahl der Fälle und der für den Einzelfall geeigneten Methode sowie vorsichtigem Vorgehen ist jedoch die Lebensgefahr im allgemeinen gering, nur bei Tumoren mit stark erhöhtem Hirndruck als ziemlich beträchtlich anzusehen; bei diesen ist daher eine besonders genaue Abwägung der Gewinn- und Gefahrchancen notwendig.

Indikation. Selbstverständlich bedarf auch dieser Eingriff einer gewissenhaften Indikationsstellung. Zunächst erscheint das Verfahren kühn und gefährlich. Dennoch glaube ich aus unvoreingenommener Überlegung, daß der Anwendung dieses Eingriffs in besonderen Fällen, viel weniger grundsätzliche Bedenken entgegenstehen, als dies meiner Ansicht nach sehr oft beim Pneumoperitoneum und be verschiedenen anderen abdominalen Lufteinblasungen, z. B. ins Nierenlager usw. der Fall ist. Denn in jenen Fällen stehen uns zunächst verschiedene andere meist erfolgreiche und ganz gefahrlose diagnostische Methoden und, wenn diese einmal versagen, die Probelaparotomie zur Verfügung, die zumal bei Anwendung der Lokalanästhesie keine wesentlichen Gefahren in sich birgt und unter Umständen den sofortigen Anschluß einer therapeutischen Operation gestattet. Beim Hirn und Rückenmark kennen wir keine so einfachen Probeoperationen, welche beliebig weite Abschnitte überblicken lassen. In nicht seltenen Fällen versagt die neurologische topische Diagnostik ganz oder es ist schwer, zwischen Lokal- und Fernsymptomen zu unterscheiden; somit bleibt mitunter die Entscheidung zwischen verschiedenen, manchmal ganz entfernten Punkten des Hirns offen, und es wird der Weg zur zielbewußten Operation nicht gefunden. Diese bildet aber in manchen Fällen, namentlich bei Hirntumoren, die Möglichkeit der Rettung vor dem Tode. Da durch die Methoden der Luftfüllung der Hirnhöhlen und ebenso der Angiographie der Hirngefäße (vgl. S. 863) die Herddiagnostik oft wesentlich gefördert wird, so erscheint ihre Anwendung in all den Fällen berechtigt, in denen die neurologischen Symptome keine klare Diagnose gestatten und in denen von einer Operation Rettung für den Patienten zu erhoffen ist. In solchen lebenswichtigen Entscheidungen dürfen auch wirkliche Gefahren in Kauf genommen werden, wenn sie nur im richtigen Verhältnis zu den Gewinnchancen *für den Patienten* (!) stehen. Dies gilt in erster Linie für Geschwülste des Hirns und Rückenmarks, Narben, welche epileptische Anfälle auslösen usw.

4. *Luftfüllung des Subduralraumes.* Auch der Subduralraum kann durch das PEN-FIELDsche Verfahren kenntlich gemacht werden (Durchbohrung der Schädelkapsel und der Dura, Ansaugung von Luft durch das Bohrloch nach Ablassen von 60—80 cm³ Liquor durch Lumbalpunktion). Innerhalb des subduralen Luftraumes können Adhäsionen infolge von Schädeltraumen usw. sichtbar sein (HEMMINGSON).

Normales Luftfüllungsbild.

Auf *Schädelaufnahmen* sind helle Spalten zwischen Schädel und Hirnoberfläche dort vorhanden, wo die Längsausdehnung der Lufträume gerade in der Strahlenrichtung liegt. An anderen Stellen, an denen sie quer getroffen werden, heben sich nur die etwa dickeren Luftschichten, die sich z. B. in den Hirnfurchen zwischen den Hirnwindungen bilden, als mäßig helle, gewundene Streifen ab. Sehr deutlich prägen sich die luftgefüllten Hirnventrikel aus.

Auf *seitlichen* Aufnahmen ist eine helle gebogene, hinten unten gegabelte Figur sichtbar, die den Seitenventrikeln mit Vorder-, Hinter- und Unterhorn entspricht. Nicht immer und nur in weniger heller Darstellung ist unterhalb der Seitenventrikel in der mittleren Schädelgrube der 3. Ventrikel und der Aquädukt zu erkennen (vgl. Abb. 1143); deutlicher ist dies bei Erweiterung der intracerebralen Räume der Fall. Ferner sind mitunter die luftgefüllten basalen Zisternen (Cisterna chiasmatis, interpeduncularis und pontis) als helle Räume an der Schädelbasis und die Cisterna cerebello-medullaris magna als Aufhellung in der hinteren Schädelgrube sichtbar.

Auf Aufnahmen bei sagittalem Strahlengange sieht man eine helle markante „Schmetterlingsfigur“, die von den luftgefüllten Seitenventrikeln gebildet wird. Ihre Weite ist nicht nur von der anatomischen Beschaffenheit, sondern auch von dem Grade der Luftfüllung abhängig, worauf GÖTTE besonders aufmerksam gemacht hat. In der Mitte zwischen den hellen Seitenventrikeln liegt der schmale strichförmige Schatten des Septum pellucidum, der nach unten entsprechend den Columnae fornices etwas auseinanderweicht. Dicht darunter ist in der Medianlinie eine ovaläre Aufhellung sichtbar, die vom 3. Ventrikel hervorgerufen wird. Ein schmaler, nach unten abgehender Fortsatz rührt von dem unteren Abschnitt des 3. Ventrikels, dem Recessus infundibuli, her. Selten ist darunter noch der 4. Ventrikel als schmaler und kurzer heller Spaltraum sichtbar. Ein in der Mittellinie von der Hirnoberfläche herabreichender heller Streifen wird von der

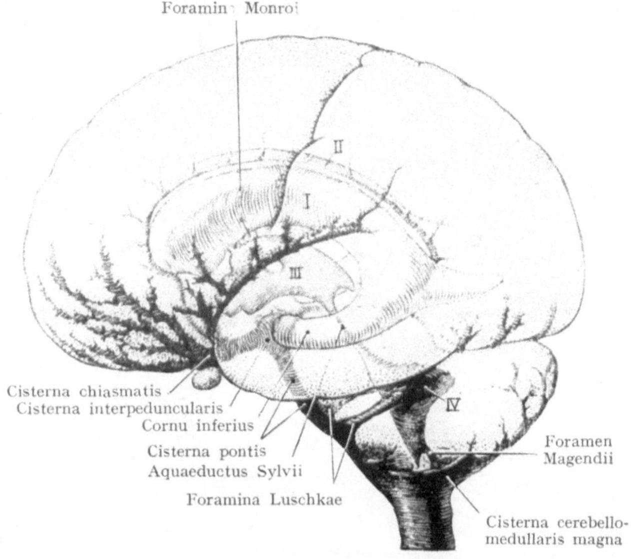

Abb. 1140. Übersichtsbild über die Anordnung der Hirnventrikel. (Nach DANDY.)

Längshirnspalte gebildet; bei ganz genau senkrecht zur Unterlage erfolgender Einstellung der Aufnahmen ist innerhalb desselben ein feiner, der Falx cerebri entsprechender Schattenstrich sichtbar. Innerhalb der „Schmetterlingsfigur“ der Seitenventrikel ist der obere Teil durch größere, der untere durch geringere Helligkeit ausgezeichnet. Die Grenzlinie zwischen beiden Abschnitten steigt besonders in den seitlichsten Teilen leicht lateralwärts an. Die relative Verdunkelung des unteren Teils rührt von den Stammganglien (Thalamus opticus und Corpus striatum) her. Hiermit darf nicht ein horizontaler Flüssigkeitsspiegel verwechselt werden, der bei aufrechter Kopfhaltung und horizontalem Strahlengange unterhalb der Lufträume entsteht, wenn die Seitenventrikel nicht vollständig mit Luft gefüllt sind. Der Spiegel stellt sich bei seitlicher Neigung des Kopfes stets im Sinne der Wasserwaage ein und zeigt dann, wenn es sich um größere Flüssigkeitsmengen in den erweiterten Seitenventrikeln handelt, bei Schütteln deutliche Wellenbewegung. Von der „Schmetterlingsfigur“ ziehen, seitlich abwärts weniger helle, allmählich sich verschmälernde Bänder, welche den unteren Partien der Seitenventrikel entsprechen. An der Hirnbasis oberhalb des Orbitaldaches sind oft weitere, meist nicht ganz scharf begrenzte Aufhellungen sichtbar, die teils von den Unterhörnern, teils von den aufeinander projizierten basalen Zisternen hervorgerufen werden und selbstverständlich von den scharf konturierten Stirnhöhlen zu unterscheiden sind. Bisweilen können auch subtentiorielle Luftansammlungen abgebildet werden. Sie prägen sich am deutlichsten bei nucho-frontalem sagittalem Strahlengange (HAAS) als schmale, annähernd geradlinige, je nach der Projektionsrichtung leicht geschwungene, helle Streifen aus, die auf beiden Seiten symmetrisch angeordnet sind und in schräger Richtung von außen unten nach innen oben konvergieren. Für die Bewertung pathologischer Zustände ist zu beachten, daß leichte Verschiedenheiten der Weite der Seitenventrikel und ein auch in

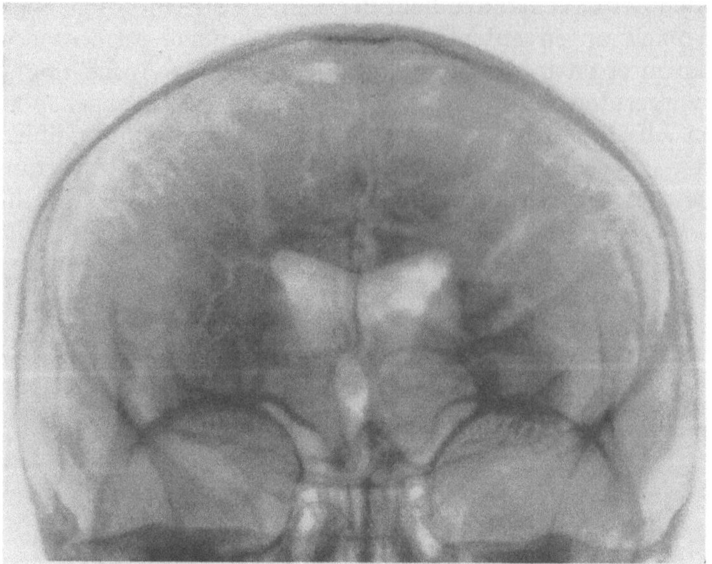

Abb. 1141. Normales Encephalogramm.

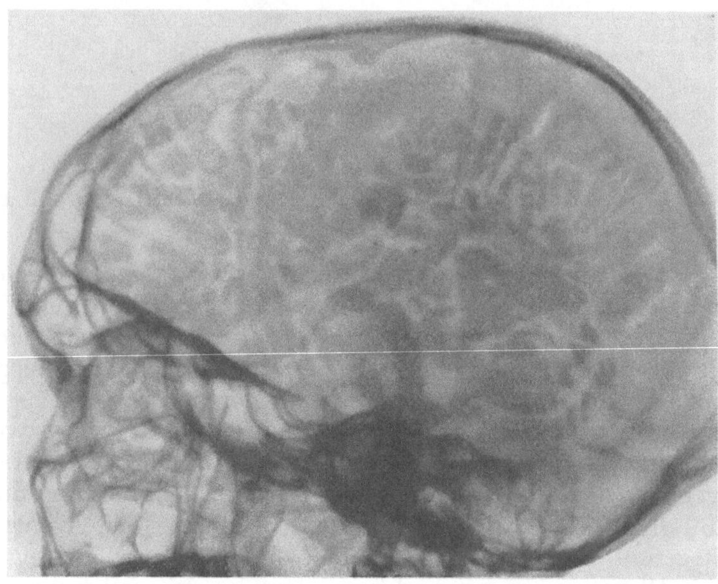

Abb. 1142. Luftfüllung der Subarachnoidealräume der Hirnoberfläche nach suboccipitaler Encephalographie.

anderer Beziehung nicht ganz symmetrisches Verhalten beider Seiten bisweilen, wenn auch ziemlich selten, unter ganz normalen Bedingungen angetroffen wird.

Als *Fehlerquelle* bei der Deutung des Luftfüllungsbildes ist hervorzuheben, daß eine unvollständige Luftfüllung durch zu geringe Luftzufuhr und durch Verengerungen an Kommunikationsstellen der Liquorräume bewirkt werden kann. Umgekehrt kann durch besonders starke Luftfüllung eine Erweiterung an sich normal großer Hirnhöhlen zustande kommen (GÖTTE). Mitunter bleibt auch bei freien Verbindungswegen ein Luftübertritt aus dem Subarachnoidealraum in die Hirnventrikel aus. Ungleichmäßigkeiten der

Füllung auf beiden Seiten entstehen am häufigsten durch starke oder anhaltende Seitwärtsneigung des Kopfes; diese ist daher vor oder bei der Sagittalaufnahme zu vermeiden. Wenn eine Ungleichmäßigkeit der Füllung erkannt ist, so ist umgekehrt durch Neigung

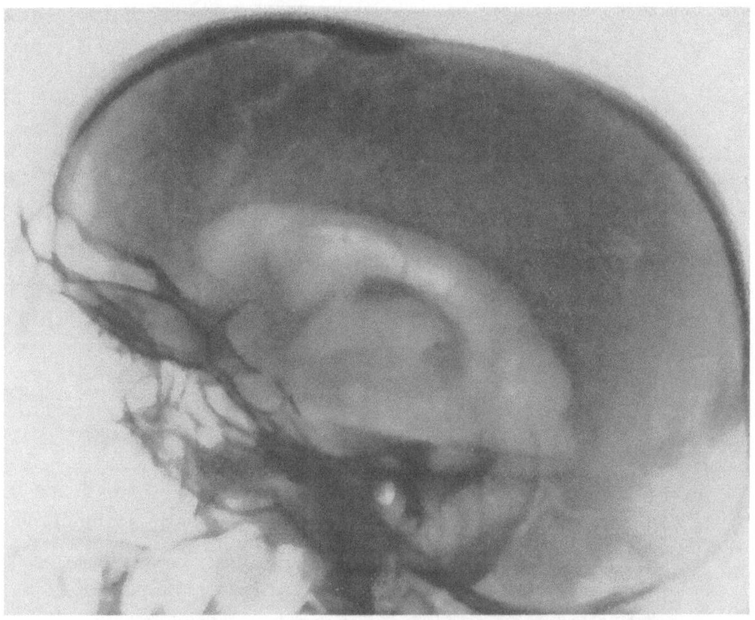

Abb. 1143. Normaler bzw. nur wenig erweiterter Seitenventrikel.
Beachte auch die Luftfüllung des 3. Ventrikels und des Aquädukts.

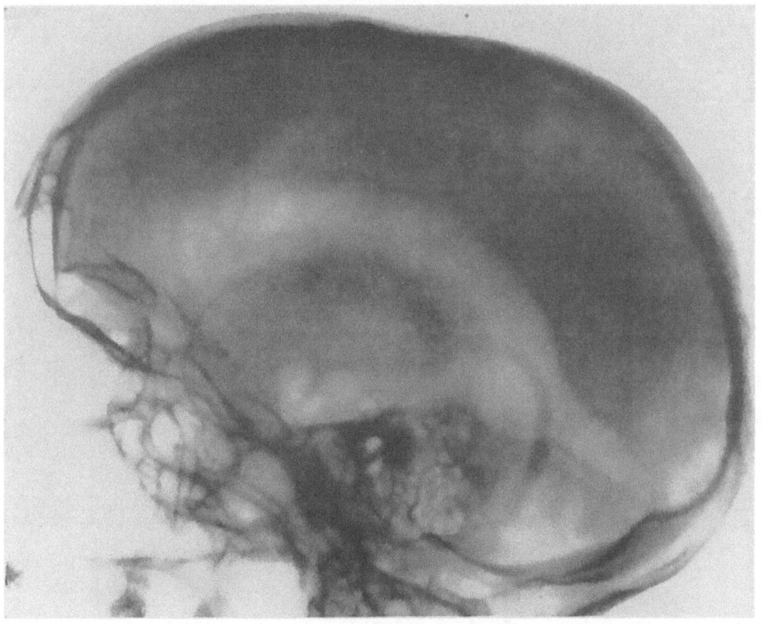

Abb. 1144. Erweiterter Seitenventrikel bei cerebraler Lues.
Stark ausgeprägtes Hinterhorn.

nach verschiedenen Richtungen und Wiederaufrichten des Kopfes die Herstellung einer gleichmäßigen Füllung herbeizuführen und dies unter Umständen durch Durchleuchtungen vor der Aufnahme zu kontrollieren. Verwechslungen der intrakraniellen Lufträume mit Aufhellungen der Knochenschatten an dünnen Stellen derselben und mit pneumatischen

Höhlen der Knochen (Stirnhöhle) sind bei der charakteristischen Gestalt und der gewöhnlich größeren Helligkeit der intrakraniellen Lufträume bei einiger Erfahrung leicht zu vermeiden.

Die Resorption der eingeführten Luft beginnt rasch. In Normalfällen wird die Luft in den Subarachnoidealräumen schon nach 3—5, in den Ventrikeln nach 6—12 Stunden

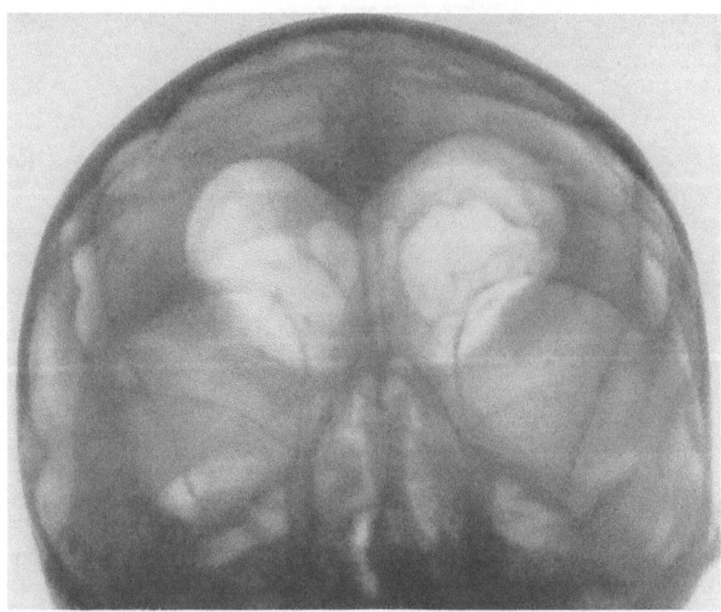

Abb. 1145. Ventrikeldarstellung bei Hydrocephalus.
Derselbe Fall von Abb. 1146.

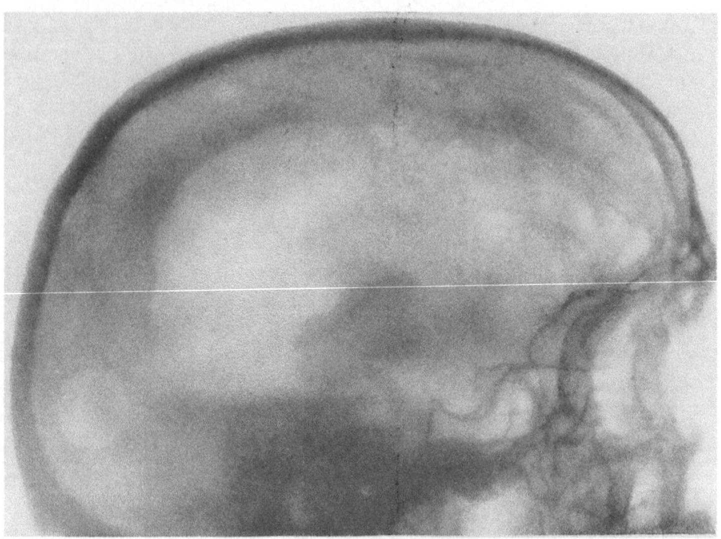

Abb. 1146. Hydrocephalus internus.
Derselbe Fall von Abb. 1145.

großenteils resorbiert. Reste von Luft sind in normalen Fällen oft nach 3 Tagen, bei pathologischer Erweiterung der Seitenventrikel und Einführung größerer Luftmengen noch nach 2—5 Wochen sichtbar.

Pathologische Verhältnisse.

Die folgende Darstellung der *pathologischen Verhältnisse* fußt sowohl auf den Berichten des Schrifttums als auch auf einer ziemlich großen Reihe eigener Beobachtungen, unter denen besonders die Tumoren eine nicht unerhebliche Zahl erreichen. Zu einem Abschluß über sämtliche diagnostische Zeichen der Encephalographie werden noch eingehendere Erfahrungen notwendig sein.

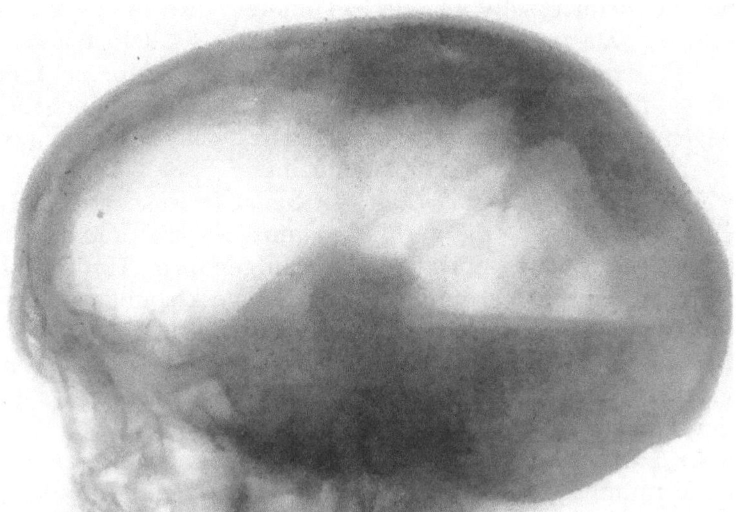

Abb. 1147. Mächtiger Hydrocephalus internus occlusus. Seitliche Aufnahme bei horizontalem Strahlengang und aufrechter Stellung.

Luftfüllung durch Trepanation. (Nach DANDY.) (Bei intralumbaler Lufteinblasung keine Füllung der Seitenventrikel, also Verschluß.) Klinisch: Adipöse Dystrophie. Stauungspapille. Nystagmus retractorius. Augenheberlähmung. Autopsie: Gliom, welches den Aquaeductus Sylvii verschließt. Mächtiger Hydrocephalus internus. Röntgenbefund: Mächtige Erweiterung der Seitenventrikel, am Boden, besonders hinten, horizontaler Flüssigkeitsspiegel. In der Mitte ragen die Schatten der Basalganglien hervor. Deren Oberfläche zeigt eine ungewöhnlich tiefe Einkerbung, weil im vorderen Teil die Decke der Basalganglien durch dicht unter der Oberfläche gelegene gliomatöse Cysten lokal vorgewölbt ist.

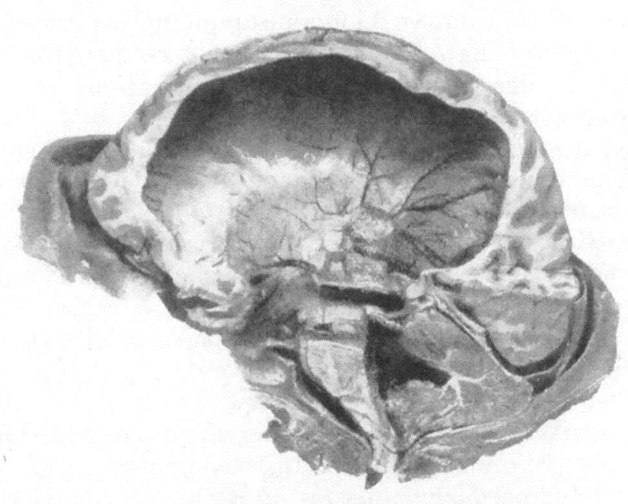

Abb. 1148. Enormer Hydrocephalus internus. Mächtige Erweiterung der Hirnventrikel. Anatomisches Vergleichsbild zu Abb. 1146 und 1147.

Autopsie: Enormer Hydrocephalus internus infolge traumatisch entstandenen Verschlusses am Foramen occipitale magnum.

Am *Hirn* ist eine beiderseitige oder einseitige Vergrößerung, Verkleinerung und Gestaltsveränderung sowie teilweise auch eine Verlagerung der durch Luftfüllung kenntlich gemachten Hirnventrikel und des Subarachnoidealraumes und ferner eine fehlende Luftfüllung dieser Räume von diagnostischer Wichtigkeit.

Eine *Luftfüllung der Hirnventrikel* vom Subarachnoidealraum aus wird *verhindert* durch Verschluß der Foramina mediale (MAGENDIE) und lateralia (LUSCHKA) des 4. Ventrikels infolge meningealer Verklebung oder Kompression durch Tumoren, ferner durch Verschluß des Hohlsystems im Innern des Hirns an anderen Stellen, so am häufigsten an der Enge des Aquaeductus Sylvii durch Tumoren, Echinokokken usw. In gleicher Weise kann auch der Zugang zu einem Seitenventrikel allein oder zu einzelnen Abschnitten eines Seitenventrikels behindert und dieser deshalb nicht oder nur unvollständig mit Luft gefüllt werden. Zu beachten ist, daß auch in manchen normalen Fällen ohne das Vorliegen eines anatomischen Verschlusses das Eindringen von Luft in die Ventrikel aus dem Subarachnoidealraum ausbleibt.

Gleichmäßige *beiderseitige Vergrößerung der Seitenventrikel* tritt bei Hydrocephalus internus ein. Hierbei ist entweder die Verbindung mit dem Subarachnoidealraum erhalten (Hydrocephalus apertus s. communicans), oder aufgehoben (Hydrocephalus occlusus); der Verschluß wird am häufigsten durch meningeale Verklebungen, Verwachsungen und Tumoren, besonders der hinteren Schädelgrube, hervorgerufen. *Einseitige Vergrößerung eines Seitenventrikels* findet sich bei Hirntumoren auf der *gesunden* Seite, ferner bei Schrumpfung einer Hirnhemisphäre auf der *kranken* Seite, *einseitige Verkleinerung* bei Tumoren auf der *kranken* Seite.

Verlagerung der Lufträume und des Septum pellucidum *nach der gesunden Seite hin* wird durch Druck raumbeschränkender Prozesse, besonders Tumoren, hervorgerufen, *Verlagerung nach der kranken Seite* durch *Zug* von einseitigen Schrumpfungsprozessen her bewirkt.

Fehlende Luftansammlung des Subarachnoidealraums kommt durch meningitische Verklebungen und flächenhaft ausgebreitete meningeale Tumoren (Meningitis carcinomatosa und sarcomatosa), sowie durch subdurale Hämatome (LINDGREN), häufig auch durch Hirnschwellung bei erhöhtem Hirndruck infolge Tumoren, ferner bei völligem Abschluß des Liquors durch Tumoren und meningitische Prozesse im Bereiche der hinteren Schädelgrube zustande. *Erweiterung des Subarachnoidealraums* wird dagegen als Bildung ex vacuo bei *Hirnschrumpfung* und infolge Liquoransammlung bei teilweiser Verwachsung der Meningen gefunden (SCHÜLLER). Sehr deutlich ist z. B. die Atrophie des Stirnhirns bei progressiver Paralyse an der Verkleinerung des Hirnschattens und der Vergrößerung des umgebenden Luftmantels zu erkennen.

Im folgenden sollen die Wirkungen einzelner besonderer Ursachen auf die Art und Form der Luftfüllung in topographischer Ordnung geschildert werden.

Bei *raumbeschränkenden intrakraniellen Prozessen allgemeiner Natur, diffuser Hirnschwellung* infolge von Hirntumoren, *Hydrocephalus internus* usw. entstehen keine Luftspalten im Subarachnoidealraum zwischen Hirnoberfläche und knöchernem Schädel oder sie sind gegenüber der Norm verschmälert. Dagegen sind hierbei die Seitenventrikel oft erweitert. *Enorme Erweiterungen der Hirnventrikel*, bei denen der Hirnmantel nur noch schmale Schalen um die großen Hohlräume bildet, werden *beim Hydrocephalus internus* beobachtet. In mehreren Fällen von kongenitaler Entwicklung (vgl. Abb. 1155) gelang die Füllung der Hirnventrikel vom Wirbelkanal her; hier waren also die Foramina des 4. Ventrikels durchgängig (Hydrocephalus apertus s. communicans). In verschiedenen Fällen eines erworbenen Hydrocephalus internus, z. B. infolge von Tumor der Hirnbasis in der Gegend des Aquädukts, bei dem eine hochgradige allgemeine Druckwirkung auf den knöchernen Schädel röntgenologisch erkennbar war (vgl. Abb. 1111), und in Fällen von traumatischer Entstehung trat dagegen keine Füllung bei intralumbaler Luftzufuhr ein. Es muß daher angenommen werden, daß die Zirkulation des Liquors in den Hirnhöhlen in dem einen Falle durch Verschluß des Aquädukts durch den Tumor, in den Fällen von traumatischer Entstehung auf andere Weise gehemmt war (Hydrocephalus occlusus). Nach Ventrikelpunktion und Luftfüllung erwiesen sich die beiden Seitenventrikel sehr stark erweitert (vgl. Abb. 1145, 1146, 1147). Besonders hervorzuheben ist eine auf anderen Aufnahmen sichtbare blasenartige Ausbuchtung des unteren

Abschnittes des 3. Ventrikels, welche dem Recessus infundibulient spricht. Dieser zeigte sich bei der Autopsie auffällig stark erweitert (vgl. Abb. 1148).

Kleinhirntumoren und andere *raumbeschränkende Prozesse der hinteren Schädelgrube* sowie meningitische Verklebungen können die Zirkulation des Liquors zwischen Hirnventrikeln und Subarachnoidealraum behindern und dadurch eine Liquorstauung in den Hirnventrikeln und folgende Erweiterung derselben hervorrufen. Der hierdurch entstehende Hydrocephalus internus ist durch die Ventrikelpunktion nachzuweisen. Dabei fand JÜNGLING auf der kranken Seite bei sagittalem Strahlengange eine Verminderung der Helligkeit, weil durch Kleinhirntumoren das Tentorium cerebelli gehoben und das Hinterhorn komprimiert und hierdurch die vom Sagittalstrahl durchmessene Luftsäule des Seitenventrikels verkleinert wird. Die gleiche Wirkung kommt durch Kleinhirnbrückenwinkeltumoren und Geschwülste des Hirnstammes zustande (JÜNGLING). Eine Seitenverdrängung der Seitenventrikel kommt bei Tumoren der hinteren Schädelgrube in der Regel nicht vor, dagegen kann sie bei Tumoren der mittleren Schädelgrube zustande kommen (FLÜGEL). Eine intralumbale Luftfüllung ist wegen der damit verbundenen, S. 848 näher auseinandergesetzten Gefahren bei raumbeschränkenden Prozessen der hinteren Schädelgrube zu unterlassen. Wird sie dennoch vorgenommen, so ergibt sie meist einen völligen Verschluß der Verbindungswege zu den Seitenventrikeln, die deshalb ungefüllt bleiben; seltener ist noch ein Durchtritt von Luft möglich und dann eine mäßige Erweiterung der Seitenventrikel nachzuweisen.

Einseitig raumbeschränkende Prozesse, insbesondere *Tumoren*, in gleicher Weise aber auch hämorrhagische und encephalo-malacische Herde sowie Abscesse, die eine *Großhirnhälfte* betreffen, können die Luftfüllung des Subarachnoidealraumes derselben Seite behindern und die Längshirnspalte nach der entgegengesetzten Seite hinüberdrängen. Bei höheren Graden rufen sie ferner eine *Verengerung*, eine *Deformation* oder auch einen *Verschluß des gleichseitigen Seitenventrikels* oft bei einer *Erweiterung des gegenüberliegenden Ventrikels* hervor (vgl. Abb. 1149 und 1152) und *verschieben das Septum pellucidum nach der anderen* Seite (vgl. Abb. 1150 und 1151). Dies sind wichtige Symptome für die Seitendiagnose eines Tumors. Mitunter gestatten auch *lokale Gestaltsveränderungen der Ventrikel*, insbesondere eine örtliche Einengung und eine Ausfüllung der Buchten, einen näheren Anhaltspunkt für den Sitz eines Herdes. Ragt der Tumor selbst in das Lumen des Ventrikels hinein, ohne ihn zu verschließen, so hebt sich sein Schatten mit scharfen Konturen innerhalb des hellen Luftraumes ab (vgl. S. 861). Dies ist jedoch seltenes Vorkommnis. Häufiger handelt es sich nur um mehr diffuse Einbuchtungen der Hohlräume, die von benachbarten Teilen der Hirnhemisphäre bewirkt werden. So wurde z. B. in selbstbeobachteten Fällen von einer Geschwulst bzw. einem großen Erweichungsherd mit Ödem der Umgebung, die an der oberen Konvexität einer Hemisphäre saßen, das Dach des betreffenden Seitenventrikels herabgedrückt (vgl. Abb. 1150 und 1151) und in einem Falle von Tumor des Parietalhirns der Boden des Seitenventrikels medianwärts und etwas nach oben gedrängt. Bei Stirnhirntumoren findet sich oft eine Einengung des Vorderhorns. Dies wird insbesondere bei parasagittalen Meningeomen in typischer Weise abgeplattet (OLIVECRONA); auf seitlichen Aufnahmen reicht es auf der kranken Seite nicht so weit nach vorn wie unter normalen Verhältnissen. Bei Schläfenlappentumoren wird nach JÜNGLING, abgesehen von einer seitlichen Verdrängung, bisweilen eine unscharfe, verschwommene Begrenzung der Aufhellung des Seitenventrikels nach der Schläfenseite hin beobachtet. Die Regel, daß raumbeschränkende Prozesse eine Verlagerung der Hohlräume im Sinne einer Fortdrängung nach der entgegengesetzten Seite bewirken, gibt meist den besten Anhalt für die Ermittlung ihres Sitzes. Auch hierbei kommen aber Ausnahmen vor, die leicht zu Fehlschlüssen Anlaß geben können. So hat WINKELBAUER eine „paradoxe Eindellung" beschrieben, die an der oberen Begrenzung eines Seitenventrikels gelegen war, aber nicht, wie üblich, von einem *darüber* befindlichen Tumor hervorgerufen wurde; vielmehr war der Tumor *darunter* gelegen; er hatte eine derart starke Seitwärtsverlagerung der Ventrikel hervorgerufen, daß dadurch eine völlig veränderte Topographie entstanden und dabei das Dach des seitwärts verdrängten Ventrikels der kranken Seite herabgezogen war. Geringe Einzelheiten in einem asymmetrischen

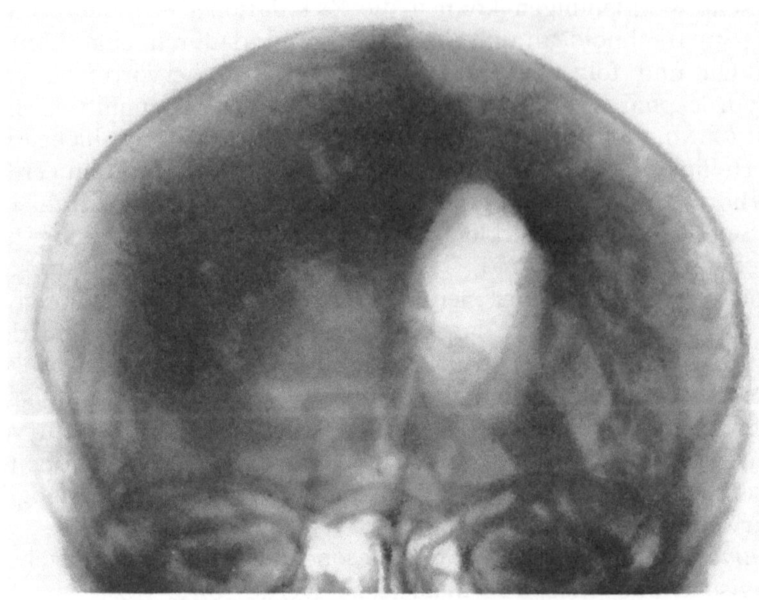

Abb. 1149. Tumor (Gliom) der linken Großhirnhemisphäre (Autopsie).
Es ist nur der rechte Seitenventrikel gefüllt; er ist etwas erweitert und nach rechts verlagert.

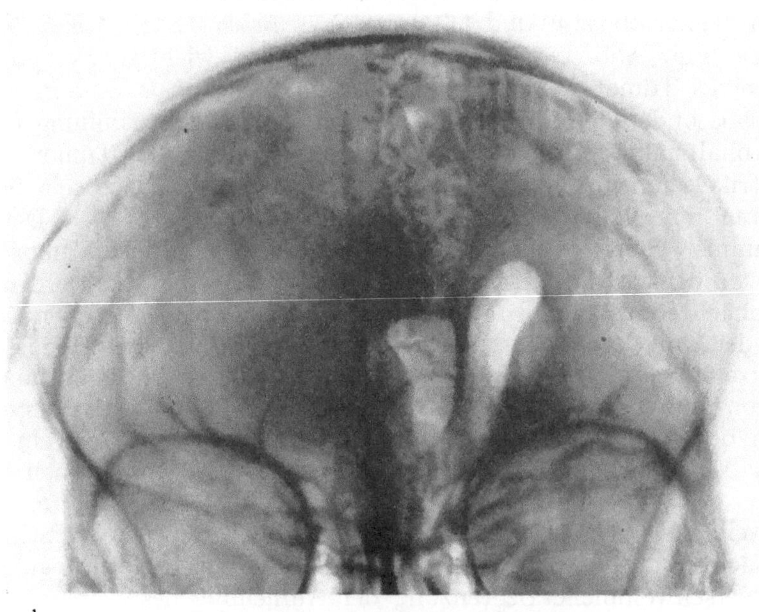

Abb. 1150. Tumor der linken Hemisphäre.
(Punktion des linken Schläfenlappens ergibt Gliazellen.) Dadurch beide Seitenventrikel sowie Septum pellucidum nach rechts verdrängt, der linke ist außerdem hinabgedrückt.

Bau der Ventrikel dürfen nicht überschätzt werden, da sie bisweilen auch unter normalen Verhältnissen vorkommen. Sie gewinnen dann eine größere Bedeutung, wenn gleichzeitig andere wesentliche Abweichungen, z. B. ein Verstrichensein des gleichseitigen Subarachnoidealraumes, vorliegen.

Stets ist die aus dem Röntgenbide zu erschließende Lokaldiagnose mit den sonstigen neurologisch-klinischen Symptomen zusammenzuhalten und abzuwägen, ob sich

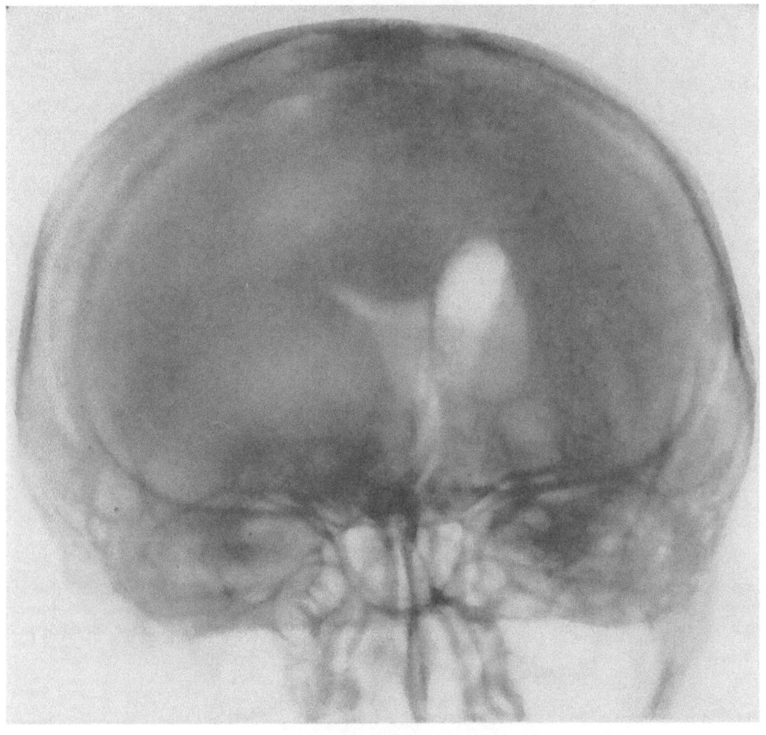

r.   l.

Abb. 1151. Tumor der rechten Hemisphäre (Sektion).

Klinisch: Linke Hemianopsie, später zunehmende linke Hemiplegie. Im Röntgenbilde ist das Dach des rechten Seitenventrikels von oben
hinab- und eingedrückt.

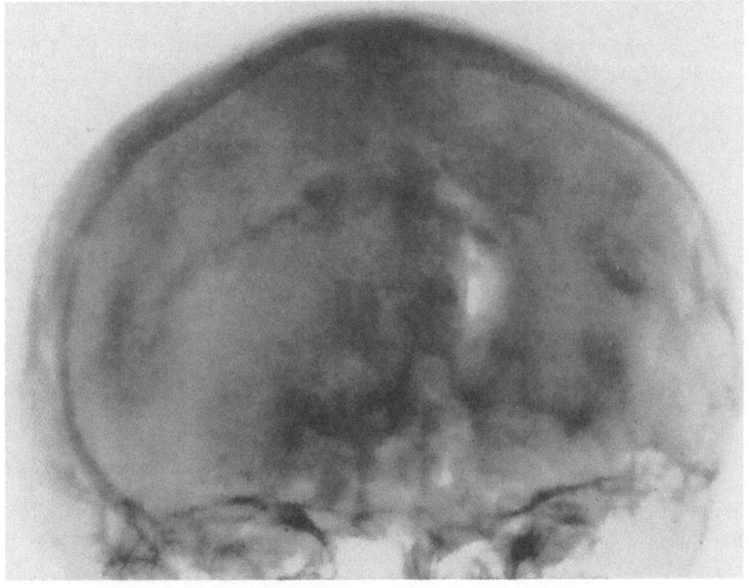

r.   l.

Abb. 1152. Tumor der rechten Hemisphäre (linksseitige Hemiplegie).

Es ist nur der linke Seitenventrikel gefüllt und nach links verdrängt.

die verschiedenen Zeichen durch *einen* Krankheitsherd erklären lassen. Auf Aufstellung bestimmter topographischer Regeln allein auf Grund des Röntgenbildes soll

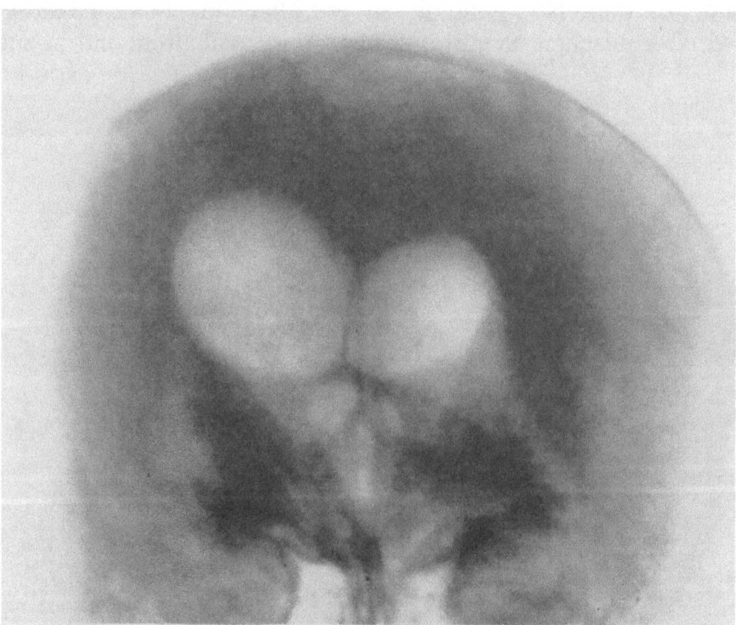

Abb. 1153. Traumatische Epilepsie nach Schädelschuß.

Intralumbale Luftfüllung. Autopsie: Starke Schrumpfung der rechten Hemisphäre, erweiterte Seitenventrikel besonders rechts. Routgen-
befund: Rechter Seitenventrikel stärker erweitert als linker und nach oben und rechts verzogen, ebenso Septum pellucidum nach rechts
verzogen. Auch die nach unten seitlich absteigenden Schenkel der Seitenventrikel bzw. Unterhörner besonders links deutlich sichtbar,
3. Ventrikel erweitert.

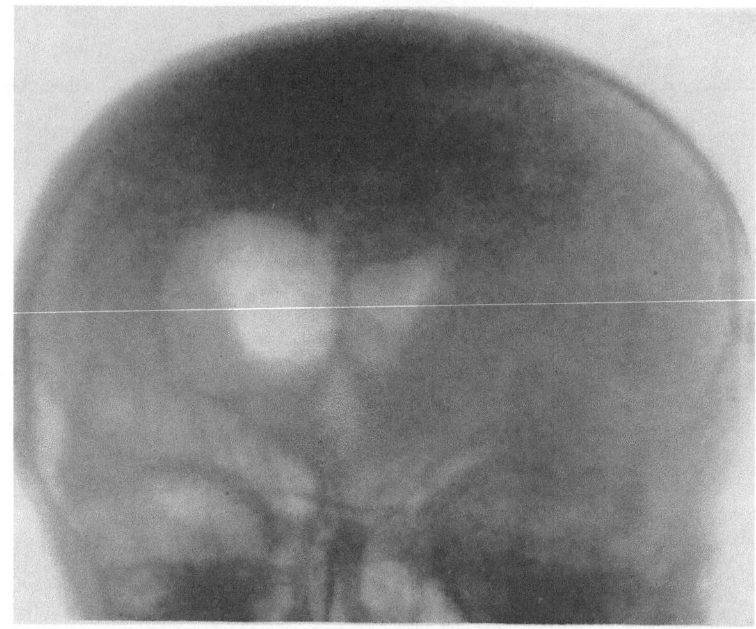

Abb. 1154. Rindenepilepsie mit Schrumpfung der rechten Hemisphäre.

Intralumbale Luftfullung. .Klinisch: Spastische Hemiplegie der linken Seite· nach Polioencephalitis infantilis. Röngenbefund: Rechter
Seitenventrikel erweitert und nach rechts verzogen.

hiermit verzichtet werden, weil bei der Auswirkung des Druckes der Tumoren auf die
Gestalt der Ventrikel sehr verschiedenartige Umstände zu berücksichtigen sind und
die Überlegungen jeweils auf die Verhältnisse des Einzelfalles zugeschnitten werden
müssen.

Bei *Atrophie der Hirnwindungen* und *lokalen Schrumpfungsprozessen* ist der Subarachnoidealraum in entsprechendem Umfang allgemein oder lokal erweitert; auch ist häufig der Seitenventrikel auf der Seite der Schrumpfung dilatiert und zeigt eine

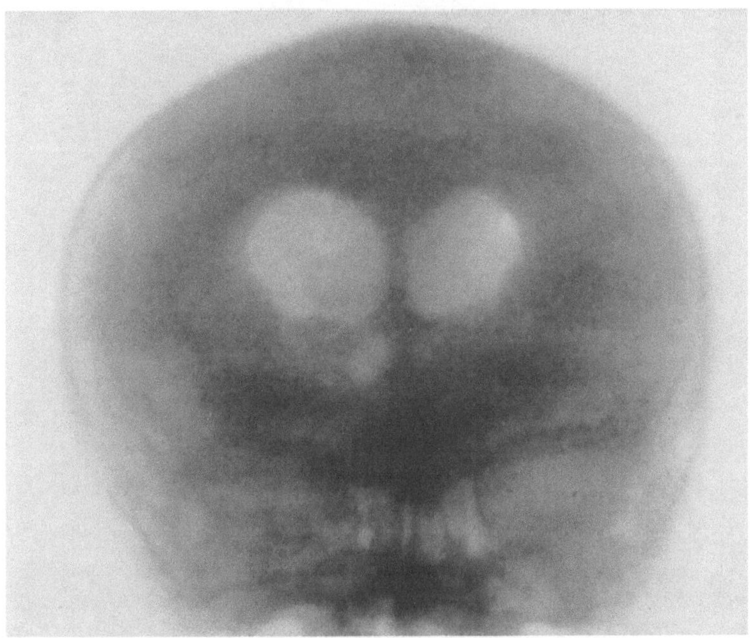

Abb. 1155. Hydrocephalus internus congenitus apertus.
Intralumbale Luftfüllung. Klinisch: Körperliche und geistige Degenerationszeichen.

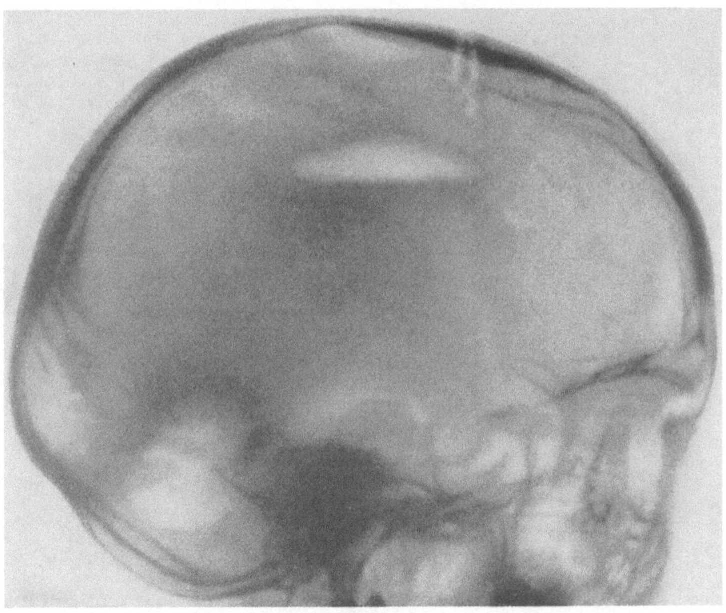

Abb. 1156. Encephalogramm bei Kleinhirncyste.

Ausbuchtung nach dem Schrumpfungsherd hin. Dies ist sowohl bei Narben nach *cerebraler Kinderlähmung* von Wartenberg und nach *apoplektischen Insulten* von Bingel beobachtet worden. Nicht selten und von großer praktischer Wichtigkeit sind gleichartige Veränderungen bei *traumatischer Epilepsie* (Foerster) (vgl. Abb. 1153 und 1154). Im allgemeinen stellt sich eine Gestaltsänderung der Seitenventrikel schneller und stärker auf Zug als auf Druck hin ein (Heidrich).

Auch auf seitlichen Aufnahmen können entsprechende Lage- und Gestaltsveränderungen der Seitenventrikel sichtbar sein. Namentlich werden bei raumbeschränkenden

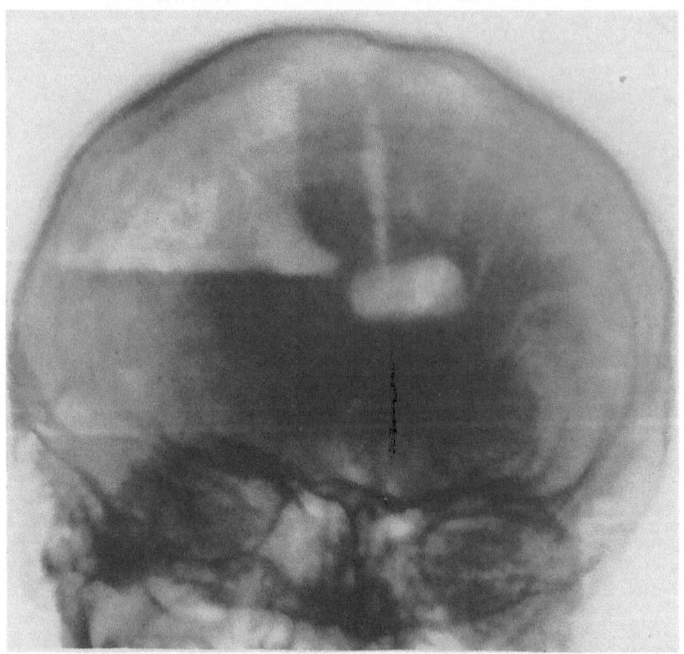

Abb. 1157. Angeborene cerebrale Entwicklungsstörung mit Erweiterung des rechten Seitenventrikels
hauptsächlich im Bereiche des rechten Hinterhorns.
Klinisch: Homonyme linke Hemianopsie.

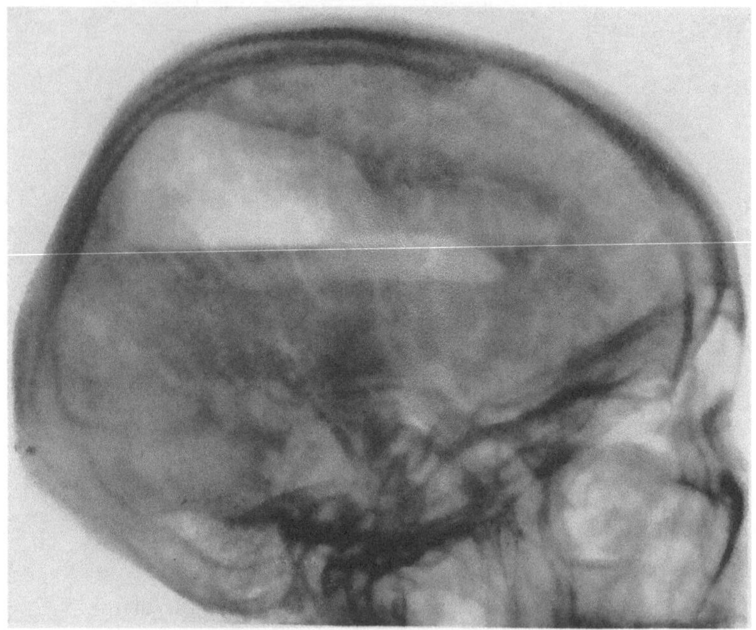

Abb. 1158. Seitenbild des gleichen Falles von Abb. 1157.
Hochgradige Erweiterung des rechten Seitenventrikels hauptsächlich im Bereiche des Hinterhorns.

Prozessen im Stirnhirn und andererseits im Hinterhauptslappen Einengungen und Verdrängungen des Vorder- bzw. Hinterhorns gefunden. Auch für die Seitendiagnose der beobachteten Veränderungen können aus seitlichen Aufnahmen gewisse Anhaltspunkte gewonnen werden, wenn markante Unterschiede zwischen den mit genau gleicher Technik angefertigten Aufnahmen bei rechts oder links aufliegender Kopfseite erkennbar sind; bei seitlicher Lagerung des Kopfes dringt die Luft in die höherliegende Seite ein und bewirkt eine deutlichere Darstellung dieses Seitenventrikels.

Innerhalb der luftgefüllten Seitenventrikel können dort befindliche Geschwulstknoten als markante Schatten sich abheben. So rufen *Plexuspapillome* und *Cysten am Foramen Monroi*, die außerdem zu einem Liquorabschluß und Hydrocephalus internus Anlaß geben, rundliche Schattenbildungen hervor, während *Gliome der Vierhügelgegend* und die oft kalkhaltigen *Pinealome* der Unterlage breitbasig aufsitzen. Von *Cholesteatomen (Epidermoiden)* und *Dermoiden* gebildete Schatten sind dadurch ausgezeichnet, daß beim Eindringen von Luft zwischen die Epidermisschollen fleckige Aufhellungen entstehen, so daß die Schatten ein gesprenkeltes Aussehen zeigen. Durch solche charakteristischen Merkmale ist oft auch eine Artdiagnose der genannten Geschwülste möglich (HÄUSSLER).

Cysticercen sind innerhalb der luftgefüllten, erweiterten Seitenventrikel als symmetrisch angeordnete rundliche kalkdichte Schatten mit unregelmäßig gezackten Konturen in einem Falle von HEYMANN dargestellt worden.

Bei Punktion von *Hirncysten*, die am häufigsten im Kleinhirn lokalisiert sind, und folgendem Einblasen von Luft entstehen scharf begrenzte, der Größe des Hohlraums entsprechende, meist rundlich gestaltete Aufhellungen, unter denen bei nicht vollständiger Entleerung der Cystenflüssigkeit ein horizontaler Flüssigkeitsspiegel sichtbar ist. Am häufigsten handelt es sich bei den Cystenbildungen um gutartige Astrocytome, seltener um Ependymome, Oligodendrogliome und Spongioblastome, gelegentlich aber auch um maligne Glioblastome. In diesen kann eingeblasene Luft in nekrotische Teile eindringen und dadurch eine unregelmäßig fleckige Zeichnung hervorrufen. Auch innerhalb von Blutungs- und Erweichungshöhlen kann Luft sich ansammeln.

Wenn bei *Meningeomen* in dem umgebenden Hirngewebe eine erweichende Randschicht sich bildet und Luft in dieselbe eindringt, können diese Geschwülste von einem hellen Luftring umgeben dargestellt werden (HÄUSSLER).

Außer durch Luftfüllung kann auch *durch Einbringung von Kontrastmitteln* eine *Darstellung der Konturen der Hirnoberfläche an den Hemisphären und am Hirnstamm*, sowie die *Abzeichnung der Wandungen der Hirnventrikel* erzielt werden.

Die zunächst versuchte Verwendung von *aufsteigendem Jodöl*, das durch Lumbalpunktion in den Wirbelkanal eingeführt wird und zum Hirn emporsteigt, kann im allgemeinen nicht empfohlen werden, da das liegenbleibende Jodöl Reizerscheinungen an den Meningen und den Plexus chorioidei hervorrufen kann und überdies meist nur eine unvollständige Belegung der Wandungen mit einzelnen Tröpfchen des Jodöls stattfindet. Zweckmäßiger erscheint die direkte Einführung von Kontrastmitteln ins Hirn, welche sich auf der Oberfläche zusammenhängend ausbreiten und später vermöge ihrer Schwere in den Rückenmarkkanal hinabsinken und sich schließlich an dessen unterem Ende ansammeln. ARNELL führte durch *Einfüllung einer wäßrigen Kontrastmittelaufschwemmung in den Subarachnoidealraum* mittels Suboccipitalstich eine Darstellung der Gehirnoberfläche und der Gehirnkammern an Leichen herbei. DYES beobachtete am lebenden Menschen nach *Einbringung von Jodipin in die Seitenventrikel* eine Senkung des Jodöls vor dem Leuchtschirm und auf angeschlossenen gezielten Aufnahmen bemerkenswerter Phasen des Kontrastmitteldurchlaufs und verschaffte sich hierdurch eine Übersicht über die Konturen der Innenhohlräume des Hirns, die auf Skizzen festgehalten wurden. Jedoch muß auf die Gefahren hingewiesen werden, die entstehen, wenn jodhaltige Kontrastmittel in den Hirnhöhlen infolge von Verwachsungen ihrer Verbindungen mit dem äußeren Liquorraum liegenbleiben.

Ferner ist von LÖHR und JACOBI sowie von RADOVICI und MELLER und ebenso von WUSTMANN durch *zisternale* bzw. *intralumbale Injektion einer Thorotrastlösung* eine *Darstellung der äußeren Umrisse von Hirn und Rückenmark* im Röntgenbilde erzielt worden, indem sich dieses Kontrastmittel in fein verteilter Form an der Oberfläche des

Zentralnervensystems niederschlägt und besonders in den Hirnfurchen sammelt. Nach weiterer Verteilung und Resorption dieses Mittels werden auch Umrißzeichnungen der Seitenventrikel und der verschiedenen Recessus der Subarachnoidealräume von Hirn

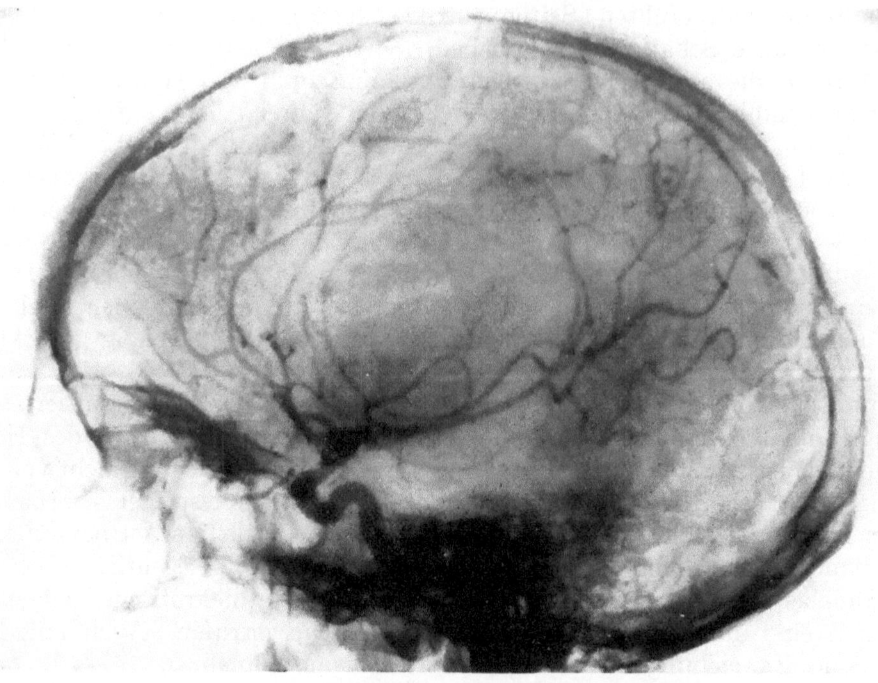

Abb. 1159. Arteriogramm eines extracerebralen, ausgesprochen verdrängend wachsenden Tumors (Konvexitätsmeningeom der Zentralregion).
Schalenartiger Gefäßverlauf. (Aus KAUTZKY: Ergebnisse der inneren Medizin und Kinderheilkunde, N. F., Bd. I. 1949.)

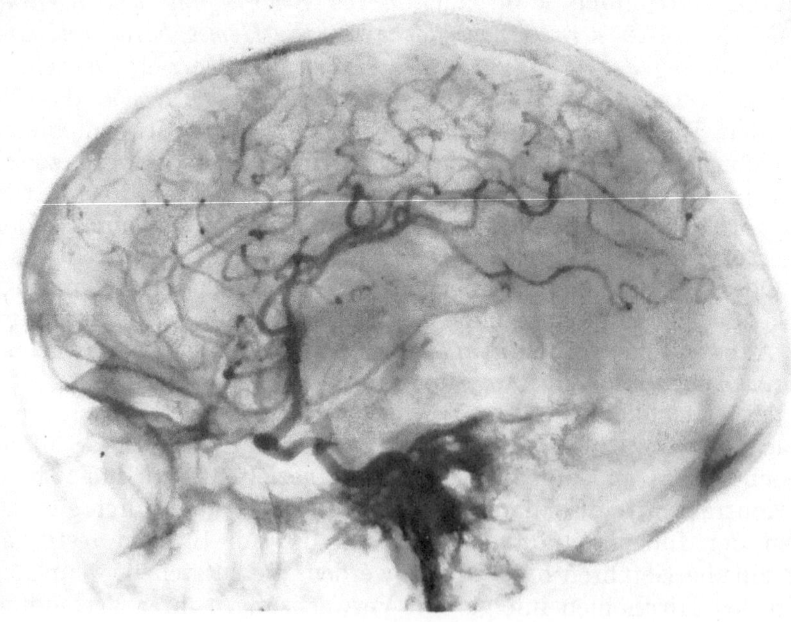

Abb. 1160. Arteriogramm eines gefäßarmen Schläfenlappen-Astrocytoms.
(Aus KAUTZKY: Ergebnisse der inneren Medizin und Kinderheilkunde, N. F., Bd. I. 1949.)

und Rückenmark sowie auch der perineuralen Lymphräume der austretenden Nerven erhalten. Ausgedehntere Erfahrungen über praktische Ergebnisse und etwaige Gefahren dieser Methoden sind bisher noch nicht veröffentlicht.

Angiographie (Arteriographie) am Gehirn.

Neben der Encephalographie kommt noch eine von MONIZ, PINTO und LIMA angegebene und von LÖHR und JACOBI in ausgedehnterem Maße erprobte Methode der

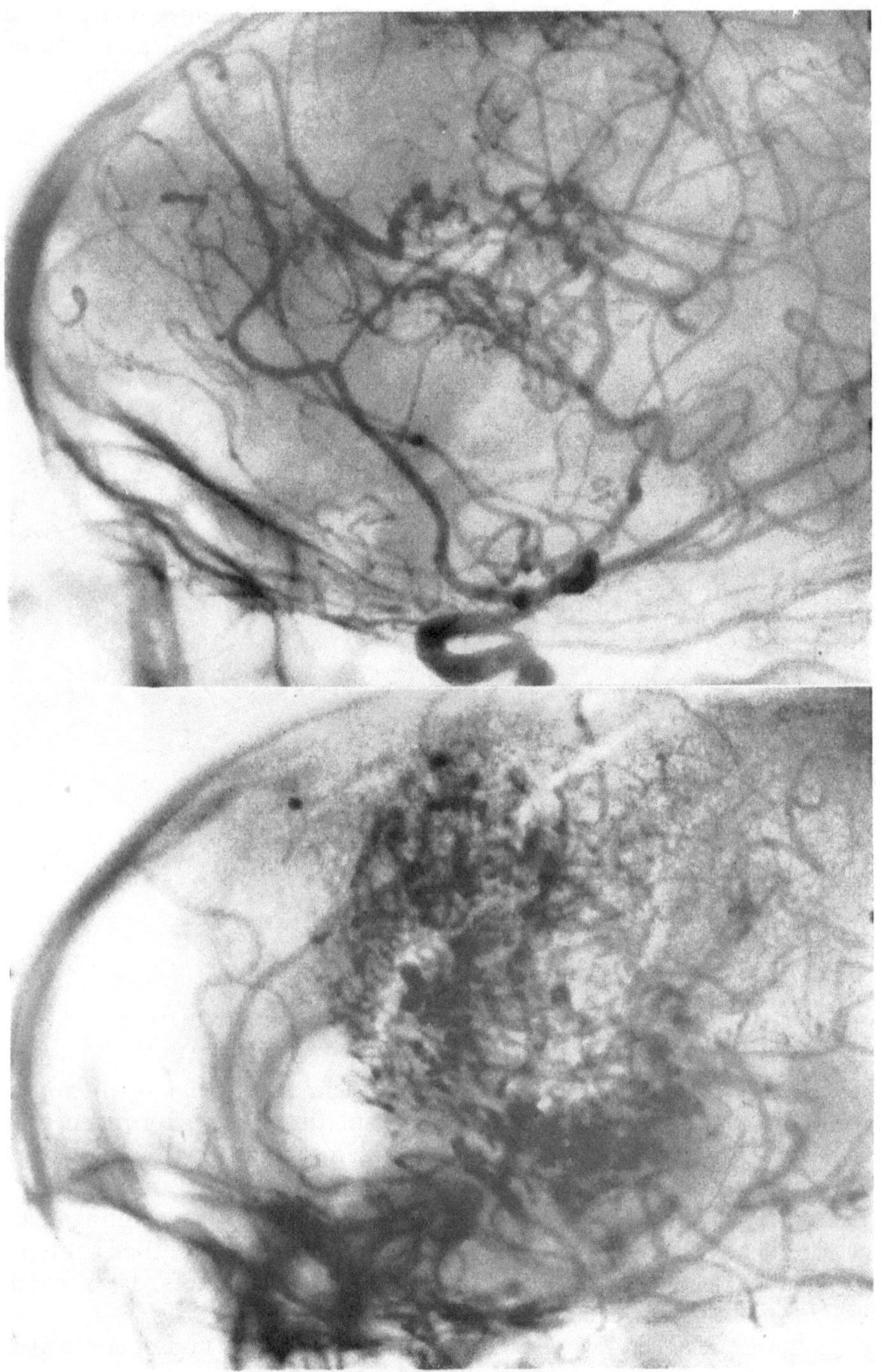

Abb. 1161 und 1162. Gefäßzeichnung in Glioblastomen.
(Aus KAUTZKY: Ergebnisse der inneren Medizin und Kinderheilkunde, N. F., Bd. I. 1949.)

Kontrastdarstellung der arteriellen Hirngefäße in Betracht, welche durch Injektion von
Thorotrast, Äthyl-trijodstearat (DEGKWITZ) oder Perabrodil in die Carotis communis
oder interna gefüllt werden. Die Gefäße der hinteren Schädelgrube können durch

Injektion in die Arteria vertebralis bzw. subclavia dargestellt werden. Nach Löhr beträgt die zulässige Höchstmenge von Thorotrastlösung 6 cm³. Moniz hat mittels größerer Mengen in späteren Phasen auch die Capillaren und venösen Gefäße dargestellt. Bezüglich der Technik muß auf Sonderdarstellungen (z. B. von Kautzky) verwiesen werden.

Durch diese Methode können Gefäßverdrängungen kenntlich gemacht werden, welche Rückschlüsse auf einen raumverdrängenden Prozeß, am häufigsten einen Hirntumor, gestatten, ferner von feinen Gefäßen durchzogene Hirngeschwülste in diffuser Weise

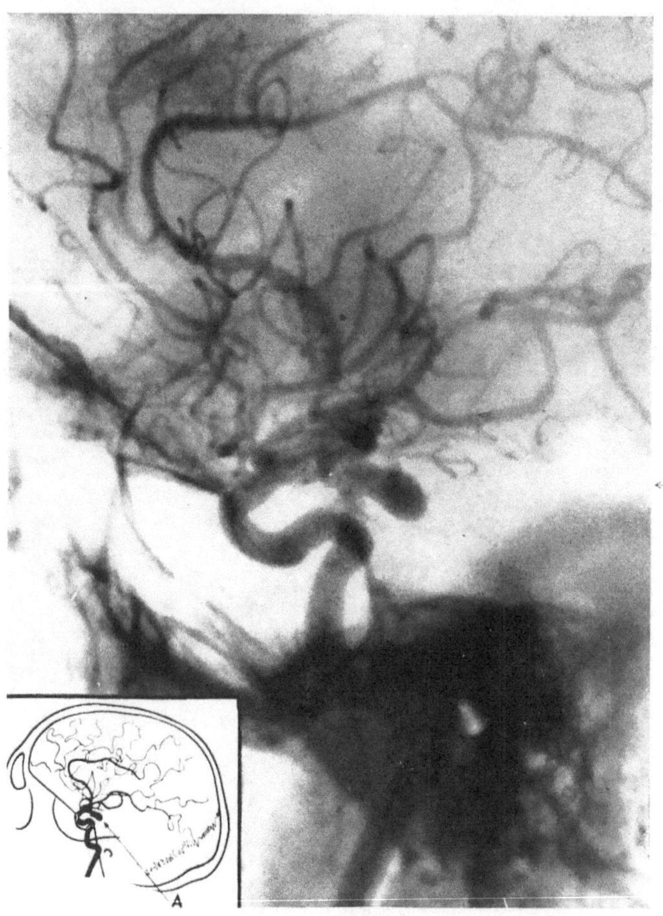

Abb. 1163. Kleines kongenitales Aneurysma des Circulus arteriosus Willisi.
(Aus Kautzky: Ergebnisse der inneren Medizin und Kinderheilkunde, N. F., Bd. I. 1949).

„angefärbt" werden. An besonders gefäßreichen Tumoren (Angiomen) können Gefäßknäuel dargestellt werden; ferner können aneurysmatische Erweiterungen und andererseits Verengerungen der Gefäße durch Arteriosklerose und Lues und endlich arteriovenöse Gefäßverbindungen abgebildet werden.

Bezüglich der *Ortsdiagnose* ist namentlich auf Verdrängungserscheinungen am Carotissiphon, der Arteria cerebria anterior und media (Arteria fossae Sylvii) zu achten. Es lassen sich etwa folgende Regeln aufstellen (Löhr), wobei jedoch stets die Verhältnisse des Einzelfalles besonders berücksichtigt werden müssen:

Stirnhirntumoren drücken auf den Carotissiphon von vorn und oben nach unten und verdrängen die Arteria cerebri anterior nach hinten und unten.

Tumoren der hinteren Stirn- und vorderen Scheitelgegend drängen die Stirnäste der Arteria cerebri anterior nach vorn und drücken die Arteria pericallosa hinter ihrem Knie nach unten. Auf dem Sagittalbilde erscheint die Arteria cerebri anterior bzw. pericallosa in ihrem mittleren oder hinteren Verlauf nach der gesunden Seite von der Mittellinie abgedrängt.

Parietaltumoren verhalten sich im Seitenbilde ähnlich wie die hinteren Stirntumoren, ·doch ist keine Verlagerung der Arteria cerebri anterior im Sagitalbilde vorhanden. Die Endausläufer der SYLVISchen Gefäßgruppe werden aus ihrer normalen Lage verdrängt.

Occipitaltumoren drücken die SYLVISchen Gefäße nach vorn und hinten oben und den letzten Abschnitt des Carotissiphons nach vorn. Auf der kranken Seite ist die Gefäß-achse der SYLVISchen Gefäßgruppe dem Verlauf der Arteria pericallosa genähert.

Schläfenlappentumoren drücken starr auf den letzten Abschnitt des Carotissiphons. Die SYLVISche Gefäßachse ist im seitlichen Bilde stark nach vorn gedrängt, im Sagittal-bilde medialwärts verschoben und im Sagittal- und Seitenbilde hochgehoben.

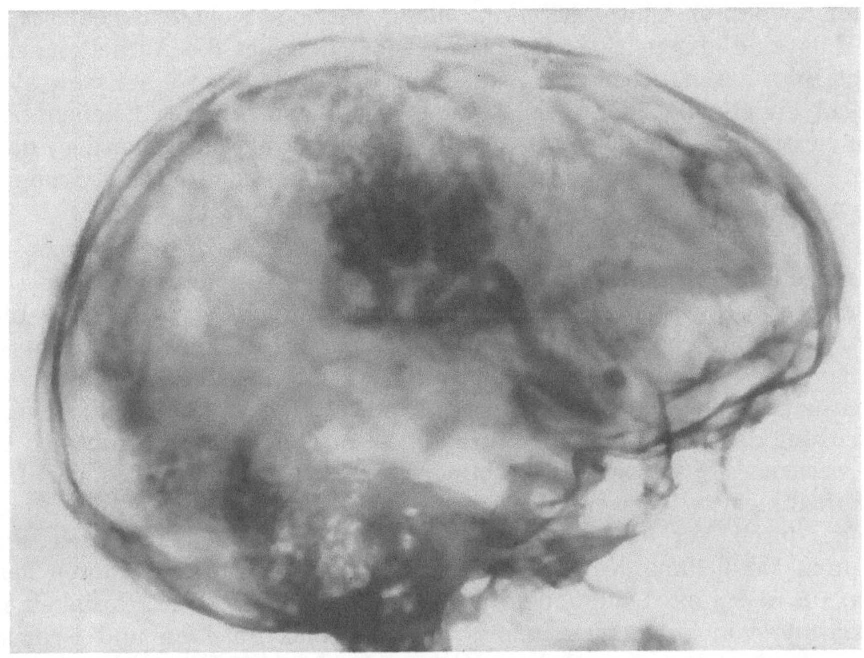

Abb. 1164. Großes arteriovenöses Aneurysma im Gebiet der A. cerebri media mit dicker frontalabführender Vene.
(Aus KAUTZKY: Ergebnisse der inneren Medizin und Kinderheilkunde, N. F., Bd. I. 1949.)

Hypophysentumoren rufen je nach ihrer Lage verschiedene Verdrängungserschei-nungen an der ihnen benachbarten Carotis interna hervor. Die intrasellaren Hypo-physenadenome bewirken eine beidseitige Streckung der letzten feinen Enden der Carotis interna und ihren Hub nach oben und hinten.

Bei subduralem Hämatom läßt die Arteriographie einen Abstand zwischen deu Endarterien des Hirns und der Innenfläche des Schädels erkennen (HEMMINGSON).

Hinsichtlich der *Artdiagnose* von Tumoren kann die Arteriographie gewisse Hinweise geben, indem sie Rückschlüsse auf ihren Gefäßgehalt gestattet. Dieser ist beim Menin-geom und manchen Gliomen so stark, daß dadurch eine „Anfärbung" der Geschwülste zustande kommt. Maligne Gliome sind durch einen Reichtum an Gefäßen von unregel-mäßigem Verlauf und verschiedenem Kaliber gekennzeichnet; daneben finden sich oft unregelmäßige Flecken von kleinem Ausmaß (miliare Aneurysmen, BAILEY), in der Umgebung umranden oft weit gefüllte Venen den Tumor (ZÜRCH, HEMMINGSON). Bei Angiomen und arteriovenösen Aneurysmen können die einzelnen Gefäßschlingen zum Ausdruck gelangen. Kleine Aneurysmen, die oft multipel auftreten, können als rundliche, den Gefäßstreifen anliegende Verschattungen kenntlich werden.

Durch Kombination von Luftfüllung der Hohlräume mit der Arteriendarstellung können besonders klare Einblicke in die topographischen Verhältnisse am Hirn gewonnen werden (LÖHR und JACOBI).

Myelographie.

In ähnlicher Weise wie am Hirn wurde am Rückenmark zunächst versucht, durch *intralumbale Lufteinblasung* nach vorhergehender Lumbalpunktion die Subarachnoidealräume und Veränderungen, insbesondere Verstopfungen derselben, kenntlich zu machen. Bei Fällen von Verklebung der Rückenmarkshäute und bei Kompression durch extra- oder intradurale raumbeschränkende Prozesse, die von der Wirbelsäule oder dem Rückenmark ausgehen, gelingt es auf diese Weise, das Hindernis auf Aufnahmen der Wirbelsäule als Gipfel eines innerhalb des Wirbelschattens sichtbaren Luftraumes darzustellen (JOSEFSON, JACOBÄUS). Doch ist die dadurch erzeugte Aufhellung wegen des geringen Durchmessers des so um das Rückenmark erzeugten Luftmantels oft wenig deutlich ausgeprägt, so daß es schwer hält, mit dieser Methode sichere Ergebnisse zu erlangen. Bei der Hals- und oberen Brustwirbelsäule stört überdies die Aufhellung der Luftröhre derart das Bild, daß daneben eine Aufhellung des Wirbelkanals bei sagittalem Strahlengange nicht zu erkennen ist. Als weiteres lokaldiagnostisches Zeichen bei der intralumbalen Luftfüllung ist von WIDEROE und BINGEL angegeben worden, daß ein in der Höhe eines bestimmten Segmentes auftretender Schmerz, der durch Reizung der hinteren Wurzel entsteht, den Sitz des krankhaften Prozesses anzeigt.

Auch bei fehlendem Verschluß, wenn der QUECKENSTAEDTsche Versuch Durchgängigkeit des medullären Liquorraumes durch Ansteigen des Liquordruckes bei Umschnürung der Halsgefäße anzeigt, kann eine Luftfüllung der unteren Abschnitte des Lumbalkanals bei TRENDELENBURGscher Lagerung mit Erhöhung des Beckens um 30—40 Grad erzielt werden; zu einer vollständigen Füllung sind 30—50 cm³ Luft oder Sauerstoff bei Erwachsenen notwendig (CHAMBERLAIN und JOUNG). Hierbei können Formveränderungen der Begrenzung des Luftraumes auf Aufnahmen im sagittalen und frontalen Durchmesser erkannt werden. So werden Einkerbungen des ventralen Randes der Luftsäule auf queren Aufnahmen, seltener ein- oder beiderseitige Einbuchtungen auf anteroposterioren Aufnahmen durch Vorbauchungen der Zwischenwirbelscheiben, ferner Formveränderungen durch Verdickung des Ligamentum flavum oder durch Tumoren hervorgerufen. CHAMBERLAIN und JOUNG empfehlen die Methode wegen ihrer Reizlosigkeit vornehmlich zur Aufklärung von Schmerzen in den unteren Rückenpartien und ischiasartigen Beschwerden. Doch stehen die auf diese Weise besonders bei Verwendung geringerer Luftmengen erhaltenen Bilder denen, die durch Verwendung von Kontrastmitteln erzeugt werden, an Deutlichkeit nach.

Leichter ist ein Überblick über die Beschaffenheit der das Rückenmark umgebenden Subarachnoidealräume durch Einführung schattengebender Substanzen zu gewinnen. Hierauf beruht die Methode der *Myelographie*. Von SICARD und FORESTIER ist hierzu ein 40% jodhaltiges Öl, das *Lipjodol*, empfohlen worden; in Deutschland wird es gewöhnlich durch das ebenso hoch prozentige *Jodipin* (Merck) ersetzt. In Amerika verwendet man jetzt meist das *Pantopaque*, welches den Vorzug einer geringeren Reizwirkung auf die Meningen und der Resorptionsfähigkeit hat. Diese Kontrastmittel erzeugen intensive Schatten und vermitteln dadurch, daß sie vermöge ihrer Schwere abwärts sinken, bei hoher Einführung und fortlaufender Röntgenuntersuchung eine Antwort auf die Frage der Durchlässigkeit und einen Einblick in die Gestalt des Subarachnoidealraumes.

Untersuchungsmethode und Technik. Als *Vorbereitung* ist Darmentleerung des Patienten erforderlich, um kein durch Darmgase gestörtes Bild des abdominalen Teiles des Wirbelkanals zu erhalten; selbstverständlich darf keine Kontrastmahlzeit der Untersuchung vorangegangen sein. Bei Verdacht auf ein Hindernis in einer bestimmten Höhe des Rückenmarks ist vor der Kontrastfüllung stets eine Röntgenaufnahme des betreffenden Abschnittes der Wirbelsäule zu machen. Diese gibt mitunter schon allein wichtige Aufschlüsse, und ihre Kenntnis ist unentbehrlich, sobald die Möglichkeit eines von den Knochen ausgehenden Prozesses in Frage kommt.

In der gleichen Weise, wie es bei der Encephalographie durch Suboccipitalstich geschildert wurde, wird die *Cisterna magna cerebelli* am sitzenden oder liegenden Patienten punktiert; dann wird Liquor (etwa 2 cm³) angesaugt und die gleiche Menge Jodöl eingespritzt. Sodann wird der Patient vor dem Röntgenschirm aufgesetzt und das sofort einsetzende Hinabsinken des Jodöls innerhalb des Wirbelkanals bei Durchleuchtungen und auf angeschlossenen Aufnahmen beobachtet. Sehr geeignet ist auch die Beobachtung

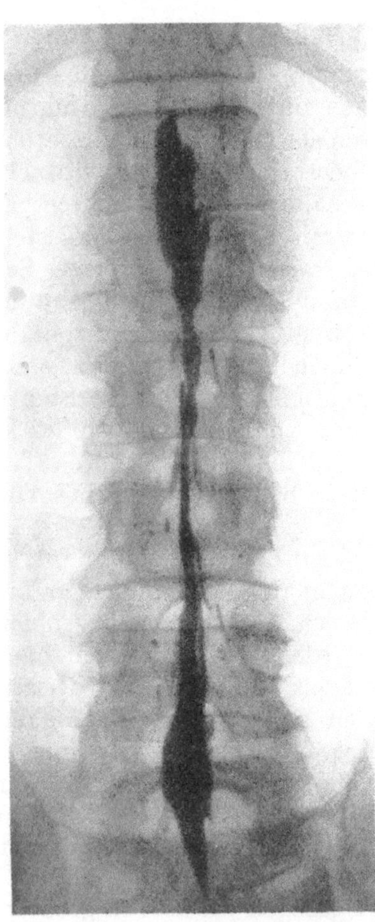

Abb. 1165. Normales Bild einer Myelographie ³/₄ Stunde nach suboccipitaler Jodipinfüllung. Jodölschatten im Lendenteil der Wirbelsäule bis zum tiefsten Punkt des Duralsackes hinabreichend.

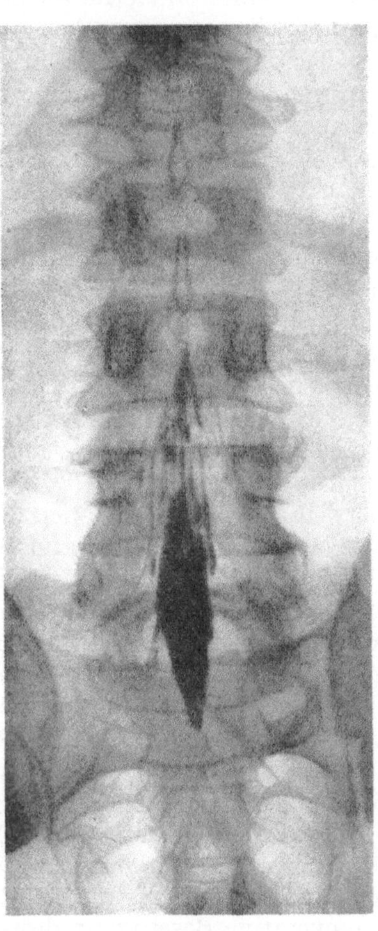

Abb. 1166. Derselbe Fall von Abb. 1165. Am nächsten Tage ist das Jodöl bis zum untersten Teil des Dural-sackes hinabgesunken. Nach 4 Tagen nur wenig verändertes Bild.

am Kipptisch bei einem Gefälle von annähernd 60—70°, das je nach Bedarf verändert werden kann, und Untersuchung in Bauch- und Rücken-, erforderlichenfalls auch in Seitenlage. Bisweilen bleibt das Jodöl in einigen Tropfen und auch in etwas größeren Mengen an einzelnen Stellen, am häufigsten in Höhe des 4. Dorsalsegmentes, haften, kann aber durch leichtes Beklopfen des Rückens des Patienten meist schnell weiterbefördert werden. Es sammelt sich sehr bald mehr oder weniger vollständig im unteren Ende des Duralsackes an. Es bildet hier zumeist einen mit der Spitze nach unten gerichteten keilförmigen Schatten. In manchen Fällen kommt durch Anlagerung der Kontrastschatten um die Caudafasern herum ein getreues Abbild des Pferdeschweifes zustande. Nach einigen Tagen dringen häufig Jodöltröpfchen durch den Duralsack hindurch und folgen den austretenden Nervenwurzeln, so daß das Bild von seitlich und abwärts auseinanderstrahlenden Schattenstreifen, die zum Teil mit Körnchen besetzt sind, entsteht. Einzelne in höheren Segmenten namentlich an den seitlichen Wurzeltaschen liegenbleibende Tröpfchen haben keine pathologische Bedeutung. In sehr seltenen Fällen tritt auch schon frühzeitig und in höheren Segmenten Jodöl durch den Duralsack hindurch und bleibt in den Scheiden der austretenden Nerven liegen (GUIZETTI).

Geht das Hinuntergleiten des Jodöls nicht so glatt vonstatten, so werden in gewissen Zeiträumen Aufnahmen von den Stellen, an denen das Öl haften bleibt, angefertigt und dies so lange fortgesetzt, bis ein Dauerzustand erreicht ist, in dem entweder das Kontrastmittel oberhalb eines Hindernisses liegenbleibt oder sich im untersten Ende des Duralsackes ansammelt.

Einen sehr genauen Einblick in die Art und Schnelligkeit der Passage des Jodöls, der schon in *einer* Untersuchung gewonnen werden kann, gewährt eine von FORESTIER vorgeschlagene Methode, bei welcher der Patient nach intralumbaler Einführung des Jodöls auf einen um eine horizontale Achse drehbaren Tisch mit Untertischröhre angeschnallt und bei verschiedener Neigung der Tischebene durchleuchtet wird. Hierbei können alle Übergänge von der horizontalen Lage bis nahezu zur senkrechten Stellung mit erhobenem Kopf wie beim Stehen oder umgekehrt mit Kopftieflage hergestellt und dabei das Fließen des Jodöls auf- und abwärts verfolgt werden; nur muß bei Senkung des Oberkörpers vermieden werden, daß das Jodöl in die Subarachnoidealräume des Gehirns eindringt. Bei flachen Schrägstellungen, die wenig von der Horizontalen abweichen, kommen dünne Schichten zustande, welche einen besseren Überblick über die Oberfläche des Rückenmarks gewähren als pralle Füllungsbilder, wie sie im Stehen oder Sitzen erzielt werden (PEIPER). Innerhalb eines solchen zarten Füllungsbildes können Aufhellungen, welche durch den Rückenmarksstrang und insbesonders durch Tumoren und anderweitige Vorsprünge, auch durch gestaute Gefäße bedingt sind, sichtbar werden (SCHUSTER und MARKOWITS, PEIPER).

Das myelographische Verfahren ist mit keinen wesentlichen Gefahren verknüpft. Gelegentlich treten Temperatursteigerungen und manchmal auch Schmerzen in Höhe des Krankheitsherdes auf, welche durch das oberhalb des Hindernisses liegenbleibende Jodöl an den betreffenden hinteren Wurzeln ausgelöst werden; sie sind von einer gewissen lokaldiagnostischen Bedeutung. Manchmal kommt es auch zu meningealen Reizerscheinungen. Zur Vermeidung solcher Störungen empfehlen EDLING und INGVAR die Verwendung sehr kleiner Mengen, etwa von 0,25 g Jodöl, welches nach ihren Angaben zur Kennzeichnung pathologischer Veränderungen, insbesondere von Tumoren und andersartigen Verschlüssen genügen soll. In keinem Verhältnis zu diesen Nebenwirkungen steht der außerordentlich hohe Nutzen, der in neurologisch unklaren Fällen für die Erkennung eines Hindernisses am Rückenmark durch die Myelographie erzielt wird, wenn eine operative Beseitigung desselben in Betracht gezogen wird. Von größter differentialdiagnostischer Bedeutung ist es bei der neurologisch schwierigen Unterscheidung von Cauda- und Conuserkrankungen. Auch bei einer einigermaßen sicherstehenden neurologischen topischen Diagnose ist das Verfahren zur Ergänzung und Erhärtung derselben von großem Wert. Seine Anwendung soll bei Verdacht auf Rückenmarkstumoren nicht unterlassen werden.

Wie durch Anhalten des abwärts sinkenden Jodöls bei aufrechter Haltung des Patienten die *obere Grenze eines Hindernisses* angezeigt wird, so unterrichtet die Zufuhr von unten her durch die Lumbalpunktion und die Beobachtung bei Kopftieflage und erhöhtem Becken über die *untere Begrenzung* eines Hemmnisses. Andererseits kann auch ein spezifisch leichtes Jodöl (Lipiodol montant) durch die Lumbalpunktion eingeführt werden und sein *Aufsteigen* im Wirbelkanal verfolgt werden. Die damit erzielten Ergebnisse sind wertvoll, aber nicht ganz so befriedigend wie beim sinkenden Jodöl, da das in Anbetracht seines geringen spezifischen Gewichtes nur wenig jodhaltige aufsteigende Öl schwächere Schatten gibt; außerdem ruft es dann, wenn es nicht im Rückenmark aufgehalten wird, sondern ins Gehirn gelangt, hier schon in einem Teil der normalen Fälle, ganz besonders aber unter pathologischen Verhältnissen, namentlich bei Hirntumoren, cerebrale Reizerscheinungen wie Kopfschmerzen, Erbrechen, manchmal auch

Nackensteifigkeit hervor. Seine Anwendung bedarf daher einer besonders sorgfältig gestellten Anzeige; diese ist namentlich durch Verdacht auf ein Hindernis im Rückenmark gegeben, das in anderer Weise, auch durch das absteigende Jodöl, nicht völlig geklärt werden kann.

Pathologische Verhältnisse.

Das wichtigste Ergebnis der Myelographie ist die *Beobachtung einer lokalen Hemmung der Wanderung des Jodöls.* Diese kann vollständig oder unvollständig sein und sich

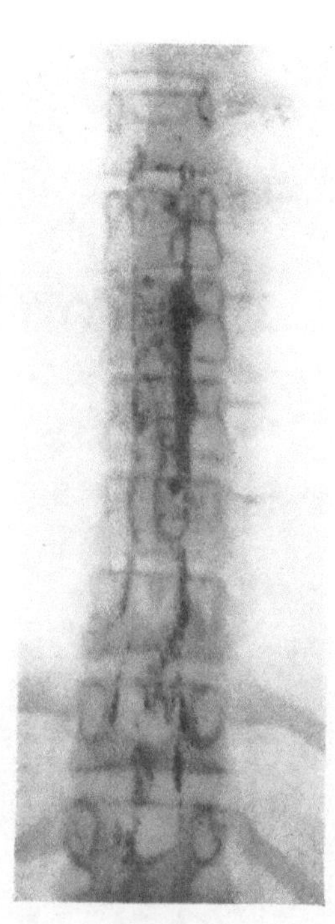 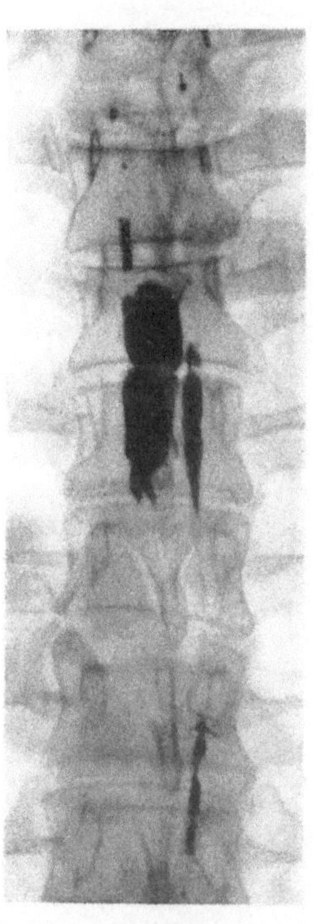

Abb. 1167.   Abb. 1168.

Abb. 1167. Tropfenweises Haften des Jodöls in meningitischen Adhäsionsmaschen.
Klinisch: 2 Jahre nach epidemischer Meningitis allmählich zunehmende Paraparese der Beine. Operation: Zahlreiche Adhäsionen im Brustmark. Nach deren Lösung fast völliger Rückgang der Paraparese.

Abb. 1168. Myelogramm bei epiduralen Granulationen (Operation).

je nach der Art, der Form und dem Grade des Hindernisses in verschiedener Weise gestalten.

Meningitische Adhäsionen bewirken das Liegenbleiben des Jodöls in Gestalt von Tropfen und Tropfenzügen, so daß Flecken und Streifen entstehen, die innerhalb lockerer Maschen noch langsam weiter rücken, bei festen Verwachsungen aber dauernd liegenbleiben. Zusammenhängende Niederschläge haben eine konvexe oder spitz zulaufende Begrenzung im Gegensatz zu dem konkav gestalteten Abbruch des Kontrastschattens oberhalb von intraduralen Tumoren. Gerade die Lokaldiagnose von meningitischen Verwachsungen, die neurologisch oft weit schwieriger ist als die von Tumoren, kann durch die Myelographie eine sehr wertvolle Förderung erfahren. So wurde hierdurch in einem selbst beobachteten Falle einer Paraplegie, die nach einer *Meningitis epidemica* durch meningeale Verwachsungen entstanden war, der genaue Sitz der dadurch erzeugten Rückenmarkskompression ermittelt und hierdurch der richtige Weg für die Operation gefunden, welche die völlige Wiederherstellung zur Folge hatte (vgl. Abb. 1167).

Zum Teil erfolgt ein solches Liegenbleiben von Tröpfchen innerhalb der Maschen von zarten Adhäsionen auch in der Umgebung von *Tumoren*, und zwar zunächst oberhalb derselben. Ein Abbrechen der Untersuchung in diesem Zustande würde nur den Sitz der Adhäsionen anzeigen, aber nicht den des darunterliegenden Tumors verraten. Die Beobachtung muß also weiter fortgesetzt werden. Sie ergibt, daß ein großer Teil des Jodöls bald schneller, bald langsamer tiefer rückt und sich nunmehr erst zu einer zusammenhängenden Masse mit einem nach unten scharf begrenzten Rande anstaut.

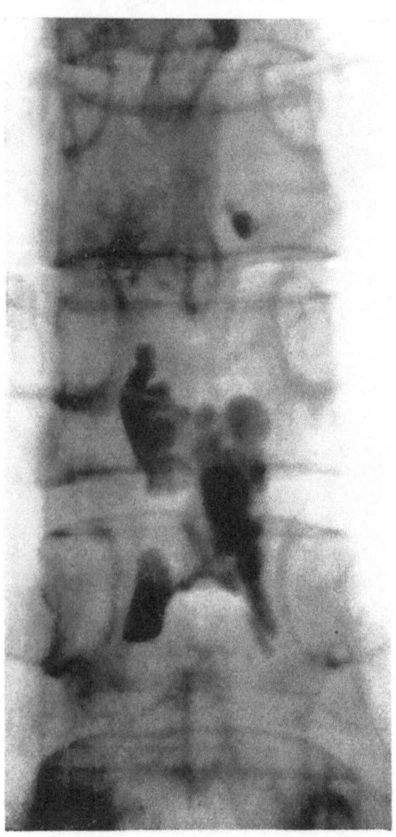

Abb. 1169. Extramedullärer Conus- und Caudatumor (Hämangioendotheliom).

Stopp am 12. Brustwirbel. Operation: Caudatumor, der zwei Querfinger über das Rückenmarksende hinaufreicht. Liquor zwischen 2. und 3. Lendenwirbel fehlend, zwischen 3. und 4. Lendenwirbel spontan gerinnend, suboccipital klar 15/3 Zellen.

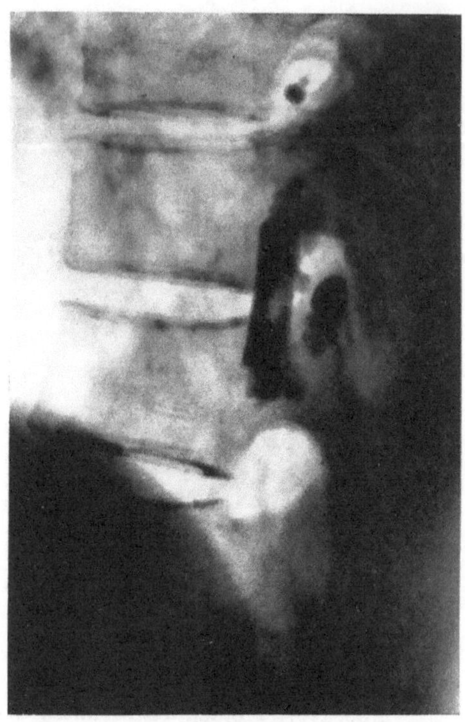

Abb. 1170. Extramedullärer Conus- und Caudatumor.

Derselbe Fall von Abb. 1169, Myelogramm. Totaler Stopp in Höhe des 12. Brustwirbels (obere Begrenzung des ausgedehnten Tumors).

Freilich kommt eine derartige Hemmung oberhalb des eigentlichen Hindernisses durch Adhäsionen nicht in allen Fällen zustande; sie wurde aber absichtlich hervorgehoben, um die Möglichkeit einer Fehldiagnose eines zu hohen Sitzes, die bei zu frühem Abschluß der Untersuchung leicht entstehen kann, zu beleuchten. In anderen Fällen gleitet das Jodöl sofort ungehindert bis zum Tumor selbst hinab und sammelt sich oberhalb desselben an.

Der untere Rand des sitzenbleibenden Kontrastschattens oberhalb von *Tumoren* ist entsprechend deren gewöhnlicher rundlicher Oberfläche oft konkav gestaltet, so daß der *Kontrastschatten dem Tumor wie ein Helm aufsitzt* (vgl. Abb. 1171). Je nach dem Grade des Hindernisses bleibt das Jodöl nunmehr völlig oberhalb desselben liegen oder es tritt seitlich, und zwar meist zu beiden Seiten vom Tumor hinab, auf dem es gewissermaßen reitet, und kann dann auch hierliegen bleiben oder schließlich sich an der Unterfläche desselben wieder teilweise vereinigen und bis zum unteren Ende des Duralsackes hinabsinken. Bisweilen ist eine Umrandung des Tumors an der Oberfläche und zu beiden Seiten und zum Teil auch von unten schon allein durch den Verlauf des absteigenden Jodöls zu erkennen (vgl. Abb. 1176). In anderen Fällen bedarf die Kenntlichmachung der unteren Begrenzung der intralumbalen Zufuhr von absteigendem Jodöl bei Tieflage des Oberkörpers oder von aufsteigendem Jodöl bei aufrechter Stellung.

Tumoren und Cysten, welche *in* mehr *diffuser Ausdehnung* dem Rückenmark aufsitzen oder bei intramedullärer Lage eine gleichmäßige Anschwellung des Rückenmarks hervorrufen, erzeugen mitunter eine längere ovaläre Aussparung des Füllungsbildes. Den lateral den Tumor begrenzenden randständigen Schattenstreifen sitzen manchmal an den Wurzeltaschen mit der Spitze nach außen gerichtete dreieckige kleine Schatten und Schattenstreifen auf, welche entlang den austretenden Nervenwurzeln leicht schräg verlaufen. Dies ist besonders dann der Fall, wenn das Jodöl durch eine ziemlich weitgehende Versperrung der medialen Abschnitte in die seitlichen Randbuchten hineingedrängt wird (vgl. Abb. 1179). Außer durch intramedulläre Tumoren, bei welchen diese Erscheinung in besonders ausgeprägtem Maße beobachtet wird, kann eine solche Füllung der Wurzeltaschen in selteneren Fällen auch bei extramedullären Tumoren zustande kommen und durch eine kurz vor der Myelographie vorgenommene Lumbalpunktion begünstigt werden, wenn die Dura erschlafft und damit der Subarachnoidealraum verengt ist. Die Veränderungen, welche extramedulläre Tumoren und Cysten an den Wirbelknochen, vornehmlich an den Wirbelbögen verursachen und auch differentialdiagnostisch gegenüber intramedullären Tumoren zu verwerten sind, sind S. 828 besprochen.

Eine *Unterscheidung zwischen intra- und extramedullären Geschwülsten* ist nicht immer möglich. Für *intramedulläre* Tumoren spricht ein Füllungsbild von zwei seitlichen Randstreifen, welche nach unten zu auseinanderweichen und dadurch eine Verbreiterung des Rückenmarks anzeigen, wobei oft gleichzeitig eine Ausfüllung der dreieckig zeltförmigen Wurzeltaschen sichtbar ist, ferner eine geschlängelte Schattenaussparung, die von gestauten Gefäßen herrührt, welche sich bei intramedullären Tumoren häufg finden. Alle diese Zeichen sind aber für einen intramedullären Sitz von Tumoren nicht völlig beweisend; z. B. kommt eine Füllung der Wurzeltaschen auch bei extramedullären Tumoren und eine geschlängelte Schattenaussparung auch bei extramedullärem Rankenneuromen vor (PEIPER). Auch ist zu berücksichtigen, daß Raumbeschränkungen nicht nur durch einen Tumor, sondern auch durch das von diesem verdrängte Rückenmark bewirkt werden können.

Da das Jodöl das Rückenmark allseitig mantelförmig umgibt, so kann versucht werden, durch Quer- und Schrägaufnahmen eine genauere Vorstellung über die *Gestalt des Mantels an der Vorder- und Hinterfläche* zu gewinnen, welche die gewöhnliche Aufnahme im sagittalen Strahlengang nicht vermittelt. Da die meisten Tumoren dorsal gelegen sind, wird das Rückenmark ventralwärts verschoben und verhindert hier das Eindr ngen des Kontrastmittels, welches daher dorsalwärts weiter hinabreicht.

Zu erwähnen ist, daß die Beobachtung einer freien Passage des Jodöls nicht das Vorhandensein von kleinen extramedullären und besonders nicht von intramedullären Tumoren auszuschließen gestattet.

Am Rückenmarkskanal können auch *extradural gelegene Hindernisse,* die am häufigsten von den Wirbelkörpern ausgehen, durch die Myelographie kenntlich gemacht werden. Im Myelogramm sind folgende Unterschiede zwischen intra- und extraduralen Hindernissen zu beachten. Bei intraduralem Tumor umfängt der Kontrastschatten in typischen Fällen zangenförmig mit konkaver Begrenzung den Tumorpol. Dagegen drängt ein extraduraler Tumor den Kontraststreifen zur Seite, der sich deshalb nach unten hin zuspitzt. Während das Kontrastbild über einem intraduralen Tumor bei aufeinander senkrechten Strahlenrichtungen eine gleichförmige Kuppel darstellt, zeigt es sich bei extraduralem Hindernis, da das Kontrastmittel im wesentlichen nur in *einer* Ebene ausgedehnt ist, bald von der Breit-, bald von der Schmalseite und erscheint deshalb in

Meißelform (REISER). Freilich sind diese Unterschiede wegen der verschiedenartigen Gestalt der in Betracht kommenden Hindernisse nicht immer so regelmäßig ausgeprägt. Meist ist es bereits durch die Röntgenaufnahme der Wirbelsäule möglich, die Ursache in Gestalt von Deformierungen der Wirbelkörper durch Carcinome, tuberkulöse Gewebseinschmelzungen oder Frakturen darzustellen.

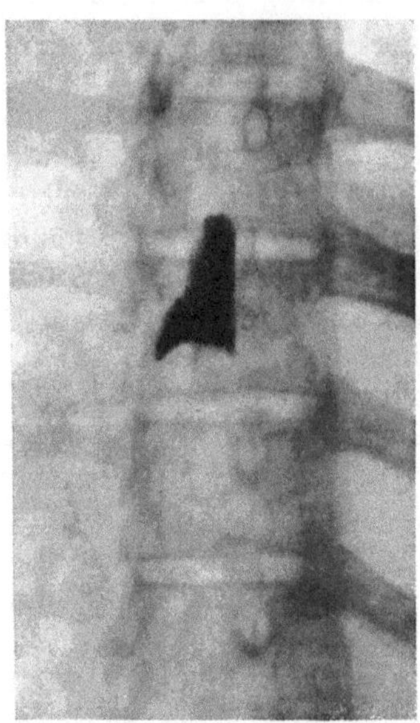

Abb. 1171. Myelogramm bei Duraendotheliom (Operation).

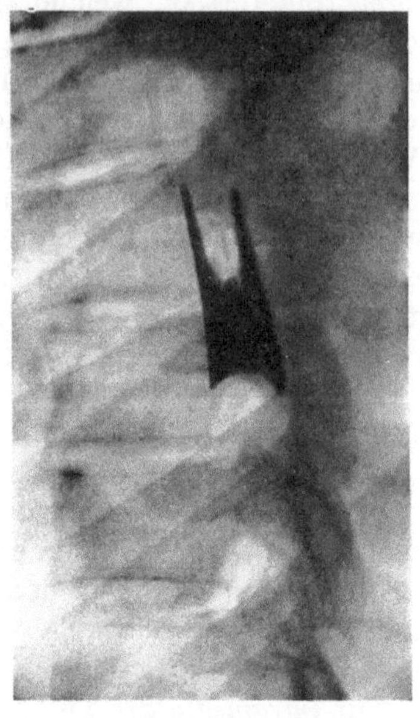

Abb. 1172. Myelogramm bei Duraendotheliom (Operation).
Queraufnahme. Derselbe Fall von Abb. 1171.

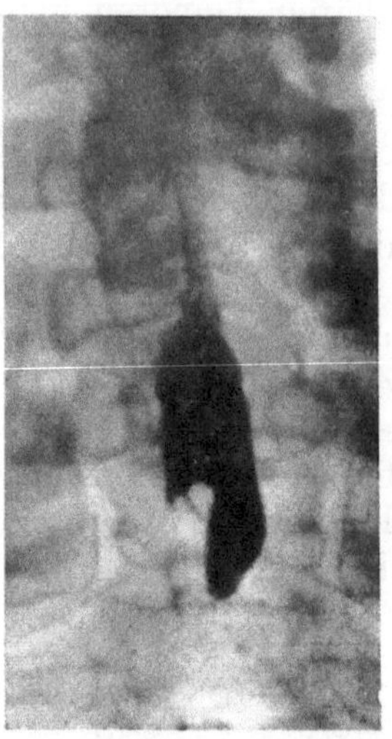

Abb. 1173. Myelogramm bei extraduralem Tumor (Hypernephrommetastase der Wirbel) (Autopsie).

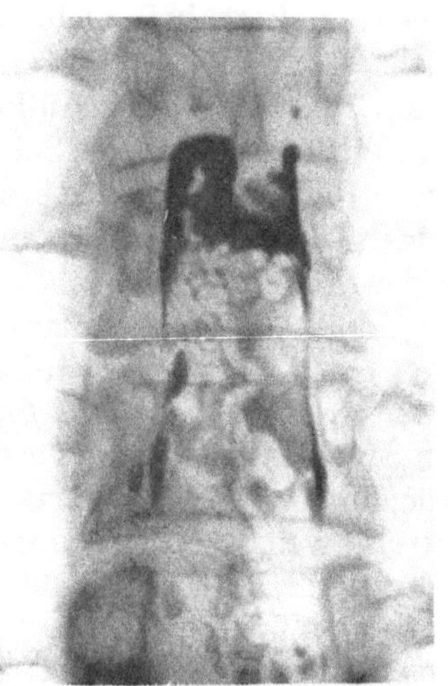

Abb. 1174. Extramedullärer Tumor (Operation).
Darstellung erweiterter Meningealgefäße im Myelogramm.

Verhältnismäßig oft kommen *Vortreibungen der Zwischenwirbelscheiben*, Discusprolapse (protrusion, herniation of intervertebral discs) an den Stellen der größten Krümmungen der Wirbelsäule, weitaus am häufigsten zwischen 4. und 5. Lendenwirbel und zwischen 5. Lendenwirbel und Kreuzbein, dann zwischen 3. und 4. Lendenwirbel, weit seltener zwischen 5.—7. Hals- und zwischen 5. und 6. oder 10. bis 11. Brustwirbel, und zwar weit häufiger beim männlichen als beim weiblichen Geschlecht vor, da das erstere mehr traumatischen Einwirkungen ausgesetzt ist (WALSH). Sie können

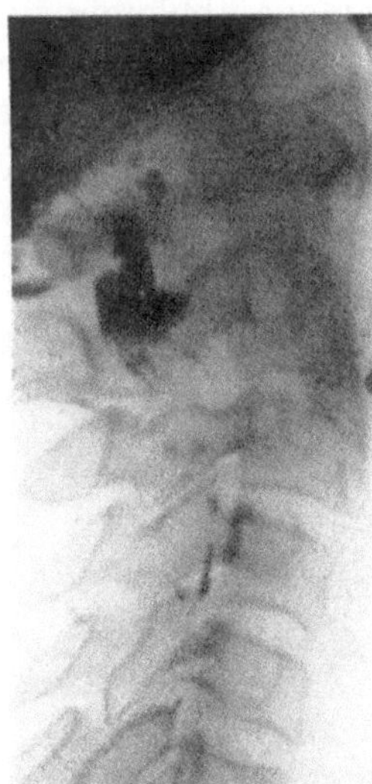

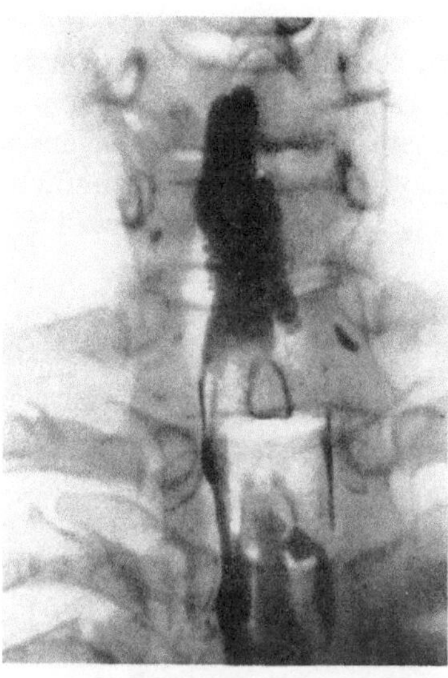

Abb. 1175. Abschluß des Wirbelkanals in Höhe des 2. Halswirbels durch ein Fibrom (Operation).
Jodipinschatten füllt nur den obersten Teil des Rückenmarkkanals bis zum 2. Halswirbel. Außerdem Jodölschatten in den Weichteilen in der Umgebung des Einstichkanals.

Abb. 1176. Schattenaussparung bei Myelographie in Höhe der obersten Brustwirbel, wahrscheinlich intramedullärer Tumor.
Klinisch: Querschnittsunterbrechung entsprechend dem 2.—3. Thorakalsegment. Operation: Im Bereich der obersten Thorakalsegmente Rückenmark leicht verbreitert und etwas derb, an der Oberfläche zarte Adhäsionen; wahrscheinlich intramedullärer Tumor.

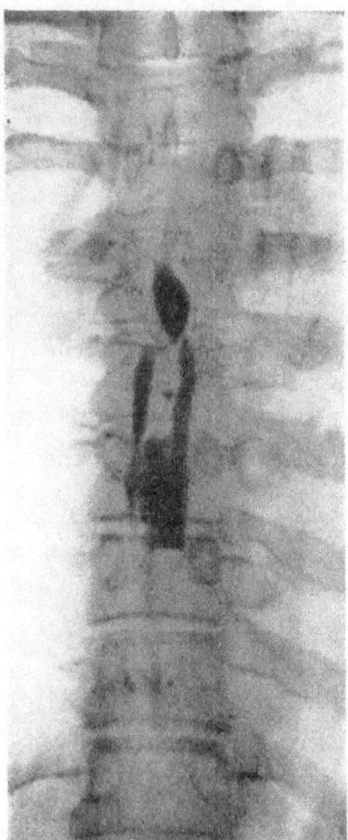

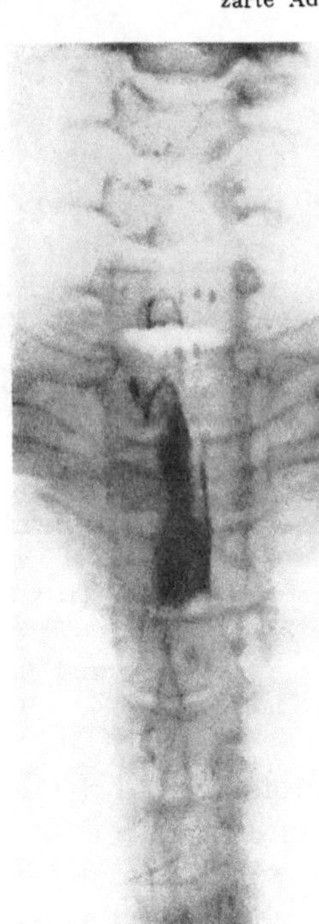

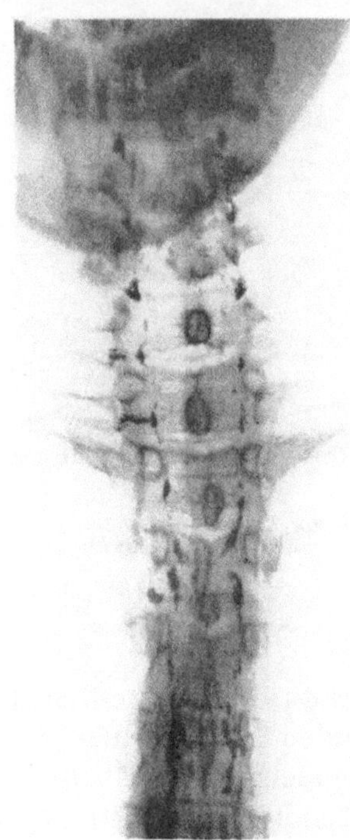

Abb. 1177.   Abb. 1178.   Abb. 1179.

Abb. 1177. Extramedullärer Tumor des mittleren Brustmarks (Operation).
Arretierung des Jodöls und bleibende Anhäufung mit unterer scharfer horizontaler Begrenzung in Höhe der mittleren Brustwirbel. Klinisch: Querschnittsunterbrechung im Bereiche des mittleren Dorsalmarks. Operation: Extramedullärer Tumor (Endotheliom) am 6. Dorsalsegment-

Abb. 1178. Intramedullärer Tumor des oberen Dorsalmarks (Operation).
Das Jodöl bleibt in dieser Höhe tagelang an gleicher Stelle haften.

Abb. 1179. Regelmäßige und dauernde Füllung aller Wurzeltaschen und zum Teil auch der radikulären Lymphscheiden bei völliger Aussparung des zentralen Teiles im Bereiche des Hals- und oberen Brustmarks infolge eines langausgedehnten intramedullären Hals- und Brustmarktumors (Operation).
Mikroskopische Diagnose eines kleinen excidierten Stückes: Gliom.

heftige Schmerzen verursachen, die vom Sitz der Veränderungen abhängig sind,manch-
mal bei Husten, Niesen sowie beim Beugen des Kopfes verstärkt werden; am häufigsten
sind Schmerzen der unteren Rückengegend und ischiasartige Beschwerden. Diese kommen
dadurch zustande, daß die Nervenwurzeln teils noch innerhalb des Wirbelkanals, teils
durch Vortreibungen der Zwischenwirbelscheiben in die Intervertebrallöcher (LINDBLOM)
gedrückt oder gespannt werden. Oft finden sich anästhetische Zonen entsprechend den

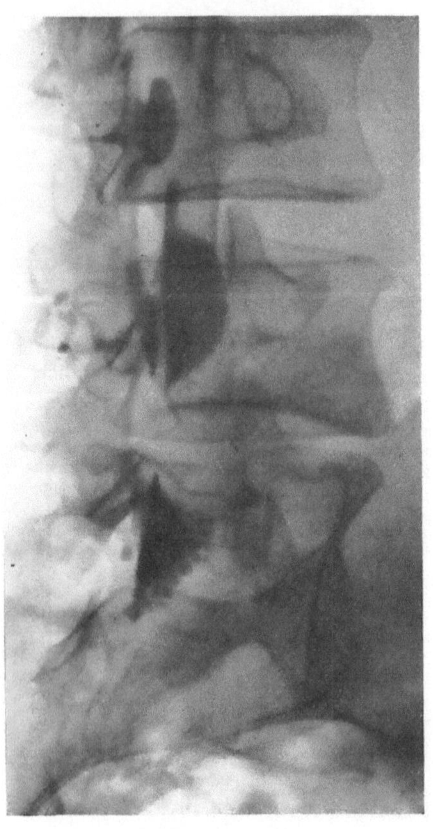

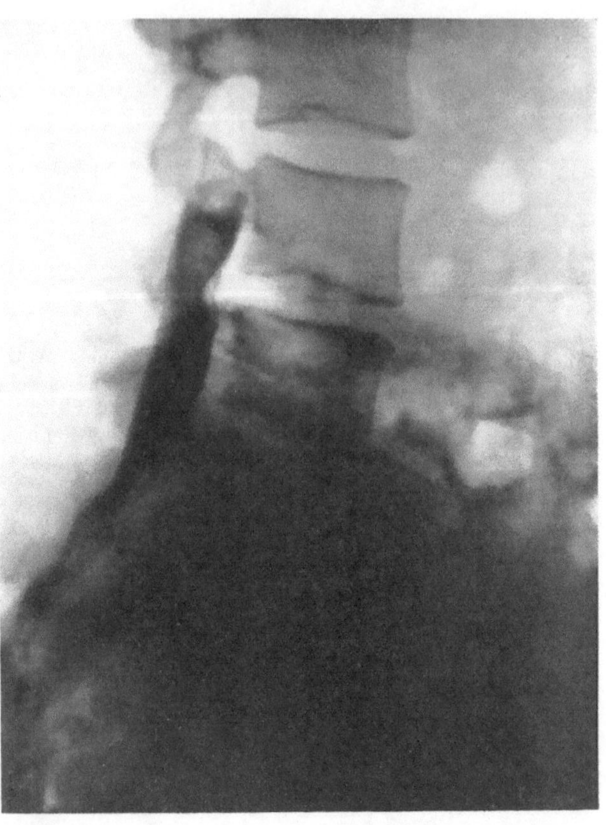

Abb. 1180.   Abb. 1181.

Abb. 1180. Diskusprolaps zwischen 4. und 5. Lendenwirbel. Zwischenwirbelraum zwischen
4. und 5. Lendenwirbel verengt.

Myelogramm in schräger Bauchlage zeigte breite Aussparung zwischen 4. und 5. Lendenwirbel und leichtere Eindellung zwischen 3. und
4. Lendenwirbel.   Operation: Vorquellender Nucleus pulposus der Zwischenwirbelscheiben zwischen 4. und 5. Lendenwirbel.

Abb. 1181. Discusprolaps zwischen 4. und 5. Lendenwirbel (operiert).
Myelogramm. Einengung der Kontrastsäule an dieser Stelle. Klinisch: Schwere doppelseitige Ischias.

von KEEGAN festgestellten Dermatomen und Reflexstörungen im Bereiche der entsprechenden Nervenwurzeln, am häufigsten in den unteren Lumbal- und den obersten
Sacralsegmenten (meist im ersten, selten im zweiten Sacralsegment). In der Regel
genügt schon der direkte Nachweis von Veränderungen an den Wirbeln, welche an die
erkrankte Zwischenwirbelscheibe angrenzen, zusammen mit dem neurologischen Befund,
um einen Discusprolaps sicherzustellen. Hierunter ist insbesondere eine Verschmälerung
des Zwischenraums zwischen zwei Wirbeln (vgl. Abb. 1339), Randzackenbildungen an
denselben, Verschiebung eines Wirbels gegenüber dem Nachbarwirbel nach vorn oder
hinten, Einengung der Zwischenwirbellöcher und Geradestreckung anstatt der normalen
Krümmung der Wirbelsäule anzuführen; die letzteren Veränderungen sind auf Aufnahmen im queren bzw. schrägen Durchmesser sichtbar (vgl. S. 832). Noch deutlicher
werden diese Verhältnisse durch die *Myelographie* dargestellt, von der aber jetzt meist
wegen der danach nicht selten beobachteten Reizwirkungen Abstand genommen wird.

Sie läßt ein- oder doppelseitige Einkerbungen der intraduralen Schattensäulen auf Aufnahmen im sagittalen Durchmesser und Einbuchtungen an der ventralen Wand auf Quer- und Halbschrägaufnahmen, und zwar stärker bei lordotischer als bei kyphotischer Haltung und besonders in Bauchlage, selten eine vollständige Blockierung erkennen (CAMP und ADDINGTON); dabei ist allerdings zu berücksichtigen, daß die Zwischenwirbelscheiben auch normalerweise den hinteren Rand der Wirbelkörper um wenige Millimeter

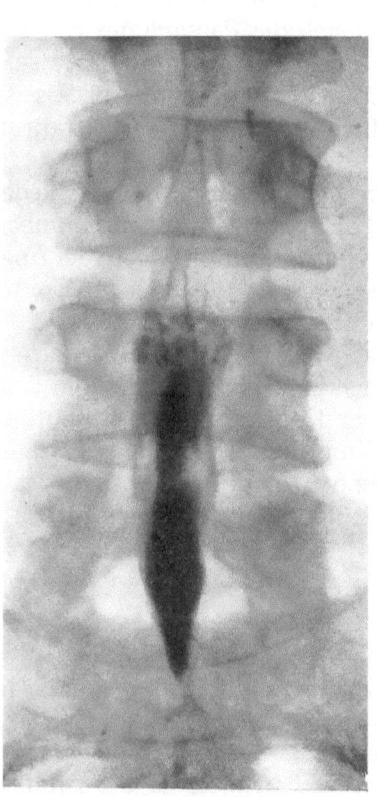

Abb. 1182. Discusprolaps zwischen 4. und 5. Lendenwirbel (operativ bestätigt).

Zwischenwirbelraum zwischen 4. und 5. Lendenwirbel verschmälert. Myelogrammaufnahme im Stehen: Jodsäule zwischen 4. und 5. Lendenwirbel eingeengt.

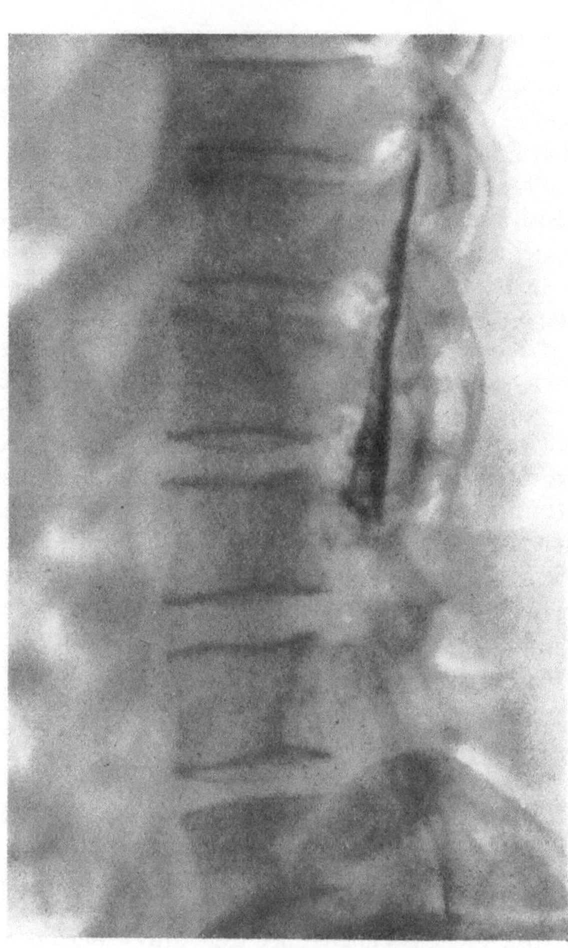

Abb. 1183. Auf Queraufnahme Stopp der Jodipinfüllung in Höhe des 2. Lendenwirbels.

Hervorgerufen durch ein ausgedehntes *Sarkom*, welches den Conus und die Cauda equina umfaßt, die Meningen durchbrochen und eine Usurierung an der Hinterfläche verschiedener Lendenwirbel bewirkt hat (Autopsiebefund).

überragen und eine leichte Schwelle zwischen ihnen bilden (BARTELINK). Zusammen hiermit oder auch allein können Verdickungen des Ligamentum flavum rundliche Einbuchtungen der Schattensäule an der Hinterfläche erzeugen.

Auch einfache Verkrümmungen (Skoliosen) der Wirbelsäule können mitunter eine freilich meist nur vorübergehende Hemmung des Durchgangs des Jodöls hervorrufen. Umschriebene meningitische Prozesse, Abscesse und Granulationsgeschwülste tuberkulöser Art, die von kleinen, wenig hervortretenden Knochenherden der Wirbelkörper ausgehen und eine Kompression des Rückenmarks hervorrufen, können mitunter frühzeitiger durch die Myelographie als durch Wirbelaufnahmen erkannt werden (PEIPER, HILLER). Zu diesem Zweck ist auch die *epidurale, nicht die intradurale* Injektion insbesondere von SICARD verwandt, aber größtenteils wieder verlassen worden, da hierbei nicht selten heftige meningeale Reizerscheinungen auftraten. Auch bei dieser Methode werden Hindernisse durch Haftenbleiben der Kontrastschatten angezeigt.

Allgemein ist auch bei der Myelographie zu betonen, daß die daraus zu ziehenden *Schlußfolgerungen lediglich im Verein* mit dem *allgemein klinischen und insbesondere mit dem neurologischen Befund betrachtet werden dürfen* und daß sich die Diagnosestellung auf das Gesamtergebnis aller Untersuchungen zu gründen hat.

Füllung des Epiduralraumes.

Neben der Füllung des Subarachnoidealraumes mit Jodöl hat die Einführung desselben in den *Epiduralraum,* von der SICARD anfangs ausgegangen war, eine weit geringere Bedeutung, kann aber für manche Fälle doch von einem gewissen diagnostischen Wert sein. Insbesondere gilt dies für solche Verhältnisse, bei denen die Passage des Subarachdoidealraumes frei ist, der Epiduralraum aber durch raumbeschränkende Prozesse, die von dem Knochen oder der Dura ausgehen (Spondylitis, Granulationen, Abscesse, Geschwülste, Bandscheibenprolapse, Spina bifida mit Schwielenbildung, Wirbelfrakturen) eingeengt wird.

Methode und Technik. Die *Injektion in den Epiduralraum* kann in verschiedenen Höhen, so im Cervicalabschnitt zwischen dem 6. und 7. Halswirbeldorn, im Lumbalteil oder auch im sacro-coccygealen Abschnitt durch den Hiatus sacralis nach der Angabe von CATHELIN erfolgen. Als Merkmal dafür, daß die Injektionsnadel sich im Epiduralraum befindet, dient der mittels eines angeschlossenen, mit schwerer Flüssigkeit gefüllten U-förmig gebogenen Manometers (JANZEN) geführte Nachweis eines negativen Druckes, welcher dadurch entsteht, daß die Nadel die Dura vor sich herschiebt. In diesem Augenblick vor Durchstechung der Dura ist die Injektion des Kontrastmittels auszuführen; es wird eine etwas größere Menge Jodöl als bei der Füllung des Subarachnoidealraumes, etwa 4—10 cm³, oder 20 cm³ 35% Perabrodil (LINDBLOM) eingespritzt, und zwar im cervicalen und lumbalen Abschnitt am sitzenden Patienten, bei der Injektion in den Hiatus sacralis im Liegen bei erhöhtem Becken.

Normale Verhältnisse.

Zum Verständnis der auf diese Weise erhaltenen Röntgenbilder ist die genaue Vorstellung der *normalen anatomischen Verhältnisse* erforderlich. Der *Epiduralraum* ist nicht wie der Subarachnoidealraum ein offen durchgehender, von seitlichen Wandungen scharf begrenzter Hohlraum, sondern er stellt einen von lockerem, fettreichem Bindegewebe und reichlichen Venengeflechten durchsetzten Spaltraum dar, der durch die Interverteballöcher entlang den austretenden Nerven mit den zwischen diesen und den Muskeln liegenden Spalträumen in Verbindung steht.

Das *Röntgenbild nach epiduraler Injektion* zeigt eine Verschattung im Bereiche dieses Raumes. Das *Schattenbild* ist *in der Mitte* oft *lichter,* zum Teil von lochartigen Defekten durchsetzt, im Cervicalteil mitunter kaum ausgesprochen, im Lumbalabschnitt dagegen mehr zusammenhängend; es bildet *an beiden Seiten,* wo breitere Schichten des den Duralsack umgebenden epiduralen Hohlmantels getroffen werden, *zwei intensive parallele Kontraststreifen.* Diese seitlichen Schattenstreifen zeigen in regelmäßigen Abständen angeordnete Ausbuchtungen, die den Intervertebrallöchern entsprechen. Die Kontrastfüllung erstreckt sich meist etwa 2—3 Wirbelhöhen aufwärts und in verschiedenem Maße, durchschnittlich etwa um 8—10 Wirbelhöhen bei der Injektion am sitzenden Patienten, abwärts. Nach einem gewissen Zeitraum sieht man auf fortlaufend gemachten Aufnahmen, daß das Kontrastmittel durch die Intervertebrallöcher austritt und sich entlang den Nerven und den von diesen gebildeten Plexus, sowie innerhalb der Muskelspalten seitlich und abwärts verbreitet. Die Ausbreitung ist keine regelmäßige, sondern von den jeweiligen Druckverhältnissen, der Stellung des Patienten und anderen schwer zu übersehenden Umständen abhängig.

Pathologische Verhältnisse.

Die wichtigste Feststellung einer krankhaften Abweichung von den geschilderten normalen Verhältnissen ist die, daß das *Kontrastmittel in kompakter Masse an einer bestimmten Stelle liegen bleibt,* ohne wie gewöhnlich weiter nach abwärts zu dringen. Da einem geringen Druck gegenüber schon normale Hemmungen in dem mehrfach· unterbrochenen Spaltraum ein Fortschreiten der injizierten Flüssigkeit verhindern, können diagnostische Schlüsse auf das Vorliegen eines krankhaften Hindernisses nur dann gezogen werden, wenn das Kontrastmittel an Stellen, in denen ein erhöhter Druck herrscht, steckenbleibt, also insbesondere in der Nähe der Injektionsstelle. Deshalb ist es *zweckmäßig, die Injektion in dichter Nähe oberhalb des vermuteten Hindernisses vorzunehmen* (SAIZ und GORTAN). In größerer Entfernung davon kann dagegen eine Hemmung auch durch ganz normale anatomische Bildungen, z. B. durch das Promontorium, bewirkt werden. Demgemäß ist bei diesem Verfahren eine sorgfältige Abwägung aller in Betracht kommenden Umstände und ein besonders inniger Vergleich mit dem neurologischen Befund notwendig und den Röntgenbefunden allein kein allzu großes Gewicht beizumessen. Indes kann die Methode im Rahmen der gesamten klinischen Untersuchung in bestimmten Fällen, z. B. bei extraduralen, gewöhnlich vom Knochen ausgehenden Tumoren usw., sowie bei Schwielenbildungen, die in der Höhe einer Spina bifida nicht selten gefunden werden, mitunter wertvolle diagnostische Dienste leisten (SICARD, LÉRI, ROGER).

IX. Knochen und Gelenke.

Die Darstellung der *Knochenveränderungen* innerhalb einer Bearbeitung der Röntgendiagnostik in der inneren Medizin ist deshalb schwierig, weil überall Grenzgebiete mit der Chirurgie, Orthopädie und Pädiatrie berührt werden und eine umfassende Behandlung der gesamten röntgenologisch erkennbaren Knochenerkrankungen den Zweck und Rahmen dieses Buches überschreiten würde. Es sollen daher hier nur diejenigen Abschnitte eingehender geschildert werden, die den internen Kliniker näher beschäftigen. Im übrigen wird auf die Darstellungen dieses Gebietes in den Lehrbüchern der speziellen Röntgenologie und der chirurgischen Knochenerkrankungen verwiesen.

Auch bezüglich der *Technik* der Aufnahmen der verschiedenen Knochenteile müssen Sonderwerke zu Rate gezogen werden. Hinsichtlich der Beurteilung ist eindringlich daran zu erinnern, daß bei der Diagnose von Abweichungen am Knochensystem stets normale Vergleichsbilder herangezogen werden sollen. Namentlich ist dies für die Feststellung von Entwicklungsstörungen, insbesondere einer Beschleunigung oder Verzögerung im Auftreten von Knochenkernen und im Schluß der Epiphysenfugen dringend erforderlich. Die Benutzung von Atlanten, welche die normale Entwicklung für jedes Lebensalter schildern, ist hierzu unentbehrlich.

1. Allgemeine Entwicklungsstörungen des Knochensystems zum Teil infolge Störungen der inneren Sekretion.

Die Entwicklungsstörungen des Knochensystems beruhen nach neueren Forschungsergebnissen größtenteils auf Erkrankungen der Drüsen mit innerer Sekretion, die ihrerseits wieder mit dem Nervensystem vielfach in inniger Beziehung stehen. Die Kenntnisse hierüber sind aber in vielen Punkten noch nicht genügend geklärt, so daß eine strenge Einteilung nach ätiologischen Gesichtspunkten zur Zeit noch nicht vollständig möglich ist. Daher soll zusammen mit den sicher auf innerer Sekretionsstörung beruhenden Abweichungen der Knochenbildung auch eine Reihe von Entwicklungsanomalien der Knochen besprochen werden, deren Ursache noch im Dunkeln liegt.

Infantiles Myxödem und endemischer Kretinismus.

Dem *endemischen* und *sporadischen Kretinismus (infantilen Myxödem)* liegen Funktionsstörungen der Schilddrüse, zum Teil ein völliger Mangel der Schilddrüsensekretion zugrunde. Je nach dem Grade dieses Ausfalles sind auch die Veränderungen am Knochensystem quantitativ verschieden, aber im Wesen sind sie bei den verschiedenen Formen des Kretinismus gleich. Natürlich kann dann keine Wirkung auf das Knochenwachstum mehr zustande kommen, wenn der Mangel an Schilddrüsensubstanz wie beim Myxödem der Erwachsenen ein schon fertig ausgebildetes Individuum betrifft. Röntgenologisch sind nur Veränderungen in der Knochenentwicklung am wachsenden Menschen zu erkennen. Die gesamten *Ossifikationsvorgänge*, sowohl die enchondrale als die periostale Knochenbildung, sind *beim Kretinismus* meist *hochgradig verzögert*, aber qualitativ gegenüber der Norm nicht sehr erheblich verändert. Von den durch DIETERLE näher erforschten Abweichungen ist im Röntgenbilde nur der von ihm beschriebene knöcherne „Querbalken", der am Rande der Knochenverkalkungszone von Osteoblasten gebildet wird, als schmaler, ziemlich intensiver, querer Schattenstreifen am epiphysären Ende der Diaphyse sichtbar. Er bildet aber kein konstantes Zeichen der thyreopriven Wachstumsstörung. Die Knochenkerne treten später auf als normalerweise, so daß der Stand der

Knochenentwicklung einem jüngeren Alter entspricht. Das Längenwachstum wird hierdurch behindert. In hochgradigen Fällen kann geradezu von einem Zwergwuchs gesprochen werden. Ebenso ist der Schluß der Epiphysenfugen verzögert. Hierbei tritt ein Unterschied zwischen dem sporadischen Kretinismus (angeborenen Myxödem) und der endemischen Form insofern zutage, als bei der letzteren die Verzögerung des Epiphysenschlusses die Norm meist nur wenig, nach dem Bericht von v. Wyss selten das 25. Jahr überschreitet, während bei dem angeborenen Myxödem mit völligem Mangel an Schilddrüsensubstanz sich die Epiphysenlinien das ganze Leben hindurch erhalten können.

Im besonderen ist beim Kretinismus beider Formen die Schädelbildung insofern eigenartig gestört, als das Keilbein verkürzt ist und dadurch eine Einziehung der Nasenwurzel eintritt, die der Gesichtsbildung des Kretins ein typisches Aussehen verleiht.

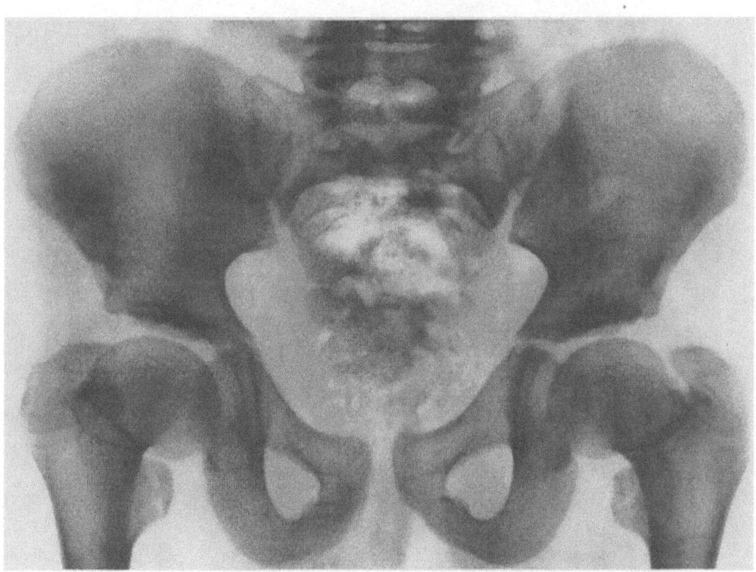

Abb. 1184. Coxa vara cretinosa.

Doch ist diese Störung nicht so hochgradig ausgebildet wie bei der später zu besprechenden Chondrodystrophie, bei welcher es sich um eine prämature Synostose der verschiedenen Teile des Os tribasilare handelt. Die Annahme von Virchow, daß dies Verhalten auch der Schädelbildung bei Myxödem zugrunde liege, hat sich bei Nachuntersuchungen als irrig erwiesen. An den Oberschenkeln wird bisweilen eine Coxa vara cretinosa, an den Oberarmen ein Humerus varus (Bircher) beobachtet. In verschiedenen Fällen ist eine Unregelmäßigkeit in der Verknöcherung der Epiphysen des Caput femoris und eine Abflachung und Abplattung des Kopfes im Sinne einer Perthesschen Erkrankung beschrieben worden (Läwen u. a.). An den proximalen Enden der Metacarpalia 2 und 5, selten 3 und 4 werden nach Köhler zuweilen beim Myxödem Epiphysenlinien gefunden, welche normalerweise beim Menschen nicht vorkommen, aber in gleicher Weise bei gewissen Tierarten, so bei den Sirenen vorhanden sind. Josefson bezeichnet diese „Pseudoepiphysen" allgemein als Stigmata einer endokrinen Entwicklungshemmung, da er sie bei verschiedenen endokrinen Störungen fand.

Sehr gut ist röntgenologisch die Wirksamkeit einer Behandlung mit Schilddrüsensubstanz zu verfolgen, indem hierdurch ein beschleunigtes Auftreten der Knochenkerne und später des Epiphysenschlusses in Annäherung an die Norm erkannt werden kann.

Morbus Basedow.

Beim *Morbus Basedow*, der im Gegensatz zu den vorher genannten Krankheitsbildern auf eine Hyperfunktion der Schilddrüse bezogen wird, sind gewöhnlich keine erheblichen

Störungen der Knochenentwicklung zu bemerken. HOLMGREN beschrieb ein gesteigertes
Längenwachstum und eine auffallend frühzeitige Verknöcherung. Andererseits werden bei
BASEDOWscher Krankheit mitunter *Resorptionserscheinungen* am Knochen beobachtet.
In ungewöhnlich starker Weise waren diese in einem viel genannten Fall von v. JACKSCH
und ROTKY ausgesprochen; hier waren im Röntgenbilde eine hochgradige, dem Bilde
der Osteomalacie entsprechende allgemeine Entkalkung der Knochen und außerdem

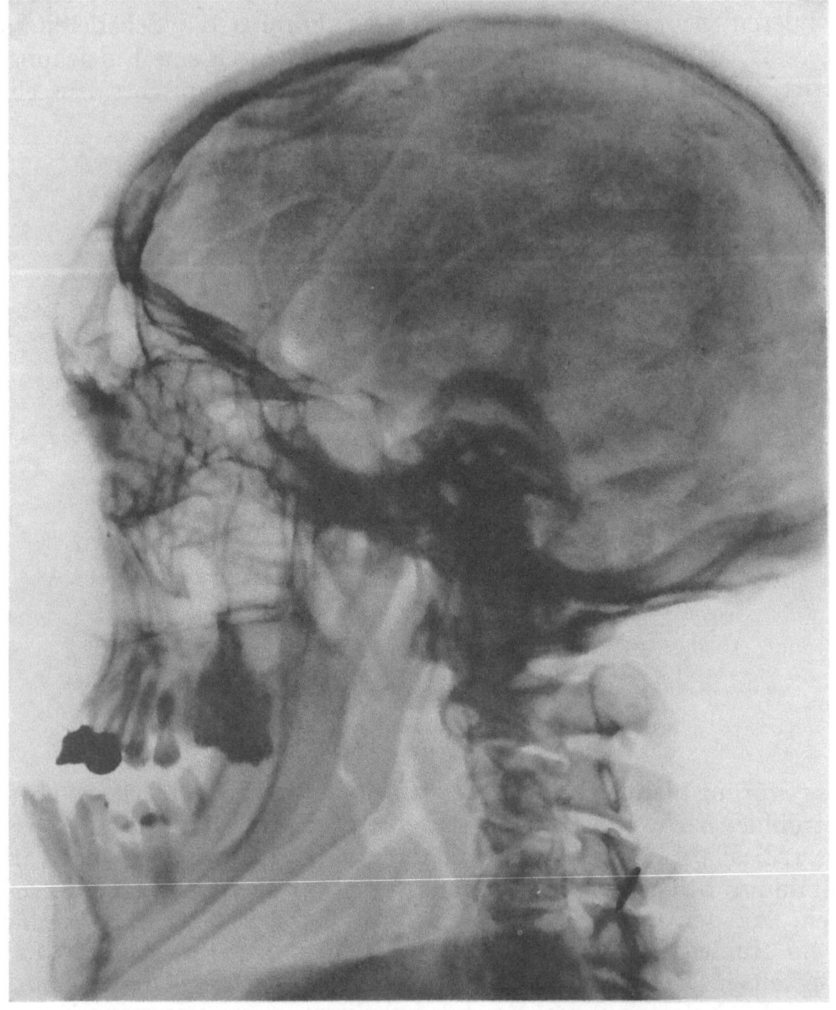

Abb. 1185. Akromegaler Schädel bei Hypophysentumor.
Erweiterung der Sella turcica und Verschmälerung des Dorsum sellae. Vergrößerung des vorspringenden Unterkiefers
und der pneumatischen Räume des Schädels.

horizontale Aufhellungsbänder in den Schatten der langen Röhrenknochen mit unvollkommener Callusbildung sichtbar, die wohl als Ausdruck der LOOSERschen Umbauzonen
angesehen werden müssen (vgl. S. 901). MÜLLER fand entsprechende Resorptionszonen
an den Metatarsalia. DEUTSCH beschreibt bei einem Fall von BASEDOWscher Krankheit
die Erscheinungen einer *chronischen deformierenden Gelenkentzündung*, die er auf endokrine, von der Schilddrüse ausgehende Störungen zurückführt.

Tetanie.

Bei der *Tetanie*, die in den meisten Formen, abgesehen von der Tetanie bei Pyorus-
stenose und Überventilation, auf eine Sekretionsstörung der Epithelkörperchen zurückgeführt wird, sind von einigen Autoren *osteomalacische Erscheinungen*, von SCHÜLLER

auch Veränderungen an den Epiphysen im Sinne einer *Rachitis tarda* beschrieben
worden. FALTA hält dies wahrscheinlich nur für ein zufälliges Zusammentreffen verschiedener Krankheiten. Aber auch bei der besonders in Wien während des ersten Welt-
krieges gehäuft aufgetretenen Hungerosteomalacie, die bei jugendlichen, besonders
männlichen Personen im wesentlichen unter dem Bilde einer Rachitis tarda verlief,
wurden von SCHLESINGER u. a. mehrfach tetanische Symptome beobachtet. Auch ein
aus Hamburg, wo die Tetanie nicht endemisch ist, von SAUER beschriebener Fall zeigt
das gleiche Zusammentreffen von Hungerosteomalacie und tetanischen Erscheinungen.

Andererseits ist nach tierexerimentellen Ergebnissen und Beobachtungen von Krankheitszuständen am Menschen anzunehmen, daß Überfunktion von Epithelkörperchen

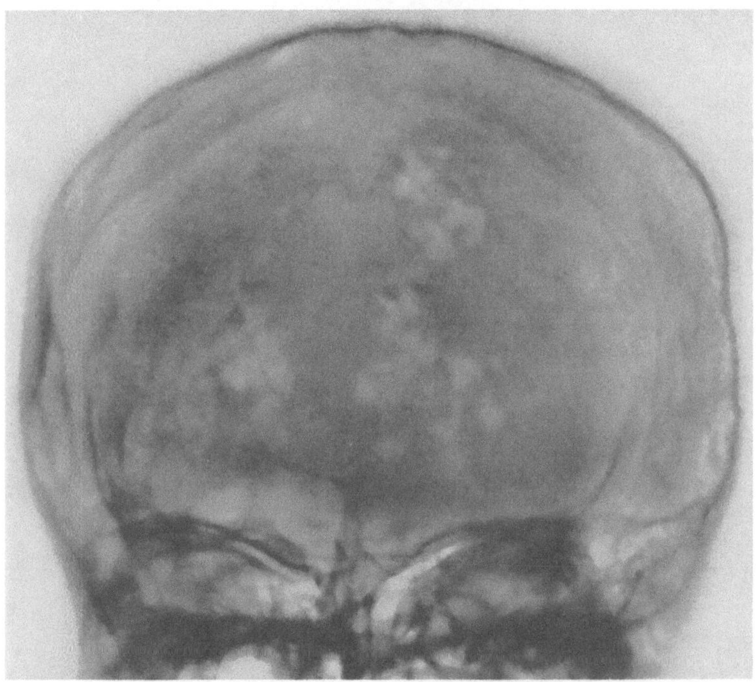

Abb. 1186. Resorptionsherde am Schädeldach bei Akromegalie. Derselbe Fall wie Abb. 1185.

zu einer Kalkresorption aus den Knochen und Hypercalcämie führt. Durch Darreichung
des COLLIPschen Epithelkörperchenextrakts wird bei Tieren Kalkverarmung des Knochens hervorgerufen. In gleichem Sinne spricht der mehrfach erhobene Befund der
Vergrößerung eines oder mehrerer Epithelkörperchen bei allgemeiner, unter dem Bilde
einer generalisierten Ostitis fibrosa verlaufender Knochenerweichung und die schnelle
Besserung des Krankheitsbildes nach operativer Entfernung von hypertrophischen bzw.
tumorartig veränderten Epithelkörperchen (vgl. S. 904).

Akromegalie.

Die Ursache der *Akromegalie* bilden mit Funktionssteigerung einhergehende Geschwülste, meist eosinophile Adenome des Vorderlappens der Hypophyse. Der örtliche
Ausdruck derselben an den die Hypophyse umgebenden Knochen der *Sella turcica* wurde
bereits im Abschnitt über das Nervensystem beschrieben. Die *Sella* ist *im ganzen erweitert*
und *vertieft*, dabei *regelmäßig rundlich* gestaltet, die Sattellehne verschmälert und verlängert (vgl. S. 812 und Abb. 1097, 1098, 1100, 1185). Dagegen werden gröbere Destruk-
tionen der Sella und der Processus clinoidei im Gegensatz zu dem Verhalten bei anderen,
mehr agressiven Hypophysentumoren in der Regel vermißt. Der unter der Sella
gelegene Sinus sphenoidalis kann durch Druck abgeplattet und verengt sein (ERDELYI);
sonst sind aber die lufthaltigen Nebenhöhlen weit, oft deutlich erweitert.

Außerdem werden allgemeine Einwirkungen auf das Knochensystem von der Hypo-
physenerkrankung ausgelöst und auf eine Störung ihrer inneren Sektetion im Sinne
einer Steigerung derselben bezogen. Am Schädel selbst fällt ein *abnormes Wachstum*
auf, welches ganz besonders den *Unterkiefer* betrifft. Aber auch die übrigen Schädelknochen sind verdickt, die Supraorbitalwülste treten in verstärktem Maße hervor, die
pneumatischen Höhlen sind stark erweitert. Auch die *gesamten Knochen* des übrigen
Körpers werden *verdickt*, und, sofern es sich um ein wachsendes Individuum handelt,

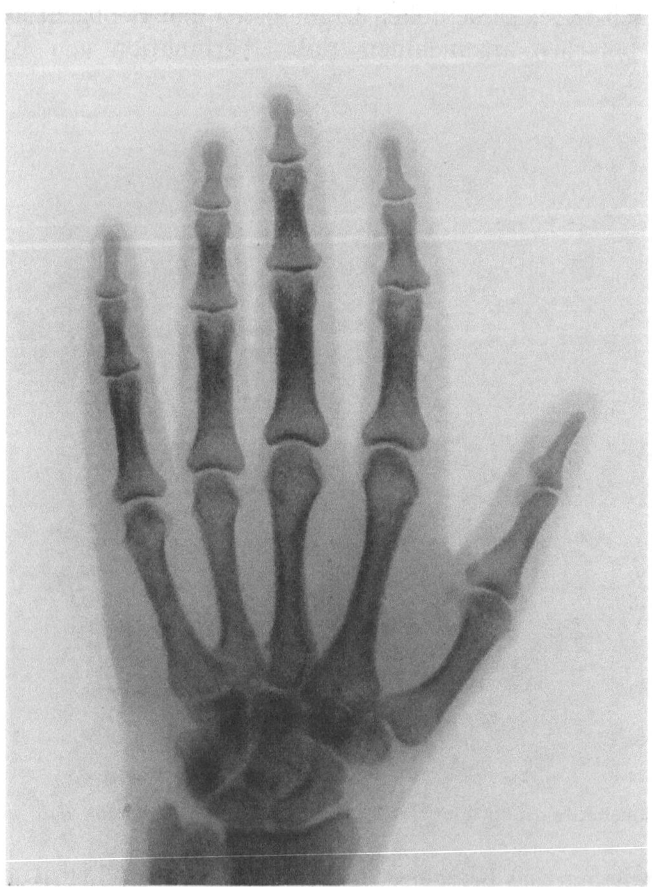

Abb. 1187. Normale Hand eines mittelgroßen Erwachsenen in demselben Maßstab wie Abb. 1188.

ungewöhnlich verlängert. An den verdickten Knochen fallen die verstärkten Muskelansätze und die vertieften Gefäßfurchen auf. Besonders stark ist das Wachstum an den
distalen Teilen der Glieder, Händen und Füßen. Die Mittelhand- und Mittelfußknochen
werden durch die Verdickung der dazwischenliegenden Weichteile auseinandergedrängt,
so daß die einzelnen Finger voneinander abstehen (vgl. Abb. 1188). Das tatzenartige
Aussehen der Hände und Füße und besonders der Finger und Zehen beruht meist noch
mehr auf einer Verdickung der Weichteile als der Knochen; doch sind auch diese verbreitert. Die Knochenvorsprünge und Knochenenden an den Metacarpalia, Metatarsalia
und Phalangen erscheinen ungewöhnlich verstärkt (vgl. Abb. 1188 und 1189). An den
epiphysären Enden der langen Röhrenknochen treten Osteophytenbildungen auf. In
dieser Hinsicht besteht im Röntgenbilde eine gewisse Ähnlichkeit mit den Veränderungen
bei der Osteoarthropathie hypertrophiante (PIERRE MARIE), die aber ihrer Entstehung
nach und durch klinische Merkmale von der Akromegalie zu trennen ist (vgl. S. 916
und Abb. 1284), insbesondere fehlen hierbei die für diese typischen Schädelveränderungen.
Auch an der Wirbelsäule tritt ein Zuwachs von neugebildetem Knochen um den alten

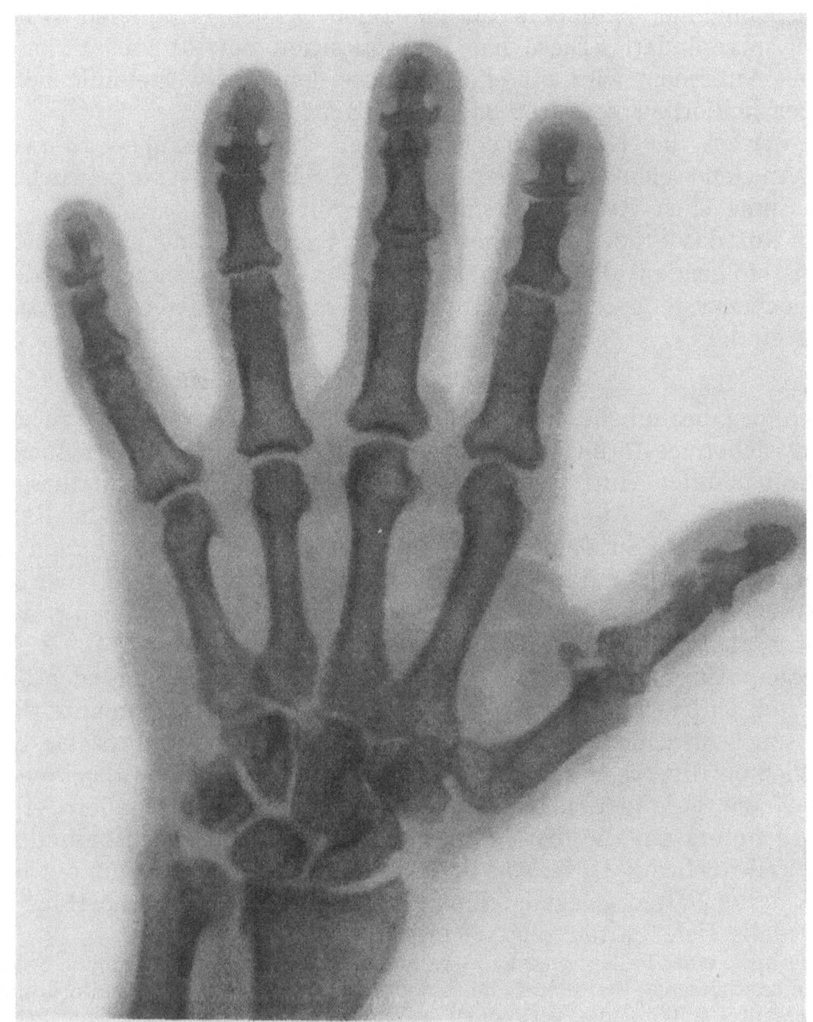

Abb. 1188. Hand bei Akromegalie.
Bezüglich der Größenverhältnisse vgl. die normale Hand in Abb. 1187.

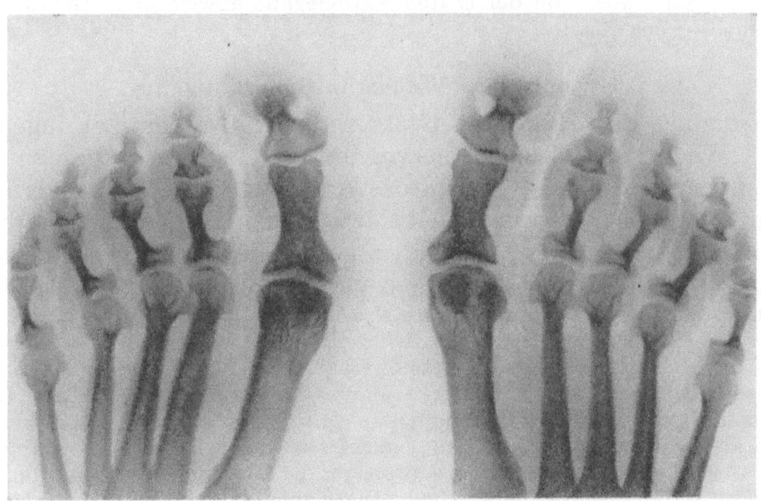

Abb. 1189. Füße bei Akromegalie.
Stark verbreiterte Knochenenden der Phalangen.

herum auf (ERDHEIM). Am stärksten ist er nach vorn hin ausgesprochen. Dadurch erfolgt eine Zunahme, besonders im sagittalen, ferner im queren Durchmesser. Die Höhe bleibt unverändert. Diese Knochenapposition betrifft am stärksten die unteren Brustwirbel. Außerdem wird oft eine Kyphose der Brustwirbelsäule beobachtet, deren Wirbelkörper keilförmig gestaltet oder abgeflacht sind.

Ferner werden die Knorpelknochengrenzen an den Rippen rosenkranzartig aufgetrieben. An den Gelenken können durch unregelmäßige Knorpelwucherung Veränderungen im Sinne einer Arthrosis deformans entstehen.

Bei dem auf das Stadium der gesteigerten Sekretion und allgemeinen Wachstumsenergie meist folgenden allgemeinen körperlichen Verfall können bei der Akromegalie auch im Knochensystem sekundär atrophische Vorgänge auftreten, die von CURSCHMANN beschrieben sind.

Akromegaloide Wachstumsstörung.

Eine akromegalieähnliche, aber von der klassischen Akromegalie zu unterscheidende eigenartige Wachstumsstörung, welche wegen ihres familiären, bisher nur bei männlichen Personen beobachteten Auftretens als konstitutionelles Leiden aufzufassen ist, ist von FRIEDREICH, OEHME, W. MÜLLER, V. PANNEWITZ, RENANDER, GLITSCH, BENARD, KOVACS, CAMP und SCANLAN beschrieben worden. Bei dieser Erkrankung wurden sowohl tatzenartige Verunstaltungen der Hände und Füße, die hauptsächlich auf einer Verdickung der Weichteile beruhen, als periostale Knochenwucherungen an den Knochen der Gliedmaßen, namentlich an den Unterarmknochen, beobachtet (vgl. Abb. 1234). Zum Unterschied von der echten Akromegalie fehlen Veränderungen der Sella und der Schädelknochen überhaupt, zum Unterschied von der Osteoarthropathie hypertrophiante (PIERRE MARIE), die hierfür sonst ursächlich in Betracht kommenden eitrigen Prozesse oder Stauungszustände; auch betrifft die Verdickung der Weichteile nicht nur wie bei jener Erkrankung hauptsächlich die Trommelschlägelfinger- und Zehenbildung, sondern erstreckt sich in diffuser Ausdehnung auf die distalen Abschnitte der Glieder, insbesondere Hände und Füße, zum Teil auch auf Unterarm und Unterschenkel, ferner auf die behaarte Kopfhaut, die in derbe Falten gelegt ist (Cutis verticis gyrata), und die Haut des Gesichtes, welches ebenfalls tiefe Falten zeigt (RENANDER, V. PANNEWITZ).

Bei der Autopsie eines Falles von 2 Brüdern die in den Königsberger Kliniken beobachtet wurden, fand sich eine ossifizierende Periostitis, die so weit ging, daß Tibia und Fibula durch einen dichten callusartigen Mantel miteinander verbunden waren, und Änderungen der Knochenstruktur in den Knochen der Gliedmaßen, dagegen keine Veränderungen am Schädeldach und der Sella turcica. Die Hypophyse zeigte eine diffuse Hyperplasie, aber kein Adenom des Vorderlappens, und darin eine erhebliche Vermehrung der Eosinophilen und Hauptzellen, so daß auch durch den anatomischen Befund eine hypophysäre, aber von der echten Akromegalie abweichende Genese des Krankheitsbildes wahrscheinlich gemacht wird.

Hypophysäre Wachstumshemmungen.

Durch Schädigung des Hypophysenvorderlappens werden bei jugendlichen Individuen schwere Wachstumsstörungen hervorgerufen. Es kann sogar zu *hypophysärem Zwergwuchs* kommen. Hierbei ist sowohl das Auftreten der Knochenkerne als der Epiphysenverschluß verzögert. Ebenso bleibt bei jungen Tieren, denen die Hypophyse exstirpiert wurde, das Wachstum gegenüber gesunden Geschwistern zurück (ASCOLI).

In einem an der Leipziger Medizinischen Klinik von DORNER beobachteten Falle waren zu einem seit der Kindheit bestehenden *hypophysären Zwergwuchs* in den letzten Jahren *akromegale Symptome*, unter anderem eine Verlängerung der distalen Knochen an den Extremitäten und eine auffallende Steigerung des Geschlechtstriebes, hinzugetreten. Das Röntgenbild zeigte an den im allgemeinen sehr kurzen Gliedmaßen bei einem 36jährigen Manne noch teilweise erhaltene Epiphysenlinien. Außerdem bestanden hochgradige Veränderungen an den ganz unregelmäßig gestalteten Epiphysen der beiden Femurköpfe. Diese waren im Sinne einer PERTHESschen Erkrankung abgeflacht und abgeplattet, wie dies bereits bei den Wachstumsstörungen, die auf einer Hypofunktion der Schildrüsen beruhen, beschrieben worden ist (vgl. Abb. 1190). Die Köpfchen der Metacarpalia und Metatarsalia, besonders am Daumenglied und der großen Zehe, zeigten Abplattung und leichte Unregelmäßigkeiten der Konturen, wie sie bei der KÖHLERschen Krankheit beobachtet werden (vgl. Abb. 1191 und 1192). Ferner war auf dem Röntgenbilde eine Verbreiterung der Knochen- und Weichteilschatten

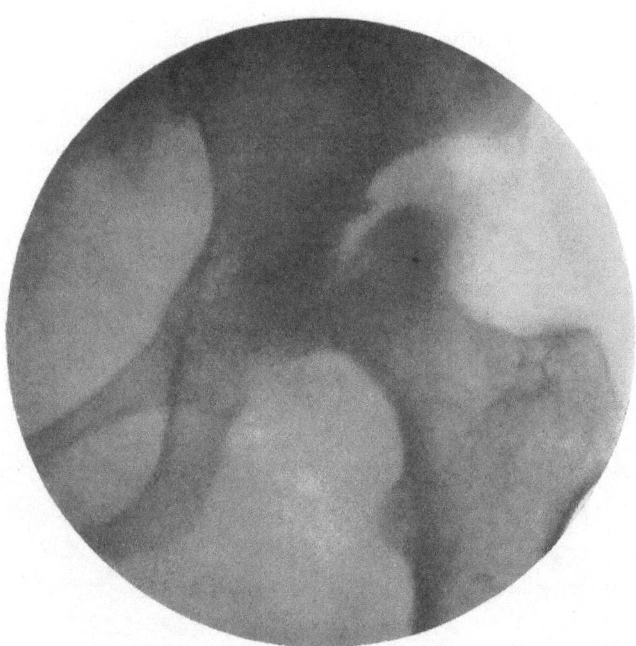

Abb. 1190. Osteochondrosis deformans (Perthes) bei hypophysärem Zwergwuchs. Der gleiche Fall von Abb. 1191 und 1192.
Deformation des Femurkopfes. Klinisch vgl. Text S. 884/886.

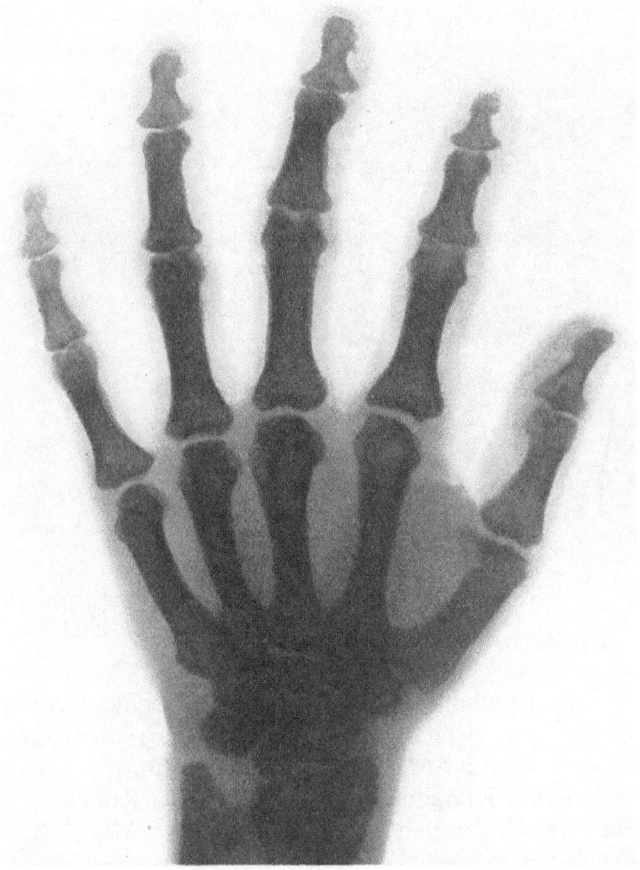

Abb. 1191. Hypophysärer Zwergwuchs. Abplattung und zum Teil unregelmäßige Konturen an den Gelenkenden der Metacarpalia, besonders am Daumengliede.
Klinisch vgl. Text S. 884/886.

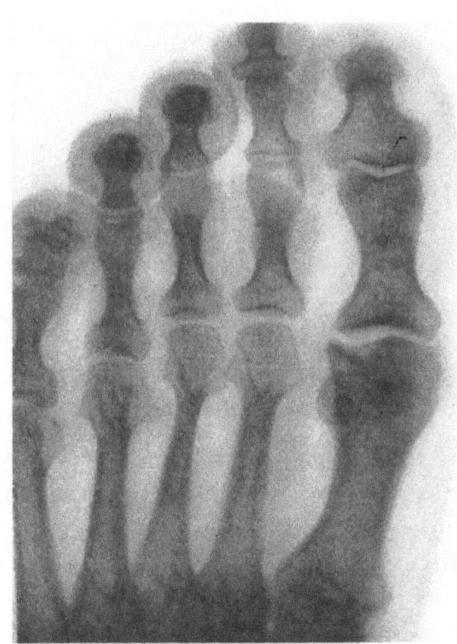

Abb. 1192. Epiphysäre Knochenstörungen bei hypophysärem Zwergwuchs.
Besonders unregelmäßige Begrenzung des Köpfchens des 1. Metatarsus.

an Händen und Füßen sichtbar, welche an das Verhalten bei der Akromegalie erinnerte. Die Sella turcica war erheblich erweitert. Die wahrscheinliche Auffassung des Falles geht dahin, daß es sich um eine seit langem bestehende Cystenbildung im vorderen Abschnitt der Hypophyse handelt, welche zunächst zu einer Hypofunktion dieses Teiles geführt hat, und daß dann später eine adenomatöse Wucherung mit gesteigerter Funktion eingetreten ist, ähnlich wie sich mitunter Basedowsymptome auf dem Boden eines Myxödems entwickeln (SATTLER).

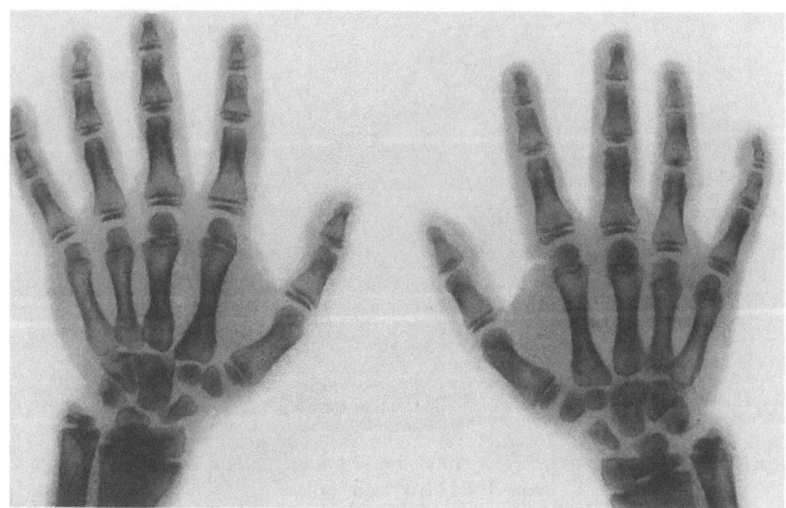

Abb. 1193. Offene Epiphysenfugen bei 30jährigem hypophysärem Zwerg.

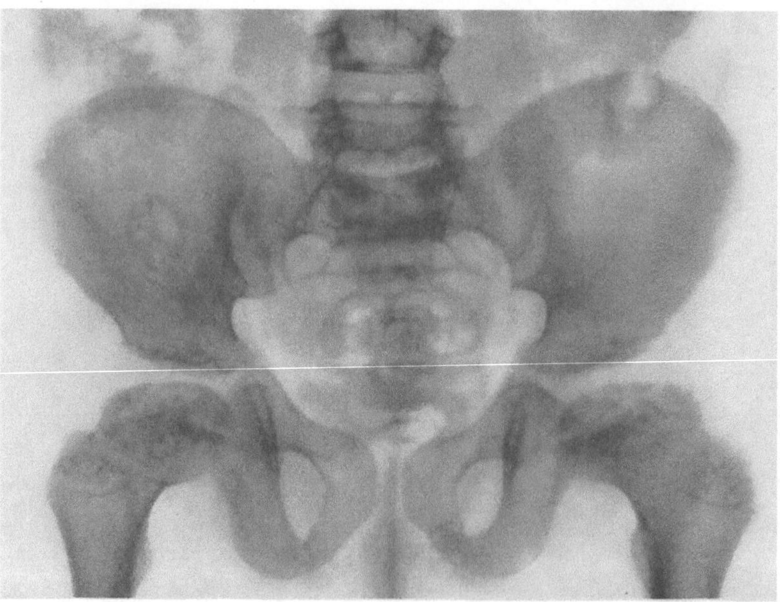

Abb. 1194. Aseptische Nekrosen der Oberschenkelköpfe und der großen Rollhügel bei 27jähriger hypophysärer Zwergin.

Ein ähnlicher Fall von hypophysärem Zwergwuchs, jedoch ohne akromegale Symptome, ist von v. DEHN beschrieben. Hier waren bei einem 102 cm großen, 35jährigen Manne offene Epiphysenfugen, eine Coxa vara (ähnlich der Coxa vara cretinosa), ferner Deformationen der Kniegelenke, an verschiedenen Knochen eine weitmaschige Knochenstruktur, dabei auffallend dicke und gedrungene Phalangen und Metacarpalia vorhanden. Die Konturen der Sella waren hier deutlich *verkleinert*.

Ähnliche Veränderungen am Skeletsystem wurden von ECKE bei hypophysären Zwergen einer Liliputanergruppe festgestellt, die von ihm an der Königsberger Medizinischen

Klinik untersucht wurden. Außer der meist vorhandenen Verzögerung des Epiphysenverschlusses fand er häufig Störungen der epiphysären Entwicklung im Sinne der Osteochondrosis juvenilis an der Hüfte, die unter dem Bilde der PERTHESschen Krankheit verläuft (vgl. Abb. 1194), und sekundäre osteoarthrotische Veränderungen, ferner Formveränderungen an den Köpfchen der Metacarpalia und Metatarsalia, welche nicht die normale Rundung, sondern eine Abflachung aufwiesen, sowie eine Entwicklungshemmung der Nasennebenhöhlen.

Dystrophia adiposo-genitalis.

Die *Dystrophia adiposo-genitalis* (FRÖHLICH) wird hervorgerufen durch Funktionsstörung der Hypophyse, z. B. durch Druck von Tumoren auf dieses Gewebe, aber auch durch andere Umstände, welche den Sekretabfluß durch den Hypophysenstiel zu den im Zwischenhirn gelegenen Stoffwechselzentren hemmen, wie Hydrocephalus oder wachsende Geschwülste (BIEDL). In anderen Fällen wird die Ursache in Störungen der im Zwischenhirn am Boden des 3. Ventrikels gelegenen Hirnzentren selbst gesucht. Entsprechend der verschiedenartigen Entstehung dieses Krankheitsbildes wird hierbei auch ein verschiedenes Verhalten der Knochen an der Schädelbasis beobachtet. Durch Druck von Tumoren und durch einen Hydrocephalus, welcher namentlich zu starker Erweiterung des 3. Ventrikels führt, wird Sella vergrößert, der Sellaeingang erweitert, der Sellaboden vertieft; mitunter ist auch der darunterliegende Sinus sphenoidalis verengt oder aufgehoben. Die Konturen der Sella und insbesondere ihres Einganges sind hierbei unregelmäßig gestaltet, manchmal sogar teilweise zerstört (vgl. Abb. 1102 und 1103), im Gegensatz zu der gleichmäßig rundlichen Vertiefung, welche gewöhnlich intrasellar gelegene Geschwülste des Hypophysenvorderlappens beim Krankheitsbilde der Akromegalie erzeugen (vgl. Abb. 1097). In anderen Fällen wird eine Erweiterung der Sella vermißt und diese im Gegenteil nicht selten auffallend klein gefunden (LUGER, eigene Beobachtungen vgl. S. 815). RAAB hat oft ein hohes, steilgestelltes oder breit-plumpes Dorsum sellae beobachtet, von dem er annimmt, daß es mechanisch die im Infundibulum und Tuber cinereum gelegenen trophischen Hirnzentren entweder direkt schädigt oder den Zufluß des aus der Hypophyse stammenden Hormons zu diesen Zentren hemmt. Nicht ganz selten sind innerhalb von Geschwülsten des Hypophysenganges oberhalb des Sellaeinganges gelegene Kalkherde im Röntgenbilde sichtbar (vgl. Abb. 1092).

FALTA hat bei jugendlicher Dystrophia adiposo-genitalis Ossifikationshemmungen beobachtet. Regelmäßig finden sich hierbei Genua valga.

Hypergenitalismus und Pubertas praecox.

Bei Zuständen, die auf eine krankhaft gesteigerte Funktion der Keimdrüsen im jugendlichen Alter schließen lassen, wie sie namentlich bei Tumoren derselben beobachtet wird, sowie bei Geschwülsten der Nebennierenrinde, die in der Regel bei Mädchen beobachtet werden, und andererseits bei Geschwülsten der Zirbeldrüse, die fast nur bei Knaben vorkommen, tritt eine allgemein gesteigerte Wachstumsenergie und so auch ein abnorm rasches Knochenwachstum ein, so daß derartige Individuen um viele Jahre älter aussehen. Das Erscheinen der Knochenkerne ist verfrüht. Es kann von einem vorübergehenden Riesenwuchs gesprochen werden, wenn man normale Individuen desselben Alters in Vergleich zieht. Doch ist die endgültig erreichte Körperlänge nicht größer als gewöhnlich, da ein vorzeitiger Epiphysenschluß und damit ein Stillstand des Wachstums eintritt.

Eunuchen.

Die Frühkastration übt einen Einfluß auf die Skeletbildung aus. Der Epiphysenschluß und die Verknöcherung der Nähte am Schädel werden stark verzögert. Oft tritt Hochwuchs und eine Verlängerung der Extremitäten besonders in ihren distalen Teilen auf. Dadurch entsteht ein Überwiegen der Unterlänge über die Oberlänge und eine große Spannweite. Häufig sind Genua valga vorhanden.

Eunuchoidismus.

Ganz ähnliche Erscheinungen werden beim *Eunuchoidismus* beobachtet, welcher auf eine Unterfunktion der Keimdrüsen bezogen wird. Auch hier persistieren die Epiphysenfugen abnorm lange, und es entsteht oft ein *Hochwuchs*, der riesenhafte Dimensionen annehmen kann. Dabei überwiegt das Wachstum der Extremitäten das des Rumpfes und deshalb die Unterlänge die Oberlänge. Ziemlich regelmäßig sind Genua valga. Die Sella turcica ist normal oder eher klein (TANDLER und GROSS, FALTA).

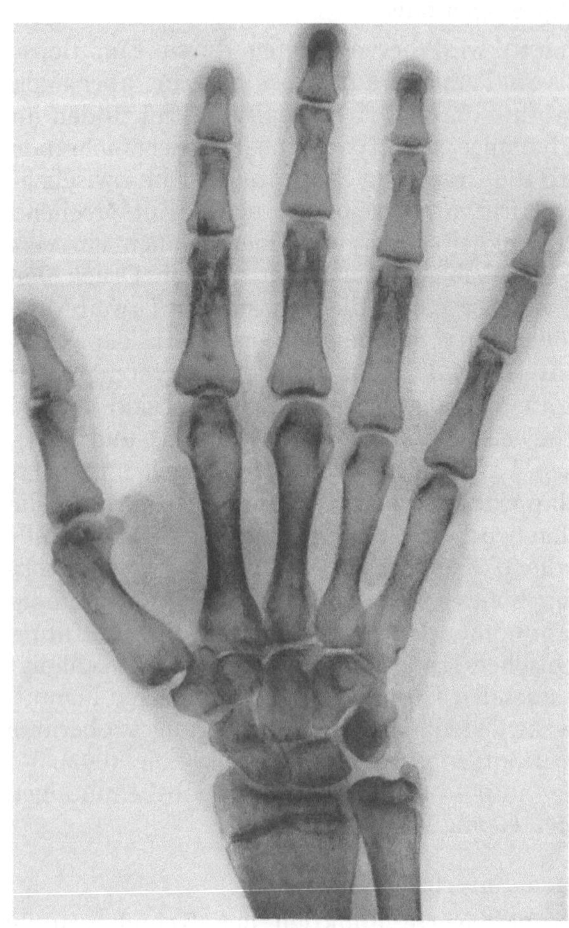

Abb. 1195. Erhaltene Epiphysenfugen der Unterarmknochen bei 37jährigem Mann mit eunuchoidem Hochwuchs.

Infantilismus.

Der *Infantilismus* ist durch das Stehenbleiben auf einer frühen Entwicklungsstufe gekennzeichnet. Je nach der verschiedenen Auffassung der einzelnen Autoren über den Begriff wie über die Nomenklatur der hier in Betracht kommenden Zustände werden auch beim Infantilismus mehrere Formen auf Grund von verschiedenartigen inneren Sekretionsstörungen angenommen, die hier in besonderen Abschnitten besprochen sind, oder es wird die Bezeichnung „Infantilismus" auf die sog. dystrophische Gruppe beschränkt (FALTA), bei welcher äußere Schädlichkeiten, wie z. B. kongenitale oder früh erworbene Syphilis, ebenso entstandene Herzfehler oder andere die Entwicklung schädigende Einflüsse wirksam sind. Beim Infantilismus ist das Auftreten der Knochenkerne und der Epiphysenschluß verzögert; dagegen bestehen keine qualitativen Veränderungen. Das Verhältnis der einzelnen Gliedmaßen zueinander ist normal.

Riesenwuchs.

Der Riesenwuchs stellt kein einheitliches Krankheitsbild dar. Auch bestehen zum Teil fließende Übergänge zum normalen Verhalten. Dies trifft im besonderen für diejenigen Formen zu, die außer einem abnorm raschen Wachstum und einer Vergrößerung der Knochen in allen Dimensionen bei wohlerhaltener Proportion der einzelnen Teile zueinander keine Abweichung zeigen. Die meisten Riesen aber, und zwar namentlich diejenigen, welche die größten überhaupt beobachteten Maße erreicht haben, gehören nach FALTA verschiedenen Krankheitsgruppen, meist entweder den akromegalen oder den eunuchoidalen Formen oder einer Mischung beider Typen an. Die besonderen Kennzeichen dieser Zustände sind in den vorigen Abschnitten beschrieben.

Zwergwuchs.

Auch der *Zwergwuchs* umfaßt sehr verschiedenartige Formen. Zunächst ist der *primordiale Zwergwuchs*, bei dem abnorme Kleinheit schon bei der Geburt besteht und sich durch Hemmung des Wachstums bei qualitativ normaler Entwicklung während des späteren Lebens erhält, von derjenigen Form zu trennen, bei welcher bei der Geburt normale Maße vorhanden sind und die Wachstumsstörung erst später eintritt (*Typ* PALTAUF). Da bei dieser zweiten Gruppe die Epiphysenfugen über die normale Zeit hinaus offenstehen, kann hierbei ein langsames Weiterwachstum noch in recht hohen Jahren erfolgen. Wahrscheinlich liegt vielen derartigen Fällen eine hypophysäre Störung zugrunde (vgl. S. 884). Die thyreogenen Entwicklungsstörungen und Skeletveränderungen sind S. 879 geschildert.

Eine andere Gruppe des Zwergwuchses entsteht auf *rachitischer Basis*. Die Verringerung der Körperlänge kommt hierbei vorwiegend durch Verkrümmungen der Knochen, besonders der Wirbelsäule und der durch das Körpergewicht belasteten Beine zustande, während die Arme normal entwickelt sind. Die charakteristischen Erscheinungen der Rachitis, bei welcher die Knochen meist erhebliche Verkrümmungen erleiden, werden später beschrieben (vgl. S. 918).

Eine besondere Gruppe des Zwergwuchses, welche schon rein äußerlich durch ein Mißverhältnis zwischen auffallend kleinen Gliedmaßen und verhältnismäßig großem Rumpf und Schädel von den vorigen Gruppen unterschieden ist, wird nach dieser Besonderheit der zu kleinen Glieder als *Mikromelie* bezeichnet. Freilich können gerade in dieser Hinsicht manche Fälle der vorigen Typen, namentlich des rachitischen Zwergwuchses, in mehr oder weniger ausgeprägtem Maße eine gewisse äußere Ähnlichkeit hiermit aufweisen. Grundsätzlich verschieden von ihnen ist dagegen das innere Wesen der folgenden, unter sich wieder völlig getrennten beiden Krankheitsgruppen der *Chondrodystrophie* und der *Osteogenesis imperfecta*, von denen die erste regelmäßig, die zweite häufig zur ausgesprochenen Mikromelie führt. Bei beiden gewährt die Röntgenuntersuchung einen guten Einblick in den eigenartigen pathologisch-anatomischen Befund.

Chondrodystrophie.

Die *Chondrodystrophie* ist eine fetale Entwicklungsstörung, welche die enchondrale Knochenbildung betrifft, während die periostale Ossifikation ungestört ist, ja sogar gesteigert sein kann. Nach KAUFMANN ist eine hypoplastische, eine hyperplastische und eine osteomalacische Form zu unterscheiden, je nachdem die Epiphysenfugen ein verringertes bzw. aufgehobenes oder gesteigertes, aber verändertes, unregelmäßiges Wachstum zeigen oder endlich erweicht sind. Die deutlichsten Veränderungen im Röntgenbilde zeigt die *hypertrophische Form*, bei welcher ein gesteigertes und dabei *unregelmäßiges Wachstum* weniger in der Längen- als hauptsächlich *in der Breitenausdehnung an den Epiphysenfugen* erfolgt. Dem kurzen und dicken Schaft der langen Röhrenknochen sitzen stark verbreiterte schwammige Knochenenden auf. Die Ausdehnung der knorpeligen Epiphysen ist zwar infolge ihrer geringen Absorption der Röntgenstrahlen röntgenologisch nicht zu übersehen; auch die epiphysären Knochenkerne lassen sie nicht vollständig erkennen. Dagegen zeigt *das an der Epiphyse angrenzende Ende der Diaphyse* eine der Breite der Epiphyse entsprechende charakteristische, *pilzförmige Verbreiterung* (vgl. Abb. 1198). Außerdem ist die Abschlußlinie oft unregelmäßig gestaltet. Bei der *atrophischen Form* ist nur eine *unregelmäßige Begrenzung*, keine seitliche Verbreiterung *des Endteiles der Diaphyse* vorhanden.

Die hauptsächlichste, bereits bei der Geburt voll ausgebildete Störung, welche den chondrodystrophischen Zwergen das charakteristische Aussehen verleiht, betrifft das *gestörte Längenwachstum der Glieder*, während *Rumpf und Kopf nicht verkleinert* sind. Infolge dieses Mißverhältnisses zwischen Rumpf und Gliedern überwiegt die Oberlänge stark die Unterlänge. Da die periostale Knochenbildung ungestört, ja zum mindesten verhältnismäßig, wenn nicht sogar absolut gesteigert ist, so sind die Extremitätenknochen bei ihrer Kürze breit und dick, die Muskelansätze treten oft als derbe knöcherne Zacken am Schaft der langen Röhrenknochen hervor (vgl. Abb. 1197). Besonders Humerus und Femur, bisweilen auch die Unterarm- und Unterschenkelknochen zeigen neben der stärksten Verkürzung oft auch eine Verkrümmung durch Muskelzug und Belastung. An den Phalangen fällt die kurze und breite, fast quadratische Form auf (vgl. Abb. 1196). Infolge der *Verdickung der Weichteile* zwischen den Mittelhandknochen stehen die drei mittleren Finger *„wie ein Dreizack"* auseinander. An der unteren Lendenwirbelsäule besteht stets eine Lordose. Dagegen ist an der unteren Brust- und oberen Lendenwirbelsäule oft eine Kyphose vorhanden, in deren Bereich die Wirbelkörper keilförmig gestaltet sind. Der Schädel erhält dadurch eine besondere Form, daß nur die Entwicklung der knorpelig, nicht der häutig präformierten Knochen gestört ist. Die *Schädelbasis* ist durch vorzeitige Verknöcherung der Synchondrosis intersphenoidalis und spheno-occipitalis

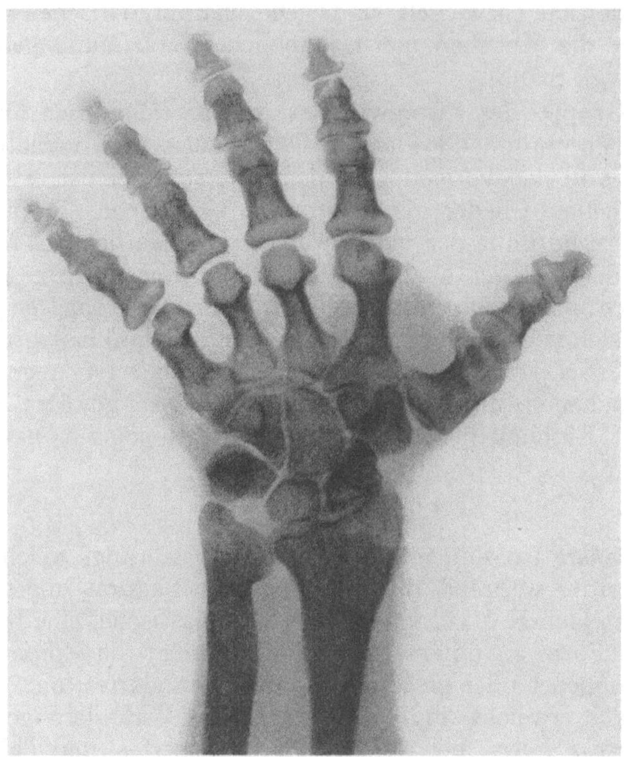

Abb. 1196. Chondrodystrophie. Hand desselben Falles von Abb. 1197 und 1198.

zwischen den einzelnen Teilen des Os tribasilare oder durch mangelhaftes Wachstum der basalen Knochen *verkürzt*. Im Gegensatz zur Basis ist die Entwicklung des Schädeldaches nicht behindert. So entstehen im Verhältnis zur zwerghaften Körperlänge große Köpfe, denen die tief eingezogene Nasenwurzel infolge der Verkürzung der Schädelbasis einen typischen Ausdruck gibt. Der Clivus verläuft meist auffallend steil.

An der Sella turcica wird bei der Chondrodystrophie ein verschiedenes Verhalten beschrieben. In den Fällen von FRANGENHEIM war sie teils erweitert, teils von normaler Weite. In einem selbstbeobachteten Falle, von dem die Abb. 1196—1198 stammen, war Form und Größe der Sella normal. Dagegen beschreibt BERLINER bei chrondrodystrophischem Zwergwuchs eine mächtige Ausbuchtung und weitgehende Abflachung der Hypophysengrube sowie gänzlichen Schwund der Processus clinoidei anteriores und posteriores. Das Verhalten der Sella hängt mit der weiteren Frage zusammen, ob bei der Chondrodystrophie ein Hydrocephalus vorhanden ist, welcher eben bei stärkeren Graden eine Ausbuchtung der Sella hervorzurufen pflegt, oder nicht. In den meisten pathologisch-anatomischen und klinischen Berichten wird dies *nicht* angegeben. Dagegen berichtet DANDY auf Grund der Encephalographie über einen enormen Hydrocephalus bei Chondrodystrophie. Bei der Verschiedenartigkeit der Angaben bedarf diese Frage der Nachprüfung. Es ist zu fordern, daß hierbei das Bild der echten Chondrodystrophie von einem rachitischen Zwergwuchs, welcher äußerlich gewisse Ähnlichkeiten mit der Chondrodystrophie aufweisen kann, scharf getrennt wird.

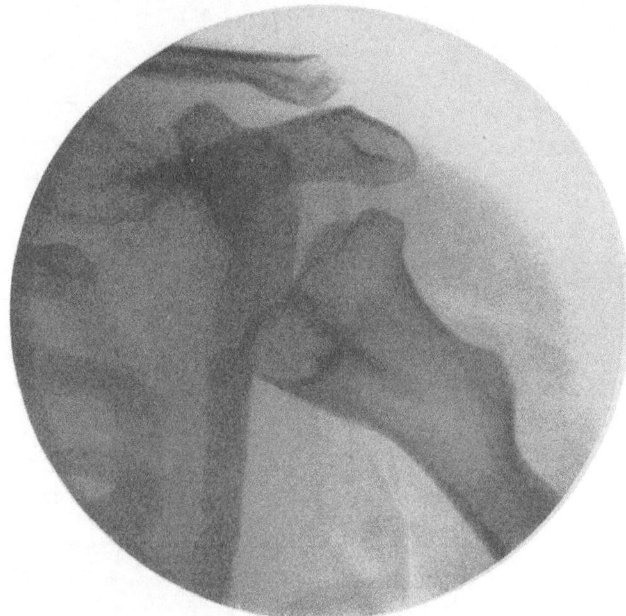

Abb. 1197. Chondrodystrophie.
Pilz- oder T-förmige Verbreiterung der Epiphyse an der Tibia.

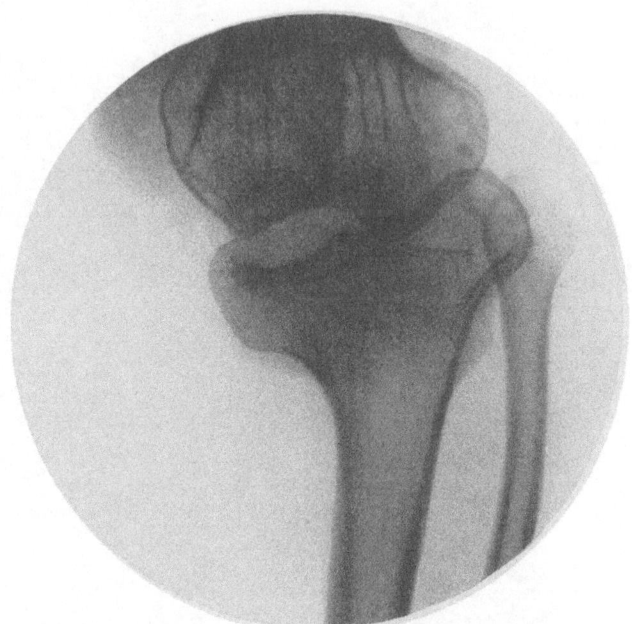

Abb. 1198. Chondrodystrophie. Derselbe Fall wie Abb. 1196 und 1197.
Verbreiterung der Epiphyse am Schultergelenk und Verstärkung der Knochenvorsprünge an den Muskelansätzen.

Multiple Epiphysenstörungen (Morquiosche Krankheit).

Zur Chondrodystrophie mit fraglichem Recht in Beziehung gesetzt und auch als atypische Form derselben bezeichnet worden sind multiple Störungen der Epiphysenentwicklung, welche die Bildung und Weitergestaltung der Knochenenden in den normal angelegten

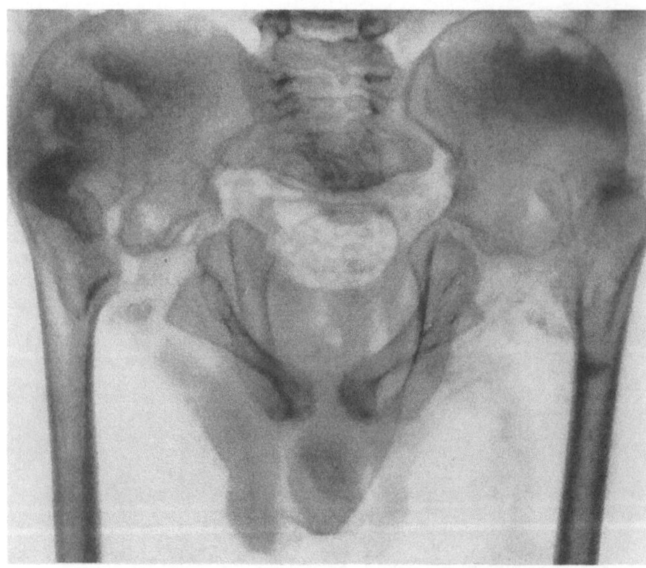

Abb. 1199. Multiple Epiphysenstörungen.
Starke Zerstörungen beider Femurköpfe. Derselbe Fall wie Abb. 1200 und 1201.

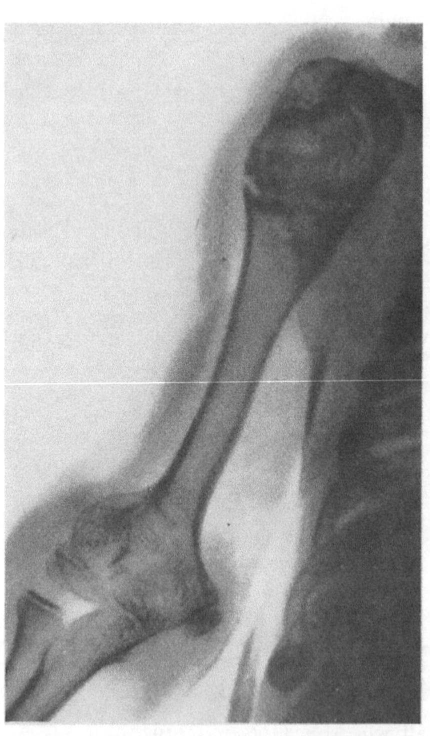

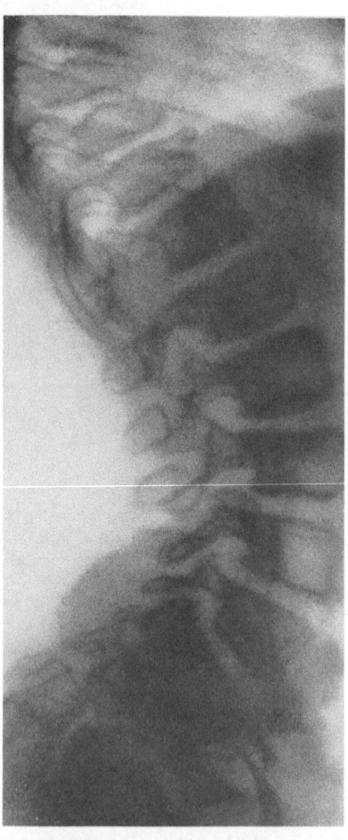

Abb. 1200. Multiple Epiphysenstörungen.   Abb. 1201. Multiple epiphysäre Knochenstörungen.
Derselbe Fall wie Abb. 1199 und 1201. Besonders starke   Abplattung und Deformierung der Wirbelkörper, hauptsächlich im
Deformierung am Humeruskopf.   Brustteil, starke Lordose im Lendenteil der Wirbelsäule.

knorpeligen Epiphysen betreffen. Oft ist ein familiäres Vorkommen und Vererbung der
Störungen beobachtet worden. Demgemäß hat MORQUIO, nach welchem die Krankheit oft
benannt wird, von einer *Dystrophie osseuse familiale* gesprochen. Die Entwicklungsstörung

betrifft meist die epiphysären Knochenenden zahlreicher Gelenke, vorwiegend am Femur- und Humeruskopf, ferner die Knochenenden an den Knie- und Hüftgelenken, die Köpfchen der Metacarpalia (W. MÜLLER) usw. Im Röntgenbild erscheinen die betreffenden Epiphysen abgeflacht und unregelmäßig begrenzt. Die Knochenkerne zeigen ungleichmäßige Aufhellungen; oft sind sie völlig unregelmäßig gestaltet. Die Wirbel sind meist abgef acht, mitunter auch vorn zugespitzt und dadurch keilförmig gestaltet; ihre Abgrenzung gegenüber den Zwischenwirbelscheiben ist unregelmäßig. Infolge der Verschmälerung der Wirbelkörper ist die Wirbelsäule und damit auch die Körperlänge verkürzt; ausgesprochene Fälle sind daher meist kleinwüchsig. Außer von MORQUIO sind gleichartige und ähnliche Fälle von CAMPBELL, JANSEN, W. MÜLLER, NILSONNE, RIBBING, RUGGLES, E. VOLHARD, VALENTIN beschrieben.

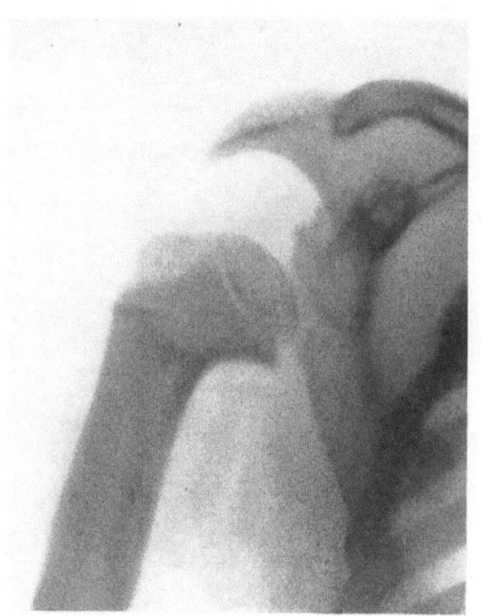 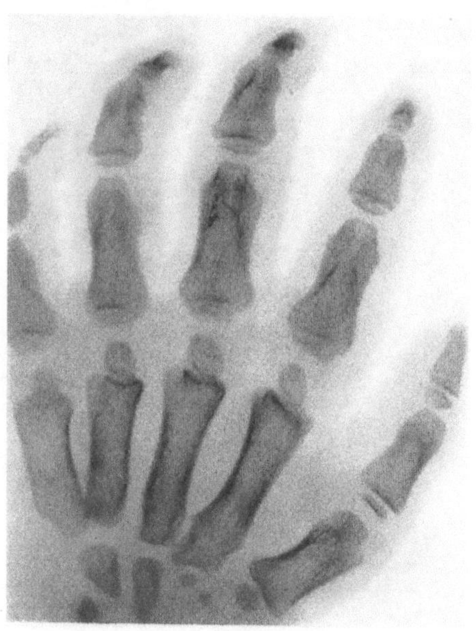

Abb. 1202.							Abb. 1203.

Abb. 1202 und 1203. Dysostosis multiplex (HURLERsche Erkrankung).
(Aufnahme von Dozent Dr. SIMON, Kinderkrankenhaus Oldenburg.)

Beistehende Abbildungen stammen von einem 15jährigen Jungen von nur 71 cm Körperlänge und 17 kg Gewicht, der einen behinderten, etwas watschelnden Gang hatte. Auf den Röntgenaufnahmen tritt eine sehr starke Deformierung der Femurepiphysen und Verunstaltung der Hüftgelenke, eine unregelmäßige Gestaltung der Humerusepiphyse und eine Abplattung der Wirbelkörper im Brustteil mit einer Kyphose daselbst hervor (Abb. 1201).

Dysostosis multiplex (Hurlersche Krankheit).

Bei idiotischen Kindern mit affenartigem plumpem Gesicht und flachem Nasenrücken (Gargoylisme), ferner Hornhauttrübungen sind von HURLER multiple Knochenveränderungen beschrieben, die hauptsächlich in unregelmäßiger Verbildung der Wirbelkörper, plumper Beschaffenheit der Rippen, Schulterblätter und Schlüsselbeine, kolbenartigen Auftreibungen an den Knochen der Gliedmaßen, besonders am distalen Ende des Humerus, verkrümmten Unterarmknochen, plumpen Metacarpalia und Grundphalangen mit eigenartiger Zuspitzung ihres distalen Endes (Zuckerhutform, ULLRICH) sowie spitzen Endphalangen bestehen. Von DE RUDDER werden Beziehungen zur MORQUIOschen Krankheit vermutet. Eine Zurechnung zu den Lipoidosen, die sich auf den in einem Sektionsfalle erhobenen Befund von lipoidhaltigen Ganglienzellen im Gehirn stützt, erscheint hierdurch allein noch nicht gerechtfertigt.

Osteogenesis imperfecta.

Bei der *Osteogenesis imperfecta* (gleich *Osteopsathyrosis congenita*), deren Ursache noch nicht geklärt ist, besteht von vornherein schon beim Fetus und Neugeborenen eine mangelhafte endostale und periostale Knochenbildung und infolgedessen die Entwickung ganz spärlicher und dünner Knochenbälkchen und einer sehr zarten Corticalis, die zu Brüchen aus den geringfügigsten Ursachen neigen. Ferner kommt auch bei ursprünglich normaler Anlage nach der Geburt, meist schon in frühem Kindesalter, bisweilen auch erst beim Erwachsenen eine hinsichtlich ihrer Ursache ebenso unklare Knochenbrüchigkeit,

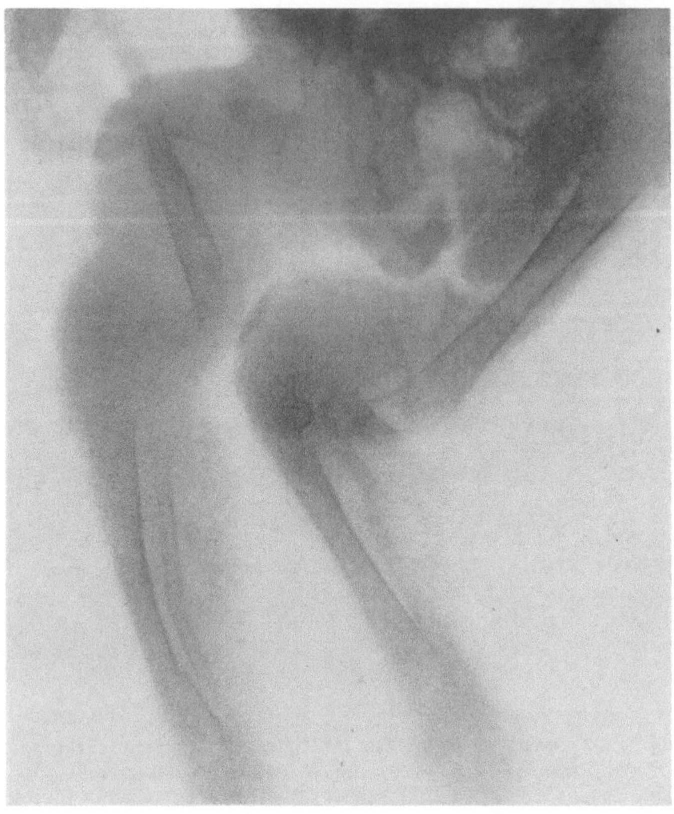

Abb. 1204. Kindliche Osteopsathyrosis. (Aus der Universitäts-Kinderklinik, Leipzig.)
Hochgradige Kalkarmut. Knochenbrüche und Infraktionen sowie Verbiegungen der Unterschenkelknochen.

„*idiopathische*" *Osteopsathyrosis* vor, die in Resorption und mangelhafter Neubildung von Knochensubstanz (Osteoporose) besteht und das Auftreten von Frakturen aus den geringfügigsten äußeren Anlässen begünstigt. Nachdem LOOSER die gleichartige anatomische Beschaffenheit beider Formen nachgewiesen hat und beide in einer Familie beobachtet worden sind, wird jetzt die Identität beider Krankheitsbilder angenommen. Gleichzeitig werden oft blaue Skleren infolge verminderter Dichte der Lederhäute des Auges beobachtet. Als drittes klinisches Symptom kommt in einer Minderzahl von Fällen eine Schwerhörigkeit hinzu, die meist auf eine Otosklerose bezogen wird.

Im Röntgenbild ist eine *durchsichtige Zeichnung mit feinen Randschatten und kaum erkennbaren zarten Bälkchen* und häufig *Fraktur der Knochen* mit Bildung eines kalkarmen, obwohl reichlichen Callus zu sehen. Die Epiphysenlinie ist glatt. Das Bild ist in mancher Hinsicht den plumpen dichten Knochenschatten der Chondrodystrophie entgegengesetzt. Dagegen besteht eine gewisse äußere Ähnlichkeit beider Erkrankungen in der auffälligen Kürze der Extremitäten (Mikromelie). Die kurze Beschaffenheit der Glieder ist allerdings weder regelmäßig bei der Osteogenesis imperfecta vorhanden, noch pflegt sie so hohe Grade zu erreichen wie bei der Chondrodystrophie. Sie ist hier auf die meist zahlreichen Knochenbrüche zu beziehen, die sich an den langen Röhrenknochen bisweilen perlschnurartig aneinander reihen. Am ehesten ist eine Verwechslung mit der Rachitis möglich, wenn die Kinder ein etwas höheres Alter erreichen, was aber nur ausnahmsweise geschieht. Außer den bereits angegebenen Merkmalen ist gegenüber der Rachitis besonders die *glatte Begrenzung der Epiphysenfugen* hervorzuheben. In einem von JOHANNSSON beschriebenen Falle von Osteogenesis imperfecta bei einem 6 Tage alten Kinde fanden sich außer den typischen Knochenveränderungen ausgesprochene Gefäßverkalkungen an den Extremitäten.

Mongolismus.

Bei dem *Mongolismus*, der eine ausgesprochene Degenerationsform aus noch unbekannter Ursache darstellt, werden, abgesehen von den Veränderungen, die durch den bloßen Anblick erkannt werden können, Störungen der Ossifikation unregelmäßiger Art, und zwar teils etwas verspätetes Auftreten einzelner Knochenkerne, teils vorzeitige Verknöcherung beobachtet. Zum Unterschied vom infantilen Myxödem ist keine hochgradige oder dauernde Rückständigkeit in der Knochenbildung vorhanden. Von SIEGERT ist eine abnorme Deformation des kleinen Fingers beschrieben, dessen Mittelphalanx verkürzt ist, ferner eine „Knopfbildung mit ringförmiger Abschnürung" des medialen Endes des Metacarpus des Zeigefingers. Wahrscheinlich handelt es sich um eine abnorme proximale Epiphysenbildung, wie sie schon beim Myxödem erwähnt wurde. Oft wird der Daumen abnorm kurz gefunden. Alle diese Abweichungen sind aber weder ein regelmäßiges Merkmal des Mongolismus, noch kommen sie diesem allein zu, sondern stellen nur Degenerationszeichen allgemeiner Natur dar, die beim Mongolismus oft in gehäufter Form auftreten.

2. Andere allgemeine Knochenerkrankungen.

Knochenatrophie, Osteoporose.

Eine *Knochenatrophie* besteht in einem Schwund der Knochensubstanz, indem durch die physiologische Abbautätigkeit der Osteoklasten bei vermindertem Knochenanbau die Knochenbälkchen und die Rindenschicht verschmälert werden. Infolgedessen tritt eine Erweiterung der Markräume ein und es entsteht der Zustand der *Osteoporose*, der auch zu vermehrter Knochenbrüchigkeit, *Osteopsathyrosis*, führen kann.

Eine Knochenatrophie kann aus sehr verschiedenen Gründen eintreten.

Auf angeborener Grundlage beruht die schon beschriebene *Osteogenesis imperfecta (Osteopsathyrosis congenita)*.

Geringere, aber auch recht erhebliche Grade von Knochenschwund stellen sich oft als *senile* oder *marantische Erscheinung* ein; auch sie können zu Knochenbrüchigkeit und Spontanfrakturen führen.

Infolge von Ernährungsstörungen kommt eine Knochenatrophie außer bei der schon beschriebenen Hungerosteopathie auch bei *chronischer Gastroenteritis* vor, die unter dem Bilde der *kindlichen Cöliakie* (GEE-HUNTER-HERTERsche Krankheit), der *einheimischen Sprue* (HESS-THAYSEN, HANSEN und v. STAA) und der *Cöliakie der Erwachsenen* (KNOLL) auftritt. Hierbei ist der Blutkalkspiegel und auch der Phosphatspiegel oft leicht erniedrigt. In Zeiten starker Knochenentkalkung und Kalkmobilisation werden aber auch erhöhte Blutkalkwerte gefunden.

Ferner kommt eine Knochenatrophie bei ständigem Gallensaftfluß durch *Gallenfisteln*, durch welche alkalische Valenzen dem Körper verloren gehen und infolgedessen eine Acidose eintritt, zustande.

Auch *endokrine Störungen* können zur Osteoporose führen. Der besondere Einfluß, welchen die *Epithelkörperchen* auf Abbau und Entkalkung des Knochens ausüben, ist bei der Beschreibung der Ostitis fibrosa generalisata geschildert. Wahrscheinlich spielen sie auch bei anderen Knochenerkrankungen eine Rolle, die aber noch nicht ganz geklärt ist.

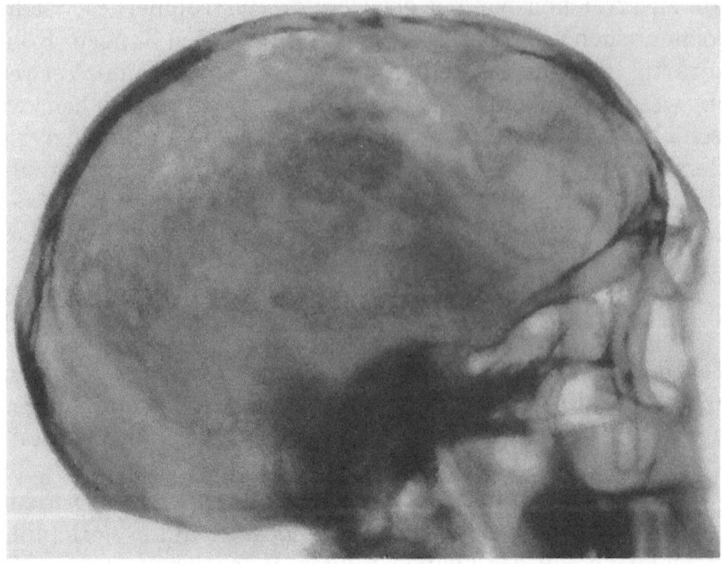

Abb. 1205. Fleckige Osteoporose des Schädels bei Morbus Cushing.

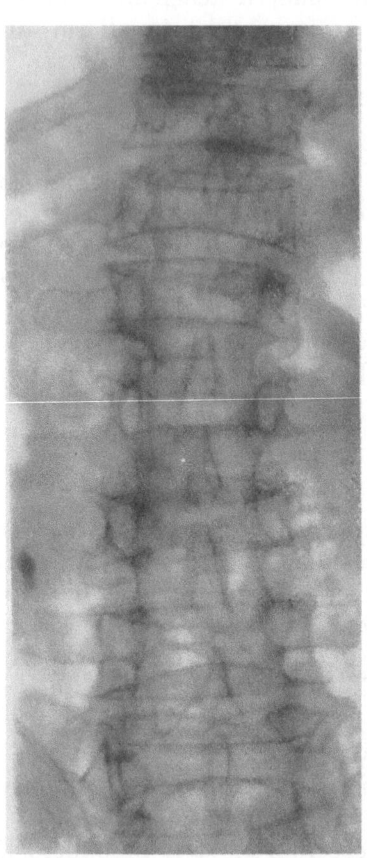

Abb. 1206. Osteoporose der Wirbelsäule bei Morbus Cushing.

Rechts ein kalkhaltiger Nierenstein.

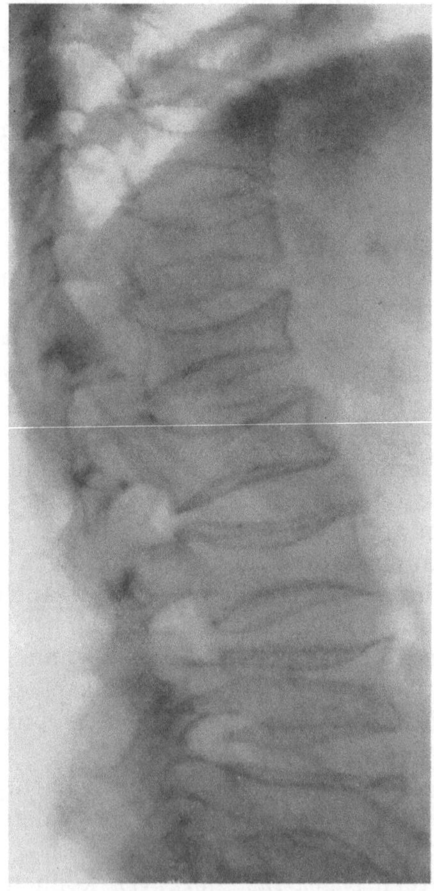

Abb. 1207. Hochgradige Osteoporose bei Morbus Cushing.

Seitliche Aufnahme desselben Falles. Ausgesprochene Fischwirbel.

Eine Überfunktion der Epithelkörperchen braucht nicht immer nur von primären Adenomen auszugehen, sondern kann auch bei Hypertrophien derselben zustande kommen, die von Adenomen schwer zu unterscheiden sind. Solche Hypertrophien werden bei Acidose, bei Vitamin-D-Mangel, bei Osteomalacie und Osteogenesis imperfecta sowie bei verbreiteter Knochencarcinose mit Knochenentkalkung beobachtet.

Experimentell kann eine Hypertrophie der Epithelkörperchen und Rarefikation der Knochenbälkchen mit fibröser Umgestaltung des Knochenmarks durch verschiedenartige Herbeiführung einer Acidose (KATASE) bzw. von Nierenschädigungen (EGER) erzeugt werden.

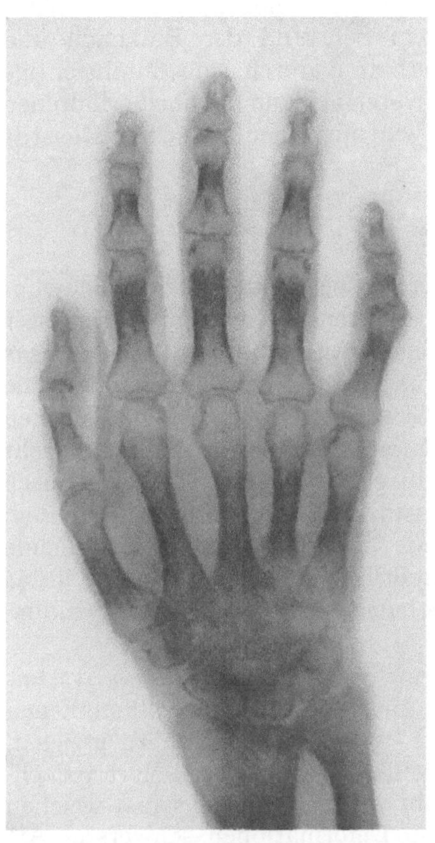

Abb. 1208. Knochenatrophie bei Gelenkversteifung infolge von Polyarthritis rheumatica, die seit $^1/_4$ Jahr besteht.

Scheckige Zeichnung infolge örtlicher Aufhellungen an den proximalen und distalen Enden der Metacarpalia und Phalangen.

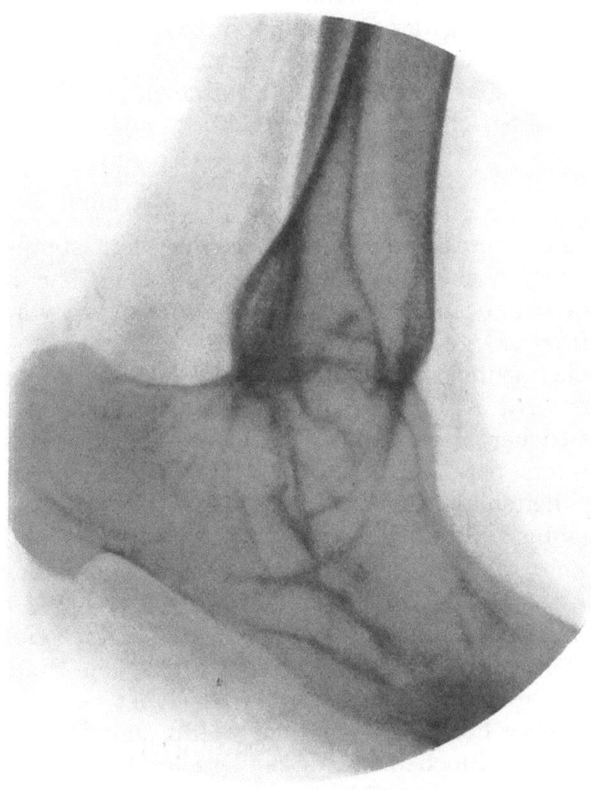

Abb. 1209. Hochgradige Knochenatrophie bei langjähriger völliger Gelenkversteifung infolge chronischen sekundären Gelenkrheumatismus.

Gleichmäßige glasartige Aufhellung der Knochenschatten. Schmale zarte Konturen der Rindenschicht und der stark rarefizierten Bälkchen. Bezüglich des klinischen Befundes vgl. Text S. 976/977, Fall 1.

Auch bei *Überfunktion der Schilddrüse*, bei der BASEDOWschen Krankheit und bei experimenteller Verabfolgung von Thyroxin an Versuchstiere wird eine Knochenatrophie mit fibrösen Markveränderungen beobachtet (ASKANAZY und RUTISHAUSER).

Eine diffuse Osteoporose findet sich ferner bei dem CUSHINGschen *Krankheitsbild*, das durch basophile Adenome des Hypophysenvorderlappens und durch Geschwülste der Nebennierenrinde, seltener des Ovariums und des Thymus, hervorgerufen wird.

Bei *Tabes* tritt oft eine auf trophoneurotischen Störungen beruhende Knochenbrüchigkeit ein.

Ferner wird eine *Inaktivitätsatrophie* infolge Nichtgebrauch von Gliedern nach entzündlichen und traumatischen Knochenveränderungen und bei Gelenkerkrankungen beobachtet. Wahrscheinlich ist diese Art der Atrophie hauptsächlich auf Störungen der Blutzirkulation und dadurch hervorgerufene örtliche Stoffwechselstörung (Acidose) sowie auf den Fortfall des formbildenden Reizes von Druck und Zug bei Ausschaltung der Bewegung und Belastung zurückzuführen.

Für die sog. *akute trophoneurotische Atrophie* (SUDECK, vgl. S. 843) geben RIEDER und SUDECK auf Grund neuerer Untersuchungen eine andere Erklärung, nämlich, daß auf einen entzündlichen oder traumatischen Reiz hin kollaterale Umbauvorgänge mit erhöhter Tätigkeit der dem Knochen zugehörigen Zellen einsetzen.

Im Röntgenbilde zeigt die Atrophie in frühen Stadien fleckförmige Aufhellungen der Knochenschatten, die in der Umgebung, aber auch in größerer Entfernung von den geschädigten Stellen auftreten (Abb. 1208). Dadurch, daß andere Partien zunächst noch nomale Schattentiefe aufweisen, kommt ein scheckiges Aussehen zustande. Später tritt eine allgemeine Knochenresorption mit stärkerem Schwund der Bälkchen und Verschmälerung der Corticalis ein. Das Röntgenbild erhält dadurch eine durchsichtige glasartige Beschaffenheit. Auf dem hellen Untergrunde treten alsdann die noch erhaltenen Spongiosabälkchen und die Randschichten als feine, wie mit einem scharfen Bleistift gezogene Striche hervor (vgl. Abb. 1209).

Osteomalacie.

Im Gegensatz zur Knochenatrophie und Osteopsathyrosis, bei denen trotz des Schwundes von Knochensubstanz (Osteoporose) in dem noch erhaltenen Knochen ein gewisser Kalkgehalt besteht, ist die *Osteomalacie* durch vorwiegende *Kalkberaubung des Knochens (Halisterese)* gekennzeichnet. Neben resorptiven Vorgängen geht gewöhnlich reichliche Knochenneubildung einher, die aber nur osteoides Gewebe, also kalklosen Knochen liefert. Die Ätiologie der Osteomalacie ist noch nicht geklärt. Vielleicht ist sie nicht einheitlicher Natur. Bei der „echten" Form, welche in gewissen Gegenden endemisch besonders bei Frauen auftritt, sprechen mehrere Umstände dafür, daß auch diesem Krankheitsbilde eine innere Sekretionsstörung zugrunde liegt, nämlich die auffallende Beziehung zu besonderen Vorgängen der weiblichen Keimdrüse, namentlich zur Gravidität und zum Puerperium, ferner die in manchen Fällen beobachtete überraschende Wirkung des Adrenalins.

Das *Röntgenbild* zeigt infolge der *Kalkresorption verwaschene,* bisweilen *kaum erkennbare Knochenkonturen.* Es kann zunächst der Eindruck einer technisch unvollkommenen Platte dadurch erweckt werden; doch ist es unmöglich, bessere Kontraste zu erzielen. Die äußere Form des Knochens kann zunächst unverändert sein. Überall dort jedoch, wo auf den Knochen ein starker Druck oder Zug ausgeübt wird, gibt er bei seiner weichen Beschaffenheit diesen Einwirkungen nach und kann so Deformationen schwerster Art erleiden. Häufig sind *Infraktionen,* die zu einer Einknickung „en bois vert" und Verbiegungen, aber zu keiner Kontinuitätstrennung oder seitlichen Verschiebung der Knochentei e gegeneinander führen. Eine besonders typische Veränderung bei der sog. puerperalen Osteomalacie ist die *schnabelartig zugespitzte kartenherzförmige Verengerung des Beckeneingangs* (vgl. Abb. 1210). Am *Brustkorb* kommt es durch Knochenerweichung und Zugkraft zur Ausbildung einer *Glockenform,* die durch rundliche Wölbung der Kuppel und eine Eindellung der mittleren bzw. unteren seitlichen Partien etwa 2—3 Querfinger oberhalb des Zwerchfells gekennzeichnet ist, während die untersten Rippen wie der Rand einer Glocke auseinanderweichen (vgl. Abb. 1211). Auch an der Wirbelsäule können schwere Verbiegungen, an den Extremitäten bisweilen flossenartige Verkrümmungen auftreten.

Neben dieser „echten" Osteomalacie kommt eine Knochenerweichung auch unter ähnlichen Bedingungen wie die Osteoporose, von der sie vielfach nicht scharf abzugrenzen ist, als *senile und marantische Osteomalacie* vor, ferner *infolge von Ernährungsstörungen.* Bei diesen steht es noch keineswegs fest, ob sie nur in einer quantitativ ungenügenden Ernährung oder, was wahrscheinlicher ist, in einem Mangel an besonderen Nährstoffen bestehen und ob diese Einflüsse allein und in direkter Weise oder nur mittelbar auf dem Wege über dadurch hervorgerufene innersekretorische Störungen maßgeblich sind. Infolge der mangelhaften Ernährungsverhältnisse während und nach dem

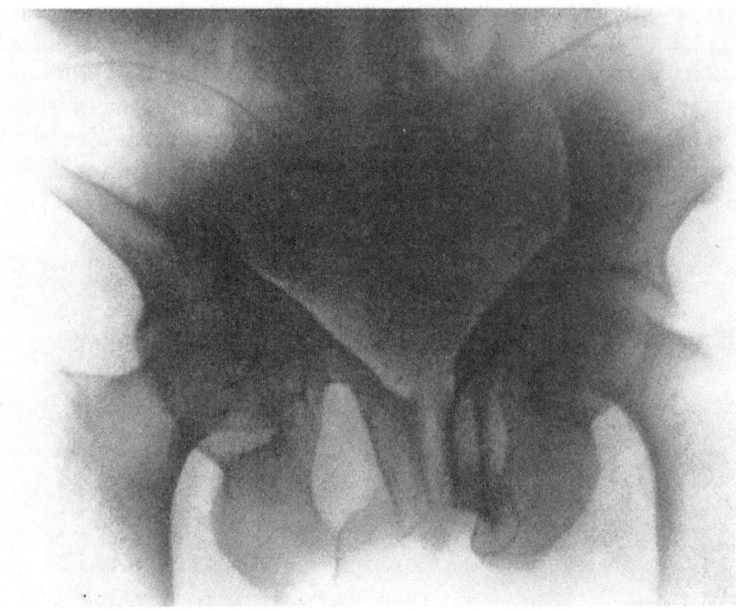

Abb. 1210. Osteomalacie. Kartenherzförmig verengtes Becken.
Die Knochen des Beckenringes sind durch den Druck der Femurköpfe nach innen vorgetrieben. Infraktion der Schambeine.

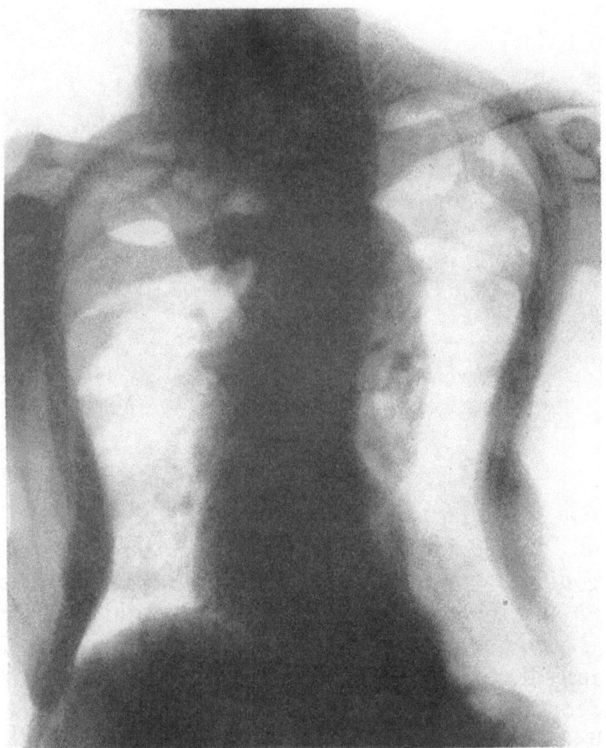

Abb. 1211. Senile Osteoporose (glockenförmiger Thorax) bei 72 jähriger Frau.

ersten und auch dem zweiten Weltkriege sind osteomalacische Vorgänge auf Grund klinischer und besonders auch röntgenologischer Untersuchungen wiederholt in Deutschland und namentlich in Wien festgestellt worden. Die Veränderungen werden in folgender Weise geschildert:

Es können hauptsächlich zwei in vielen Beziehungen voneinander abweichende
Gruppen unterschieden werden, die aber hinsichtlich der Ursache *(Unterernährung)* und
der allgemeinen Veränderung des Knochensystems *(Kalkarmut und Verbiegung der
Knochen)* übereinstimmen. Die erste von SCHLESINGER, EDELMANN, ALWENS, PARTSCH u.a.
beschriebene Gruppe betrifft hauptsächlich *alte Leute* jenseits des 60. Lebensjahres, und
zwar in überwiegender Weise Frauen, aber seltener auch Männer. Es besteht dasselbe
klinische Bild wie bei der echten Osteomalacie, nämlich hochgradige Druckempfindlichkeit

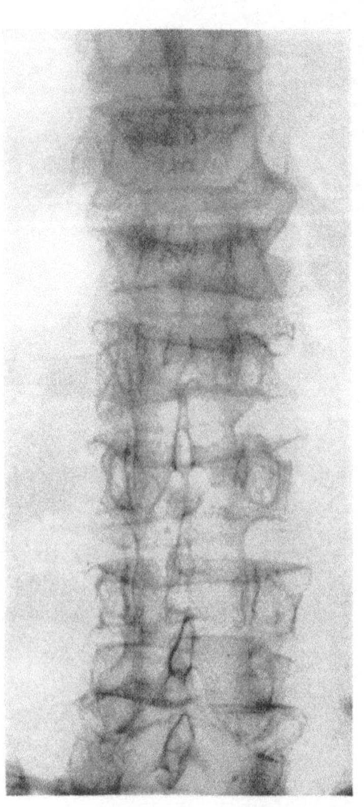

Abb. 1212. Altersosteoporose (Autopsie).
Zusammengedrückte, bikonkav gestaltete Wirbelkörper von stark
verminderter Schattenintensität.

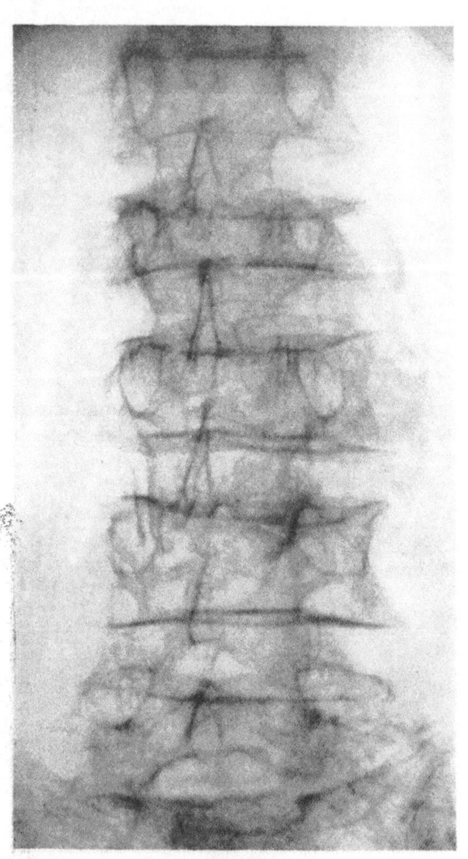

Abb. 1213. Entkalkung der Wirbelsäule durch multiple
Myelome (Autopsie).
Die Wirbelschatten sind zusammengedruckt. Vgl. die gleichartigen
Bilder in Abb. 1292 (ebenfalls multiple Myelome) und Abb. 1212,
Altersosteoporose.

der erkrankten Knochen, besonders am Thorax, watschelnder Gang, Adductorenspasmen
usw. Im Röntgenbilde findet sich ebenso eine *vermehrte Durchlässigkeit* und eine
verwaschene Zeichnung oft mit völliger Aufhebung der Bälkchenstruktur. Wo diese noch
zu erkennen ist, sind die *Knochenbälkchen verdünnt* und spärlich, die *Markräume
erweitert.* Oft werden *Infraktionen* und *Querbrüche* beobachtet. *Am Thorax* hat ALWENS
als typische Veränderung die *Glockenform* beschrieben (vgl. Abb. 1211). Dagegen werden
die bei der echten Osteomalacie geschlechtsreifer Frauen so häufigen typischen Beckenveränderungen bei alten Personen selten gefunden, kommen aber vereinzelt auch vor.
    Auf eine weitere Lokalisation des gleichen Prozesses an der Wirbelsäule der bei beiden
Geschlechtern besonders im mittleren Alter beobachtet wird, haben EISLER und HASS
hingewiesen und ihn als Wirbelmalacie bezeichnet. Es besteht hierbei eine schon äußerlich
sichtbare Totalkyphose der Wirbelsäule. Auf sagittalen und seitlichen Röntgenaufnahmen
fällt die geringe Schattenintensität und in schweren Fällen eine Formveränderung der
Wirbelkörper auf, die zu schmalen, nach oben und unten sattelförmig eingebuchteten,

bikonkaven Scheiben zusammengedrückt werden (Fischwirbel) (vgl. Abb. 1212). An der
Brustwirbelsäule entstehen durch stärkere Belastung der vorderen Abschnitte Keil-
wirbel. Durch Traumen, auch leichtester Art, können schräge Eckbrüche am vorderen
Rand der Wirbelkörper und andererseits Einbrüche der Deckplatte (GLORIEUXsche
Fraktur) und dadurch die Bildung eines Gibbus ähnlich wie bei der Tuberkulose zustande
kommen. Die Zwischenwirbelräume sind nicht verschmälert. Die klinischen Symptome
bestehen in Rückenschmerzen, die am heftigsten beim Erheben aus der sitzenden Stellung,
aber auch bei ruhigem Sitzen auftreten und schließlich zu vollständiger Bettlägerigkeit
führen. Die GLORIEUXschen Frakturen rufen oft gürtelförmige Schmerzen hervor.
Daneben sind die Zeichen allgemeiner Schwäche und nervöser Erschöpfung vorhanden.

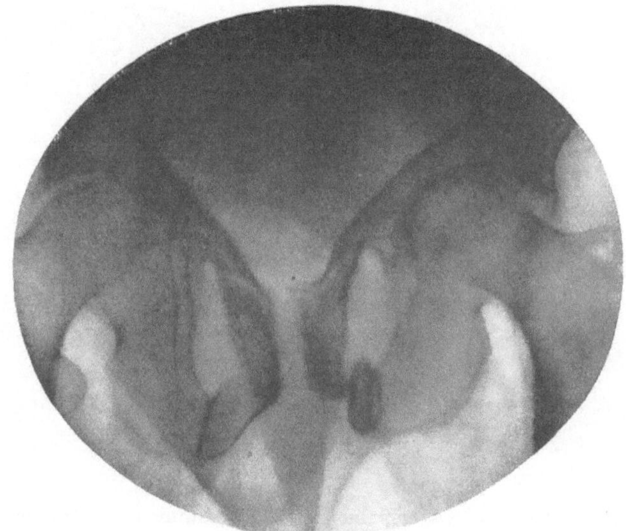

Abb. 1214. Osteomalacie.
Infraktion der Schambeinknochen.

Eine zweite, gleichfalls unter dem Einfluß der Unterernährung in und nach dem ersten
Weltkriege aufgetretene Form, die von FROMME, BÖHME, EISLER, HASS u. a. beschrieben
ist, betrifft *junge Personen fast ausschließlich männlichen Geschlechts*, meist im Alter von
17—20 Jahren, welche schwere Arbeit im Stehen verrichtet haben. Auch hier ist im
Röntgenbild eine *allgemeine Durchlässigkeit der Knochen und Rarefikation oder völlige
Verwaschenheit der Bälkchenzeichnung* sichtbar. Als typische Veränderung wird eine *Ver-
breiterung der Epiphysenfuge* zwischen Diaphyse und oberer Epiphyse *an der Tibia* und
oft eine *Infraktion an dieser Stelle*, bisweilen mit Einknickung nach innen beschrieben.
Aber auch an anderen Stellen, so an Rippen, Ulna, Femur kommen Infraktionen und
„Querbrüche" vor. STROHMANN und O. HAHN bezweifeln die von den meisten anderen
Autoren vertretene Anschauung, daß quere Aufhellungen der Knochenschatten an sich
schon eine Fraktur bedeuten, und führen diese Erscheinungen auf örtlich begrenzte osteomalacische Vorgänge zurück. Es handelt sich hierbei offenbar um die von LOOSER näher
beschriebenen „Umbauzonen". Die klinischen Erscheinungen, unter denen Schmerzen
in den Beinen und Unfähigkeit, zu gehen und zu stehen, sowie Knochenverbiegungen
hervortreten, decken sich mit dem Bilde der *Rachitis tarda*.

Auch *in der Leipziger Medizinischen Klinik* wurde eine *Häufung von Erkrankungen an Osteomalacie in den Hungerjahren 1918 und 1919* beobachtet. Darunter waren nicht nur alte, sondern auch
jüngere Frauen, keine Männer. Das Lebensalter schwankte zwischen 30 und 65 Jahren. Größtenteils
traten die krankhaften Erscheinungen jetzt zum ersten Male auf. In einigen Fällen handelte es sich
dagegen nur um ungewöhnlich schwere Rezidive einer schon früher bereits vor dem Kriege vorhandenen Erkrankung. Das klinische Bild, bei dem mehrfach, aber nicht immer, sowohl bei jungen als
bei alten Frauen hochgradige typische Beckenveränderungen beobachtet wurden, stimmte völlig

mit dem der echten Osteomalacie überein, so daß es zweifelhaft erscheint, ob hier, zumal bei den geschlechtsreifen Frauen, eine besondere Form anzunehmen ist. Die Häufung der Fälle in der Hungerzeit scheint aber doch für den Einfluß der mangelhaften Ernährung zu sprechen, wenn auch der allgemeine Körperzustand nicht immer eine hochgradige Fettarmut zeigte. In dem in Abb. 1214 abgebildeten Falle, welcher eine 30jährige Frau betrifft, waren stärkste *schnabelartige Verkrümmung des Beckens* und die von ALWENS als typisch für die Hungerosteomalacie angegebene Glockenform des Thorax vereinigt. Bei einer 65jährigen Frau war *von Kopf und Hals beider Femurknochen gar nichts im Röntgenbilde zu sehen, die Schäfte der Oberschenkelknochen reichten am Becken bis fast zur Spina iliaca anterior empor* (vgl. Abb. 1215a u. b). Bemerkenswerterweise fehlte in diesem schwersten Falle jede Formveränderung des Beckens. Ich führe dies darauf zurück, daß hier der Seitendruck der Femora auf das Becken fortfiel, welcher sonst bei weichen Beckenknochen die kartenherzförmige Verengerung hervorruft. In verschiedenen anderen Fällen waren keine Verunstaltungen der Knochen

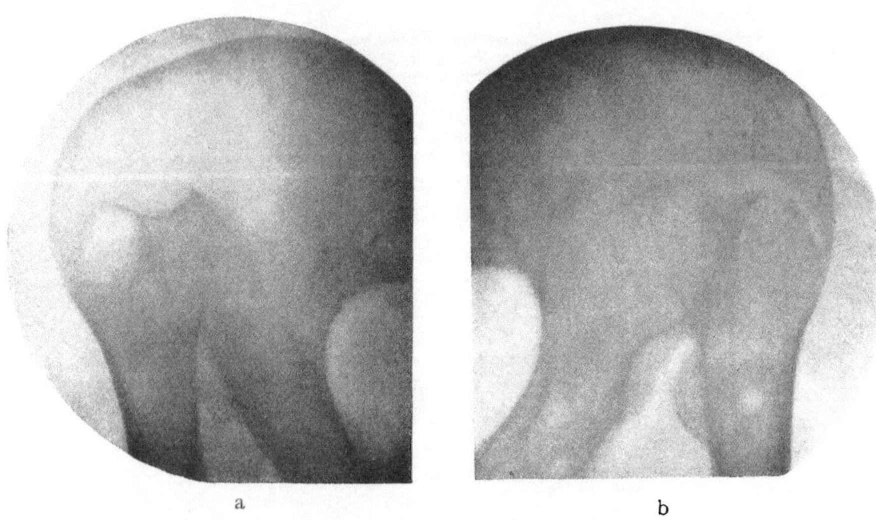

a   b

Abb. 1215a u. b. Osteomalacie. Hüftaufnahmen beiderseits.

Der Femurkopf und -hals ist beiderseits größtenteils zerstört, die Hüftpfannen sind leer. Die Femurschäfte sind beiderseits nach oben gerutscht und stehen in Höhe der Darmbeine. Die Gestalt des Beckenringes erweist sich auf einer Gesamtbeckenaufnahme in diesem Falle unverändert, weil der Druck der Femurköpfe nicht darauf einwirkt. Hochgradige Kalkarmut der Knochen.

vorhanden, dagegen bestand stets eine *hochgradige Durchlässigkeit für Röntgenstrahlen* und daher eine *sehr geringe Intensität und Undeutlichkeit der Knochenschatten.* Tetanische Symptome wurden hier nicht beobachtet. In einem Falle einer 30jährigen Frau waren Adrenalininjektionen von ganz überraschender, aber nur vorübergehender Wirkung. Später bewirkte Röntgenkastration eine längerdauernde weitgehende Besserung.

Wahrscheinlich zur Osteomalacie gehörig ist die MILKMANsche Krankheit. Hierbei entstehen bei Erwachsenen ohne erkennbare Ursache multiple, spontane, symmetrische Frakturen, die als bandartige, quer verlaufende, kalkarme Umbauzonen beginnen. Im Röntgenbilde sind quere bis 1 cm breite Aufhellungen innerhalb des Schaftes der langen Röhrenknochen, der Rippen und Schlüsselbeine und keilförmige Aufhellungen im Bereiche der flachen Knochen sichtbar.

Renale Osteopathie, renale Rachitis.

In Fällen von schweren Nierenerkrankungen, die zur Niereninsuffizienz führen, werden Veränderungen der Knochen angetroffen, die eine Verminderung des Kalkgehalts derselben gemeinsam haben, im einzelnen aber mannigfache Verschiedenheiten aufweisen. Der bestehende Zusammenhang ist zuerst von FLETCHER und PARSONS bei Kindern erkannt, die neben einer Nierenerkrankung gleichzeitig *Zwergwuchs* aufwiesen, und seither allgemein bestätigt worden.

Im Röntgenbild werden bei Kindern vorwiegend fleckförmig auftretende Osteoporose der Metaphysen und dem Typus der Rachitis entsprechende Veränderungen, starke Verbreiterung der Epiphysen und unregelmäßige Begrenzung der knöchernen Diaphysen, beobachtet. An den Metaphysen ist eine wabige, fleckige, wie von Motten zerfressene, auch als wollig bezeichnete Struktur (TEALL) des Knochens und eine unregelmäßige aufgefaserte Abgrenzung gegen die Epiphyse sichtbar. Bei jugendlichen Fällen finden mehr Umbaustörungen ähnlich der Osteomalacie statt, bei welchen die Knochenbälkchen von breiten osteoiden Säumen umgeben und das Mark teilweise fibrös umgewandelt ist; die Epiphysen zeigen dagegen hierbei ein normales Verhalten, keine der Rachitis entsprechenden Veränderungen. Sowohl bei der kindlichen als bei der jugendlichen Form wird Klein- oder Zwergwuchs beobachtet. Bei Erwachsenen sind die Knochenveränderungen am geringsten ausgesprochen; es kommt hier nur eine Osteoporose vor, die aber nur selten höhere Grade erreicht.

Bei den Nierenerkrankungen handelt es sich meist um eine Schrumpfniere, die einen primären Charakter tragen oder bei einer Pyelitis entstehen oder sich an kongenitale Mißbildungen anschließen kann. Teilweise ist familiäres Vorkommen beobachtet worden. Meist tritt das Stadium schwerer Niereninsuffizienz mit Ausgang in tödliche Urämie ein. Im Blut finden sich außer Rest-N-Erhöhung meist eine Erhöhung des Phosphorspiegels und etwas verminderte Calciumwerte. Der Calcium-Phosphorquotient ist vermindert, die Alkalireserve erniedrigt.

Funktionelle Insuffizienzerscheinungen am Knochen.

Infolge übermäßiger Beanspruchung können bei sonst normalen Verhältnissen auch ohne Einwirkung eines größeren Traumas am Knochen an verschiedenen Stellen, die besonders großer Belastung ausgesetzt sind, sog. Überlastungsschäden (ASAL) auftreten, die sich klinisch in Schmerzen mit ausgesprochenen Druckpunkten und zuweilen auch Schwellung und Rötung der Weichteile äußern, während das Röntgenbild folgende Veränderungen am Knochen zeigt: Zunächst periostale Trübung und Verdickung, dann corticale Fissur und Bruchlinie, später Callusbildung und Verknöcherung (NAERVI). Betroffen werden am häufigsten die Metatarsalia I und III (sog. Marschfraktur, DEUTSCHLÄNDER), oberes Drittel des Schienbeins (GENZ) oder Wadenbeins (SCHERF), seltener absteigender Schambeinast und Schenkelhals (ASAL) sowie Fersenbein (WACHSMUTH).

Caissonkrankheit.

Bei der *Caissonkrankheit*, die bei zu schnellem Ausschleusen entsteht, bilden sich Luftblasen innerhalb der Gewebe und so auch innerhalb des Knochens und rufen Knochennekrosen hervor. Diese erzeugen dort rundliche oder spaltförmige Aufhellungen. Am deutlichsten treten sie im Kopf des Femurs und des Humerus hervor (CHRIST, FRANK und KNOFLACH). Später können sich auch sklerotische Verdichtungen des Knochens und Veränderungen im benachbarten Gelenk im Sinne einer Arthrosis deformans anschließen (KAHLSTROM, BURTON und PHEMISTER, RENDICH und HARRINGTON, BORNSTEIN und PLATE).

Ostitis fibrosa (Recklinghausen).

Die *Ostitis fibrosa* (RECKLINGHAUSEN) ist gekennzeichnet durch ausgedehnte Knochenresorption und Umwandlung des Fett- und Zellmarks in Fasermark. Auch hier besteht erhebliche Knochenbrüchigkeit und Neigung zu Frakturen und Verbiegungen. Das Röntgenbild zeigt die starke Rarefikation des Knochens und die Veränderungen der äußeren Gestalt. Infolge sekundärer Degeneration des vorher gewucherten Fasermarks entstehen in einem Teil der Fälle lokal *cystische Hohlräume*, die im Röntgenbilde als *helle Stellen in den aufgeblasenen Knochenkonturen* erscheinen. Die Aufhellungen sind entweder einheitlich, von rundlicher oder ovaler Gestalt (vgl. Abb. 1216) oder lassen eine feine Felderung, eine wabige Struktur, durch zwischengelagerte feine Septen erkennen (vgl. Abb. 1217 und 1218). An den Stellen der Kalkresorption entwickeln sich nicht selten gutartige zellreiche Geschwülste, sog. „braune Riesenzellentumoren", deren braune Färbung auf der Beimengung von Blutfarbstoff beruht. Maligne Degenerationen werden bei diesen und überhaupt bei der Ostitis fibrosa (RECKLINGHAUSEN) im Gegensatz

zur Ostitis deformans (PAGET) in der Regel nicht beobachtet. Gegenüber anderen herdförmigen Resorptionsprozessen und Cysten ist die gewöhnlich vorhandene Multiplizität
der Aufhellungen hervorzuheben. Dagegen kann bei einzelnen Krankheitsherden die
Differentialdiagnose gegenüber Sarkom, Enchondrom und Mischgeschwülsten große
Schwierigkeiten bereiten (HÄNISCH).

Bei der *generalisierten Ostitis fibrosa* sind große Teile oder fast das gesamte Skelet
befallen. Die Gliedmaßen weisen grobe Verunstaltungen durch Verbiegungen und multiple Frakturen auf. Im Röntgenbilde erscheinen die Knochen hochgradig rarefiziert
und schattenarm; an einigen Stellen treten völlige Schattenlücken hervor, an anderen

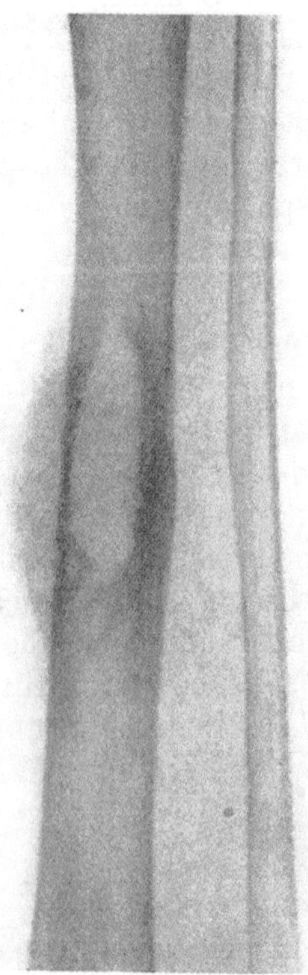

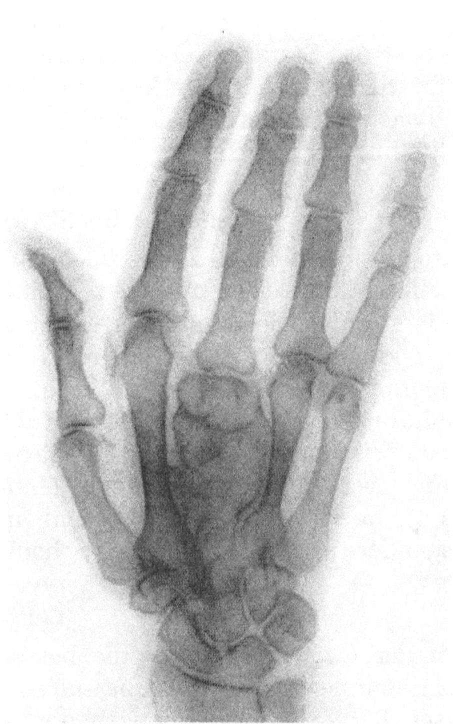

Abb. 1216. Ostitis fibrosa cystica. Unterschenkel.   Abb. 1217. Ostitis fibrosa cystica. Hand desselben Falles.

wie besonders an den Wirbelkörpern ist infolge der diffusen feinporigen Beschaffenheit
der Knochen ein verwaschenes strukturloses Bild vorhanden. In zahlreichen derartigen
Fällen ist eine ausgesprochene Hypertrophie oder Tumorbildung von Epithelkörperchen
gefunden (anatomische Beobachtungen von ASKANAZY und ERDHEIM, operativ kontrollierte Fälle von MANDL, GOLD, BLOOM, CAMP und OCHSNER, BOYD, MILGRAM und
STEARNS, SNAPPER, BARR u. a.) und nach deren Entfernung ein wesentlicher Rückgang
der Erscheinungen festgestellt worden. In entsprechender Weise wurden durch Zufuhr
von Parathormon experimentell die typischen Veränderungen der Knochen im histologischen und im Röntgenbilde erzeugt (JAFFÉ und Mitarbeiter, HOFF). Der Blutkalkspiegel ist in der Regel beträchtlich erhöht. Infolge vermehrter Ausscheidung von Kalkphosphat werden oft Nierensteine gebildet.

An dem in Abb. 1219 abgebildeten Falle ist bemerkenswert, daß einerseits große
Teile des Skelets, insbesondere das Becken und große Abschnitte der Extremitätenknochen hochgradige Kalkarmut sowie Frakturen und Verbiegungen erkennen ließen,
während andere Teile, wie der Brustkorb und das distale Ende des im proximalen Abschnitt fast kalklosen und frakturierten linken Femur eine beträchtliche Schattentiefe
im Röntgenbilde zeigten.

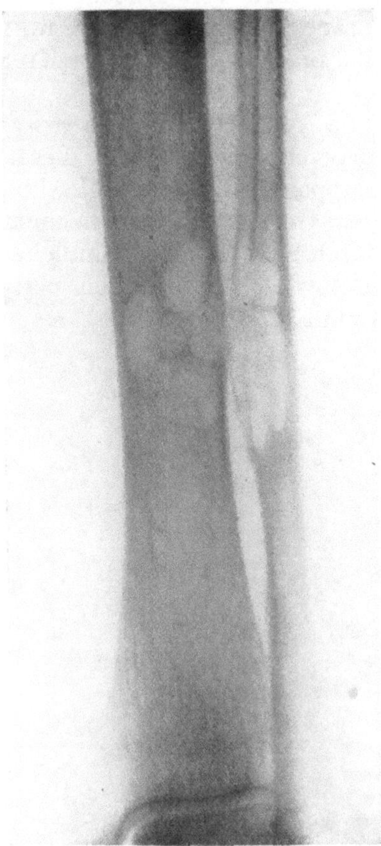

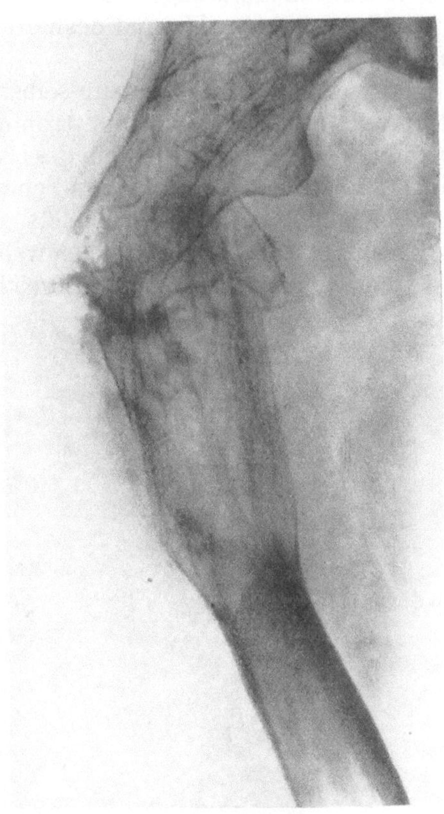

Abb. 1218. Ostitis fibrosa cystica. Unterschenkel eines anderen Falles.

Abb. 1219. Entkalkung des oberen Femurschaftes mit Spontanfraktur infolge verbreiteter Ostitis cystica. Die gleiche Entkalkung zeigen große Teile der übrigen Knochen, z. B. das ganze Becken, aber nicht das gesamte Skelet.

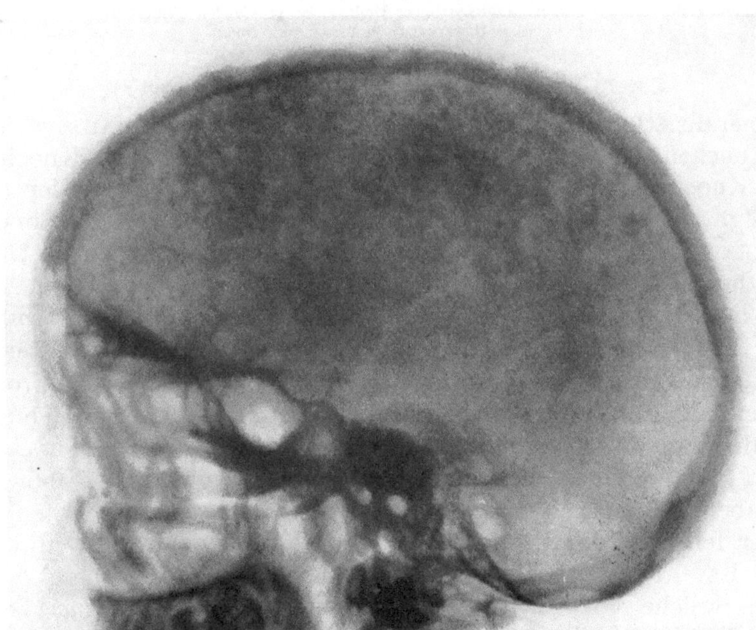

Abb. 1220. „Pagetoide" Veränderungen des Schädels bei Ostitis fibrosa generalisata.

Am Schädel werden zuweilen unregelmäßige Mischformen von Knochenresorption und Knochenneubildungen ähnlich den typischen Veränderungen bei der PAGETschen Erkrankung angetroffen und deshalb als *„pagetoide" Veränderung* bezeichnet (KIENBÖCK und MARKOVITS).

Diese wurde auch in einem selbstbeobachteten Falle von *Ostitis fibrosa generalisata* (RECKLINGHAUSEN) mit Hypertrophie der Epithelkörperchen und einem dieser wohl übergeordneten kleinen Adenom des Hypophysenvorderlappens festgestellt (vgl. Abb. 1220). Hier stand die Kalkzunahme des Schädels in auffallendem Gegensatz zu der hochgradigen Kalkverarmung des übrigen Skelets; dieser Fall war durch ganz außergewöhnliche Kalkniederschläge im Unterhautzellgewebe, in der Lunge sowie in zahlreichen peripheren und abdominalen Arterien ausgezeichnet (vgl. S. 153 und Abb. 199—201).

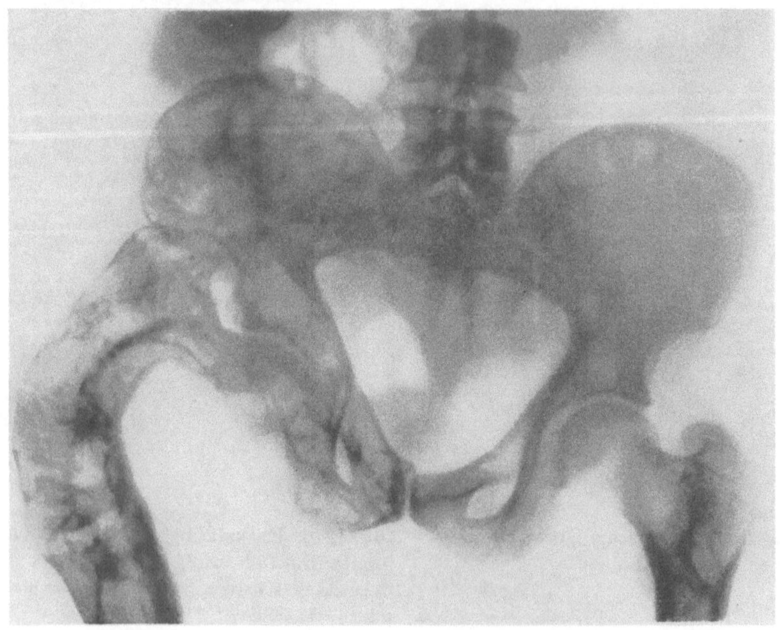

Abb. 1221. Polyostotische fibröse Dysplasie (Osteofibrosis deformans juvenilis).
Hirtenstabartige Verkrümmung des rechten Femur. Fibrocystischer Umbau der proximalen Femurhälfte und der rechten Beckenhälfte.
(Aus UEHLINGER: Virchows Arch. 306.)

Osteofibrosis deformans juvenilis (Ühlinger).

Von der generalisierten Form der Ostitis fibrosa (RECKLINGHAUSEN) ist eine örtlich beschränkte Knochenerkrankung mit fibröser Umwandlung des Knochenmarks und Änderung der Knochenstruktur zu unterscheiden, die lange Zeit oder dauernd keine Fortschritte zeigt. Während schon früher bekannte Fälle nur als Sonderformen der RECKLINGHAUSENschen Erkrankung angesehen wurden, gaben neuere Untersuchungen namentlich pathologisch-anatomischer Art zur Aufstellung eines eigenen Krankheitsbildes Anlaß. Dieses ist von JAFFÉ und LICHTENSTEIN 1938 als *polyostotische fibröse Dysplasie*, von ÜHLINGER 1940 als *Osteofibrosis deformans juvenilis* bezeichnet worden. Im Schrifttum wird auch von einer *polyostotischen Ostitis fibrosa* gesprochen.

Der Beschreibung von ÜHLINGER folgend, ist die Erkrankung als fehlerhafte Skeletentwicklung aufzufassen, welche mehrere oder viele, oft strahlenartig aneinandergereihte Knochen umfaßt und vorherrschend einseitig oder eingliedrig, also mono-, oligo- oder polyostotisch, aber nie generalisiert zur Entwicklung kommt. Das Wesen der Krankheit besteht in einer fehlerhaften Differenzierung des Knochenmarks in fibröses Mark und Faserknochen. Es entwickelt sich eine diaphysäre Markfibrose, besonders der langen Röhrenknochen, welche von innen heraus zu einer Spongiosierung, Verschmälerung, Verbiegung und Auseinanderdrängung der Compacta führt. Durch sekundäre Schwächung

der lamellären Tela ossea kommt es zu statischen Belastungsdeformitäten und Spontanfrakturen. Bevorzugt befallen sind die langen Röhrenknochen und die zugeordneten
Abschnitte des Schulter- und Beckengürtels. Am häufigsten erkranken Becken, Femur
und Tibia, besonders charakteristisch ist die hirtenstabartige Verkrümmung des Femur.
Die Wirbelsäule bleibt intakt.

Die *röntgenologischen Merkmale* bestehen in starker
Ausweitung, Verbiegung und Verschmälerung der
Compacta der langen Röhrenknochen, gelegentlich
auch in Ausbildung eines engmaschigen Spongiosa-
netzes im zentralen Markraum und in einem fibro-
cystischen Umbau der flachen Knochen. Als sekundäre Veränderungen finden sich statische Verbiegungen
und Spontanfrakturen, insbesondere des Schenkel-
halses und des Trochantergebietes (Abb. 1221).

Die Krankheit beginnt in der Kindheit, verläuft
in Schüben und kommt im Nachpubertätsalter zum
Spontanstillstand. Calcium- und Phosphorwerte im
Serum sind normal, die Phosphatase ist normal oder
leicht erhöht. Es besteht keine ursächliche Mineral-
stoffwechselstörung. Die Epithelkörperchen sind intakt. Eine maligne Entartung wird nicht beobachtet.

Die Ursache der Erkrankung ist noch ungeklärt,
auffallend ist die mehrfach festgestellte Vergesell-
schaftung der Knochenerkrankung mit großen Pig-
mentflecken der Haut und das Auftreten einer ge-
schlechtlichen Frühreife nur beim weiblichen Geschlecht, welches von der Erkrankung doppelt so häufig
befallen wird als das männliche (ALBRIGHTS Syndrom).
Es ist daher an eine Überfunktion der Nebennierenrinde oder der weiblichen Keimdrüsen zu denken.

Ostitis deformans (Paget).

Von der Ostitis fibrosa (RECKLINGHAUSEN) ist
ferner die früher oft für wesensgleich gehaltene *Ostitis
deformans* (PAGET) zu trennen. Sie betrifft meist das
höhere Alter. Familiäres Vorkommen ist mehrfach
beobachtet. Bei dieser Krankheit überwiegen die
Verkrümmungen infolge stärkerer Knochenerweichung
die *Neigung zu Frakturen.* Neben resorptiven Vorgängen gehen mächtige Neubildungen eines weichen
kalkarmen Knochens einher. Infolge des starken
Abbaues und unregelmäßigen Anbaues verliert der
Knochen ganz seine normale Struktur. Am häufigsten

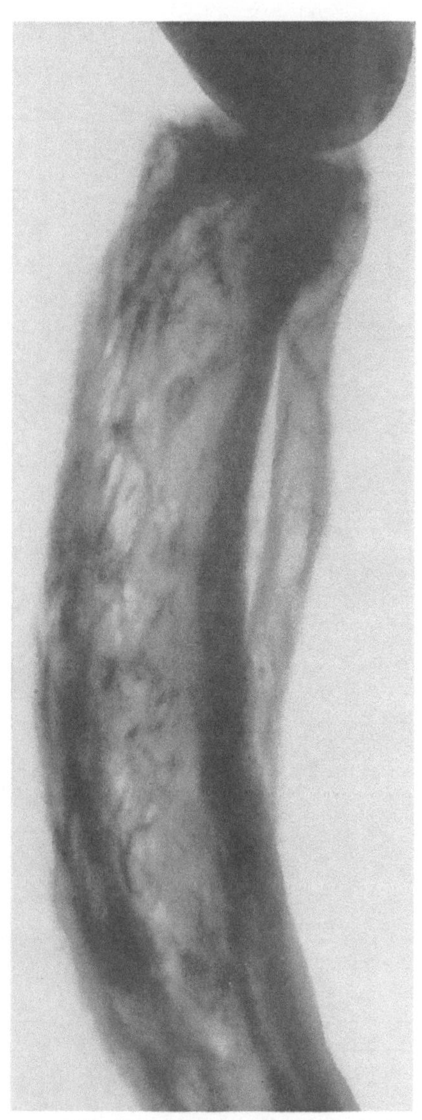

Abb. 1222. Ostitis deformans Paget.
Unterschenkel.

sind Wirbelsäule und Kreuzbein, Becken, ferner Schädel, Ober- und Unterschenkel
betroffen. Sehr auffällig ist oft eine unförmige Auftreibung des Schädels. Unter den
starken Verkrümmungen der Gliedmaßen ist die gewöhnlich am ehesten auftretende
säbelscheidenförmige Verkrümmung der Tibia besonders ausgesprochen (vgl. Abb. 1222).

Das Röntgenbild zeigt *stark verbreiterte Knochenschatten,* in denen *Aufhellungen* und
wolkige Trübungen in unregelmäßiger Weise und meist ohne scharfe Abgrenzung miteinander abwechseln und ein *schwammähnliches Aussehen* hervorrufen. Durch Einschmelzung einzelner Knochenbälkchen und Verdickung anderer kann die Spongiosa
auch eine streifig-strähnige Struktur gewinnen. Bisweilen sind auch fleckweise schärfer
umgrenzte Aufhellungen eingesprengt, die cystenartigen Räumen entsprechen. Die

Corticalis ist meist erheblich, und zwar in unregelmäßiger Weise verdickt, manchmal aber auch an einzelnen Stellen verdünnt und gegenüber der Spongiosa nicht deutlich abgesetzt. Infolge Mitbeteiligung des Periosts am Wucherungsprozeß ist die Oberfläche des Knochens unregelmäßig wellig gestaltet. Nur an den Schädelknochen pflegt die Oberfläche glatt zu sein. Die Schädelkapsel ist in der Regel verdickt und zeigt infolge des

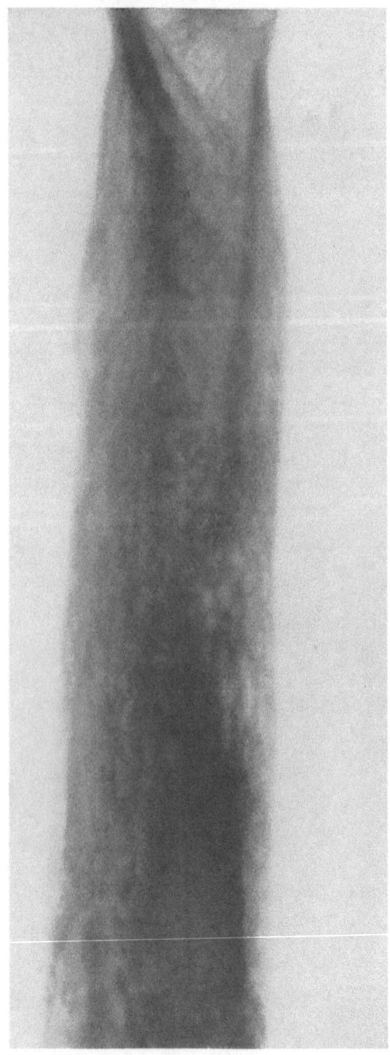

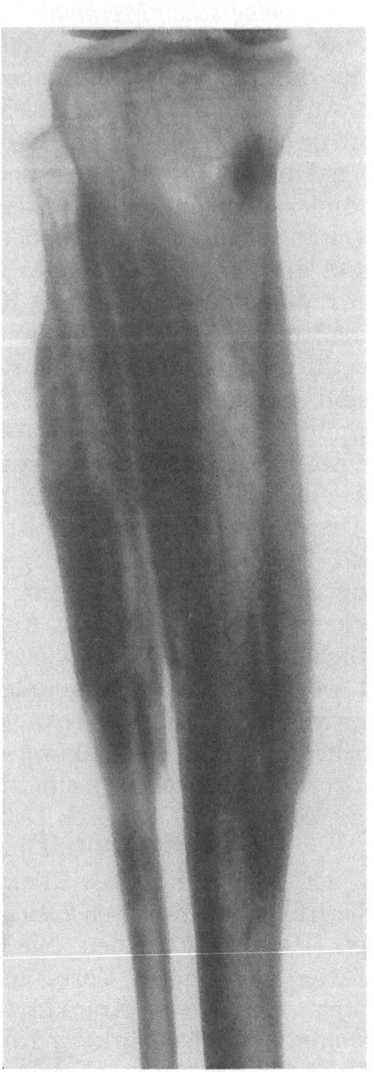

Abb. 1223. Ostitis deformans Paget. Oberschenkel.   Abb. 1224. Ostitis deformans Paget. Unterschenkel.

Wechsels von osteoporotischen und osteosklerotischen Prozessen ein schwammig-wolkiges Aussehen (vgl. Abb. 1225). Im Frühstadium können allein resorptive Veränderungen an umschriebener Stelle vorhanden sein und im Röntgenbilde als rundliche, scharf gegen die Umgebung abgesetzte Aufhellungen erscheinen, die von SCHÜLLER als Osteoporosis circumscripta beschrieben sind. Ihre Zugehörigkeit zur Ostitis Paget ist von ERDHEIM und WEISS erkannt.

An der Wirbelsäule, deren häufiges Befallensein namentlich von SCHMORL und JUNGHANNS hervorgehoben ist, kommt eine Vergröberung der Balkenzeichnung, welche durch Vermehrung und unregelmäßige Gestaltung von Knochenab- und -anbau ein bimssteinähnliches Aussehen erlangt, und eine rahmenartige Verdichtung der Randpartien vor; einzelne Wirbelkörper können auch eine ganz diffuse elfenbeinartige Verdichtung erfahren.

Bei der Ostitis deformans (PAGET) wird nicht selten *maligne Degeneration mit Sarkombildung* beobachtet.

Osteosklerose.

Durch endostale, zuweilen, aber nicht immer daneben auch periostale Neubildung entsteht eine *Knochenverdickung*; die Binnenräume des Knochens werden mehr und mehr mit Knochengewebe erfüllt; schließlich kann es zu einer totalen elfenbeinartigen Verknöcherung, *Eburneation*, kommen. Das Röntgenbild zeigt sehr ausgesprochene Verschattung der Knochenkonturen mit Verdickung der Bälkchen und Einengung der hellen

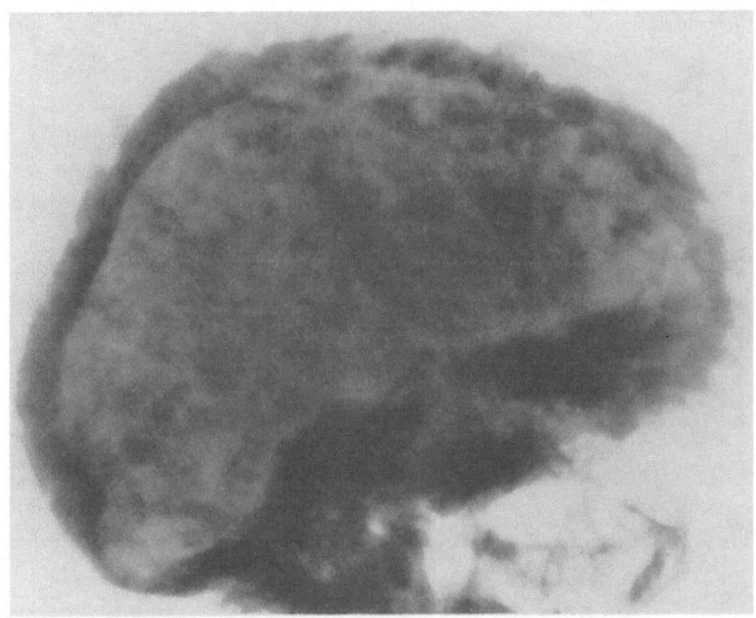

Abb. 1225. Schädel bei Ostitis deformans Paget.

Lücken, schließlich eine *homogene strukturlose tiefe Verschattung*, in welcher nur bei den langen Knochen die verschmälerten Markhöhlen scharf ausgespart sind. Im Falle einer gleichzeitigen periostalen Verknöcherung ist der ursprüngliche Knochen von angebildeten Knochenschatten umgeben, die meist etwas unregelmäßig begrenzt sind.

Eine *Osteosklerose* kommt teils örtlich beschränkt, teils in ganz diffuser Verbreitung vor. Zum Teil ist sie als reaktive Folgeerscheinung auf bekannte Ursachen aufzufassen, in anderen Fällen ist ihre Entstehung aber noch ungeklärt.

Lokale Osteosklerose wird bei Osteomyelitis, Lues (vgl. S. 923/924) usw., außerdem aber auch als scheinbar idiopathische Erkrankung am Schädel *(Hyperostosis cranii, Craniosclerosis, Leontiasis ossea)* beobachtet. An der Innenfläche des Schädels, am häufigsten in der Stirnbeingegend, werden bei alten Leuten gelegentlich beträchtliche Osteophytenbildungen gefunden, die unregelmäßige, zum Teil scharf abgegrenzte Verschattungen bilden (LEESER, OSTERTAG und HORWITZ). Bei älteren Frauen wird hierbei der MORGAGNISche Symptomenkomplex beobachtet (vgl. S. 827).

In *allgemeiner* Verbreitung kommt die Osteosklerose als sekundärer Vorgang bei diffuser Durchsetzung des Knochenmarks mit Carcinommetastasen vor, die am häufigsten bei einem Krebs der Prostata, ferner auch des Magens usw. eintritt (vgl. Abb. 1227 und 1228), selten bei primärem Sarkom (vgl. Abb. 1284), ferner bei Blutkrankheiten (Leukämie, Lymphogranulomatose usw., vgl. Abb. 1256, 1293, 1294). Auch bei Phosphorvergiftung kann

eine Knochenverdickung entstehen; hier handelt es sich meist um periostale Knochenwucherungen und eine zentrale Nekrose. Bei *intermittierender Phosphordarreichung* an
Kinder können durch enchondrale Ossifikation Jahresringen ähnliche Verdichtungszonen im wachsenden Knochen entstehen (GOTTESLEBEN). Ähnliche Verdichtungszonen
an den Metaphysen sind ferner bei *Blei-
vergiftung* im jugendlichen Alter beobachtet (PARK, VOGT, CAFFEY, KOGA, SATO,
KRAFT und KATO, RADNER). Bei *Kryolitharbeitern* ist von FLEMMING-MÖLLER und

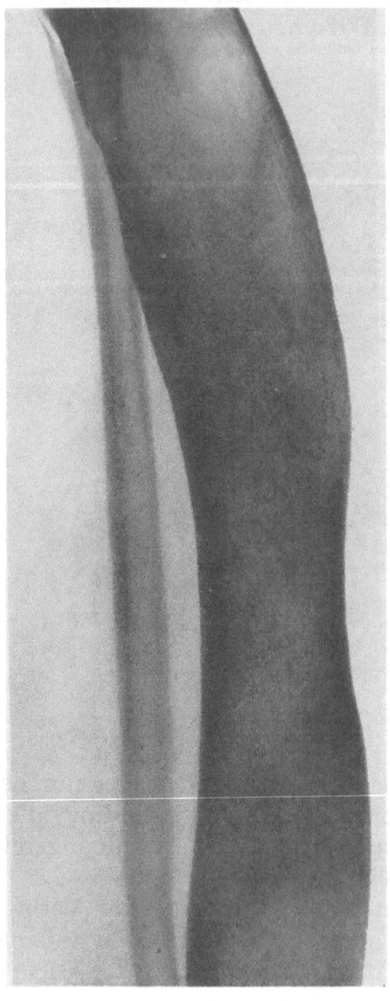

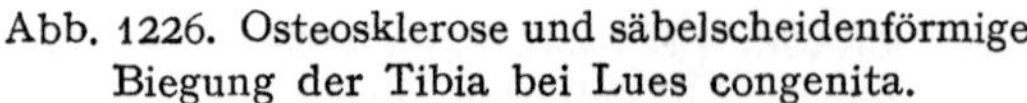

Abb. 1226. Osteosklerose und säbelscheidenförmige
Biegung der Tibia bei Lues congenita.

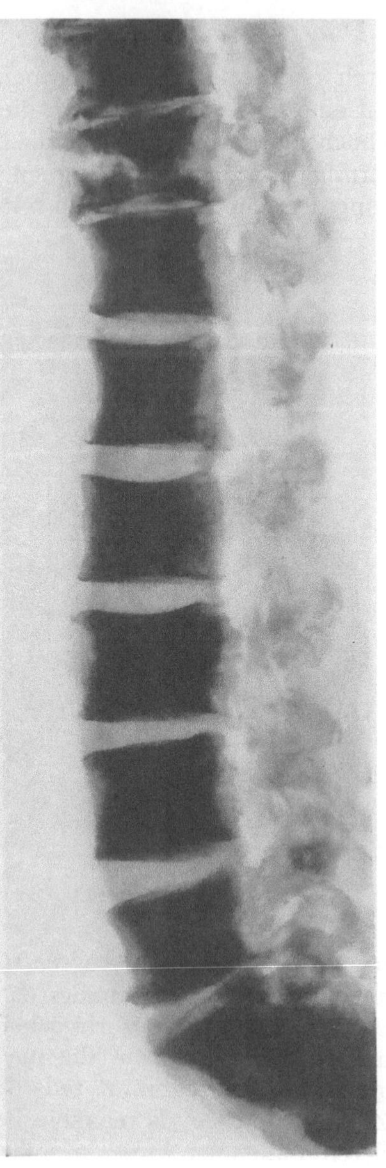

Abb. 1227. Osteoplastische Carcinose der Wirbelsäule
bei Prostatacarcinom (Sektionspräparat).

GUDJANSSON eine eigenartige *diffuse sklerotische Veränderung der Knochen,* ferner auch
von Bändern und Muskelansätzen beschrieben, die von den Autoren wahrscheinlich
auf Niederschläge von Calciumfluorid zurückgeführt wird. Bei der Akromegalie tritt
eine gewisse Verdickung des gesamten Knochensystems mit Bevorzugung besonderer
Teile ein (vgl. Abb. 1185 und 1188). Einzelne dieser Vorgänge sind in besonderen Abschnitten näher geschildert.

In einem von BAUER und KIENBÖCK beschriebenen Falle von *Alkaptonurie* wurde
eine diffuse Schattenverdichtung an den Knochen beobachtet. Innerhalb derselben

waren kleine rundliche Aufhellungsherde sichtbar, die von Rarefikationen der Knochen am Rande der Markhöhle herrührten, wie die spätere Autopsie des Falles ergab.

Ihrer Entstehung nach noch ungeklärt ist die seltene, in diffuser Weise das ganze Skelet durchsetzende Osteosklerose (Osteopetrosis), welche im Röntgenbild von ALBERS SCHÖNBERG als

Marmorknochenkrankheit

beschrieben worden ist. Sie ist vereinzelt schon bei neugeborenen Kindern, in einer etwas größeren, aber auch spärlichen Anzahl von Fällen bei jugendlichen, seltener bei erwachsenen Personen beobachtet worden. In einigen Fällen war familiäres Auftreten, mehrfach Blutsverwandtschaft der Eltern vorhanden. In manchen Fällen sind

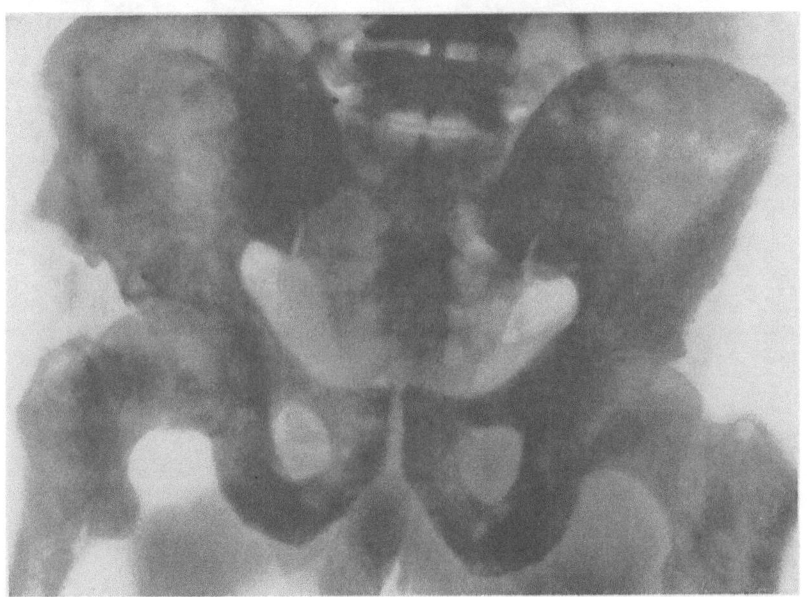

Abb. 1228. Osteoplastische Carcinose des Beckens und der Wirbelsäule bei Prostatacarcinom.

Beziehungen zu innersekretorischen Störungen, insbesondere der Hypophyse, der Schilddrüse und der Epithelkörperchen erwogen worden, ohne daß aber überzeugende Beweise für diese Annahme bisher erbracht worden sind.

Anatomisch liegt eine allgemeine endostale Sklerosierung des Skelets ohne Beteiligung des Periosts vor. Die Markhöhlen sind hochgradig eingeengt oder fast völlig zum Schwund gebracht. Das enchondrale Längenwachstum an den Epiphysenfugen, die oft ungewöhnlich lange erhalten bleiben, ist gehemmt; meist erreichen die Patienten mit Marmorknochen nicht die normale Größe. An den Epi- und Metaphysen ist eine schwere Störung der enchondralen Ossifikation im Sinne eines verlangsamten, aber steten Anbaues von primären Osteoidbälkchen ohne vorherige, völlige Resorption des Knorpelgrundgerüstes zu erkennen. Hierdurch entsteht eine keulenförmige Auftreibung der Knochenenden die sich nach der Diaphyse zu verdünnen. Diese sitzt in ausgeprägten Fällen wie ein Flaschenhals der verbreiterten Meta- und Epiphyse auf. Durch abwechselnde Perioden von stärkeren und schwächeren Ossifikationen entstehen jahresringenähnliche Bildungen (vgl. Abb. 1230).

Das *Röntgenbild* zeigt in allen Skeletteilen eine tiefe, gleichmäßige Verschattung, die nur wenig oder gar keine Strukturen und an einigen Stellen enge Markräume erkennen läßt. Unter den wenigen Einzelheiten der gerade durch ihre Gleichmäßigkeit ausgezeichneten Röntgenbilder sind an den wachsenden Knochen jugendlicher Fälle besonders dichte Schattenbänder an den den Epiphysen benachbarten Metaphysen und in

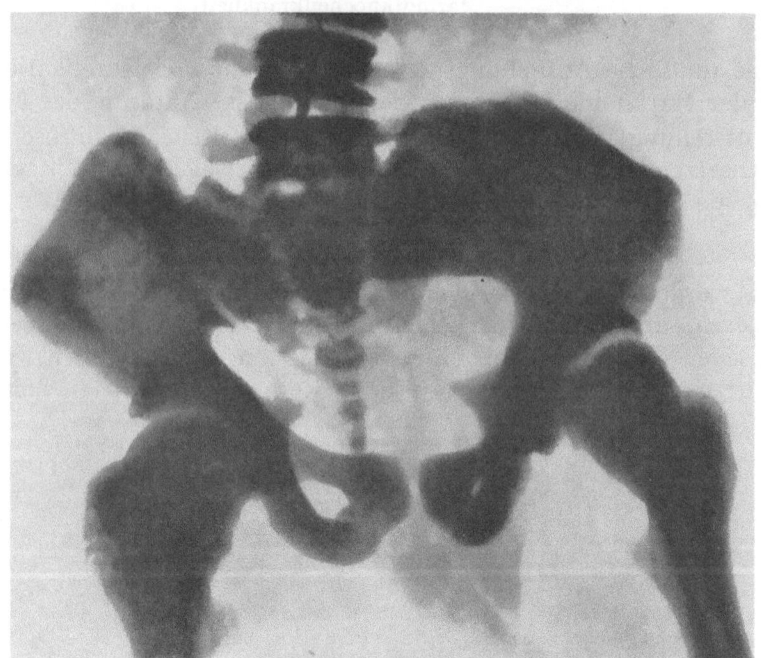

Abb. 1229. Marmorknochen.

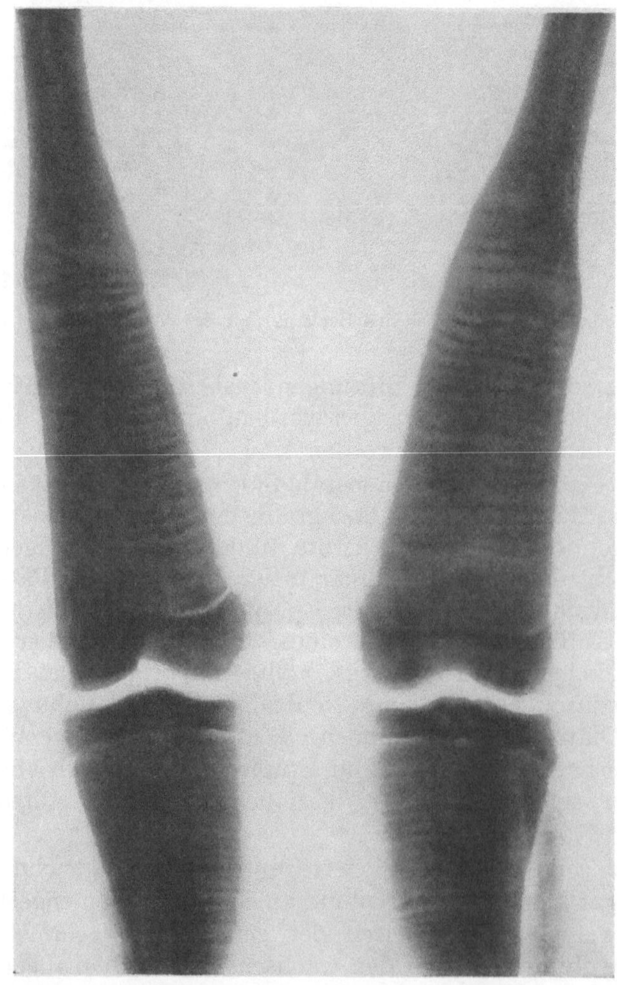

Abb. 1230. Marmorknochen.   Querrippenzeichnung.

gewissen Abständen davon außerdem parallel verlaufende, schichtweise angeordnete Querstreifen in verschiedenen Röhrenknochen (vgl. Abb. 1230), ferner eine zirkuläre konzentrische Schichtung in einigen Fußwurzelknochen zu erwähnen. Die infolge des Elastizitätsverlustes des ganz verkalkten Knochens eintretenden Frakturen sind ausgesprochene Querbrüche.

Die Knochenverdickung an der Schädelbasis kann am Foramen opticum zu einer Einengung des Sehnerven und dadurch zur Blindheit führen. Verschiedene derartige Fälle von Marmorknochenkrankheit und frühzeitiger Erblindung im Kindesalter sind in einer Familie von LOREY und REYE beschrieben worden. Am Unterkiefer können von den Zähnen aus in den widerstandslosen Knochen Eiterungsprozesse entstehen, die zu langdauernden Fisteln und septischen Prozessen Anlaß geben.

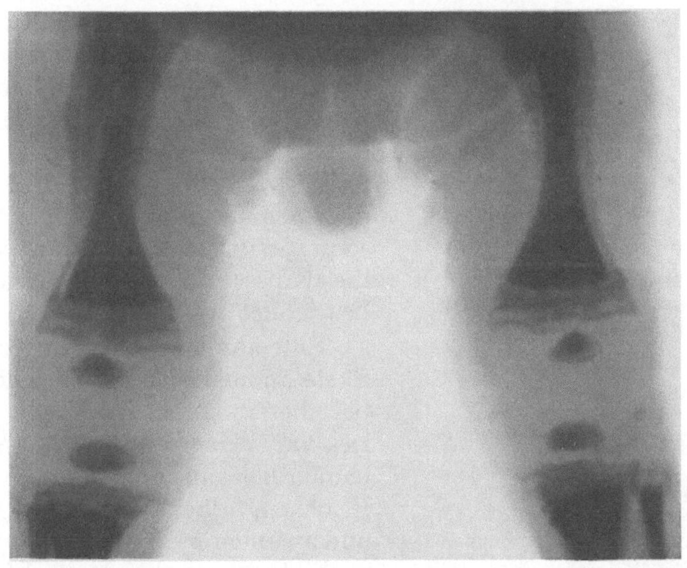

Abb. 1231. Kindliche osteosklerotische Anämie.

Metaphysäre Schichtungen und periostale Mantelschatten an den Femurschäften. Fraktur eines Femurschaftes. Klinisch: Hydrocephalus Protrusio bulborum. Sehnervenatrophie beiderseits. Auffallender Rosenkranz. Leber und Milz erheblich vergrößert. Blut: Hämoglobin 55%, Erythrocyten 2,7 Mill., Leukocyten 30000, Anisocytose, Poikilocytose, 30% Normoblasten, einige Erythroblasten, zahlreiche myeloblastenähnliche Frühformen der Leukocyten. Wa.R. negativ. (Aufnahme aus dem Kinderkrankenhaus Oldenburg, Dozent Dr. SIMON.)

Auf die Einengung der Markräume wird eine in vielen Fällen bestehende *Anämie* zurückgeführt. Andererseits werden auch regenerative Vorgänge im Markgewebe und häufig auch eine myeloische Metaplasie in Leber, Milz und Lymphknoten angetroffen, die auch tastbar vergrößert sein können. Auch im strömenden Blut werden Myelocyten und kernhaltige rote Blutkörperchen gefunden.

Eine *infantile Osteosklerose*, die sich von den beschriebenen Eigenschaften der Marmorkrankheit dadurch unterscheidet, daß den verdickten Röhrenknochen periostale Mantelschatten ähnlich wie bei der BARLOWschen Krankheit anliegen, ist in einem Fall von HÄSSLER und KRAUSPE beschrieben und war in ähnlicher Weise in dem in Abb. 1231 dargestellten Fall von SIMON vorhanden. Die Osteosklerose betraf sämtliche Knochen, auch den Schädel. Es bestand ähnlich wie bei der Marmorknochenkrankheit Blindheit und Hydrocephalus, ferner ein sehr auffälliger Rosenkranz an den Rippen. In beiden Fällen war eine erhebliche Anämie von JAKSCH-HAYEMschem Typus mit starker Leukocytose und zahlreichen unreifen Elementen der weißen und roten Blutreihe sowie eine erhebliche Vergrößerung von Leber und Milz vorhanden.

Eine eigenartige, auffälligerweise hauptsächlich nur die Schaftteile der verlängerten Röhrenknochen, ferner auch einige Schädelknochen betreffende Osteosklerose bei einem 8jährigen Knaben ist von ENGELMANN als *Osteopathia hyperostotica (sclerotisans) multiplex infantilis* beschrieben. Ein gleiches Verhalten zeigten 4 jugendliche Fälle, die später von NEUHAUSER, SCHWACHMAN, WITTENBORG und COHEN unter der Bezeichnung *progressive diaphysäre Dysplasie* veröffentlicht wurden. Die Autoren betonen, daß außerdem eine Verzögerung des Wachstums in bezug auf Gesamtkörperlänge und Gewicht und eine allgemeine Muskelschwäche vorhanden war.

Eine örtliche Knochenverdichtung, welche über das ganze Knochensystem verteilt war, aber nur *inselförmige, etwa linsengroße Verdichtungsherde* innerhalb sonst normaler Knochenstruktur aufwies, ist von ALBERS-SCHÖNBERG bei einem sonst gesunden Menschen beschrieben worden. Sie wird jetzt meist als *Osteopoikilie* bezeichnet. Einen gleichartigen Fall hat WACHTEL unter der Benennung *Osteopathia condensans disseminata* mitgeteilt und dabei darauf aufmerksam gemacht, daß die vorzugsweise Anordnung der Verdichtungsherde an den Epiphysen der Verteilung der Endarterien entspricht. Ähnliche Fälle sind später von GLUCK, KAHLSTORF, BARSONY und POLGAR, FUNSTEIN und KOTSCHIEW veröffentlicht. Bisweilen ist die Anomalie der Knochen mit entsprechenden Veränderungen an der Haut vergesellschaftet, die als disseminierte lentikuläre Dermatofibrose bezeichnet werden.

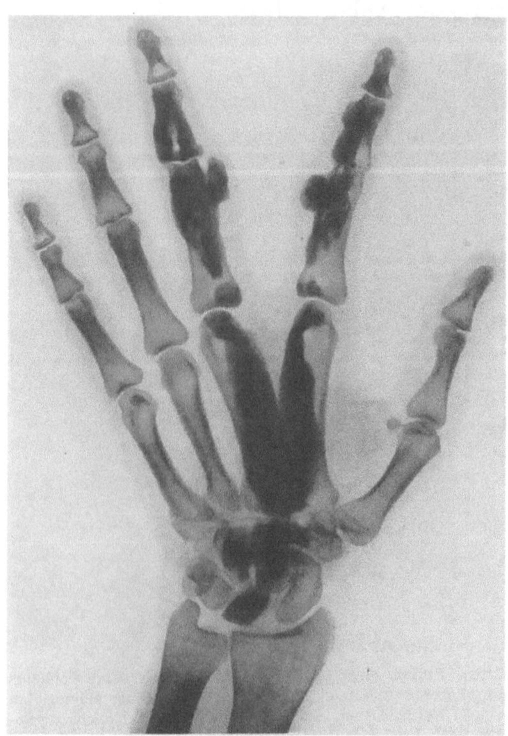

Abb. 1232. Melorheostose.
(Nach SAUPE: Klin. Wschr. 1933, Nr. 28.)

Eine ähnliche, aber wiederum andersartige Skeletanomalie ist von VOORHÖVE beschrieben; bei dieser treten *streifige, der Wachstumsrichtung entsprechende Knochenverdichtungen*, namentlich an den Metaphysen der langen Knochen, ferner auch an den Beckenschaufeln und an anderen Orten hervor, welche im Röntgenbilde entsprechende strichförmige Schattenlinien hervorrufen; außerdem finden sich an anderen Stellen umschriebene aufgehellte Partien, die auf einen lokalisierten Kalkmangel schließen lassen.

Bei einer zuerst von LERI als *Melorheostose* beschriebenen osteosklerotischen Entwicklungsstörung betrifft die Knochenverdichtung lediglich ein streifenförmiges Gebiet, das in der Hauptachse nur *eines* Gliedes verläuft (*Osteosis eburnea monomelica* PUTTI), und mitunter mit einer Verlängerung der sklerosierten Teile, z. B. einzelner Finger, einhergeht. Die verdichteten Partien treten im Röntgenbilde als *intensive Schattenstreifen* hervor, welche die sonst normalen Knochen durchziehen. Im deutschen Schrifttum sind gleichartige Fälle von VALENTIN, MEISELS, KAHLSTORF, SAUPE, ZIMMER u. a. mitgeteilt.

Periostitis hyperplastica (Osteoarthropathie hypertrophiante Pierre Marie).

Eine besondere Form der periostalen Neubildung, verbunden mit eigenartigen Weichteilverdickungen der Endglieder der Phalangen (*Trommelschlägelfinger und -zehen*) und uhrglasförmiger Verbiegung der Nägel kommt bei meist angeborenen Herzfehlern mit chronischer Stauung und bei eitrigen Prozessen, Tumoren usw. vor, von denen man annimmt, daß sie zur Resorption von Stoffen Anlaß geben, welche einen Reiz für die Knochenneubildung verursachen. Die Trommelschlägelfinger können auch einseitig infolge venöser Stauung, z. B. infolge Kompression durch ein Aneurysma aortae, anonymae oder subclaviae, auftreten.

Dies Bild ist von Bamberger und Marie unabhängig voneinander beschrieben und von dem letzteren Autor als Osteoarthropathie hypertrophiante pneumique benannt worden. Diese Bezeichnung ist zwar eingebürgert, aber, was die Gelenkbeteiligung anbetrifft, wenig zutreffend und bezüglich des Zusatzes „pneumique" zu eng, da auch krankhafte Prozesse an anderen Organen das gleiche Bild hervorrufen können. So beschreibt Kaufmann als Ausgangspunkt einen Knochenabsceß der Wirbelsäule, Fraenkel einen Mediastinaltumor bei Lympho-granulomatose; ich sah ausgeprägte Fälle die-ser Erkrankung bei Ösophaguscarcinom, einem malignen Thymustumor (vgl. Abb. 1233) usw., aber auch bei entzündlichen Allgemeinerkran-kungen, so bei der Endocarditis lenta. Aller-dings bilden eitrige Lungenprozesse, vor allem Bronchiektasien, ferner Bronchialcarcinome die häufigste Ursache. Eine tuberkulöse Ätio-logie wird zwar oft angegeben, ist aber sehr ungewiß und jedenfalls nicht häufig; meist handelt es sich dabei um Fälle mit putridem Sputum infolge Bronchiektasenbildung.

Im *Röntgenbilde* sind *an den Endphalangen* trotz starker Weichteilverdickung gewöhnlich *normale Knochenkonturen* vorhanden. Nur selten wurde eine pilzförmige (Reyher) oder blumenkohlartige (Wolfsohn) Auftrei-bung der äußersten Knochenenden beobachtet. Fraenkel betont ausdrücklich auf Grund aus-gedehnter Erfahrung das Fehlen von Knochen-veränderungen an den Endphalangen. Ich sah sie ebenfalls unter vielen Fällen nie. Lippmann und Ebstein haben bei Trommelschlägelfingern atrophische Vorgänge an den Knochen be-schrieben.

Eine Abhängigkeit der periostalen Wuche-rungen und plumpen Gestaltung der Glied-maßen von Lungentumoren ist zuweilen auch dadurch nachzuweisen, daß diese Wucherungen nach Entfernung der Geschwülste zurückgehen. So verschwanden sie völlig in einem von Nef veröffentlichten Falle nach operativer Ent-fernung eines Xanthofibroms und bildeten sich deutlich zurück in einem von Blumensaat beschriebenen Falle nach Rückgang eines faustgroßen metastatischen Melanocyto-blastoms durch Röntgenbestrahlung.

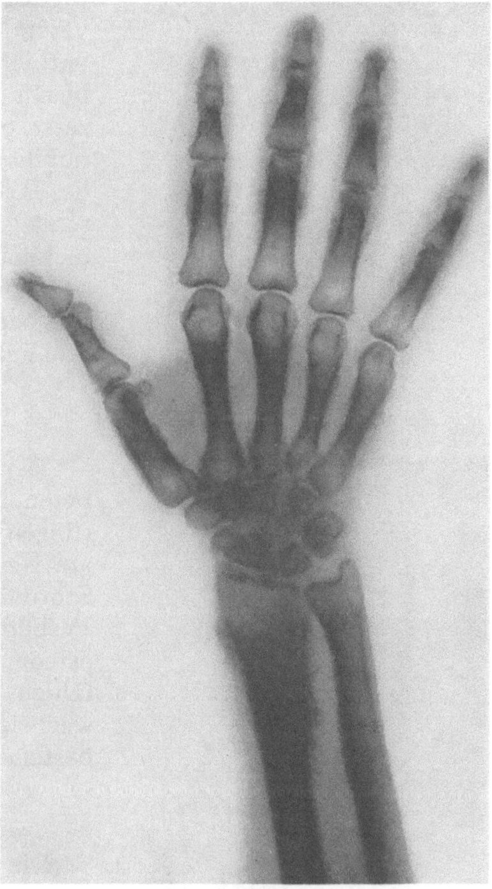

Ähnliche periostale Auflagerungen an den Diaphysen der Röhrenknochen und mit-unter auch am Unterkiefer kommen ferner bei Perlmutterdrechslern vor, die einige Zeit nach Aufnahme dieser Arbeit von heftigen Knochenschmerzen, manchmal unter leichten Fiebererscheinungen befallen werden. Später kann sich eine Osteosklerose entwickeln.

Sowohl durch diese Knochenwucherungen als auch durch Weichteilverdickungen, die sich freilich meist nur auf die Bildung von Trommelschlägelfingern und -zehen beschränken, kann unter Umständen eine gewisse äußere Ähnlichkeit mit dem Bilde der Akromegalie zustande kommen; diese ist jedoch durch die Ausweitung der Sella turcica infolge eines Hypophysentumors und die ihr eigentümlichen Formveränderungen des Schädels, ins-besondere die Vergrößerung des Unterkiefers und der Augenbrauenhöcker, ausgezeichnet, die S. 882—884 beschrieben sind.

Abb. 1233. Periostitis hyperplastica
bei Thymuscarcinom.
Zahlreiche Periostwucherungen an Radius, Ulna, den Metacar-palia und den Diaphysen der Phalangen. Dagegen keine Knochenveränderungen an den Endphalangen trotz hochgradiger Trommelschlägelfinger. Schnelle Entwicklung der Periostwuche-rungen bei einem Thymuscarcinom.

Noch größer ist die Ähnlichkeit mit der Akromegalie bei einer von FRIEDREICH, OEHME, W. MÜLLER u. a. beschriebenen, familiär auftretenden Knochenerkrankung, die S. 884 geschildert ist. Auch bei dieser sind periostale Knochenwucherungen an den Knochen der Gliedmaßen ähnlich wie bei der Periostitis hyperplastica und Weichteilverdickungen an deren distalen Partien vorhanden. Zum Unterschied von der Akromegalie ist aber das Fehlen einer Erweiterung der Sella turcica und auch der sonstigen akromegalischen Schädelveränderungen, zum Unterschied von der Osteoarthropathie hypertrophiante (PIERRE MARIE) das Fehlen hierfür ursächlich in Betracht kommender eitriger Prozesse oder Stauungszustände, dagegen der durch das familiäre Auftreten bewiesene konstitutionelle Ursprung des Leidens und die diffuse, nicht nur auf die Trommelschlägelbildung an Fingern und Zehen beschränkte Verdickung der Weichteile hervorzuheben. Außerdem finden sich auch Verdickungen des Unterhautzellgewebes im Gesicht und in der behaarten Kopfhaut, an denen Wülste und Falten entstehen (Cutis verticis gyrata) (RENANDER).

Neurofibromatosis.

Bei der als RECKLINGHAUSEN*sche Krankheit* bezeichneten *Neurofibromatose* kommen nicht selten Veränderungen am Skelet vor, die auf eine gleichzeitig sowohl am Nerven- als auch am Knochensystem einwirkende Störung der Erbanlage bezogen werden. So werden Verbildungen der Wirbelsäule, Kyphosen, Skoliosen. osteomalacieähnliche Bilder, periostale Cysten und auffällige, in verstärktem oder vermindertem Längenwachstum einzelner Knochen oder ganzer Gliedmaßen bestehende Mißbildungen beobachtet.

Rachitis.

Die Störungen der Knochenbildung bei der *Rachitis* sind ausgezeichnet durch mangelhafte Verkalkung sowohl des Knorpels wie des osteoiden Gewebes, die beide im Übermaß gebildet werden, während der fertige Knochen durch normale oder auch gesteigerte Resorption eingeschmolzen wird. Es entsteht so eine allgemeine Kalkarmut des Knochens und an den Stellen, an denen normalerweise der Knochen wächst, ein Übermaß kalklosen osteoiden Gewebes. Infolge der allgemeinen *Verarmung an Kalksubstanz* erscheint das *Röntgenbild des Knochens wenig kontrastreich, flau*. Bei den höchsten Graden, die als osteomalacische Form bezeichnet werden, hebt sich der Knochen kaum von dem Weichteilschatten ab.

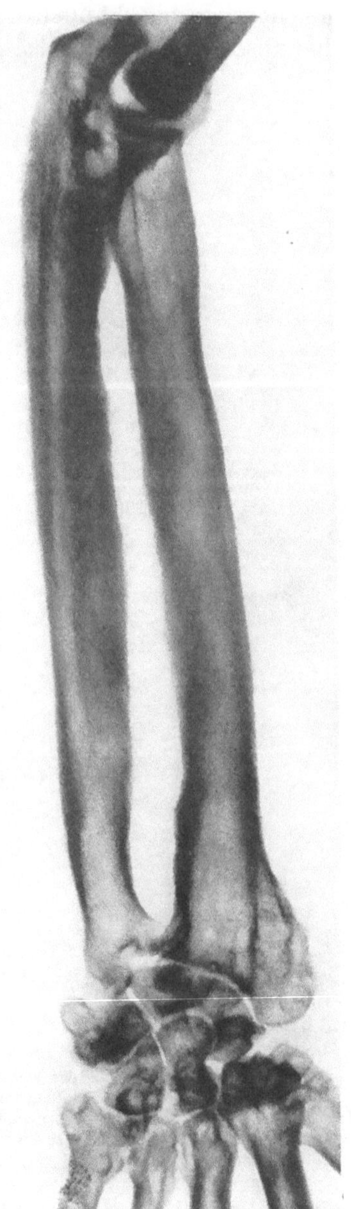

Abb. 1234. Periostitis ossificans. Akromegaloide Osteose.

Gleichzeitig tatzenartige Verunstaltung von Händen und Füßen durch Verdickung der Weichteile. Schädel o. B. Familiär bei 2 Brüdern aufgetretene Erkrankung.

Die wichtigsten *Wachstumsvorgänge* spielen sich an den Epiphysenlinien ab. Während normalerweise an der Knochenknorpelgrenze auf eine überall gleichmäßig breite Schicht verkalkten Knorpels eine ebenso regelmäßig angeordnete linear von der vorigen abgegrenzte Knorpelwucherungszone folgt, gehen bei der Rachitis die Markräume des Knochens ohne eine besondere Knorpelverkalkungszone in unregelmäßiger Weise in eine übermäßig entwickelte Knorpelwucherungsschicht über. Nur an einigen Stellen sind zwischen Knochen und wuchernden Knorpel unregelmäßig verteilte Inseln verkalkten Knorpels eingesprengt. In minder schweren Fällen, wo noch eine teilweise Verkalkungszone erhalten ist, ist diese doch ganz unregelmäßig, unscharf, fransenförmig gestaltet. Der Ausdruck dieser Verhältnisse *im Röntgenbilde* ist der Mangel einer scharfen lineären Grenzlinie, welche sonst durch die schmale Knorpelverkalkungszone gebildet wird. Statt dessen *geht der Diaphysenschatten in verwaschener und unscharfer, oft fransenförmiger Form in die helle breite Zone des transparenten Knorpels über.* Da dieser in

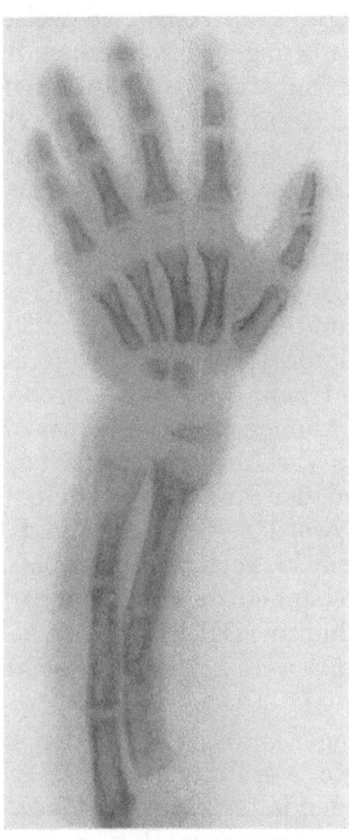

Abb. 1235. Rachitis.

Verwaschene Knochenstrukturen. Mehrfache Einbrüche an Radius und Ulna. Becherförmige Verbreiterung und ausgefranste Beschaffenheit der Epiphysengrenzen an Unterarm- und Mittelhandknochen. Breiter Abstand des Knochenkerns der Epiphyse von der Diaphyse.

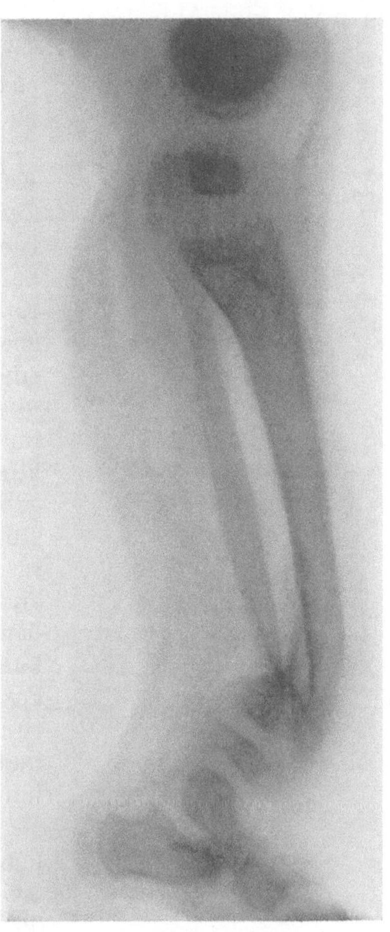

Abb. 1236. Rachitis.

Knocheneinbrüche und Verbiegungen am unteren Ende der Diaphyse der Unterschenkelknochen. Unregelmäßige fransenförmige Begrenzung des Diaphysenschattens gegenüber dem breiten Epiphysenknorpel.

übermäßiger Weise gewuchert ist, ist der knöcherne Epiphysenkern, welcher bei der Rachitis bisweilen verspätet auftritt, oft durch einen ungewöhnlich großen Abstand von dem Diaphysenschatten getrennt. *Die verwaschene breite Grenzzone ist im ganzen unregelmäßig gestaltet;* bisweilen, aber nicht immer, zeigt sie eine *becherförmige Aushöhlung* und *aufgetriebene Ränder.* Diese Vorgänge sind gewöhnlich am stärksten an den Rippen, am unteren Femur und oberen Humerusende ausgesprochen, dann an den proximalen und distalen Teilen der Unterschenkel- und Vorderarmknochen, besonders am Radius. Sie treten stets in symmetrischer Weise auf.

Ebenso wie an den Epiphysen ist auch das *endostale und periostale Knochenwachstum gestört.* Wegen der gesteigerten Resorption der fertigen Knochenbälkchen erscheint die *Corticalis verdünnt* und die *Spongiosazeichnung weitmaschig,* obwohl besonders an den Endabschnitten reichliche Knochenneubildung stattfindet. Es wird aber nur kalkloses osteoides Gewebe hervorgebracht, das keinen deutlichen Schatten gibt, nur eine verschwommene Trübung hervorruft. Bisweilen findet eine *reichliche Bildung von periostalem Osteophyt* statt. Dann ist der *Corticalis ein paralleler Randschatten* angelagert, der ebenfalls wegen seines geringen Kalkgehaltes im Gegensatz zu den dichteren Begleitstreifen bei der Periostitis luica nur eine geringe Intensität beitzt. Infolge der Kalkverarmung entstehen an den Knochen oft *ringförmige Kontinuitätstrennungen im Bereiche der Corticalis, Infraktionen* und *Frakturen* sowie starke *Verkrümmungen der Glieder* (Coxa vara rachitica usw.) (vgl. Abb. 1235 und 1236).

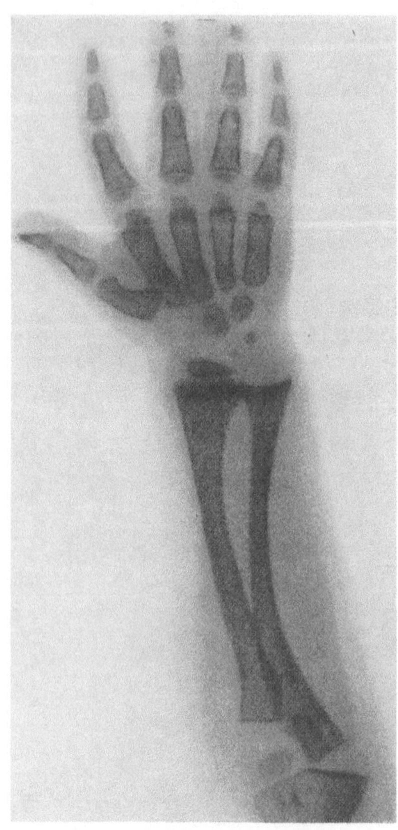

Abb. 1237. Rachitis in Heilung.
Stark gebogene Unterarmknochen. Knochenschatten viel dichter als auf den vorigen Abbildungen. Tiefes Schattenband an der Epiphysengrenze.

Heilungsvorgänge sind durch *Auftreten eines Kalkbandes an der Epiphysengrenze* ausgezeichnet, das zunächst unregelmäßig gestaltet ist, später eine glattere Form annimmt (vgl. Abb. 1237). Zuweilen weist der Kalkstreifen eine etagenförmige, durch einen hellen Zwischenraum osteoider Substanz getrennte Schichtung auf, die von FRAENKEL auf Remission des Leidens bezogen wird. Auch im Diaphysenteil verkalkt die osteoide Substanz im Markabschnitt des Knochens und ebenso am periostalen Osteophyt. Dadurch entsteht eine *strukturarme zunehmende Verschattung im Innern und an den Rändern der Diaphyse,* so daß der Knochen im Röntgenbilde ein plumpes, dichtes Aussehen bekommt. Durch folgende Resorption des übermäßig gebildeten Knochens und zum Teil auch durch Entstehung neuer Bälkchen können aber verhältnismäßig rasch annähernd normale Verhältnisse geschaffen und auch die Verkrümmungen der Knochen in weitgehendem Maße ausgeglichen werden. In schweren Fällen kann eine *Eburneation* sowie auch eine *Veränderung der äußeren Form* bestehenbleiben und durch Störung des Wachstums abnorme Kleinheit der Gliedmaßen und sogar ein *rachitischer Zwergwuchs* zustande kommen.

Ähnliche, meist weniger stark als bei der kindlichen Form ausgeprägte Veränderungen zeigt die zwischen Kindes- und Jugendalter auftretende *Rachitis tarda.* Auch hier ist die epiphysäre Begrenzung des Diaphysenschattens unscharf und unregelmäßig gestaltet und die Epiphysenknorpelfuge abnorm weit. Im Vordergrunde stehen gewöhnlich die Verkrümmungen der Glieder, die infolge der größeren Belastung durch das Gewicht des halberwachsenen Körpers sehr schwere Grade aufweisen können.

Barlowsche Krankheit.

Bei der MÖLLER-BARLOW*schen Krankheit,* welche auf Mangel an Vitamin C durch ungeeignete künstliche Ernährung zurückgeführt wird, betrifft die Störung hauptsächlich die Knochenknorpelgrenzen der Diaphysen. Hier wird das normale Knochenmark in ein zellarmes, feinfaseriges, schlecht vascularisiertes sog. Gerüstmark (SCHÖDEL und NAUWERCK) verwandelt. Hierdurch leidet die Knochenbildung durch Osteoblasten und die enchondrale Ossifikation, während die Resorption des bereits gebildeten Knochens in lebhafter Weise vor sich geht. So entsteht eine abnorme Brüchigkeit der noch erhaltenen Knochenbälkchen, die zusammengepreßt werden und in wirrem Durcheinander mit verkalkten Knorpelstreifen, Blut- und Pigmentmassen eine unregelmäßige „*Trümmerfeldzone*‘‘

bilden. *Im Röntgenbilde* ist diese *durch einen etwas unregelmäßig gestalteten, verschieden breiten, ziemlich intensiven Schattenstreifen* gekennzeichnet, der gegen die helle Knorpelzone scharf abgesetzt ist. Dies ist das wesentlichste und in ausgesprochenen Fällen nie fehlende Kennzeichen der MÖLLER-BARLOWschen Krankheit. Auf der anderen Seite ist dieser Schattenstreifen von der Diaphyse oft durch eine helle Zone getrennt, die der erwähnten kalkarmen, von Gerüstmark erfüllten Schicht entspricht.

Infolge der genannten Veränderungen der *Knochenknorpelgrenze* entstehen an der Stelle des kalkarmen Gerüstmarks, also noch innerhalb der Diaphyse, nicht selten *röntgenologisch gut erkennbare Fissuren, Infraktionen* und auch *Frakturen*, die in nicht ganz genauer Weise zum Teil als *Epiphysenlösungen* bezeichnet werden. Oft treten dabei seitliche Verschiebungen des d'stalen Teiles gegenüber dem Schaft ein (vgl. Abb. 1238). Nächst den Rippen werden am häuf'gsten die langen Röhrenknochen der unteren Gliedmaßen, und zwar etwas mehr die distalen als die proximalen Enden betroffen, danach die Vorderarmknochen.

Ein weiteres sehr charakteristisches, aber nicht konstantes Symptom der MÖLLER-BARLOWschen Krankheit sind die *subperiostalen Hämatome*, die mantelförmig den Knochen umscheiden und *im Röntgenbilde* eine entsprechende, *den Diaphysen seitlich anliegende Verschattung* hervorrufen.

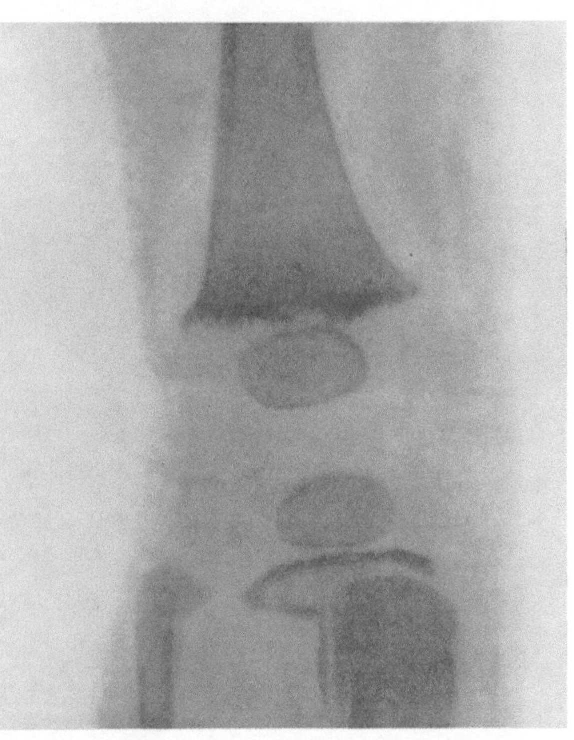

Abb. 1238. MÖLLER-BARLOWsche Krankheit. Kniegelenk. (Aus der Universitäts-Kinderklinik, Leipzig.) Intensiver Schattenstreifen der Trümmerfeldzone. An Tibia und Fibula Infraktion und seitliche Verschiebung im Endabschnitt der Diaphyse. Der intensive Schattenstreifen der Trümmerfeldzone liegt mit der Epiphyse zusammen; dem gegenüber ist der Knochenschatten der übrigen Diaphyse seitlich verlagert. An den queren Schatten der Trümmerfeldzone setzt sich eine infolge der seitlichen Verschiebung gebogene Schattenlinie an, welche den Rand der Tibia in einem gewissen Abstand begleitet und dem durch ein subperiostales Hämatom abgehobenen verstärkten Periost entspricht.

3. Knochenerkrankungen bei Infektionskrankheiten.

Knochensyphilis.

a) Lues congenita.

Im Anschluß an die vorher geschilderten Knochenerkrankungen des frühen Kindesalters soll zunächst die *kongenitale Knochensyphilis* besprochen werden, deren Röntgenbild in mancher Hinsicht eine gewisse Ähnlichkeit mit jenen aufweisen kann. Differentialdiagnostische Erwägungen sind aber gewöhnlich deshalb kaum notwendig, weil die an der Epiphysengrenze lokalisierte Osteochondritis syphilitica fast nur Feten und Neugeborene befällt und kaum nach der 10. Lebenswoche im akuten Stadium noch angetroffen wird, während die Rachitis und die MÖLLER-BARLOWsche Krankheit ältere Kinder nach dem 3.—4. Lebensmonat, meist noch später ergreift. Die auch in diesem Alter auftretenden andersartigen syphilitischen Knochenerkrankungen können kaum mit den vorhergenannten verwechselt werden. Die kongenitale Knochensyphilis verläuft unter verschiedenen Formen, die entweder allein oder zusammen miteinander oder auch nacheinander auftreten können.

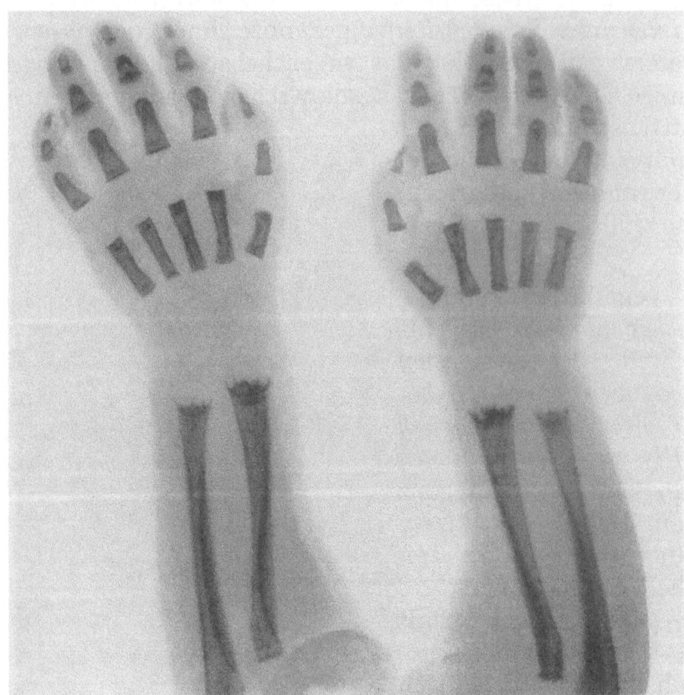

Abb. 1239.

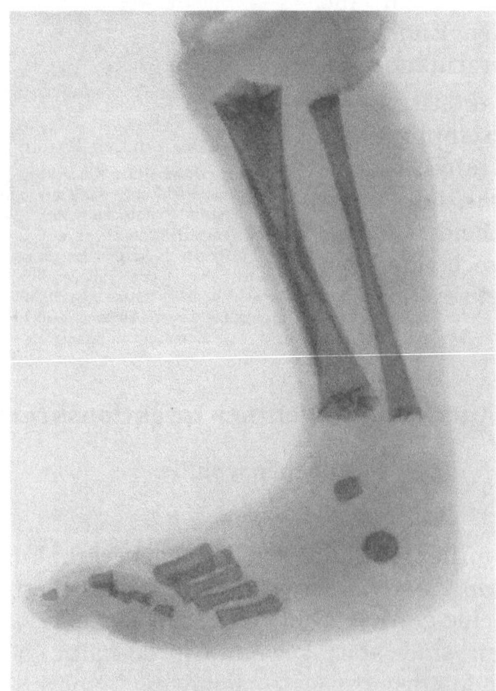

Abb. 1240.

Abb. 1239 und 1240. Osteochondritis syphilitica des Neugeborenen.
Verbreiterte Verkalkungszone. Zackige Knorpelknochengrenze zwischen Diaphyse und Epiphyse.

Osteochondritis syphilitica.

Die *Osteochondritis* bei Feten und Neugeborenen zeigt statt der normalerweise zarten geradlinigen, rein weißen Verkalkungszone eine zackige, verbreiterte, gelbweiße Linie, welche mit unregelmäßigen Ausläufern in die anstoßende Knorpelwucherungszone hineinragt.

Von der Diaphyse ist diese Schicht durch eine weiche, zu fettigem Zerfall neigende, graugelbe Granulationsmasse abgegrenzt. In ähnlicher Weise wie bei der MÖLLER-BARLOWschen Krankheit entsteht so *im Röntgenbilde* ein *der Verkalkungszone* (dort der Trümmerfeldzone) *entsprechender unregelmäßig gestalteter, meist verbreiterter Querstreifen*, welcher die Diaphyse gegenüber der hellen Knorpelzone begrenzt (vgl. Abb. 1239 und 1240). Von diesem Querstreifen ragen zackige Ausläufer in das helle Knorpelfeld hinein, während die Begrenzung gegen die Diaphyse ziemlich glatt oder leicht wellig ist. In einem vorgeschrittenen Stadium tritt zwischen dem Querstreifen der Verkalkungszone und dem Diaphysenschatten eine Aufhellung ein, die auf das weiche, den Knochen zerstörende Granulationsgewebe zurückzuführen ist.

Im Röntgenbilde liegen also bei der Osteochondritis syphilitica und der MÖLLER-BARLOWschen Krankheit ziemlich ähnliche Verhältnisse vor. Ein Unterschied besteht jedoch auch hier nach E. FRAENKEL insofern, als der gegenüber dem Knorpel abschließende *Querstreifen* bei der MÖLLER-BARLOWschen Krankheit gewöhnlich schmäler ist als bei der Osteochondritis syphilitica. Ferner ist er bei der MÖLLER-BARLOWschen Krankheit in der Mitte meist breiter als an den Seiten und durch einen unregelmäßigeren Verlauf auch gegen die Diaphyse hin ausgezeichnet. Auch *der Diaphyse seitlich anliegende Begleitschatten* können bei beiden Erkrankungen vorhanden sein, die bei der MÖLLER-BARLOWschen Krankheit durch subperiostale Hämatome, bei der Lues durch eine Periostitis hervorgerufen werden. Die Konturen der letzteren pflegen ganz regelmäßig dem Knochen parallel zu verlaufen und multipel sowie beiderseitig symmetrisch aufzutreten, während die Hämatome bei der MÖLLER-BARLOWschen Krankheit eine unregelmäßigere Verteilung haben und häufig eine mehr örtliche Auftreibung zeigen. *Verschiebungen des distalen Teiles gegenüber dem Schafte* kommen in dem weichen Granulationsgewebe der Lues ebenso vor wie in der kalkarmen Zone beim Morbus Barlow. Sie bilden hier die Ursache der PARROTschen *Pseudoparalyse*. FRAENKEL macht darauf aufmerksam, daß es sich hierbei um Infraktionen in der Diaphyse und nicht um sog. Epiphysenlösungen handelt; denn die Epiphysenlinie selbst ist weiter distal gelegen und von der Frakturstelle durch die Verkalkungszone getrennt. Treten hier seitliche Verschiebungen auf, was aber nicht immer der Fall zu sein braucht, so sieht man im Röntgenbilde den Querstreifen der Verkalkungszone gegenüber der Diaphyse verlagert.

Die Osteochondritis syphilitica befällt am häufigsten die distalen Enden des Femur und der Tibia, dann die der Unterarmknochen.

Periostitis syphilitica.

Die zweite Form, unter der die kongenitale Knochenlues erscheint, ist die *Periostitis*. Das Periost wuchert auf längere Strecken hin in ziemlich gleichmäßiger Weise und bildet Knochengewebe. *Im Röntgenbild* erscheint die *Diaphyse von parallel verlaufenden Streifen begleitet*, die nach E. FRAENKEL im Gegensatz zu der Schilderung von KÖHLER in der Mitte der Diaphyse breiter als an den Enden zu sein pflegen. Die Periostitis kann mit der Osteochondritis zusammen vorkommen oder auch später auftreten. Beide Erkrankungen sind regelmäßig durch *ein symmetrisches Verhalten auf beiden Seiten* und die *gleiche Form und Intensität der Veränderungen an verschiedenen* Stellen ausgezeichnet.

Osteomyelitis syphilitica.

Selten ist eine kongenitale *Osteomyelitis luetica*, welche im *Röntgenbilde* an der Stelle der gummösen Einschmelzung *ziemlich scharf begrenzte Aufhellung* und am Rande derselben bisweilen *diffuse Verschattung infolge hyperostotischer Prozesse zeigt*. Eine besondere, unter einem ziemlich regelmäßigen Bilde, aber auch nicht gerade häufig auftretende Form ist die *Phalangitis syphilitica*. Sie ruft glasige Auftreibungen der Grund- und Mittelphalangen an Händen und Füßen hervor, die *im Röntgenbilde* als *verbreiterte, von Aufhellungen durchsetzte Knochenschatten* erscheinen. Häufig sind die von der verdickten und sklerotischen Corticalis gebildeten *Randkonturen durch eine besondere Schattentiefe ausgezeichnet.* Das Bild kann an eine Spina ventosa tuberculosa erinnern, ist von ihr aber gerade durch die beschriebene Verstärkung der Randschatten, ferner gewöhnlich durch die Vielzahl der Veränderungen an mehreren Phalangen unterschieden. Auch eine

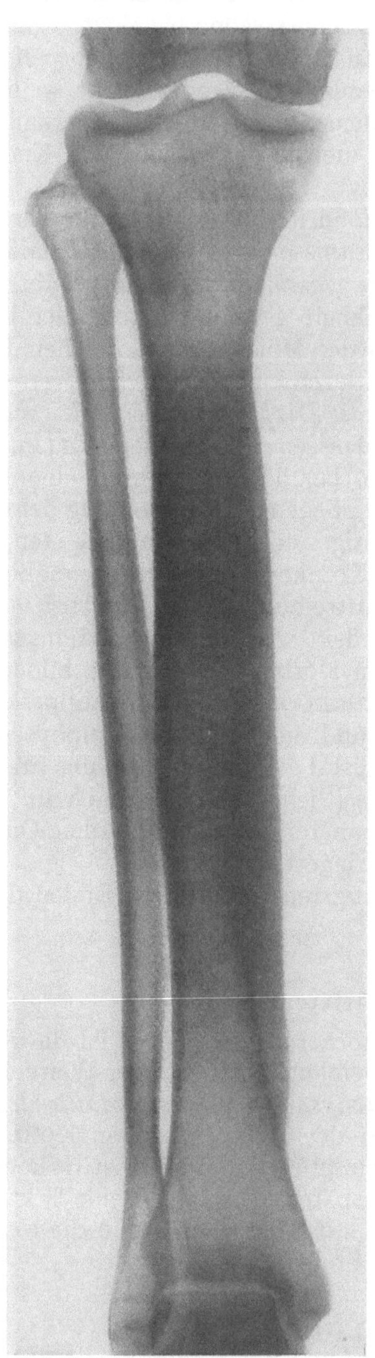

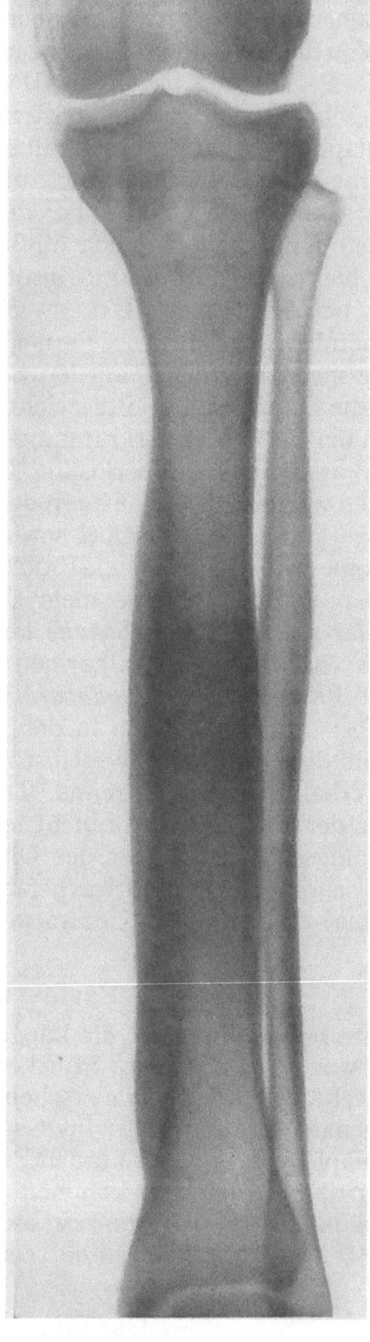

Abb. 1241.   Abb. 1242.

Abb. 1241 und 1242. Symmetrische Osteosklerose beider Tibien bei Lues hereditaria.

Periostitis findet sich häufig an den Fingerknochen und ruft im Röntgenbilde die schon beschriebenen Begleitschatten hervor.

Eine im späteren Lebensalter auftretende sog. *Lues congenita tarda* erscheint gleichfalls unter der Form einer Ostitis bzw. Osteomyelitis, die einerseits zu Rarefikationen und infolgedessen zu Verbiegungen des Knochens und andererseits gewöhnlich zu einer starken reaktiven Hyperostose besonders des periostalen Knochens führt. Hierdurch kommt es außer zur *Verbiegung* auch zur *Verbreiterung* der davon befallenen Knochen. Außerdem sind diese auch oft *verlängert*. Am häufigsten ist die *Tibia* betroffen, deren typische *säbelscheidenartige Verkrümmung* im Gegensatz zur kürzeren geraden Fibula ein bekanntes Merkmal der kongenitalen Spätlues ist (vgl. Abb. 1226). Das Röntgenbild zeigt

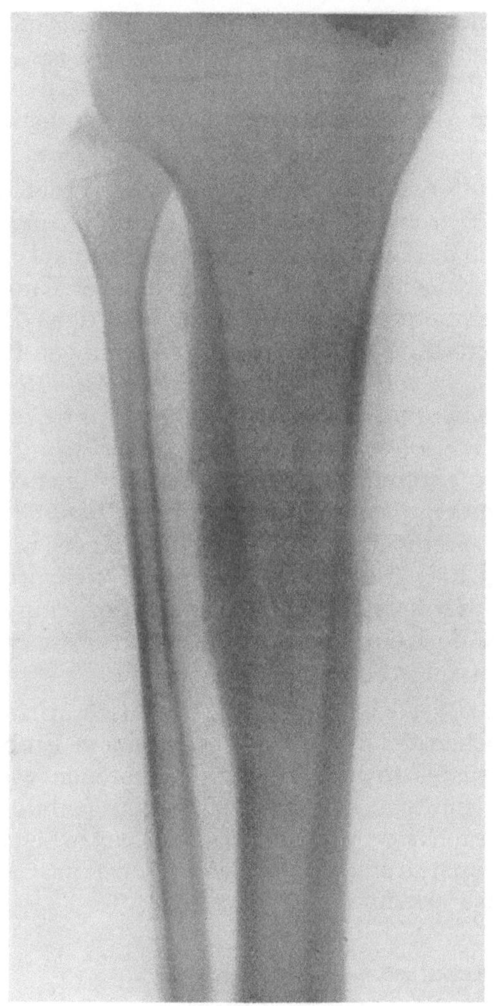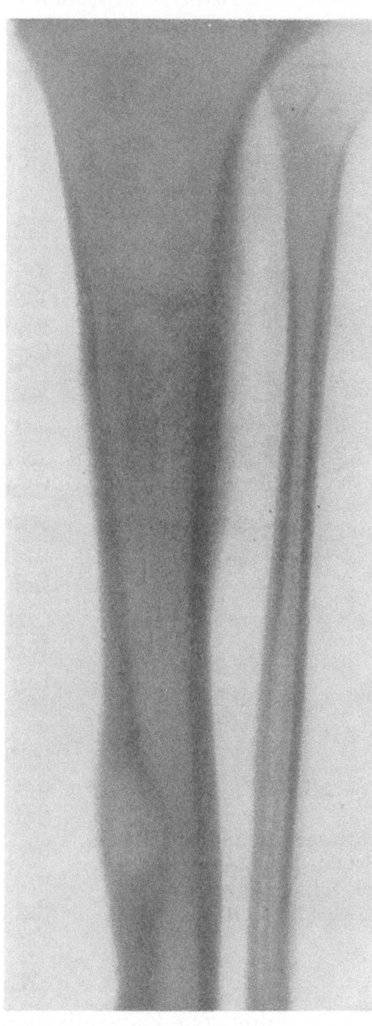

Abb. 1243.   Abb. 1244.

Abb. 1243 und 1244. Periostitis luica und Gumma der Corticalis bei Lues acquisita. Beiderseitig ziemlich symmetrische Veränderungen.

Klinisch: 30jähriger Mann. Infektion vor 14 Monaten. Der Prozeß wird laut Angabe der Hautklinik als sog. Lues tertiaria praecox aufgefaßt.

die entsprechenden Formen und eine *ungewöhnlich tiefe Verschattung infolge der Verdichtung des Knochengewebes* (vgl. Abb. 1241/1242). Die *äußeren Konturen* sind wegen der nicht ganz regelmäßig vor sich gehenden periostalen Knochenbildung gewöhnlich *leicht unregelmäßig* gestaltet. Auch an den Unterarmknochen werden die gleichen Veränderungen, aber weniger häufig und meist nicht in so hohem Grade angetroffen wie an der Tibia.

b) Lues acquisita.

Bei den Knochenschädigungen auf dem Boden *der erworbenen Syphilis* handelt es sich meist um Bildungen des Tertiärstadiums. Im Sekundärstadium wird eine einfache *Periostitis* beobachtet, die im Röntgenbilde *der Corticalis aufgelagerte Schatten* von oft leicht welliger Kontur hervorruft.

Isolierte *Gummen* können entweder zentral im Mark oder häufiger in der Corticalis unter dem Periost gelegen sein. Sie verursachen umschriebene *Aufhellungen der Knochenschatten*, die eine Ähnlichkeit mit den Schattendefekten von Tumoren aufweisen können, aber gewöhnlich nicht ganz so scharf wie diese gegen die Umgebung abgesetzt sind (vgl. Abb. 1244). *In späteren Stadien* tritt in der Nachbarschaft meist eine *reaktive Knochenneubildung* ein, die *im Röntgenbilde* als *verschattete Umrahmung der gummösen Aufhellung* erscheint. *Bei den periostalen Gummen* entsteht eine *flache muldenförmige Lücke im Knochenschatten,* die durch lichtere Schatten ausgefüllt ist, welche die Konturen der benachbarten Knochenränder etwas überragen.

Ausgedehntere Knochenveränderungen werden durch eine diffuse *Osteomyelitis gummosa* hervorgerufen, bei welcher gummöse Knocheneinschmelzung mit Bildung nekrotischer Knochensequester und reaktiver Knochenneubildung einhergeht und zu wurmstichartigen Defekten und andererseits zu mächtigen Verdickungen führen kann. *Das Röntgenbild* zeigt *unregelmäßige Auftreibungen der Knochenkonturen*, wobei *Aufhellungen mit tiefen Verschattungen in ungeordneter Weise abwechseln.* Sehr häufig ist die gummöse Osteomyelitis mit einer *Periostitis* kombiniert, *die* meist *zu starker Ossifikation neigt* und an der Verdickung des Knochens einen wesentlichen Anteil hat. Schließlich entwickelt sich oft eine diffuse *Osteosklerose* und eine unförmige Verdickung der Knochen, die im Röntgenbilde tiefe strukturlose Schatten ergeben (vgl. Abb. 1226 und 1245).

Infolge cariöser Einschmelzung der luisch affizierten dünnen Knochen der Nase kann es zu einem Einbruch des Nasengerüstes sowohl bei der angeborenen wie bei der erworbenen Lues kommen. Das Röntgenbild läßt hier nur ein regelloses Durcheinander von zarten Schatten und die Verunstaltung der äußeren Form in Gestalt der Sattelnase erkennen.

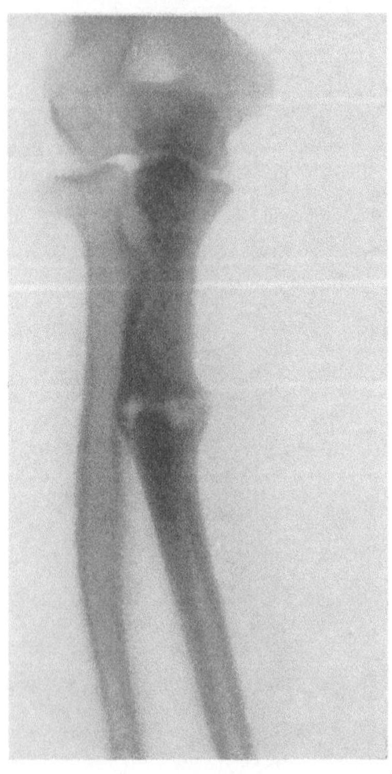

Abb. 1245. Knochengumma der Ulna mit Infraktion. Knochenverdichtung der Ulna, ferner Verbiegung und Periostwucherung des Radius.

Knochentuberkulose.

Die röntgenologische Darstellung der *Knochentuberkulose* kann hier nur kurz zusammenfassend besprochen werden, da sie hauptsächlich ins chirurgische Gebiet fällt. An den Stellen der Knochenzerstörung durch tuberkulöses Granulationsgewebe sind im Röntgenbilde meist *unscharf begrenzte Aufhellungen mit Aufhebung der Bälkchenstruktur* sichtbar. Innerhalb derselben können sich sequestrierte Knochenteile durch größere Schattentiefe abheben (vgl. Abb. 1246). Im Gegensatz zur Syphilis werden hyperostotische Prozesse, die tiefe Schatten im Röntgenbilde verursachen, nur selten beobachtet. Dagegen kommt es bei der Tuberkulose in näherer und weiterer Umgebung der Krankheitsherde sehr häufig zu ausgedehnter *Atrophie,* die wiederum bei der Lues außerordentlich selten ist. Im Gegensatz zur akuten infektiösen Osteomyelitis, welche die Diaphysen bevorzugt, ist die vorwiegende Lokalisation der Tuberkulose in den *Epiphysen* hervorgehoben. Von hier geht oft eine sekundäre Gelenktuberkulose aus (vgl. S. 984).

Die *epiphysären Nekroseherde* der langen Röhrenknochen haben namentlich im Anfang noch eine umschriebene Beschaffenheit und erzeugen im Röntgenbilde rundliche Aufhellungen, welche von einer schmalen Zone diffuser Trübung, aber von keinem stärkeren Schatten eingefaßt werden (vgl. Abb. 1247). Häufiger und vor allem an den kurzen, spongiösen Knochen ausgeprägt ist aber eine diffusere Ausbreitung der Knochennekrose, welche unscharf begrenzte, verwaschene Aufhellungen, auch leichte Trübungen hervorruft. Infolge der Wucherung des tuberkulösen Granulationsgewebes werden an schmalen

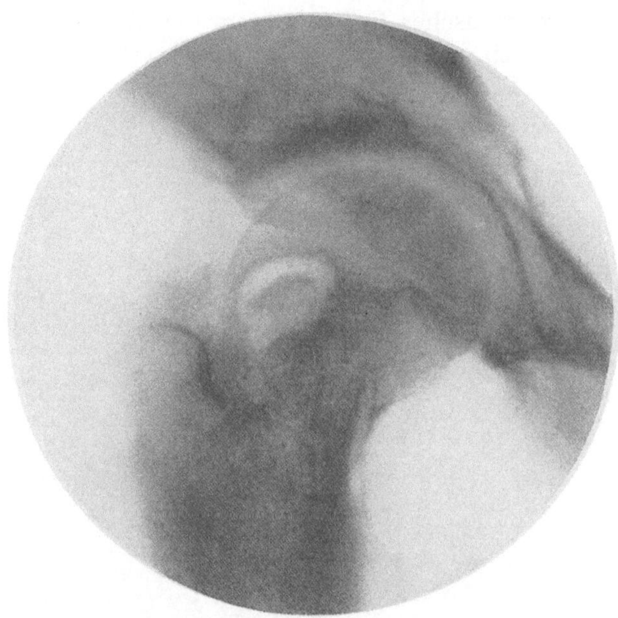

Abb. 1246. Tuberkulöser Einschmelzungsherd mit zentralem Sequester im Femurkopf (Operation).

Knochen die Rindenpartien vorgetrieben, die Knochen erscheinen an der Stelle des Krankheitsherdes verbreitert und, da gleichzeitig im Innern Aufhellungen vorhanden sind, wie aufgeblasen, besonders an den Phalangen („Spina ventosa"). Bei größerer

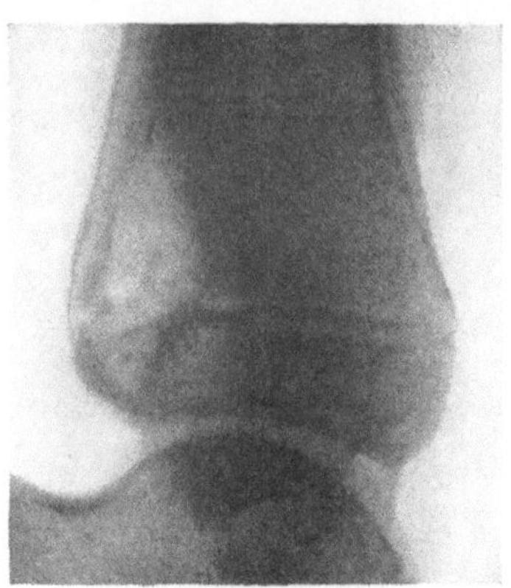

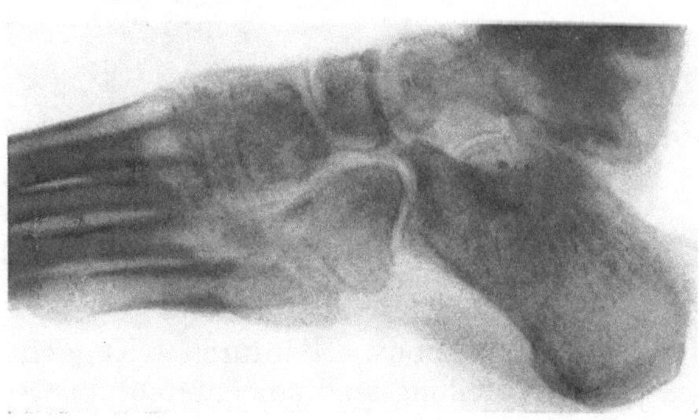

Abb. 1247. Abb. 1248.

Abb. 1247. Tuberkulöser Knochenherd an der Tibiaepiphyse.
Aufhellung im vorderen Teil in der Nähe der Epiphyse. (Aufnahme von Prof. SONNTAG, Chirurgische Poliklinik Leipzig.)

Abb. 1248. Tuberkulose der Fußwurzelknochen.

Ausdehnung der Zerstörung entstehen Defekte mit unregelmäßigen, zerrissenen Konturen und Gestaltsveränderungen der Knochen, die zum Teil durch die Zerstörung selbst, zum Teil durch Zusammenpressung der Knochen hervorgerufen werden. Besonders stark pflegt der Knochenschwund am Gelenkkopf des Femur und Humerus ausgeprägt zu sein, an welchen sich die „Caries sicca" am häufigsten lokalisiert (vgl. Abb. 1335).

An den Wirbelknochen entstehen durch tuberkulöse Nekrose verwaschene herdförmige Aufhellungen, die am häufigsten zuerst in der Randzone der Wirbelkörper nahe den Zwischenwirbelscheiben sichtbar wird, und durch Einschmelzung der Bandscheiben Verschmälerungen der Zwischenrippenräume. Diese werden bei Auftreten im Kindesalter geradezu als charakteristisches Frühsymptom der Wirbeltuberkulose gewertet, bei Erwachsenen aber auch durch degenerative Prozesse hervorgerufen. In der Folge kommt es durch Caries zu einer Verschmälerung und zu einem Zusammensinken der Wirbel

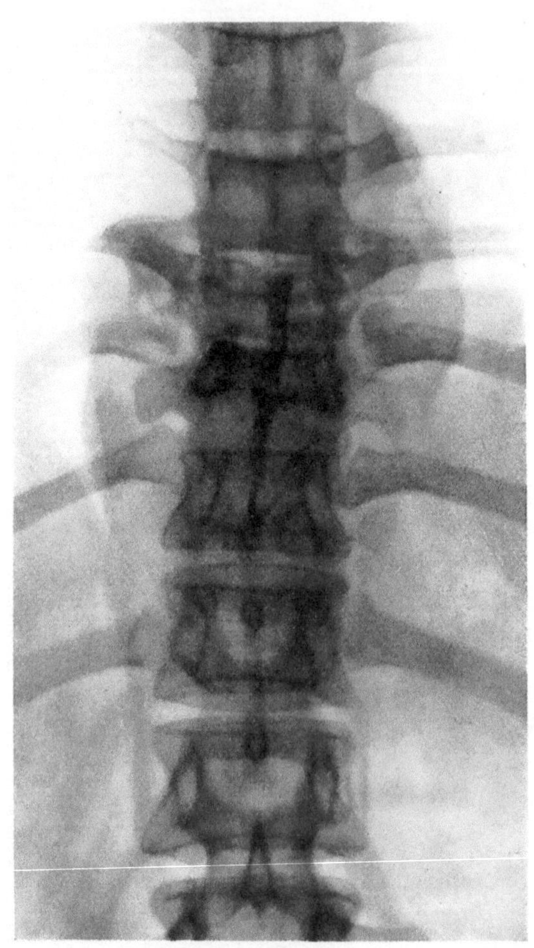

Abb. 1249. Paravertebraler Absceß bei tuberkulöser Wirbelcaries.

mit Bildung eines Gibbus. Hierdurch tritt nicht selten eine Kompression des Rückenmarkes ein. Im Heilungsstadium entsteht bisweilen eine Ankylosierung zweier Wirbel und eine Blockwirbelbildung; auch seitliche Spangen werden dabei, wenn auch seltener als bei der Wirbelosteomyelitis, beobachtet.

Häufig gehen von den tuberkulösen Knochenherden mit käsigem Eiter gefüllte *Abscesse* aus, die *im Röntgenbilde deutlich begrenzte Schatten von mittlerer Intensität* hervorrufen. Typisch ist das Bild des *paravertebralen Senkungsabscesses*, der meist beiderseits der Wirbelsäule einen bogig gekrümmten, im ganzen *birnförmigen oder spindelförmigen Schatten* in der Umgebung des zerstörten Wirbelkörpers erzeugt (vgl. Abb. 220 und 1249). Ähnliche rundlich begrenzte Schatten neben zerstörten Wirbelkörpern können auch von Echinococcusblasen herrühren. Abb. 1250 zeigt beiderseits entlang dem M. psoas sich nach unten seitlich ausbreitende längliche Schatten, die durch Verkalkung von Senkungsabscessen entstanden sind; auch ihr Ursprung liegt in einer Wirbelcaries.

Mehrfach ist als Folge tuberkulöser Knochen- und Gelenkerkrankungen des kindlichen Alters eine zuerst von HAUDEK beschriebene abnorm schnelle Entwicklung festgestellt,

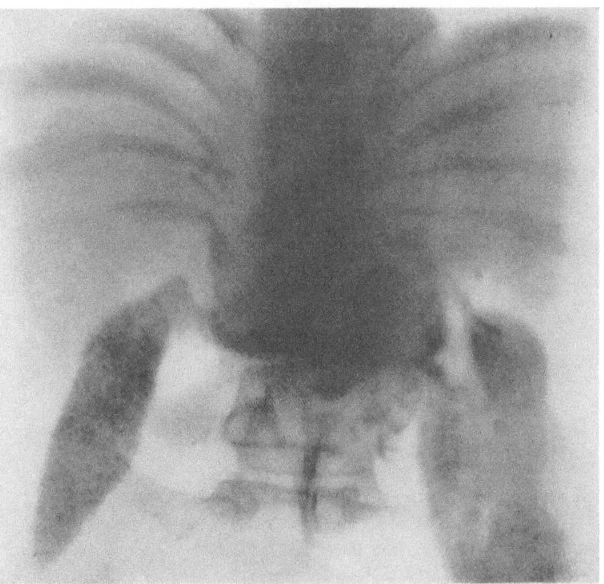

Abb. 1250. Tuberkulöse Spondylitis mit Wirbelabsceß und beiderseits seitlich hinabziehenden länglichen Senkungsabscessen.
Klinisch: POTTscher Buckel.

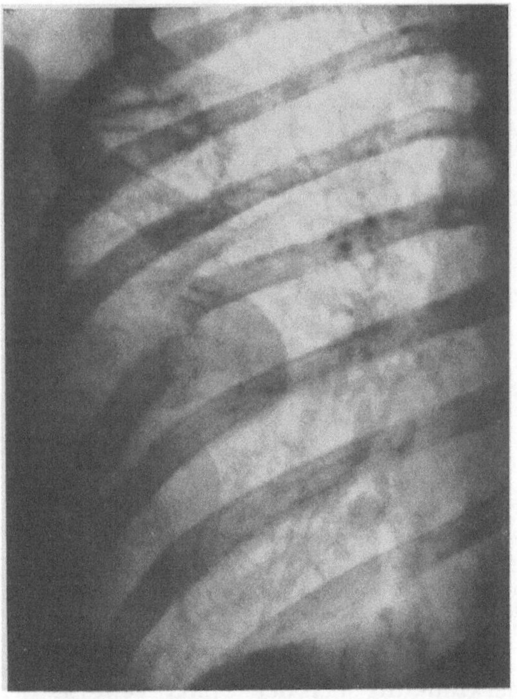

Abb. 1251. Ostitis tuberculosa einer Rippe mit kaltem Absceß.

die an früherem Auftreten der Knochenkerne am kranken Gliede im Vergleich zur gesunden Seite kenntlich ist; dieselbe Erscheinung ist aber auch bei krankhaften Prozessen anderer Ätiologie beobachtet (REYHER, NEURATH).

Eine *Periostitis* tritt bei Tuberkulose weit seltener als bei Lues und Osteomyelitis auf. Sie neigt weniger zur Verknöcherung und verursacht deshalb geringere Schattenbildung als bei jenen Erkrankungen. Verhältnismäßig am häufigsten begleitet eine

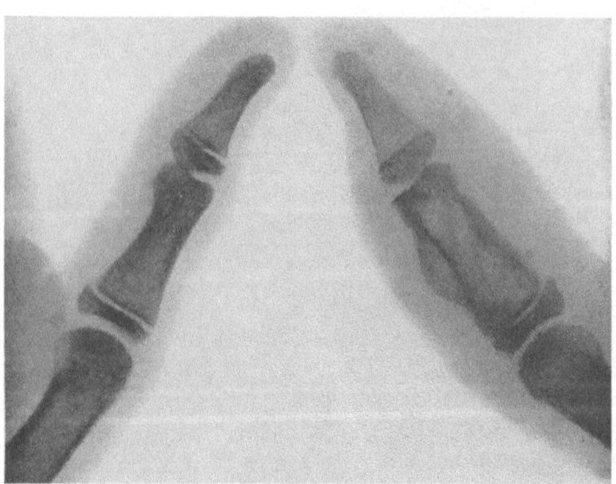

Abb. 1252. Spina ventosa des rechten Daumengrundgliedes. Hier periostale
Knochenapposition.
(Aufnahme von Prof. Sonntag ,Chirurgische Poliklinik Leipzig.)

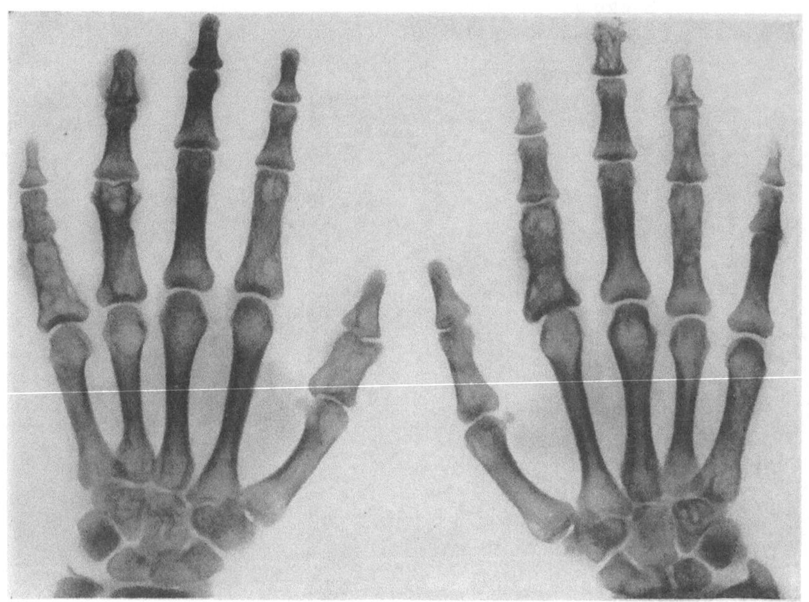

Abb. 1253. Ostitis tuberculosa multiplex cystoides.
Zahlreiche rundliche Aufhellungen in den an diesen Stellen teilweise verbreiterten Phalangen von
Händen und Zehen, zum Teil auch an anderen Knochen. Klinisch: Tuberkulös belastet, skrofulöser
Habitus. Seit Jahren schubweise aufgetretene Verdickung und spindelförmige Auftreibung an verschiedenen Fingern und Zehen. (Aufnahme von Dr. Kohlmann, Medizinische Klinik Erlangen.)

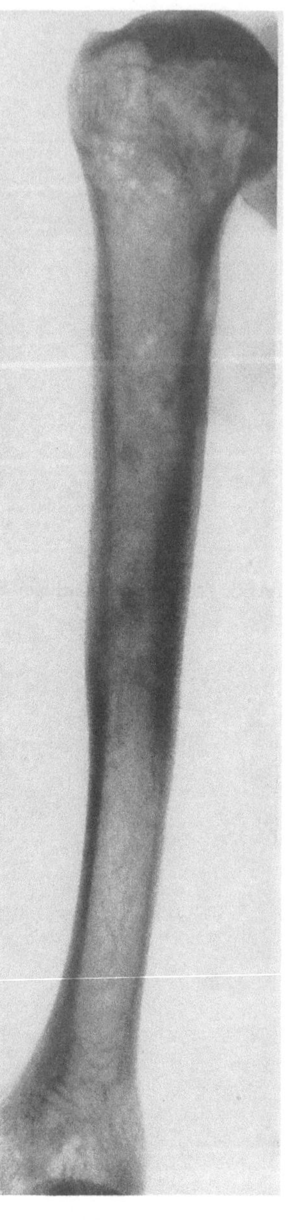

Abb. 1254.
Lymphogranulomatose der
Humerusdiaphyse.

Periostitis die Knochenerkrankung bei der Spina ventosa der kurzen Extremitätenknochen (vgl. Abb. 1252).

Als abgeschwächte Form einer Knochentuberkulose von ausnehmend chronischem Verlauf werden die besonders an den Epi- und Metaphysen der Phalangen und Metacarpi bzw. Metatarsi der Hände und Füße in der Mehrzahl auftretenden Knochenherde aufgefaßt, die im Röntgenbilde anfangs wabig aneinandergereihte, später scharf begrenzte einzelne Aufhellungen von meist rundlicher Form zeigen (*Ostitis tuberculosa multiplex cystica*, JÜNGLING bzw. besser *cystoides*, FLEISCHNER, vgl. Abb. 1253). Das Periost ist hierbei unbeteiligt. Die Veränderungen können im Laufe der Jahre ebenso wie die übrigen klinischen Erscheinungen, Weichteilschwellungen usw., völlig verschwinden. Differentialdiagnostisch ist zu bemerken, daß umschriebene rundliche Aufhellungen innerhalb der Knochen, abgesehen von Tumormetastasen und Gichttophi, auch bei rheumatischen und anderen Gelenkerkrankungen (vgl. S. 970), und nach HANSON auch bei nichttuberkulösen Infektionen vorkommen können. Auch hier ist also die ätiologische Diagnose nur auf den Allgemeinbefund zu gründen.

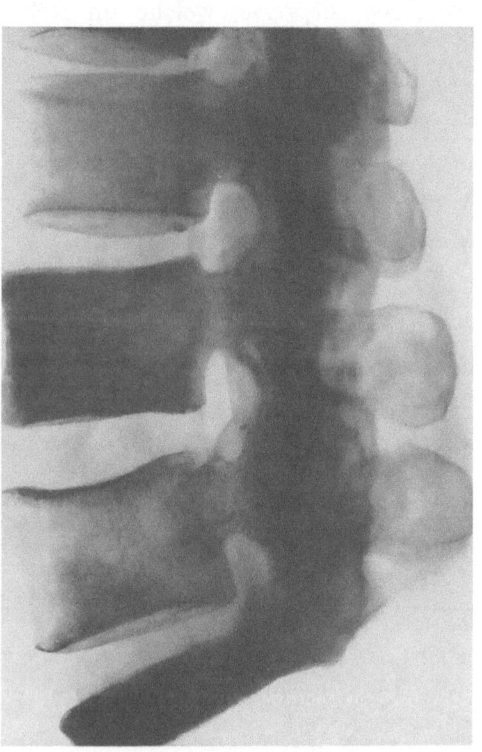

<table>
<tr><td>Abb. 1255. Lymphogranulomatose des
2. Lendenwirbels.</td><td>Abb. 1256. Osteosklerose des 2. Lendenwirbels bei
Lymphogranulomatose.
(Aufnahme des anatomischen Präparats von HULTEN, Acta rad. Bd. 8.)</td></tr>
</table>

Lymphogranulomatose.

Knochenveränderungen bei der *Lymphogranulomatose* sind zunächst nur in vereinzelten Fällen, so von GROSSMANN und WEIS-OSTBORN sowie von FREUND, ARNELL, SAUPE, HULTEN, FRIEDRICH, KUCKUK, LOCKWOOD, JOHNSON und NARR u. a. röntgenologisch nachgewiesen. Sie dürften aber nach eigenen pathologisch-anatomischen Erfahrungen öfter beobachtet werden, wenn systematische Röntgenuntersuchungen des Skelets bei dieser Erkrankung vorgenommen würden. Allerdings brauchen selbst ausgedehnte hämatogene Metastasen von lymphogranulomatösem Gewebe im Knochenmark, die hauptsächlich die Knochen des Stammes betreffen und ein schweres hochfieberhaftes Krankheitsbild mit Anämie und Leukocytose hervorrufen, im Röntgenbild noch keinen Ausdruck zu finden (SIMONS). Die Granulome bilden im Knochen rundliche, unscharf begrenzte Herde. Im Röntgenbilde sind in den angeführten Arbeiten unscharf begrenzte, rundliche Aufhellungen von wolkiger Struktur beschrieben; Zeichen von periostaler Reaktion und Knochenneubildung waren nur in beschränktem Maße in Form von Zackenbildungen an den äußeren Knochenkonturen im Falle von FREUND und ARNELL vorhanden. HULTEN beschreibt eine *Sklerosierung* und dadurch bedingte Schattentiefe im

Röntgenbilde eines lymphogranulomatösen Wirbels (vgl. Abb. 1256). Bei ausgedehnten Knochenveränderungen ist von STAUDTNER eine diffuse Knochenentkalkung der Wirbelsäule beobachtet. Durch lymphogranulomatöse Wucherungen können einzelne Wirbelkörper zerstört und zusammengepreßt werden (vgl. Abb. 1255); hierdurch kann eine Kompression des Rückenmarks mit Querschnittsunterbrechung zustande kommen. Außerdem kommen Arrosionen von Wirbelknochen durch lymphogranulomatöses Gewebe der Nachbarschaft vor.

Lepra.

Die *Lepra* erzeugt an den Knochen ebenso wie an den übrigen Organen echte lepröse Herde, sog. *Leprome*, welche im Röntgenbilde nach DEYCKE als *scharf umschriebene*

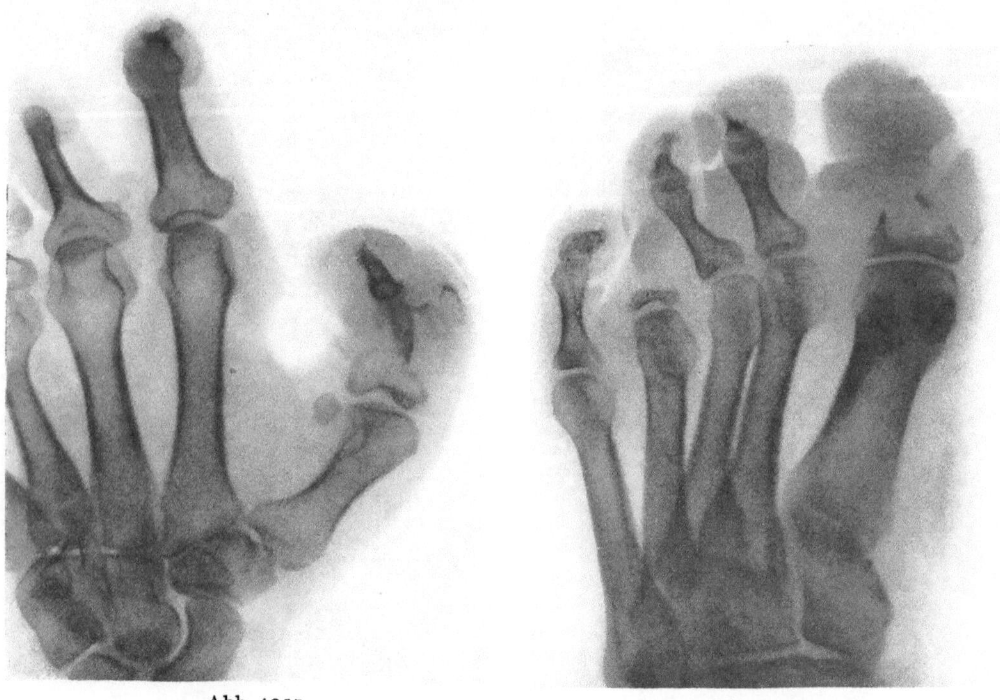

Abb. 1257.
Abb. 1258.

Abb. 1257 und 1258. Lepra mutilans.
(Aufnahme von Dr. KRIWITZKI, Riga.)

Aufhellungen erscheinen, ferner eine *ossifizierende Periostitis*, die von DE LA CAMP beschrieben ist. Von diesen echten leprösen Prozessen, welche durch die Leprabacillen an Ort und Stelle hervorgerufen werden, sind nach DEYCKE die Knochenveränderungen bei *Lepra nervorum* zu trennen, da sie nach ihm erst auf dem Wege über die nervösen Störungen, nicht durch direkte Einwirkung der Leprabacillen entstehen. Ihre röntgenologischen Merkmale bestehen in *diffuser Knochenatrophie* und *Schwund von Knochenteilen und ganzen Knochen* ohne jeae Reaktionserscheinungen von seiten des Periosts und der umgebenden Knochensubstanz (vgl. Abb. 1257 und 1258).

Blastomykose.

Bei zahlreichen eiterhaltigen Knochenherden, in denen kulturell *Blastomyces* nachgewiesen wurde, fanden GASPAR, FENSTERMACHER und LINGEMAN sowie RYPINS im Röntgenbilde der Knochen scharf begrenzte Aufhellungen meist von rundlicher Form ohne Beteiligung des Periosts und ohne Knochenatrophie.

Die Aktinomykose.

ruft langwierige Knochenprozesse hervor, welche meist von den umgebenden Weichteilen ausgehen, seltener metastatisch entstehen. Es werden hierbei uncharakteristische Arrosionen und Aufhellungen der Knochenstrukturen beobachtet. An den Wirbelknochen kommen ebenso wie bei Tuberkulose paravertebrale und Psoasabscesse vor.

Die akute infektiöse Osteomyelitis,

welche gewöhnlich durch den Staphylococcus aureus, seltener durch andere Infektionserreger wie Strepto-, Pneumokokken usw. hervorgerufen wird, fällt fast ausschließlich

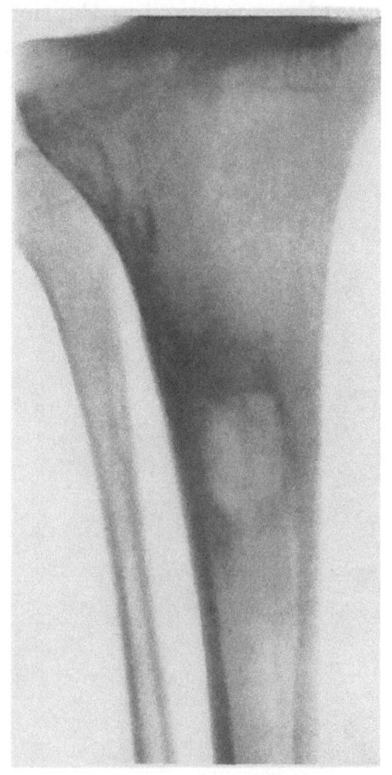

Abb. 1260. Brodieabsceß der Tibia.

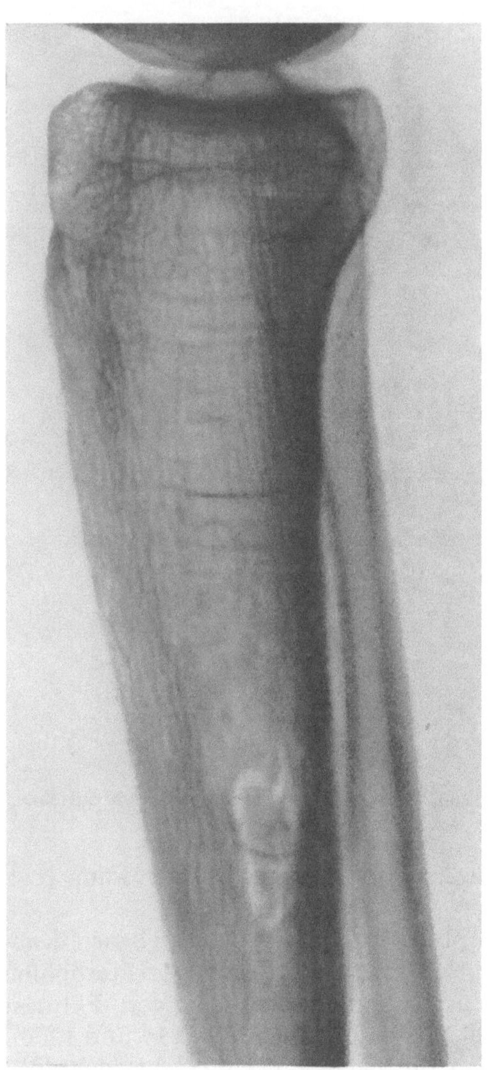

Abb. 1259. Osteomyelitis mit Sequesterbildung.
(Aufnahme von Dr. Loepp, Königsberg i. Pr.)

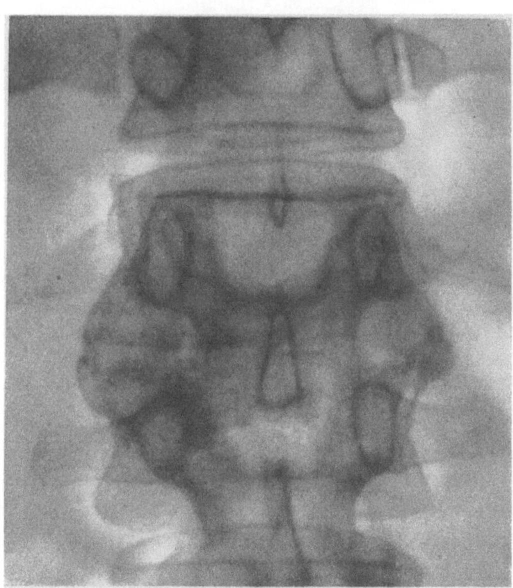

Abb. 1261. Spondylitis infectiosa.

ins chirurgische Gebiet und kann daher hier nicht näher geschildert werden. Nur die Beziehungen des Röntgenbildes zu den früher genannten Knochenprozessen sollen hier kurz gestreift werden. Dem *Röntgenbilde der akuten Osteomyelitis* geben außer den *zentralen Aufhellungen,* welche durch die eitrigen, in den *Diaphysen* gelegenen Einschmelzungsherde entstehen, hauptsächlich die *frühzeitig einsetzenden starken reaktiven Periostwucherungen* ein eigenartiges Gepräge, das besonders im Gegensatz zur Tuberkulose hervorzuheben ist. In späteren Stadien entstehen *auch im Innern des Knochens* um die zerstörten und sequestrierten Partien herum *reaktive Knochenwucherungen* und erzeugen im Röntgenbilde *dichte Schatten,* die zusammen mit den periostalen Schatten eine gewisse Ähnlichkeit mit dem Bilde der Osteomyelitis gummosa aufweisen können. Als Endstadium bleibt mitunter eine allgemeine *Osteosklerose* des erkrankten Knochens zurück, der auch

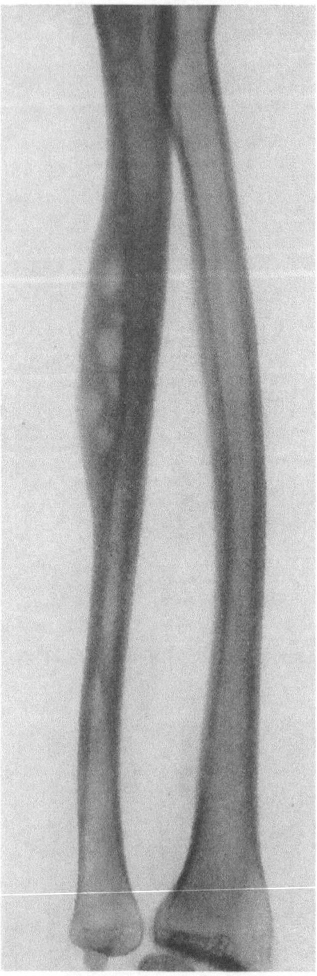

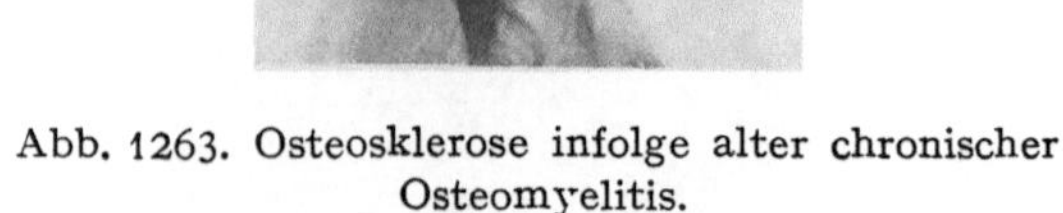

Abb. 1262. Typhusosteomyelitis der Ulna.
1 Jahr nach Überstehen des Typhus aufgetreten.

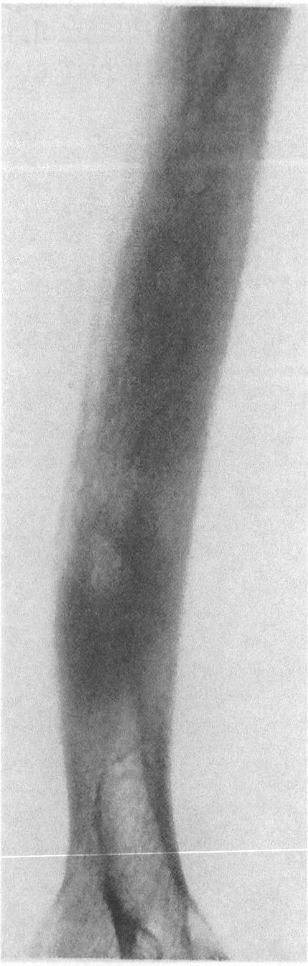

Abb. 1263. Osteosklerose infolge alter chronischer Osteomyelitis.

in seiner Gestalt verändert, plump, verdickt, verlängert und verbogen werden kann (vgl. Abb. 1263).

Eine lokalisierte Form der Osteomyelitis stellen die von BRODIE beschriebenen *Knochenabscesse* dar, welche abgegrenzte, von einer Membran ausgekleidete Eiterhöhlen bilden. Sie erscheinen im Röntgenbild als scharf begrenzte, rundliche Aufhellungen, die meist im metaphysären Teil von Extremitätenknochen gelegen sind (vgl. Abb. 1259 und 1260).

Für den internen Kliniker kommt hauptsächlich die nach akuten Infektionskrankheiten meist durch sekundäres Eindringen von Eitererregern entstehende Osteomyelitis in Betracht, ferner besonders die *Osteomyelitis typhosa,* welche durch die Typhusbacillen selbst hervorgerufen wird. Sie ist im Gegensatz zu den durch die vorhergenannten Eitererreger erzeugten Prozessen durch einen verhältnismäßig milden Verlauf ausgezeichnet. Klinisch bedeutungsvoll ist die oft lange Latenz des Prozesses, die mehrere Jahre betragen kann. Die Herde sitzen meist cortical, am häufigsten an den Rippen und der Tibia sowie an der Wirbelsäule (vgl. S. 831). Sie sind im Röntgenbilde als umschriebene Aufhellungen der Knochenschatten mit Verlust der Bälkchenstruktur kenntlich. Infolge reaktiver Knochenwucherung tritt später auch eine Verdichtung und demgemäß im Röntgenbilde eine Verdunkelung auf (KRAUSE). Nur in seltenen Fällen kommt es zu ausgedehnter Zerstörung der Wirbelkörper, die dann wie bei einer tuberkulösen Caries einsinken und komprimiert werden (LOREY). Periostwucherungen kommen nach KRAUSE auch hierbei häufig vor und werden namentlich an der Tibia sowie an Rippen und Sternum beobachtet, spielen aber nicht die große Rolle wie bei der durch die gewöhnlichen Eitererreger hervorgerufenen Osteomyelitis. An der Wirbelsäule wird verhältnismäßig oft die Bildung seitlicher knöcherner Brücken

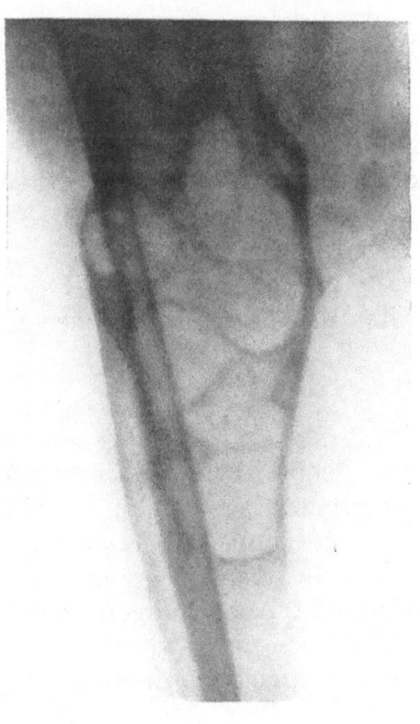

Abb. 1264. Knochenechinococcus.
(Nach BAUER: Fschr. Röntgenstr. 19.)

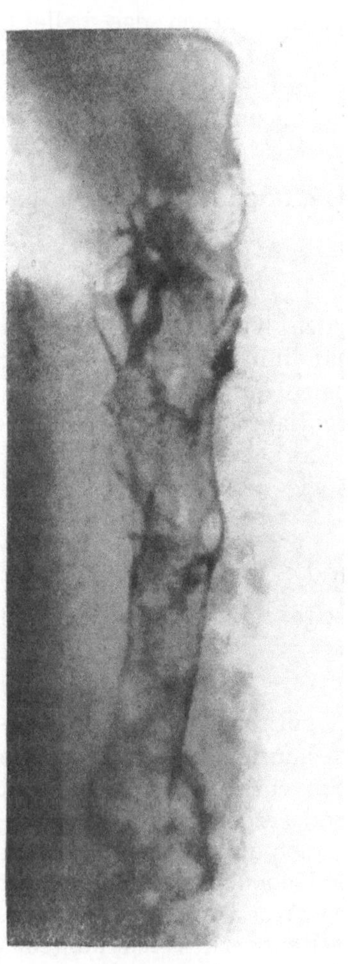

Abb. 1265. Knochenechinococcus mit starker Knochendestruktion.
[Nach HSIEH: Radiology (Am.) 14 (1930).]

zwischen zwei Wirbelkörpern über der zerstörten und verschmälerten Intervertebralscheibe beobachtet. Auch Blockwirbelbildung kommt vor (BAKKE und TRÖLL, RYBEK) (vgl. Abb. 1261).

Ähnliche Veränderungen, Aufhellungen und Verdichtungsherde in Wirbelkörpern, Verschmälerung des Zwischenwirbelspaltes und später seitliche Spangenbildung ist auch bei Morbus Bang von BROCHER, PARHAMI, JENSEN, GUNAR, SEVERIN, BARTSCH und SANDSTRÖM beschrieben worden.

Eine größere Zahl entsprechender Wirbelveränderungen, die durch den nahe verwandten Bacillus melitococcus BRUCE hervorgerufen waren, hat PAGOLI bekanntgegeben.

Echinococcus.

Das Röntgenbild des *Echinococcus* zeigt *umschriebene rundliche Aufhellungen innerhalb aufgetriebener, „aufgeblasener" Knochenkonturen* (BAUER) (vgl. Abb. 1264). Infolge der

Knochenzerstörung treten leicht *Spontanfrakturen* auf. In späteren Stadien kommen unregelmäßige Destruktionsprozesse zustande, welche ganz unregelmäßige, von Aufhellungen durchsetzte Schattenbildungen von wurmstichigem Aussehen mit Deformierung der Knochenkonturen im Röntgenbilde erzeugen (FRAENKEL und PYTEL, STONE, HSIEH) (vgl. Abb. 1265). An der Wirbelsäule werden außer Zerstörung der Knochen rundliche, von Echinococcusblasen herrührende Schatten beobachtet, die sich vom Wirbelkörper aus paravertebral nach außen vorbuchten und sich bei dem häufigsten Sitz in der oberen Brustwirbelsäule gegen das helle Lungenfeld ähnlich wie ein Wirbelabsceß oder ein Mediastinaltumor, beim Sitz im Lendenabschnitt gegenüber dem Abdominalschatten abheben. Die Blasen können auch in den Wirbelkanal einbrechen und dort zu Rückenmarkskompression Anlaß geben.

4. Knochenveränderungen bei Geschwülsten und Erkrankungen der þlutbildenden Organe.

Tumoren.

Unter den Knochengeschwülsten sind die meisten Formen Gegenstand der chirurgischen Behandlung; diese sollen daher in diesem Lehrbuch der Röntgendiagnostik innerer Erkrankungen nur kurz zum Zwecke eines allgemeinen Überblicks und besonders auch aus differentialdiagnostischen Gründen abgehandelt werden; bezüglich aller Einzelheiten wird auf eingehendere Darstellungen in Werken der chirurgischen und allgemeinen Röntgenologie verwiesen.

Primäre Knochengeschwülste.

Besonders gilt dies für die *solitären* Geschwülste der Knochen, unter denen gutartige und bösartige zu unterscheiden sind.

Knochencysten.

Zu den gutartigen solitären Knochengeschwülsten gehören die *Knochencysten.* Sie werden am häufigsten im Kindesalter beobachtet, kommen aber auch in allen anderen Lebensaltern vor. Sie sitzen meist an den proximalen Metaphysen der langen Röhrenknochen und erzeugen dort im Röntgenbilde umschriebene scharf begrenzte, rundliche, manchmal auch ausgebuchtete und durch Spangen abgeteilte Aufhellungen. Die Rindenschicht der Knochen, welche die Cyste umgibt, ist meist hochgradig verdünnt, oft etwas aufgetrieben, frei von periostalen Wucherungen. Die Knochencysten geben oft zu Einbrüchen, seltener zu vollständigen Querfrakturen der Knochen Anlaß. Ähnliche Erscheinungen im Röntgenbilde werden durch zentrale Fibrome, Myxome und Chondrome hervorgerufen, ferner durch gutartige Riesenzelltumoren.

Tumorähnliche Bildungen von heterotopem Knochenmark.

ASK-UPMARK beschreibt einen Fall, in dem eine tumorähnliche Anhäufung von heterotopem Knochenmark an einzelnen Wirbeln einen zu beiden Seiten derselben gelegenen, beiderseits rundlich begrenzten Schatten erzeugt hatte.

Riesenzellengeschwülste.

Diese solitären Riesenzellengeschwülste, welche früher zu den Sarkomen gerechnet wurden, werden jetzt meist als gutartige Wucherungen aufgefaßt. Sie treten am häufigsten im jugendlichen Alter zwischen dem 20. und 30. Lebensjahr auf. Sie sitzen meist in den Epiphysen der langen Röhrenknochen, am häufigsten in dem an das Kniegelenk anstoßenden Teil der Ober- und Unterschenkel, kommen aber auch an den Armknochen, ferner an den Knochen des Rumpfes, am Schädel und Unterkiefer vor. Sie erzeugen im Röntgenbilde umschriebene rundliche, bisweilen durch Leisten unterbrochene und

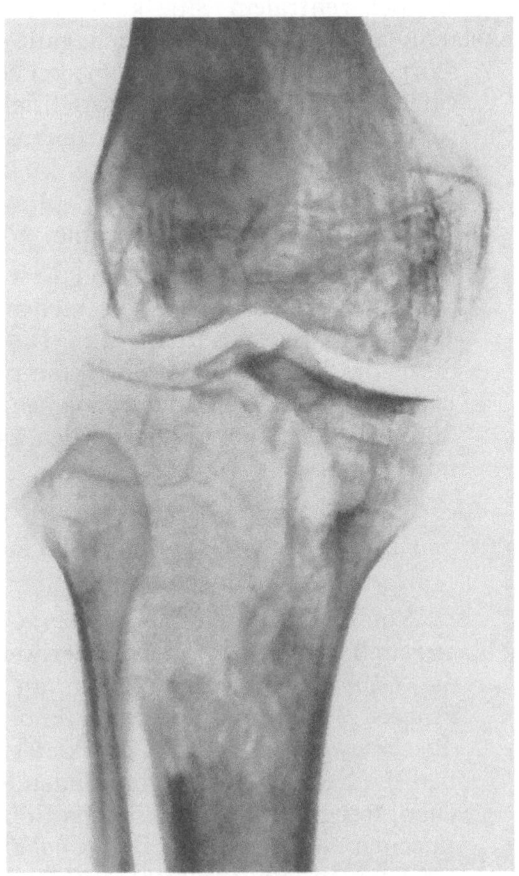

Abb. 1266. Riesenzellentumor der Tibia.
(Aufnahme von Dr. LOEPP, Königsberg i. Pr.)

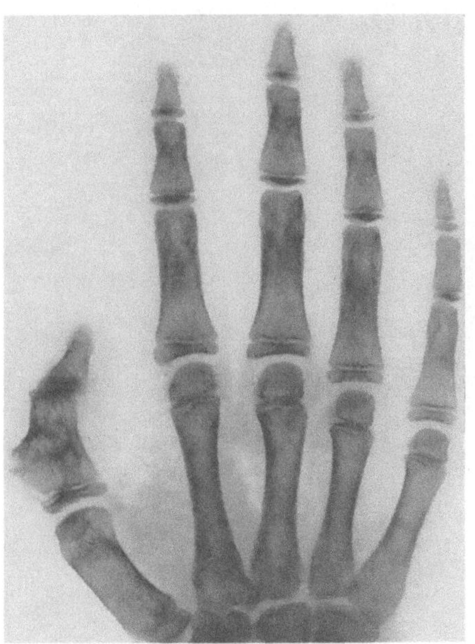

Abb. 1267. Osteochondrom der Grundphalanx
des Daumens.
(Aufnahme von Dr. LOEPP, Königsberg i. Pr.)

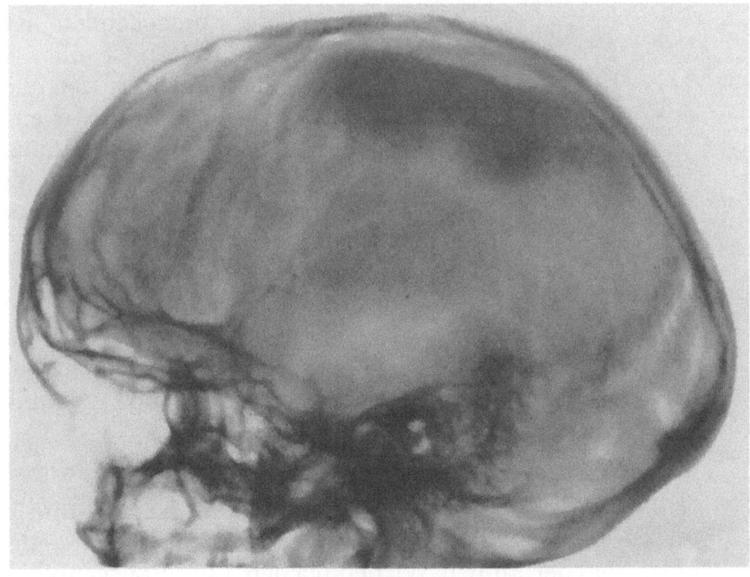

Abb. 1268. Osteom des Schädels.
(Aufnahme von Dr. LOEPP, Königsberg i. Pr.)

dadurch wabenartig erscheinende Aufhellungen. Bei zentralem Sitz kann d e umgebende Corticalis stark verdünnt und buckelartig aufgetrieben oder auch ganz zerstört werden (vgl. Abb. 1266); bei corticalem Sitz entstehen umschriebene subperiostal gelegene Schattenaussparungen.

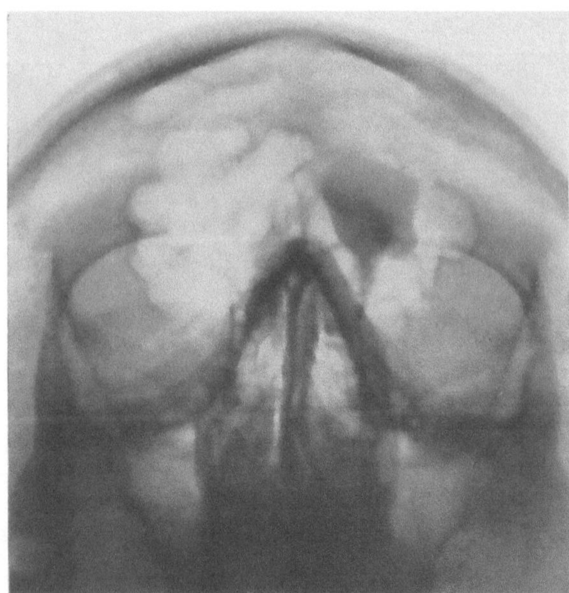

Abb. 1269. Osteom innerhalb der Stirnhöhle.

Fibrome und Myxome.

Fibrome und *Myxome* sind weit seltener. Sie treten an den verschiedensten Teilen des Skeletsystems auf. Die dadurch im Röntgenbilde bewirkten rundlichen Aufhellungen sind von jenen, die durch Cysten hervorgerufen werden, kaum mit Sicherheit zu unterscheiden.

Chondrome, Osteome, Osteochondrome.

Von den solitären *Chondromen, Osteomen* und den Mischformen beider werden die *Chondrome* am häufigsten an den Fingern, Hand- und Fußwurzelknochen, die *Osteome* am Schädel, Unterkiefer und den die Nebenhöhlen begrenzenden Knochen, ferner auch an den langen Röhrenknochen angetroffen. Die *Chondrome* erzeugen im Röntgenbilde Aufhellungen in den Knochenschatten, welche den Bildern der vorher genannten Geschwülste und Cysten ähnlich sehen (vgl. Abb. 1267). Bei den Knorpelgeschwülsten mit zentralem Sitz, den *Enchondromen*, sind die von der umgebenden Rindensubstanz gebildeten Randstreifen oft verdünnt und ausgebuchtet. Sekundär treten bei den Chondromen bisweilen Verkalkungen auf, die im Röntgenbilde meist fleckförmig angeordnete intensive Verschattungen hervorrufen. Größere und zusammenhängendere Verschattungen werden oft bei den *Osteochondromen* und insbesondere bei den *Osteomen* beobachtet, welche intensive Schatten von meist rundlicher oder auch unregelmäßiger Gestalt erzeugen (vgl. Abb. 1268 und 1269).

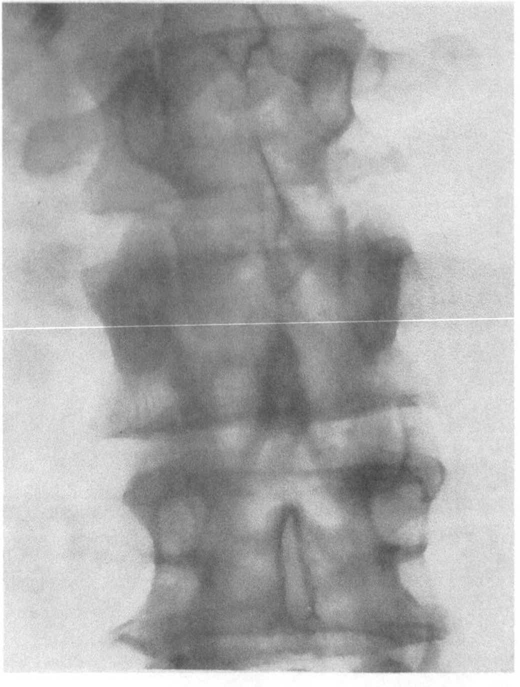

Abb. 1270. Hämangiom des 2. Lendenwirbelkörpers.
Teils streifige, teils wirbelartige Anordnung der Knochenbälkchen.
(Aufnahme von Dozent Dr. Abel, Oldenburg.)

Chordome

kommen am Schädel und Kreuzbein vor, an dessen Vorderfläche sie vom Rectum aus tastbar sein können, seltener an den Wirbelknochen. Im Röntgenbilde erzeugen sie uncharakteristische Aufhellungen der Knochenschatten.

Hämangiome.

Die seltenen *Hämangiome* finden sich meist in den Wirbel-, gelegentlich auch in Röhren- und anderen Knochen. Sie zeigen einen wabigen, gefelderten Aufbau, indem zwischen blutgefüllten erweiterten Hohlräumen spärliche, aber verdickte, meist vorwiegend senkrecht angeordnete Knochenbälkchen stehen. Hierdurch wird im Röntgenbilde eine wabig-netzartige oder grobsträhnige Zeichnung hervorgerufen (vgl. Abb. 1270).

Die Ränder der Wirbelkörper können ausgebuchtet, „aufgebläht" werden. Auch in anderen Knochen werden wabenartige Strukturen und andererseits parallele oder strahlig auseinandertretende Schattenstreifen als Ausdruck ebenso angeordneter Knochenbälkchen angetroffen.

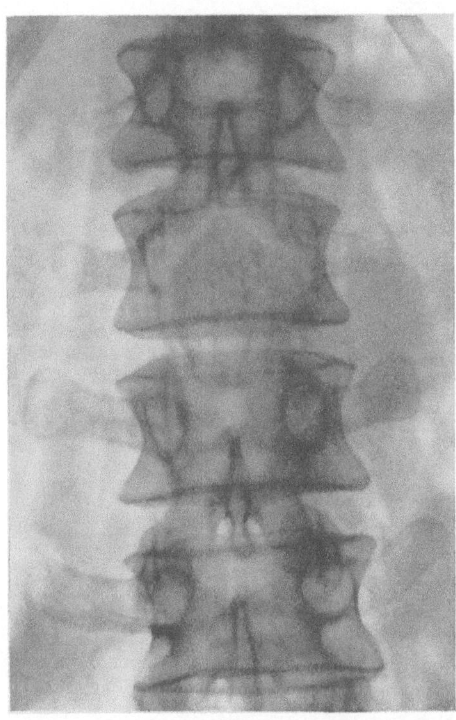

Abb. 1271. Sarkom des 2. Lendenwirbels, ausgehend vom Processus spinosus und Wirbelbogen (Operation).
Zeichnung des Processus spinosus fehlt am 2. Lendenwirbel.

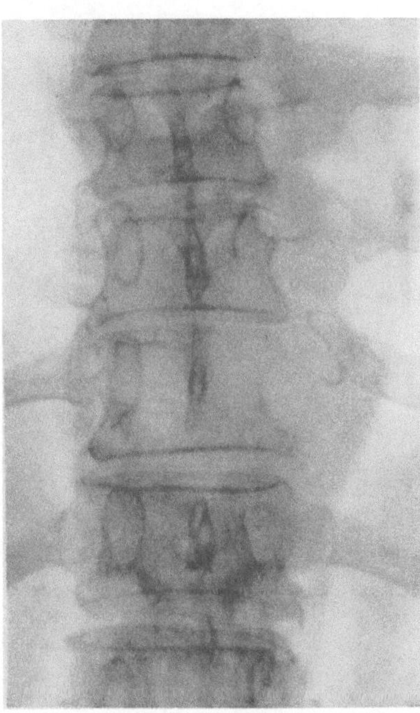

Abb. 1272. Solitäres Myelom des 10. Brustwirbelkörpers mit Zerstörung der linken Hälfte des Wirbelkörpers und paravertebralem Weichteilschatten (Autopsie).
Klinisch: Querschnittslähmung.

Sarkome.

Unter den bösartigen solitären Knochengeschwülsten nehmen die *Sarkome* weitaus die erste Stelle ein. Sie werden am häufigsten im Pubertätsalter, häufiger beim männlichen als beim weiblichen Geschlecht beobachtet. Die früher übliche Unterscheidung in osteogene und myelogene Sarkome wird jetzt kaum mehr durchgeführt, da hierdurch nicht ein verschiedener Ausgangspunkt oder Gewebscharakter, sondern nur eine vorwiegende Lokalisation der Geschwülste gekennzeichnet wird. Von größerer Wichtigkeit ist die histologische Beschaffenheit. Die aus knochenbildendem mesenchymalem Gewebe bestehenden Geschwülste, namentlich die *Spindelzellensarkome*, zeigen fast stets ein sehr bösartiges Verhalten, insbesondere verursachen sie sehr häufig Lungenmetastasen. Dagegen haben die aus rundlichen endothelartigen Zellen sich zusammensetzenden, nicht knochenbildenden sog. EWING-*Tumoren* eine geringere Neigung zu schrankenlosem Wachstum; sie geben gewöhnlich nicht zu Metastasen in den Lungen Anlaß, treten aber nicht selten multipel in verschiedenen Knochen auf. Die sog. osteogenen Sarkome der ersteren Art sitzen meist in den Metaphysen, am häufigsten in den an das Kniegelenk anstoßenden Knochen der Ober- und Unterschenkel. Die EWING-Sarkome bevorzugen dagegen die

Diaphysen der langen Röhrenknochen, insbesondere von Femur, Tibia und Humerus; sie sind durch eine erhebliche Radiosensibilität ausgezeichnet.

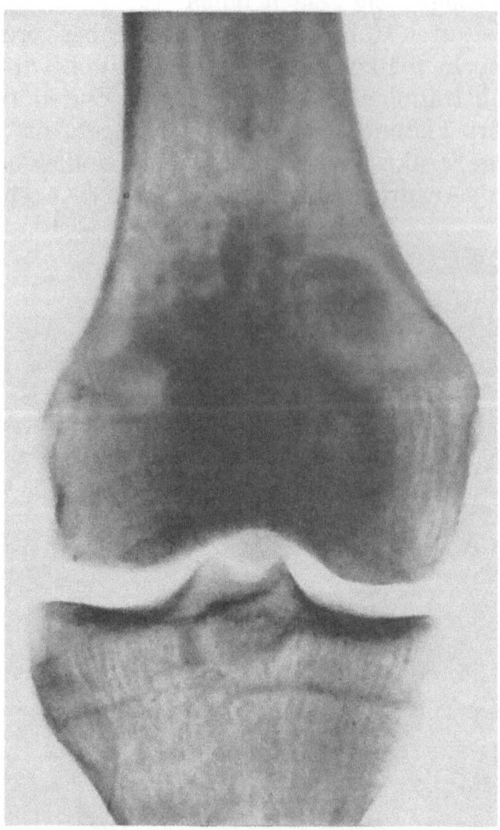

Abb. 1273. Osteosarkom des Femur.
(Aufnahme von Dr. LOEPP, Königsberg i. Pr.)

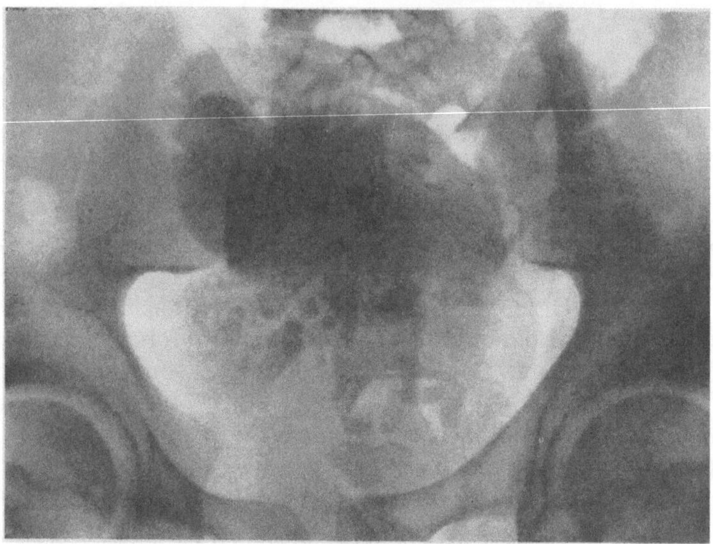

Abb. 1274. Osteoplastisches Sarkom des Sacrum.
14jähriger Knabe. Klinisch: Caudasyndrom.

Die meist in den Metaphysen lokalisierten Knochensarkome zeigen teils ein *osteoklastisches*, teils ein *osteoplastisches* Verhalten. Das Röntgenbild weist im ersteren Falle entsprechende Schattenaussparungen, im letzteren Schattenverdichtungen, zum Teil auch periostale Knochenbildung auf; es kommen auch Mischformen vor. Die osteoplastische Form kann mit dem Bilde einer Osteosklerose durch Knochencarcinom erhebliche Übereinstimmung zeigen (BREITLÄNDER; vgl. Abb. 1284). Bei starker Periostwucherung kann eine große Ähnlichkeit mit dem Bilde einer chronischen Osteomyelitis oder einer luischen Knochenerkrankung entstehen.

Die EWING-*Sarkome* rufen Knocheneinschmelzungen und dadurch im Röntgenbilde Aufhellungen in zum Teil großer Ausdehnung meist in den *Diaphysen* hervor. Die Schäfte der langen Röhrenknochen erscheinen durch sie mitunter spindelförmig aufgetrieben und sind oft außen von periostalen lamellenartig angeordneten Knochenschichten umgeben (vgl. Abb. 1275). Sowohl nach dem klinischen Verhalten (jugendliches Alter, bisweilen fieberhafter Verlauf mit Schmerzen) als dem Röntgenbilde kann die Unterscheidung von einer Osteomyelitis Schwierigkeiten bereiten.

Multiple Enchondrome.

Unter den *multiplen Geschwülsten des Knochens* gehören die *Enchondrome* zu der gutartigen Gruppe. Sie treten besonders an den Händen und Füßen, außerdem aber auch an den verschiedensten anderen Knochen der Gliedmaßen und des Rumpfes auf. Sowohl Rinden- als Marksubstanz des Knochens werden durch wucherndes Knorpelgewebe ersetzt, das auch nach außen hin wachsen kann. Im Röntgenbilde entstehen an Stelle der normalen Knochenzeichnung Schatten von mittlerer Dichte, die nur ungefähr den ursprünglichen Knochenumrissen entsprechen, oft unförmliche Verbreiterungen derselben darstellen. Im Innern dieser Knorpelwucherungen werden oft krümelige Verkalkungen gebildet, die im Röntgenbilde als fleckige Schatten sichtbar sind (vgl. Abb. 1276). Während die Chondrome im allgemeinen gutartige Geschwülste darstellen, tritt mitunter an einer Stelle eine maligne sarkomatöse Degeneration ein, von der aus Metastasen im übrigen Körper gebildet werden.

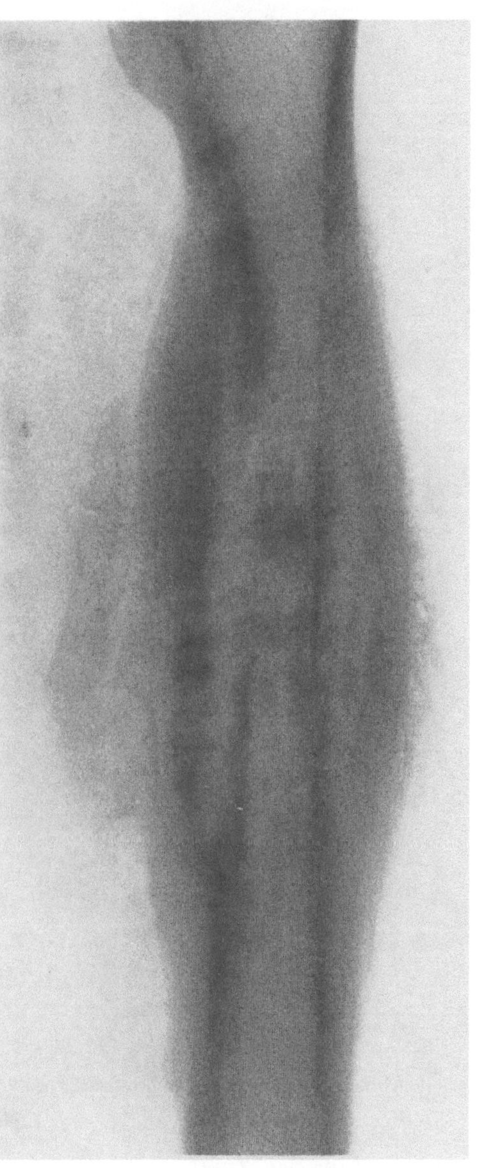

Abb. 1275. EWING-Sarkom des Femur.

Cartilaginäre Exostosen.

Nicht zu den echten Geschwülsten gehören die hier nur kurz erwähnten multiplen *cartilaginären Exostosen*. Sie treten meist zur Zeit der Pubertät an solchen Stellen des Skelets auf, die knorpelig präformiert sind. Am häufigsten finden sie sich an den Metaphysen der langen Röhrenknochen, insbesondere in der Umgebung des Kniegelenks und in den distalen Abschnitten der Vorderarmknochen, seltener am Becken und Schultergürtel. An den von Exostosen befallenen Gliedmaßen treten oft Wachstumshemmungen auf. Sehr selten ist eine maligne Degeneration. Im Röntgenbilde erzeugen die multiplen

cartilaginären Exostosen Ansätze und Vorsprünge an den Knochenschatten mit deutlicher Differenzierung in Rinden- und Marksubstanz und ausgeprägter Bälkchenzeichnung
(vgl. Abb. 1277).

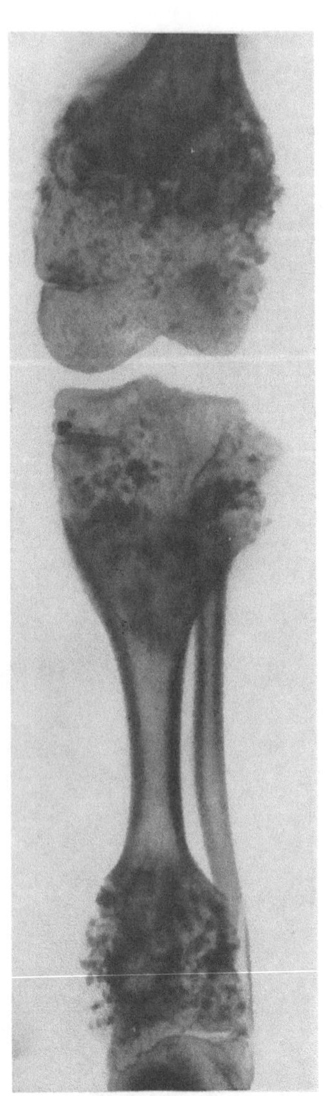

Abb. 1276. Multiple Enchondrome.

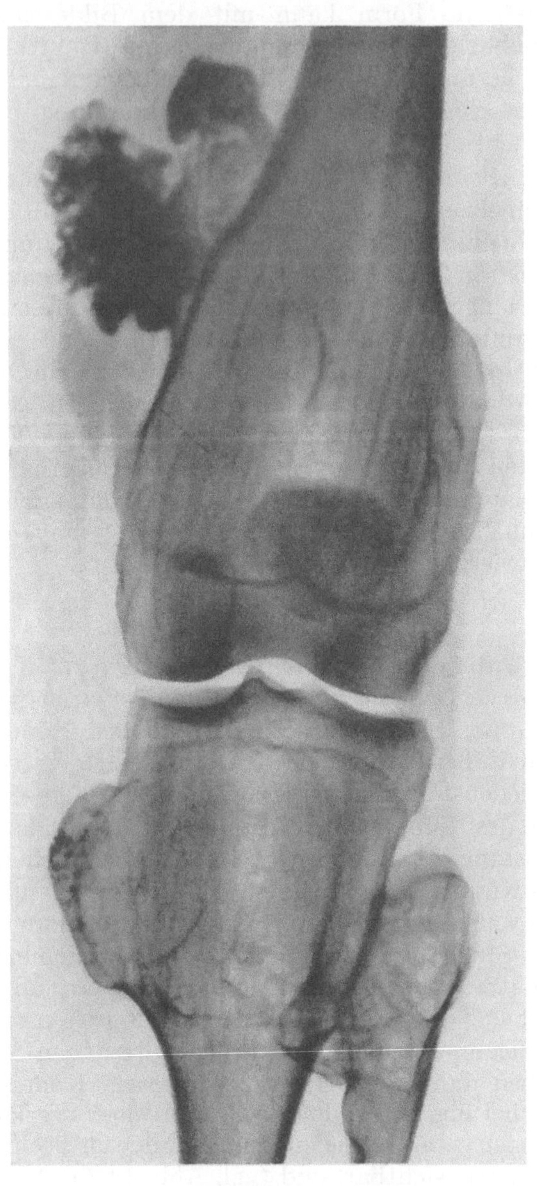

Abb. 1277. Multiple cartilaginäre Exostosen.
(Aufnahme von Dr. LOEPP, Königsberg i. Pr.)

Von größerem Interesse ·für die innere Medizin sind die

metastatischen Knochengeschwülste,

und zwar deshalb, weil sie nicht selten Krankheitserscheinungen hervorrufen, die oft
verkannt und als Rheumatismus, Neuralgien und andererseits als perniziöse Anämie
gedeutet werden. Das Röntgenbild vermag hier die Diagnose klarzustellen. Mitunter
gehen die klinischen Symptome, welche von der Knochenzerstörung durch Krebsmetastasen hervorgerufen werden, den Erscheinungen des Primärtumors voran, so daß
dieser zunächst ganz unbemerkt bleibt. Besonders häufig kommt dies bei Bronchus-
und Prostatacarcinomen, mitunter aber auch bei Magenkrebsen vor; deshalb ist be.

nachgewiesenen tumorverdächtigen Knochenveränderungen nie eine Röntgenuntersuchung der Lungen und des Magens sowie eine rectale Untersuchung der Prostata zu unterlassen. Da die Metastasierung von Geschwülsten im Knochensystem entschieden häufiger ist, als gewöhnlich angenommen wird, so ist die Röntgenuntersuchung besonders der Wirbelsäule, die am meisten befallen wird, dort angezeigt, wo es sich um die Frage der Operation eines primären Tumors handelt und der Verdacht auf Metastasen durch irgendwelche Momente nahegelegt ist.

Carcinome.

Von den *Carcinomen* neigen zur Bildung von Knochenmetastasen am meisten die Krebse der Prostata, Mamma sowie der Thyreoidea und der Bronchien; aber auch der

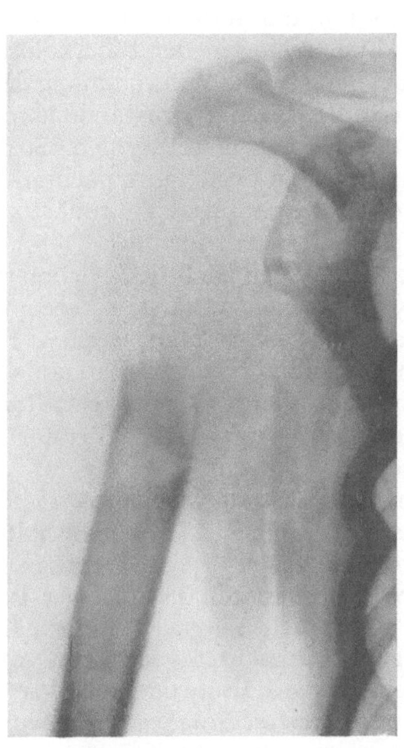

Abb. 1278. Carcinommetastase im Oberarmkopf nach primärem Lungencarcinom.

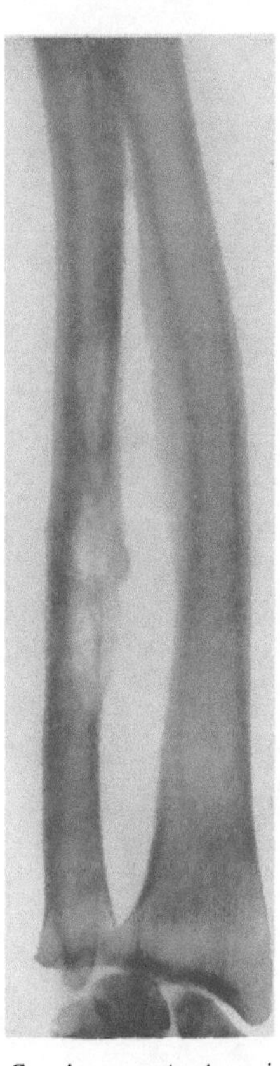

Abb. 1279. Carcinommetastase in der Ulna.

Magenkrebs, bei welchem Knochenmetastasen verhältnismäßig seltener auftreten, stellt bei seiner absoluten Häufigkeit eine nicht unbedeutende Anzahl an sekundären Knochengeschwülsten. Von den verschiedenen Teilen des Knochensystems werden nach Recklinghausen am meisten die Wirbelkörper, dann der Reihenfolge nach Oberschenkel, Becken, Rippen, Brustbein, Oberarm, platte Schädelknochen, Unterschenkel, Vorderarm befallen. Die Krebswucherung führt an den Knochen zum Schwund von Knochensubstanz (osteoklastische Form), in selteneren Fällen auch zur Knochenneubildung (osteoplastische Form).

Das *Röntgenbild* der *osteoklastischen Krebsmetastasen* zeigt meist *unregelmäßige verwaschene Aufhellungen mit Schwund der Bälkchenzeichnung* (vgl. Abb. 1278, 1279), bisweilen auch scharf abgezeichnete rundliche helle Stellen, die selten durch einen feinen Schattenrandsaum gegen die Umgebung abgegrenzt sind. Bilder der letzten Art, die ein cystenartiges Aussehen haben, werden hauptsächlich bei Metastasen von Thyreoideacarcinomen beobachtet.

In einem selbst beobachteten Falle zeigten die Röntgenbilder mehrerer Knochen, z. B. der Rippen und des Beckens zahlreiche scharf abgegrenzte rundliche Aufhellungen, die sehr an die lochförmigen Knochendefekte bei den multiplen Myelomen erinnerten. Auch eine winklige Abknickung des total erweichten Sternums, die ebenfalls gerade bei multiplen Myelomen mehrfach beobachtet wurde, war hier vorhanden. Es handelte sich aber, wie schon in vivo angenommen und durch die Autopsie bestätigt wurde, um zahllose Knochenmetastasen eines primären Magencarcinoms.

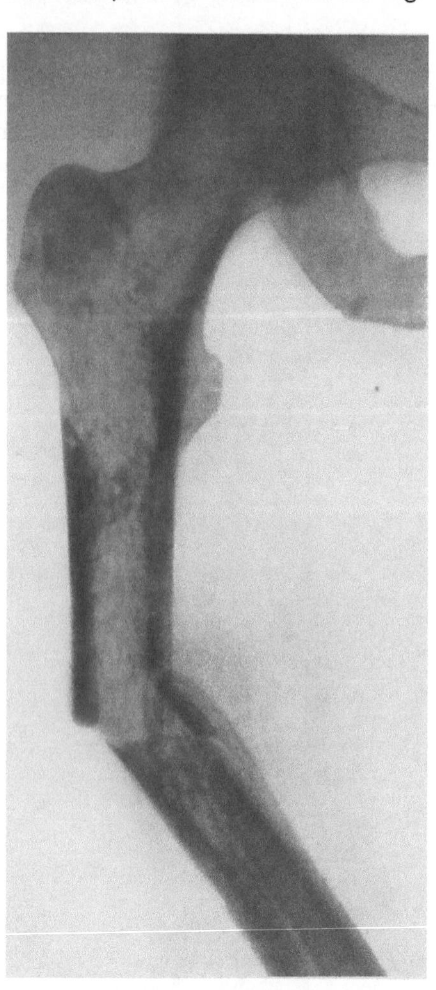

Abb. 1280. Knochencarcinose in Femur und Becken infolge Mammacarcinoms. Spontanfraktur des Femur.

Durch die Knochenzerstörung entstehen häufig *Spontanfrakturen* oder an der Wirbelsäule eine *Zusammenpressung der Wirbelkörper*, die in ihrem Höhendurchmesser verkleinert, in der Breitenausdehnung bisweilen auseinandergedrängt werden können und schon durch diese Gestaltsveränderung auffallen. Ähnlich wie bei der tuberkulösen Caries kann sowohl eine seitliche Verkrümmung der Wirbelsäule als eine Gibbusbildung zustande kommen und das Rückenmark komprimiert werden. So entstehen Paraplegien bisweilen noch Jahre nach anscheinend vollständiger Exstirpation des Primärtumors, am häufigsten eines Mammacarcinoms. Durch die Knochenmetastasen können nächtliche Schmerzen nach Art der syphilitischen Dolores osteocopi hervorgerufen werden, die oft verkannt werden. Es kommt nicht selten vor, daß in Fällen, die lange als Rheumatismus behandelt werden, erst das Röntgenbild eine ausgedehnte osteoklastische Zerstörung zahlreicher Knochen aufdeckt.

Weniger häufig ist die *osteoplastische Form* der Krebsmetastasen, welche in einem verhältnismäßig großen Prozentsatz der Prostatakrebse, ferner in einem geringeren Bruchteil der häufigeren Mammacarcinome, aber auch seltener bei Primärtumoren anderer Organe beobachtet wird. Das *Röntgenbild* zeigt unregelmäßig gestaltete oder in höheren Graden vollkommen *strukturlose Schattenverdichtungen* innerhalb der Knochen. Diese Stellen können mit Aufhellungen abwechseln, welche durch daneben vorhandene osteoklastische Prozesse hervorgerufen werden. Außerdem kann aber auch die äußere Kontur der Knochen durch *periostale Knochenwucherungen* verändert werden und so der Knochenschatten eine unregelmäßige, bisweilen geradezu unförmige Auftreibung erfahren und an den Rändern wie aufgefasert, watteähnlich erscheinen (vgl. Abb. 1282).

Die erste Veranlassung, aus welcher derartige Patienten den Arzt aufsuchen, bilden meist entweder die rheumatoiden Knochenschmerzen oder ischiasartige Schmerzen; diese haben ihren Grund im Druck von Metastasen in den Beckenweichtei en auf die hier verlaufenden Nervenwurzeln. Eine doppelseitige Ischias bei älteren Männern fordert ebenso zur Mastdarmuntersuchung auf Prostatacarcinom auf, wie sie bei Frauen stets zu einer gynäkologischen Untersuchung Anlaß geben soll, wobei oft der Befund einer entzündlichen oder geschwulstartigen Erkrankung der Beckenorgane als Ursache der angeblichen Ischias erhoben wird. Nicht selten wird in solchen Fällen bei Männern die Ursache in einem Prostatacarcinom gefunden, welches meist eine unregelmäßig knollig derbe

Vergrößerung des Organs hervorruft, andererseits aber auch infolge Schrumpfung gerade zu einer Verkleinerung Anlaß geben kann. Auch bei scheinbar ganz normalem Verhalten der Prostata kann nicht ausgeschlossen werden, daß ein kleines Carcinom derselben der

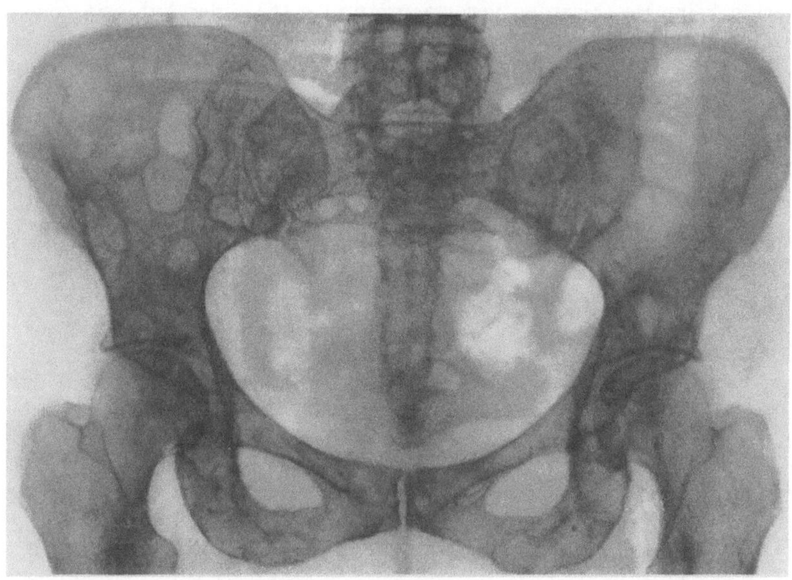

Abb. 1281. Osteolytische Knochencarcinose.
Von den zarten lochförmigen Defekten durch Knochenmetastasen sind die groben Gasblasen im Dickdarm, besonders im Colon descendens in der linken Beckenschaufel, zu unterscheiden.

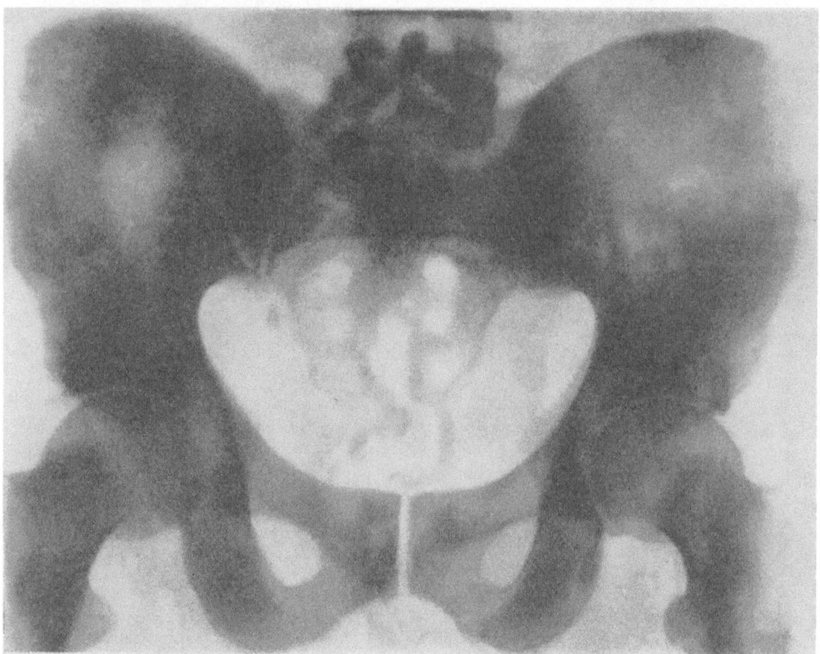

Abb. 1282. Osteoplastische Carcinose des gesamten Skelets infolge Prostatacarcinoms.
Unregelmäßige Verdichtung der Knochenschatten.

Ausgangspunkt eines im ganzen Knochensystem generalisierten Krebses ist. Ich sah derartige Fälle, in denen die Röntgenuntersuchung ausgedehnteste Veränderungen an den Knochen ergab, während der Sitz des Primärtumors erst bei der Autopsie durch die mikroskopische Untersuchung der kaum vergrößerten, nur wenig indurierten Prostata gefunden wurde.

In einem dieser Fälle, welcher sich ganz auffallend lange hinzog, wurde eine diffuse Osteosklerose fast des ganzen Skelets durch Röntgenuntersuchung schon 2 Jahre vor dem Tode festgestellt. Dieser Befund im Verein mit einigen harten Lymphdrüsen hatte bei mir in der Erinnerung an mehrere ähnliche Erfahrungen sogleich den Verdacht auf ein primäres Prostatacarcinom erweckt, obwohl dieses damals und auch späterhin keine Beschwerden verursachte und erst bei der Autopsie sicher erwiesen wurde.

In einem weiteren Falle, der wegen seiner klinischen Bedeutung ebenso wie wegen des eigenartigen Röntgenbefundes etwas näher geschildert werden soll, gestattete mir die Angabe *ischiasartiger Schmerzen* zusammen mit *schwerster Anämie* beim ersten Anblick die Wahrscheinlichkeitsdiagnose eines Prostatacarcinoms mit sekundären Knochenmetastasen, die durch die weitere Untersuchung und die spätere Autopsie bestätigt wurde. Schon der genauere Blutbefund (Hb = 24, Erythrocyten

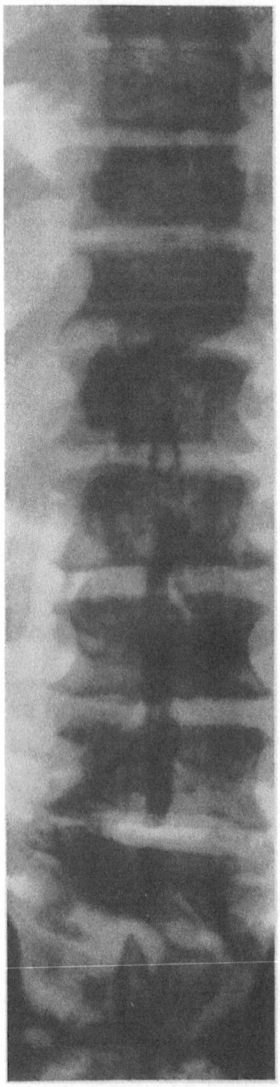

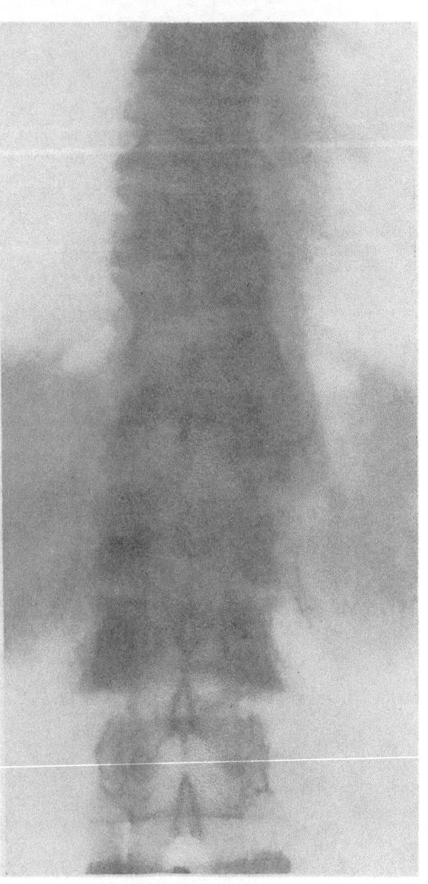

Abb. 1283. Osteoplastische Carcinose der Wirbelsäule bei Prostatacarcinom.

Abb. 1284. Osteosklerose infolge von primärem Sarkom der Wirbelknochen (Sektion).

Tiefe Verschattung nur der in der Mitte des Bildes gelegenen Wirbelkörper infolge reaktiver Osteosklerose.

$1^1/_2$ Millionen, stärkste Poikilocytose, sehr zahlreiche Normaloblasten, Myelocyten) wies auf *schwerste Störung der Blutbildung durch eine ausgedehnte Knochenmarkserkrankung* hin. Die *Röntgenuntersuchung* zeigte, daß *fast das gesamte Knochensystem* seine normale *Struktur verloren* hatte. Fast alle Wirbelkörper und die meisten Rippen wiesen eine *homogene tiefe Verschattung* auf, von einer spongiösen Zeichnung war nichts zu sehen (vgl. Abb. 1227). Diese wie auch fast alle übrigen Knochen waren *durch periostale Knochenwucherungen* in regelloser Weise verbreitert und erhielten dadurch *unregelmäßige, verwaschene Konturen.* Auch die Schädelknochen waren stark verdickt; infolge des gleichzeitigen Vorhandenseins von osteoplastischen und osteoklastischen Prozessen zeigte das Röntgenbild hier neben einer Schattenvertiefung auch unregelmäßige Aufhellungen, so daß ein *verwaschenes, schwammiges Bild* entstand. Besonders deutlich hoben sich die Knochenverdickungen an der Sella turcica ab.

Solche Fälle stellen also das Bild einer hochgradigen *diffusen Osteosklerose durch osteoplastische Carcinose* dar, das sowohl in klinischer wie anatomischer und auch in röntgenologischer Hinsicht sehr an die Befunde von primärer osteosklerotischer Anämie erinnert, bei welcher Störungen der Knochen- und der Blutbildung aus nicht bekannter Ursache entstehen (vgl. S. 911 bis 913 und 950). Doch pflegt die Knochenverdichtung und demgemäß die Verschattung im Röntgenbilde bei dieser scheinbar genuinen Osteosklerose gleichmäßiger zu sein, als dies bei der carcinomatösen Osteosklerose die Regel ist; auch bei dieser kommen aber ganz homogen verschattete Partien vor (vgl. Abb. 1283).

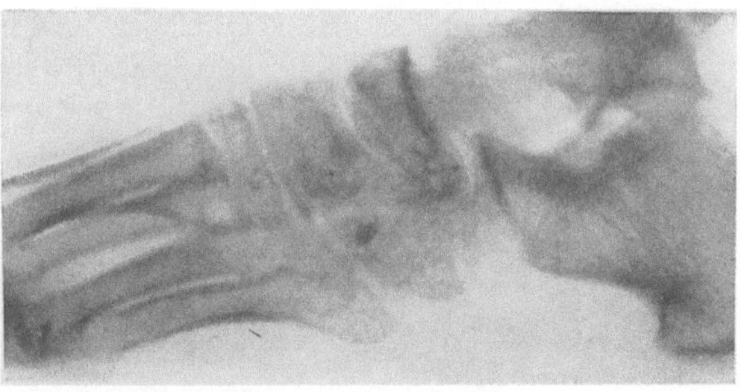

Abb. 1285. Myelosarkomatose der Mittelfußknochen.

Sarkome. Hypernephrome.

Knochenmetastasen von *Sarkomen* und *Hypernephromen* führen fast stets zu *osteoklastischen Prozessen,* die ganz ähnliche Röntgenbilder wie die geschilderten

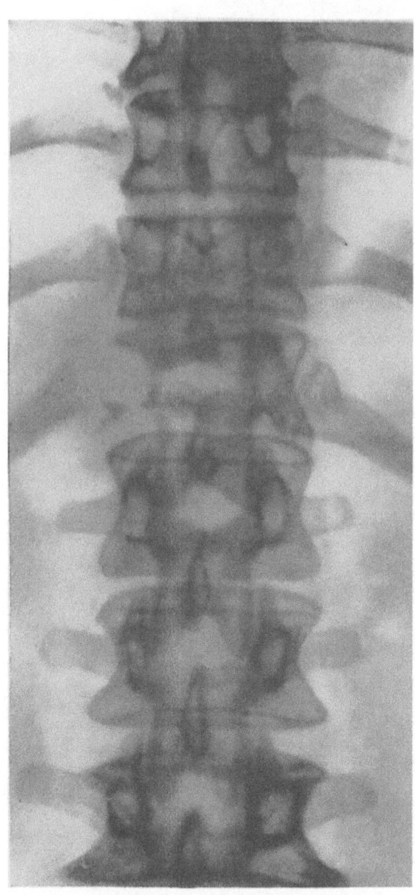

Abb. 1286. Wirbelzerstörung durch Metastasen eines primären Hypernephroms.
Vergleiche Queraufnahme in Abb. 1287.

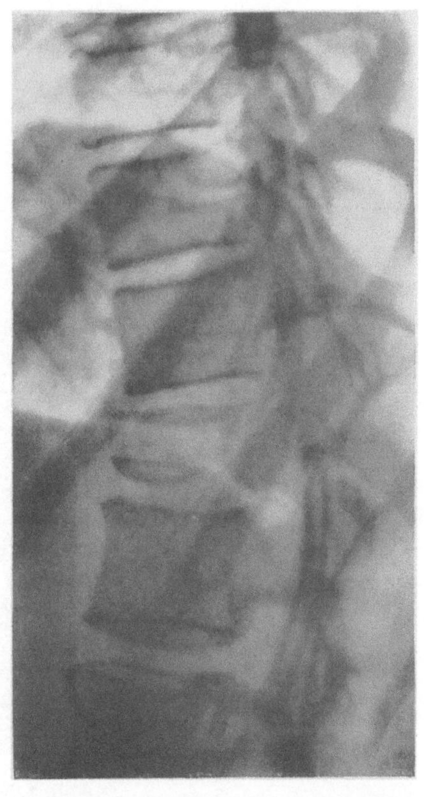

Abb. 1287. Wirbelzerstörung durch Metastasen eines primären Hypernephroms. Queraufnahme.
Vergleiche Aufnahme desselben Falles in Abb. 1286.

Krebsgeschwülste hervorrufen. Osteoplastische Vorgänge werden hierbei sehr selten beobachtet; doch beschreibt HEINEKE ein primäres Sarkom der Fibula, das zahlreiche knochenbildende Metastasen in verschiedenen Knochen, außerdem auch stark verkalkte

Metastasen in Weichteilen hervorgerufen hatte. Das Röntgenbild zeigte scharf umschriebene, rundliche, dichte, strukturlose Flecken, die sich von der übrigen nicht veränderten Knochensubstanz durch ihre größere Schattentiefe abhoben.

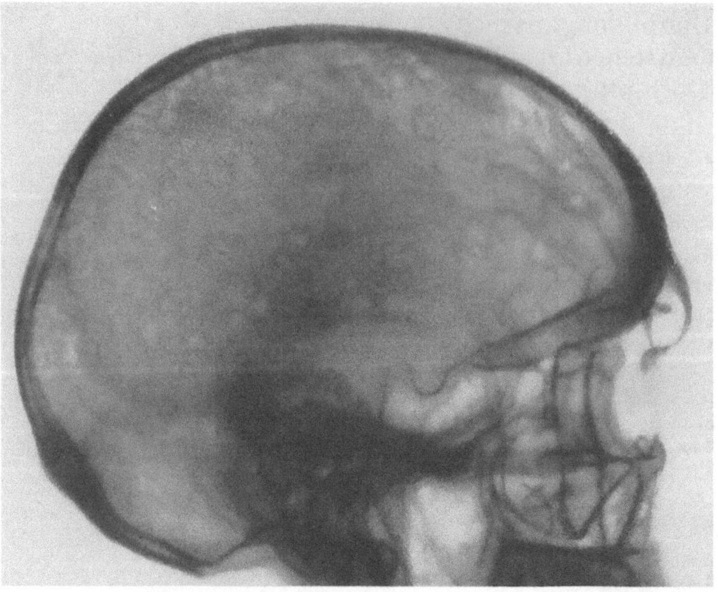

Abb. 1288. Multiple Myelome.
Zahlreiche lochartige rundliche Aufhellungen im Schädeldach. Ähnliche Bilder werden auch durch Carcinommetastasen hervorgerufen.

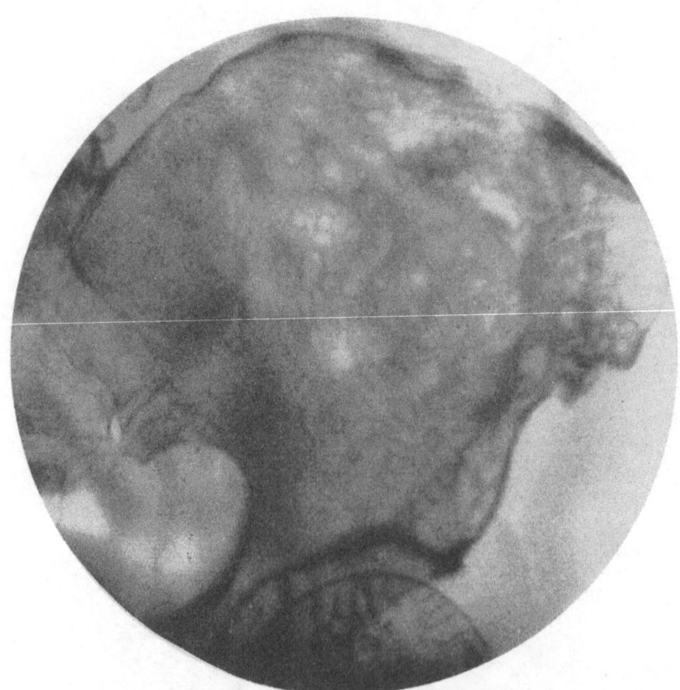

Abb. 1289. Multiple Myelome.
Zahllose kleine rundliche Aufhellungen im Beckenknochen.

Bei den häufigen Skeletmetastasen der *Hypernephrome* werden meist zentrale ovaläre Schattendefekte gefunden, die in den Diaphysen der langen Röhrenknochen oft zu Spontanfrakturen Anlaß geben, ferner „seifenblasenartige" aufgetriebene Ringschatten mit zentraler Aufhellung in den platten Knochen, endlich unregelmäßige Veränderungen osteoklastischer Art (SCHINZ und ÜHLINGER) (vgl. Abb. 1286 und 1287).

Multiple Myelome.

Nicht als metastatische, sondern als ursprünglich multiple geschwulstartige Bildungen, welche den leukämischen Bluterkrankungen nahestehen, sind die *multiplen Myelome* aufzufassen. Auf die Unterscheidungen verschiedener Formen vom pathologisch-anatomischen Standpunkt aus kann hier nicht eingegangen werden. Klinisch ist auf den in den meisten Fällen, aber nicht bei jeder Untersuchung vorhandenen Befund des BENCE-JONESschen Eiweißkörpers im Urin hinzuweisen, der allerdings ganz vereinzelt auch bei lymphatischer Leukämie und in seltenen anderen Fällen vorkommt, ferner auf die in der Regel vorhandene sehr ausgesprochene TAKATA-ARA-Reaktion im Blut. Die multiplen

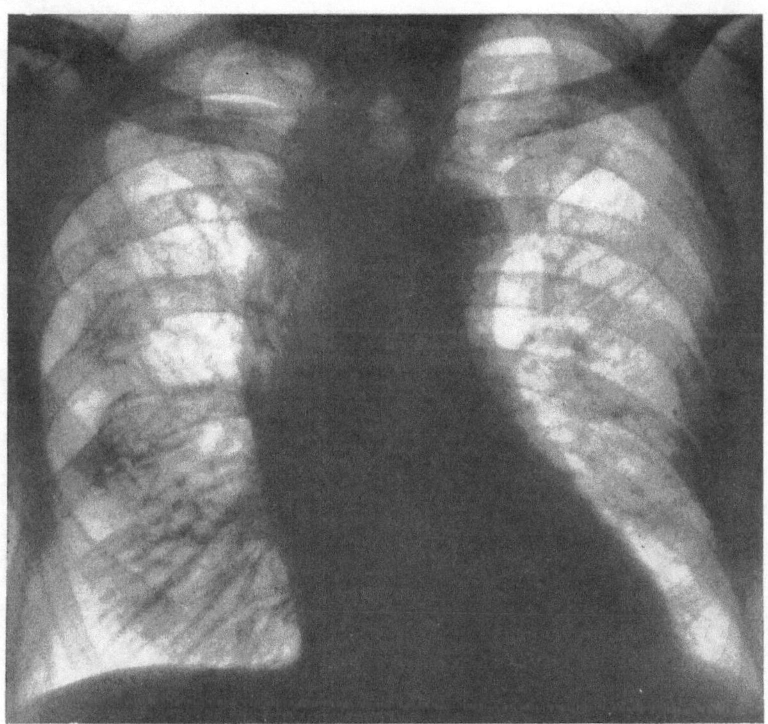

Abb. 1290. Knochenatrophie und Rippenfrakturen bei multiplem Myelom.

Markgeschwülste rufen herdförmige, wie mit einem Locheisen ausgestanzte Knochenzerstörungen hervor und erzeugen im Röntgenbilde an den kompakten Knochen *scharf umschriebene*, meist *kreisrunde Aufhellungen* (vgl. Abb. 1288—1289). An den langen Röhrenknochen werden an den dem Mark zugewandten Rändern der Corticalis durch Arrosion der Geschwülste buchtige Einkerbungen erzeugt. KRAUSE und JELLINEK sowie KOHLMANN haben derartige Fälle mitgeteilt. Ich verfüge über gleichartige Beobachtungen (vgl. Abb. 1291). In seltenen Fällen werden auch größere und mehrkammerige cystenartige Aufhellungen beobachtet (v. HECKER und THEWS bei Plasmazellenmyelom).

Durch Verbreiterung der einzelnen Herde und Verschmelzung benachbarter Prozesse können aber auch viel ausgedehntere Knochenzerstörungen hervorgerufen werden, die zu totaler Entkalkung, zahlreichen Frakturen und stärkster Verbiegung einzelner Knochen führen, wie in einem von JOCHMANN und SCHUMM und außerdem auch von FRAENKEL beschriebenen Falle. Das Röntgenbild zeigte hier teils ausgedehnte Aufhellungen innerhalb noch erhaltener Knochenstruktur, in einem späteren Stadium aber völlige Aufhebung der Struktur in ganzen Knochen, z. B. im Sternum, das hochgradig S-förmig verbogen war. Die Verkrümmung des Brustbeins kann aber nicht als ein allein den multiplen Myelomen zukommendes Zeichen betrachtet werden, wie FRAENKEL annimmt, da ich genau die gleiche Veränderung auf Grund osteoklastischer Carcinose bei primärem Magencarcinom beobachtet habe. Wie dieser S. 942 geschilderte Fall lehrt, können auch die runden herdförmigen Aufhellungen des Knochenschattens an sich nicht unbedingt für die Diagnose von multiplen Myelomen verwertet werden, da sie auch bei osteoklastischen Carcinommetastasen vorkommen (vgl. Abb. 1280). Sie pflegen zwar bei multiplen Myelomen noch schärfer begrenzt zu sein, doch ist in manchen Fällen eine sichere Unterscheidung allein auf Grund des Röntgenbildes nicht möglich.

An der *Wirbelsäule* sah ich mehrfach in autoptisch bestätigten Fällen von multiplen Myelomen eine starke Kompression der von diesen Geschwülsten durchsetzten kalkarmen

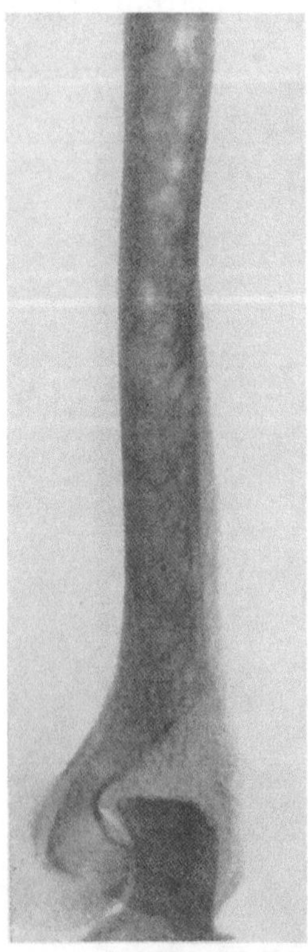

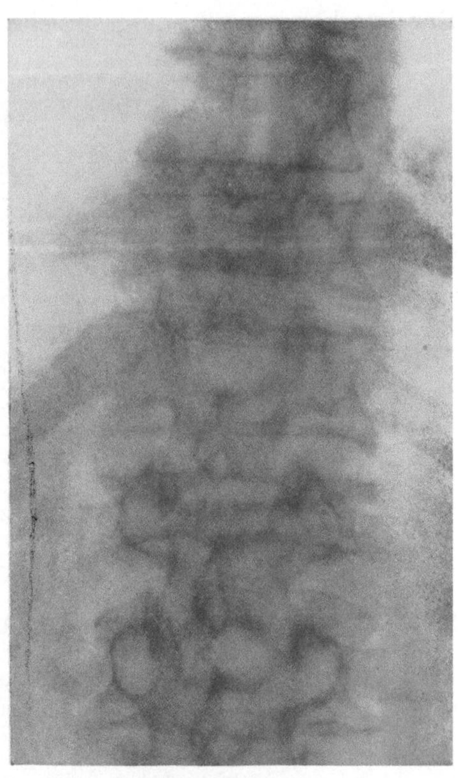

Abb. 1291. Multiple Myelome.

Rundliche Aufhellungen in der Humerusdiaphyse. Der innere
Rand der Corticalis zeigt infolgedessen gekerbte Konturen.

Abb. 1292. Entkalkung der Wirbelsäule durch multiple
Myelome (Autopsie).

Die Wirbelschatten sind zusammengedruckt. Vergleiche die gleichartigen Bilder in Abb. 1212 (ebenfalls multiple Myelome) und Abb. 1213
(Altersosteoporose).

Wirbelkörper, wie sie in fast ganz gleicher Art bei der Osteomalacie und senilen Osteoporose beobachtet wird. Ein Vergleich der Abb. 1212 und 1213, zwischen denen charakteristische Unterscheidungsmerkmale kaum aufgefunden werden können, ist ein eindringlicher Beleg für die in diesem Buche immer wiederholte Mahnung, die Diagnose nicht allein auf das Röntgenbild, sondern stets nur auf den klinischen Gesamtbefund zu gründen.

Knochenveränderungen bei Bluterkrankungen.

Bei *leukämischen Erkrankungen* werden besonders im Kindesalter mitunter periostale und endostale Knochenwucherungen mit Ausgang in Sklerose beobachtet. In solchen Fällen haben HÄSSLER und KRAUSPE eine sehr starke Beteiligung des knochenbildenden Gewebes in Gestalt von subperiostalen Osteophytbildungen, und in einem Falle von tumorartiger aleukämischer Myelose eine systematisierte Osteosklerose und ausgedehnte periostale Osteophytbildung röntgenologisch und anatomisch festgestellt (vgl. Abb. 1293). Ebenso sind zarte periostale Randstreifen im Röntgenbilde der langen Knochen der Gliedmaßen bei lymphatischer Leukämie von TAYLOR und von TEUFEL und bei Chlorom bzw. myeloischer Chloroleukämie von LE WALD, ALLISON sowie FEER bei Kindern beschrieben worden. Bei der Leukämie im Erwachsenenalter kommen derartige osteoplastische und andererseits noch seltener auch den Knochen einschmelzende osteoklastische Veränderungen nur ausnahmsweise vor. Bei den osteosklerotischen Prozessen handelt es sich teils um typische leukämische, teils um aleukämische Myelosen mit nur geringer Leukocytenzahl, aber unreifen Markzellen, Myelocyten usw. in dem im übrigen

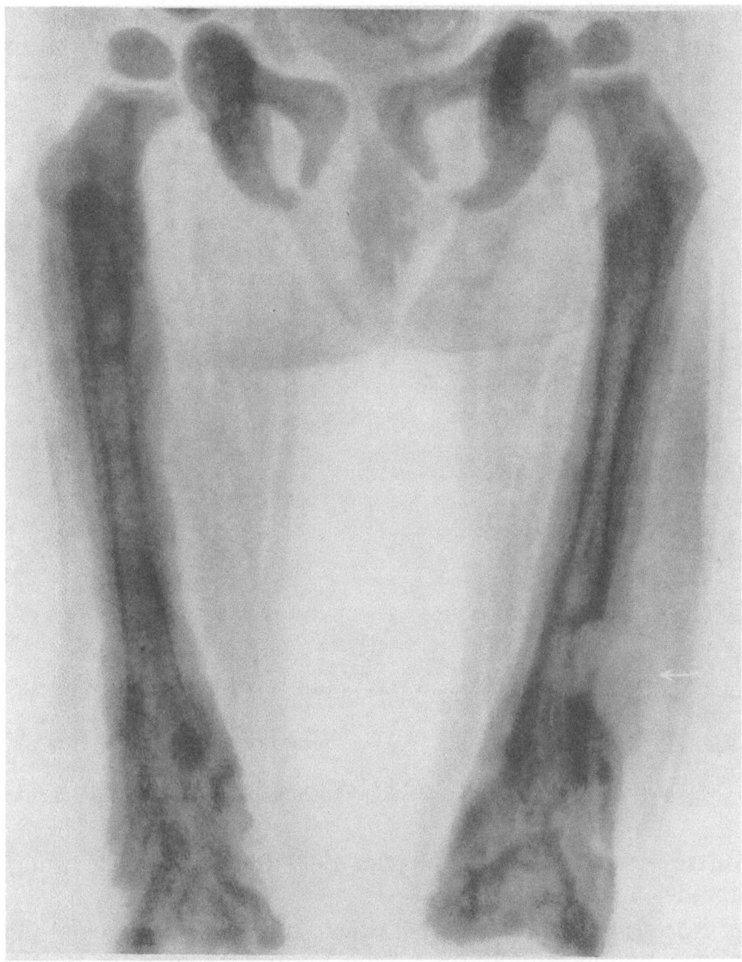

Abb. 1293. Endostale und periostale Osteosklerose bei aleukämischer Myelose (Autopsie).
(Nach HÄSSLER und KRAUSPE: Virchows Arch., Bd. 219.)

anämischen Blutbild, so in den Fällen von HEUCK, SCHMORL, SCHWARZ, NAUWERK und MORITZ, nur ausnahmsweise um lymphatische Leukämie (ASSMANN). Aufhellungen der Knochenschatten im Röntgenbild, die auf Knocheneinschmelzung hinweisen, sind von HAENISCH und QUERNER sowohl bei lymphatischer als bei myeloischer Leukämie beobachtet. PFÖRRINGER sah eine Fraktur durch Knochenarrosion. Die geschwulstartigen leukämischen Bildungen des Chloroms rufen örtliche Zerstörungen des Knochens hervor.

Eine mit Veränderungen des Blutbildes im Sinne einer Anämie, mäßigen Leukocytose und Myelocytose einhergehender Fall einer multiplen Periostitis, die im Röntgenbilde deutliche, dem Knochen anliegende Schatten verursachte, ist von CHIARI anatomisch als Leukämie, dagegen von v. JACKSCH als Beispiel eines von ihm aufgestellten besonderen Krankheitsbildes aufgefaßt worden, als dessen Kennzeichen er multiple Periostitis, Milztumor und Myelocytose hervorhebt.

In seltenen Fällen kommt bei schwer anämischen Zuständen, bei welchen Veränderungen des Knochenmarks zum Teil ähnlicher Art wie bei den vorher erwähnten Fällen von aleukämischer Myelose (HEUCK u. a.) gefunden werden, eine Osteosklerose sowie ein Milztumor vor (*osteosklerotische Anämie* ASSMANN; röntgenologisch untersuchte Fälle von OVERGAARD, LESZLER, BURKERT). Das Röntgenbild der Knochen zeigte in den von OVERGAARD und von LESZLER beschriebenen Fällen eine starke Verdichtung der Knochenschatten. In den Fällen von OVERGAARD, LANDOFF und BURKERT war die Struktur der verdickten Knochenbälkchen noch erhalten, im Falle LESZLER dagegen eine homogene Verschattung wie bei den Elfenbeinknochen des Marmorskelets von ALBERS-SCHÖNBERGschem Typus vorhanden. Zum Unterschied von jenem fehlten aber

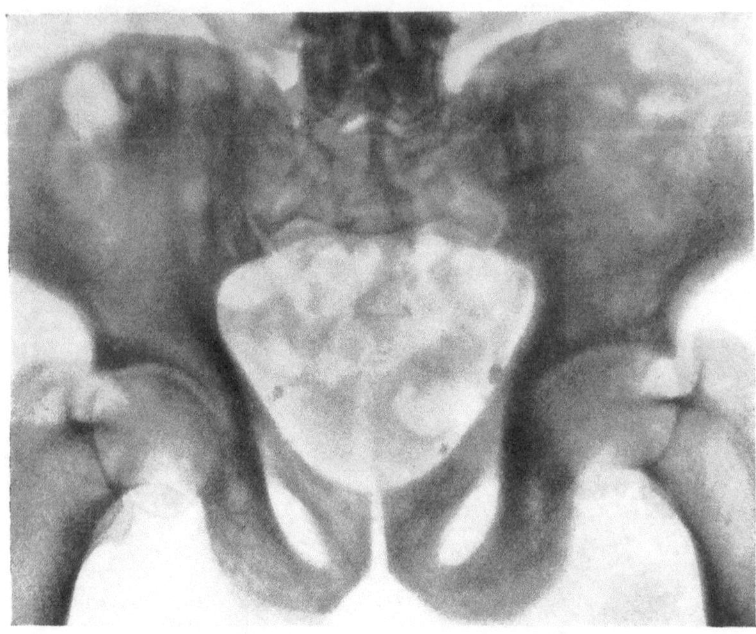

Abb. 1294. Diffuse Osteosklerose der Beckenknochen bei lymphatischer Leukämie.

keulenförmige Auftreibungen der Metaphysen der Röhrenknochen und Verdickungen der Processus clinoidei am Schädel.

Auch bei der *Anaemia leuco-erythroblastica* mit Myelosklerosis (Typ VAUGHAN), welche durch ähnliche, hauptsächlich anämische Veränderungen des Blutbildes, aber mit besonderer Produktion und Ausschwemmung unreifer Elemente der roten und auch der weißen Blutzellen, mitunter verminderte osmotische Resistenz der Erythrocyten und einen Milztumor ausgezeichnet ist, kommen gleichzeitig Knochenveränderungen vor. Diese bestehen aber nicht nur in einer Zunahme der Dicke und Zahl der Knochenbälkchen wie bei der Osteosklerose, sondern in einer unregelmäßigen Dichte der Spongiosa, verknüpft mit wechselnder, auch abnehmender Dicke der Corticalis, namentlich an den langen Röhrenknochen. Im Röntgenbilde erscheint der innere Rand der Corticalis aufgerauht und die Struktur der Knochen unregelmäßig fleckig-streifig, von helleren und dunkleren fleckigen Stellen durchsetzt. Die Veränderungen sind nicht überall und gleichmäßig vorhanden, am ausgeprägtesten meist am Humeruskopf (vgl. Abb. 1295).

Bei der *Sichelzellenanämie*, welche vorwiegend Neger betrifft, sind von COOLEY, ferner von DIGGS, PULLIAM und KING, CAFFEY, LE WALD u. a. verschiedenartige Änderungen der Knochen beschrieben worden, die zum Teil in allgemeiner Demineralisation, so an den bikonkav gestalteten Wirbelkörpern, zum Teil in fleckigen Verdichtungen hauptsächlich in der Corticalis der langen Röhrenknochen bestehen, welche auf Infarkte der

Knochengefäße zurückgeführt werden. Ebenso können Thrombosen in den Lungengefäßen und in deren Folge eine Herzerweiterung auftreten. Selten ist eine allgemeine Osteosklerose beobachtet worden (LEGANT und BALL).

Bei der zuerst von COOLEY beschriebenen kindlichen *Erythroblastenanämie*, die bei Bewohnern der Nordküste des Mittelmeeres vorkommt, haben die Knochen oft veränderte Struktur, indem die Markräume erweitert, die Trabekel vergröbert sind und die Corticalis verdünnt ist. Die Veränderungen im Röntgenbilde sind von MANDEVILLE beschrieben. Charakteristisch ist der sog. Bürstenschädel, bei welchem das Röntgenbild innerhalb der verbreiterten Diploe die groben Marktrabekel wie Igelstacheln senkrecht auf der Tabula interna stehend erkennen läßt. An anderen Knochen, z. B. an den Phalangen und an manchen Rumpfknochen, so an Becken, Wirbeln, Schulterblatt wird eine netzförmige Zeichnung beobachtet; die Schattenstreifen der vergröberten Trabekel teilen die hellen, stark erweiterten, spongiösen Markräume felderartig innerhalb einer verschmälerten Rindenschicht ab.

Hierzu in Parallele setzt GÄNSSLEN gewisse von ihm bei *hämolytischem Ikterus* beobachtete Veränderungen im Knochenbau, namentlich im Bereiche des Schädels, die oft als Turmschädel, bisweilen auch als Rund- oder Quadratschädel in Erscheinung treten und auf frühzeitige Verknöcherung der Schädelnähte, insbesondere der Coronarnähte zurückgeführt werden. Ein Vorkommen ähnlicher Skeletveränderungen stellte GÄNSSLEN auch bei anderen Formen von hämolytischer Anämie, außer bei Sichelzellenanämie und Elliptocytose, auch bei Polycythämie, chronischer Malaria und chronischen Infektionen mit gesteigertem Blutzerfall im Kindesalter fest. Seine Annahme, daß derartige bei den hämolytischen Anämien bisher als konstitutionelle Merkmale angesehenen Bildungsanomalien nur sekundärer Natur sind, stößt jedoch, namentlich be-

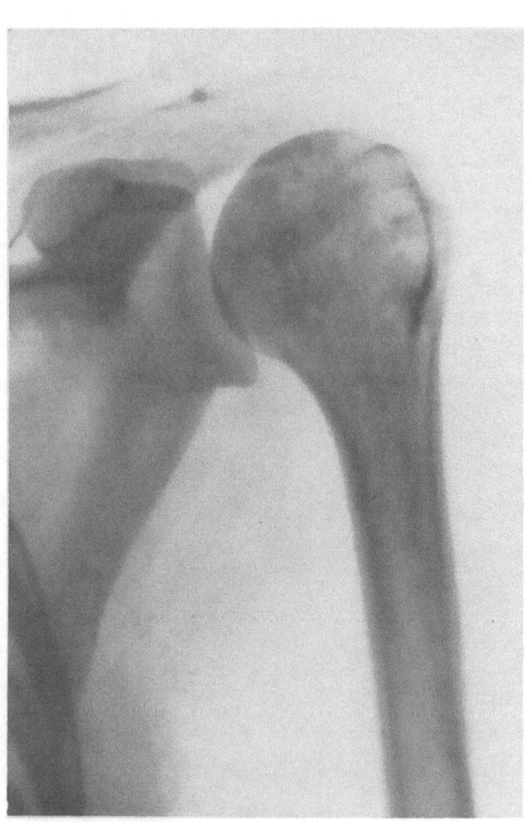

Abb. 1295. Osteosklerotische Anämie, Typ VAUGHAN.
Unregelmäßige Struktur im Humeruskopf.

züglich weiterer Bildungsfehler am Schädel, z. B. eines hohen Gaumens, einer Mikrognathie und in Anbetracht der vielen sonstigen bei hämolytischem Ikterus beobachteten Bildungsdefekte an Auge, Ohr, Haut und Gliedmaßen auf erhebliche Schwierigkeiten und widerlegt nicht die Auffassung, daß es sich hierbei um koordinierte Entwicklungsstörungen auf dem Boden von Erbschäden handelt.

Knochenveränderungen bei Erkrankungen des Lipoidstoffwechsels.

Erhebliche Knochenveränderungen kommen in manchen Fällen von *Morbus Gaucher* vor. Sie sind zuerst anatomisch von PICK beschrieben und bestehen in Einlagerungen von GAUCHER-Zellen ins Knochenmark, durch welche der Knochen herdförmig zerstört wird und oft eine sehr verbreitete Rarefikation erleidet. In manchen Fällen kommt es auch zu einem Zusammenbruch der Knochen, am häufigsten in der Wirbelsäule. Außerdem tritt eine allgemeine Kalkarmut des Skelets im Sinne einer Atrophie ein. Das Röntgenbild der Knochen, das im Falle von JUNGHAGEN genau geschildert ist, zeigt neben einer allgemeinen Schattenabnahme infolge Atrophie zahreiche umschriebene

Aufhellungen, die teils von kleinem Umfange sind, dicht nebeneinander stehen und damit dem Knochenbilde ein *wurmstichiges Aussehen* verleihen, teils auch in größerer

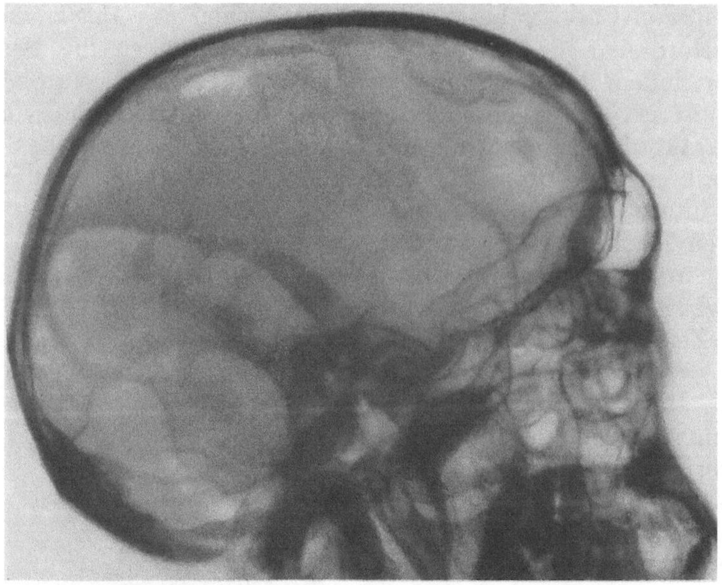

Abb. 1296. CHRISTIAN-SCHÜLLERsche Erkrankung. Schädeldefekte.
Histologisch untersucht. (Universitäts-Ohrenklinik Königsberg.)

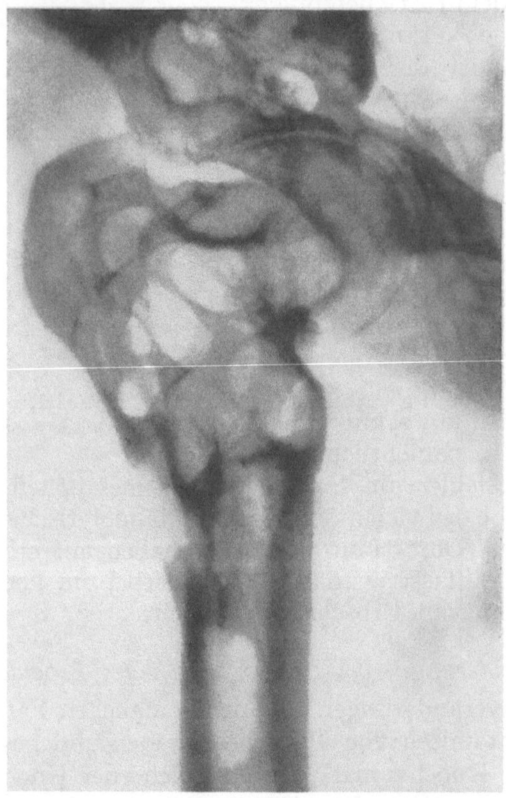

Abb. 1297. CHRISTIAN-SCHÜLLERsche Erkrankung.
Oberschenkel von zahlreichen Herden durchsetzt. Derselbe Fall wie in Abb. 1296.

Ausdehnung vorhanden sind und *rundliche herdförmige Schattendefekte* darstellen. Die Wirbelkörper sind zum Teil komprimiert, zusammengesintert und in Gestalt verändert.

Im Gegensatz zur Tuberkulose bleiben die Zwischenwirbelscheiben erhalten. Weitgehende Zerstörungen eines Femurkopfes bei Morbus Gaucher sind von DETERMANN sowie von EISENHEIMER und WOLF beschrieben.

Sehr markante, scharf begrenzte, *rundliche* oder unregelmäßig gestaltete, flächenhaft ausgebreitete, *landkartenartige Aufhellungen,* welche durch Lipoideinlagerungen und Einschmelzung von Knochensubstanz, insbesondere an den Schädelknochen, ferner am Becken und zum Teil auch an anderen Knochen hervorgerufen sind, finden sich bei der CHRISTIAN-SCHÜLLER*schen Krankheit* (vgl. Abb. 1296 und 1297). Vom Keilbeinkörper aus können cholesterinhaltige Massen den Hypophysenstiel und auch die Hypophyse selbst umgeben und durch Druck hierauf die Symptome des Diabetes insipidus oder der Dystrophia adiposo-genitalis erzeugen und andererseits in die Orbita vordringen und zu einer Protrusio bulbi Anlaß geben. Dieses vollständige Symptomenbild der CHRISTIAN-SCHÜLLERschen Krankheit ist aber nicht immer ausgeprägt. Im Blutserum wird oft, aber nicht regelmäßig eine Erhöhung der Cholesterinwerte gefunden. Der Kalk-Phosphorstoffwechsel ist nicht verändert. Eingehende Beobachtungen sind unter anderen von BÜRGER, KARTAGENER und FISCHER, LYON und MARUM, FRIMANN-DAHL und FORSBERG, PICKHAN und JOEL, HÖFER u. a. mitgeteilt.

Ähnliche Knochenzerstörungen sind auch in einem Falle der NIEMANN-PICKschen Krankheit von ABRIKOSOFF beschrieben und innerhalb der Knochendefekte gelbe, aus lipoidhaltigen, schaumigen Zellen bestehende Massen gefunden worden. Nach dieser anatomischen Feststellung sind entsprechende Aufhellungen der Knochenschatten im Röntgenbilde zu erwarten.

Es gibt auch eine generalisierte *Xanthomatose* der Knochen, bei welcher eine Cholesterinspeicherung hauptsächlich im Knochenmark, aber auch an anderen Stellen des retikuloendothelialen Apparates auftritt. Im Röntgenbild sind cystenartige Aufhellungen an den Knochen sichtbar, die eine Ähnlichkeit mit dem Bild der Ostitis fibrosa generalisata aufweisen können (SHELLING und ALLEN, VOSHELL). In hochgradigen Fällen treten an den Stellen der Einlagerungen Aufbauchungen und Deformierungen der Knochenkonturen ein. Es können auch Frakturen entstehen.

5. Erkrankungen der Gelenke.

Röntgenbilder der Gelenke lassen die Konturen der das Gelenk bildenden Knochen erkennen, dagegen nicht deren Knorpelüberzug, da Knorpel die Strahlen kaum mehr absorbieren als die umgebenden Weichteile. Der Zwischenraum zwischen den angrenzenden Knochen entspricht also unter normalen Verhältnissen nicht der Gelenkhöhle, die nur einen ganz schmalen und mit wenig Gelenkflüssigkeit gefüllten Spaltraum darstellt, sondern der Dicke der angrenzenden Knorpelschichten.

Die knorpelige Gelenkfläche und die Gelenkhöhle kann direkt dadurch sichtbar gemacht werden, daß ein die Strahlen mehr oder weniger als die Weichteile absorbierendes Medium in das Gelenk unter aseptischen Kautelen eingespritzt wird. Hierzu eignet sich besonders Luft, welche die Gelenkhöhle bis in ihre Buchten und Nebenräume erfüllt und scharf begrenzte Aufhellungen derselben erzeugt, oder andererseits ein Kontrastmittel, z. B. Jodöl, welches sich als Schatten auf die Knorpelschichten auflagert; da hierdurch Reizwirkungen verursacht werden können, ist der Luft- oder Gas-(Sauerstoff)-Füllung der Vorzug zu geben. Auf diese Weise können die knorpeligen Gelenkflächen und die intraartikulären Knorpelscheiben (Menisci) und Weichteile wie Synovialmembranen, Zotten und Fettgewebe, ferner freie Gelenkkörper und auch Fremdkörper deutlich kenntlich gemacht werden.

Eine klare *Einteilung* bei der Darstellung der Gelenkerkrankungen zu befolgen, ist außerordentlich schwierig angesichts der herrschenden Verwirrung, welche nicht nur die verschiedenen Bezeichnungen der hierbei in Betracht kommenden Krankheitsprozesse, sondern auch die damit verbundenen Begriffe betrifft. Diese Unklarheit ist ebenso wie bei den Nierenkrankheiten hauptsächlich darauf zurückzuführen, daß die Ätiologie vieler Formen noch in Dunkel gehüllt ist und daß äußerlich ähnliche Endzustände bei verschiedenen Prozessen angetroffen werden, die ihrem Wesen nach ungleichartig sind. Dies ist besonders bei den Veränderungen zu betonen, die mit starker Deformierung der Glieder einhergehen und infolgedessen einfach beschreibend vielfach von Röntgenologen und auch von internen Klinikern als Arthritis deformans benannt worden sind. Die unter diesem Namen veröffentlichten Fälle decken sich aber oft nicht mit dem Begriff von dem Wesen derjenigen Erkrankung, welche VIRCHOW, VOLKMANN u. a. als Arthritis deformans im eigentlichen Sinne bezeichnet haben. Vielmehr finden sich unter den von CURSCHMANN u. a. vom klinischen Standpunkt aus und von KÖHLER nach dem Röntgenbild so benannten Fällen zahlreiche Beispiele, welche ihrer Entstehung nach als chronische Polyarthritis mit sekundärer Deformation der Glieder aufgefaßt werden müssen. Meines Erachtens ist es ein großes Verdienst von HOFFA und WOLLENBERG, daß sie in Übereinstimmung mit anderen Forschern wie VOLKMANN, WALDMANN, SCHÜLLER, PRIBRAM, HIS eine scharfe Trennung ähnlicher Endzustände nach pathogenetischen, klinischen und anatomischen Gesichtspunkten angebahnt haben. Am klarsten ist eine Einteilung, welche das Wesen und nicht die Form der Erkrankung in den Vordergrund stellt, von FRIEDRICH V. MÜLLER auf dem Internationalen Kongreß in London 1913 vorgenommen worden, der die *entzündlichen Arthritiden* von den *nichtentzündlichen Arthropathien* scheidet. Diese Trennung, die trotz mancher Meinungsverschiedenheiten über den Entzündungsbegriff den großen Vorzug der Klarheit hat und den auf die Ergründung der Pathogenese gerichteten wissenschaftlichen und praktischen Bedürfnissen zugleich Rechnung trägt, ist auch von mir zur Grundlage meines Referates über die klinische Einteilung der chronischen Gelenkerkrankungen auf dem Röntgenkongreß 1925 gewählt worden und soll auch hier durchzuführen versucht werden. Die Tatsache, daß Übergangsformen vorkommen und daß bei genauem theoretischem Eingehen auf den Entzündungsbegriff ganz scharfe Abgrenzungen desselben nicht möglich sind, beeinträchtigt nicht den Wert dieses für praktische Verhältnisse klaren Einteilungsprinzips.

Eine noch stärkere Betonung der *Ätiologie* ist in der Einteilung von UMBER in 1. *Infektarthritis*, 2. *endokrine, nichtentzündliche Periarthritis* und 3. ebenfalls *nichtentzündliche Osteoarthropathia deformans* enthalten. Dabei stellt sich aber oft die weitere Schwierigkeit heraus, daß beim Zustandekommen nicht lediglich *eine* Ursache wirksam gewesen ist, sondern mehrere Einflüsse zusammengewirkt haben. Insbesondere ist häufig eine konstitutionelle, oft hereditäre Veranlagung vorhanden, welche die Entstehung der Erkrankung begünstigt. In einem Teil der Fälle spielen endokrine Einflüsse eine Rolle. Ferner sind oft äußere Umstände, teils Traumen, teils Infektionen nachweisbar. Wegen dieser oft verwickelten und ineinandergreifenden Beziehungen stößt eine Einteilung nach rein ätiologischen Gesichtspunkten, die grundsätzlich am klarsten erscheint, auf Schwierigkeiten. Es ist ärztliche Aufgabe, in jedem Einzelfall die besonderen Ursachen zu ermitteln und zu bewerten. Bei einer gemeinsamen Besprechung ist aber eine Einteilung nach allgemeinen Gesichtspunkten erforderlich.

Während diese Einteilungsversuche, wenn sie auch im einzelnen etwas auseinandergehen, im wesentlichen doch die gleiche Richtung verfolgen, nach Möglichkeit auf die tieferen ursächlich wirksamen Zusammenhänge einzugehen, ist eine *Gruppierung nach formalen Unterscheidungsmerkmalen*, z. B. in eine trockene und eine exsudative Form, wie sie MUNK vorschlägt, nach meinem Dafürhalten *vom klinischen Gesichtspunkt aus grundsätzlich abzulehnen*, da hierdurch die Pathogenese *nicht* charakterisiert wird. Deshalb kann ich auch dem *Röntgenbilde*, dessen außerordentlicher Wert zur *Kennzeichnung des anatomischen Zustandsbildes* unbestritten ist, *keine übergeordnete Rolle für eine klinische Einteilung der Gelenkerkrankungen* zuerkennen, sondern fasse es hier wie auf allen anderen Gebieten nur als einen *besonders wichtigen Teil der klinischen Gesamtuntersuchung* auf, unter der gerade bei den Gelenkerkrankungen auch der Anamnese eine große Bedeutung beizumessen ist.

Was die Benennungen anbetrifft, so ist für die *entzündlichen Gelenkerkrankungen* der Name *Arthritis* gegeben. Die *nichtentzündlichen Formen*, die also keine ...itis nach der gebräuchlichen Benennungsweise darstellen, hat FRIEDRICH V. MÜLLER als *Osteoarthropathia* bezeichnet; ich glaube hierfür die von mir vorgeschlagene kürzere Bezeichnung *Osteoarthrosis*, die sich im Schrifttum schon vielfach eingebürgert hat, auch hier anwenden zu dürfen. Die Hineinbeziehung einer gleichzeitigen *Knochen*erkrankung in die Benennung der *Gelenk*erkrankungen ist deshalb geboten, weil diese tatsächlich hierbei in der Regel in sehr wesentlicher Weise in Erscheinung tritt.

Nichtentzündliche Gelenkerkrankungen, Osteoarthrosen.

Osteoarthrosis deformans.

Als *Osteoarthrosis deformans* wird hier die historische *Arthritis deformans* von VIRCHOW und VOLKMANN bezeichnet, die ihrem Wesen nach nicht entzündlicher Art ist. Man versteht darunter *eine durch Abnutzung zunächst des Knorpels, dann des Knochens entstehende Gelenkerkrankung*, bei welcher unter dem Reiz der Funktion auftretende *reaktive Knorpel- und Knochenneubildungen* eine beträchtliche Rolle spielen und zu einer *Formveränderung der gelenkbildenden Knochen* führen. Ursächlich kommen verschiedene Momente exogener und endogener Natur in Betracht: Abnutzung bei schwer arbeitenden Menschen, infolge vorgeschrittenen Alters (Malum coxae senile), Traumen, Veränderungen der statischen Verhältnisse, deren Grund auch außerhalb der Gelenke liegen kann (Genua valga, Knochenbrüche usw.), chemische Einflüsse (Harnsäure, Homogentisinsäure, Blei), Erkrankungen des Zentralnervensystems (Tabes, Syringomyelie), konstitutionelle Minderwertigkeit, endokrine Störungen usw.; auf einzelne besonders wichtige Umstände wird später noch näher eingegangen werden. Trotz der Vielartigkeit der genannten äußeren und inneren Ursachen erscheint ein Umstand allen Verhältnissen gemeinsam, nämlich, daß die Widerstandsfähigkeit der Gewebe, insbesondere des Knorpels, geringer ist als die Ansprüche, die durch Belastung und Druck sowohl in der Ruhe als bei Bewegung an das Gelenk gestellt werden. Dabei kann dies Mißverhältnis zwischen Widerstandsfähigkeit und Ansprüchen einerseits durch übermäßige Steigerung der Ansprüche hervorgerufen werden und schon bei normalen Individuen, namentlich bei ungewöhnlicher einseitiger Betätigung einzelner Gelenke, z. B. bei gewissen Berufen, ferner beim Sport, zur Ausbildung der genannten Veränderungen führen; andererseits kann es durch krankhafte Verminderung der Widerstandsfähigkeit entstehen; oft ist beides der Fall. Einen Übergang vom Physiologischen zum Pathologischen bilden dabei die *Altersveränderungen*. Sie stellen sich an einzelnen Teilen, z. B. an der Wirbelsäule, ausgehend von einem Elastizitätsverlust der Zwischenwirbelscheiben schon auffallend früh, mitunter bereits im dritten Lebensjahrzehnt ein und sind nach dem 40. Jahre wenigstens in geringem Grade fast stets vorhanden; an den Gelenken zeigen sich entsprechende erhebliche Veränderungen meist erst in etwas höherem Alter, durchschnittlich um so früher, je stärker die Belastung der Gelenke ist. Daß hierbei primäre Gefäßveränderungen im Sinne einer Arteriosklerose eine ursächlich wichtige Rolle spielen, wie hauptsächlich WOLLENBERG annimmt, ist wohl wenig wahrscheinlich. Viel eher ist namentlich in Rücksicht auf die Gefäßlosigkeit des Knorpels, an dem die ersten Störungen aufzutreten pflegen, daran zu denken, daß es sich um eine allgemeine Herabsetzung der Vitalität der Gewebe handelt. UMBER denkt besonders an eine *konstitutionelle Krankheitsbereitschaft des Mesenchyms*, andererseits an *chemische Einflüsse*. Hierauf sind die bei der Stoffwechselstörung der Alkaptonurie auftretenden Gelenkveränderungen zu beziehen. Die hierbei infolge eines mangelhaften Abbaues der Eiweißbausteine in abnormer Weise im Blute und in Gewebssäften kreisende Homogentisinsäure hat eine elektive Verwandtschaft zum Knorpel, an dem sie nicht nur Dunkelfärbung, sondern auch Absplitterung von feinen spießartigen Knorpelstückchen hervorruft (BENEKE); an die primäre Knorpelläsion schließen sich dann die Knochenveränderungen an. Hierdurch ist freilich eine allgemeine Wirksamkeit chemischer Schädlichkeiten bei der Entstehung der Osteoarthrosis deformans nicht bewiesen.

Endokrine Einflüsse sind bei den Gelenkerkrankungen, die bei gewissen hypophysären
Störungen (vgl. Abb. 1299) und bei Funktionsstörungen der Schilddrüse, ferner nach
Kastration mittels Röntgenbestrahlung der Ovarien auftreten (Osteoarthropathia

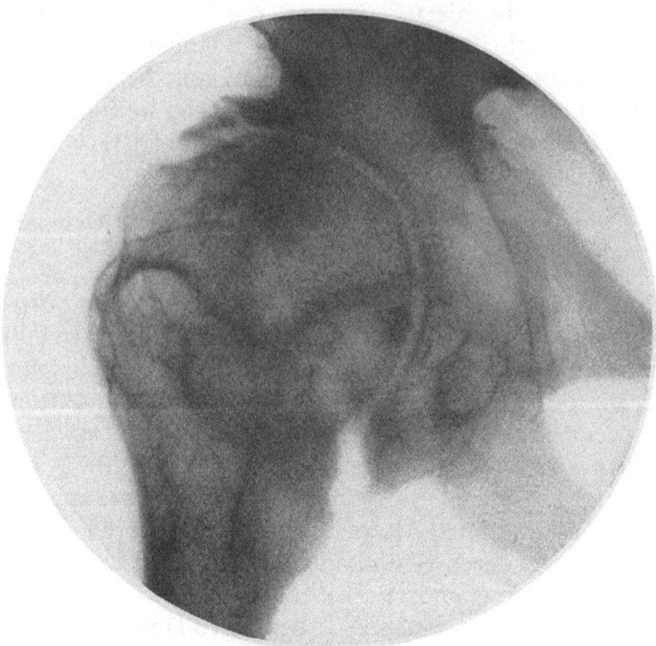

Abb. 1298. Arthrosis deformans.

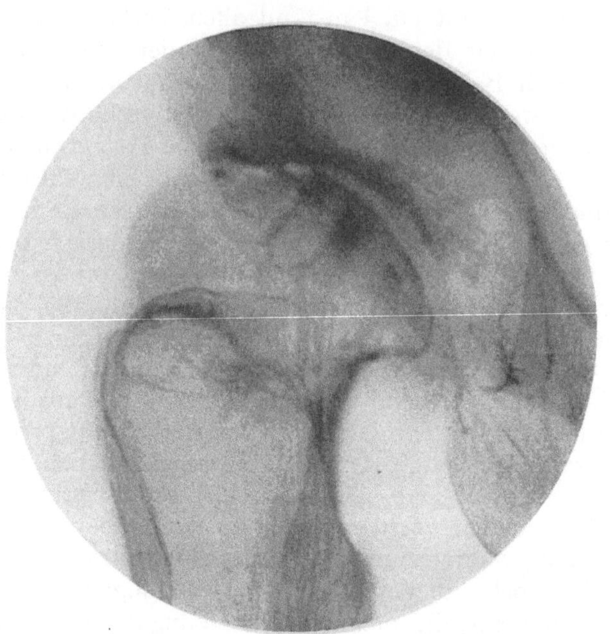

Abb. 1299. Arthrosis deformans bei Dystrophia adiposo-genitalis.

ovaripriva MENGE), maßgeblich. Ferner spielen sie bei den zahlreichen Gelenkveränderungen, die während und nach der Menopause· bei der chronischen Polyarthritis sich
entwickeln, eine wichtige Rolle; bei diesen sind freilich in der Regel deutliche entzündliche Erscheinungen vorhanden. Ob außerdem auch rein ovarielle Störungen im Sinne
der Periarthritis destruens (UMBER) und der Arthritis genuina sicca ulcerosa (MUNK)
Veränderungen an den Gelenken hervorrufen können, wie diese Autoren annehmen, ist
bisher nicht erwiesen.

Dagegen können auf dem Boden primär entzündlicher Gelenkerkrankungen, also echter Arthritiden, sekundär nichtentzündliche Veränderungen, insbesondere Knochen-wucherungen im Sinne der Osteoarthrosis deformans, entstehen. Sie kommen dadurch zustande, daß der durch entzündlich toxische Knorpelzerstörung bloßgelegte Knochen auf den Reiz der Funktion bei Bewegungen mit übermäßiger Wucherung neuer Knochensub-stanz antwortet. Derartige Veränderungen kommen z. B. bei der Gicht in Betracht. Bei Infektarthritiden werden sie nur selten und gewöhnlich nur in geringem Grade beobachtet. Den Grund hierfür sehe ich in dem Umstande, daß die entzündlichen Gelenkerkrankungen in der Regel mit erheblichen *Schmerzen* ein-hergehen, welche eine Ruhigstellung bewirken und somit den Reiz der Funktion gar nicht entstehen lassen, während die degenerativen Arthrosen viel weniger Beschwerden verur-sachen und die Bewegung nur in geringem Grade behindern.

Anatomisch treten *zuerst Läsionen des Knorpels* auf. Infolge des Elastizitätsverlustes der schützenden Knorpelschicht wird der *Knochen sekundär in Mitleidenschaft* gezogen und zunächst an der Knorpelgrenze und den subchondralen Markräumen einerseits *abge-baut*, andererseits fast regelmäßig zu einer *Regeneration* angeregt, die *meist im Übermaß und ungeordnet erfolgt.* Auf diese Weise kommt es zu Abschleifungen der Gelenkflächen und andererseits zur Bildung von *Knochenwuche-rungen*, namentlich von Randwülsten und lippenförmigen Ausziehungen an der Peri-pherie der Gelenkfläche. Der *Gelenkspalt* bleibt hierbei *erhalten.* Veränderungen der Gelenkkapsel und der Synovialis stehen bei der Osteoarthrosis deformans jedenfalls nicht im Vordergrunde, wenn sie auch zuweilen namentlich in der Form des Lipoma arbores-cens und durch Bildung freier Gelenkkörper stärker ausgebildet sein können. Eben weil der Gelenkspalt erhalten bleibt, ist eine Bewe-gung im Gelenk selbst bei hochgradigen Ver-unstaltungen der Knochen meist noch mög-lich. Gerade dieser Reiz der dauernden Funk-tion gibt zu den starken Knochenwucherungen immer neuen Anlaß.

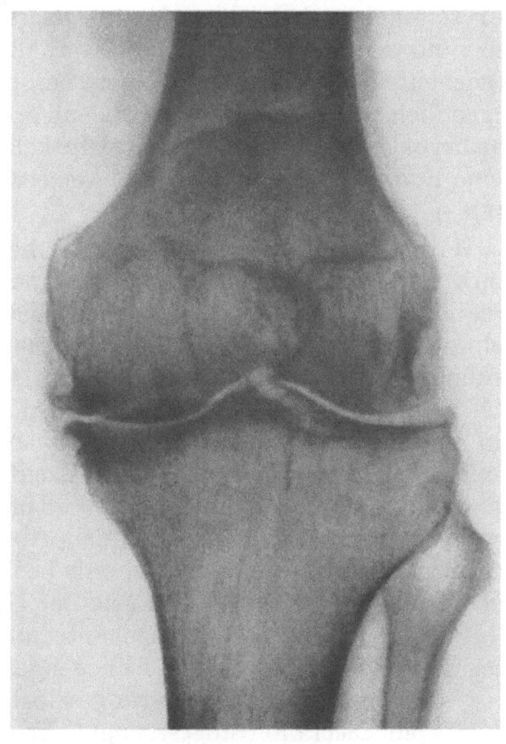

Abb. 1300. Arthrosis deformans infolge Alkaptonurie.

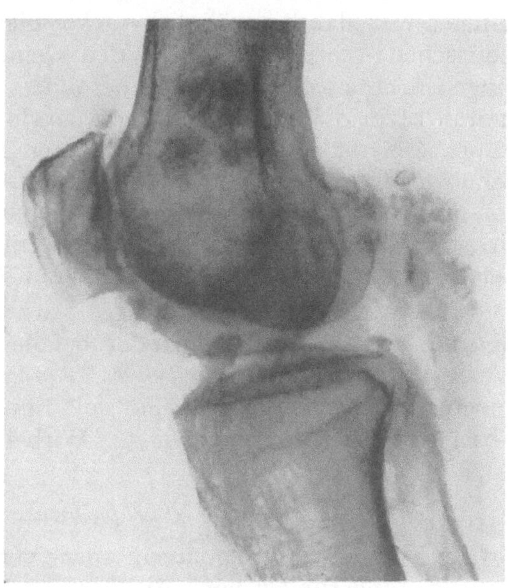

Abb. 1301. Osteoarthrosis deformans des Knie-gelenks mit verkalkten freien Gelenkkörpern. Seitliche Aufnahme.

Entsprechend diesem anatomischen Ver-halten zeigt das *Röntgenbild zackige Vor-sprünge* oder *derbe Auswüchse an den Gelenkenden der Knochen* sowie oft *von freien Gelenk-körpern herrührende Schatten* und daneben eine mehr oder minder hochgradige *Abschleifung der Knochenenden* bis zu *vollständiger Zerstörung* derselben. Die Knochen erscheinen oft einander genähert und der *Gelenkspalt verschmälert*, weil der nicht Schatten gebende

Knorpelüberzug verdünnt oder ganz verlorengegangen ist. Dennoch ist die Gelenkhöhle nicht obliteriert. Eine Knochenatrophie, welche bei der Polyarthritis sehr häufig
ist, wird bei der Osteoarthritis deformans trotz der hochgradigen Gelenkveränderungen
nur selten in erheblichem Maße angetroffen, und zwar wahrscheinlich deshalb, weil
die Funktion der Gelenke meist verhältnismäßig noch auffallend gut erhalten ist. An
Knochenteilen, welche durch Sport besonders stark beansprucht werden, sind schon bei
jugendlichen Wettkämpfern auffallend erhebliche Veränderungen in Gestalt von Knochenwucherungen an Gelenken und Muskelansätzen auch dann beobachtet worden, wenn
keine Funktionsbehinderung und keine wesentlichen Beschwerden bestanden (BAETZNER,
HEISS).

Häufig ist ein einzelnes Gelenk, besonders ein Hüftgelenk, allein oder besonders
stark erkrankt, nicht selten werden auch mehrere Gelenke nacheinander befallen. Die
erheblichsten Veränderungen werden gewöhnlich in den Hüft- und Kniegelenken beob-.
achtet, weil diese der stärksten Belastung ausgesetzt sind; sie zeigen sich am häufigsten
im hohen Alter (Malum coxae senile), treten aber bei starker Inanspruchnahme, namentlich bei bestimmten Berufen, Reitern, Landwirten usw., auch schon in jüngeren Jahren
auf. *Im einzelnen* werden im Schulter- und Hüftgelenk oft eine Abschleifung des Gelenk-
kopfes, der Kegel-, Pilzhut- oder Walzenform annehmen kann, und Knochenwucherungen
an der Pfanne beobachtet. Die Hüftpfanne wird ausgeschliffen und kann nach oben
„wandern". In den subchondralen Abschnitten, besonders des Femurkopfes, werden
mitunter rundliche Aufhellungsherde beobachtet. Sie sind nach den anatomischen Untersuchungen von POMMER und LANG auf Umbaucysten zu beziehen, die von abgekapselten
Blutergüssen, Detritus und Knochentrümmern sowie von Resten der zerstörten knorpeligen
Gelenkfläche herrühren. Am Ellbogengelenk wird die Höhlung des Processus coronoideus
ausgeschliffen und der Vorsprung selbst zugespitzt, das Radiusköpfchen breitgedrückt,
Teile vom Olecranon abgesprengt. Im Kniegelenk treten lippenförmige Umbiegungen
der Gelenkflächen an ihren freien Rändern und spornförmige Wucherungen an den
Rändern der Patella auf. Diese *großen Gelenke* werden *am häufigsten betroffen,* die kleinen
seltener und dann gewöhnlich nicht mit der für Polyarthritis charakteristischen sym-
metrischen Anordnung. Unter den kleinen Gelenken finden sich die meisten Veränderungen noch an den Fuß- und besonders den Fußwurzelgelenken, die an den Knochen-
kanten zackige Vorsprünge zeigen, sowie an dem Grundgelenk der großen Zehe, wobei
statische Verhältnisse, bei der letzteren Lokalisation wohl auch Druck durch zu enges
Schuhwerk von ursächlicher Bedeutung sind. Wahrscheinlich sind auch die Knochenvorsprünge an den distalen Fingergelenken bei den sog. HEBERDEN*schen Knoten,* deren
Ursache noch nicht sicher feststeht, wenigstens zum Teil im Sinne einer Osteoarthrosis
deformans aufzufassen (vgl. S. 970 und Abb. 1321).

Häufig ist ein monoartikuläres Vorkommen, nicht selten werden aber auch mehrere
Gelenke allmählich nacheinander befallen. Zu der Osteoarthrosis deformans ist ihrem
Wesen nach auch die *Spondylosis deformans* zu rechnen, die meist an mehreren Wirbel-
knochen zugleich auftritt. Sie soll nur aus äußeren Gründen in einem besonderen
Abschnitt der Erkrankungen der Wirbelsäule beschrieben werden (vgl. S. 985).

Neuropathische Gelenkerkrankungen.

Bei Tabes und Syringomyelie sowie vereinzelt nach Rückenmarksverletzungen werden
Gelenkveränderungen nach Art der Osteoarthrosis deformans beobachtet, die als *neuropathische Gelenkerkrankungen* bezeichnet werden. Ihr Zustandekommen ist nicht sicher
geklärt. Die Annahme, daß die tabischen Arthropathien auf direkte Einwirkung der
Lues zu beziehen sind, ist von vorneherein deshalb unwahrscheinlich, weil grundsätzlich
ähnliche Veränderungen auch bei der Syringomyelie angetroffen werden. Wahrscheinlich
sind in beiden Fällen trophoneurotische Einflüsse maßgeblich. Während die alte Annahme
von CHARCOT, daß der Sitz der Störungen in den Vorderhörnern des Rückenmarks zu

suchen sei, als widerlegt gelten muß, ist neueren Untersuchungen von KEN KURÉ und Mitarbeitern, welche eine Degeneration von efferenten Fasern in den hinteren Wurzeln gefunden haben, Bedeutung in dieser Frage beizumessen. Außerdem spielt auch die

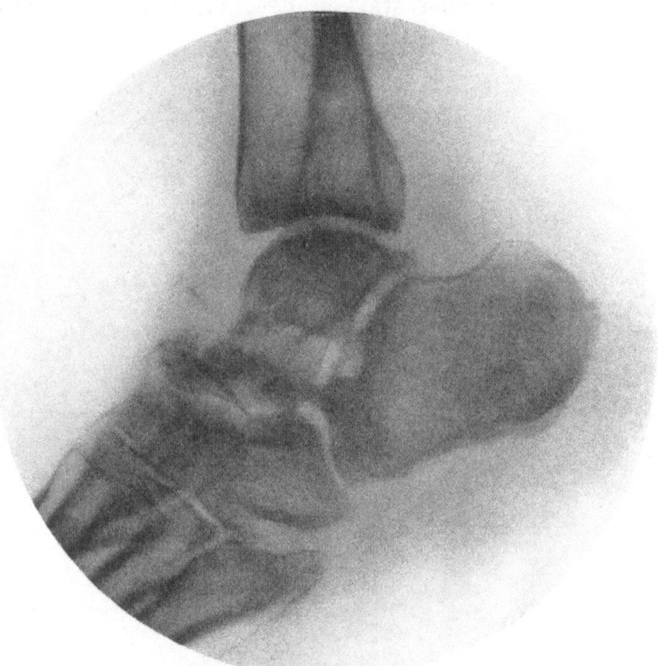

Abb. 1302. Tabischer Fuß.
Das Os naviculare ist zusammen- und nach oben gepreßt. Der Fußrücken weist daher einen Buckel auf.

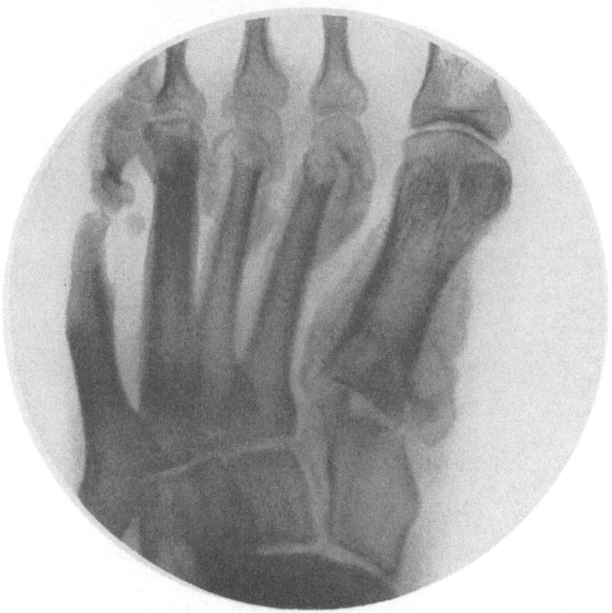

Abb. 1303. Deformation der Mittelfußknochen bei Tabes.

mangelnde Regulation der Bewegungen und Stellungen der Glieder infolge Störung des Lagegefühls und teilweise auch der Schmerzempfindung eine Rolle. Sie kann aber das Zustandekommen der Veränderungen allein nicht erklären, zumal schon schwere tabische Gelenkveränderungen vor dem Auftreten der Ataxie und anderer sensibler Störungen beobachtet worden sind.

Bei der *Tabes* werden oft schnell auftretende große blutige und seröse Gelenkergüsse ferner hochgradige Abschleifungen und andererseits durch ihre Maßlosigkeit ausgezeichnete hypertrophische Veränderungen der Knochen angetroffen, die zu monströsen Wucherungen führen können Infolge einer starken Erschlaffung der Gelenkkapsel kommt es

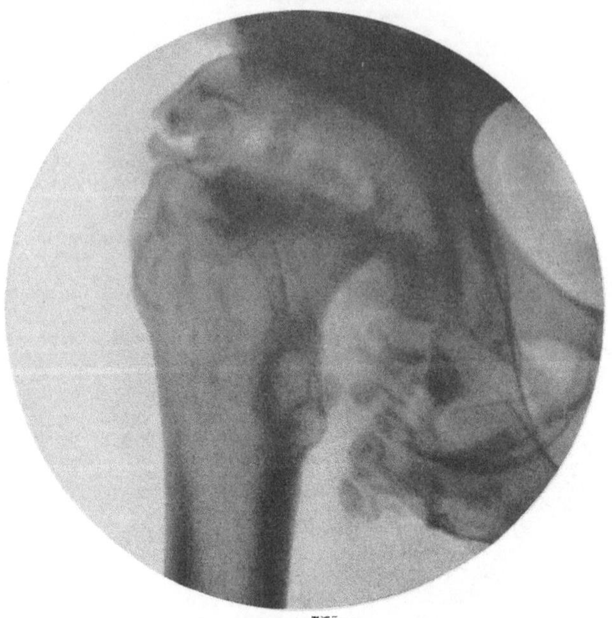

Abb. 1304. Osteoarthrosis deformans coxae infolge Tabes.

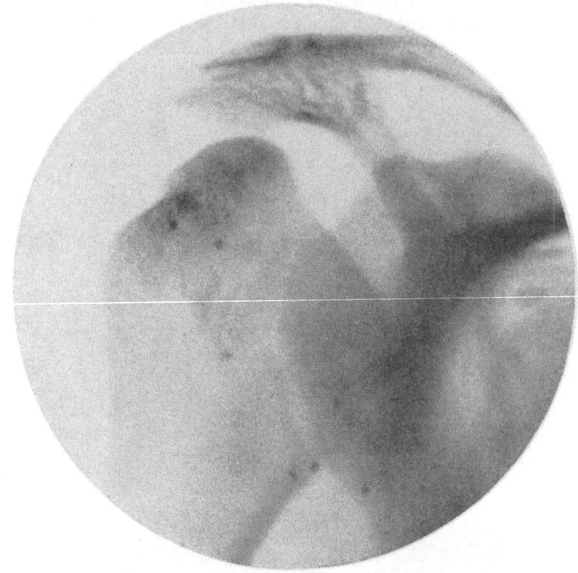

Abb. 1305. Deformierung des Humeruskopfes bei Syringomyelie.

oft zu Subluxationen und auch zu vollständigen Luxationen. Auffällig häufig sind Frakturen in- und außerhalb der Gelenkkapsel infolge der starken Knochenbrüchigkeit, welche ein besonderes Merkmal der neuropathischen Knochen- und Gelenkerkrankungen bildet. Die frühzeitig auftretenden intraartikulären Knochenfrakturen sowie Knorpelabrisse und Kapselläsionen sind von großem Einfluß auf die Entstehung der tabischen Gelenkerkrankungen, worauf besonders KIENBÖCK hingewiesen hat. Die Schaftbrüche treten meist als Querfrakturen auf, während ein normaler Knochen spiralige oder

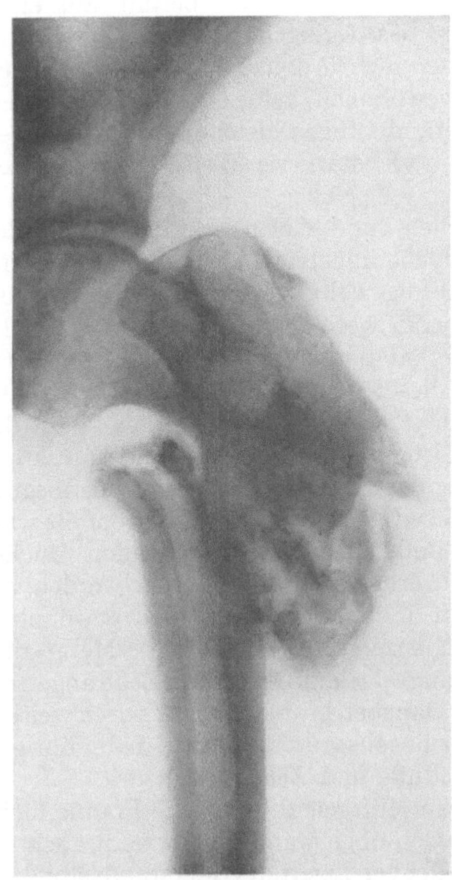

Abb. 1306. Spontanfraktur des Femur mit Pseudarthrosis-
bildung und Calluswucherung bei Tabes dorsalis.

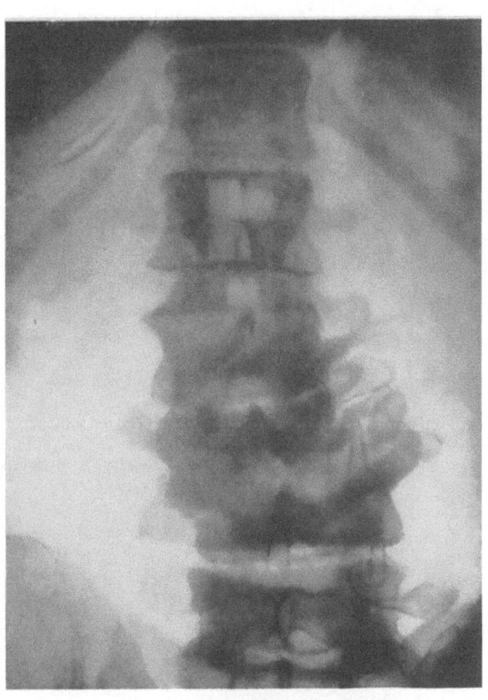

Abb. 1307. Tabische Osteoarthrosis
der Wirbelsäule.

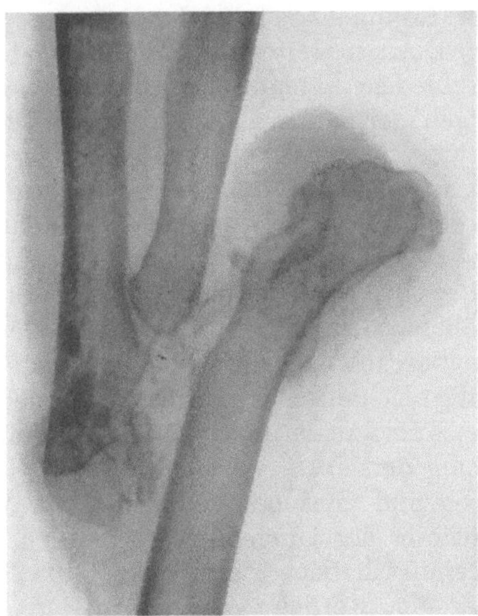

Abb. 1308. Pseudarthrosis und Arthrosis deformans
des Ellenbogengelenks bei Tabes dorsalis.

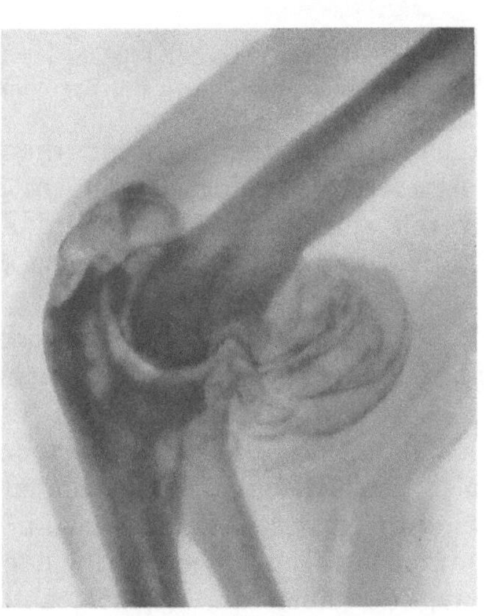

Abb. 1309. Arthrosis deformans neuropathica
bei Syringomyelie.

flötenschnabelartige Bruchenden zeigt. Die Querbrüche sind auf eine verminderte
Elastizität des Knochens zurückzuführen. Die Knochenbrüchigkeit beruht auf einer
Verminderung der organischen Substanz und nicht des Kalkgehalts.

Dementsprechend zeigt das Röntgenbild im Gegensatz zu den Gelenkveränderungen
bei Polyarthritis oder auch bei der Tuberkulose gewöhnlich keine so erhebliche Verminderung der Schattentiefe wie bei diesen. Die Veränderungen gleichen im allgemeinen
denen bei der Arthrosis deformans, sind aber meist in viel stärkerer Weise ausgesprochen
und zeigen oft geradezu bizarre Formen.

Charakteristisch für eine neuropathische Knochen- und Gelenkerkrankung ist der
„pied tabetique", der allerdings auch bei Syringomyelie angetroffen wird. Hierbei wird
das Fußgewölbe unter dem Einfluß der
Körperschwere nach unten durchgedrückt
und es entsteht ein stark entwickelter Plattfuß; dieser ist aber dadurch vom gewöhnlichen Plattfuß unterschieden, daß die
zerstörten Mittelfußknochen, Taluskopf,
Naviculare, selten einige Cuneiformia,
gleichzeitig nach oben herausgepreßt werden und einen hervorstehenden Buckel
am Fußrücken bilden. Ferner werden bei
einem Mal perforant du pied gewöhnlich
Knochenzerstörungen im Metatarso-
phalangealgelenk der großen Zehe angetroffen. Daneben bestehen nicht selten weitere
Destruktionsprozesse an den übrigen
Mittelfuß- und Zehenknochen.

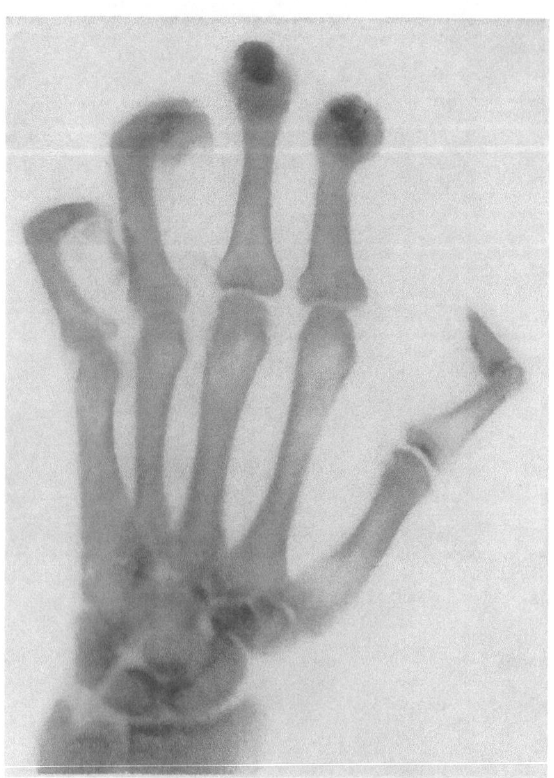

Abb. 1310. Verkrüppelung der Phalangen, besonders
Atrophie der Endphalangen bei Syringomyelie.

Am Hüftgelenk kann die Pfanne nicht
nur nach oben wandern, sondern auch infolge der verringerten Widerstandsfähigkeit
des Knochens durch den auf dem Femurkopf lastenden Druck nach innen durchgedrückt werden (sog. Protrusio acetabuli).

Ähnliche Veränderungen wie bei der
Tabes kommen auch bei der *Syringomyelie*
vor. Doch betreffen sie entsprechend der
verschiedenen Lokalisation beider Erkrankungen meist andere Körperteile, und zwar
bei der Syringomyelie viel häufiger die
oberen Extremitäten, während die tabischen Störungen hauptsächlich an den unteren
Gliedmaßen ausgebildet sind. Am häufigsten werden bei der Syringomyelie Spontanfrakturen am Collum humeri und Zerstörungen von Knochenwucherungen an Schulter-
und Ellenbogengelenk gefunden (vgl. Abb. 1309). Die so außerordentlich oft bei Syringomyelie vorkommende Kyphoskoliose der Hals- und oberen Brustwirbelsäule und die hierfür
typische Deformation des Brustkorbes (Thorax en bateau) ist wahrscheinlich auch auf
trophische Störungen unter der gleichzeitigen Wirkung mechanischer Einflüsse zu beziehen.
An den Enden der Glieder kommt es zur Atrophie, Verschmälerung und Verkrüppelung
der Phalangenknochen und zu spontaner Abstoßung derselben (vgl. Abb. 1310).

Mit den Knochenveränderungen bei der Tabes und Syringomyelie sind oft Verknöcherungen der Gelenkkapsel und der Muskulatur in der Umgebung verbunden, die
schon zu Verwechslungen mit Knochentumoren geführt haben. Zum Teil ist die Entstehung derselben auf abgerissene Periostteile bezogen worden; es kommt eine ausgedehnte *Myositis ossificans* aber auch in größerer Entfernung von den Gelenken und
Knochen vor, so daß auch für die Entstehung dieser Veränderungen trophoneurotische
Einflüsse in Betracht gezogen werden müssen (vgl. S. 995 und Abb. 1343).

Osteoarthrosis (Osteochondrosis) deformans juvenilis (necroticans).

Unter dieser Bezeichnung werden hier verschiedene Krankheitsbilder zusammengefaßt, welche die gemeinsame Eigenschaft haben, daß sie mit einer *nekrotisierenden Knochenzerstörung der dem Gelenk benachbarten Abschnitte (Epiphyse)* einhergehen und vorwiegend, wenn auch nicht ausschließlich *in der Jugend auftreten.* Zum Teil schließen sich hieran sekundär Abschleifungen und andererseits Wucherungen der Knochen im Sinne einer Osteoarthrosis deformans an, so daß das Bild in späteren Stadien mit dieser eine weitgehende Übereinstimmung zeigen kann. Ein Gegensatz zur Osteoarthrosis deformans liegt jedoch im Urspungsstadium, welches bei jener die primäre Läsion im Gelenkknorpel, bei der juvenilen Form dagegen im subchondralen epiphysären Knochen zeigt. Die Zusammengehörigkeit der nachstehend geschilderten, an verschiedenen Knochen sich abspielenden Krankheitsprozesse ist noch nicht sicher erwiesen, zumal von manchen nur vorwiegend Röntgenbeobachtungen, aber keine genügenden anatomischen Untersuchungen vorliegen. Jedoch spricht der klinische Gesamteindruck sehr für eine Wesensgleichheit der einzlnen Krankheitsbilder. Das wichtigste und bekannteste Beispiel dieser Gruppe ist die CALVÉ-LEGG-PERTHESsche *Hüftgelenkserkrankung,* die besonders durch PERTHES am genauesten erforscht ist.

Osteoarthrosis (Osteochondrosis) coxae juvenilis (PERTHES).

Nach den histologischen Untersuchungen, insbesondere von AXHAUSEN, beginnt die Erkrankung mit einer Nekrose der Epiphyse, während der Gelenkknorpel zunächst erhalten ist. Infolge der Nekrose der Epiphyse kommt es zu *Strukturveränderungen am knöchernen Gelenkende, das zusammengepreßt wird,* ferner zu *Infraktionen* und nicht selten auch zu *Frakturen;* diese sind als *pathologische* Frakturen aufzufassen, d. h. als Brüche, die einen schon veränderten Knochen betreffen, und nicht als primäre Krankheitsursache zu betrachten. Im Anschluß an die Formveränderungen der Epiphyse entwickeln sich sekundär oft auch Unregelmäßigkeiten der knorpeligen Gelenkfläche und Einbrüche in den Knochen, sodann Abschleifungen sowie reaktive Wucherungen des Knochens wie bei der primären Osteoarthrosis deformans.

Die Ursache der Nekrose der Epiphyse, welche den Prozeß einleitet, ist nicht sicher bekannt. Verschiedenartige Annahmen, daß der Erkrankung ein Infekt (RIEDEL), eine blande Embolie der ernährenden Gefäße (AXHAUSEN) oder eine andersartige Gefäßstörung und auch eine rein traumatische Ätiologie zugrunde liege, sind unbewiesen und angesichts der Tatsache, daß mitunter erbliche Einflüsse und in einigen Fällen ein mehrfaches Auftreten solcher epiphysärer Nekrosen an verschiedenen Knochen beobachtet werden, wohl kaum als zutreffend anzusehen. Es ist vielmehr am wahrscheinlichsten, daß hier eine endogene, durch Entwicklungsstörungen verursachte verminderte Widerstandsfähigkeit der Epiphyse vorliegt, die mitunter schon normalen, besonders aber irgendwie gesteigerten Ansprüchen nicht gewachsen ist und gar unter der Einwirkung bereits leichter Traumen zusammenbricht. Das Trauma allein hingegen, ohne die Annahme dieser wichtigsten Vorbedingung der verminderten Widerstandsfähigkeit, erklärt die Entstehung des Krankheitsbildes nicht. Hierauf weist ja auch das häufige Fehlen von Traumen, selbst bei genauester Aufnahme der Anamnese, hin. Während vielfach sich gar keine Anhaltspunkte für die Entstehung der primär veränderten Widerstandsfähigkeit finden lassen, sind in einigen Fällen gleichzeitig vorhandene *endokrine Störungen* mit großer Wahrscheinlichkeit als ursächlich bedeutungsvoll anzusehen. Derartige Fälle sind bei *Hypothyreoidismus* von LÄWEN (Coxa vara cretinosa), ferner nach eigenen Erfahrungen besonders bei Störungen der Hypophyse beobachtet. Besonders bemerkenswert ist dies an einem von DORNER und mir beobachteten Falle von hypophysärem Zwergwuchs dadurch, daß hier gleichzeitig übereinstimmende Verunstaltungen an den Femurköpfen und Hüftgelenken nach Art der PERTHESschen Erkrankung, sowie an den Enden der Metacarpalia und Metatarsalia, besonders an Daumen und großer Zehe vorhanden waren, wie sie in ganz ähnlicher Weise von KÖHLER am 2. Metatarsale beschrieben sind (vgl. Abb. 1190, 1191 und 1192). Gerade diese Vereinigung gleichartiger Krankheitsprozesse an verschiedenen Knochen und Gelenken in *einem* Falle spricht meines Erachtens dafür, daß die sonst als gesonderte Krankheitsbilder geschilderten Veränderungen wie die PERTHESSche und die KÖHLERSche Krankheit nur verschiedenartige Lokalisationen eines einheitlichen bzw. wesensgleichen Krankheitsvorganges darstellen. Ein ähnlicher Fall multipler Knochengelenkveränderungen bei hypophysärem Zwergwuchs ist von

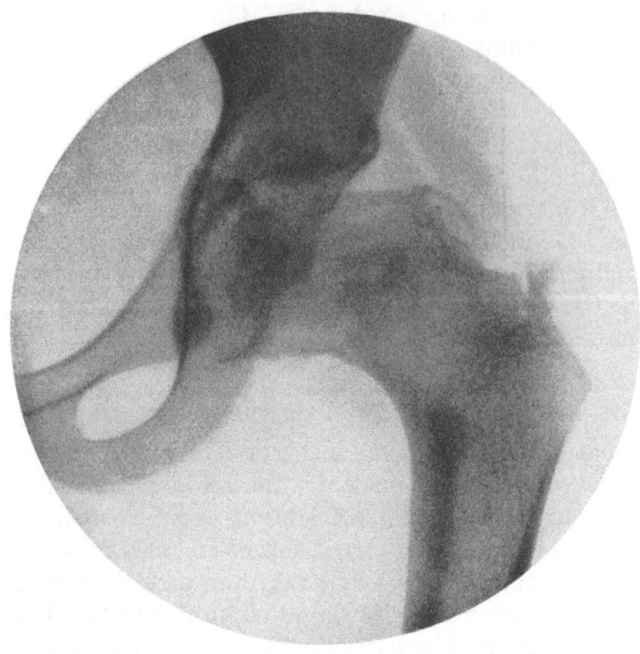

Abb. 1131. Osteochondrosis deformans juvenilis (PERTHES), linkes Hüftgelenk. Das rechte Hüftgelenk zeigt das gleiche Verhalten.

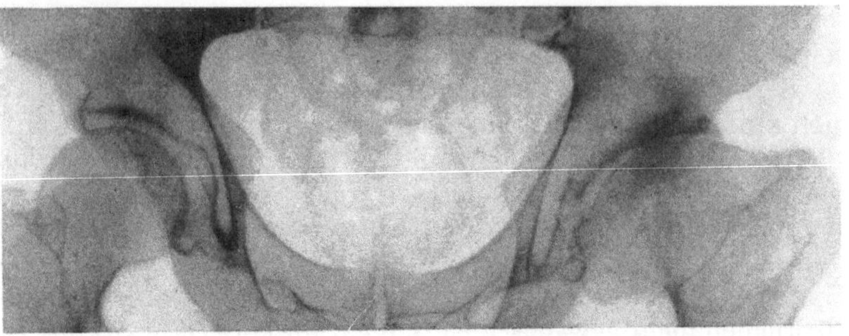

Abb. 1312. Osteoarthrosis des linken Hüftgelenks (alter Perthes).

v. DEHN, eine doppelseitige PERTHESSche Erkrankung bei kastratoidem Habitus von LISCHEID und SELLHEIM beobachtet. Systematische hierauf an meiner Königsberger Klinik gerichtete Untersuchungen, die ECKE an einer Liliputanergruppe anstellte, ergaben ein häufiges Vorkommen von Veränderungen an verschiedenen Knochenenden, hauptsächlich am Femurkopf im Sinne der PERTHESSchen Erkrankung, bei Zwergen, deren Wachstumshemmung mit Wahrscheinlichkeit auf hypophysäre Störungen zurückgeführt wurde. Diese und weitere Fälle bei Dystrophia adiposo-genitalis (ERKES, JANSEN, ASSMANN u. a.) weisen auf die ursächliche Bedeutung endokriner Störungen, insbesondere der *Hypophyse*, hin; in vielen anderen Fällen ist diese Frage aber noch ungeklärt.

Das *Röntgenbild der* PERTHES*schen Erkrankung* zeigt eine *ungeordnete Struktur der knöchernen Epiphyse*, später auch gröbere *Deformierung, Abschleifung und Knochenneubildung* *am Femurkopf.* Besonders kennzeichnend ist die *Abflachung des oberen Randes der Epiphyse* und die *Verkleinerung des Schenkelhalsneigungswinkels,* wodurch eine Coxa plana-Stellung entsteht; hierdurch wird bei der Perthesschen Erkrankung das charakteristische klinische Zeichen einer verminderten oder aufgehobenen Abduktion bei erhaltener Flexion hervorgerufen. Oft finden sich *subchondrale Aufhellungsherde,* die auf Resorptionsherde von erweichtem nekrotischem Knochen zu beziehen sind; sie dürfen nicht mit tuberkulösen Herden verwechselt werden. W. Müller weist darauf hin, daß auch der Schenkelhals oft verändert, und zwar verbreitert, ferner die Hüftgelenkspfanne häufig unregelmäßig gestaltet ist. Er erblickt in diesen Vorgängen eine allgemeine, nicht nur auf die Epiphyse beschränkte Insuffizienzerscheinung des Knochens gegenüber dem Druck der Körperlast.

Köhlersche Krankheit und ähnliche Zustände.

Ähnliche Veränderungen kommen an den kleinen Hand- und Fußknochen (*Köhlersche Krankheit* usw.) vor; sie treten hauptsächlich an solchen Stellen auf, welche schon physiologischerweise einer starken Belastung ausgesetzt sind. Eine nähere Schilderung dieser Zustände muß der chirurgischen Röntgendiagnostik vorbehalten bleiben, in deren Gebiet sie eigentlich gehören.

Am *Os naviculare pedis* und am *Köpfchen des 2. Metatarsus* sind von Köhler eigenartige Krankheitsbilder beschrieben, bei denen der Knochen, was Form und Struktur anbetrifft, *wie zusammengedrückt* erscheint. Die Schatten des Naviculare und des Köpfchens des 2. Metatarsus sind verdichtet, die Knochenstruktur nicht oder kaum sichtbar, der Tiefendurchmesser des Naviculare ist stark verringert (vgl. Abb. 1313); das Köpfchen des 2. Metatarsus ist abgeflacht, seine Gelenkkontur verläuft quer oder leicht S-förmig, anstatt, wie normalerweise, eine regelmäßig konvex gebogene Linie zu bilden (vgl. Abb. 1315). Wahrscheinlich handelt es sich bei diesen Knochenerkrankungen um Entwicklungs- bzw. Ernährungsstörungen, die von der Epiphyse ausgehen. Traumen spielen neben dem Einfluß der physiologischen Belastung mitunter bei der Ausbildung der Deformation eine begünstigende Rolle, bilden aber nicht die alleinige Ursache.

Entsprechende Veränderungen, die multipel an den Köpfchen verschiedener Metatarsen und Phalangen an Füßen und Händen auftreten, werden als Thiemannsche *Erkrankung* bezeichnet.

Ähnliche Befunde sind am *Os lunatum* und auch am *Naviculare* des Handgelenks beobachtet, welche eine Abweichung der Form und meist eine Verdichtung, seltener auch unregelmäßige Aufhellungen der Knochenstruktur aufweisen (vgl. Abb. 1314). Ich sah Abplattung und leichte Unregelmäßigkeiten der Konturen an den Köpfchen mehrerer Metacarpalia und Metatarsalia, namentlich am Daumen und an der großen Zehe, neben schwerer Deformation des Femurkopfes, die offenbar auf dem Boden endokriner Störungen bei dem erwähnten Falle von hypophysärem Zwergwuchs entstanden waren (vgl. Abb. 1191 und 1192).

Als wesensverwandt mit der Köhlerschen Krankheit wird eine bisweilen ohne örtliche Ursache beobachtete Bildung einer *Vertebra plana osteonecrotica* (Calvé) betrachtet. Dabei wird der betroffene Wirbel zu einer schmalen verdickten Scheibe zusammengepreßt. Die Veränderung tritt im kindlichen Alter, meist vor dem 9. Lebensjahre auf. Rückbildungen im Sinne einer später wieder eintretenden Höhenzunahme und Aufhellung der Verschattung kommen vor.

Ähnlicher Natur ist wahrscheinlich auch die Schlattersche Krankheit, die in einer Ossifikationsstörung der Apophyse an der Tuberositas tibiae besteht und in der Zeit des Wachstums auftritt. Diese Stelle ist dem Zuge der Quadricepssehne ausgesetzt. Auf seitlichen Röntgenaufnahmen des Schienbeins sind hierbei teils Zerteilungen des Knochenkerns der Apophyse, teils Unregelmäßigkeiten seiner Konturen oder eine Abhebung desselben von der Diaphyse der Tibia sichtbar.

Osteoarthrosis dissecans.

Bei der von König beschriebenen Osteochondritis dissecans, die aus noch unbekannter, aber jedenfalls nicht infektiös entzündlicher Ursache entsteht und deshalb besser als Osteoarthrosis dissecans bezeichnet wird, werden einzelne Teile der knöchernen Gelenkenden durch nekrotische Vorgänge in der Epiphyse abgelöst. Die hierdurch gebildeten Sequester bleiben zunächst in einem muldenartig vertieften Bett und werden dann zu

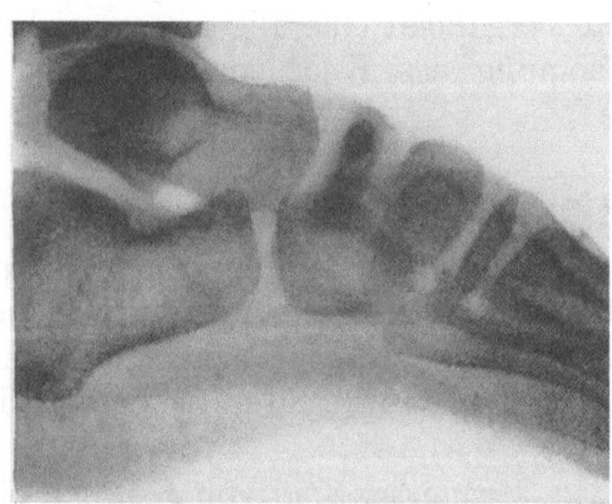

Abb. 1313. Köhlersche Krankheit am Os naviculare pedis.

Das Os naviculare erscheint zusammengedrückt, verdichtet.
(Aufnahme von Prof. Sonntag, Chirurgische Poliklinik Leipzig).

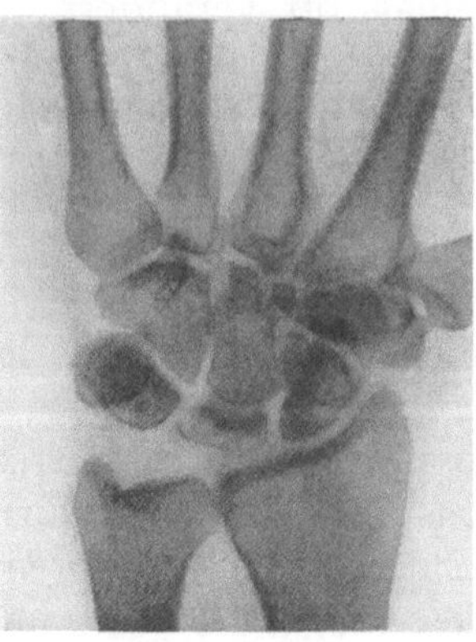

Abb. 1314. Malacie des Os lunatum.
(Aufnahme von Prof. Sonntag, Chirurgische Poliklinik Leipzig.

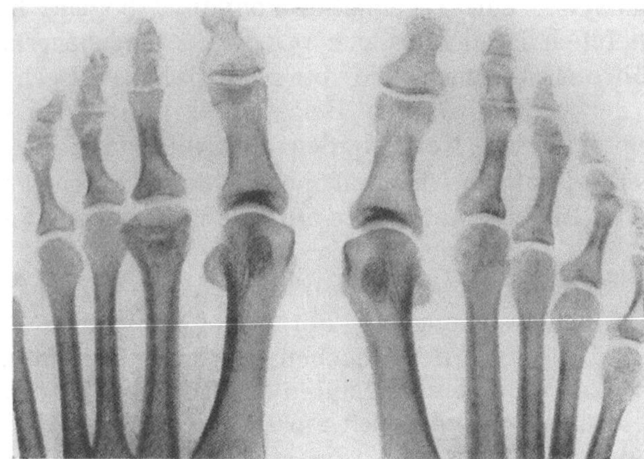

Abb. 1315. Köhlersche Krankheit am Köpfchen des linken Metatarsus II.
Köpfchen abgeflacht, verbreitert, Gelenkkontur annähernd gerade, nicht wie rechts normal gerundet.
(Aufnahme von Prof. Sonntag, Chirurgische Poliklinik Leipzig.)

freien Gelenkkörpern, die zuerst innerhalb des Gelenkspaltes liegen, aber auch in andere Gelenkabschnitte wandern können. Die Erkrankung kommt besonders bei jugendlichen Männern vor und betrifft am häufigsten ein Knie- oder ein Ellbogengelenk, seltener andere Gelenke wie das Hüft- oder Sprunggelenk. In der Regel wird nur *ein* Gelenk ergriffen, doch kommen hiervon Ausnahmen vor.

Im Röntgenbilde sieht man außer den freien Gelenkkörpern an der Stelle ihres Bettes muldenartige Vertiefungen am Knochenende. Vor der Abtrennung können mehr verwaschene, undeutliche Bilder entstehen.

Vielleicht auf endokrinen Störungen, vielleicht nach anderer Theorie auf einem Vitaminmangel (Schipatschoff) beruht die

KASCHIN-BECKsche Krankheit,

die zunächst nur in einem beschränkten Bezirk von Transbaikalien im Gebiete des Urow-flusses beobachtet wurde. Neuerdings führt HIYEDA sie auf eine übermäßige Über-schwemmung des Organismus mit organischem Eisen zurück, die besonders im Frühjahr und Herbst auftreten soll, wenn der Eisengehalt des Trinkwassers infolge Aufrührung des Untergrundes der Flüsse beim Auftauen und Gefrieren stark ansteigt. Gleichzeitig sollen auch die Gelenkschwellungen und Schmerzen zunehmen. Das anatomische Ver-halten ist ausgezeichnet durch Störungen im Bau der Epiphyse, die schon früh im kind-lichen Organismus bzw. sogar schon in der Fetalzeit auftreten, wobei Knorpel und Kno-chengewebe sich in unregelmäßiger Weise miteinander mischen. Im späteren Kindesalter entstehen grubige Arrosionen der Gelenkflächen, denen reparative Knochenwucherungen folgen. Hierdurch werden grobe Unregelmäßigkeiten der Gelenkflächen hervorgerufen, die in der Jugendzeit zu-nehmen. Sie betreffen in symmetrischer Weise besonders die Interphalangealgelenke der Finger, aber auch die übrigen Extremitätengelenke, vorwiegend die Knie-, Hand- und Fußgelenke, seltener die Hüft-, Schulter- und Ellbogen-gelenke. Oft werden Verkrümmungen der Gliedmaßen, namentlich Genu valgum oder varum, beobachtet. Die Knochen der Gliedmaßen bleiben im Wachstum gegenüber dem Rumpf zurück. Im Röntgenbilde zeigen die betrof-fenen Gelenke unregelmäßige zackige Konturen nach Art der Arthrosis deformans.

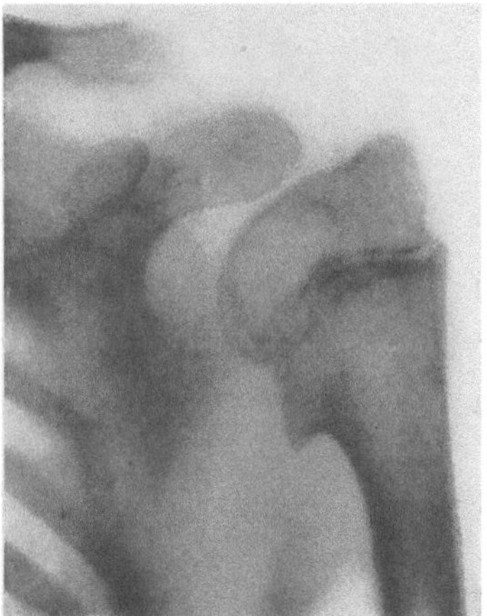

Abb. 1316. Veränderungen am Schultergelenk, besonders am Hu-meruskopf bei KASCHIN-BECKscher Krankheit.

(Aus der Arbeit von GOLDSTEIN und NIKI-FOROV: Fortschr. d. Röntgenstr. Bd. 43.)

Außer den Gelenkveränderungen werden oft Kropf, ferner bisweilen skorbutartige Erscheinungen am Zahn-fleisch, hämorrhagische Ausschläge am Körper und Poly-neuritis beobachtet (SCHIPATSCHOFF).

Blutergelenke.

Unter den nichtentzündlichen Gelenkerkrankungen sind ferner die *Blutergelenke* anzuführen, bei denen *Blut-ergüsse* meist wiederholt in die Gelenkhöhle hinein erfolgt sind. Das Blut wird hierbei wegen der häufigen Nachblutungen viel weniger als bei einem gewöhnlichen Hämarthros resorbiert; es treten starke Wucherungen der stark eisenhaltigen Synovialis, eine bindegewebige *Organisation der Blutklumpen* und *Schädi-gungen der knorpeligen Gelenkfläche* auf. Hieran schließen sich *Abschleifungen und reaktive Wucherungen des Knochens* in Gestalt von Zacken und Randwülsten an, die auf eine *sekundäre Osteoarthrosis deformans* zu beziehen sind und mit den früher geschilderten Veränderungen übereinstimmen.

So ist die Form der Epiphyse des *Femurkopfes* in manchen Fällen beträchtlich ver-ändert gefunden worden, und zwar besonders in dem Sinne, daß seine obere Begrenzung abgeflacht und herabgedrückt erscheint, ganz analog der PERTHESSchen Erkrankung (PETERSEN) (vgl. Abb. 1317). Im *Kniegelenk* kommen sowohl ebenfalls Randwülste und Zacken, namentlich am Tibiarand, als besonders in Zacken auslaufende Knochen-höcker am Ursprung der Ligamenta cruciata an der Eminentia intercondyloidea vor. Besonders auffällig ist die in einer ganzen Anzahl von Fällen übereinstimmend gefundene flache *Erweiterung der Fossa intercondyloidea* des Kniegelenks (vgl. Abb. 1318). Es handelt sich hier wohl um ähnliche Abschleifungsvorgänge, wie sie bei der Arthrosis deformans am Hüftgelenk in der Umgebung des Ligamentum teres vorkommen und durch ana-tomische Untersuchungen von LANG bekanntgeworden sind. Ferner sind einzelne Auf-hellungsherde im Knochen in der Nähe der Gelenke besonders hervorzuheben (ENGELS); sie sind auf Höhlenbildungen zurückzuführen, die durch Druckwirkung abgekapselter

Hämatome auf die Spongiosa entstanden sind (FREUND). Die Gelenkspalten erscheinen im Röntgenbilde wegen der starken Knorpelzerstörung oft verschmälert.

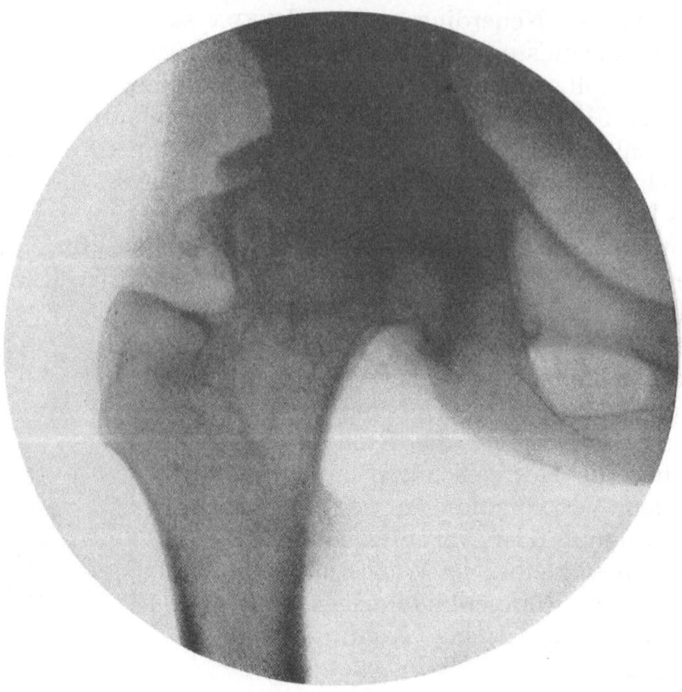

Abb. 1317. Blutergelenk, Hüfte.
Erhebliche Deformation des Femurkopfes mit Knochenwucherung.

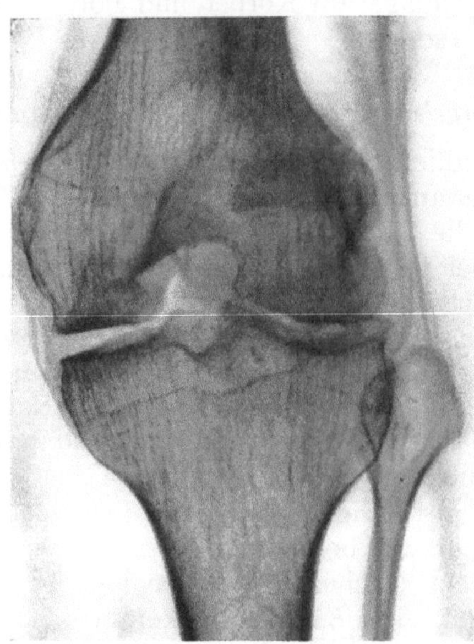

Abb. 1318. Blutergelenk. Knie desselben Falles von Abb. 1317.
Knochenkonturen der Gelenkenden unregelmäßig. Fossa intercondyloidea erweitert und unregelmäßig gestaltet.

Gicht.

Die Einreihung der *Gelenkgicht* in die beiden voneinander getrennten Gruppen der nichtentzündlichen und der entzündlichen Gelenkerkrankungen bereitet Schwierigkeiten. Schon die klinische Beobachtung des Gichtanfalles, der durch Schwellung, Rötung, Hitze und Schmerzhaftigkeit des Gelenkes ausgezeichnet ist, also sämtliche

alten Kardinalsymptome der Entzündung vereinigt zeigt, erweist klar,
daß es sich um einen entzündlichen
Vorgang handelt. Zum Unterschied
von denjenigen entzündlichen Vorgängen, bei denen eine infektiöse Ätiologie vorliegt oder mit großer Wahrscheinlichkeit vermutet wird, handelt
es sich hier freilich um eine chemisch-
toxisch bedingte aseptische Entzündung. Der entzündliche Charakter wird
hauptsächlich zur Zeit der Anfälle, in
denen sich große chemische Umwäl-
zungen im Gewebe vollziehen, entfaltet; außerhalb derselben tritt er
jedenfalls äußerlich wenig in Erscheinung. Die anatomischen Veränderungen
rungen an den Gelenken sind nach den
Untersuchungen von POMMER abhängig
von einer mit Harnsäureanreicherung
in der Gelenkflüssigkeit einhergehenden Synovitis, wobei es zur Bildung
synovialer Überwucherungsmembranen
kommt. Hierbei wird der Knorpel
arrodiert, es finden Uratablagerungen
in der Gelenkkapsel, an der Synovialis
und im Knorpel statt. Die dadurch
entstehenden Rauhigkeiten der Gelenkflächen erzeugen bei Bewegungen
ein Reiben von meist feiner Beschaffenheit, das als Sand und Schneeball-
knirschen bezeichnet wird.

Außer im Knorpel und in der Synovialis der Gelenke, welche von der
Uratablagerung in erster Linie betroffen werden, im Röntgenbilde aber
gewöhnlich zunächst nicht sehr wesentliche Veränderungen erkennen
lassen, finden auch Ablagerungen im
Knochen selbst statt und rufen
hier die im Röntgenbilde deutlich hervortretenden Merkmale hervor. Dies
ist aber nach den anatomischen Untersuchungen von BROGSITTER meist erst
in einem vorgeschritteneren Stadium
der Fall, während MUNK eine häufige primäre Erkrankung der Knochen annimmt. Die Harnsäuretophi
sind teils im Innern des Knochens,
teils am Rande desselben gelegen und
können bei subchondraler Lage in
den Knorpel und die Gelenkhöhle
durchbrechen.

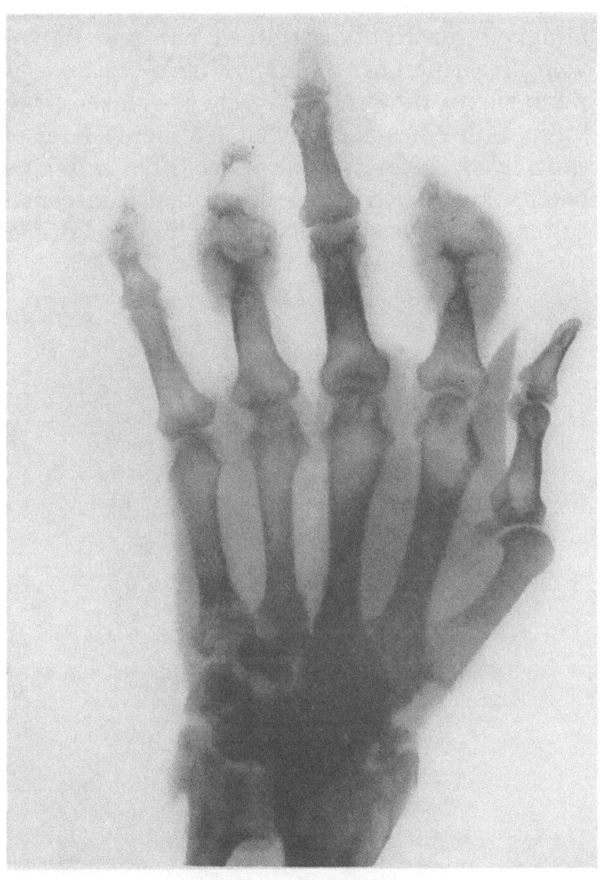

Abb. 1319. Gichthand.
Lochartige Defekte und hochgradige Zerstörung an verschiedenen Phalangen durch Uratablagerungen. Verödung der Gelenkspalten am Handgelenk. Knochenwucherung besonders am Ulnaende.

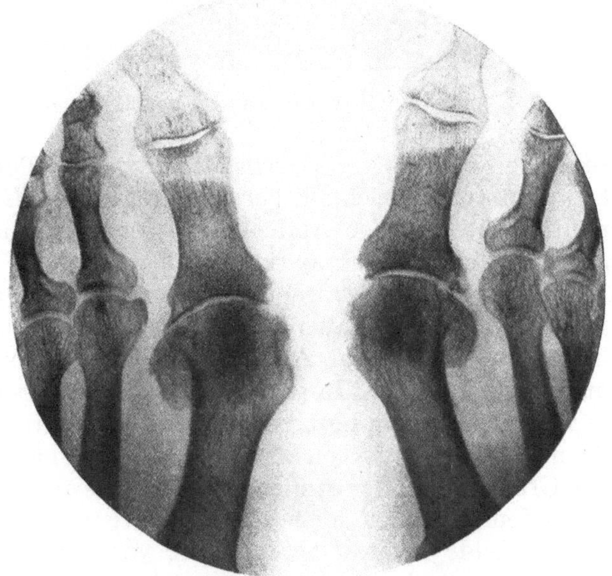

Abb. 1320. Gicht.
Kleine Knochendefekte an den Knochenenden der Grundgelenke der großen Zehen, beiderseits in symmetrischer Form.

Im *Röntgenbilde* entstehen dadurch, daß die Harnsäure eine geringe Absorptionsfähigkeit für Röntgenstrahlen hat und daß der Kalk des Knochens an diesen Stellen völlig resorbiert wird, *lochförmige Schattendefekte* (vgl. Abb. 1319). Diese sind kreisrund, wenn sie im Innern des Knochens gelegen sind; liegen sie am Rande, so bilden ihre Konturen Teile eines nach außen geöffneten Kreises (vgl. Abb. 1320). Immer sind die *Grenzen ganz scharf, wie mit einem Locheisen ausgestanzt.* Diese charakteristischen Bilder sind bereits kurz nach Entdeckung der Röntgenstrahlen von HUBER 1896 beschrieben und galten früher als sicherer Beweis für das Vorliegen von Gicht. Circumscripte Aufhellungen anderer Art, wie sie bei verschiedenen Knochenerkrankungen, so bei Enchondromen, multiplen Myelomen, Carcinommetastasen, Gummen, Ostitis fibrosa cystica, Ostitis tuberculosa multiplex cystoides usw. vorkommen, können teils schon nach dem lokalen Befunde (Auftreibung der äußeren Knochenkonturen bei Enchondromen, multiples Auftreten bei Myelomen usw.), teils nach dem allgemeinen Krankheitsbilde gewöhnlich leicht ausgeschlossen werden. Dagegen wird die differentialdiagnostische Bedeutung dieses Zeichens dadurch beeinträchtigt, daß auch bei verschiedenen chronischen Gelenkleiden *nicht* gichtischer Entstehung ähnliche *Resorptionsherde* in den Knochen, und zwar besonders an den Epiphysen der Phalangen, Metacarpi und den entsprechenden Fußknochen, vorkommen, die im Röntgenbilde als umschriebene, aber nicht von einem Schattenraum eingefaßte *rundliche Aufhellungen innerhalb der Knochenschatten* erscheinen. Die Erkrankungen, bei denen dieser Befund erhoben wurde, sind teils als Arthritis deformans *(Krebs)* teils als HEBER-

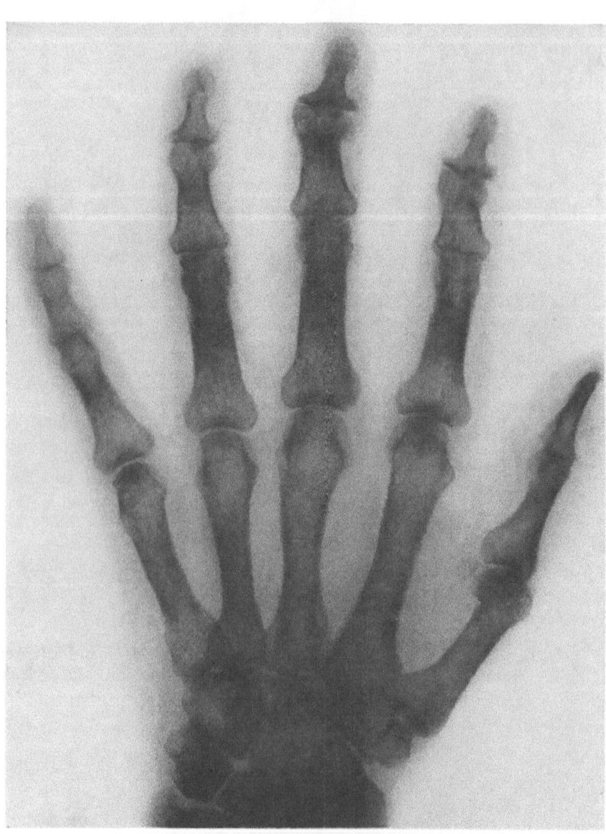

Abb. 1321. HEBERDENsche Knoten.

DENsche Knoten (MUNK), teils als chronische Polyarthritis (AMELUNG) beschrieben. Ich beobachtete sie gleichfalls bei *chronisch entzündlicher Polyarthritis.* HANSON sah ähnliche multiple herdförmige Aufhellungen im Hand- und Fußskelet nach einer fieberhaften grippeähnlichen Infektionskrankheit auftreten.

Durch die Zerstörungsprozesse an Knochen und Gelenken werden manchmal einzelne Knochenteile besonders an den Fingern fast ganz eingeschmolzen und die Gelenke erheblich verunstaltet (vgl. Abb. 1319). Durch Schrumpfung der Gelenkkapsel, welche in mäßigem, aber meist in geringerem Grade als bei der Polyarthritis vorkommt, entstehen in manchen Fällen Luxationen und Subluxationen wie bei den später zu schildernden chronisch-rheumatischen Arthritiden. Am häufigsten ist die bekannte Verunstaltung am Grundgelenk der großen Zehe, welche meist zu einer Hallux valgus-Stellung führt. Außerdem kommen auch uncharakteristische Gelenkveränderungen vor, die sich im Röntgenbilde nicht mit Sicherheit von einer chronischen Polyarthritis unterscheiden lassen, meist aber durch das stärkere Hervortreten von Knochenwucherungen, die besonders der Osteoarthrosis deformans eigentümlich sind, auffallen. Auch *periostale Knochenwucherungen* werden namentlich an den knöchernen Gelenkenden nicht selten in ziemlich erheblichem Maße gefunden (vgl. Abb. 1319). Die Gicht nimmt also infolge ihrer Eigenart eine Sonderstellung ein und zeigt teils Beziehungen zu den entzündlichen Gelenkerkrankungen, teils zu der Osteoarthrosis deformans, die sich oft sekundär an die gichtischen Veränderungen anschließt.

Heberdensche Knoten.

Die Heberdenschen Knoten, welche nicht nur in einer Weichteilverdickung, sondern auch in Knochenvorsprüngen bestehen, stellen wahrscheinlich kein ätiologisch einheitliches Krankheitsbild, sondern nur eine äußere Krankheitsform dar, deren Entstehung noch nicht sicher geklärt ist. Von dem Entdecker und auch von Garrod wurden sie nicht in Beziehung zur Gicht, sondern zur sog. rheumatischen Arthritis gebracht, die der primären Form des chronischen Gelenkrheumatismus nach der üblichen deutschen Bezeichnung entspricht. Von anderen werden die Knoten aber als gichtische Erkrankungsprozesse bezeichnet. Es ist zweifellos, daß sie nicht für Gicht charakteristisch sind, sondern auch aus anderen Ursachen vorkommen. Eine häufige Veranlassung dazu scheint der chronische Rheumatismus zu sein, der in der Anamnese auffallend häufig gefunden wird. Die Knoten werden aber auch nach der eingehenden Studie von Wick ohne sonstige Erkrankung besonders bei alten Frauen nach der Menopause beobachtet. Wahrscheinlich spielen endokrine, zum Teil auch erbliche Einflüsse eine erhebliche Rolle.

Im *Röntgenbilde* erscheinen sie als *Verbreiterungen und kleine Auswüchse an den anstoßenden Knochenenden hauptsächlich der distalen Interphalangealgelenke des 2.—5. Fingers* (vgl. Abb. 1321). Später treten gleichartige Veränderungen bisweilen auch an den übrigen Fingergelenken auf.

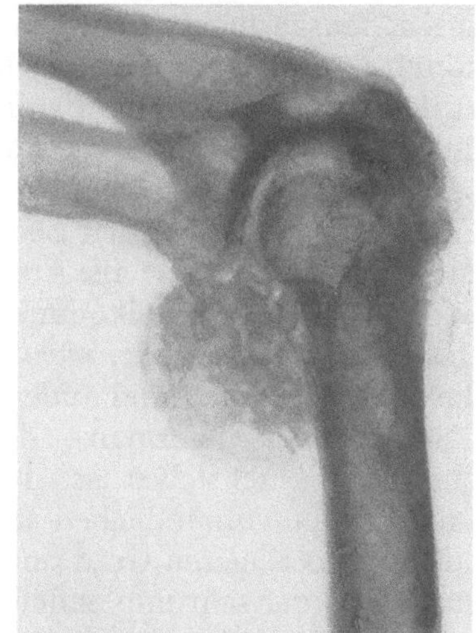

Abb. 1322. Chondromatosis des Ellenbogengelenkes.

Gelenkchondrome.

Bei den Gelenkchondromen handelt es sich um knorpelige Tumoren von annähernd kugeliger Gestalt und meist kalkhaltiger Beschaffenheit, die gewöhnlich in der Mehrzahl innerhalb eines Gelenkes gelegen sind. Meist ist ein Knie- oder Ellbogengelenk betroffen. Weit seltener ist ein symmetrisches Auftreten auf beiden Seiten, z. B. an beiden Hüftgelenken. Daneben werden oft, aber nicht regelmäßig Anzeichen einer Arthrosis deformans angetroffen; diese wird deshalb von Schinz und Theler als sekundäres Leiden angesehen. Differentialdiagnostisch ist eine Unterscheidung von freien Gelenkkörpern bei der Arthrosis dissecans erforderlich. Bei dieser liegen die abgesprengten Knorpelstücke jedenfalls zunächst intraartikulär; oft ist an der Gelenkfläche des Knochens ein Bett zu erkennen, aus dem sie sich losgelöst haben.

Im Röntgenbilde erscheinen die Chondrome als rundliche Schatten von meist inhomogener, oft krümeliger Beschaffenheit, an den Stellen der stärksten Verschattung von Kalkdichte.

Entzündliche Gelenkerkrankungen, Arthritiden.

Die *entzündlichen Gelenkerkrankungen* sind dadurch ausgezeichnet, daß zunächst die *Synovialis* auf den Reiz meist infektiöser Giftstoffe hin *in Entzündung gerät*. Bei stärkeren Graden derselben kommt es zu einer *Abscheidung eines fibrinreichen Exsudates* in die Gelenkhöhle, bei weniger heftig und namentlich bei den schleichend verlaufenden Formen fehlt dagegen eine stärkere Exsudation. *Der Knorpel wird erst sekundär in Mitleidenschaft gezogen,* teils durch chemische Stoffe, die in der Synovialis gebildet werden, angegriffen, teils durch Bindegewebswucherungen, die sich von der Synovialis her über die knorpelige Gelenkfläche verbreiten, geschädigt. Wenn ein völliger Schwund des Knorpels auftritt, kann durch das in die Gelenke gewucherte Bindegewebe zunächst eine bindegewebige, später eine knöcherne *Ankylose (Synostose) der Knochen* eintreten. Es kann aber auch durch entzündliche bindegewebige Wucherungen zu einer *Arrosion des Knochens* kommen, in dem grubige Vertiefungen entstehen, so daß der Knochen ein angenagtes Aussehen erhält.

In späteren Stadien der entzündlichen Vorgänge verwandelt sich das gewucherte, von der Kapsel ausgehende jugendliche Bindegewebe in straffes Narbengewebe, die entzündlich veränderte *Gelenkkapsel schrumpft*, die gegenüberliegenden Knochenenden des Gelenkes werden durch Zug der Gelenkkapsel aufeinandergepreßt und dadurch verbreitert.

Indem der Schrumpfungsprozeß an verschiedenen Teilen der Gelenkkapsel oft in unregelmäßiger Weise vor sich geht, werden an der Stelle der stärkeren Schrumpfung die Knochen stärker aufeinandergedrückt als an anderen Stellen; sie geben dem erhöhten Druck stärker nach. Auf diese Weise, teils auch unter Mitwirkung eines einseitig stärkeren Muskelzuges, kommen *Deviationen der benachbarten Knochen* zustande. Diese können oft hohe Grade erreichen. Es entstehen so *Stellungsanomalien*, mitunter äußerst auffällige unregelmäßige *Verkrümmungen* der Gliedmaßen, die namentlich an den Fingern und Zehen sich besonders stark ausbilden. Wenn man eine so verkrümmte Hand unbefangen betrachtet, so kann man es verstehen, daß dieses Bild von manchen internen Klinikern, die es bei der Beobachtung der entzündlichen Erkrankungen am häufigsten zu sehen bekommen, als Arthritis deformans bezeichnet ist. Die Benennung *Arthritis* ist hierfür ja auch vollkommen gerechtfertigt. Die sog. *Deformation* besteht hier aber in einer *Stellungsänderung, nicht* in einer stärkeren *Formveränderung* der einzelnen Knochen durch Abschleifung und andererseits vor allem durch Knochenneubildung, wie sie bei der Osteoarthrosis deformans, der historischen Arthritis deformans der Anatomen und Chirurgen, beschrieben ist. In geringerem Maße kommen freilich Knochenneubildungen auch bei den entzündlichen arthritischen Prozessen vor. Sie erreichen aber hierbei meist nur einen geringeren Grad und haben mehr die Form kleiner spitzer Zacken, zu denen sie durch Zug der schrumpfenden Kapsel ausgezogen werden, als die grober massiger Wülste wie bei der Osteoarthrosis deformans. Nachdem die Bezeichnung der Deformation also für einen ganz anderen Prozeß vergeben ist, ist es mißverständlich und deshalb unzweckmäßig, wenn solche Stellungsänderungen der Gliedmaßen ebenso benannt werden. Es wäre vielleicht richtiger, hierbei von Skoliosen (Verkrümmungen) zu sprechen. Eine andere treffende Bezeichnung für eine Form von Gelenkerkrankungen, die durch besonders starke Kapselschrumpfung ausgezeichnet sind, ist die einer *Arthritis retrahens*; besonders dort, wo es zu starken Veränderungen der Knochenstruktur durch Zusammenpressung oder Arrosion der Knochen kommt, spricht man auch von einer *Arthritis destruens*. Es liegen also genug Ersatzbezeichnungen für das Beiwort „*deformans*" vor, welches man, einem historischen Brauche Rechnung tragend, auf die Knochenwucherungen bei der Osteoarthrosis deformans beschränken sollte. Im übrigen haben alle diese Benennungen nur den Wert, daß sie eine äußere Form der Gelenkveränderungen näher beschreiben. Einen ätiologischen Begriff darf man mit diesen Beiworten, die der Arthritis beigegeben werden, nicht verbinden. Denn dieselbe ätiologisch einheitliche Erkrankung kann einerseits zu stärksten Stellungsveränderungen der Glieder führen, andererseits unter dem Bilde vollkommen geradlinig in unveränderte Stellung ankylosierter Gliedmaßen verlaufen (vgl. Abb. 1324 und 1326/1327). Der Nachdruck sollte meines Erachtens daher auf das Hauptwort *Arthritis* gelegt werden, wenn man diese Bezeichnung nur auf die *entzündlichen* Gelenkerkrankungen beschränkt und damit ihre entzündliche Entstehung zum Unterschied von den Arthrosen kennzeichnet. In die Gruppe der ankylosierenden Arthritiden gehört auch die *Spondylarthritis ankylopoetica*, die zu einer oft vollkommenen Versteifung der Wirbelsäule führt; sie wird nur aus äußeren Gründen in einem besonderen Abschnitt besprochen werden (vgl. S. 990).

Die *Ätiologie* der meisten entzündlichen Gelenkerkrankungen ist wohl *infektiöser Art*. Deshalb stellt Umber auch in erstrebenswerter Klarheit die besondere Gruppe der

Infektarthritis auf. Wenn ich diese ätiologisch scharfe Kennzeichnung jedenfalls vorläufig unterlasse, so veranlaßt mich hierzu die Tatsache, daß wir für eine besonders wichtige Form, die akute rheumatische Polyarthritis und ebenso für die vielen schleichend verlaufenden chronischen Polyarthritiden die Erreger noch nicht kennen und gerade bei diesen die Abgrenzung gegenüber nichtinfektiösen Erkrankungen sehr schwierig und zum Teil noch strittig ist. Auf diese wichtige Frage wird später noch näher eingegangen werden (vgl. S. 980—981). Ausdrücklich zu betonen ist, daß *die infektiös-entzündliche Natur der Arthritiden eine gleichzeitige ursächliche Wirksamkeit anderer nichtentzündlicher Einflüsse keineswegs ausschließt.* Im Gegenteil ist in nicht wenigen Fällen ein *Zusammenwirken verschiedener Ursachen* mit Sicherheit anzunehmen. So ist sowohl bei der akuten als bei der chronischen Polyarthritis eine *konstitutionelle erbliche Veranlagung* häufig mit großer Deutlichkeit nachzuweisen. Ferner spielen gerade bei der schleichend verlaufenden Polyarthritis, die in ausgesprochen häufiger Weise Frauen zur Zeit des Klimakteriums befällt, *innersekretorische Einflüsse* sicher eine große Rolle (vgl. S. 978); trotzdem besteht an dem entzündlichen Charakter dieser Fälle, die UMBER als *Polyarthritis lenta* bezeichnet, kein Zweifel.

Zunächst soll die Gruppe derjenigen häufigen entzündlichen Gelenkerkrankungen besprochen werden, die mit rheumatischen Schmerzen einhergehen, meist zugleich mehrere Gelenke befallen und daher *Polyarthritis rheumatica* benannt werden. Man scheidet aus klinischen Gründen einerseits die *akute* Form, die sich vornehmlich an großen Körpergelenken abspielt, und diejenigen *chronischen* Krankheitsbilder, die sich an ein akutes Stadium anschließen *(sekundäre Polyarthritis)*, und andererseits die *primär chronisch verlaufende Polyarthritis*, welche mit Vorliebe die kleinen Gelenke in der Peripherie, namentlich die Fingergelenke in auffallend symmetrischer Form befällt. Eine völlig scharfe klinische Trennung ist jedoch nicht möglich, da fließende Übergänge zwischen beiden Formen vorkommen, die auf eine enge Zusammengehörigkeit hinweisen. Noch weniger ist eine klare ätiologische Trennung durchführbar, da die Natur der Erreger noch nicht feststeht.

Akute und sekundäre chronische Polyarthritis.

Verhältnismäßig am klarsten in ätiologischer Hinsicht liegen die Dinge bei derjenigen Form einer polyartikulären Gelenkerkrankung, welche unter dem Bilde eines typischen *akuten Gelenkrheumatismus* auftritt und im Anschluß daran sich nicht selten zu einem chronischen Leiden entwickelt. Dabei kann entweder das akute Stadium, ohne zu heilen, ganz allmählich in einen chronischen Zustand übergehen oder, was bei weitem häufiger ist, es können nach Abklingen der ersten Attacke neue Schübe des Gelenkrheumatismus auftreten, die allmählich an Stärke der Entzündungserscheinungen abzunehmen pflegen. Im Laufe der Jahre, über welche das chronische Leiden sich meist hinzieht, werden nicht nur die alten, sondern gewöhnlich auch neue Gelenke ergriffen. In manchen Fällen werden schließlich sämtliche Körpergelenke befallen.

Das *Röntgenbild* zeigt im *akuten Stadium* die Merkmale, die durch einen *Gelenkerguß* hervorgerufen werden, nämlich *Verbreiterung des Gelenkspaltes* und *Erweiterung sowie* eine bei weichen Aufnahmen vielfach erkennbare *Schattenverdichtung der Gelenkkapsel*, mitunter auch eine leichte diffuse *Trübung in der Umgebung des Gelenkes*, die durch eine ödematöse Durchtränkung und Schwellung des periartikulären Gewebes hervorgerufen wird (vgl. Abb. 1323).

In späteren Stadien der Kapselschrumpfung erscheint der *Gelenksalt verschmälert*; bei eingetretener *Ankylose* ist er *aufgehoben*. Aus der Unkenntlichkeit eines freien Zwischenraumes zwischen den Knochen ist aber noch nicht unbedingt auf eine knöcherne Ankylose zu schließen. Es kommt nämlich nicht selten vor, daß an gekrümmten Gliedmaßen, namentlich bei Subluxationen, die gegeneinander verschobenen Knochen aufeinander projiziert werden. Die Folge davon ist, daß der Gelenkspalt, der in schräger Richtung zum Röntgenstrahl gelegen ist, auf dem Bild verschwindet, obwohl er vorhanden ist; nur kann er bei gewöhnlicher Aufnahmetechnik nicht dargestellt werden. Es ist aber mitunter noch möglich, durch *seitliche Aufnahmen* z. B. an Knien und Fingern einen tatsächlich vorhandenen freien Gelenkspalt kenntlich zu machen. Bei einer Ankylose erscheint der Gelenkspalt dagegen in allen Richtungen aufgehoben. In der Folge bildet sich an einem ankylosierten Gelenk vielfach ein neues Bälkchensystem aus, welches von dem einen Knochen auf den anderen übergeht und in regelmäßiger Weise das nunmehr zusammengeschmolzene Glied durchzieht (*Synostose*, vgl. Abb. 1324). Durch ausgedehnte

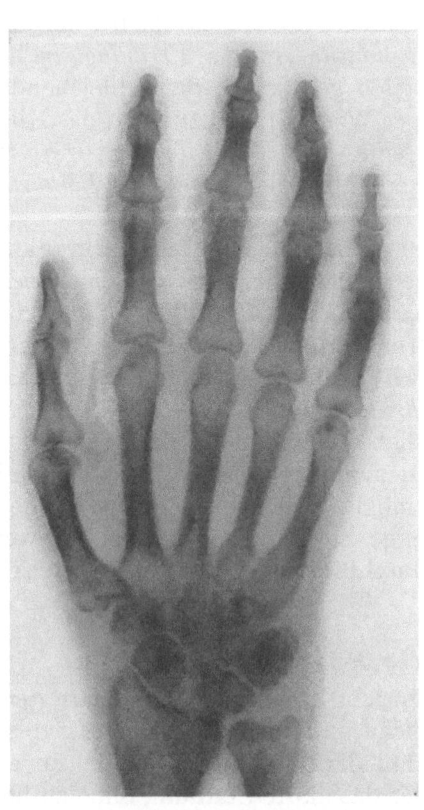

Abb. 1323. Polyarthritis subacuta.

Verdickung der Weichteile und leichte Verschmälerung der Gelenkspalten in den Interphalangealgelenken.

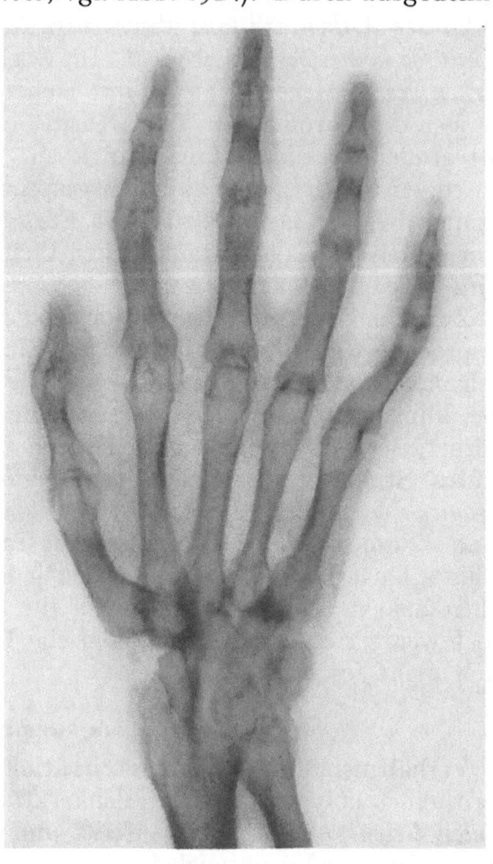

Abb. 1324. Chronische Polyarthritis (sekundäre Form)

Dieselbe Hand wie in Abb. 1323 nach 10 Jahren. Inzwischen ist eine völlige Versteifung fast sämtlicher Körpergelenke eingetreten. Röntgenbefund: Verschmälerung und hochgradige Atrophie sämtlicher Knochen. Knöcherne Ankylose aller Gelenke.

Ankylosierung zahlreicher Gelenke ist die von JACCOUD beschriebene Form des sog. *Rheumatismus fibrosus* ausgezeichnet.

An ruhiggestellten Gelenken, deren Bewegung im akuten exsudativen Stadium durch Schmerzen, später durch Kapselschrumpfung und endlich durch Ankylose stark eingeschränkt oder ganz aufgehoben wird, pflegt sich der Knochenschatten durch eine auffällig geringe Intensität auszuzeichnen. Es kommt dies daher, daß der Knochen an Kalksalzen verarmt und daß auch sowohl die einzelnen Knochenteile der Corticalis als die Spongiosabälkchen an Dicke abnehmen und rarefiziert werden, wohingegen die Markräume des Knochens sich erweitern. Hierdurch erscheinen die *Knochenkonturen im Röntgenbilde schmal und scharf, wie mit dem Bleistift gezogen*, durch große Aufhellungen voneinander getrennt. Ein derartiges Bild der *Knochenatrophie* tritt zunächst *fleckweise* in der Umgebung der Gelenke und an den peripheren Abschnitten der benachbarten Knochen auf; erst später wird der ganze Knochen gleichmäßig erfaßt. Über die Ursache dieser Knochenatrophie, welche nicht nur bei Gelenkentzündungen, sondern auch nach sonstigen, z. B. traumatischen Schädigungen der Knochen sich einstellt, bei Gelenkerkrankungen aber besonders häufig und besonders hochgradig auftritt, ist viel gestritten worden. Man hat zuerst an trophoneurotische Einflüsse gedacht. Neuerdings nehmen RIEDER und SUDECK zunächst nicht atrophische, sondern kollaterale Umbauvorgänge mit erhöhter Zelltätigkeit an. Ursächlich ist meines Erachtens der Ruhigstellung (vgl. S. 844) bzw. Inaktivität und der dadurch bewirkten Durchblutungsstörung maßgebliche Bedeutung beizumessen, und es erscheint mir sehr verständlich, daß gerade bei

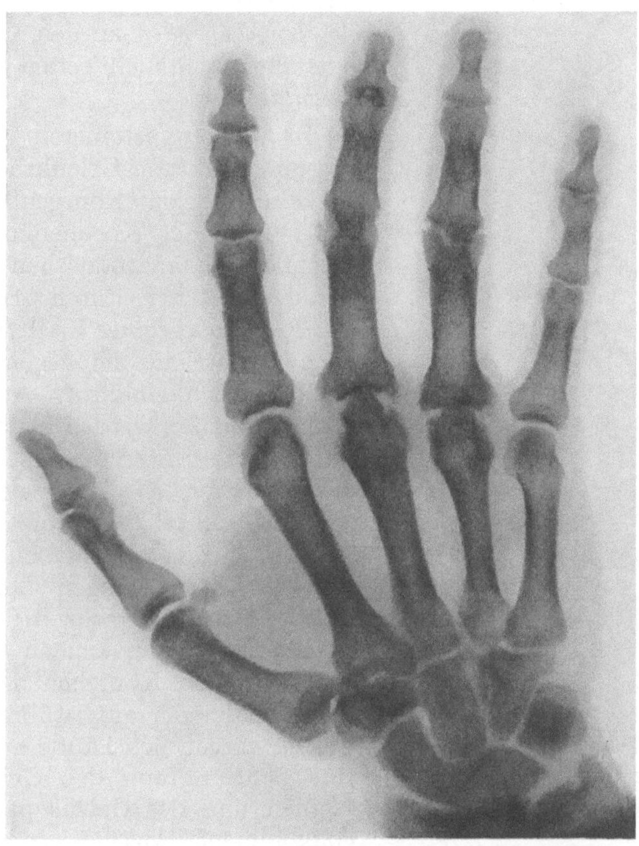

Abb. 1325. Sekundäre Polyarthritis mit Knochenusuren.

Die Köpfchen des 3. und 4. Metacarpus zeigen unregelmäßige, zerfressene Konturen und erscheinen zugespitzt; weitere Unregelmäßigkeiten der Gelenkkonturen an den Phalangen. Klinisch: Entwicklung aus einer fieberhaften, schubweise verlaufenden Polyarthritis (annähernd gleichzeitig gonorrhoische Infektion) zusammen mit Ausbildung einer Wirbelversteifung (Spondylarthritis ankylopoetica).

den entzündlichen Gelenkerkrankungen die Knochenatrophie besonders hohe Grade erreicht; sie pflegen sich nämlich durch die größte *Schmerzhaftigkeit* auszuzeichnen; hierdurch wird jegliche Bewegung ausgeschlossen. Es soll andererseits nicht geleugnet werden, daß auch lokale Entzündungsvorgänge im Knochen selbst, wie sie z. B. in subchondralen Markräumen in der Nachbarschaft des Gelenkes anatomisch nachgewiesen sind, zu einer lokalen Knochenatrophie führen können. Der Einfluß trophoneurotischer Vorgänge durch besondere Nervenbahnen ist beim Gelenkrheumatismus bisher nicht bewiesen.

Man hat diese Knochenatrophie als ein besonderes Merkmal bestimmter Gelenkerkrankungen bezeichnet und die *atrophischen* Gelenkleiden den *hypertrophischen* gegenübergestellt (JACOBSOHN). Es ist richtig, daß namentlich bei der Osteoarthrosis deformans in ihren verschiedenen Formen, bei welchen die Funktion des Gelenkes noch erhalten ist, die hypertrophischen Vorgänge die Oberhand haben, bei den entzündlichen Gelenkleiden, die infolge starker Schmerzen zur Einstellung der Funktion führen, dagegen die atrophischen Vorgänge überwiegen. Der durch das Röntgenbild angezeigte Zustand des Knochengerüstes läßt also gewisse Rückschlüsse auf die Funktion des Knochens und der Gelenke zu. Eine Einteilung nach solchen äußerlichen Kennzeichen kann aber den, der auf eine ätiologisch-pathogenetische Trennung Wert legt, nicht voll befriedigen.

Nicht alle Gelenkerkrankungen bei einer sekundären Polyarthritis gehen in eine Ankylosierung mit Knochenatrophie aus. Man sieht nicht selten, daß neben ankylosierten Gelenken andere ebenfalls erkrankte Gelenke noch einen freien *Gelenkspalt* zeigen, der nur *infolge Kapselschrumpfung* und vielleicht durch Knorpelschwund *verschmälert* ist. Hierbei treten dann häufig *Verbreiterungen der Knochenenden* an den Gelenken auf, und es entstehen auch nicht selten *feine zackige Knochen-neubildungen*.

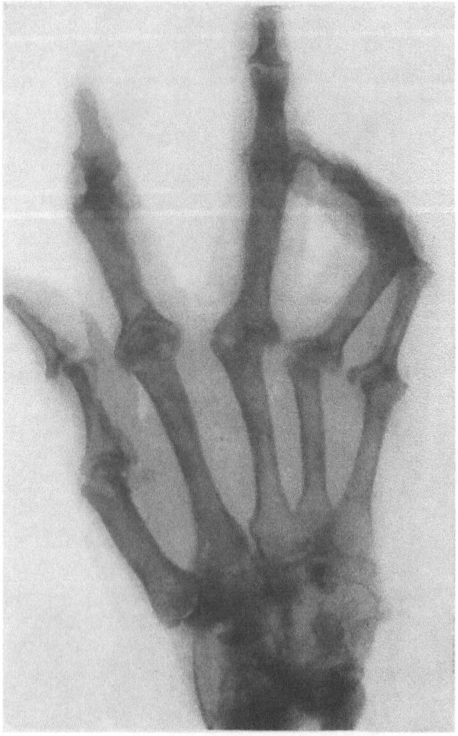

In anderen selteneren Fällen, die gleichfalls aus einem akuten Gelenkrheumatismus sich entwickeln, zeigt das Röntgenbild viel stärkere Veränderungen der Knochenkonturen. Den vorher geschilderten anatomischen Vorgängen entsprechend, entstehen durch *Arrosion des Knorpels und Knochens grubige Vertiefungen* an der Gelenkfläche, in welche der gegenüberliegende härtere Knochen sich eingräbt. Auch *an den seitlichen Knochenrändern* werden bei der sekundären Polyarthritis mitunter nach eigenen Erfahrungen *unregelmäßige, wie ausgenagt erscheinende Konturen* beobachtet (vgl. Abb. 1325) *(Arthritis ulcerosa seu usurosa)*. In manchen Fällen sind solche usuröse Veränderungen der Gelenkflächen an vielen Gelenken gleichzeitig sichtbar, in anderen treten sie nur an einigen Gelenken, besonders häufig an den Köpfchen der Metacarpalia und Fingerphalangen auf, während an anderen Gelenken, namentlich häufig an den Handgelenken, eine Schrumpfung der Gelenkkapsel mit Verschmälerung des Gelenkspaltes oder sogar eine vollkommene Ankylosierung des Gelenkes zu beobachten ist (vgl. Abb. 1326). Das gleichzeitige Vorkommen so verschiedenartiger Formen in demselben Falle scheint mir eine wichtige Mahnung zu sein, lediglich Unterschiede der äußeren Form, welche im Röntgenbilde deutlich erkennbar sind, nicht zur Grundlage einer Einteilung der Gelenkerkrankungen zu wählen, wenn man damit gleichzeitig ätiologisch-pathogenetische Begriffe verbinden will.

Abb. 1326. Sekundäre Polyarthritis.
Sowohl Usuren als Ankylose. Stärkste Usuren an den Köpfchen der Metacarpalia. Zerstörungen und Verkrümmungen an den Fingergelenken. Ankylose am Handgelenk. 42jährige Frau. Entwicklung im Anschluß an eine fieberhafte Polyarthritis in der Jugend.

Zur Kennzeichnung der Beziehungen zwischen Röntgenbild und klinischem Krankheitszustand und -verlauf bei der sekundären chronischen Polyarthritis, die sich ursprünglich aus einem akuten bzw. subakuten Gelenkrheumatismus entwickelt hat, mögen folgende aus einer großen Reihe jahrelang verfolgter Fälle ausgewählte Beispiele dienen. Auf die sog. *trophischen Veränderungen an Haut und Nägeln* und die Entwicklung eines *Amyloids* in einem Falle, die ich auch sonst einige Male bei chronischer Polyarthritis mit sekundärer Anämie und schwerem Kräfteverfall beobachtet habe, mache ich besonders aufmerksam.

1. S., 40jährige Frau. In Krankenhausbehandlung von 1898—1914. 1897 im Alter von 23 Jahren *akuter fieberhafter Gelenkrheumatismus* in mehreren großen Körpergelenken. Wenig später wurde ein Fußgelenk und der linke Mittelfinger ergriffen. Bei Aufnahme Fieber um 39°, Gelenkschwellungen. Zunächst Besserung, in den nächsten Jahren allmählich zunehmende Versteifung in fast allen

Körpergelenken, die späterhin fast vollständig wurde, nur die Wirbelsäule größtenteils frei ließ. Die Finger stehen gerade, die Interphalangealgelenke sind ankylosiert. *Haut besonders von Hand- und Fußrücken glänzend, atrophisch und dünn, pergamentartig. An der Fußsohle* reichliche *dicke Horn- lamellen und Schuppen. Die Finger- und Zehennägel* sind *verdickt und rissig,* gelbbräunlich gefärbt.

Auf *Röntgenbildern* der Hand aus dem Jahre 1902 ist nur eine Verdickung der Weichteile und eine Verschmälerung der Gelenkspalten an mehreren Interphalangealgelenken besonders am dritten Finger zu erkennen (Abb. 1323). 1912 sind sämtliche Interphalangealgelenke (vgl. Abb. 1324) und ebenso die meisten Körpergelenke ankylosiert (vgl. Abb. 1209, S. 897). Wirbelsäule intakt, nur an

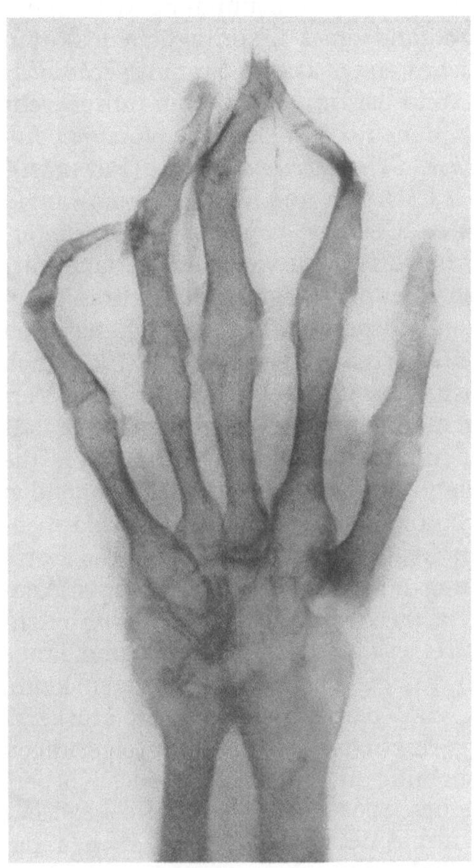

Abb. 1327. Chronische sekundäre Polyarthritis.
Bezüglich des klinischen Befundes vgl. Text S. 977, Fall 2. Handgelenks- und Fingergelenksversteifung mit Subluxation und starker Verkrümmung in den Fingergelenken.

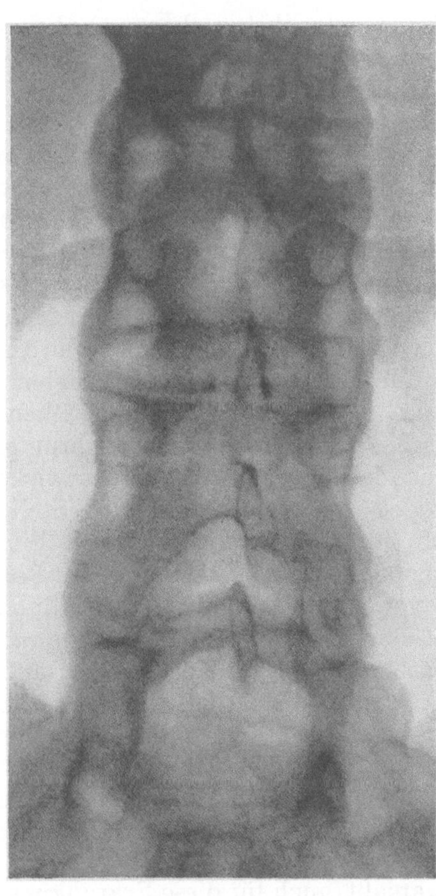

Abb. 1328. Wirbelversteifung bei sekundärer chroni- scher Polyarthritis in demselben Fall wie Abb. 1327.
Bezüglich des klinischen Befundes vgl. Text S. 977, Fall 2. Rönt- genbefund: Überbrückung der Zwischenwirbelscheiben durch schmale Knochenspangen. Die Gelenkspalten der Gelenkfortsätze sind verödet.

einzelnen Stellen ganz geringfügige Spangenbildung über den Zwischenwirbelscheiben. Höchst- gradige allgemeine Knochenatrophie. Keine Knochenwucherungen.

1914 Tod an Pneumonie. Auf Sägeschnitten durch einige Gelenke erweisen sich die Gelenk- höhlen völlig obliteriert und die anstoßenden Knochen miteinander vereinigt. Nirgends Knochen- wucherungen. Amyloid aller Organe.

2. H., 40jähriger Metalldreher. In der Familie zahlreiche Fälle von rheumatischer Gelenksteifig- keit. 1897 als Soldat *akute doppelseitige Kniegelenksentzündung mit hohem Fieber.* Seither dauernd Schmerzen und ganz allmählich zunehmende Versteifung in den Kniegelenken. Seit 1905 häufige Nachschübe mit Gelenkschwellungen, Fieber und starken Schmerzen, die nacheinander fast alle Körpergelenke befielen und allmählich zu fast völliger Versteifung führten.

Die *ganze Wirbelsäule* einschließlich der Kopfwirbelgelenke ist *ganz steif* ohne wesentliche Ver- krümmung. Brustkorb starr, Umfangsdifferenz bei der Atmung nur 1—2 cm. Sämtliche großen und kleinen Körpergelenke einschließlich der Kiefergelenke mehr oder weniger versteift. Die Finger stehen vielfach in Subluxationsstellung und sind nach verschiedenen Richtungen hin stark verbogen.

Die *Haut* ist *dünn, trocken, abschilfernd.* Die *Nägel* der Finger und Zehen sind *stark verdickt, rissig* und *gebogen,* zum Teil *braun gefärbt.*

Auf *Röntgenbildern*: *Knochenspangen zwischen den sonst intakten Wirbelkörpern*, welche die nicht verkalkten Wirbelscheiben seitlich überbrücken. *Gelenkspalten zwischen den Gelenkfortsätzen nicht zu erkennen* (vgl. Abb. 1328). *Knöcherne Verbindungen zwischen Femur und Becken*, zwischen denen die Knochenbälkchen ineinander übergehen, ebenso zwischen Femur und Tibia im *Kniegelenk*. *An den Interphalangealgelenken Aufhebung der Gelenkspalten* und *hochgradige Verkrümmung der Finger* (vgl. Abb. 1327). *Nirgends* nennenswerte *Knochenwucherung*. Hochgradige allgemeine *Knochenatrophie*.

Primäre chronische Polyarthritis.

Häufig entwickelt sich ein ähnliches zu Versteifung und Verkrümmung der Gliedmaßen führendes Krankheitsbild, wie es als Folgezustand eines ursprünglichen akuten Gelenkrheumatismus geschildert wurde, ohne ein solches erstes akutes Stadium *scheinbar primär* in schleichender Weise. Dieses Krankheitsbild ist im Schrifttum unter sehr verschiedenen Namen beschrieben worden, unter denen besonders die *Rheumatoidarthritis* (GARROD), *primärer progressiver chronischer Gelenkrheumatismus* (PRIBRAM), *primäre chronische progressive Polyarthritis (destruens)* (HOFFA und WOLLENBERG) angeführt seien. Am häufigsten werden zuerst die kleinen Gelenke, namentlich die Fingergelenke, in charakteristischer symmetrischer Weise betroffen, im weiteren Verlauf mitunter aber auch die größeren Körpergelenke ergriffen. Seltener beginnt die Erkrankung, ähnlich wie die sekundäre Polyarthritis, an größeren Körpergelenken und pflanzt sich später auf die kleinen fort. Oft treten an den abgemagerten Fingern die Gelenke, auch ohne daß wesentliche Ergüsse bestehen, infolge einer Kapselschwellung oder einer Verbreiterung der durch Kapselschrumpfung aufeinandergepreßten Knochenenden als Verdickungen hervor. Häufig entwickelt sich eine ulnare Abduktion der Finger, die meist gleichzeitig eine gekrümmte Stellung einnehmen. Oft wird bereits in beginnenden Stadien über Parästhesien in den Fingern und Händen geklagt. Eine Herzklappenbeteiligung kommt bei der primären Polyarthritis im Gegensatz zu der sekundären Form kaum vor. In einzelnen Fällen ist durch Beobachtung oder eine besonders genaue Anamnese das Vorkommen von *Temperatursteigerungen im Beginn der Erkrankung* nachzuweisen. Häufig wird das Leiden auch als fieberfrei erklärt. Eine genaue und lange Krankenhausbeobachtung liefert aber doch, wie ich aus eigener Erfahrung sagen kann, in einer größeren Reihe von Fällen den Nachweis, daß namentlich zur Zeit stärkerer Schmerzattacken deutliche, wenn auch meist nur geringfügige Temperatursteigerungen vorkommen, ohne daß auch bei eingehendster Untersuchung an anderen Teilen des Körpers irgendwelche fiebererregende Krankheitsprozesse nachweisbar sind. Dieser Umstand hat schon viele ältere klinische Beobachter, so VOLKMANN und WALDMANN, PRIBRAM u. a. dazu veranlaßt, auch für diese Erkrankung eine entzündliche Entstehung anzunehmen. Eine weitere Stütze hierfür bietet die Beobachtung der *Blutkörperchensenkungsgeschwindigkeit*, die im Gegensatz zu der Osteoarthrosis deformans bei diesen Erkrankungen in der Regel stark beschleunigt gefunden wird. *Anatomisch* fanden HOFFA und WOLLENBERG in mehreren derartigen Fällen eine sehr starke *Infiltration der Synovialis* hauptsächlich mit Rundzellen, daneben auch, freilich in geringerem Grade, mit polynucleären Leukocyten. Aus diesen und anderen, hauptsächlich klinischen Gründen trete ich für die *entzündliche* Natur dieser Erkrankung ein, die auch von UMBER bei dem von ihm als *Polyarthritis lenta* bezeichneten Krankheitsbilde angenommen wird.

Die gegenüber dem akuten Gelenkrheumatismus und der daraus sich entwickelnden sekundären Polyarthritis hervortretenden Unterschiede im klinischen Bilde werden dadurch zu erklären versucht, daß es sich bei der scheinbar primären Form um eine abgeschwächte Entzündung handelt, die infolge einer geringen Virulenz des Erregers oder mangelhafter Reaktionsfähigkeit des Organismus zustande kommt. In dieser Hinsicht ist darauf hinzuweisen, daß die primäre Form häufiger bei älteren Personen, und zwar ganz besonders häufig bei Frauen um die Menopause herum oder *nach dem Klimakterium* angetroffen wird. Auch bei diesen Formen wird in der Regel eine starke Beschleunigung der Blutsenkung gefunden.

Das *Röntgenbild* der *primären chronischen Polyarthritis* zeigt in der Gegend der Gelenke eine freilich nur auf weichen Aufnahmen hervortretende, seitlich bogenförmig begrenzte Verschattung, welche die benachbarten Knochen miteinander verbindet und der verdickten Gelenkkapsel entspricht. Ferner wird meist eine *Verschmälerung des Gelenkspaltes* und oft eine *Verbreiterung der knöchernen Gelenkenden*, namentlich an den Fingergelenken

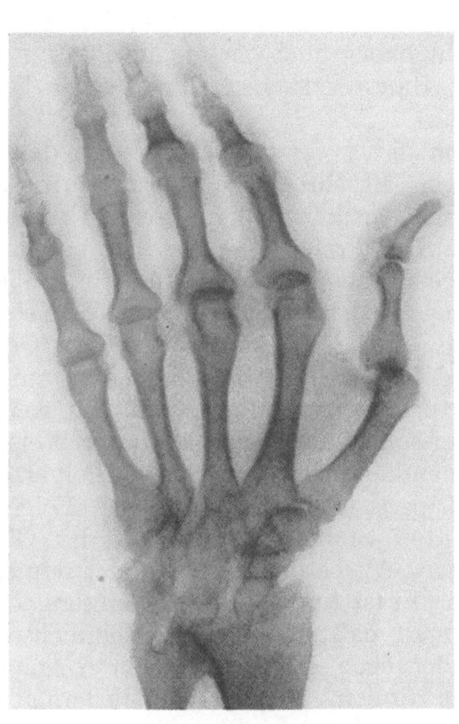

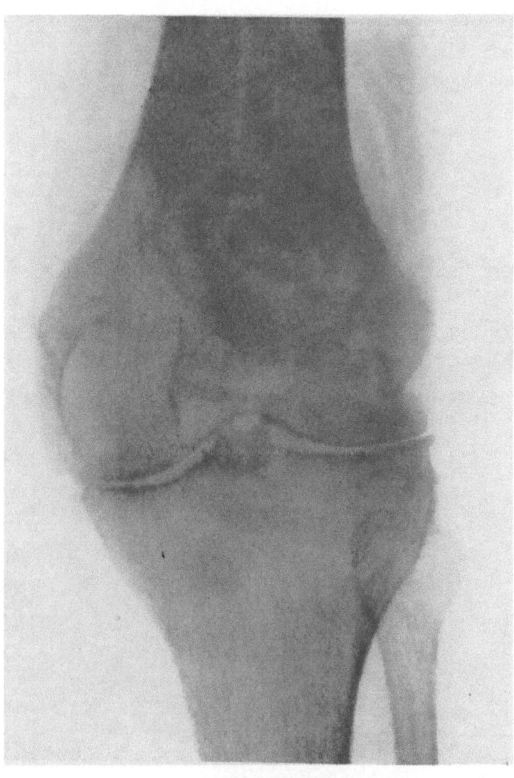

Abb. 1329.   Abb. 1330.

Abb. 1329. Chronische Polyarthritis (sog. primäre Form).

Klinisch: 23jähriges Mädchen. Vor 7 Jahren allmählich zunehmende Schwellung der Finger- und Handgelenke und eines Kniegelenks ohne akut fieberhafte Attacken. Patientin hat viel in kaltem Wasser gearbeitet. Jetzt mäßige Schwellung und Bewegungsbeschränkung in den genannten Gelenken, völlige Versteifung der Handgelenke. Bei längerer Beobachtung leichte subfebrile Temperaturen bis 37,6 und 37,8°, für welche andere Ursachen nicht auffindbar sind. Röntgenbefund: Verödung bzw. Verschmälerung der Gelenkspalten an Hand- und den Metacarpophalangeal-, sowie den Interphalangealgelenken des 2. und 3. Fingers. An diesen sind die Grundflächen und Köpfchen der Phalangen verbreitert und ist dementsprechend die Längenausdehnung der Phalangen etwas verkürzt.

Abb. 1330. Primäre chronische Polyarthritis. Kniegelenk.

Verschmälerung des Gelenkspaltes und zackige Konturen an den seitlichen Knochenflächen von Tibia und Femur. Klinisch: torpide Entstehung im Klimakterium mit nachgewiesenen geringen Temperatursteigerungen, gleichzeitig Gelenkschmerzen und Schwellungen an den Fingern und völlige Versteifung des Handgelenks. Im Kniegelenk Knirschen und vermehrtes Wärmegefühl. Stark beschleunigte Senkungs-geschwindigkeit des Blutes.

gefunden (vgl. Abb. 1329). Es kommen auch *Arrosionen der Gelenkflächen* und der *seitlichen Knochenkonturen* besonders *an den Köpfchen der Metacarpalia* und zum Teil auch der *Phalangen* vor. In Fällen von stärkerer Kapselschrumpfung können sich auch bei der primär-chronischen Form Verkrümmungen besonders der Finger entwickeln, wie sie bei der sekundären Polyarthritis geschildert sind. Nicht selten ist eine Knochenatrophie mäßigen Grades namentlich an den epiphysären Knochenenden an einer Aufhellung des Knochenschattens zu erkennen; sie ist hier aber meist nicht so stark ausgesprochen wie bei der sekundären Polyarthritis. Echte *Ankylosen* kommen hierbei wesentlich seltener vor als bei der sekundären Form, die aus einem akuten Gelenkrheumatismus hervorgegangen ist; sie werden aber auch bei der primär chronischen Polyarthritis beobachtet.

Das Zurücktreten der Häufigkeit der Ankylosen ist offenbar darauf zurückzuführen, daß es bei diesem schleichenden Entzündungsprozeß meist nicht zu einer Bildung von einem erheblichen serofibrinösen Exsudat kommt, sondern daß die Erkrankung von vornherein mehr oder weniger „*trocken*" verläuft. Es erscheint mir aber nicht angängig, eine *ätiologische* Trennung einer *exsudativen Arthritis* von einer *Arthritis sicca* vorzunehmen, wie MUNK dies tut; vielmehr werden nach meinen Erfahrungen sowohl exsudative als trockene Formen bei der infektiös-entzündlichen Polyarthritis ebenso wie beispielsweise bei einer Pleuritis beobachtet. Die gleiche Ansicht haben auch SPIRO und PFANNER aus der v. BERGMANNschen Klinik sowie UMBER geäußert.

Von dieser entzündlichen Form der auch von ihm als chronische Infektarthritis anerkannten Gelenkerkrankung trennt UMBER eine von ihm als *Periarthritis destruens* bezeichnete Gruppe ab, bei welcher er eine rein endokrine Störung als Ursache annimmt. Er hebt die weiche, sulzige Beschaffenheit der Gelenkgegend hervor und weist besonders auf eine periartikuläre Schwellung hin. Im weiteren Verlauf soll es alsdann in ähnlicher Weise wie bei der entzündlichen progressiven Polyarthritis zur Kapselschrumpfung mit der Folge der genannten Stellungsänderungen der Glieder kommen. Als besondere Stütze der rein endokrinen Entstehung der Erkrankung führt UMBER an, daß sich hierbei gewöhnlich solche Veränderungen der Haut und ihrer Anhangsgebilde finden, welche mit Sicherheit auf innersekretorische Einflüsse hinweisen sollen, namentlich eine glatte, glänzende, gespannte Haut (Glossy skin), Pigmentierung der Haut, Verunstaltung und Rissigsein der Nägel.

MUNK behauptet demgegenüber, daß bei dieser endokrinen Gelenkerkrankung die von UMBER in den Vordergrund gestellten periartikulären Schwellungen völlig fehlen und daß es sich lediglich um eine Verdickung der Kapsel selbst handelt. Er betont die trockene Beschaffenheit der Gelenkerkrankung und bezeichnet sie deshalb als *Arthritis sicca* und

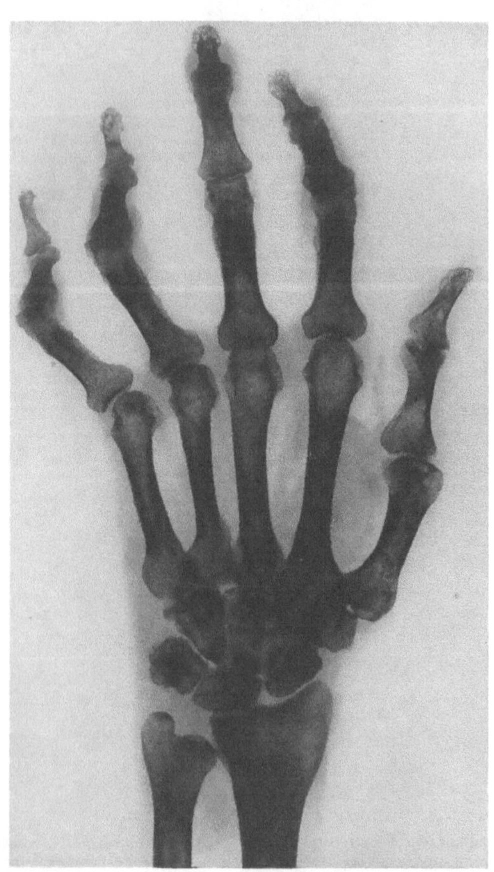

Abb. 1331. Chronische polyartikuläre Gelenkerkrankung bei 65jähriger Frau (Leichenaufnahme). Verschmälerte Gelenkspalten und leichte Unregelmäßigkeiten der Knochenkonturen an den Phalangen. Pathologisch-anatomischer Befund (Dr. BECKER: Virchows Arch. Bd. 264): Verdickung und Wucherung der Synovialis mit Pannusbildung; dadurch bedingte sehr ausgedehnte Knorpelusuren und lacunäre Einschmelzungen am Knorpelrande. Lymphocytäre Infiltrate der Synovialis und der paraartikulären Weichteile.

fügt noch besonders das Vorwort *ulcerosa* bzw. *usurosa* hinzu, weil er hierbei im Röntgenbild auf ulceröse Vorgänge hinweisende, wie angenagt aussehende Konturen, namentlich an den seitlichen Rändern der an das Gelenk anstoßenden Knochen gefunden hat.

Gegen die Beweisgründe, welche UMBER und MUNK für die rein endokrine Entstehung dieser von ihnen etwas abweichend geschilderten Gelenkerkrankung anführen, ist folgendes einzuwenden: Die Veränderungen der Haut in Gestalt von Glanzhaut, Pigmentanomalien, Störungen des Nagelwuchses habe ich mehrfach, und zwar auch bei Männern in solchen Fällen beobachtet, bei welchen die Gelenkkrankheit sich mit Sicherheit aus einem akuten Gelenkrheumatismus entwickelt hatte (vgl. Abb. 1327); hier kann also ihre Natur als Infektarthritis gar nicht bezweifelt werden. Ebensowenig kann ich die von MUNK betonten, im Röntgenbild sichtbaren Veränderungen, die er als Merkmal einer Arthritis ulcerosa sicca bezeichnet, als beweiskräftig für die rein endokrine Natur der Störung anerkennen. Denn ich habe gleichartige Röntgenbilder mit den beschriebenen, angeblich typischen Veränderungen, z. B. den angenagten Knochenkonturen bei solchen Erkrankungen gesehen, welche aus einem akuten Gelenkrheumatismus hervorgegangen waren (vgl. Abb. 1325 und 1326), und zwar sowohl bei Frauen als bei Männern. Demnach scheinen mir keine ausreichenden Gründe für die Abtrennung einer rein endokrinen Form der als Periarthritis destruens UMBER oder als Arthritis ulcerosa sicca MUNK beschriebenen Krankheitsbilder von der chronischen Polyarthritis vorhanden zu sein, bei welcher das überwiegend häufige Vorkommen bei Frauen während des Klimakteriums von jeher anerkannt ist.

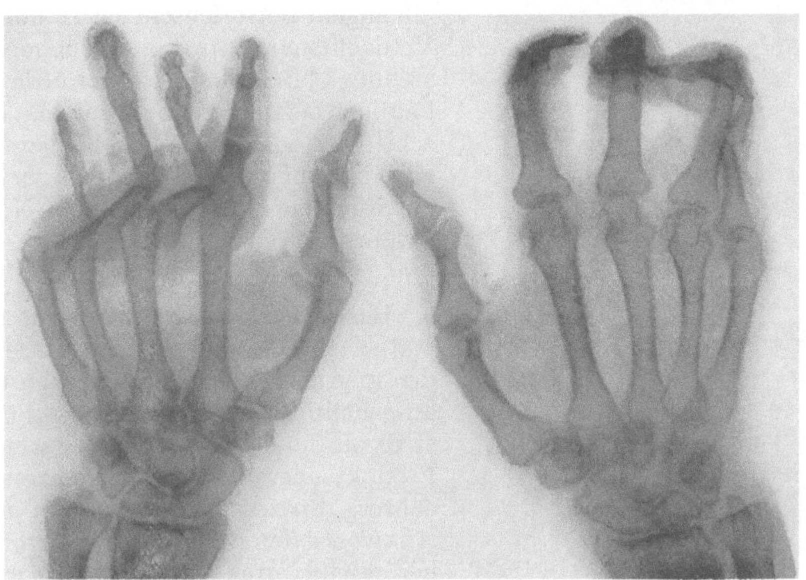

Abb. 1332. Chronische Polyarthritis bei Psoriasis.

Symptomatisch ähnliche, oft in Schüben verlaufende Gelenkerkrankungen, die häufig mit Destruktion der knöchernen Gelenkenden einhergehen und zu Ankylosen führen, werden bei gleichzeitig vorhandener *Psoriasis* der Haut, besonders bei Männern beobachtet, und zwar ist mehrfach ein zeitliches Zusammenfallen von Verschlimmerung des Gelenkleidens mit einer Zunahme der Hauterkrankung festgestellt, so daß an einen freilich noch nicht näher geklärten ursächlichen Zusammenhang gedacht wird (vgl. Abb. 1332).

Eine besondere Form der chronischen Polyarthritis wird an den Wirbelgelenken beobachtet und führt auch hier zu einer Versteifung der Gelenke. Das als *Spondylarthitis ankylopoetica* bezeichnete Krankheitsbild wird unter den Erkrankungen der Wirbelsäule beschrieben.

Infektiöse Gelenkerkrankungen bekannter Ätiologie.

Gonorrhoe.

Ähnliche klinische und auch röntgenologische Bilder kommen bei Gelenkerkrankungen von anderer, großenteils bekannter Ätiologie vor, die von der des Gelenkrheumatismus verschieden ist. So führt die *Gonorrhoe* zu ganz entsprechenden Gelenkveränderungen. Ein gewisses Merkmal haben die gonorrhoischen Arthritiden in der meist auffallend *starken periartikulären Schwellung* und der besonders hochgradigen Schmerzhaftigkeit sowie der *Neigung zu rapid auftretendem Knorpelschwund, Kapselschrumpfung, Ankylose* und einer ungemein rasch sich entwickelnden und ausgeprägten *Knochenatrophie* (vgl.

Abb. 1333). Dies waren auch die ersten Fälle, bei denen KIENBÖCK den Begriff der trophoneurotischen Knochenatrophie im Anschluß an Gelenkerkrankungen aufstellte. Mir scheint die starke *Schmerzhaftigkeit* und dadurch bewirkte *völlige Aufhebung der Funktion*, auch der kleinen unwillkürlichen Bewegungen, in erster Linie für die Entstehung der Atrophie maßgeblich zu sein.

Die häufigste Gelenkerkrankung infolge Gonorrhoe betrifft besonders bei Frauen das *Handgelenk*. Die ungewöhnlich rasch eintretende Kapselschrumpfung die zu einer Aufhebung des Gelenkspalts und Verklumpung der Handwurzelknochen führt, und die auffallende *Knochenatrophie*, die im Röntgenbilde außerordentlich deutlich hervortritt, bilden bei alleinigem Betroffensein des Handgelenks starke Verdachtsmomente für eine gonorrhoische Entstehung. Bei Männern wird das Kniegelenk häufiger befallen als bei Frauen. Dieser Unterschied der Lokalisation bei beiden Geschlechtern ist wohl auf die verschiedene vorwiegende Beanspruchung der einzelnen Gelenke zurückzuführen.

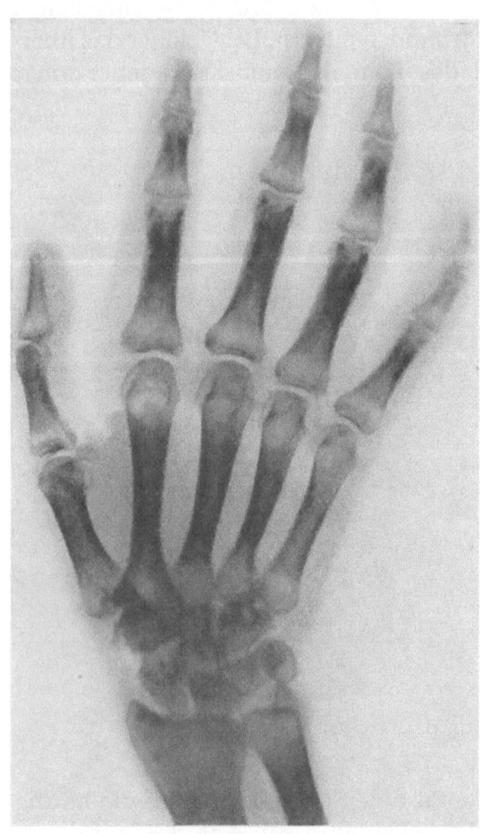

Abb. 1333. Arthritis gonorrhoica
des Handgelenks.

Gelenkspalten zwischen den Handwurzelknochen im Handgelenk verschmälert. Knochenatrophie (Aufhellungen) an den Phalangen.

Sepsis.

Bei *septischen Erkrankungen*, die zu metastatischen Gelenkeiterungen führen, werden an den angrenzenden Knochenteilen umschriebene aufgehellte Bezirke mit Schwund der Bälkchenstruktur und weiterhin Schattendefekte als Produkt einer völligen Knochenzerstörung beobachtet. Später entwickeln sich oft *sekundäre Ankylosen*, deren Röntgenbild durchaus dem vorher geschilderten Verhalten entspricht. Gleiche Bilder werden bei Typhus und nach Scharlach und Masern beobachtet. Bei den beiden letzten Krankheiten spielen wahrscheinlich Mischinfektionen mit septischen Krankheitserregern eine Rolle.

STILLsche Krankheit.

Die bei Kindern vorkommende STILLsche *Krankheit*, welche mit multiplen Gelenkschwellungen und außerdem mit einer Vergrößerung der Milz und Lymphdrüsen und bisweilen auch der Leber einhergeht, ist ihrer Ätiologie nach noch nicht aufgeklärt. Wahrscheinlich handelt es sich um eine septische Erkrankung. Die wenigen Berichte über Röntgenbilder, welche im Schrifttum vorliegen, verzeichnen meist nur eine Kapselverdickung, aber keine deutlichen Veränderungen an den Knochen. In einem von STRAUSS beschriebenen Fall waren teils *Unregelmäßigkeiten der knöchernen Gelenkkonturen* und *umschriebene Aufhellungen innerhalb der Knochen*, teils *Ankylosen* im Röntgenbilde sichtbar. Die anatomische Untersuchung zeigte schwere Knorpeldefekte und innerhalb des Gelenkes reichliche Granulationen, welche die vom Knorpel entblößten Knochen deckten, dagegen keine erheblichen Veränderungen der Synovialmembran und der Gelenkkapsel.

Tuberkulose.

Die *tuberkulösen Gelenkentzündungen* werden hier nur zusammenfassend geschildert, da sie gewöhnlich zum Gebiet der Chirurgie gerechnet werden. Gelenkerkrankungen, welche sich auf eine Entzündung der Synovialis beschränken, brauchen im Röntgenbilde keinen Ausdruck zu finden. Auch die Breite des Gelenkspalts kann hierbei unverändert sein; nur selten ist sie durch Ergüsse, die sich hauptsächlich in den Recessus ansammeln, vergrößert. Häufig ist dagegen eine durch Verschmälerung oder Verlust des

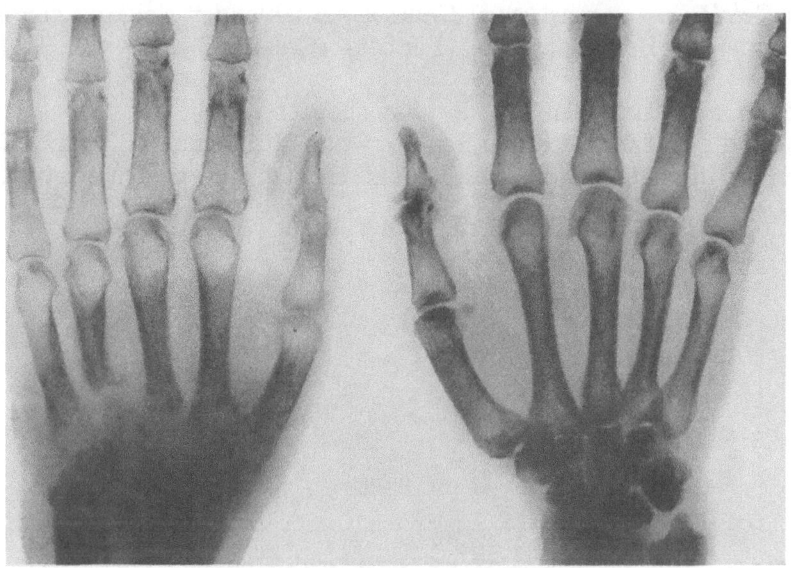

Abb. 1334. Tuberkulose des linken Handgelenks.
Zerstörung der Handwurzelknochen, des Handgelenks und der Basen der Metacarpalia. Hochgradige Knochenatrophie (Aufhellungen an den Phalangen). (Aufnahme von Prof. SONNTAG, Chirurgische Poliklinik, Leipzig.)

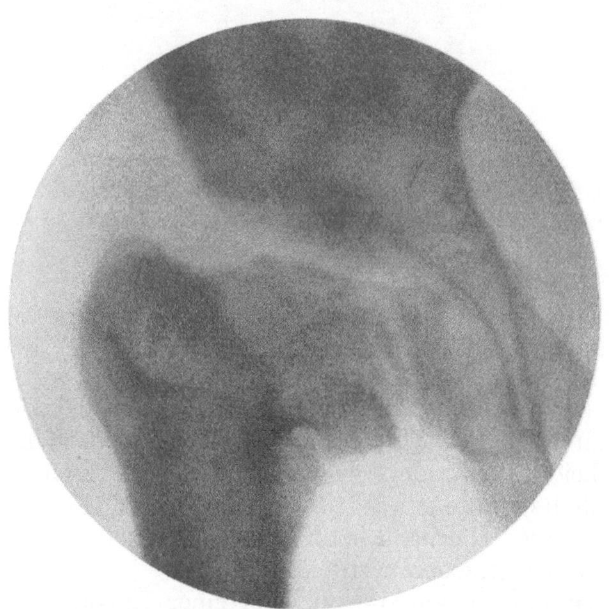

Abb. 1335. Coxitis tuberculosa.
Hochgradige Zerstörung des Femurkopfes. Coxa vara. (Aufnahme von Prof. SONNTAG, Chirurgische Poliklinik, Leipzig.)

Knorpelüberzuges hervorgerufene *Annäherung der benachbarten Knochen aneinander*, ferner oft eine *unregelmäßige, wie angenagt erscheinende Kontur der Knorpel-Knochengrenze* und bisweilen eine *Verstärkung der Schatten der verdickten Gelenkkapsel* erkennbar. Gerade bei der Tuberkulose ist häufig eine *Atrophie der benachbarten Knochen* vorhanden und oft sehr ausgesprochen; freilich kommt diese auch bei anderen Erkrankungen, insbesondere bei der Arthritis gonorrhoica, und zwar bei dieser oft in noch höherem Grade vor. Deutliche Hinweise auf den tuberkulösen Charakter der Gelenkerkrankungen sind dann vorhanden, wenn *umschriebene Nekroseherde in der Knochenepiphyse* als Aufhellungen von rundlicher Beschaffenheit (vgl. Abb. 1247) oder *diffuse Knochenzerstörungen* als *gröbere unregelmäßige Defekte mit verwaschenen Grenzen* bei fehlender Neigung zur Knochenneubildung und fehlender Beteiligung des Periosts erkennbar sind (vgl. S. 924—928 und Abb. 1334).

Am stärksten ausgesprochen ist die Knochenzerstörung bei der als Caries sicca bekannten Form, die am häufigsten im Schulter- und Hüftgelenk auftritt. Hierbei werden die Knochenenden in weitgehendem Maße abgeschliffen und destruiert (vgl. Abb. 1335).

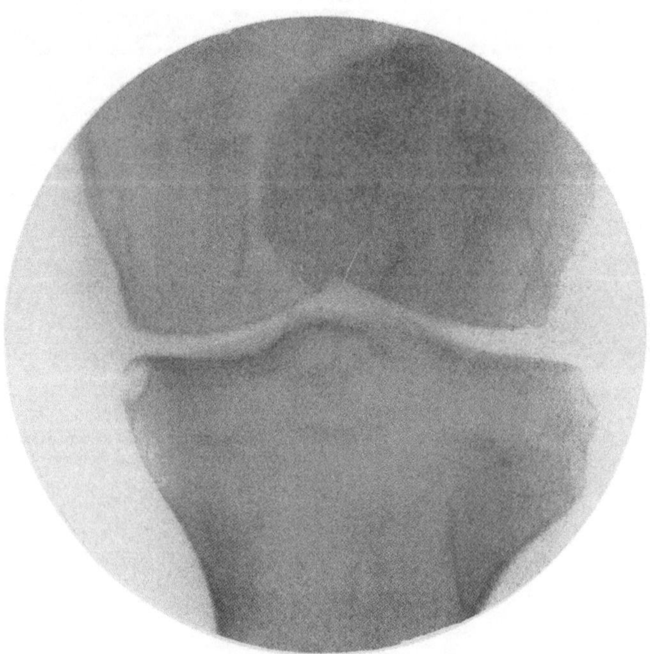

Abb. 1336. Kniegelenksentzündung rechts bei Lues acquisita.
Genau symmetrische Knochendefekte an der Innenfläche der Tibia beiderseits.

Lues.

Die *Lues* ruft nicht häufig, aber doch vielleicht öfter als gewöhnlich angenommen wird, Gelenkerkrankungen hervor. Sie werden sowohl bei der hereditären wie bei der erworbenen Form beobachtet. Bei der Verbreitung einer vorangegangenen luischen Infektion einerseits und der Polyarthritis noch unbekannter Ätiologie andererseits ist die Frage, ob es sich um einen echten luischen Gelenkprozeß handelt, im Einzelfalle oft schwer zu entscheiden, besonders wenn das übrige klinische Bild keine Eigentümlichkeiten bietet. Anhaltspunkte gewährt bisweilen der Erfolg oder die Wirkungslosigkeit einer spezifischen Therapie. Hiernach konnten verschiedene von AXHAUSEN beobachtete Fälle auf *Lues hereditaria* bezogen werden.

Bei der *erworbenen Lues* lassen die nur von einer Erkrankung der Synovialis ausgehenden Gelenkergüsse des Sekundärstadiums gewöhnlich keine Veränderung der Knochenstruktur, lediglich eine Verbreiterung der Gelenkspalten im Röntgenbilde erkennen. Dies kann auch bei tertiären Gelenkerkrankungen vorkommen. In anderen Fällen zeigt hier das Röntgenbild *umschriebene Knochenusuren* infolge größerer isolierter Gummiknoten und *Arrosionen* durch *gummöses* Granulationsgewebe, die gewöhnlich an den seitlichen Konturen der Knochen, nicht an der Gelenkfläche selbst sitzen. Mitunter wird gerade bei der Lues ein auffälliges genau symmetrisches Verhalten der Gelenkveränderungen beobachtet, das hierdurch einen gewissen, wenn auch nicht untrüglichen diagnostischen Wert hat (vgl. Abb. 1336). Häufig wird auch eine Mitbeteiligung des Knochens in Gestalt der früher beschriebenen *luischen Osteomyelitis,* welche eine Knochenverdichtung und damit im Röntgenbilde eine Schattenverstärkung hervorruft, sowie einer gleichzeitig vorhandenen ossifizierenden *Periostitis* angetroffen. Dies sind die wichtigsten positiven Hinweise auf die luische Natur einer Gelenkerkrankung. Ihr Fehlen schließt jedoch eine luische Entstehung keineswegs aus. Im Gegenteil ist zu betonen, daß manche luische Gelenkleiden keine besondere Eigentümlichkeit erkennen lassen und auch im Röntgenbilde einer unspezifischen Polyarthritis gleichen können. Zum Unterschied von dieser machen DEYCKE und HAHN auf das konstante *Fehlen der Knochenatrophie bei luischen Gelenkerkrankungen* aufmerksam; doch kommen Ausnahmen von dieser Regel vor. Die syphilitischen Gelenkerkrankungen sind gewöhnlich durch eine geringe oder fehlende Schmerzhaftigkeit ausgezeichnet, die zu den oft mächt gen Ergüssen in auffallendem Kontrast steht und meist eine verhältnismäßig gute Funktion gestattet. Hierdurch wird das in der Tat seltene Vorkommen einer stärkeren Knochenatrophie erklärt.

6. Allgemeine Erkrankungen der Wirbelsäule.

Knochen- und Gelenkveränderungen an der Wirbelsäule sind vielfach nur als Teilerscheinung oder besondere Lokalisation allgemeiner Knochen- und Gelenkerkrankungen des gesamten Skelets aufzufassen; eine nochmalige ausführliche Besprechung derselben, die vorher im ganzen dargestellt sind, erübrigt sich daher an dieser Stelle. Doch sollen einzelne Erkrankungen der Wirbelsäule, und zwar namentlich diejenigen, welche zu einer *Versteifung* derselben führen, dem bisher üblichen Brauch folgend, hier zusammen beschrieben werden, zumal da erhebliche Ähnlichkeiten im anatomischen, klinischen und auch röntgenologischen Verhalten zwischen den einzelnen Formen bestehen und die Unterscheidungsmerkmale in besonderen Fällen gegeneinander abgewogen werden müssen. Nach dem heutigen Stande der Forschung ist anzunehmen, daß bei einer Einteilung nach pathogenetischen Grundsätzen die beiden hier hauptsächlich in Betracht kommenden Formen, die Spondylosis deformans und die Spondylarthritis ankylopoetica, in den schon besprochenen Gruppen der Osteoarthrosis deformans einerseits und der chronischen Polyarthritis andererseits aufgehen. Eine derartige Trennung entspricht dem besonders von E. FRAENKEL auf Grund eingehender anatomischer Untersuchungen vertretenen Standpunkt, mit dem sich m wesentlichen, wenn auch nicht vollkommen, die Ansichten von SIMMONDS und SIEVEN und auch unsere eigenen Erfahrungen decken. Eine gesonderte Darstellung erfordern ferner gewisse Erkrankungen der Zwischenwirbelscheiben.

Spondylosis deformans.

Die *Spondylosis (Spondylitis) deformans* ist eine besonders bei älteren Männern auftretende, oft aber auch schon im mittleren Lebensalter beginnende Abnutzungskrankheit, die nach den anatom'schen Untersuchungen von BENEKE von den Zwischenwirbelscheiben ihren Ausgang nimmt. Hierzu hat SCHMORL h nzugefügt, daß der Prozeß von einer typischen Rißbildung im Randleistenannulus, d. h. in des äußersten Ringschichten der Faserzüge, die in die Wirbelkörperrandleiste einstrahlen, eingeleitet wird. Für die Auffassung von der Natur des Prozesses ist den Hinweis nicht unwichtig, daß die gleichen anatomischen Veränderungen am Wirbelskelet auch bei Tieren mit aufrechter Gangart gefunden werden. In manchen Fällen spielen vielleicht traumatische Einflüsse eine Rolle, doch fehlen sehr oft einzelne gröbere äußere Anlässe in der Vorgeschichte.

Die nach der Ansicht der meisten Autoren *primär erkrankten Zwischenwirbelscheiben* verlieren ihre Elastizität, sie werden plattgedrückt und quellen zwischen den Wirbelkörpern hervor. Durch den Fortfall ihrer federnden Pufferwirkung werden die Wirbelknochen sowohl der dauernden Belastung als vielen Erschütterungen stärker ausgesetzt und unter veränderte mechanische Bedingungen versetzt. Sie geben diesen Einwirkungen bald an dieser, bald an jener Stelle mehr nach, an anderen treten Umbau und kompensatorische Vorgänge am Knochengerüst ein. Dadurch entsteht eine *Deformierung der Wirbelsäule,* die meist nur einzelne Teile betrifft, selten die Wirbelsäule in ihrer ganzen Ausdehnung ergreift. Die ersten Veränderungen spielen sich gewöhnlich an den Stellen ab, welche sich an die Zwischenwirbelscheiben ansetzen. Mit den plattgedrückten Wirbelscheiben treten die ihnen anhaftenden Partien der Knochen nach außen hervor und bilden

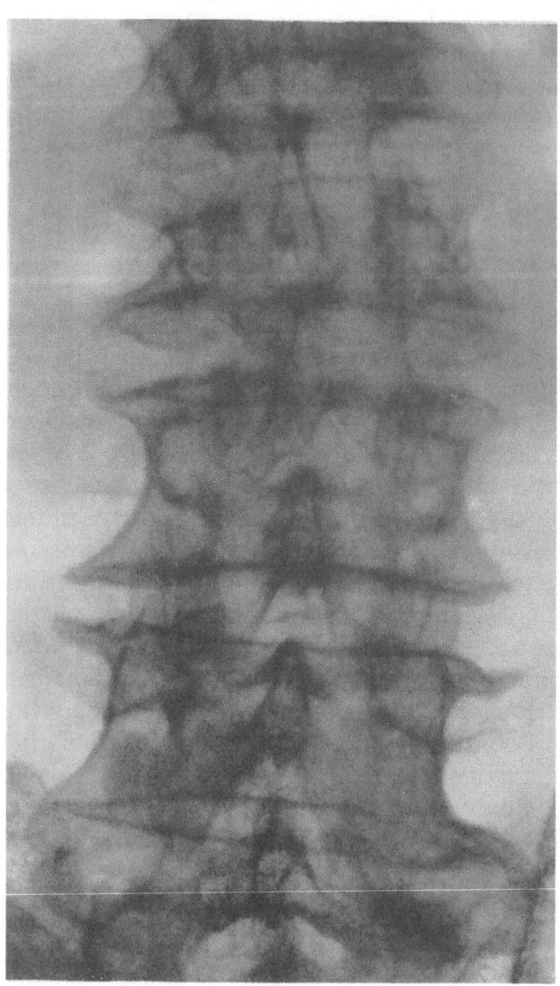

Abb. 1337. Spondylosis deformans.

Abplattung und typische Zackenbildung an den Kanten mehrerer Wirbelkörper. Die Zwischenwirbelräume sind von ungleicher Weite, die oberen verengert. Dagegen sind die Wirbelgelenkspalten erhalten.

lippenförmige und *zackige Vorsprünge.* Hierdurch und sodann, nachdem einmal die ursprüngliche Struktur verändert ist, mehr und mehr unter dem Einfluß der Belastung *nimmt die Höhe einzelner Wirbelkörper* ab, auch sie werden *plattgedrückt.* Entsprechend den bei der Osteoarthrosis deformans geschilderten Vorgängen kommt es zur *Knochenneubildung,* die auf den formativen Reiz der veränderten mechanischen Verhältnisse eintritt, aber über das nützliche Maß hinaus auch zu regellosen Wucherungen führt. Die Knochenvorsprünge, die an die Zwischenwirbelscheiben angrenzen, wachsen und vereinigen sich, wobei die oberen die unteren auch oft dachziegelartig decken. Auch *an den Seitenflächen der Wirbelkörper* entstehen bisweilen *derbe Knochenwucherungen,* die in auffälliger Weise *die rechte Seite bevorzugen,* was zu der Rechtshändigkeit der meisten Menschen in Beziehung gebracht wird. An den Zwischenwirbelgelenken kann sich als Ausdruck einer Arthrosis deformans derselben eine Zacken- und Randwulstbildung einstellen. Auch eine Verknöcherung der Gelenke und Bänder kann in einzelnen Fällen in beschränktem Umfange eintreten; sie ist aber durchaus nicht immer vorhanden und gehört besonders nach E. FRAENKEL nicht zum Wesen der Erkrankung.

Entsprechend diesem anatomischen Verhalten zeigt das *Röntgenbild* am häufigsten *Zacken* und *schnabel-* oder *lippenförmige Vorsprünge* an den oberen und unteren Rändern der Wirbelkörper (vgl. Abb. 1337), ferner *klammerartige knöcherne Verbindungen* zwischen ihnen sowie bisweilen, aber selten *derbe Wucherungen am seitlichen Rande der Wirbel, besonders auf der rechten Seite.* Die *Zwischenräume zwischen den einzelnen Wirbelkörpern,* die den plattgedrückten Wirbelscheiben entsprechen, sind oft *verschmälert* (vgl. Abb. 1337 und 1339). An *den Wirbelkörpern* fällt ihre *unregelmäßige Höhe* auf, während diese normalerweise gleichmäßig von oben nach unten zunimmt. Diese Zustände können sowohl auf ventrodorsalen Aufnahmen als im Profilbilde erkannt werden. Besonders im *Brustteil* der Wirbelsäule gewähren *seitliche Aufnahmen* gewisse Vorteile, da sich hier die Vorderflächen der Wirbel gegen das helle Lungenfeld in sehr klarer Weise abheben und schon kleine Zacken und Unregelmäßigkeiten der Kontur so sehr deutlich zur Darstellung gelangen. Auch im Lendenabschnitt treten entsprechende Befunde am Profilbilde deutlich hervor.

Derartige Veränderungen, insbesondere einzelne Zacken und schnabelartige Vorsprünge an den Konturen der Wirbelkörper, werden sehr häufig als *belangloser Nebenbefund* bei Aufnahmen namentlich der Lendenwirbelsäule, die z. B. zum Nachweis von Nierensteinen gemacht werden, *bei älteren Leuten* angetroffen. Sie kommen auch bei ganz gesunden Menschen höheren Alters vor, ohne daß irgendwelche Beschwerden bestehen. In anderen Fällen werden aber Schmerzen, besonders bei Belastung der Wirbelsäule beobachtet, die bei Ausschaltung dieses Momentes durch Rückenlage oder Anlegung eines Stützkorsetts behoben werden können. Durch Knochenwucherungen, welche die Intervertebrallöcher einengen, können ausstrahlende Schmerzen und Parästhesien, ferner auch Muskelatrophien, besonders in Höhe der unteren Halssegmente entstehen; GÖTTE hat in solchen Fällen besonders auf Schrägaufnahmen deutlich hervortretende zapfen- und lippenförmige Vorsprünge nachgewiesen, die teils von den Ecken der Wirbelkörper, teils von den Gelenkkanten der Gelenkfortsätze ausgehen und gegen das Lumen der Intervertebrallöcher hin vorspringen.

Im Anschluß an die unter der Bezeichnung *Spondylosis deformans* zusammengefaßten degenerativen und reaktiven Prozesse an den Zwischenwirbelscheiben und Wirbelkörpern sind gewisse Vorgänge an den Bandscheiben noch besonders zu besprechen.

Innerhalb von degenerierten Zwischenwirbelscheiben, die im Inneren im Bereich des Nucleus Risse aufweisen, können bei Klaffen derselben in lordotischer Haltung *Gasblasen* auftreten, die im Röntgenbilde als helle Streifen zwischen den Wirbelkörperschatten erscheinen; wenn die Wandungen der Risse in kyphotischer Haltung zusammengedrückt werden, verschwinden die Luftstreifen (KNUTSSON).

Die von SCHMORL beschriebenen

Knorpelknötchen

entstehen durch Wucherung von Knorpelgewebe nach Einbruch des Nucleus pulposus in die Umgebung durch Gefäßlücken und Risse in der Knorpelplatte, welche den Wirbelknochen von der Bandscheibe abschließt. Beim Einbruch in die Wirbelkörper werden im Röntgenbilde an den an die Zwischenwirbelscheibe angrenzenden Teilen unregelmäßig rundliche Aufhellungen erzeugt, die besonders auf Queraufnahmen, oft an mehreren Wirbeln an entsprechender Stelle an den den Zwischenwirbelscheiben benachbarten Teilen der Wirbelkörper meist etwas hinter der Mittellinie sichtbar sind (vgl. Abb. 1338). Wenn sich reaktiv eine Knochenschale um das Knötchen herum bildet, wird die Aufhellung von einer etwa halbkreisförmigen Schattenlinie begrenzt. Wenn diese Knorpelknötchen verkalken, können sie, wie SCHMORL am anatomischen Präparat der isolierten Wirbelsäule gezeigt hat, auf Queraufnahmen an der Hinterfläche der Bandscheiben eine vorgewölbte Verschattung, auf Sagittalaufnahmen rundliche, etwa erbsengroße Flecken innerhalb des Zwischenwirbelraumes hervorrufen. Derartige Knorpelknötchen können

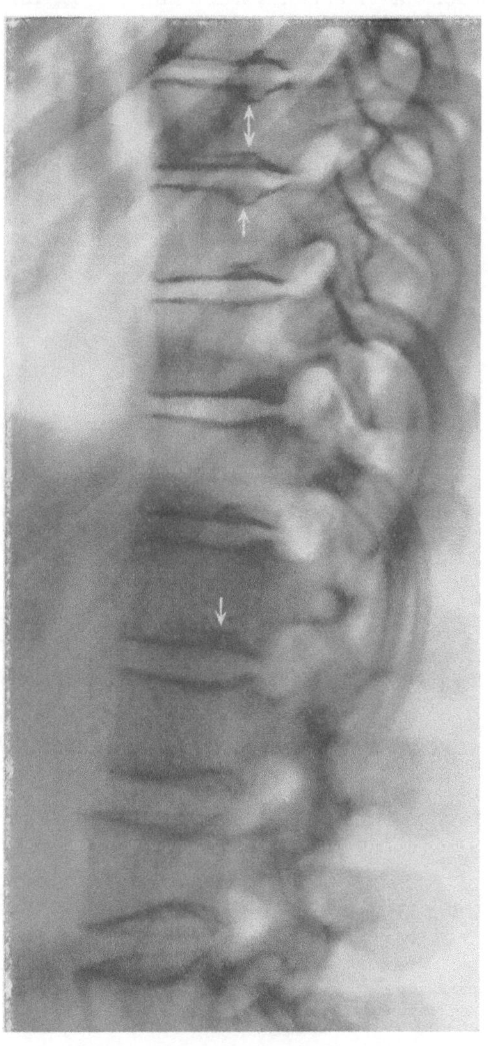

Abb. 1338. SCHMORLsche Knorpelknötchen der Wirbelsäule.
(Aufnahme von Prof. MÜLLER, Chirurgische Klinik, Königsberg.)

auch an der Hinterfläche der Bandscheibe in den Wirbelkanal hervortreten und in seltenen Fällen zu einer Kompression des Rückenmarks führen. Die am häufigsten im unteren Bereich der Lendenwirbelsäule vorkommenden sog. *Prolapse der Zwischenwirbelscheiben nach hinten*, welche in den Wirbelkanal und die Intervertebrallöcher einbrechen und Druckerscheinungen an den hinteren Wurzeln hervorrufen können, sind im Abschnitt über das Nervensystem näher geschildert (vgl. S. 832 und 874). Der direkte Nachweis von Veränderungen der Wirbel, welche der erkrankten Zwischenwirbelscheibe anliegen, genügt meist im Verein mit den Ergebnissen der neurologischen Untersuchung zur Diagnose eines Discusprolapses, so daß eine Myelographie vielfach entbehrlich ist.

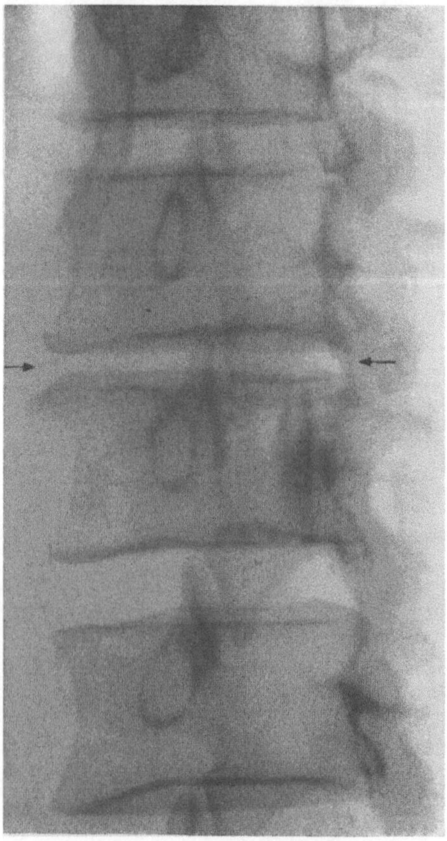

Multiple Knorpelknötchen finden sich oft bei der von SCHEUERMANN beschriebenen

Adolescentenkyphose,

die meist zwischen dem 11. und 17. Lebensjahr häufiger bei Knaben und Jünglingen als bei Mädchen auftritt. Gleichzeitig besteht dabei oft eine fibröse Umwandlung der Zwischenwirbelscheiben. Im Röntgenbilde sind außer der vorwiegend die untere Brustwirbelsäule betreffenden Kyphose die beschriebenen, von Knorpelknötchen herrührenden unregelmäßig, rundlich begrenzten Schattendefekte und an den den Zwischenwirbelscheiben benachbarten Wirbeldeckplatten zerschlissene, stellenweise verdickte Randlinien der Wirbelkörper sichtbar. Die Gestalt der Wirbelkörper ist namentlich auf der Höhe der kyphotischen Krümmung keilförmig derart verändert, daß im vorderen Drittel die Höhe schnell abnimmt, so daß die Wirbel zugespitzt erscheinen; ebenso ist die Bandscheibenhöhe vermindert. In manchen Fällen findet sich eine unregelmäßige Begrenzung der Stufenbildung an den ventralen Ecken der Wirbelkonturen, welche durch die knorpeligen Teile der sog. Randleiste hervorgerufen wird, die von manchen Autoren (ERDHEIM, GALEAZZI, RUNGE, DIETHELM) im Gegensatz zu SCHMORL als Epiphyse aufgefaßt wird.

Abb. 1339. Verschmälerung der Zwischenwirbelscheibe (Pfeile) bei Discusprolaps (operative Bestätigung).
Spornbildung am oberen Wirbelrande des unterhalb der erkrankten Zwischenwirbelscheibe liegenden Lendenwirbels.

Im weiteren Verlauf findet oft eine Überbrückung der zusammengedrückten Bandscheiben im vorderen Anteil und eine Synostose der betreffenden Wirbelkörper statt.

Bei der

Alterskyphose

handelt es sich um eine Degeneration vorwiegend der vorderen Bandscheibenabschnitte, die zur Nekrose und später zur Verknöcherung derselben führen kann. Sie pflegt am stärksten in der mittleren Brustwirbelsäule ausgeprägt zu sein. Im Röntgenbild ist eine Höhenabnahme im vorderen Drittel der Zwischenwirbelräume und eine Verdickung der angrenzenden Wirbeldeckplatten sichtbar.

Osteochondrosis der Bandscheiben.

Eine Degeneration (Osteochondrosis) der Bandscheiben, die zu dem beschriebenen Heraustreten des Nucleus pulposus (Discusprolaps) Anlaß gibt, ist oft die Ursache erheblicher Beschwerden, von Kreuz- und Rückenschmerzen, Steifhaltung der Wirbelsäule und

Schmerzen beim Bücken. Im Röntgenbilde ist meist eine Höhenverminderung der Zwischenwirbelräume, besonders in den vorderen Abschnitten sichtbar. Weiterhin finden sich oft die bei Osteoarthrosis (Spondylosis) deformans geschilderten Zacken und Verdichtungen der Struktur in den angrenzenden Wirbelteilen (vgl. Abb. 1339).

Eine Osteochondrosis der Bandscheiben kann zu verschiedenartigen Folgeerscheinungen führen. So kann eine *Wirbelverschiebung nach hinten* eintreten, in dem der obere Wirbelkörper gegenüber dem unteren nach hinten wandert (SCHMORL und JUNGHANNS). Im Röntgenbilde ist außer dieser Ortsverschiebung, die am besten an den hinteren Rändern der Wirbelkörper erkennbar ist, eine Verschmälerung und Gestaltsveränderung der Wirbellöcher und ein Klaffen der Wirbelgelenke namentlich im Bereich der oberen Lendenwirbelsäule am deutlichsten auf Schrägaufnahmen sichtbar. Auch seitliche Verschiebung und ein sog. Drehgleiten der Wirbelkörper kommt vor (W. MÜLLER).

Andererseits kann infolge einer Spaltbildung im Zwischenwirbelgelenkstück der obere Wirbelkörper mit dem zugehörigen Bogen- und den oberen Gelenkfortsätzen nach vorn verschoben werden, während der untere Wirbel an Ort und Stelle verbleibt. Vorbedingung ist eine Degeneration der dazwischenliegenden Bandscheibe. Das hierdurch entstehende Wirbelgleiten wird als

Spondylolisthesis

bezeichnet. Am häufgsten sind die untersten Lendenwirbel betroffen. Dabci kann der 5. Lendenwirbel nach unten vor das Kreuzbein verlagert sein. Diese Ortsveränderung ist am deutlichsten auf seitlichen Aufnahmen erkennbar. Dabei ist auf die Stellung der hinteren Wirbelkanten zueinander zu achten. Aber auch auf Aufnahmen im sagittalen Strahlengange ist der Schatten des vor dem Kreuzbein hinabgesunkenen 5. Lendenwirbels mit einer nach unten durch eine konvexe Linie abschließenden Begrenzung sichtbar.

An den untersten Lendenwirbeln finden sich ferner zahlreiche Anomalien und Mißbildungen, die zum Teil als *Lumbalisation* bzw. *Sacralisation,* einheitlich aber wohl besser nach dem Vorschlag von JUNGHANNS als

Lumbosacrale Übergangswirbel

bezeichnet werden. Daran schließen sich häufig auch sonstige Anomalien, wie z. B. eine Gelenkverbindung zwischen Querfortsatz des 5. Lendenwirbels und dem Kreuzbein oder eine Synostose von beiden teils ein-, teils doppelseitig an. Die klinische Bedeutung dieser Anomalien ist meist gering und vorsichtige Zurückhaltung bei der Beziehung von Beschwerden darauf geboten.

Calcinosis intervertebralis

ist von BARSONY und KOPPENSTEIN eine zuerst von CALVÉ und GALLAND beschriebene Verkalkung der zentralen Partien der Bandscheiben benannt worden. Sie betrifft hauptsächlich den Nucleus pulposus oder Teile desselben und mitunter auch anliegende Abschnitte des Annulus fibrosus. Im Röntgenbilde erscheinen die zentralen Verkalkungen als strichförmige oder ovaläre mandelkernähnliche intensive homogene Verschattungen, welche gegen die Umgebung scharf abgegrenzt sind; sie sind in den Zwischenräumen zwischen den Wirbelkörpern gelegen und werden auf Aufnahmen bei sagittalem Strahlengange in die Mittellinie, auf Aufnahmen bei frontalem Strahlengange in den hinteren Abschnitt der Wirbelsäule dicht hinter einer durch die Mitte der Wirbelkörper gelegten Achse projiziert. Außerdem werden auf ähnlichen Vorgängen beruhende lokale Verkalkungen auch in den peripheren Abschnitten der Bandscheiben beobachtet, wo sie strich- oder kommaförmige Schattenflecken, die an den Rändern der Wirbelkörper gelegen sind, im Röntgenbilde hervorrufen (BUFNOIR, LEGRAS). Die genannten Veränderungen werden meist als belangloser Nebenbefund, mitunter aber auch bei Personen, die an Rückenschmerzen leiden, gefunden, ohne daß aber ein Zusammenhang zwischen diesen und den Verkalkungen sichergestellt wäre. In zwei eigenen Beobachtungen war eine *Calcinosis intervertebralis* bei einer Spondylarthritis ankylopoetica vorhanden (vgl. Abb. 1340).

Aus besonderer Ursache, nämlich infolge von krampfhaften Kontraktionen der Rückenmuskulatur kommen

Wirbelveränderungen bei Tetanus

zustande. Einzelne oder meist mehrere Wirbelkörper werden abgeplattet, im vorderen Abschnitt mehr als im hinteren zusammengedrückt, so daß sie Keilform annehmen können. Hierdurch kommt eine Kyphose zustande, die in der Regel im mittleren oder oberen Brustteil sitzt. An manchen Wirbelkörpern sind Verdichtungszonen nahe den Deckplatten am oberen und unteren Rande der Wirbelkörper sichtbar. Die den Zwischenwirbelscheiben entsprechenden Räume bleiben unverändert.

Spondylarthritis ankylopoetica.

Im Gegensatz zur Spondylosis deformans, welche meist nur einzelne Abschnitte der Wirbelsäule befällt, führt die *Spondylarthritis ankylopoetica* oft zu einer totalen Versteifung derselben und bildet ihre gewöhnliche Ursache, wenn sie auch an sich viel seltener auftritt als die überaus häufigen Fälle von Spondylosis deformans. Die Spondylarthritis ankylopoetica beruht nach den anatomischen Untersuchungen von E. FRAENKEL auf einer *Erkrankung der kleinen Wirbelgelenke*, wie dies schon STRÜMPELL bei der ersten Aufstellung des klinischen Bildes angenommen hatte. Dagegen bleiben die *Wirbelkörper* und meist auch die *Zwischenwirbelscheiben unverändert*. Häufig wird dabei eine *Verknöcherung zahlreicher Bänder* zwischen einzelnen Teilen der Wirbelsäule und den daran ansetzenden Rippen sowie auch eine *knöcherne Verbindung der Wirbelkörper untereinander über die Zwischenwirbelscheiben hinweg* angetroffen. Während SIMMONDS eine solche „syndesmogene" Ossifikation für den primären Vorgang hält, sieht E. FRAENKEL hierin nur eine Nebenerscheinung, die auch fehlen kann, wo hingegen die Ankylose der Wirbelgelenke nach ihm nie vermißt wird. Für seine Auffassung von der primären Erkrankung der Gelenke sprechen nicht nur seine überzeugenden anatomischen Befunde, sondern auch die Beobachtung, daß man eine Wirbelsäulenversteifung mit Ankylose der Wirbelgelenke und gleichzeitiger Bandverknöcherung bei Fällen findet, die nach dem klinischen Verlaufe auf dem Boden einer fieberhaften Polyarthritis entstanden sind. Wir verfügen über eine größere Zahl derartiger Beobachtungen (vgl. Abb. 1328 von dem S. 977/978 beschriebenen Fall Nr. 2). Andererseits habe ich freilich in einem Falle, welcher gleichfalls schon in jüngeren Jahren an langwierigen rheumatischen Beschwerden am ganzen Körper gelitten, aber keine ausgesprochene Polyarthritis durchgemacht hat, im Röntgenbilde lediglich eine knöcherne Überbrückung der Zwischenwirbelscheiben bei freien Zwischenwirbelgelenkspalten gesehen.

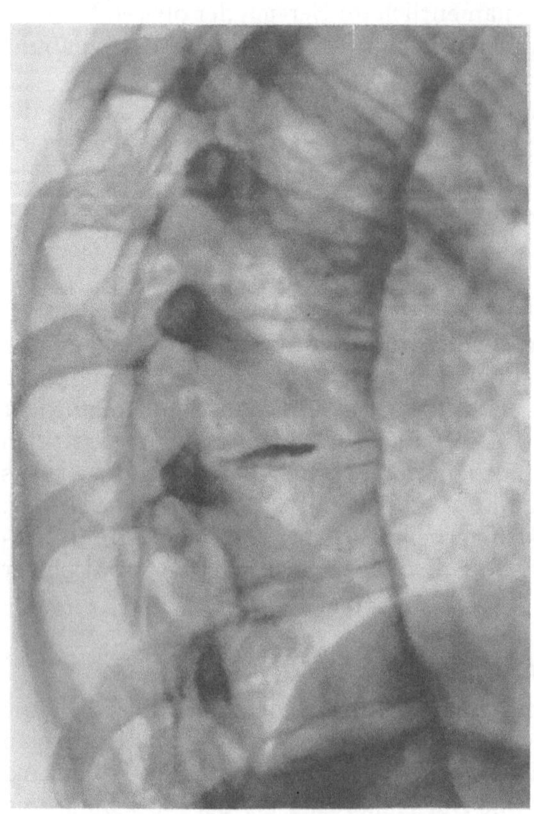

Abb. 1340. Calcinosis intervertebralis bei Spondylarthritis ankylopoetica.

Ätiologisch stehen zweifellos *rheumatische Einflüsse* an erster Stelle. Das Leiden tritt gewöhnlich in jugendlicherem Alter als die Spondylosis deformans meist zwischen dem 20. und 40. Lebensjahre auf. Es entsteht sowohl nach einem typischen akuten Gelenkrheumatismus, aber in schleichend zunehmender Weise, als in häufigeren Fällen auch oft anscheinend primär, ohne daß besondere andere Krankheitserscheinungen vorangingen. Auch hierbei ist aber eine rheumatisch entzündliche Ursache mit größter Wahrscheinlichkeit anzunehmen, da gleichzeitig oft auch andere Körpergelenke erkranken. In den ersten Fällen von STRÜMPELL waren es die Hüftgelenke; meist werden die in der Nähe des Rumpfes gelegenen großen Körpergelenke bevorzugt (*Spondylose rhizomelique* PIERRE MARIE). Verhältnismäßig oft und frühzeitig sind die Ileosacralgelenke *(Krebs)*, ferner die Sternoclaviculargelenke befallen, sowie auch die Gelenke zwischen Rippen und Wirbelsäule und zwischen Rippen und den Querfortsätzen der Wirbel, worauf die in vorgeschrittenen Fällen vorhandene Aufhebung des costalen Atemtypus zurückzuführen ist. Es kommt aber, wenngleich entschieden seltener, auch eine Beteiligung der peripheren Gelenke vor. Beachtenswert erscheint mir das im Schrifttum (E. FRAENKEL, ANSCHÜTZ) vereinzelt erwähnte und in zahlreichen selbst beobachteten Fällen auffallend häufig gefundene Vorkommen einer Iridocyclitis ohne bekannte sonstige Ursache, da es auf das Bestehen einer Allgemeininfektion hinweist; besonders deutlich geht dies aus dem Bericht von H. J. TESCHENDORF und KURZ über derartige an der Königsberger Augen- und Medizinischen Klinik beobachtete Fälle hervor. Für die entzündliche Natur der Erkrankung sprechen ferner besonders die anatomischen Befunde von SIEVEN, der eine Rundzelleninfiltration in den Wirbelgelenken nachwies. In den Beobachtungen von FRAENKEL treten *Traumen* in der Vorgeschichte in so auffälliger Weise hervor, daß ihnen wohl bisweilen eine gewisse Bedeutung eingeräumt werden muß. Abgesehen von den Erregern der akuten Polyarthritis, denen nach dem klinischen Gesamtbilde die weitaus größte Rolle zuzuerkennen ist, kann bisher lediglich die ätiologische Bedeutung von *Gonokokken* in manchen Fällen ernstlich erwogen werden. FORESTIER und E. VOLHARD haben besonders darauf hingewiesen. Als regelmäßige Ursache der Spondylarthritis ankylopoetica ist aber eine Gonokokkeninfektion kaum anzunehmen. Eine Lungentuberkulose tritt manchmal infolge der ungenügenden Atmungsbreite des versteiften Brustkorbes hinzu, kommt aber als primäre Krankheitsursache im allgemeinen nicht in Betracht. Konstitutionelle, auch hereditäre Momente spielen bisweilen eine Rolle. Sehr auffällig ist das fast ausschließliche Befallensein des männlichen Geschlechts, es sind nur ganz wenige Beobachtungen von Erkrankungen bei Frauen vorhanden.

Gegenüber der schon von STRÜMPELL betonten *chronisch-entzündlichen Entstehung* nimmt BECHTEREW für das nach ihm benannte besondere Krankheitsbild *Heredität, Trauma* und *Lues* als Ursachen an und führt das Leiden nicht auf Gelenkveränderungen, sondern auf eine primäre Erkrankung der Rückenmarkshäute und davon ausgehende Nervendegeneration zurück, die zu Muskelatrophien und weiter in etwas unklarer Weise durch Veränderung der statischen Verhältnisse zu einer Ankylose der Wirbelsäule führen soll. Diese Auffassung hat aber später keine Bestätigung erfahren, so daß sie außer acht gelassen werden kann. Das von ihm gezeichnete klinische Bild einer von oben nach unten fortschreitenden Versteifung und Kyphose der Wirbelsäule, welches er von der durch STRÜMPELL und PIERRE MARIE geschilderten Form streng getrennt wissen wollte, wird auch in Fällen angetroffen, die dem bei dieser Gruppe vorhandenen anatomischen Verhalten entsprechen. Es finden sich auch in den klinischen Symptomen alle Übergänge zu dem STRÜMPELLschen Typus, z. B. wird bald mehr eine stärkere Ausbildung der Kyphose, bald ein Fehlen derselben, bald ein Fortschreiten von oben nach unten, bald in umgekehrter Richtung beobachtet, so daß heutzutage kaum von einer Seite mehr an einer Trennung dieser früher unterschiedenen Formen festgehalten wird und eine Aufzählung der einzelnen Unterscheidungsmerkmale überflüssig erscheint. Nach der heutigen Auffassung handelt es sich um eine *polyartikuläre*, wahrscheinlich stets entzündliche *Erkrankung der kleinen Wirbelgelenke* und oft eine gleichzeitige Verknöcherung der Oberfläche

der Zwischenwirbelscheiben und -bänder, die zusammen zu einer Versteifung der Wirbelsäule führen. Die äußere Form, unter der die Wirbelsäulenversteifung einhergeht, und die
Art des Verlaufes spielen hierbei nur eine untergeordnete Rolle.

Die *Röntgenuntersuchung* liefert für die Erkennung der Krankheit wesentliche Stützen,
kann aber in Frühfällen auch sämtliche Anzeichen vermissen lassen. In den meisten
Beschreibungen wird auf knöcherne Spangenbildung seitlich von der Wirbelsäule der
größte Wert gelegt und, wo diese fehlen, ein Versagen des Röntgenverfahrens angegeben.
FRAENKEL betont aber ausdrücklich, daß die Verknöcherung der Bänder ein inkonstantes
Symptom ist, und legt den Hauptwert auf die Erkrankung der *Wirbelgelenke*, die in der
Regel allmählich zu Synostosen führt. Diese ist nach meinen Erfahrungen röntgenologisch
durchaus nicht so schwer nachzuweisen, wie dies nach manchen Berichten scheinen
möchte. Vielmehr sind die Spalten der Zwischenwirbelgelenke an der Lendenwirbelsäule
als senkrecht gestellte, etwa 1 mm breite Zwischenräume auf wirklich guten Aufnahmen
bei gerader Lagerung meist klar zu erkennen. Eine besonders deutliche Darstellung
der Gelenkspalten kann nach SCHLAYER dadurch erzielt werden, daß man die Gelenke
in die Zwischenwirbelräume hineinprojiziert, was durch Einstellung des Fokus der Röhre
am oberen Rande der Blende erzielt werden kann. Aber auch ohne Anwendung dieses
Kunstgriffes können die Gelenkspalten in der Regel auf gut gelungenen Aufnahmen der
Lendenwirbelsäule erkannt werden. Bei anderen Teilen der Wirbelsäule ist dies bei sagittalem Strahlengange nicht möglich, weil hier die Gelenkflächen in schrägen Ebenen verlaufen. Dagegen ist überall eine gute Darstellung der Gelenkspalten bei besonderer Lagerung zu erzielen, und zwar an der Halswirbelsäule auf Queraufnahmen, an der Brustwirbelsäule auf Schrägaufnahmen, bei denen der in Seitenlage liegende Rumpf unter Hebung
der Arme um 15—20⁰ nach hinten gedreht wird (M. LANGE), sowie an der Lendenwirbelsäule auf Aufnahmen in Halbseitenlage, die in einem Neigungswinkel von 35⁰ zwischen
Oberkörper und Becken einerseits und Unterlage andererseits ausgeführt werden (DITT-
MAR). Diese Aufnahmen gewähren die beste Übersicht über das Verhalten der Gelenkspalten. Sie finden sich bei der Spondylarthritis ankylopoetica oft verschmälert oder
verödet.

In den meisten Fällen von Spondylarthritis ankylopoetica ist wenigstens an einzelnen
Stellen der Lenden- oder Brustwirbelsäule, in fortgeschrittenen Stadien oft in ihrer ganzen
Ausdehnung, eine *Überbrückung der Zwischenwirbelräume durch zarte seitliche Spangen*
erkennbar, die durch *oberflächliche Verknöcherung der Zwischenwirbelscheiben* bzw. des
diese überziehenden Bindegewebes gebildet werden. Dagegen findet *keine durchgehende
Verknöcherung* bzw. Verkalkung der Zwischenwirbelscheiben statt, wie es KRAUSE und
PLESCH schildern. Diese sind vielmehr meist wohlerhalten, was FRAENKEL ausdrücklich
im Gegensatz zur Spondylosis deformans hervorhebt. Auch an macerierten Präparaten
des Leipziger Pathologischen Instituts konnte ich mich überzeugen, daß nur an den
Rändern, und zwar meist seitlich oberflächliche Knochenspangen zwischen den einzelnen
Wirbelkörpern bestehen, dagegen die knorpeligen Zwischenwirbelscheiben selbst überall
ausgefallen sind. Durch die Bildung oberflächlicher Spangen zwischen den Wirbelkörpern,
welche stets regelmäßig bogenförmig, nicht zackig oder schnabelartig wie bei der Spondylosis deformans gestaltet sind, erlangt die seitliche Kontur der Wirbelsäule die Form einer
schön geschwungenen Wellenlinie, deren Wellenberg an der Stelle der Zwischenwirbelscheiben liegt, während die tiefste Einbuchtung der konkav gekrümmten Mitte der Wirbelkörper entspricht. Auf diese Weise erhält die Wirbelsäule die Gestalt eines Bambusstabes
mit regelmäßig angeordneten Knoten und Internodien. Am deutlichsten ist diese Ähnlichkeit an der Lendenwirbelsäule ausgesprochen, an der die Rippen das Bild nicht stören
und auch die Querfortsätze wegen der gewöhnlich vorhandenen starken Atrophie oft
weggeleuchtet werden (vgl. Abb. 1341). Gegenüber der Spondylosis deformans ist die
gleichmäßige Breite der Zwischenwirbelräume und die *regelmäßige Zunahme der Höhe der
Wirbelkörper von oben nach unten* hervorzuheben. Auch die in ausgeprägten Fällen, die ganz
ans Krankenbett gefesselt sind, stets vorhandene durchsichtige *glasartige Beschaffenheit*

der Wirbelschatten infolge der erheblichen *Knochenatrophie* steht im Gegensatz zur Spondylosis deformans und Osteoarthrosis deformans, bei welcher die Funktion meist noch einigermaßen erhalten zu sein pflegt, und befindet sich andererseits in Übereinstimmung mit dem bei der Polyarthritis chronica gewöhnlich beobachteten Verhalten.

Von *Bandverknöcherungen* ist am häufigsten ein linearer Schatten zwischen den Dornfortsätzen zu erkennen, der dem verhärteten *Ligamentum supraspinosum* bzw. *interspinosum* entspricht. In einer Entfernung von etwa Fingerbreite zu beiden Seiten neben dem medianen Streifen des Ligamentum interspinosum sind oft parallel verlaufende Schattenzüge sichtbar, welche durch Gewebsverdichtung an den erkrankten Gelenken und den Gelenkfortsätzen der Wirbelknochen entstehen (EHRLICH). An der Brustwirbelsäule sind häufig *Verknöcherungen der verschiedenen Bänder nachzuweisen, welche von den Rippen zur Wirbelsäule ziehen.* Es handelt sich hierbei hauptsächlich um die Ligamenta capituli costae radiata, costo-transversaria, colli costae und tuberculi costae. Diese ziehen von den Rippen schräg auf- und abwärts zur Wirbelsäule. Ihre Verknöcherung führt deshalb zu Anlagerungen an die Rippenschatten, die sich medianwärts verbreitern bzw. in einem vorgeschrittenen Stadium, in welchem die Bänder mit den Rippen zu einer starren Einheit verschmelzen, zu einer Verbreiterung der Rippenschatten, die nach der Wirbelsäule hin zunimmt. Diese von einer höheren Rippe abwärts und von einer unteren aufwärts ziehenden Bandschatten treffen etwas unterhalb der Mitte der Wirbelkörper unter einem mäßig spitzen Winkel zusammen und erzeugen so eine ziemlich regelmäßig gezackte Schattenlinie, die zu beiden Seiten der Brustwirbelsäule zwischen den Rippen verläuft. Diese Linienführung steht in einem gewissen Gegensatz zu der sanft geschwungenen Wellenform der Lendenwirbelsäule. Auf seitlichen

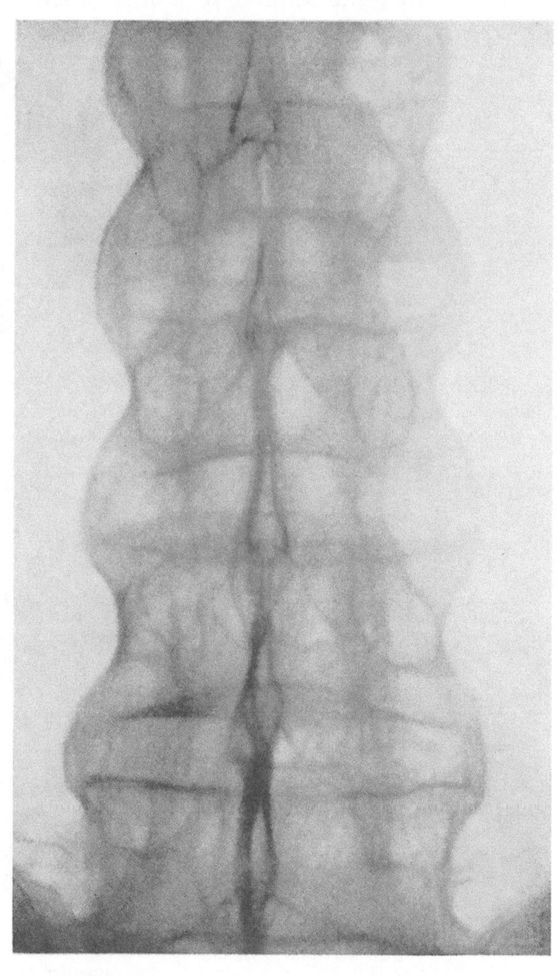

Abb. 1341. Spondylarthritis ankylopoetica.
Verödung der Wirbelgelenkspalten. Überbrückung der Zwischenwirbelscheiben durch Knochenspangen. Verknöcherung des Ligamentum interspinale. Hochgradige Knochenatrophie (die Processus transversi sind deshalb nicht sichtbar).

Aufnahmen der Halswirbelsäule sah ich in einem sehr hochgradigen Fall eine tiefe Schattenlinie, welche die Vorderfläche der Wirbelkörper und Zwischenwirbelscheiben überzog und auf das verknöcherte Ligamentum longitudinale anterius zu beziehen war.

Im Schrifttum ist viel von *seitlichen Spangen* neben der Wirbelsäule die Rede. Ich habe unter zahlreichen Fällen von STRÜMPELLscher Krankheit nie ausgeprägte seitliche Spangen, nur selten kleine Spornbildungen angetroffen, die von den Processus transversi in senkrechter Richtung abwärts zogen. An anatomischen Präparaten habe ich auch größere stalaktitenartige vertikale Zapfen gesehen, die von den derben Knochenmassen ausgingen, welche in untrennbarer Weise von den Rippenköpfchen, den Wirbelquerfortsätzen und den daran ansetzenden Bändern gebildet wurden. Hierbei dürfte es sich um die verknöcherten Ligamenta intertransversaria handeln. An der Halswirbelsäule

kann die Bildung seitlicher Spangen kaum erwartet werden, da hier die Enden der
Processus transversi die ohnehin normalerweise zusammenhängenden Querfortsätze
nur um wenige Millimeter überragen und außerdem die Ligamenta intertransversaria
gerade an der Halswirbelsäule am schwächsten ausgebildet sind oder auch ganz fehlen
können (SPALTEHOLZ). Dagegen sind in verschiedenen Abhandlungen gerade am Halse
deutliche Spangen abgebildet, welche seitlich zum Teil weit über die Wirbelsäule hinaus-
gehen, nicht ganz senkrecht, sondern leicht schräggestellt sind und nach oben hin aus-

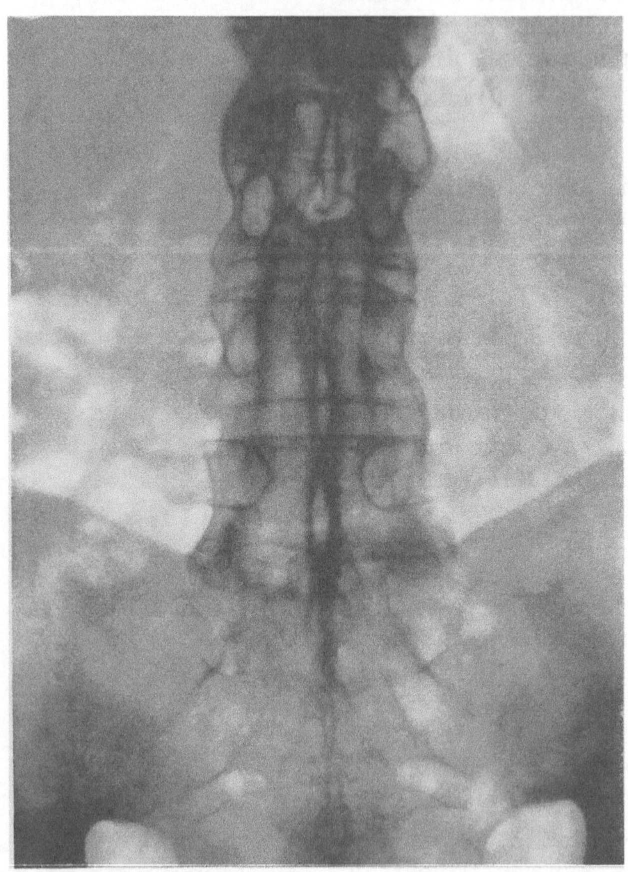

Abb. 1342. Spondylarthritis ankylopoetica.
Synostose der Articulatio sacroiliaca.

einanderweichen. Es handelt sich bei diesen von PLESCH, LOMMEL u. a. gebrachten
Abbildungen aber gar nicht um verknöcherte Bänder, auch nicht, wie DREYFUS und
A. E. BRAUER angenommen haben, um die arteriosklerotischen Carotiden oder überhaupt
irgendeinen pathologischen Befund, sondern um den Schildknorpel des Kehlkopfes, der
bekanntlich schon in verhältnismäßig frühen Jahren verknöchert.

Außer den Wirbelgelenken können auch verschiedene andere Körpergelenke ergriffen
sein (vgl. S. 990); doch treten diese meist im klinischen Bilde gegenüber denen der Wirbelsäule zurück. Als Frühsymptom gilt nach KREBS die Aufhebung des Gelenkspaltes der
Articulatio sacro-iliaca (vgl. Abb. 1342). Es kommt auch eine allgemeine Beteiligung
fast aller Körpergelenke einschließlich der Wirbelgelenke vor.

Ein solches Krankheitsbild, das sich im Anschluß an einen akuten Gelenkrheumatismus entwickelte und nach vielen Rezidiven im Laufe der Jahre zu einer völligen Versteifung des gesamten
Körpers führte, ist S. 977 beschrieben (vgl. Abb. 1328). Derartige Beobachtungen scheinen mir
von grundsätzlicher Bedeutung für die Auffassung von der entzündlichen Natur der auf einer ankylosierenden Spondylarthritis beruhenden Wirbelversteifung zu sein.

X. Muskeln, Sehnen, Unterhautzellgewebe.

Die Muskeln und Sehnen nicht zu dicker Körperteile sind auf weichen Aufnahmen zum Teil leidlich gut zu differenzieren.

Von pathologischen Veränderungen der Muskeln ist die

Myositis ossificans

durch die Röntgenuntersuchung wegen ihres Kalkgehaltes leicht nachzuweisen. Es sind hierbei wenigstens zwei oder mehr Formen zu unterscheiden.

Die erste Gruppe betrifft *lokale intramuskuläre Knochenbildungen*, die im *Anschluß an Traumen* entstehen. Bekannte Beispiele hierfür stellen die *Reit- und Exerzierknochen* dar. Das *Röntgenbild* zeigt Verschattungen, die in der Muskulatur sitzen, oft auch mit dem Knochen zusammenhängen. Die Schatten haben entweder eine gleichmäßige Beschaffenheit oder setzen sich aus wolkigen Trübungen zusammen. Diese Bilder der letzteren Art werden in früheren Stadien meist im Anschluß an vorangegangene traumatische intramuskuläre Blutergüsse angetroffen. In veralteten Fällen ist bisweilen eine Spongiosazeichnung in den Schatten der verknöcherten Teile sichtbar.

Muskelverknöcherungen werden bei der *Tabes und Syringomyelie* zusammen mit den früher geschilderten Gelenkveränderungen beobachtet, auch ohne daß hierbei besonders schwere Traumen nachzuweisen sind (vgl. S. 962). Wahrscheinlich ist hier ein direkter Zusammenhang mit der Nervenerkrankung anzunehmen. Hierfür spricht eine eigene Beobachtung von einer an zahlreichen Muskeln in ausgeprägter Form bestehenden *Myositis ossificans* bei *Syringomyelie*, bei welcher an den Knochen und Gelenken keine erheblicheren Störungen nachweisbar waren (vgl. Abb. 1343). Seltener kommt eine Myositis ossificans auch bei anderen Erkrankungen des Nervensystems zustande, die sehr verschiedener Art sind. Hauptsächlich handelt es sich hierbei um Erkrankungen des Rückenmarks mit Querschnittsunterbrechung, vorwiegend traumatischen Ursprungs. Eine Zusammenstellung der Fälle aus dem älteren deutschen Schrifttum findet sich bei ISRAEL, welcher selbst eine Myositis ossificans beschrieben hat, die an mehreren Stellen der unteren Körperhälfte nach einer Schußverletzung des Rückenmarks entstanden war. Ausgedehntere Beobachtungen von paraartikulären und paraostalen Verknöcherungen an den gelähmten Gliedmaßen, hauptsächlich in der

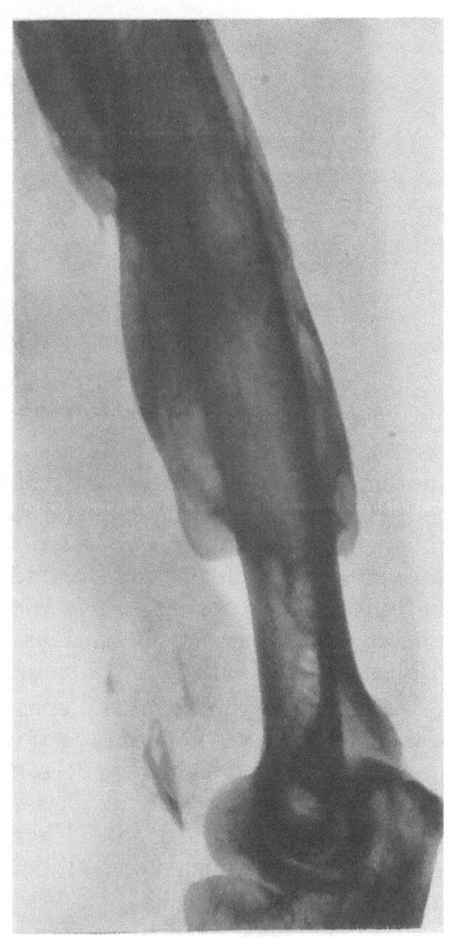

Abb. 1343. Myositis ossificans infolge Syringomyelie.

Umgebung der Hüft- und Kniegelenke, sind nach Querschnittsunterbrechungen des Rückenmarks, die meist infolge von Kriegsverletzungen entstanden waren, von DEJERINE und CEILLIER mitgeteilt. Der früheste Beginn des Auftretens von Kalkschatten ist 40 Tage nach Läsion des Rückenmarks beobachtet (DEJERINE und CEILLIER). Eine Zunahme der Veränderungen erfolgt meist in den anschließenden Monaten. Rückbildungen werden kaum beobachtet. LAUX sah bei einer *akuten Myelitis* eine starke Bewegungsbeschränkung beider Kniegelenke und im Röntgenbilde das *Auftreten intensiver streifiger Schatten*, welche schalenförmig die Femurknochen paraartikulär und entsprechend den Ansätzen verschiedener Muskeln umgaben. Voss beschreibt das Auftreten ausgedehnter Knochenneubildungen am proximalen Ende der Oberschenkel nach Kompressionsschädigung der Cauda equina.

Weit seltener sind Verknöcherungen an den gelähmten Gliedmaßen bei cerebralen Hemiplegien (STEINERT, PÖTZL, ISRAEL, SCHWAB). Voss hat 3 eigene Fälle mitgeteilt

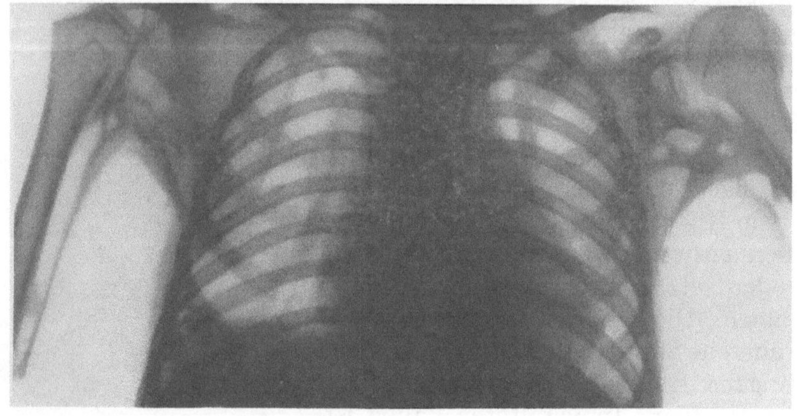

Abb. 1344. Myositis ossificans.
(Knochenspangen zwischen Brustkorb und Oberarm. Aufnahme von Dr. MOLLENHAUER, Allenstein.)

und eine ausgedehnte Übersicht über das Schrifttum gegeben. Sehr ungewöhnlich sind derartige Verknöcherungen bei Erkrankungen der peripheren Nerven. So sah LÄSKER in einem Falle von *Alkoholpolyneuritis* mit KORSAKOFF-Psychose eine *Hüftgelenksversteifung* sich rasch entwickeln und im Röntgenbilde *paraartikuläre intensive Schatten*, die auf eine ausgedehnte *Verkalkung in der Umgebung der Hüftgelenke* bezogen werden müssen; auch hier ist ein ursächlicher Zusammenhang mit der Nervenerkrankung mit größter Wahrscheinlichkeit anzunehmen.

Eine andere vom lokalen Typus der ersten Gruppe ganz verschiedene Form von sog. *Myositis ossificans* kommt aus noch nicht geklärter Ursache in sehr seltenen Fällen, namentlich bei jugendlichen Personen, vor und ist wegen ihrer diffusen Ausbreitung als eine Systemerkrankung aufzufassen. Von manchen wird an eine rheumatisch entzündliche Schädlichkeit gedacht. Nach neueren Anschauungen wird mehr eine besondere Anlage wahrscheinlich kongenitalen Ursprungs angenommen. Hierfür würde auch das angeblich ziemlich regelmäßige Vorhandensein einer angeborenen Mißbildung an Daumen und großer Zehe sprechen, deren Phalangen verkürzt oder miteinander verwachsen sein sollen, sofern sich dieser Befund auch in späteren Beobachtungen bestätigen sollte. Allmählich, oft auch in einzelnen Schüben entwickeln sich zunehmende *Verknöcherungen der verschiedensten Muskeln*, welche besonders die sehnigen Anteile und deren Ansätze an die Knochen betreffen. In schweren Fällen ist der Verlauf ungünstig. Es treten Kontrakturen auf, die Glieder und schließlich der ganze Körper werden vollkommen steif, unter allgemeinem Marasmus erfolgt der Tod. In anderen Fällen werden jedoch spontan einsetzende deutliche Rückgänge bereits eingetretener Verkalkungen, die auch im Röntgenbilde zu verfolgen sind, und wesentliche Besserungen des Allgemeinzustandes beobachtet (vgl. Abb. 1345 und 1346).

Pathologisch-anatomisch ist in mehreren Fällen, unter denen besonders die eingehenden Untersuchungen von VERSÉ und auch von DIETSCHY hervorzuheben sind, eine kleinzellige Infiltration und eine teilweise *Verkalkung und Knochenbi dung im inter- und*

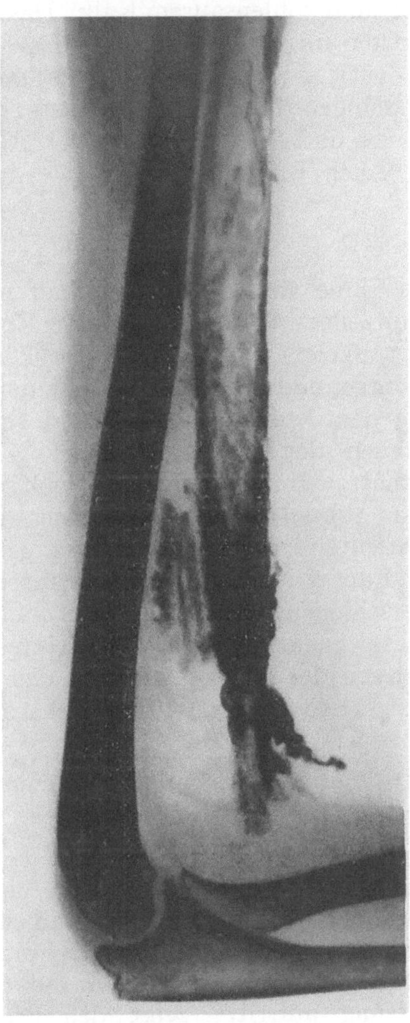

Abb. 1345. Calcinosis interstitialis am Oberarm.
(Aufnahme von Dr KIEWE, Königsberg.)

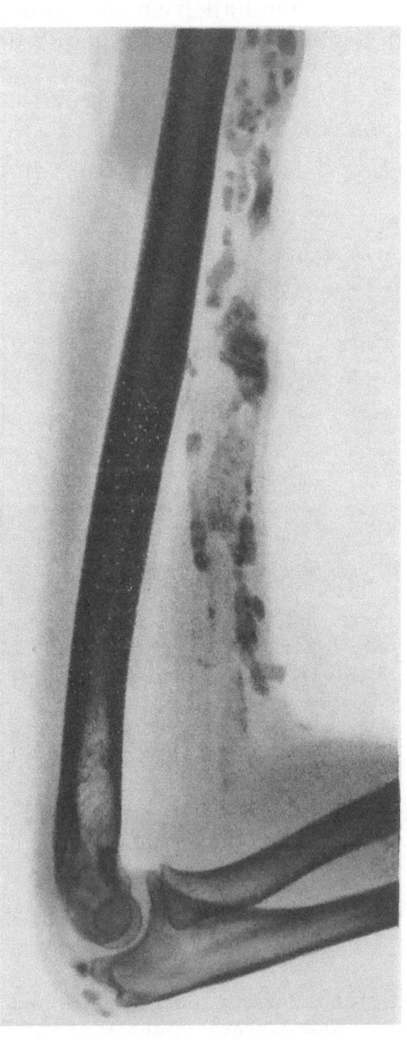

Abb. 1346. Calcinosis interstitialis am Oberarm.
Derselbe Fall von Abb. 1345, etwa 1 Jahr später: wesentlicher Rückgang der Kalkeinlagerungen. (Aufnahme von Dr. KIEWE, Königsberg.)

perimuskulären sowie im *peritendinösen Gewebe* gefunden, während die Muskulatur selbst zwar atrophisch und degeneriert, aber nicht verkalkt angetroffen wird und auch an den Sehnen selbst Verkalkungen ganz vermißt werden. Sehr reichlich sind dagegen oft die *Fascien und Bänder verkalkt oder verknöchert.* Daneben finden sich in manchen Fällen auch *Kalkdepots* in unregelmäßiger Anordnung *im Unterhautzellgewebe*, die mit oder ohne Abszedierung die Haut durchbrechen und eine krümelig-breiige, bald erstarrende Masse entleeren können. Alle diese verkalkten Partien treten im Röntgenbilde sehr deutlich als intensive Schatten hervor. Derartige Fälle sind teils unter der Bezeichnung *Myositis ossificans progressiva*, teils als *Calcinosis interstitialis* oder *universalis* von KRAUSE und TRAPPE, HIRSCH, LÖW-BEER, RINDERMANN, FRIEDLÄNDER, PAUCKE, AISENBERG, SCHOLZ u. a. beschrieben.

Kalkgicht.

In anderen Fällen werden *ausschließlich Kalkablagerungen ins Unterhautzellgewebe* ohne gleichzeitiges Befallensein der Muskeln und Sehnen angetroffen. Die Prädilektionsstellen sind besonders die Gegend der Fingergelenke und des Vorderarms. Solche Fälle werden als „*Kalkgicht*" bezeichnet. Die chemische Analyse der Kalkkonkremente ergab in den meisten Fällen eine Mischung von phosphor- und kohlensaurem Kalk. Das Röntgenbild zeigt krümelige oder maulbeerförmige Schatten im Unterhautzellgewebe, besonders in der Gegend der Fingergelenke und der Endphalangen (MOOSBACHER, STEINITZ, LEWY, COHN und FREYE u. a.) (vgl. Abb. 1347). Auch Bildung von

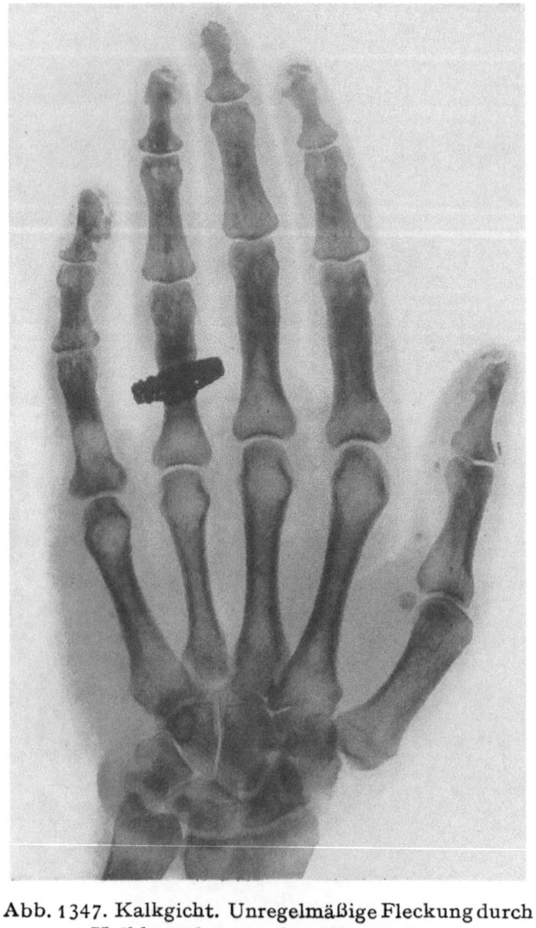

Kalkmetastasen

im Sinne von VIRCHOW kommt im Unterhautzellgewebe bei hochgradiger Entkalkung des Skelets vor. Hierdurch können im Röntgenbilde Verschattungen entstehen, die am deutlichsten an tangential getroffenen Stellen der Haut als scharf gezeichnete Schattenstreifen zum Ausdruck kommen; auf Abb. 199, die von einem 16jährigen Patienten mit *Ostitis fibrosa generalisata* und ausgedehnten Kalkmetastasen an den verschiedensten Körperstellen stammt, sind diese Schattenstreifen im Unterhautzellgewebe der Kniekehle neben den Schatten der sklerosierten Arterien sichtbar.

Abb. 1347. Kalkgicht. Unregelmäßige Fleckung durch Kalkknötchen in den Weichteilen der Fingerendglieder.

Periarthritis humero-scapularis, Peritendinitis calcarea.

Bei einem Krankheitsbilde, welches mit Schmerzen im Schultergelenk einhergeht, die auch in die Arme ausstrahlen können, und mitunter nach Traumen, nicht selten aber auch ohne erkennbare äußere Veranlassung auftritt, zeigt das Röntgenbild *streifige* und *wolkige Schatten in der Umgebung des Gelenks.*

Diese wurden zunächst auf die Schleimbeutel (Bursa subacromealis, subdeltoidea, subcoracoidea) bezogen (STIEDA), betreffen aber nach neueren anatomischen Untersuchungen die in der Nähe gelegenen Sehnen und ihre Umgebung, so die Sehne des Musculus supraspinatus. Deshalb wird jetzt die Bezeichnung Peritendinitis calcarea gebraucht (SANDSTRÖM).

Ähnliche Verkalkungen der Schleimbeutel kommen auch an anderen Stellen vor, so in der Hüftgegend sowie am Kniegelenk an der Kniescheibe (HERBST); sie erzeugen im Röntgenbilde dichte, aus einzelnen oder zahlreichen traubenförmig nebeneinanderliegenden Flecken zusammengesetzte Verschattungen.

Calcaneus- und Olecranonsporn usw.

Nicht selten tritt eine Verkalkung bzw. Verknöcherung an den Ansätzen der Sehnen und Fascien an den Knochen ein, die als Spornbildung bezeichnet wird. Sie kommt am häufigsten an den Ansätzen der Plantaraponeurose und der Achillessehne am Calcaneus, seltener an der Insertion der Sehnen des Triceps, Biceps und Brachialis internus an den Armknochen, ferner am Ansatz des Ligamentum nuchae, am Occiput und der Vastussehne an der Patella sowie an einigen anderen Stellen vor.

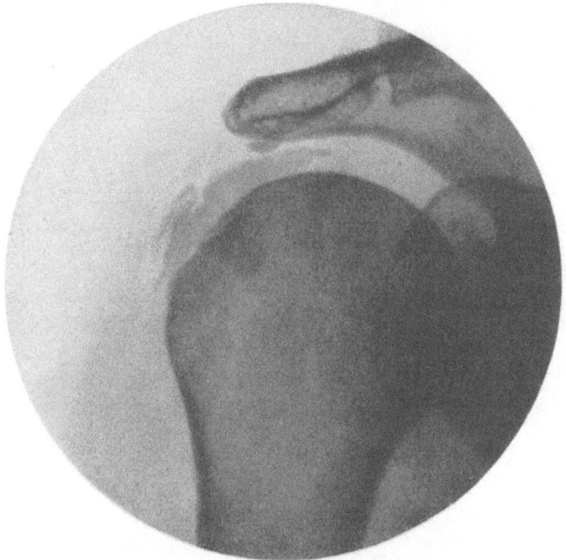

Abb. 1348. Peritendinitis calcarea (Periarthritis humero-scapularis).

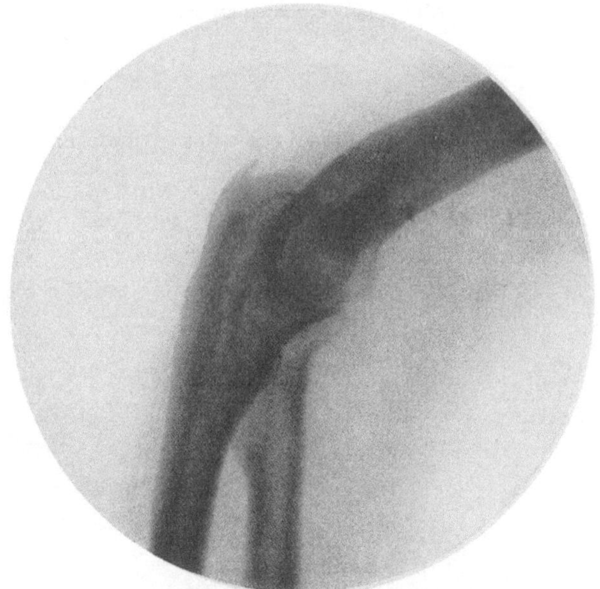

Abb. 1349. Olecranonsporn.

Klinisch: 62jähriger Mann mit chronisch-rheumatischen Beschwerden und chron'schen Gelenkveränderungen in verschiedenen Körpergelenken.

Die Entstehung der Spornbildung ist nicht immer sicher festzustellen. Häufig sind Überanstrengungen der betreffenden Sehnen nachzuweisen. Für manche Fälle von Calcaneussporn ist angenommen worden, daß eine Entzündung, besonders gonorrhoischer Natur, der unter der Fascie und Sehne gelegenen Schleimbeutel den Anreiz zur Verkalkung gegeben hat. In der Regel kommt diese Ätiologie aber kaum in Frage. In vielen Fällen werden allgemein rheumatische Gelenkbeschwerden, in manchen auch eine überstandene Polyarthritis in der Vorgeschichte angegeben. Zum Teil werden erhebliche Schmerzen an der Stelle der Spornbildung, namentlich unter der Ferse, geäußert; teils

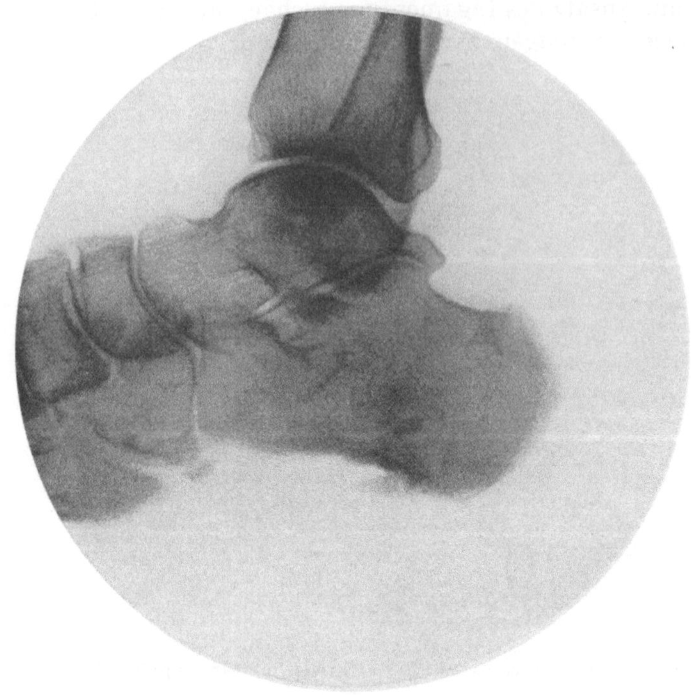

Abb. 1350. Calcaneussporn.

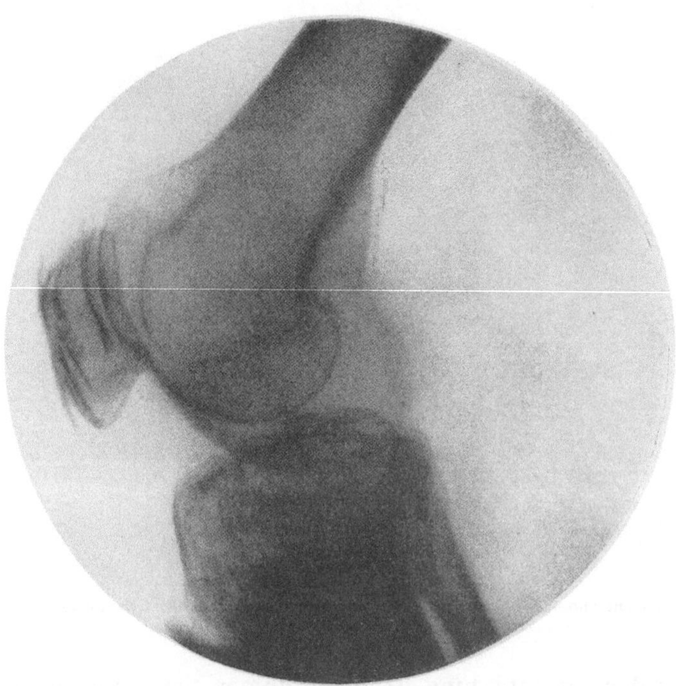

Abb. 1351. Patellarsporn in demselben Falle wie Abb. 1349.

werden die auf Röntgenaufnahmen hervortretenden Veränderungen nur als belangloser Nebenbefund festgestellt, ohne daß irgendwelche Beschwerden an der Stelle des Sporns angegeben werden.

Das *Röntgenbild* zeigt einen *sporn- oder knospenartigen Schattenfortsatz* an den Ansatzstellen der Sehnen und Fascien an den bezeichneten Knochen von sehr verschiedener
Länge und Dicke (vgl. Abb. 1350). Meist ist der
Schatten umschrieben und hebt sich klar von der
Umgebung ab, in anderen Fällen hat er ein *zerklüftetes, trüb wolkiges Aussehen*. Gewöhnlich hängt
der Spornschatten mit dem Knochen unmittelbar
zusammen, bisweilen ist aber auch ein deutlicher
Zwischenraum zwischen beiden erkennbar.

Tumoren.

Von Tumoren, welche sich im Unterhautzellgewebe entwickeln, können die aus epitheloiden
Zellen bestehenden, von den arteriovenösen Anasto-
mosen ausgehenden *Angiomyoneurome (Glomustumoren)* dann im Röntgenbild Ausdruck finden,
wenn sie den benachbarten Knochen arrodieren.
Bei ihrem häufigsten Sitz an der Fingerkuppe
rufen sie rundliche, lochförmige Defekte an der

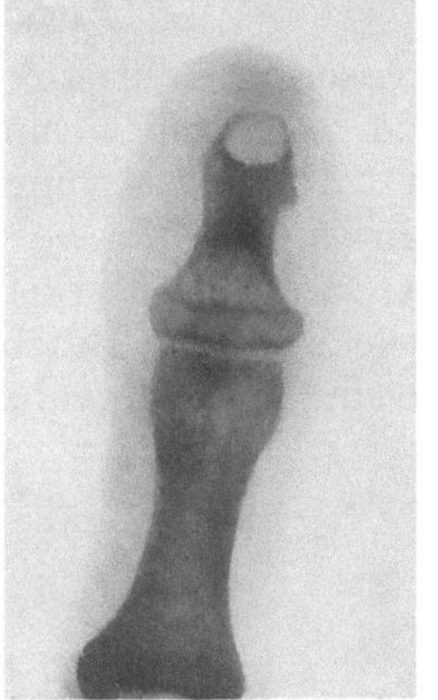
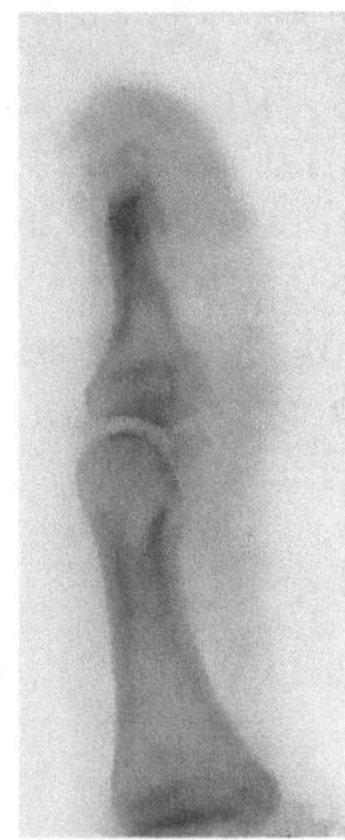

Abb. 1352. Glomustumor.
(Aufnahme von Doz. Dr. ABEL, Oldenburg.)

Spitze der Phalangen hervor; im seitlichen Bild ist die Druckusur an der dorsalen
Fläche unter dem Nagelbett erkennbar (vgl. Abb. 1352). Der Nachweis dieser kleinen
Geschwülste ist wichtig, weil sie oft
Schmerzen verursachen, die bei örtlichem
Druck und auf Kältereize unerträglich
werden können.

Parasiten.

In der Muskulatur und dem Unterhautzellgewebe sitzende verkalkte *Cysticercus*blasen sind als spindelförmige, oft
recht verschieden große, 2—6 mm breite
und 7—20 mm lange, meist in ziemlicher
Menge multipel auftretende Schatten auf
Weichteilaufnahmen nachgewiesen worden (GEIPEL, PICHLER, STIEDA, KÖHLER,
SAUPE, KOPSTEIN, TOTH, LOBEN, HIN-
RICHSEN), (vgl. Abb. 1353). Die röntgenologische Feststellung von Finnenblasen
in den Weichteilen kann für die Diagnose
einer auf Cysticercus verdächtigen Erkrankung des Zentralnervensystems von
Bedeutung sein.

Auch verkalkte *Trichinen* heben sich
am herausgeschnittenen Muskel im Röntgenbilde als feinste längliche Striche oder
Punkte von kaum Stecknadelkopfgröße
scharf ab, wie ich mich an einem Samm-
lungspräparat überzeugen konnte (vgl.
Abb. 1354). Beim Lebenden bietet die
größere Masse der Weichteile an den

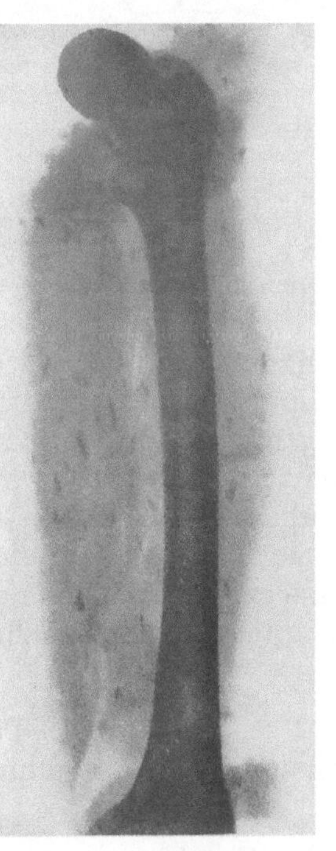
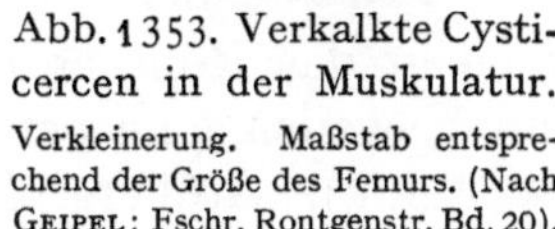
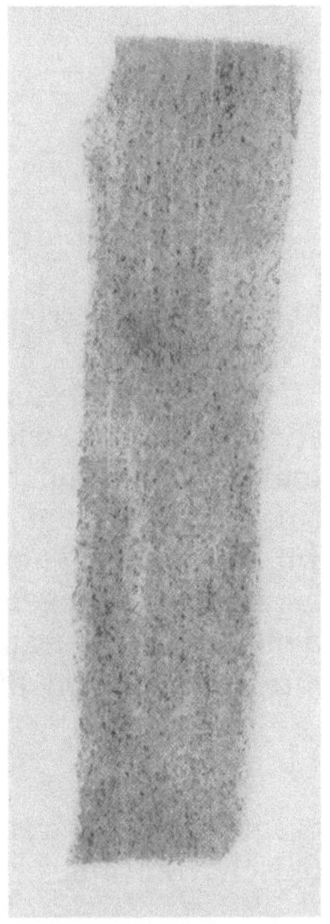

Abb. 1353. Verkalkte Cysticercen in der Muskulatur.
Verkleinerung. Maßstab entsprechend der Größe des Femurs. (Nach
GEIPEL: Fschr. Rontgenstr. Bd. 20).

Abb. 1354. Verkalkte Tri-
chinen in einem herausge-
schnittenen Muskelstück.
Originalgröße.

meisten Gliedmaßen ein schwer überwindliches Hindernis. Im akuten Stadium der
Erkrankung, in dem eine diagnostische Hilfe willkommen wäre, ist ohnehin wegen des
Mangels einer Verkalkung die röntgenologische Darstellung der Trichinen ausgeschlossen.

Verkalkte *Filarien* in der Rückenmuskulatur sind als längliche, zum Teil etwas gebogene Schatten von MOHR beschrieben.

Andere Hauteinlagerungen.

In der dystrophischen, indurierten, oft varicösen Haut der Unterschenkel alter Frauen sind von MOBERG netzförmige, unregelmäßige Verschattungen beschrieben, die auf ebenso angeordnete Kalkeinlagerungen in der Cutis und Subcutis zurückzuführen sind.

Ein *Gewerbezeichen der Müller*, die sog. „Müllerkrätze", die schwärzliche Flecken an der Dorsalseite der Finger erkennen läßt, wird durch Stahl- und Steinsplitterchen hervorgerufen, welche bei der Bearbeitung der Mühlsteine abspringen und in die Haut eindringen. Diese sind im Röntgenbilde als schattendichte Stippchen erkennbar (SAUPE).

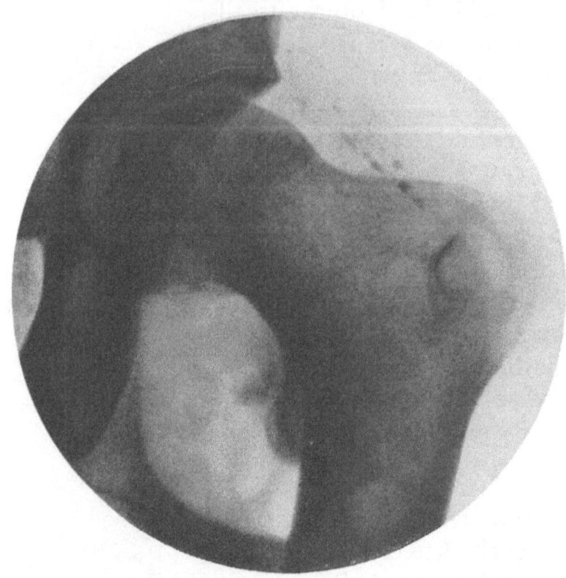

Abb. 1355. Gasabsceß im intermuskulären Gewebe in Gegend der linken Hüfte unterhalb des Femurhalses.

Injektionen von Medikamenten, die ein starkes Absorptionsvermögen für Röntgenstrahlen haben, wie Jodipin, Wismutpräparate usw., oder die sekundär zu Verkalkung und auch Verknöcherung führen können, wie Chinin nach Beobachtungen von LINDÉN, rufen fleckförmige Verschattungen im Unterhautzellgewebe bzw. der Muskulatur hervor. Im Bereich des Thorax haben sie schon zur irrtümlichen Annahme von verkalkten Lungenherden Anlaß gegeben. Sie sind aber von diesen dadurch zu unterscheiden, daß sie ganz dichtgedrängt zusammenliegen, und insbesondere dadurch, daß bei Drehung des Patienten ihre Lokalisation dicht unter der Oberfläche deutlich erkennbar ist.

Ein

Hautemphysem

prägt sich durch maschenförmige Aufhellungen innerhalb der oberflächlichen Weichteilschatten aus.

Gasphlegmone und Gasabscesse.

Bei der *Gasphlegmone* zeigt das Röntgenbild eine fein- oder grobfleckige Anordnung von Gasaufhellungen und bisweilen eine gefiederte Auszeichnung der von Lufträumen umgebenen Muskeln (HAUBRICK). Größere blasenförmige Aufhellungen werden bei *Gasabscessen* beobachtet (vgl. Abb. 1355).

Nachtrag.

Angiokardiographie.

Die bereits im ersten Teil auf S. 97 und 155 kurz besprochene *Angiokardiographie* hat in den letzten Jahren besonders in Amerika (CASTELLANOS, PEREIRAS und GARCIA, ROBB und STEINBERG, SUSSMAN und GRISHMAN u. a.) einen wesentlichen Ausbau erfahren, so daß eine nähere Beschreibung der Methode und ihrer Ergebnisse in einem Nachtrag geboten erscheint. Sie ist namentlich für die Feststellung angeborener Anomalien am Herzen und der großen Gefäße von praktischer Bedeutung, seit einige von diesen einer operativen Behandlung zugänglich geworden sind. Ihre Anwendung hat selbstverständlich zur Voraussetzung, daß dadurch ein Nutzen für den Kranken zu erwarten ist, und bedarf einer sorgfältigen Indikationsstellung.

Technik.

Durch einen in die Cubitalvene oder bei Kindern in die Jugularvene eingeführten sterilen Katheter, der bis in den rechten Vorhof, unter Umständen sogar in die rechte Herzkammer und durch diese in die A. pulmonalis vorgeschoben werden kann, wird nach dem Vorgange des wegweisenden Selbstversuches von FORSSMANN eine Kontrastmittellösung (z. B. Diodrast, Umbradil, Joduron) in 70%iger Konzentration und einer Menge von 50 cm^3 beim Erwachsenen (bei Kindern entsprechend weniger) eingespritzt, die sich schnell mit dem Blutstrom weiter verteilt. Es werden nun in ganz kurzen Abständen von Sekunden mehrere Aufnahmen hintereinander gemacht, auf denen der Weg, den die Kontrastmittellösung im Kreislauf nimmt, verfolgt wird. Für die Herstellung von Serienaufnahmen in genau gemessenen kurzen Zeitabständen sind komplizierte technische Apparaturen geschaffen.

Ergebnisse.

Gleich nach der Injektion wird der rechte Vorhof, dann die rechte Kammer, sodann die A. pulmonalis mit ihren Ästen gefüllt (vgl. Abb. 1356); kurze Zeit darauf erscheint die linke Herzhälfte und sodann die Aorta mit dem Kontrastmittel gefüllt. Bei genauer Abpassung der günstigsten Zeitpunkte gelingt es, eine gesonderte Darstellung zunächst der rechten, später der linken Herzhälfte zu erhalten und so den Anteil jeder Herzhälfte an der Herzfigur zu bestimmen (SUSSMAN und GRISHMAN). Bei großen mediastinalen Verschattungen können innerhalb derselben das Herz und die großen Gefäße abgegrenzt werden. Dies kann von differentialdiagnostischer Bedeutung sein für die Unterscheidung einer Vergrößerung der Herzhöhlen von einem Herztumor und einem perikardialen oder paramediastinalen pleuralen Erguß, sowie eines Aneurysmas der Aorta oder des Stammes der Pulmonalarterie von einem Mediastinaltumor. Innerhalb der Lungenfelder können Schatten, die von den Lungengefäßen ausgehen, z. B. *Aneurysmen der Pulmonalarterienäste, Venektasien* (JACCHIA) und *arteriovenöse Aneurysmen*, welche rundliche oder vieleckige, selten pulsierende Flecken im Lungenfeld hervorrufen (LINDGREN, SMITH und HORTON) erkannt werden. An der Aorta kann eine *Isthmusstenose* durch eine Eindellung des Schattenbandes meist an der Grenze von Arcus aortae und Aorta descendens kenntlich gemacht werden. Auch für die Diagnose eines *Ductus Botalli apertus*, der an dieser Stelle ansetzt, kann hierdurch ein Anhalt gewonnen werden. Eine Darstellung des Ductus Botalli selbst ist durch die tiefen Schatten der beiden dicht beieinanderliegenden großen Gefäße Aorta und Pulmonalis, welche er miteinander verbindet, erschwert, kann aber bei entsprechender Schrägstellung im zweiten schrägen Durchmesser versucht werden. Deutlicher kann er durch die direkte (vgl. S. 136) oder durch die retrograde *Aortographie* nach Injektion der Kontrastflüssigkeit in eine Arteria carotis oder femoralis (PEREIRAS und CASTELLANOS) dargestellt werden. Die wichtigsten Ergebnisse liefert die Angiokardiographie bei der Diagnose der *kongenitalen Herzfehler*, deren sonstige röntgenologische und klinische Zeichen im ersten Teil S. 76—99 geschildert sind. An dieser Stelle soll hervorgehoben werden, welche zusätzlichen diagnostischen Anhaltspunkte die Angiokardiographie gewährt.

Bei der *angeborenen Pulmonalstenose* kann eine Einengung des durch die Kontrastmittellösung in einem gegebenen Zeitpunkt kenntlich gemachten Hauptstammes der Pulmonalarterie am Klappenring oder in dichter Nähe desselben dargestellt werden. In einem Teil der Fälle, und zwar besonders bei der reinen Pulmonalstenose ohne weitere Anomalien kann der Pulmonalstamm hinter der Stenose durch Preßstrahlwirkung erweitert sein, wie dies bereits im allgemeinen Teil hervorgehoben wurde. In anderen Fällen, und

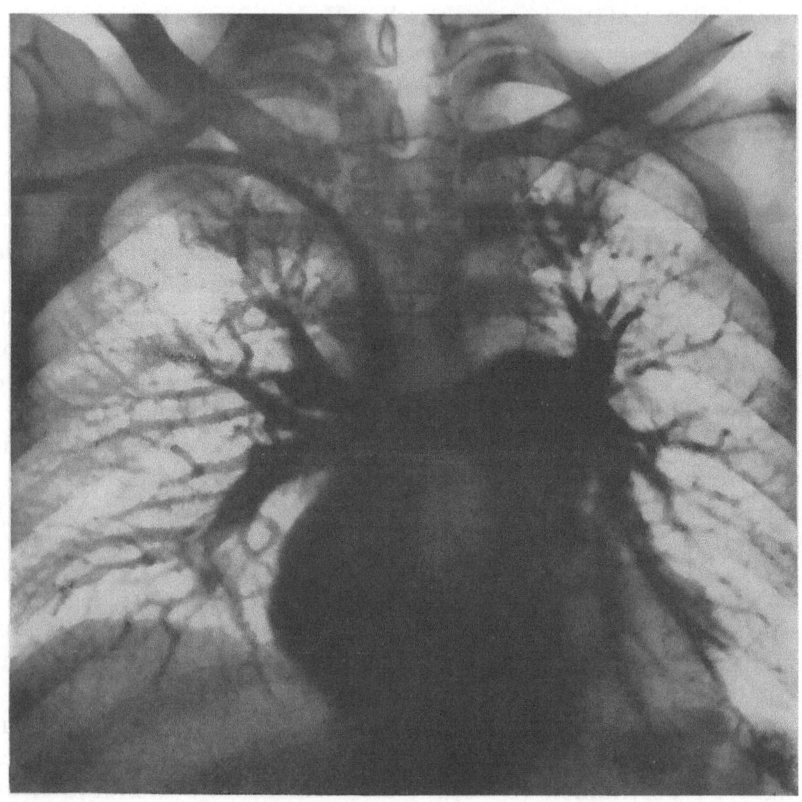

Abb. 1356. Angiokardiogramm. Der rechte Vorhof, der rechte Ventrikel sowie die Pulmonalarterien sind gefüllt (Löffler).
(Aus Saupe-Baensch: Röntgenbildanalyse.)

zwar besonders bei Kombination mit einem gleichzeitigen Ventrikel-Septumdefekt und einer auf diesem reitenden Aorta ist das Lumen der Pulmonalarterie und ihrer Äste im allgemeinen verengert. Bei dieser häufigen Kombination von Pulmonalstenose, Hypertrophie des rechten Ventrikels, Ventrikel-Septumdefekt und darauf reitender Aorta, die außerdem noch häufig mit einer hohen Rechtslage der Aorta verbunden ist, (Fallots *Tetralogie*) findet ein sofortiger Übertritt der Kontrastmittellösung aus der rechten Kammer in die aus beiden Ventrikeln entspringende Aorta und in die A. pulmonalis und durch den Defekt auch in die linke Kammer statt (vgl. Abb. 1357). Ferner ist eine Enge am Ursprung der A. pulmonalis und häufig eine Rechtsverlagerung der Aorta zu erkennen.

Eine auf einen Kammerseptumdefekt reitende Aorta kann auch ohne Pulmonalstenose vorkommen (im amerikanischen Schrifttum als Eisenmenger-*Komplex* bezeichnet). Abb. 1359 zeigt einen derartigen Fall, bei dem die Füllung sowohl des rechten als auch des linken Ventrikels und eine gleichzeitige Füllung der Aorta und der erweiterten A. pulmonalis zu erkennen ist.

Auch für die Diagnose von *Septumdefekten* zwischen den Vorhöfen und zwischen den Kammern kann die Angiokardiographie dadurch Hinweise bieten, daß ein rascher

Übertritt der Kontrastmittellösung von der rechten auf die linke Seite noch vor Passierung des Lungenkreislaufs beobachtet wird.

Wie bei der allgemeinen Besprechung der kongenitalen Herzfehler im ersten Teil hervorgehoben wurde, ist auch bei der Anwendung der Angiokardiographie der in diesem

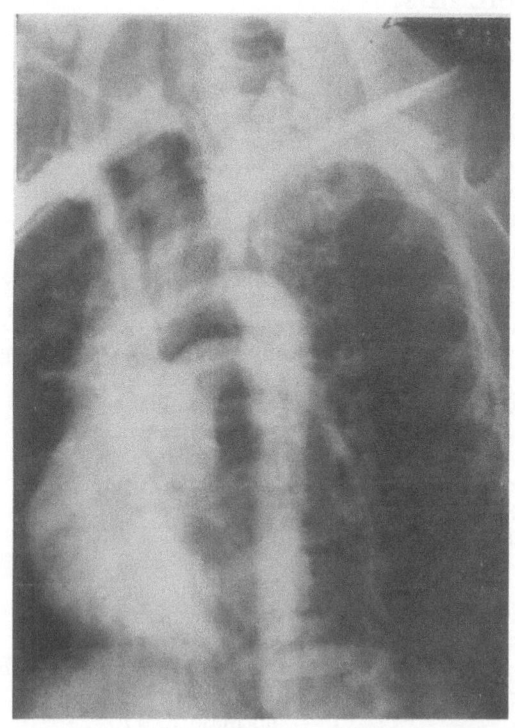

Abb. 1357. FALLOTS Tetralogie. 9jähriger Knabe. Aufnahme 2 Sek. nach Injektion.

(Aus MANNHEIMER: Diagnostik bei operablen angeborenen Herzfehlern. Verhandlungen der Deutschen Gesellschaft für innere Medizin. 1949.)

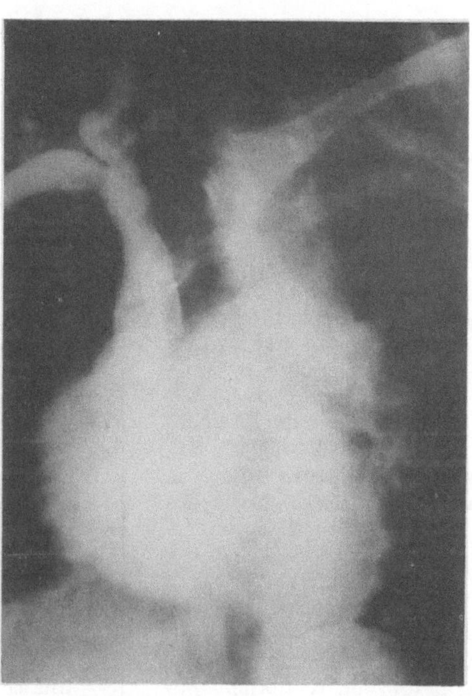

Abb. 1359. EISENMENGERS Komplex. 23jähriges Mädchen. Aufnahme 3 Sek. nach Injektion.

(Aus MANNHEIMER: Diagnostik bei operablen angeborenen Herzfehlern. Verhandlungen der Deutschen Gesellschaft für innere Medizin. 1949.)

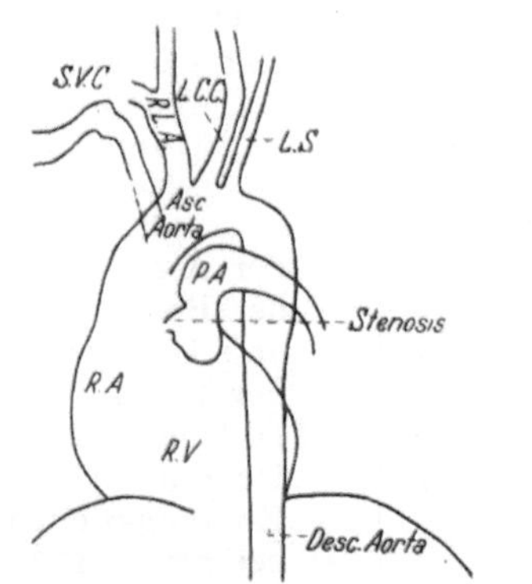

Abb. 1358. Diagramm zu Abb. 1357.
(Nach MANNHEIMER, l. c.).

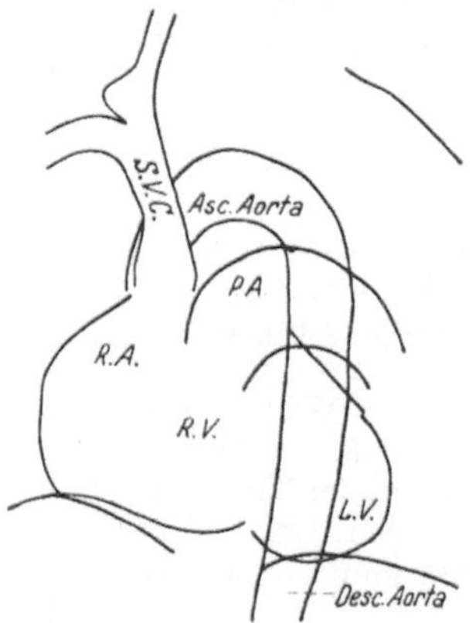

Abb. 1360. Diagramm zu Abb. 1359.
(Nach MANNHEIMER, l. c.).

Buch als Leitmotiv hingestellte Grundsatz zu beachten, daß die Ergebnisse der einen Methode mit denen anderer Methoden (bei der Angiokardiographie kongenitaler Herzfehler besonders mit denen der Auskultation und Herztonregistrierung, der Elektrokardiographie, der Bestimmung der Sauerstoffsättigung des Blutes und Druckmessung in verschiedenen Herzhöhlen usw.) zusammengestellt und gegeneinander abgewogen werden, um zu einer möglichst sicheren und vollständigen Diagnose zu gelangen.

Sachverzeichnis.

Abdomen 710.
— Leerdurchleuchtung bei
 Ileus 427.
— Luftfüllung s. Pneumo-
 peritoneum.
Absceß, Brodiescher der
 Knochen 932.
—, Gasabsceß 1002.
— der Leber 714.
— der Lungen 267, 293.
—, medistinaler 165.
— des Pankreas 746.
—, paranephritischer 775.
—, perityphlitischer 673.
—, subphrenischer 716.
—, tuberkulöser der Wirbelsäule 830, 926.
Accretio pericardii 109.
Achylie, Entleerungszeit des
 Magens 442.
—, Peristaltik des Magens 437.
—, Schleimhautrelief 439.
—, Verhalten des Pylorus 442,
 443, 447, 448.
Acusticustumoren 817.
Addisonsche Krankheit 749.
Adhäsionen des Dickdarms 689.
— des Dünndarms 631.
— des Duodenums 615, 692.
— der Gallenblase 615, 725.
— des Magens 535, 692.
—, meningitische 869.
— des Perikards 106.
— der Pleura 373.
— des Zwerchfells 373, 404.
Adolescentenkyphose 988.
Aerophagie 495.
Akrocephalie 822.
Akromegalie 881.
—, Sellaveränderungen 812,
 881.
Akromegaloide Wachstums-
 störungen 884, 915.
Aktinomykose der Knochen 931.
— der Lungen 322.
— —, disseminierte Knötchen
 293.
— des Magens 583.
— der Wirbelsäule 831.
Akzessorische Lungenlappen
 s. Lobus.
Albers-Schönbergsche
 Marmorknochenerkrankung
 911, 914.
Alkalireserve bei renaler
 Rachitis 903.

Alkaptonurie, Osteoarthrosis
 955.
—, Osteosklerose 910.
Alterskyphose 988.
Alterstuberkulose 314.
Amyloidose der Lungen 330.
Anaemia leuko-erythroblastica
 mit Myelosklerosis 950.
Aneurysma der Aorta
 s. Aortenaneurysma.
— der Arteria abdominalis,
 Ruptur 132.
— — anonyma 149.
— — carotis interna, Knochenveränderungen
 817.
— — — —, verkalktes 152,
 807.
— — pulmonalis 77, 140.
— — subclavia 149.
—, arteriovenöse, Darstellung
 durch Angiokardiographie
 1003.
— arterio-venosum, Herz 44.
— der Bauchaorta 132.
— dissecans 128.
— des Herzens 73.
— der Pulmonalarterienäste,
 Darstellung durch Angio-
 kardiographie 1003.
— des Septum ventriculorum
 75.
— der Sinus Valsalvae 122.
— spurium 128.
Angeborene Herzfehler 76.
— —, Dextrokardie 94.
— —, Ductus Botalli apertus
 76, 78, 79, 80,
 83.
— —, — —, Erweiterung der
 Arteria pulmo-
 nalis 76, 198.
— —, Mesokardie 94.
— —, Pulmonalstenose 84.
— —, Situs inversus aortae 94.
— —, Stenose am Isthmus
 aortae 90.
— —, Transposition der großen
 Gefäße 93.
— —, Ventrikelseptumdefekt
 88.
— —, Vorhofseptumdefekt 80,
 90.
Angiographie am Gehirn 863.
— der peripheren Gefäße 154.
Angiokardiogramm 1004.

Angiokardiographie 97, 155,
 1003.
—, Technik 1003.
Angioma racemosum 807.
Angiomyoneurome 1001.
Anthrakose 262.
— Hilusvergrößerung 225.
Antiperistaltik des Magens 437,
 539, 542.
Antrum cardiacum 473.
— ventriculi 437.
Anulus fibrosus, Verkalkung
 72.
Aorta abdominalis 111.
— —, Aneurysma 132.
— bei Aortenstenose 57.
— ascendens 5, 111.
— —, Aneurysma 121.
— descendens 111.
— —, Aneurysma 123.
—, Elongation 119.
—, Isthmusstenose 90.
—, —, Darstellung durch
 Angiokardiographie
 1003.
—, normale 6, 110.
—, Rechtslage 94.
—, reitende, Darstellung durch
 Kontrastmittel 1004.
— bei Transposition der großen
 Gefäße 93.
—, Untersuchung in den
 schrägen Durchmessern 8,
 111.
Aortenaneurysma 121.
— der Abdominalis 132.
— —, Arrosion der Wirbelsäule
— —, Usuren der Wirbelkörper
 132.
— der Ascendens 121.
— des Bogens 123.
— und Bronchusstenose 129.
— der Descendens 123.
—, Differentialdiagnose 132.
—, Herzform bei 130.
—, Komplikationen 128.
— bei Sepsis 132.
— und Tochteraneurysmen
 128.
Aortenbogen 5, 110.
—, Aneurysma 123.
— bei Isthmusstenose 91.
—, Kalkspange 118.
— bei Mitralstenose 60.
—, Passagestörungen des Ösophagus 465.

Aortenbogen, Persistenz des
rechten 94.
Aortenbreite 115.
—, Messung nach KREUZFUCHS
117.
Aortenerweiterung, diffuse 118.
—, — bei Aorteninsuffizienz
59.
Aortenfehler kombiniert mit
Mitralfehlern 69.
Aorteninsuffizienz 58.
— bei Aortenaneurysma 132.
—, Herzform 46.
Aortenknopf s. Aortenbogen.
Aortensklerose 118.
— und Aortenbreite 114.
— und Herzform 22, 34.
Aortenstenose 57.
—, Herzbewegungen 27.
—, Herzform 44.
Aortitis luica 118.
Aortographie 136, 155, 1003.
Appendices epiploicae, ver-
kalkte 771.
Appendicitis 668.
—, Bulbusspasmus 840.
—, perityphlitische Abscesse
673.
—, verzögerte Dünndarm-
entleerung 671.
Appendix, Darstellbarkeit 453,
668.
—, Eigenbewegung 454.
—, Füllung bei Dickdarm-
stenose 656.
—, isolierte Füllung 671.
—, Nichtfüllbarkeit 670.
Arcus aortae s. Aortenbogen.
Arteria anonyma 9, 148.
— —, Aneurysma 149.
— — bei Isthmusstenose der
Aorta 91.
— carotis 9.
— —, Kontrastfüllung 1003.
— — interna 152.
— — — —, Aneurysma 807, 817.
— femoralis, Kontrastfüllung
1003.
— lienalis, Verkalkung 159.
— meningea media, Häm-
angiom 817.
— pulmonalis 136, 139.
— — bei angeborenen Herz-
fehlern 76, 139.
— —, Aneurysma 140.
— —, Differentialdiagnose der
erweiterten 122, 140,
141.
— — und Hilusschatten 137.
— — bei Kyphoskoliosen 32.
— — bei Mitralinsuffizienz 67.
— — bei Mitralstenose 59, 62.
— — bei Pulmonalinsuffizienz
69, 72.
— —, Sklerose 60, 78, 145.

Arteria pulmonalis bei Tricuspidalinsuffizienz 82.
— —, Untersuchungs-
methoden 6, 8, 10.
— — bei Vorhofseptumdefekt
78, 80.
— renalis, Verkalkung 153.
— subclavia 9, 147.
— —, Aneurysma 149.
— — bei Isthmusstenose der
Aorta 91.
— — und Lungenspitzen 194.
— —, Ösophagusverdrängung
bei abnormem Verlauf
458.
Arteriographie s. Angiographie
154.
— des Gehirns 863.
Arteriosklerose der Aorta 118,
152.
— der Arteria pulmonalis 145.
— der Arterien 149.
Arthritis 971.
— deformans s. Osteoarthrosis
deformans.
— genuina sicca 980.
— gonorrhoica 981.
— luica 984.
— septica 982.
— tuberculosa 982.
— urica 968.
Arthropathie, endokrine 980.
— bei Tabes 829, 958, 959.
Arrythmie 28.
Asbestose 263.
Ascariden, Dünndarmstenose
649.
— im Duodenum 604.
Ascites 761.
— Herzform 21.
Aspergillose, Bronchopneumonie 259.
— der Lungen 325.
Aspirationspneumonie 254.
Asthma bronchiale 217.
— —, flüchtige Lungen-
infiltrate 254.
— — und Herzgröße 34, 219.
— — und Zwerchfell-
bewegungen 217.
Atelektase, gerichtete, bei abdo-
minellen Erkrankungen
239.
—, Kontraktionsatelektase 239.
— der Lungen 232.
Atmung und Herzform 19, 394.
Atmungsorgane 174.
Atrium s. Vorhof.
Atrophie der Hirnwindungen
859.
— der Knochen 843, 895.
— — bei Tuberkulose 924.
— des Stirnhirns 854.
Ayerza-Arrilaga, Erkrankung
146.

Bandscheiben, Degeneration
988.
—, Osteochondrosis 988.
BANGsche Krankheit,
Bronchopneumonie 259.
Barium sulfuricum 422.
BARLOWsche Krankheit 918.
BASEDOWsche Krankheit, Herz-
bewegungen 27.
—, Herzgröße 40.
—, Knochenveränderungen 880.
— und Thymushyperplasie 157.
Bauchspeicheldrüse s. Pankreas.
BAUHINsche Klappe 450.
— —, Insuffizienz 667.
BECHTEREWsche Krankheit 991.
Bezoar 577.
Bilharziosis 349.
— der Harnblase 774.
Blase s. Harnblase.
Blasenstein 767.
Blastomykose, Broncho-
pneumonie 259.
— der Knochen 930.
— der Lungen 325.
Bleivergiftung, Gastrospasmus
501.
—, Osteosklerose 910.
—, spastischer Ileus 652.
—, Ulcus ventriculi 524.
Blutergelenk 967.
BÖCKs Sarkoid 317.
Botulismus, Neurosen 836.
Bradykardie 27.
Brechakt 445.
BRECHETsche Venen 819.
Breitendurchmesser des
Herzens 12.
BROADBENTsches Zeichen 109.
BRODIEsche Knochenabscesse
932.
Bronchialcarcinome s. Lungen-
tumoren.
Bronchialdrüsen s. Lymph-
drüsen.
Bronchialsteine 215.
Bronchialsystem bei fetaler
Agenesie 239.
Bronchiektasien 204.
—, atelektatische 209.
—, Bronchographie 211.
—, fetale 209.
—, Kaverne 208.
— bei Lungenschrumpfung 209.
—, sackförmige 205.
—, zylindrische 206.
Bronchien 202.
—, Kontrastfüllung 186.
—, Krampf 218.
—, orthoröntgenograde 190.
—, Sekretfüllung 203.
—, Spreizung durch linken Vor-
hof 55, 66.
—, Verdickung der Wand 202.
—, Verkalkung 202.

Bronchiolektasien, disseminierte 208.
Bronchiolitis 259.
— obliterans 260.
—, Unterscheidung von Tuberkulose 293.
Bronchitis 204.
— deformans 204.
Bronchographie 211.
— bei Lungentumoren 337.
Bronchopneumonie 251.
— Friedländer 259.
— bei Grippe 256.
—, Hilusdrüsenvergrößerung 225, 252.
—, hypostatische 254.
— bei Influenza 251.
— bei Kindern 252.
— bei Masern 251.
—, miliare 260.
—, postoperative 255.
— bei Psittacosis 259.
—, Unterscheidung von Tuberkulose 252.
Bronchusstenose 215.
— bei Aortenaneurysma 129.
— bei Durchbruch indurierter Drüsen 227.
— und Herzbeweglichkeit 29.
— und Herzlage 29.
— bei Lungentumoren 335.
— und Verlagerung des Mediastinum 172, 216.
— und Zwerchfellbewegungen 216, 382, 406.
Bronchusverschluß, Atelektase 236.
Brustfell s. Pleura.
Bürstenschädel bei Erythroblastenanämie 951.
Bulbus duodeni 445.
— —, Ascariden 604.
— —, Aussparungen, extraventrikulär bedingte 604.
— —, Dauerbulbus 609.
— —, Defekt 602.
— —, Deformierung 597, 599, 606.
— —, Divertikel 593.
— —, Einziehungen 602, 840.
— —, flüchtige Füllung 611.
— —, narbige Veränderungen 606.
— —, Phthisis 607.
— —, Retraktion 604.
— —, Schleimhautrelief 448.
— —, Ulcus s. Ulcus duodeni 596.
— —, Ulcusdivertikel 605.
— —, Untersuchungsmethoden 425, 590.

Caissonkrankheit 903.
Calcaneussporn 998.
Calcinosis interstitialis 997.

Calcinosis intervertebralis 989.
Calcium-Phosphorquotient bei renaler Rachitis 903.
CALVÉ-LEGG-PERTHESsche Hüftgelenkserkrankung 963.
Carcinose der Knochen, osteoklastische 824, 941.
— —, osteoplastische 942.
— der Lungen, miliare 293, 339.
—, peritoneale 761.
Cardia s. Kardia.
Caries tuberculosa der Knochen 925.
— — der Wirbelsäule 830, 926.
Chalicosis 262.
Chlorom 948.
Cholangiographie 731.
Cholecystitis 725.
— Verwachsungen bei s. pericholecystische Adhäsionen.
Cholecystographie 720.
—, Fehlen der Kontrastfüllung 726.
—, Gallensteine 927.
—, Papillom der Gallenblase 729.
Choledochusstein 720.
—, Duodenalstenose 621.
—, Durchbruch ins Duodenum 614.
Cholelithiasis 717.
— im Cholecystogramm 727.
—, Hypertonie des Magens 502.
— und periduodenale Adhäsionen 615.
Cholesteatom 819, 825.
—, Darstellung 861.
Chondrodystrophie 889.
Chondrom 343, 936.
Chordom 936.
CHRISTIAN-SCHÜLLERsche Erkrankung 953.
— —, Schädel 825, 952.
Cirrhose der Lungen s. Lungenschrumpfung.
Claudicatio intermittens 834.
Coarctation 93.
Cöcalcarcinom 679.
Coeco-colischer Sphincertrakt 452, 664.
Coecum 450.
—, Atonie 665.
—, Erweiterung bei Dickdarmstenose 655.
—, Lageänderungen 665.
— mobile 665.
—, Ileocöcaltuberkulose 673.
—, Lymphcysten 681.
—, Volvulus 666.
Coeliakie mit Knochenatrophie bei Kindern 895.
— — bei Erwachsenen 895.

COLEscher Bulbusdefekt 602.
Colitis 700.
— dysenterica 700.
—, Insuffizienz der Valvula ileocoecalis 668.
— luica 704.
— luetica 704.
— muco-membranacea 697.
— ulcerosa 700.
— —, Marmorierung 702.
— —, Schrumpfung des Darms 703.
— —, Untersuchungsmethode 700.
— tuberculosa 700.
Colon s. Dickdarm.
Coloninterposition 711.
—, Unterscheidung von Pneumoperitoneum 750.
Coloptose 682.
—, Transversostase 695.
Concretio pericardii s. Perikardverwachsungen.
Conus pulmonalis s. Arteria pulmonalis.
Cor pendulum 23, 34.
Coronararterien, Verkalkung 150.
Coronarsklerose 150.
CORRIGANsche Cirrhose 250.
Coxa vara cretinosa 963.
Coxitis tuberculosa 983.
Craniostenose 821.
Cysten am Foramen Monroi 861.
— des Gehirns 861.
— der Knochen 934.
— der Leber 714.
— des Mediastinums 161.
— der Milz 736.
— der Nieren 775.
— des Ösophagus 482.
— des Pankreas 739.
— des Rückenmarks 871.
Cystenlunge 209.
Cystennieren 795.
— im Pneumoperitoneum 756, 777.
—, Ureterverlauf 798.
Cysticercen 1001.
— im Gehirn 861.
Cysticercose 348.
Cystinstein 766.
Cystopyelographie 781.

Darmbrand 634.
Darmstenose 638.
DENEKEsches Symptom 89.
Densographie 4.
Dermoide im Gehirn, Darstellung 861.
Dermoidcysten des Abdomens 710.
— —, verkalkte 773.
— des Mediastinums 161.
Dextrokardie 94.

Diabetes insipidus, präsellare
  Geschwülste 814.
Diagonaldurchmesser des
  Herzens 13.
Diarrhoe 699.
Diastole und Herzgröße 18.
Dickdarm 681.
—, Adhäsionen 689.
—, — mit Abknickung des
  Ileum 667.
—, — bei Appendicitis 670,
  672.
—, — bei Divertikulitis 693.
—, —, Insuffizienz der Valvula
  ileocoecalis 667.
—, — und Magenverände-
  rungen 492.
—, —, Obstipation 696.
—, — im Pneumoperitoneum
  692.
—, — mit Stenose 658.
—, Amyloidose 705.
—, Anatomie und Physiologie
  450.
  , BAUHINSCHE Klappe 449.
—, — —, Insuffizienz 667.
—, Bewegungen 454.
—, Carcinom 661, 705.
—, — am Coecum 679.
—, —, scirrhöses 662.
—, —, Stenose 658.
—, coeco-colischer Sphincter-
  trakt 452, 664.
—, Divertikel 687.
—, Endometriose 705.
—, Entzündungen 700.
—, Erweiterung 685.
—, Hämangiome 707.
—, Ileocöcalgegend 663.
—, Invagination 660.
—, — am Coecum 678.
—, — durch Polyp 708.
—, Lageanomalien 681.
—, Lipom 708.
—, Lipomatose 681.
—, Lues 704.
—, Lymphangiome 707.
—, lymphatische Leukämie 704.
—, Lymphcyste 681.
—, Lymphogranuloma
  inguinale 704.
—, Mesenterium commune 681.
—, Mucocele 680.
—, Myome 708.
—, nervöse Störungen 841.
—, Obstipation 694.
—, pharmakologische
  Wirkungen 456.
—, Polypen 708.
—, Schleimhautrelief 454.
—, Spasmen 695, 697, 841.
—, — bei Diarrhoe 699.
—, — bei Tabes 699, 829, 841.
—, Stenose 653.
—, — bei Carcinom 659, 661.

Dickdarm, Stenose, Differentialdiagnose zur Dünn-
  darmstenose 662.
—, —, Doppelflintenstenose
  689, 693.
—, — durch Druck von außen
  662.
—, —, Erweiterung des
  Coecums 655.
—, — bei Lues 704.
—, —, prästenotische Stauung
  654.
—, — mit Rückstauung in den
  Dünndarm 644, 655.
—, —, Stenosenperistaltik 656.
—, —, Untersuchungsmethode
  653.
—, Tuberkulose 700.
—, — am Coecum 673.
—, —, Insuffizienz der Valvula
  ileocoecalis 668.
—, — des Rectums 704.
—, Untersuchungsmethode 423,
  426.
—, Verdrängung 683, 734, 777.
—, Volvulus 666.
—, — bei HIRSCHSPRUNGscher
  Krankheit 685.
—, Wurmfortsatz s. Appendix.
Dilatation der Aorta s. Aortenerweiterung.
— des Herzens 35, s. Herz-
  vergrößerung.
— des Ösophagus s. Ösophagus.
Diploevenen 819.
Discusprolaps 988.
Distomum pulmonale 349.
Divertikel des Dickdarms 687.
— des Dünndarms 631.
— des Duodenums 592.
—, epiphrenale 479.
— der Harnblase 802.
—, intramurale 593.
— des Magens 518.
—, MECKELsches 631.
— des Ösophagus 477.
— des Perikards 105.
—, Pulsions- 477.
—, Traktions- 477.
—, ZENKERsches 477.
Divertikulitis 687.
Divertikulosis 688.
Doppelflintenstenose des Dickdarms 689.
Drehung des Herzens bei
  Emphysem 29.
— — und Herzgröße 32.
— — bei Hypertrophie des
  rechten Ventrikels 48.
— — bei Zwerchfelltiefstand
  7, 19, 21, 29.
Ductus Botalli apertus 77, 79, 83.
— — —, Darstellung durch
  Angiokardio-
  graphie 1003.

Ductus Botalli apertus, kombiniert mit Isth-
  musstenose der
  Aorta 90.
— — —, — mit Mitralstenose
  78.
— — —, — mit Pulmonal-
  stenose 80.
— — —, Recurrensparese 79.
— choledochus und cysticus 731.
— — —, Steine 732.
Dünndarm 628.
—, Adhäsionen 631.
—, Anatomie und Physiologie
  448.
—, Bewegungen 449.
—, Divertikel 631.
—, Entleerung 449, 647.
—, — bei Appendicitis 671.
—, — bei Ileocöcal-
  tuberkulose 676.
—, — bei Insuffizienz der Valvula ileocoecalis 666.
—, — bei Obstipation 694.
—, — bei Stenose 645.
—, — bei tabischer Krise 653,
  829, 841.
—, —, Zeit 449.
—, Lageveränderungen 628.
—, Lymphosarkom 637, 649.
—, Pneumatosis 636.
Dünndarmstenose 640.
— durch Ascariden 649.
— bei Bleikolik 652.
—, Differentialdiagnose zur
  Dickdarmstenose 662.
—, Entleerung des Dünndarms
  647.
—, funktionelle 649, 841.
— bei Hämatoporphyrie 652,
  841.
—, Magenentleerung 645.
—, Magenerweiterung 645.
—, Spiegelbildung 643.
—, Stenosenperistaltik 645.
— bei tabischen Krisen 653.
—, tuberkulöse 649.
—, Untersuchungsmethode 426.
Duodenalflecken, persistente
  601.
Duodenum 590.
—, Anatomie und Physiologie
  445.
— Bulbus s. dort.
—, Carcinom 626.
—, Colonfistel 617.
—, Dauerfüllung 840.
—, — bei Pankreas-
  vergrößerung 740.
—, Divertikel 592.
—, — und Magendivertikel 519.
—, Knopflochsymptom 627.
—, Luftblase 448.
— mobile 448.
—, Myom 626.

Duodenum, Papillom 626.
—; Polypen 626.
—, Ptose 595.
—, Sarkom 626.
—, Spasmus 602, 840.
—, Stenose 617.
—, —, angeborene 590.
—, —, tuberkulöse 623, 626.
—, Tuberkulose 617.
—, Ulcus s. Ulcus duodeni.
—, Untersuchungsmethode 425, 590.
Dysenterie 700.
Dyschezie 695, 698.
Dysphagia lusoria 96, 458.
Dysostosis cranio-facialis 822.
— multiplex 893.
Dystrophia adiposo-genitalis 814.
— —, Knochenveränderungen 887.
— —, Sellaveränderungen 810, 887.
Dystrophie osseuse familiale 892.

Eburneation s. Osteosklerose.
Echinococcus der Knochen 933.
— der Leber 712, 714.
— der Lungen 347, 348.
— der Milz 736.
— der Niere 775.
Eiform des Herzens 58, 60.
Eisenmangelanämie, Lungenbefund 331.
EISENMENGER-Komplex 1004, 1005.
Elliptocytose mit Skeletveränderungen 951.
Embolie der Lungengefäße 202.
Emphysem der Haut 1002.
— der Lungen s. Lungenemphysem.
Empyem der Pleura 354.
Encephalarteriographie 863.
Encephalographie 155, 845.
—, Aufnahmetechnik 847.
—, Indikation 848.
— mit Kontrastmittel 861.
—, normales Füllungsbild 848.
—, pathologische Verhältnisse 852.
Enchondrom 936.
—, multiple 939.
Endarteriitis obliterans der Pulmonalgefäße 146.
Endokrine Arthropathie 980.
Endoperialveolitis nodosa 261.
Enostosen des Schädels 827.
Entenherz 58.
Enteritis 634.
Enteroptose 628, 682.

Enuresis nocturna, Spina bifida 830.
Eosinophilie des Blutes, flüchtige Lungeninfiltrate 302.
Epiduralraum, Füllung mit Jodöl 876.
Epilepsie 827.
— im Encephalogramm 859.
Epiphrenale Divertikel 479.
Epiphysenstörungen, Entwicklung des Knochensystems 891.
Epituberkulöse Infiltration 237, 312.
Erythroblastenanämie mit Knochenveränderung 951.
Erythromelalgie 843.
Eunuchen 887.
Eunuchoidismus 888.
Eventratio s. Relaxatio diaphragmatica 407.
EWING-Sarkom 939.
Exostosen des Schädels 826.
—, kartilaginäre 939.
Exsudat, pleuritisches 346.
—, — und Herzlage 30.
—, — bei Aortenaneurysma 129.
—, —, interlobäres 362.
—, — bei Pneumonie 250.
Exerzierknochen 995.
Extrasystolen 28.
Extraventrikuläre Tumoren, Differentialdiagnose zum Magencarcinom 489, 552, 565.
— — mit Durchbruch in den Magen 576.

FALLOTs Tetralogie 1004, 1005.
Fechterstellung 8.
Felsenbein 806, 816.
—, Arrosion 817.
Fernaufnahme des Herzens, sagittale 2.
— —, seitliche 13, 14.
Fettbürzel 6, 44, 100.
Fettherz 43.
Fibrom der Knochen 936.
— des Magens 575.
— des Mediastinums 164.
— des Ösophagus 481.
Fistula gastrocolica 588.
Flächenkymographie 4.
Foramen ovale apertum 90.
Frontalbild des Herzens 10.
FRIEDLÄNDER-Pneumonie 259.
FRIKscher Handgriff 8.
Frühinfiltrat 297, 317.
— und Grippe 302.
—, Resorption 305.
— im Unterlappen 300.
Frühkaverne 285, 300.

Gallenblase 716.
—, Adhäsionen 725.
—, angeborene Anomalien 725.
—, Atonie 725.
—, Darstellung 717.
— und Dickdarmverdrängung 684.
—, Entleerungsfähigkeit 722.
—, Entzündung 725.
—, Form 723.
—, Lage 723.
—, —, quere 726.
—, Papillome 729.
—, Ptose 725.
—, Schrumpfung 725.
—, Stauung 725.
—, Wandverkalkung 717.
Gallenblasen-Duodenalfistel 732.
Gallenfistel, Knochenatrophie 895.
Gallensteine 717.
—, chemische Zusammensetzung 719.
— im Cholecystogramm 727.
— in den Gallenwegen 732.
—, Unterscheidung von Nierenstein 769.
Gallenwege 730.
—, Carcinom 732.
—, Steine 732.
Ganglioneurome 166, 346.
Gangrän der Lungen 267.
Gargoylisme 893.
Gasabscesse 1002.
Gastrektasie s. Magenerweiterung.
Gastrische Krisen 829.
Gastritis 509.
— hypertrophicans 509, 575.
— membranacea 511.
— phlegmonosa 511.
— der Regio praepylorica 512.
— ulcerosa 511.
— bei Ulcus 522, 614.
Gastroenteritis 634.
—, chronische mit Knochenatrophie 895.
Gastroentrostomie 584.
—, Ulcus jejuni pepticum 585.
Gastroptose 504.
—, fixierte 505.
Gastrospasmus 497, 836.
—, circumscripter 498.
—, — bei Ulcus 521.
—, Differentialdiagnose 554.
—, regionärer 499.
—, totaler 500.
GAUCHERs Krankheit 951.
Gefäße 110.
—, Verkalkung 149.
Gehirn, Blutungshöhlen, Luftfüllung 861.
—, Darstellung im Encephalogramm, normales Füllungsbild 848.

Gehirn, Darstellung im Encephalogramm, pathologische Verhältnisse 852.
—, Erweichungshöhlen, Luftfüllung 861.
Gehirnerkrankungen 805.
—, Kalkablagerungen 807.
Gelenkchondrome 971.
Gelenkerkrankungen 953.
—, endokrine Einflüsse 956.
—, entzündliche 971.
—, gichtische 968.
—, gonorrhoische 981.
—, luische 984.
—, neuropathische 958.
—, nichtentzündliche 955.
—, septische 982.
—, tuberkulöse 982.
Gelenkrheumatismus 973, 978.
Genitalorgane, weibliche 762.
GHONSCHER Primärherd 309.
Gicht 968.
—, Kalk- 998.
Gliome der Vierhügelgegend, Luftfüllung 861.
Glockenform des Thorax 900.
Glomustumoren 1001.
Gonorrhoe der Gelenke 981.
Grippe, abgesacktes Exsudat 355, 369.
—, Pneumonie 355.

Hämangiom der Arteria meningea media 817.
— der Knochen 937.
Hämatoperikard 104.
Hämatoporphyrie, Dünndarmileus 652, 841.
Hämolytischer Ikterus mit Knochenveränderungen 951.
Hämophilie, Gelenkveränderungen 967.
Hämosiderose 331.
—, disseminierte Tuberkulose 293.
Halisterese 898.
Halsrippen 834.
Hantelform des Magens 556.
Harnblase, Bilharziosis 774.
—, Divertikel 802.
—, Fremdkörper 767.
—, Kontrastdarstellung 782, 800.
—, Papillom 803.
— bei Prostatahypertrophie 803.
—, Schrumpfung 803.
—, Stein 767.
—, Tumor 802.
—, Verkalkung 774.
—, Verlagerung 802.
Harnleiter s. Ureter.
Harnorgane 763.
Harnröhre, Kontrastdarstellung 783.

Hauteinlagerungen 1002.
Hautemphysem 1002.
HEBERDENSCHE Knoten 970.
Hepatolienographie 737.
Hepatoptose 711.
Hernia diaphragmatica 407.
— hiatus oesophagei 418.
— oesophagea dextra 418.
Herz 1.
—, Aneurysma 73.
—, Begrenzung des im Sagittalbild 5.
—, — in den schrägen Durchmessern 8, 9.
—, — im Frontalbild 10.
—, Dextroversion 94.
—, Fernaufnahme 2.
—, Fettherz 93.
— bei Kyphoskoliosen 32.
—, Querschnittsbild 15.
—, Querstellung 29, 44.
—, Orthodiagraphie 24.
—, Ventrikelbewegungen 6.
Herzbeutel s. Perikard.
Herzbeutelergüsse bei Myxödem 43.
Herzbeutelgeschwülste 106.
Herzbeweglichkeit, passive 29.
— bei Perikardverwachsungen 107.
Herzbögen 5.
Herzdilatation 35.
—, idiopathische 37, 39.
—, myogene 36.
—, tonogene 36.
—, toxische 38.
Herzdrehung bei tiefem Zwerchfellstand 7, 19, 21, 29.
Herzfehler, angeborene 76.
—, —, Dextrokardie 94.
—, —, Ductus Botalli apertus 76, 79, 83.
—, —, — — Erweiterung der Arteria pulmonalis 76, 198.
—, — und Kyphoskoliose 82, 96.
—, —, Mesokardie 94.
—, —, Pulmonalstenose 84.
—, —, Situs inversus aortae 94.
—, —, Stenose am Isthmus aortae 90.
—, —, Transposition der großen Gefäße 93.
—, —, Ventrikelseptumdefekt 88.
—, —, Vorhofseptumdefekt 80, 90.
Herzform bei Aortenaneurysma 130.
—, Aortenkonfiguration 46, 58.
— bei Ascites 21.
— und Atmung 19, 27, 395.
— bei Bauchgeschwülsten 21.
—, Beutelform 102.

Herzform und Brustkorb 23.
— und Darmmeteorismus 21.
—, Dreiecksform 103.
—, Eiform, liegende 46, 58.
—, —, stehende 60.
—, Entenherz 58.
— und Körperstellung 21, 27.
—, Kugelform 15, 67.
— bei Lungenemphysem 21, 49.
— bei Magenblähung 21.
—, Mitralkonfiguration 49.
—, normale 26.
—, Schuhform 58.
— und Schwangerschaft 21.
—, Steilform, schräge 47, 60, 68.
— im Transversalbild 14, 16.
— und Zwerchfellstand 21, 27, 395.
Herzgröße 1, 12, 32.
— nach Aderlaß 20.
— und Alkoholismus 37, 44.
— bei Aneurysma arteriovenosum 44.
— bei Aortensklerose 22.
— im Asthmaanfall 34.
— und Atmung 19.
— und Atropinwirkung 18.
—, Berechnung der wahren 2.
— und Blutmenge 20.
— und Blutverteilung 18, 20, 21.
— und Breitendurchmesser 12.
— bei Chlorose 43.
— und Diagonaldurchmesser 13.
— und Drehung des Herzens 32.
—, Durchschnittswerte, normale 23.
— und Flüssigkeitsaufnahme 37.
— und Geschlecht 22.
— und Gewichtswechsel 22.
— und Herzmodell 17.
— nach Histamin 20.
— bei Infektionskrankheiten 39.
— bei innersekretorischen Störungen 40.
— das kleine Herz 33.
— und Körperlänge 21.
— und Körperstellung 21.
— nach Kriegsstrapazen 36.
— bei Kropf 41.
— und Längsdurchmesser 12.
— und Lebensalter 22.
— bei Leuchtgasvergiftung 39.
— bei Lungenemphysem 34.
— bei MÜLLERSchem Versuch 19.
—, Münchener Bierherz 37.
— bei Myokardschädigung 38.
— bei Nierenerkrankungen 37.
— bei perniziöser Anämie 43.
— bei Phosphorvergiftung 39.

Herzgröße und Sport 22, 36.
— und Systole 18.
— bei Tachykardie 18.
— und Transversaldurchmesser 12, 22.
— und Vagustonus 18, 21.
— beim VALSALVAschen Versuch 19.
—, Verhältnis zwischen Orthodiagraphie und Perkussion 13.
— bei Vitaminmangel 43.
— und Volumenbestimmung 15.
Herzhypertrophie 35.
Herzkammer, Bestimmung der Größe 17.
Herzkinematographie 4.
Herzklappenfehler 57.
Herzkymographie 4.
Herzlage 5, 10,
Herz-Lungen-Quotient 23.
Herzmodell 17.
Herzneigungswinkel 12, 26, 60.
Herzneurosen 27.
Herzohr 6.
— bei Mitralinsuffizienz 67.
— bei Mitralstenose 61, 62.
Herzpulsationen des gesunden Herzens 5, 6, 18.
— bei Herzinfarkten 28.
— des kranken Herzens 27.
— bei Perikarditis 103.
— bei Ventrikelseptumdefekt 89.
Herzquotient, reduzierter 26.
Herzrechteck 13.
Herzspitze, Darstellung 2, 3.
— bei Hypertrophie des linken Ventrikels 45.
— bei Mitralstenose 62.
— und Zwerchfall 27.
Herzspitzenstoß 7.
Herzsymphyse s. Perikardverwachsungen.
Herzthromben 75.
Herztumoren 76.
Herzverdrängung 29.
Herzverkleinerung, scheinbare 34.
Herzvolumenbestimmung 15, 17.
Herzzwerchfellwinkel 5, 100.
— bei Perikarditis 102.
Hiatus oesophageus, Hernie 418.
—, Insuffizienz 419.
Highmorshöhle 825.
Hilus und Arteria pulmonalis 137, 188.
—, Bestimmung der Breite 138, 142.
— und bronchopulmonale Drüsen 223.

Hilus und hinterer Herzrand 11.
—, normaler 188.
—, Pulsation 146.
—, Verbreiterung des bei Asthma 217.
—, — bei angeborenen Herzfehlern 143.
—, — infolge Erweiterung der Arteria pulmonalis 82, 139, 144.
—, — bei Herzdekompensation 142.
—, — bei Mitralfehlern 68.
—, — bei Stauungslunge 196.
Hiluscarcinom 335.
—, Differentialdiagnose zum Aortenaneurysma 134.
Hilusdrüsen, Tuberkulose 306.
—, — bei Kindern 308.
—, Vergrößerung bei Bronchopneumonie 225, 252.
—, Verkalkung 225.
Hilusdrüsentuberkulose, primäre Infektion 306, 309.
—, postprimäre Infektion 307.
Hirncysten 861.
—, Astrocytome 861.
—, Ependymome 861.
—, Glioblastome, maligne 861.
—, Oligodendrogliome 861.
—, Spongioblastome 861.
Hirndruck, gesteigerter, Schädelveränderungen 815.
Hirntumor im Encephalogramm 855.
— und Pylorushypertrophie 839.
—, Schädelexostose 826.
—, verkalkter 807, 810.
HIRSCHscher Sphincter 452.
HIRSCH-MERINGscher Reflex 442.
HIRSCHSPRUNGsche Krankheit 685, 841.
Höhlenlunge 209.
HOLZKNECHTscher Raum s. Retrokardialraum.
Hufeisenniere 775, 798.
Hungerosteomalacie 901.
HURLERsche Krankheit 893.
Hydrocephalus internus bei Chondrodystrophie 890.
— — im Encephalogramm 854.
— —, Sellaveränderungen 815.
Hydronephrose 774.
— bei Pyelitis 790.
— im Pyelogramm 788.
— bei Schwangerschaft 799.
— bei Stauung 788.
Hydroperikard 101.
— bei Nierenerkrankung 37.
Hypergenitalismus 887.

Hypernephrom 794.
—, Metastasen 945.
Hyperostosis cranialis interna 827.
Hypertonie des Magens 501.
Hypertrophie des Herzens 35, 36.
Hypophysäre Kachexie, SIMMONDSsche Atrophie 814.
Hypophysärer Zwergwuchs 884.
Hypophysengangtumor 814; s. infraselläre Geschwülste 812.
Hypophysentumor 810.
Hypostatische Pneumonie 254.

Ileitis circumscripta 635.
Ileocöcalgegend 663.
—, Adhäsionstumoren 673, 678.
—, Colitis 703.
—, Valvula ileocoecalis, Bauhini 449.
—, — —, Insuffizienz 667.
—, — —, —, Ursache 668.
Ileocöcaltuberkulose 673.
—, Differentialdiagnose 678.
—, STIERLIN-Symptom 676.
Ileum, Abknickung der untersten Schlinge 666.
—, Lage der untersten Schlinge 648.
Ileus s. Dünndarmstenose 640.
—, paralytischer 653.
—, spastischer 649, 841.
—, Untersuchungsmethode 427.
Immunitätslage bei Tuberkulose 316.
Impressiones digitatae, Erweiterung 821.
Inaktivitätsatrophie der Knochen 897.
Infantilismus 888.
Infarkt der Lunge 201.
—, verkalkter der Milz 736.
Infiltrate, bronchogene 251.
—, perisigmoiditische 689.
—, tuberkulöse s. Frühinfiltrate.
Infiltration des Mediastinums 164.
Influenza, Pneumonie 251.
Infraclaviculäres Infiltrat s. Frühinfiltrat.
Innere Sekretion und Herzvergrößerung 40, 42.
Insuffizienzerscheinung, funktionelle, am Knochen 903.
Interverteballöcher, Erweiterung durch Rückenmarkstumoren 828.
Invagination des Dickdarms 708.

Iritis rheumatica und Spondylarthritis ankylopoetica 991.
Isthmusstenose der Aorta 90.
Isthmus ventriculi 500.

JACKSONsche Epilepsie 827.
Jejunum, Divertikel 631.
—, Lage 645.
—, Ulcus pepticum 585.
Jejunum-Colonfistel 588.

Kalkgicht 998.
Kalkmetastasen 203, 998.
Kalkmilch-Galle 717.
Kardia 427.
Kardiacarcinom 562.
Kardioptose 29.
Kardiospasmus 465, 467.
Karnifikation der Lunge 250.
KASCHIN-BECKsche Krankheit 967.
Kaskadenmagen 487, 532.
Kaverne, bronchiektatische 208.
—, Früh- 285, 300.
— bei Lungentuberkulose 281.
Keilbeinhöhle 825.
Keuchhusten, Vergrößerung des rechten Vorhofs 57.
Kinematographie des Herzens 4.
— des Magens 427.
Kissing ulcers 600.
Klappenfehler des Herzens 57.
Kleinhirnbrückenwinkeltumor 817.
Kleinhirntumoren 855.
KLIPPEL-FEILsches Syndrom 830.
Knochen 878.
Knochenaktinomykose 931.
Knochenatrophie 843, 895.
—, akute, trophoneurotische 898.
— bei Lepra 843, 930.
— bei Polyarthritis 974.
—, SUDECKsche 843.
— bei Tuberkulose 924, 983.
Knochenbildung in den Lungen 202.
— — bei Stauung 198.
Knochenblastomykose 930.
Knochencysten 934.
Knochenechinococcus 933.
Knochengeschwülste, metastatische 940.
—, primäre 934.
—, Sarkom 937.
Knochenlymphogranulom 929.
Knochensyphilis 919.
—, erworbene 923.
—, kongenitale 919.
Knochentuberkulose 924.
Knochenveränderungen bei Bluterkrankungen 948.

Knochenveränderungen bei Erkrankungen des Lipoidstoffwechsels 951.
— bei Lepra 930.
—, neurotische 842.
Knorpelknötchen der Wirbelsäule 987.
KÖHLERsche Krankheit 965.
Kolitis s. Colitis.
Kombinierte Mitralfehler 68.
— Mitral- und Aortenfehler 69.
Kompressionsfraktur der Wirbelsäule 830.
Kongenitale Herzfehler 76.
— —, Darstellung durch Angiokardiographie 1003.
Kontraktionsatelektasen 239.
Kontrastmittel zur Magen-Darmuntersuchung 421.
— und Entleerungszeit des Magens 444.
Körperstellung, Einfluß auf Herzgröße 21.
Kotsteine 770.
Kreislauforgane 1.
Kretinismus, endemischer 878.
KREUZFUCHSsches Phänomen 295.
Krisen, gastrische 829.
Kropfherz 40, 49.
—, Hilusverbreiterung 199.
Kryolitharbeiter, Osteosklerose 910.
Kugelform des Herzens 15.
— — bei Mitralinsuffizienz 67.
Kymographie 4, 7.
Kyphoskoliose und angeborene Herzfehler 82, 96.
— und cirrhotische Lungentuberkulose 280.
—, Differentialdiagnose zum Aortenaneurysma 135.
— und Erweiterung der Arteria pulmonalis 141.
— und Herzform 32.
— und Herzlage 31.
— und Magenform 489.
— bei Neurofibromatosis 833.
— und Pulmonalsklerose 144.
— und Spitzentrübung 194.
— bei Syringomyelie 962.

Längsdurchmesser des Herzens 12.
— —, Vergrößerung bei Mitralstenose 60.
— —, Zunahme bei der Atmung 19.
Landkartenschädel 953.
LANE's kink 666.
Lappensarkom 339.
Leber 710.

Leber, Absceß 714, 715.
—, Angiome 715.
—, Atrophie, akute gelbe im Pneumoperitoneum 714.
—, Coloninterposition 682, 711, 750.
—, Darstellung im Pneumoperitoneum 714.
—, — durch Thorotrast 715, 737.
—, Echinococcus 712.
—, — bei Kontrastdarstellung der Leber 739.
—, — im Pneumoperitoneum 714.
—, — verkalkter 715.
—, Lues 714.
—, Metastasen 739.
—, Pentastome 715.
—, Phlebolithen 715.
—, Senkung 711.
Lebercirrhose bei Kontrastdarstellung der Leber 739.
— im Pneumoperitoneum 714.
Lebercysten 714.
Lebervergrößerung und Dickdarmverdrängung 684.
— und Herzlage 29.
— und Magenverdrängung 489.
Lepra der Knochen 930.
—, Knochenatrophie 930.
Leukämie, disseminierte Knötchen in den Lungen 843.
— und Hilusdrüsenvergrößerung 225.
—, Knochenveränderungen 948.
— des Magens 582.
Linitis plastica 561.
Lipome des Dickdarms 708.
— des Mediastinums 164.
Lobus inferior accessorius und Interlobärschwarte 375.
— — —, Pneumonie 243.
— — — —, Unterscheidung von costomediastinaler Pleuritis 361.
— posterior 243, 375.
— venae azygos 148, 195.
Lückenschädel 822.
Lues congenita tarda 922.
— des Dickdarms 704.
— der Gelenke 984.
— der Knochen 919.
— der Leber 714.
— der Lungen 326.
— —, disseminierte Knötchen 293, 328.
— des Magens 577.
— der Pleura 329.
— des Schädels 824.
— der Trachea 329.

Luftfüllung der Bauchhöhle 752.
— des Dickdarms 424.
— des Gehirns 845.
— des Nierenbeckens 782.
— des Nierenlagers 763.
— des Rückenmarks, Myelographie 866.
— des Zentralnervensystems 845.
Luftröhre s. Trachea.
Lumbalisation der Lendenwirbel 989.
Lungen 176.
—, Absceß 267.
—, —, disseminierte Form 293.
—, Aktinomykose 322.
—, Amyloidose 330.
—, Aspergillose 325.
—, Atelektase 232.
—, —, Differentialdiagnose zur costomediastinalen Pleuritis 362.
—, — bei Lungentumoren 332.
—, —, massive idiopathische 236.
—, Bilharziosis 349.
—, Blastomykose 325.
—, Böcks Sarkoid 317.
—, Cysten 209.
—, Cysticercose 348.
—, Distomum pulmonale 349.
—, Echinococcus 347.
—, Emphysem 230.
—, —, bullöses 232.
—, — und Herzform 21, 49.
—, — und Herzgröße 34.
—, — und Herzlage 29.
—, —, interstitielles 232
—, —, mediastinales 170, 232.
—, — und Pulmonalsklerose 144.
—, —, vikariierendes 230.
—, —, — bei Lungentuberkulose 280.
—, epituberkulöse Infiltrationen 237.
—, flüchtige Infiltrate 254.
—, Gangrän 267.
—, gerichtete Resorptionsatelektasen 237, 239.
—, Hämosiderose 331.
—, Hernie 232.
—, Hilusveränderungen durch Zeltinfektionen 306.
—, Höhlenlunge 209.
—, Infarkt 201.
—, Infiltration bei Aortenaneurysma 129.
—, infraclaviculäre Herde 297.
—, interstitielles Ödem 199.
—, Karnifikation 250.
—, Knochenbildung (Pneumopathia osteoplastica racemosa) 203.
—, — bei Stauungslunge 198.

Lungen, Lues 326.
—, —, disseminierte Knötchen 293, 328.
—, Lymphogranulom 321.
—, —, disseminierte Knötchen 293.
—, Mikrolithiasis alveolaris pulmonum 331.
—, Miliarlupoid 317.
—, Mißbildung und Atelektase 238.
—, Myomatose 208, 331.
—, normale 178.
—, Ödem 199.
—, Operationen 384.
—, Pest 259.
—, Rotz 259.
—, Schnupfveruch 235.
—, Spirochätose 325.
—, Stauungslunge 196.
—, —, disseminierte Knochenbildung 198.
—, —, Knötchenbildung 197.
—, Streptotrichose 324.
—, tomographische Aufnahmen 178.
—, tuberöse Sklerose 208, 331.
—, Tularämie 325.
—, Untersuchungsmethoden 176.
—, Verkalkung bei Ostitis fibrosa 203.
—, vikariierende Blähung bei Atelektase 235.
—, Weichteilschatten 180.
—, Xanthomatose 330.
—, Zeichnung, normale 182.
—, —, verdichtete nach Pneumonie 248, 256.
—, —, verstärkte bei Polycythämie 197.
Lungenlappen 240, 241.
—, akzessorische s. Lobus.
Lungenschrumpfung und Bronchiektasen 209.
—, CORRIGANsche 250.
— und Erweiterung der Arteria pulmonalis 141.
— und Herzlage 29.
— bei Pneumonie 250.
— nach Röntgenstrahleneinwirkung 250.
— bei Tuberkulose 278.
Lungenspitzen 193.
—, Begleitschatten der 2. Rippe 193.
— und Halsrippen 834.
—, Schatten der Arteria subclavia 194.
—, Spitzenkuppe 193.
— Trübung 194, 295.
—, — bei Atelektase 237.
—, Tuberkulose 294.
—, Untersuchungsmethode nach ALBERS-SCHÖNBERG 177.

Lungenspitzen, Weichteilverschattung 180.
Lungentuberkulose 272.
—, acinös-nodöse 276.
— des Alters 314.
—, apico-caudale Ausbreitung 294.
—, ausgesprochene 274.
—, beginnende 294.
—, — der Spitzen 294.
—, bronchopneumonische Form 280.
—, bronchogene Streuung 292.
—, cirrhotische 277.
—, disseminierte 286.
—, Entwicklungsstadien 316.
—, exsudative 280.
— ,,Frühkaverne'' 285, 300.
—, indurative 278.
—, infraclaviculäres Infiltrat (Frühinfiltrat) 297, 298, 299.
—, — — und Grippe 302.
—, — — mit Kaverne 285, 300.
—, — — im Unterlappen 300.
—, — —, Resorption 305.
—, käsige Pneumonie 281.
—, Kavernen 281, 285, 300.
— im Kindesalter 308.
— —, GHONScher Primärherd 309.
— —, RANKEScher Primärkomplex 313.
— —, Strangzeichnung 228, 313.
— —, Vergrößerung der Hilusdrüsen 313.
—, klinische Bedeutung 315.
—, knötchenförmige 276.
—, knotige 277.
—, Kollapstherapie bei Frühkaverne 317.
—, Lymphangitis reticularis 230, 292.
—, miliare 286.
—, perifokale Infiltrationen 303.
—, pneumonische Form 280.
—, Rundkaverne 300.
—, Spitzenkatarrh 294.
— übrige Lungen- (Ober-) 297.
—, Unterscheidung von Pneumonokoniose 293.
Lungentumoren 331.
—, Bronchusstenose 215, 336.
—, Chondrom 343.
—, Carcinom, primäres 333.
—, —, sekundäres 339.
—, Dermoide 345.
—, Differentialdiagnose 346.
—, Fibrom 346.
—, Ganglioneurome 346.
—, Hiluscarcinome 335.

Lungentumoren, Lymphangitis carcinomatosa 228, 337.
—, miliare Carcinose 339.
— der Lappen 333.
—, Sarkome 339.
—, Schneeberger Lungenkrebs 265.
—, Sulcustumoren 341.
—, Teratome 345.
— mit Zerfall 345.
Lungenveränderungen durch Bronchusstenose 215.
Lymphangitis carcinomatosa 337.
— —, Strangzeichnung 228.
— reticularis 230, 292.
Lymphdrüsen der Lunge 219.
— —, anthrakotische 225.
— —, Lage 220.
— —, markige Schwellung 225.
— —, normale 225.
— —, paratracheale 167, 222, 310.
— —, tuberkulöse 225, 306.
— —, — im Kindesalter 310.
— —, verkalkte 225.
—, mesenteriale verkalkte 770.
Lymphgefäße der Lungen 220, 227.
— —, carcinomatöse Infiltration 228, 335.
— —, tuberkulöse Induration 227.
Lymphogranulom der Knochen 929.
—, inguinale 704.
— der Lungen 321.
— —, disseminierte Knötchen 293.
— des Magens 581.
— des Mediastinums 169.
—, Vergrößerung der Hilusdrüsen 225.
Lymphosarkom des Dünndarms 637, 649.
— der Lungen, Dissemination 293, 339.
— des Magens 576.
— des Mediastinums 169.

Magen 421, 484.
—, Aerophagie 495.
—, Aktinomykose 583.
—, Anatomie und Physiologie 428.
—, Angelhakenform 431.
—, Antiperistaltik 437.
—, Atonie 503.
—, Bewegungsvorgänge 435.
—, Bezeichnungen 434.
—, Blähung und Herzform 21.
—, — und Herzlage 29.
— -Blase 433.

Magen bei Botulismus 836.
—, Brechakt 445.
—, Darmfistel 588.
—, Divertikel 518.
—, Entleerungszeit, normale 443.
—, — bei Achylie 444.
—, — bei Atonie 503.
—, — bei Carcinom des Magens 557.
—, — bei Dünnsdarmtenose 645.
—, — bei Pylorusstenose 541.
—, — bei Ulcus duodeni 612.
—, — — ventriculi 523.
—, Fibrom 575.
—, Form 431.
—, — in liegender Stellung 489.
—, funktionelle Veränderungen 494.
—, Gastroenterostomie 584.
—, Geschwür s. Ulcus ventriculi.
—, Hämangiome 575.
—, Hypertonie 501.
—, Intermediärschicht 434.
—, Invagination 494.
—, Jejunum-Colonfistel 590.
—, Kaskadenform 487, 532.
—, Kinematographie 427.
—, Kontrastmittel zur Untersuchung 421.
—, Lage 432.
—, — bei Kyphoskoliose 489.
—, Lipome 575.
—, Lues 577.
—, —, Unterscheidung von Carcinom 553, 578.
—, Lymphogranulom 581.
—, —, Nische 518.
—, —, Unterscheidung von Carcinom 553.
—, Lymphosarkom 576.
—, Myom 575.
—, Neurinome 575.
—, Neurosen 496, 836.
—, Nomenklatur 434.
—, Operationen 584.
— bei PALschen Gefäßkrisen 441, 838.
—, perigastritische Verwachsungen 535.
—, Peristaltik 435.
—, peristolische Funktion 440.
—, Pneumatose 495.
—, Polypen 512, 573.
—, Pylorusreflexe 442.
—, Resektion 588.
—, Rumination 496.
—, Sarkom 575.
—, Schleimhaut 437.
—, — bei Gastritis 509, 522, 575.
—, —, Kontraktion 440, 502.
—, —, Reliefdarstellung 438.

Magen, schneckenförmige Einrollung 534.
—, Senkung (Gastroptose) 504.
—, —, fixierte 505.
—, Spasmus s. Gastrospasmus.
—, Stierhornform 431.
—, Tabaksbeutelform 534.
— bei Tabes 838.
— bei Tetanie 836.
—, Tonus 440.
—, Torsion 493.
—, Tuberkulose 580.
—, —, Unterscheidung von Carcinom 553.
—, Tumoren des, extraventrikuläre 489.
—, — —, Durchbruch in den Magen 576.
—, — —, Unterscheidung von Magencarcinom 489, 552, 565.
—, Untersuchungsmethodik 421, 425.
—, Verätzung 507.
—, —, Gastrospasmus 500.
—, —, Unterscheidung von Carcinom 553.
—, Verdrängung durch Adhäsionen des Dickdarms 492.
—, — —, pericholecystitische 492.
—, — durch Gallenblase 489.
—, — bei Gravidität 489.
—, — durch Lebertumoren 489.
—, — durch Meteorismus 484.
—, — durch Milztumoren 488, 734.
—, — durch Nierentumoren 489, 735, 781.
—, — durch Ovarialcysten 489.
—, — durch Pankreastumoren 489, 740.
—, Volvulus 493.
—, Wandphlegmone 583.
—, Zähnelung der großen Kurvatur 438, 502.
Magencarcinom 545.
—, Differentialdiagnose 550, 571.
— des Fornix 562.
—, Füllungsdefekte 549.
—, Fungus 558.
—, Gestaltsveränderungen 556.
— der großen Kurvatur 566.
— der Kardia 562.
— des Korpus 565.
—, Motilitätsstörungen 557.
—, Nische 555.
—, papillomatöses 558.
—, peristaltische Phänomene 548.
— des Pylorus 567.
—, Sanduhrmagen 566.

Magencarcinom, Sanduhrmagen, Differentialdiagnose 532.
—, Scirrhus 556, 559.
— und Spasmus des Magens 498.
— und Störungen der passiven Beweglichkeit 558.
—, Unterscheidung von Ulcus ventriculi 553, 571.
—, Untersuchungstechnik 547.
Magenerweiterung, atonische 503.
— bei Duodenalstenosen 618. 625.
—, mechanische 504.
— bei Pyloruscarcinom 569.
— bei Pylorusspasmus 625.
Magencyste 577.
Makrosigma 685.
Malacie des Os lunatum 965.
— des Os naviculare 965.
Maladie de Roger 88.
Malaria, chronische, mit Skeletveränderungen 951.
Malum coxae senile s. Osteoarthrosis deformans.
Marmorknochen 911.
Marmorknochenkrankheit 911.
Masern, Pneumonie 251.
Mastoiditis 825.
Meatus acusticus internus, Erweiterung bei Tumoren 817.
Meckelsche Divertikel 631.
Medianabstand des Herzens 12.
Mediastinale Pleuritis 357.
Mediastinales Emphysem 170.
Mediastinaltumor s. Mediastinum.
—, Differentialdiagnose zum Aortenaneurysma 122, 135, 169.
—, — zur Erweiterung der Arteria pulmonalis 141.
Mediastinitis 164.
— anterior superior 358.
Mediastinum, Absceß 164, 165.
—, Dermoidcysten 161.
—, Fibrome 164.
—, Hämatome 165.
—, hinteres 165.
—, Infiltration 164.
—, —, leukämische 169.
—, Lipome 164.
—, Lymphogranulom 169.
—, Lymphosarkom 169.
—, substernale Struma 159.
—, Teratome 164.
—, Thymus 156.
—, Verlagerung 171.
—, — bei Zwerchfellähmung 172.
—, Verschiebung bei Pneumothorax 381.
—, vorderes 156.

Megacoecum 687.
Megacolon 685.
Megasigma 685.
Melorheostose 914.
Meningeome 819.
—, Darstellung 861.
—, parasagittale 855.
Meningitische Adhäsionen 869.
Mesenterialarterien, Verkalkung 152.
Mesenterialdrüsen, verkalkte 770.
Mesenterialtumoren und Dickdarmverdrängung 684.
Mesenterium commune 681.
Mesokardie 94.
Metastatische Tumoren der Knochen, osteoklastische, carcinomatöse 941, 945.
— — —, —, sarkomatöse 945.
— — —, osteoplastische 942.
— — der Leber 739.
— — der Lunge 339.
— — der Pleura 384.
— — des Schädels 824.
Meteorismus und Herzform 21.
— und Magenveränderungen 484.
Mikromelie 889.
Mikuliczscher Symptomenkomplex 320.
Miliare Bronchopneumonie 260.
—, Carcinose 339.
— —, Unterscheidung von Tuberkulose 293.
Miliaris discreta 291.
Miliarlupoid 317.
Miliartuberkulose 286.
—, Unterscheidung von Pneumonokoniose 293.
Milz 733.
—, Cysten 736.
—, Echinococcus 736.
—, Infarkt, verkalkter 736.
—, Kontrastdarstellung 737.
—, Parasiten, verkalkte 736.
—, Phlebolithen 736.
— im Pneumoperitoneum 735.
—, Tuberkel, verkalkte 736.
—, Tumor und Dickdarmverdrängung 683, 734.
—, — und Magenverdrängung 488, 734.
—, Verkalkung der Arteria lienalis 152.
Mitralinsuffizienz 66.
—, kombiniert mit Aortenfehlern 69.
—, — mit Stenose 68.
Mitralklappe, Verkalkung 72.
Mitralkonfiguration des Herzens 49.
Mitralstenose 59.

Mitralstenose, kombiniert mit Ductus Botalli apertus 79.
—, — mit Insuffizienz 68.
Möller-Barlowsche Krankheit 918.
Mongolismus 895.
Morbus Gaucher 951.
Morquiosche Krankheit 891.
Mucocele 680.
Müllerkrätze 1002.
Münchener Bierherz 37.
Mycosis fungoides ventriculi 583.
Myelitis und Myositis ossificans 996.
Myelographie 866.
—, Methodik 866.
—, pathologische Verhältnisse 869.
Myelom 947.
Myelosklerosis mit Anaemia leuco-erythroblastica 950.
Myodegeneratio 38.
Myokarditis bei Fettleibigen 44.
—, Herzbewegungen 27.
—, Herzvergrößerung 38.
— und Hilusschatten 142.
—, und Tricuspidalinsuffizienz 69.
—, Unterscheidung von Perikarditis 103.
Myom des Dickdarms 708.
— des Duodenums 626.
— des Magens 575.
— des Ösophagus 481.
—, verkalktes, des Uterus 762.
Myomatose der Lunge 331.
Myositis ossificans 995.
— — progressiva 997.
— — bei Syringomyelie 995.
Myxödem, Herz 42.
—, infantiles 878.
Myxom der Knochen 936.

Nebenhöhlenerkrankungen 825.
Nebennieren 748.
—, Verkalkungen 749.
Nebennierenmark, Sympathicoblastome 749.
Nephrolithiasis 764, s. Nierenstein.
Nervensystem 805.
—, Untersuchungstechnik 805.
Neurinome, Sanduhrform 828.
Neurofibrom des Acusticus 817.
Neurofibromatose 166.
Neurofibromatosis Recklinghausen 833.
Neuropathische Gelenkerkrankungen 958.
Neurosen des Magen-Darmkanals 834.
Nicotinabusus, Gastrospasmus 501.

NIEMANN-PICKsche Krankheit 953.
Niere 763.
—, Cystenniere 795.
—, Echinococcus 775.
—, Form 774, 783.
—, Hufeisenniere 775, 784.
—, Hydronephrose 774, 788.
—, kongenitale Anomalien 784.
—, Lage 774, 783.
—, Nierencysten 775.
—, Pyelographie 763, 781, 783.
—, Sackniere 790.
—, Sauerstoffeinblasung 763.
—, Verkalkung der Arteria renalis 152.
—, — der Niere bei Tuberkulose 769.
—, Wanderniere 774.
Nierenbecken, Blutkoagula 788.
—, Darstellung 761, 781.
—, Entzündung 788.
—, Erweiterung 774, 788.
—, Gasblasen 785.
—, Kontrastdarstellung bei Tumoren 749.
—, Tumoren 788.
Nierencysten, solitäre 798.
Nierenerkrankung und Herzvergrößerung 37
— mit Zwergwuchs 902.
Nierenstein 764.
—, Cystinstein 766.
—, Differentialdiagnose 769.
—, Oxalatstein 766.
— im Pyelogramm 785.
—, Ureterstein 767.
Nierentuberkulose 790.
—, Unterscheidung von Nierenstein 769.
—, verkalkte 775.
Nierentumoren und Dickdarmverdrängung 683, 735, 777.
—, extrarenale 794.
—, Hypernephrom 794.
— und Magenverdrängung 489, 781.
Nucleus pulposus, Prolaps 988.

Obstipation 694.
— bei Adhäsionen 689.
—, Ascendenstypus 695.
—, atonische 696, 698.
—, dyskinetische 698.
—, funktionelle 696.
—, Haustrenzeichnung 697.
— bei HIRSCHSPRUNGscher Krankheit 685.
—, hyperkinetische 698.
—, Insuffizienz der Valvula ileocoecalis 667.
—, mechanische 696.
—, proktogene 695, 698.

Obstipation, spastische 695, 696.
—, Transversostase 695.
Ödem, interstitielles der Lunge bei Nephritis 199.
Ösophagitis 473.
Ösophagus 458.
—, Anatomie und Physiologie 427.
—, Antrum cardiacum 473.
—, Atonie 464.
—, Atresie 473.
— bei Botulismus 835.
—, Füllung der Valleculae und Sinus pyriformes 461.
—, Hiatus-Insuffizienz 419.
—, Hypotonie 464.
—, Kardiospasmus 467.
—, Kompression 458.
—, kongenitale Mißbildungen 473.
—, Narbenstrikturen 476.
—, Neurosen 835.
—, Passagestörungen am Arcus aortae 465.
—, — an der Bifurkation 465.
—, physiologische Engen 465.
—, Schlucklähmung 461.
—, sideropenische Schluckstörung 473.
—, Spasmus 465, 835.
—, — bei Carcinom 465.
—, — bei Ulcus duodeni 614.
—, Stenose, angeborene 473.
—, —, luische 476.
—, Ulcus pepticum 475.
—, Untersuchungsmethodik 424.
—, Vaguslähmung 463, 835.
—, Verätzungen 476.
—, Verdrängung durch Aortenaneurysma 123, 127, 461.
—, — durch Struma retrosternalis 161.
—, Verlagerung durch linken Vorhof 56, 460.
—, — bei Rechtslage der Aorta 95, 460.
—, Verlauf bei Kyphoskoliosen 461.
Ösophaguscarcinom 482.
—, Carcinosarkom 482.
—, Differentialdiagnose zum Aortenaneurysma 134.
— und Ösophagusdilatation, idiopathische 471.
—, Perforation 484.
—, Spasmus 465.
—, Unterscheidung von Divertikel 479.
— und Wirbelextose 484.
Ösophaguscyste 482.
Ösophagusdilatation, idiopathische 467, 836.

Ösophagusdilatation, idiopathische, Differentialdiagnose zum Aortenaneurysma 135.
—, — und Ösophaguscarcinom 471.
Ösophagusdivertikel 477.
—, epiphrenale 479.
—, multiple 479.
—, Pulsionsdivertikel 477.
— und Spasmus 480.
—, Traktionsdivertikel 477.
—, ZENKERsches 477.
Ösophagusfibrom 481.
Ösophagustumoren, gutartige 481.
Ösophagusvaricen 474.
Olecranonsporn 998.
Oleothorax 356.
OLIVER-CARDARELLIsches Phänomen beim Tropfenherz 33.
Orthodiagraph 1.
Orthodiagraphie 1, 23.
— und Fernaufnahme 2.
— und Perkussion des Herzens 13.
—, Sagittal- 12.
—, Transversal- 13.
Orthoröntgenograde Bronchien 190.
Os lunatum, Malacie 965.
— naviculare, Malacie 965.
Osteoarthropathia ovaripriva 956.
Osteoarthropathie hypertrophiante Pierre Marie 914.
Osteoarthrosis deformans 955.
— — bei Syringomyelie 458, 962.
— — bei Tabes 958, 959, 960.
— — juvenilis 963.
— — coxae juvenilis (PERTHES) 963.
— dissecans 966.
Osteochondritis syphilitica 920.
Osteochondrom 936.
Osteochondrosis der Bandscheiben 988.
— deformans juvenilis 963.
— — coxae juvenilis (PERTHES) 963.
Osteodystrophia progressiva 843.
Osteofibrosis deformans juvenilis 906.
Osteogenesis imperfecta 894.
Osteoklastische Carcinommetastasen 941.
— — des Schädels 824.
— Sarkommetastasen 945.
Osteom 936.
Osteomalacie 890.
— senile 898.
Osteomyelitis 931.
— typhosa 932.

Osteomyelitis syphilitica 921.
— — bei Lues acquisita 924, 985.
— der Wirbelsäule 831.
Osteopathia condensans disseminata 914.
— hyperostotica multiplex infantilis 913.
— renalis 902.
Osteopetrosis 911.
Osteoplastische Carcinommetastasen 942.
Osteoporose, allgemeine 895.
—, circumscripte des Schädels 825.
— bei Morbus Cushing 896, 897.
—, senile 899.
— bei Tabes 897.
Osteopsathyrosis congenita 895.
— —, idiopathische 894.
Osteosarkom 938.
— der Wirbelsäule 831, 937.
Osteosis eburnea monomelica Putti 914.
Osteosklerose 909.
— bei aleukämischer Myelose 949.
— bei ALBERS-SCHÖNBERGscher Erkrankung 911.
— bei Alkaptonurie 910.
— bei Carcinommetastasen 945.
—, infantile 913.
— bei Kryolitharbeitern 910.
— bei Leukämie 948.
— bei Lues acquisita 923.
— — des Schädels 824.
— bei Lymphogranulom 929.
— bei Osteomyelitis 932.
— bei Rachitis 918.
Osteosklerotische Anämie 913, 950.
Ostitis deformans Paget 907.
— — —, Schädel 822.
— — —, Wirbelsäulenveränderungen 832.
— fibrosa generalisata (RECKLINGHAUSEN) 903.
— — — —, Gefäßverkalkung 153.
— — — —, Kalkablagerungen in den Lungen 203.
— tuberculosa multiplex cystica 320, 929.
Otosklerose bei Osteogenesis imperfecta 894.
Ovarien, verkalkte 773.
Ovarialtumor und Dickdarmverdrängung 684.
— und Magenverdrängung 489.
Oxalatstein 766.

PACHIONIsche Granulation, verkalkte 809.
PAGETs Knochenerkrankung s. Ostitis deformans.
PALsche Gefäßkrisen, Magen 442.
Pankreas 739.
— annulare und Duodenalstenose 592.
—, Gasabscesse 746.
—, Gummen 748.
—, Tumoren 744.
Pankreascysten 739.
Pankreassteine 746.
Pankreasvergrößerung und Dickdarmverdrängung 684, 740.
—, Differentialdiagnose 746.
— und Duodenalstenose 622, 740.
— und Magenverdrängung 489, 552, 740.
— im Pneumoperitoneum 739.
Pankreatitis 740.
Pansdorf, Ausgußfüllung des Dünndarms 426.
Panzerherz 106.
Papilla Vateri, Carcinom 620, 627.
— —, Divertikel 595.
Papillom der Blase 803.
— des Duodenums 626.
— der Gallenblase 729, 732.
Paranephritischer Absceß 775.
— — und Zwerchfellbeweglichkeit 775.
Parasiten 1001.
Paravertebraler Absceß 926.
Parotissteine 748.
PARROTsche Pseudoparalyse 921.
Patellarsporn 999.
PAYRsche Krankheit 689.
Pendelherz 23, 34.
Pentastomum denticulatum der Milz 736.
Periarteriitis nodosa der Pulmonalgefäße 146.
Periarthritis 954.
— destruens 980.
— humeroscapularis 998.
Pericholecystitische Adhäsionen 615, 725.
— — des Colons 452.
— — und Magen 492, 725.
— — und Rechtslage des Pylorus 615.
Periduodenale Adhäsionen 615.
— — am Colon 692.
Perigastritis 535.
— am Colon 692.
—, Differentialdiagnose zum Carcinom 553, 555.
Perikard 100.
—, Accretio pericardii 109.
—, Concretio pericardii 106.

Perikard, Divertikel 105.
—, —, Differentialdiagnose zum Aortenaneurysma 195.
—, Hämoatoperikard 104.
—, Panzerherz 106.
—, Pneumoperikard 105.
—, Verkalkungen 107.
—, Verwachsungen 106.
—, — und Herzbeweglichkeit 29.
—, — mit Nachbarorganen 108.
Perikarditis 101.
—, Unterscheidung von Myokarditis 103.
Perinephritische Abscesse 795.
Periostitis hyperplastica 914.
— bei Leukämie 948.
— bei Lepra 930.
— ossificans 916.
— syphilitica 921.
— — bei Lues acquisita 923.
— tuberculosa 928.
Periphere Nerven 833.
Peristaltik des Magens 435.
— des Ösophagus 427.
Peristole des Magens 440.
Peritoneum 749.
— abgesackte Gasansammlungen 758.
—, Adhäsionen 761.
—, Ascites 761.
—, Carcinose 761.
—, Pneumoperitoneum s. dort.
Peritonitis tuberculosa 633.
— —, Duodenalstenose 624.
— und Zwerchfellbewegungen 405.
Perityphlitische Abscesse 673.
Perkussion und Orthodiagraphie des Herzens 13.
Perniziöse Anämie, Herzgröße 43.
— —, Polypen des Magens 512.
Persistenz des rechten Aortenbogens 94.
PERTHESsche Hüftgelenkerkrankung 963.
Pest der Lungen 259.
Phalangitis syphilitica 921.
Phlebolithen 154.
—, Unterscheidung von Nierenstein 770.
Phosphorvergiftung, Herzgröße 39.
—, Osteosklerose 909.
Phrenicuslähmung s. Zwerchfellähmung.
Phthisis bulbi 607.
Pied tabétique 962.
Pinealome, Darstellung 861.
Plattfuß, tabischer 962.
Plexus chorioideus, verkalkter 809.

Pleura 349.
—, Empyem 354.
—, Exsudat 349.
—, — bei Aorteneaneurysma 129.
—, — und Herzlage 29.
—, —, interlobäres 362.
—, Fibrinkörper 383.
—, Flüssigkeitsansammlungen 349.
—, Lues 329.
—, Oleothorax 356.
—, Plombe 383.
—, Tumoren 383.
—, —, metastatische 384.
—, Verwachsung (Pleuraschwarte) 371.
—, — und Herzlage 29.
—, —, interlobäre 374.
—, — an der Pleura diaphragmatica 373.
—, — und Spitzenkuppe 193.
—, — und Zwerchfellbewegung 404.
Pleuraerguß, interlobär-mediastinal 368.
Pleuritis 349.
— diaphragmatica 356, 373, 404.
—, Durchwanderungs- 349.
—, interlobäre 362.
—, —, Differentialdiagnose 369.
—, lamelläre 352.
—, mediastinale 357, 361.
—, —, Differentialdiagnose 361.
Plexuspapillome 861.
Plombe im Pleuraraum 383.
PLUMMER-VINSONsches Syndrom 473.
Pneumaskos 750.
Pneumatosis cystoides intestini 636.
— — ventriculi 496.
Pneumonie 239.
—, Aspirations- 254.
—, hypostatische 254.
—, Initialstadium 247.
—, käsige 281.
—, Komplikationen 250.
—, des Lobus inferior accessorius 243.
— — posterior 243.
—, Röntgenbild nach Lösung 248.
—, Störungen der Zwerchfelltätigkeit 250.
Pneumonitis 258.
Pneumonokoniose 261.
—, Beteiligung der Lymphgefäße 230.
— und Tuberkulose 265, 293.
Pneumopathia osteoplastica racemosa 203.
Pneumoperikard 105.
Pneumoperitoneum 750.

Pneumoperitoneum, abgesacktes 758.
—, künstliches 752.
—, — und Cystenniere 756, 777.
—, — und Dickdarmadhäsionen 692, 756.
—, —, Kontraindikation 754.
—, — und Leber 714, 755.
—, — und Nierensteine 756.
—, — und Pankreasvergrößerung 739, 756.
—, — und peritoneale Adhäsionen 761.
—, —, Technik 753.
— bei Ulcusperforation 750.
Pneumoradiographie 139.
Pneumothorax 375.
—, abgesackter 378.
—, extrapleuraler 377.
— und Herzlage 29.
— interlobaris 369.
— mediastinalis 378.
—, Mediastinalverschiebung 336.
—, paradoxe Verschattung 379.
—, Seropneumothorax 380.
—, —, interlobaris 369.
—, Spontan- 376.
—, Unterscheidung von Kaverne 282.
—, Verlagerung des Mediastinum 171.
Poliomyelitis acuta 829.
Polyarthritis, akute und sekundär chronische 973.
—, primär chronische 978.
—, — — und endokrine Arthropathie 980.
— und Spondylarthritis ankylopoetica 977, 991.
Polycythämie, Lungenzeichnung 198.
— mit Skeletveränderungen 951.
Polyneuritis und Myositis ossificans 995.
Polyogramm des Magens 427.
Polypen des Magens 573.
— des Duodenums 626.
— bei perniziöser Anämie 509.
— in der Regio praepylorica 512.
Polyposis intestini 708.
— ventriculi 537.
Porocephalus 349.
Postoperative Pneumonie 255.
Primärherd, GHONscher 309.
Primärinfiltration bei Kindertuberkulose 309.
Primärkomplex, RANKEscher 313.
Profilbild des Herzens s. Transversalbild.
Prostata, Entzündung 804.
—, Tuberkulose 804.

Prostatacarcinom 803.
Prostatahypertrophie 803.
Prostatakonkremente 773.
Pseudokavernen 250.
Psittakosis 259.
Psoasabsceß und Dickdarmverdrängung 684.
Pubertas praecox 887.
Pulmonalbogen s. Arteria pulmonalis.
Pulmonalinsuffizienz 69, 77.
Pulmonalsklerose 145.
Pulmonalstenose 84.
—, angeborene, Darstellung durch Kontrastmittel 1004.
—, Drehung des Herzens 48.
— und Ductus Botalli 80.
— und Erweiterung der Arteria pulmonalis 85, 78.
—, kombiniert mit Septumdefekten 85.
—, Vergrößerung des rechten Ventrikels 46.
Pulsfrequenz und Herzgröße 18, 21.
— und Herzbewegungen 27.
Pulsionsdivertikel des Ösophagus 477.
Pulsus alternans und Herzbewegungen 28.
Purpura, disseminierte Knötchen 293.
Pyelitis 788.
—, Hydronephrose 788.
Pyelographie, intravenöse 781.
—, retrograde 763, 781.
— durch Sauerstoffeinblasung 782.
Pylorospasmus 557, 571.
— bei Duodenalstenosen 626.
— des Säuglings 544.
Pylorus, Carcinom 567.
—, —, Differentialdiagnose 526, 569.
—, hohe Linkslage 534.
—, Hypertrophie 626, 839, 840.
—, Insuffizienz bei Carcinom 638.
—, — bei Duodenalstenosen 619.
—, pharmakologische Wirkungen 434.
—, Rechtslage 612.
—, Reflexe 442.
—, Stenose 539.
—, —, angeborene 544.
—, —, Antiperistaltik 542.
—, —, Differentialdiagnose 543.
—, —, Magenerweiterung 504.
—, — durch Verätzung 507.
—, Stenosenperistaltik 542.
—, Ulcus pylori 528.
—, verlängerter Pyloruskanal 608.
Pyonephrose 982.

Quadratschädel bei hämolytischem Ikterus 951.

Rachitis 916.
—, renale 902.
— tarda 918.
—, Zwergwuchs 888.
RANKEscher Primärkomplex 313.
RAYNAUDsche Krankheit 842.
Rechtslage, hohe, der Aorta 94.
—, —, —, kombiniert mit Pulmonalstenose und Ventrikelseptumdefekt 85, 96.
—, —, — und Ösophagusverdrängung 95, 461.
—, —, des Herzens 94.
Rectum 452.
—, Carcinom 661.
—, Tuberkulose 704.
Recurrensparese bei Ductus Botalli apertus 79.
— bei Erweiterung der Arteria pulmonalis 79.
Reinfekt, exogener 317.
Reizleitungsstörung und Herzbewegungen 27.
Relaxatio diaphragmatica 407.
— — und Herzlage 29.
— —, rechtsseitige 417.
Reliefdarstellung des Dickdarms 423.
— des Magens 422.
— des Ösophagus 428.
Resorptionsatelektasen 239.
Retrokardialraum 8.
—, Begrenzung des Herzens 8.
—, Einengung des durch Erweiterung des linken Vorhofs 15.
—, Verschattung durch Aneurysma 127.
Retroperitoneale Tumoren und Magenverdrängung 489.
Retrosternalraum 10, 156.
— bei Perikardverwachsung 108.
—, Verkleinerung 15.
—, Verschattung durch Aortenaneurysma 127.
RIEDER-Mahlzeit 423.
Riesenwuchs 888.
Riesenzellengeschwülste 934.
Rippen, Arrosion bei Isthmusstenose der Aorta 92.
—, Begleitschatten der 2. Rippe 193.
—, — der 1. Rippe 193.
Rippenknorpel, Chondrome 180.
—, verkalkte 180.
Röntgenkinematographie 4.
Röntgenstereoskopie 4.
Rotz der Lungen 259.

Rückenmark 827.
—, Cysten 871.
—, Tumoren 827, 870.
—, —, Unterscheidung von intra- und extramedullären 871.
Rumination 496.
Rundschädel bei hämolytischem Ikterus 951.

Sacklunge 209.
Sackniere 790.
Sacralisation der Lendenwirbel 989.
Säbelscheidenförmige Verkrümmung der Tibia bei Lues congenita tarda 923.
— — — bei Ostitis deformans 907.
Salpingographie 762.
Samenblasen, Erkrankung 804.
—, Kontrastdarstellung 804.
—, Verkalkung 774.
Sanduhrform von Neurinomen 828.
Sanduhrmagen 529.
— und Kaskadenmagen 532.
—, organischer 529.
—, spastischer 531.
— bei Ulcus duodeni 532.
—, Unterscheidung von carcinomatösem 532.
Sarkom des Dünndarms 637, 649.
— der Knochen 937.
— des Magens 575.
— des Mediastinums 169.
— des Ösophagus 482.
— der Wirbelsäule 831.
Schädel bei Akromegalie 812, 881.
—, Carcinommetastasen 825.
—, Cholesteatom 825.
— bei Chondrodystrophie 890.
— bei CHRISTIAN-SCHÜLLERscher Erkrankung 825.
—, circumscripte Osteoporose 825.
—, Druckwirkung, lokale 810.
—, —, diffuse 820.
—, Enostosen 827.
—, Exostosen 826.
—, Gefäßfurchen 817, 818.
—, Hyperostose 819.
—, lokale primäre Knochenveränderungen 825.
—, Lues 824.
—, Myelom 824.
— bei Myxödem 879.
—, Ostitis deformans Paget 822, 907.
— bei Ostitis fibrosa Recklinghausen 906.

Schädel, pneumatische Räume 825.
—, Usuren 817.
—, verkalkte Herde 809.
—, Verkalkung der Arteria carotis interna 152, 807.
—, Zirbeldrüse, verkalkte 809.
Schirmbildverfahren 273.
SCHLATTERsche Krankheit 965.
Schleimbeutelverkalkung 998.
Schleimhauthypertrophie der Regio praepylorica 512.
Schleimhautrelief, normales, des Bulbus 446.
—, —, des Dickdarms 424, 451.
—, —, des Magens 423, 438.
—, —, des Ösophagus 428.
Schluckakt 427.
Schlucklähmung 461.
Schluckstörung, sideropenische 473.
Schneckenförmige Einrollung des Magens 534.
Schneeberger Lungenkrebs 265.
Schrumpfniere, renale Rachitis 903.
Schrumpfnierenherz 38, 46.
—, Bewegungen 27, 58.
Schwangerschaft und Dickdarmverdrängung 684.
—, Herzform 21.
—, Hydronephrose 799.
— und Magenlage 489.
Scirrhus des Magens 556.
Sella turcica 810.
— — bei Akromegalie 812, 881.
— — bei Chondrodystrophie 890.
— —, Erweiterung 813, 815.
— —, Hypophysengeschwülste, infrasellare 812.
— —, —, intrasellare 812.
— —, —, parasellare 812.
— —, —, präsellare 813.
— —, —, retrosellare 812.
— —, —, suprasellare 812.
— —, normale 810.
Senkungsabsceß, paravertebraler 926.
—, —, Unterscheidung von Aortenaneurysma 135.
—, —, — von Pleuritis mediastinalis 302.
Sepsis, Aortenaneurysma 132.
—, Gelenkerkrankungen 981.
Septum ventriculorum, Aneurysma 75.
— —, Defekt s. Ventrikelseptumdefekt.
Septumdefekt zwischen den Kammern, Darstellung durch Angiokardiographie 1004.

Septumdefekt zwischen den Vorhöfen, Darstellung Angiokardiographie 1004.
Sichelzellenanämie mit Knochenveränderungen 950.
Siderose 263.
Silicosis 262.
SIMMONDSsche Kachexie 814.
SIMONS Spitzenmetastasen 317.
Sinus spheno-parietalis 818.
— transversus 818.
Situs inversus der Aorta 94.
— — des Herzens 94.
Sklerodaktylie 842.
Sklerodermie 842.
Sklerose, tuberöse 331.
Skoliose s. Kyphoskoliose.
Skybala 770.
Spaltbildungen der Wirbelsäule 830.
Speiseröhre s. Ösophagus.
Sphincter antri 436.
Spina bifida 830.
— ventosa 925.
Spirochätose, Bronchopneumonie 259.
— der Lungen 325.
Spitzengegend 294.
Spitzenkatarrh 294.
Spondylarthritis ankylopoetica 990.
— — und Calcinosis intervertebralis 990.
— — und Iritis rheumatica 991.
— — und Nervenstörungen 832.
— — und Polyarthritis 978, 991.
Spondylitis deformans s. Spondylosis deformans.
— tuberculosa mit Senkungsabsceß 926.
Spondylolisthesis 989.
Spondylosis deformans 985.
— — und Nervenstörungen 832.
Spornbildung 998.
Sprue, Funktionsstörungen des Dünndarms 634.
Status lymphaticus und Herzvergrößerung 43.
Staubkrankheiten der Lunge s. Pneumonokoniose.
Stauungslunge 196.
—, Knötchenbildung 293.
Stenosenperistaltik des Dickdarms 656.
— des Dünndarms 645.
— des Magens 542.
Stenosierung des Darmlumens durch perisigmoiditische Infiltrate 689.
STENVERSsche Aufnahme 806, 817.

Stereoskopie des Herzens 4.
— des Schädels 806.
Stierhornform des Magens 431.
STIERLIN-Symptom bei Ileocöcaltuberkulose 676.
STILLsche Krankheit 982.
Stirnhirnatrophie 854.
Stirnhöhle 825.
Strangzeichnung in den Lungen 227.
— — bei Alterstuberkulose 314.
— — bei Frühinfiltrat 302.
— — bei Kindertuberkulose 229, 313.
— — nach Pneumonie 248, 257.
Streptotrichose, Bronchopneumonie 259.
— der Lungen 324.
STRÜMPELLsche Erkrankung s. Spondylarthritis.
Struma retrosternalis (substernalis 159.
— — und Aorta 114.
— —, Differentialdiagnose zum Aortenaneurysma 128, 159, 160.
— — und Herzvergrößerung 40.
— — und Spitzentrübung 194.
Strumaverkalkung 161.
STÜRTZsche Stränge 197, 227.
Subphrenischer Absceß 716.
— Zwerchfellbewegungen 404.
SUDECKsche Knochenatrophie 843.
Sulcustumoren 341.
Superinfekt 317.
Sympathicoblastom, vom Nebennierenmark ausgehend 749.
—, Metastasen am Schädel 749.
Syphilis s. Lues.
Syringomyelie 962.
—, Myositis ossificans 962, 995.
Systole und Herzgröße 18.

Tabaksbeutelform des Magens 534.
Tabes 829.
—, Dickdarmspasmen 699, 829, 841.
—, Entleerungsverzögerung des Dünndarms 653, 829, 841.
—, Gastrospasmus 500, 829.
—, Gelenkveränderungen 958, 962.
—, Knochenveränderungen 960.
—, Magenveränderungen bei Krisen 838.
—, Ösophagus 463.
Tachykardie und Herzgröße 18.
Tardivpylorospasmus 613.

Telekardiograph 3.
Teratom der Lungen 345.
— des Mediastinums 161.
Tetanie 880.
—, Magenveränderungen 836.
Thoracic stomach 418.
Thorakoplastik 385.
Thorax en bâteau 962.
Thrombangiitis obliterans der Pulmonalgefäße 146.
Thrombose der Lungengefäße 202.
Thymus 156.
—, leukämische Infiltration 158.
Thymushyperplasie 156.
— und Herzvergrößerung 43.
Tiefenausdehnung des Herzens 13, 14, 26.
Tochteraneurysmen 128.
Tomographische Aufnahmen der Lungen 178.
Tonus des Magens 440.
Trachea 174.
—, Bewegungen 176.
—, Lues 329.
— im Retrokardialraum 8.
—, Verhalten bei Mediastinaltumoren 160.
—, Verkalkung 174.
—, Verlagerung 174.
—, — durch Aortenaneurysma 123.
—, — bei cirrhotischer Lungentuberkulose 280.
Trachealstenose 175.
— infolge Aortenaneurysma 123.
— und Bogeneinteilung des Zwerchfells 388.
—, Vergrößerung des rechten Ventrikels 48.
— und Zwerchfellbewegung 406.
Tracheomalacie 176.
Traktionsdivertikel des Ösophagus 477.
Transposition der großen Gefäße 93.
— — — und Erweiterung der Arteria pulmonalis 81.
— — — und Herzbewegungen 28.
Transversalbild des Herzens 13, 14.
Transversaldurchmesser des Herzens 12.
Transversostase 695.
TREITZsche Hernie und Duodenalstenose 622.
Trichinen 1001.
Trichobezoar 577.
Trichterbrust und Herzlage 30.
Tricuspidalinsuffizienz 69.

Tricuspidalinsuffizienz, Erweiterung der Arteria pulmonalis 78, 81.
— und Herzbewegungen 28.
— und Vergrößerung des rechten Vorhofs 56.
Tricuspidalstenose 69.
—, Vergrößerung des rechten Vorhofs 56.
Tripus Halleri, Verkalkung 152.
Trommelschlegelfinger 914.
Tropfenherz 33.
Trophopathia pedis myelodysplastica 829.
Tuberkulose des Dickdarms 700.
— des Dünndarms 649.
— der Gelenke 982.
— der Ileocöcalgegend 673.
— der Knochen 924.
— der Lungen 272, 308.
— des Magens 580.
— der Nieren 769, 790.
— des Peritoneums 633.
—, postprimäre Infektionen 308.
—, primäre Infektionen 306, 309.
—, verkalkte, der Mesenterialdrüsen 770.
—, — der Milz 736.
— der Wirbelsäule 830.
Tuberositas tibiae, Ossifikationsstörung 965.
Tularämie, Bronchopneumonie 259.
— der Lungen 325.
Tumoren, extraventrikuläre Differentialdiagnose 489, 552, 565.
—, — mit Durchbruch in den Magen 577.
—, —, retroperitoneale 489.
Turmschädel 821.
— bei hämolytischem Ikterus 951.
Typhlatonie 665.

Übergangswirbel, lumbosacrale 989.
Ulcus duodeni 596.
— —, Bulbusdefekt 602.
— —, Bulbusretraktion 604.
— —, Differentialdiagnose 614.
— —, funktionelle Veränderungen 608.
— —, Gastrospasmus 500.
— —, Kissing ulcers 600.
— —, Krisen 616.
— —, Magensymptome 612.
— —, narbige Veränderungen 606.
— —, Nische 598.
— —, Perforation 751.

Ulcus duodeni und Pylorushypertrophie 609, 840.
— —, Sekretionsstörungen 613.
— —, Sitz 597.
— —, Spasmen 613.
— —, Ulcusdivertikel 605.
— — und Ulcus ventriculi 614.
— pepticum jejuni 585.
— — oesophagi 475.
— praepyloricum 515, 526.
— pylori 528.
— ventriculi 512.
— — bei Bleivergiftung 524.
— —, callosum 525.
— —, carcinomatöse Entartung 572.
— —, Differentialdiagnose 571.
— — und Entleerungszeit des Magens 523.
— — und Faltenkonvergenz 520.
— —, Folgezustände 529.
— —, Füllungsdefekt 553.
— —, Gastritis 523.
— —, Hemmung der Peristaltik 522.
— —, Hypersekretion 524.
— —, mehrfache Geschwüre 528.
— —, Nische 515.
— —, — bei Ulcus praepyloricum 515, 526.
— —, —, Unterscheidung von Carcinomnische 517.
— —, —, — von Magendiverdikel 518.
— —, —, — von Peristaltik 519.
— — penetrans 525.
— — perforatum 545, 750.
— —, Peristaltik 523.
— —, Pylorusspasmus 523.
— — im Schleimhautrelief 520.
— —, Schmerzpunkt 524.
— —, simplex 524.
— —, Sitz 526.
— — und Spasmus 521.
— —, Symptome, direkte 514.
— —, —, indirekte 521.
— —, Tonus des Magens 523.
— —, Ulcusriegel 522.
— —, Untersuchungstechnik 513.
Ulcusriegel nach FRÄNKEL 522.
Ureter, blasenartige Erweiterung 800.
—, Carcinom 800.
—, Darstellung 763, 781, 798.
—, Erweiterung 799, 800.
—, Insuffizienz 799.
—, Verkalkung 774.
—, Verlagerung 798.
—, Verlauf bei Tuberkulose 798.

Ureteritis cystica 799.
Ureterstein 767.
Urethra, Kontrastdarstellung 783.
Uterus, verkalkte Myome 762.

Vaguslähmung, Ösophagus 463, 836.
Vagusreizung und Herzgröße 18.
VALSAVAscher Versuch und Herzgröße 19.
Valvula Bauhini 449.
— —, Insuffizienz 668.
Vena anonyma 5, 9, 147.
— azygos (Lobus) 148, 195.
— cava inferior 5, 10, 11, 101, 147.
— — superior 5, 8, 147.
— — — und Aorta 111, 112.
— — — bei Herztumoren 76.
— — — bei Kropfherz 41.
— — — bei Tricuspidalfehlern 69.
— hepatica dextra 5, 101, 147.
— pulmonalis 11.
— subclavia 9, 148.
Venensteine 154.
Venenverkalkung 154.
Ventrikel, linker 6, 10, 18.
—, —, Hypertrophie 35, 37, 45.
—, —, — und Dilatation 45, 58.
—, rechter 5, 7, 18.
—, —, Hypertrophie 15, 35, 46, 48, 84.
—, —, —, Darstellung durch Angiokardiographie 1004.
Ventrikelbewegung 6.
Ventrikelpunktion nach DANDY 845.
Ventrikelseptumdefekt 80.
—, Angiokardiographie 1004.
— und Erweiterung der Arteria pulmonalis 78.
— und Herzbewegungen 27.
— und Pulmonalstenose 85.
— und Rechtslage der Aorta 86, 96.
Verätzung des Magens 501, 507, 554.
— des Ösophagus 476.
Verkalkungen des Aneurysmas der Aorta 126.
— — der Arteria carotis interna 807.
— des Anulus fibrosus 72.
— der Aorta 118, 152.
— der Arteria pulmonalis 144.
— der Arterien 152.
— der Bronchien 202.
— der Dermoidcysten des Abdomens 773.
— der Echinokokken der Leber 715.

Verkalkungen der Gallenblase 717.
— im Gehirn 807.
— bei Gicht 998.
— der Harnblase 774.
— der Hilusdrüsen 225.
—, interstitielle 997.
— im Lungengewebe 198, 202, 266, 906.
— der Mesenterialdrüsen 770.
— der Mitralklappen 72.
— der Muskeln 996.
— der Nebennieren 749.
— der Nieren 769.
— der Ovarien 773.
— des Perikards 106.
— der Samenblasen 774.
— von Schleimbeuteln 998.
— der Struma 161.
— der Trachea 174.
— im Unterhautzellgewebe 997.
— des Ureters 774.
— von Uterusmyomen 762.
— der Venen 154.
— der Zirbeldrüse 809.
Vertebra plana osteonecrotica 965.
Verwachsungen s. Adhäsionen.
Viruspneumonie 258.
Volumenbestimmung des Herzens 15.
Volvulus des Coecums 666.
— des S Romanum 666.
Vorhof, linker 7, 8, 10.
—, —, Vergrößerung 50, 53.
—, —, — bei Herzthromben 75.
—, —, — bei Mitralfehlern 59, 63, 65, 68.
—, —, — und Ösophagusverdrängung 56, 461.
—, rechter 5, 7, 8, 18, 27.
—, —, Vergrößerung bei Mitralfehlern 56, 59, 66.
—, —, — bei Tricuspidalfehlern 56, 69.
Vorhofseptumdefekt 90.
— und Erweiterung der Arteria pulmonalis 78, 80.
— und Pulmonalstenose 85.

Wabenlunge 209.
WALDEYERsche Magenstraße 430.
Wanderniere 774.

Warzenfortsatz, Entzündungen 825.
WILLIAMSsches Symptom 403.
Wirbelbögen, Druckatrophie durch Rückenmarkstumoren 828.
Wirbelgelenke, Synostose 992.
Wirbelsäule 985.
—, Aktinomykose 831.
—, Arrosion durch Aortenaneurysma 127, 132.
—, — durch Rückenmarkstumoren 830.
—, Calcinosis intervertebralis 990.
—, Carcinommetastasen 942.
—, Knorpelknötchen 987.
—, Kompressionsfraktur 830.
—, Luxation und Nervenschädigung 830.
— bei Lymphogranulom 929.
— bei Neurofibromatosis 833.
—, Osteomyelitis typhosa 831.
—, Osteosarkom 831.
— bei Ostitis deformans 832.
—, Spondylarthritis ankylopoetica 990.
—, Spondylosis deformans 985.
—, Tuberkulose 830.
Wirbelveränderungen bei Tetanus 990.
Wirbelverschiebung bei Osteochondrosis der Bandscheiben 989.
Wismut 422.
Würmer im Dünndarm 629.
—, Ascariden im Bulbus duodeni 604.
Wurmfortsatz s. Appendix.

Xanthomathose der Lungen 293, 330.
— der Knochen 953.

Zeltinfektion 306.
ZENKERsches Ösophagusdivertikel 477.
Zirbeldrüse, verkalkte 809.
Zisternenpunktion 845.
Zuckerhutform der Grundphalangen 893.
Zwerchfell 386.
—, Bewegungen 403.
—, — bei Bronchusstenose 216, 382, 406.

Zwerchfell, Bewegungen und Herzform 18, 394.
—, —, paradoxe 406.
—, — bei Perikardverwachsungen 107.
—, — bei Peritonitis 405.
—, — bei Pleuraverwachsungen 404.
—, — bei Pneumothorax 382.
—, — bei subphrenischem Absceß 404.
—, — bei Trachealstenose 406.
—, —, WILLIAMSsches Symptom 403.
—, Bogenteilung 387.
—, Coloninterposition 683, 711, 750.
—, Hernia und Relaxatio diaphragmatica 407.
—, Hernie 407.
— bei paranephritischem Absceß 775.
— und Pneumoperitoneum 750.
—, Relaxatio 407.
Zwerchfellkrampf 402.
Zwerchfellähmung 400.
— Bewegungen des Mediastinums 172.
— — des Zwerchfells 406.
Zwerchfellstand 391.
— und Aorta 114.
— bei Asthma bronchiale 217.
— bei Atmung 394.
— und Herzbeweglichkeit 29.
— und Herzform 21, 22, 46, 230, 394.
— und Herzgröße 32, 34.
— und Herzlage 29, 394.
—, hoher 396.
— bei verschiedenen Körperlagen 393.
— bei Leberechinococcus 397.
— bei Lungenemphysem 230.
— bei paranephritischem Absceß 397.
—, tiefer 398.
Zwerchfelltumoren 419.
Zwergwuchs 888.
—, hypophysärer 884.
—, rachitischer 918.
Zwischenwirbelgelenkstück, Spaltbildung 989.
Zwischenwirbelscheiben, fibröse Umwandlung 988.
—, Gasblasen 987.
—, Prolaps 872, 988.
Zwölffingerdarm s. Duodenum.